M. Jahn, F. Löwe, M. Praetz, G. Jähnichen (Hrsg.)

Untersuchung und Diagnostik für Rettungsdienst und Notfallmedizin

Matthias Jahn, Frank Löwe, Michael Praetz, Gunnar Jähnichen (Hrsg.)

Untersuchung und Diagnostik für Rettungsdienst und Notfallmedizin

1. Auflage

Mit Beiträgen von: Claudia Budelmann, Matthias Jahn, Gunnar Jähnichen, Frank Löwe, Michael Praetz, Marie-Christin Schmertmann, Michael Stanley, David Raphael Winkenbach

ELSEVIER

Elsevier GmbH, Bernhard-Wicki-Str. 5, 80636 München, Deutschland
Wir freuen uns über Ihr Feedback und Ihre Anregungen an kundendienst@elsevier.com

ISBN 978-3-437-48241-0
eISBN 978-3-437-06204-9

1. Auflage 2023

Bibliografische Information der Deutschen Nationalbibliothek
Die Deutsche Nationalbibliothek verzeichnet diese Publikation in der Deutschen Nationalbibliografie; detaillierte bibliografische Daten sind im Internet über https://www.dnb.de abrufbar.

23 24 25 26 27 5 4 3 2 1

In ihren Veröffentlichungen verfolgt die Elsevier GmbH das Ziel, genderneutrale Formulierungen für Personengruppen zu verwenden. Um jedoch den Textfluss nicht zu stören sowie die gestalterische Freiheit nicht einzuschränken, wurden bisweilen Kompromisse eingegangen. Selbstverständlich sind **immer alle Geschlechter** gemeint.

Planung: Katharina Frank, München
Projektmanagement: Julia Stängle, München
Redaktion, Abbildungsmanagement: Michaela Mohr/Michael Kraft, mimo-booxx|textwerk. – Büro für Verlagsdienstleistungen, Augsburg
Herstellung: Ute Landwehr-Heldt, Bremen
Satz: STRAIVE, Puducherry/Indien
Druck und Bindung: EGEDSA, Sabadell (Barcelona)/Spanien
Umschlaggestaltung: SpieszDesign, Neu-Ulm
Titelfotografie: Sebastian Fleig, Heide und Volker Berding, Wildeshausen

Aktuelle Informationen finden Sie im Internet unter www.elsevier.de

Vorwort

Im Januar 2014 trat das Gesetz über den Beruf der Notfallsanitäterin und des Notfallsanitäters, kurz Notfallsanitätergesetz, in Kraft. Im gleichen Monat erschien in der Süddeutschen Zeitung der Artikel „Hörende Heilkunde“. Der Artikel beginnt mit den Sätzen „Das Stethoskop ist fast 200 Jahre alt, klinisch unentbehrlich und das ärztliche Statussymbol schlechthin. Nun fordern New Yorker Mediziner, das Hörrohr ins Museum zu verbannen. Sind die noch bei Trost?“ (Bartens 2014). Es könnte sich somit die Frage stellen ob den Auszubildenden des neuen Berufsbilds überhaupt noch Kompetenzen im Bereich der klinischen Untersuchung beigebracht werden sollen oder nicht?

Es geht den im Artikel zitierten Autoren allerdings nicht um die Abschaffung der klinischen Untersuchung, sondern eher um die Frage, ob die Ultraschalluntersuchung – neben Inspektion, Palpation, Perkussion und Auskultation – in Zukunft die fünfte Säule der klinischen Untersuchung darstellen sollte (Narula et al. 2018). Die Autoren stellen fest, dass obwohl die klinische Untersuchung in der Vergangenheit gute Dienste geleistet hat, es aus verschiedenen Gründen ein nachlassendes Interesse und Fachwissen in der Kunst der körperlichen Untersuchung gibt. Dies führt dazu, dass die Anforderungen an eine moderne Diagnosestrategie so nicht erfüllt werden können. Deshalb fordern sie, dass es zu einer Verbesserung dieser handwerklichen Fähigkeiten kommen muss. Die Ergebnisse einer Untersuchung von Verghese et al. unterstreichen diese Forderung. Sie berichten in ihrer Arbeit, dass es in 76 % der Fälle zu einer übersehenen oder verspäteten Diagnose, in 27 % zu einer falschen Diagnose, in 18 % zu unnötigen Behandlungen, in 42 % zu einer fehlenden oder verspäteten Behandlung, in 25 % zu unnötigen Diagnosekosten, in 17 % zu unnötigen Strahlen- oder Kontrastmittelexpositionen und in 4 % zu behandlungsbedingten Komplikationen kam (Verghese et al. 2015).

Es kann somit zur Patientensicherheit beitragen, wenn Fachwissen und Handlungskompetenzen der körperlichen Untersuchung auch in Zukunft weiter gelehrt und ausgebaut werden. Dieses Buch möchte für die klinische und präklinische Notfallmedizin einen Beitrag zur besseren Aus- und Fortbildung im Bereich der körperlichen Untersuchung leisten. Neben den Grundlagen der körperlichen Untersuchung möchte es auch einen Einblick in die weiteren Möglichkeiten der Diagnostik in der Notfallmedizin geben. Hierzu gibt es Einblicke in die Möglichkeiten der apparativen Diagnostik mithilfe von EKG und Sonografie sowie in die Möglichkeiten von Point of Care Testing notfallmedizinisch relevanter Laborparameter. Im letzten Abschnitt des Buches geht es um die differenzialdiagnostische Abklärung ausgewählter und häufiger Leitsymptome in der Akut- und Notfallmedizin.

Dabei soll das Werk nicht nur ein Lehrbuch im eigentlichen Sinne darstellen, sondern vielmehr ein Nachschlagewerk für die unterschiedlichen Berufsgruppen, die in der Notfallmedizin tätig sind. Es betrifft sowohl Studierende der Medizin, auszubildende Notfallsanitäterinnen und Notfallsanitäter als auch Studierende des neuen Berufsbildes Physician Assistant und Teilnehmende der Fachweiterbildung Notfallpflege. Hier finden sie aktuelles Fachwissen und handlungsorientierte Vorgehensweisen, um die ihnen anvertrauten Patienten zu untersuchen und so eine erste Einschätzung des Patientenzustandes vorzunehmen, um dann die weitere Versorgung des Patienten einleiten zu können.

Liebe Leser, wir hoffen, dass Sie mit diesem Buch viel Freude haben werden, und wünschen viel Spaß beim Lesen der Lektüre.

Delmenhorst, Ganderkesee, Niebüll im Dezember 2022
Matthias Jahn, Gunnar Jähnichen, Frank Löwe und Michael Praetz

LITERATUR

Bartens W. Hörende Heilkunde. Süddeutsche Zeitung (26. Januar 2014). www.sueddeutsche.de/gesundheit/geschichte-des-stethoskops-hoerende-heilkunde-1.1871621-0#seite-3

Narula J, Chandrashekhar Y, Braunwald E. Time to Add a Fifth Pillar to Bedside Physical Examination: Inspection, Palpation, Percussion, Auscultation, and Insonation. In: JAMA Cardiol, 2018; 3(4): 346–350

Verghese A et al. Inadequacies of Physical Examination as a Cause of Medical Errors and Adverse Events: A Collection of Vignettes. Am J Med, 2015; 128(12): 1322-4.e3

Autorenvitae

Claudia Budelmann schloss ihr Studium der Rechtswissenschaften mit zwei Staatsexamen an der Universität Osnabrück ab. Nachdem sie zunächst als Rechtsanwältin und sodann als Richterin beschäftigt war, ist sie seit 2015 als Staatsanwältin bei der Staatsanwaltschaft Aurich tätig. Sie ist Sonderdezernentin für Wirtschaftsstrafsachen und Verfahren gegen Ärzte, Angehörige der Heilberufe und Pflegepersonal. Sie engagiert sich als Honorardozentin für unterschiedliche Rettungsdienste in Niedersachsen.

Matthias Jahn, Jahrgang 1978, ist Gesundheits- und Krankenpfleger, Advanced Care Paramedic (CAN) und (Gemeinde-) Notfallsanitäter. 2014 absolvierte er die Weiterbildung zum Berufspädagogen. Er war nebenberuflich zehn Jahre lang in einem Herzkatheterlabor einer Schwerpunktklinik tätig. Als Instruktor engagiert er sich u.a. für die Kurssysteme AHA ACLS/PALS®, ITLS®, AMLS®, EPC® und 12-Leads-The Art of Interpretation®. Zurzeit arbeitet er als (Gemeinde-)Notfallsanitäter für die Malteser Hilfsdienst gGmbH des Bezirks Oldenburg.

Dr. med. Gunnar Jähnichen, Jahrgang 1969, ist Facharzt für Anästhesie mit Zusatzbezeichnung Notfallmedizin, Spezielle Schmerztherapie und Palliativmedizin. Nach einer Tätigkeit im Rettungsdienst und anschließendem Medizinstudium und Facharztausbildung arbeitet er hauptsächlich als niedergelassener Schmerztherapeut und Palliativmediziner, ist jedoch auch weiterhin regelmäßig im Bereich der Anästhesie und als Notarzt/Leitender Notarzt aktiv. Er ist im Bereich der Weiterbildung und Fortbildung für Schmerztherapie und Palliativmedizin engagiert und hat an wissenschaftlichen Studien und Fachliteratur in diesen Gebieten und der Notfallmedizin mitgewirkt.

Frank Löwe, Jahrgang 1974, ist Notfallsanitäter und seit 2014 Berufspädagoge. Nach langjähriger Tätigkeit im Rettungsdienst absolviert er aktuell ein Studium zum Physician Assistant B. Sc. an der Carl Remigius Medical School, Hamburg. In seiner Freizeit ist er als Instruktor für den ERC® und weitere internationale Kurssysteme wie EPC® und AMLS® tätig.

Michael Praetz, Jahrgang 1965, ist Gesundheits- und Krankenpfleger mit Fachweiterbildung für Anästhesie und Intensivmedizin und Berufspädagoge (IHK). Nach 17 Jahren Tätigkeit auf einer interdisziplinären Intensivstation wechselte er 2006 in den Rettungsdienst.

Marie-Christin Schmertmann, Jahrgang 1989, ist Notfallsanitäterin mit Zusatzausbildung Praxisanleiterin und Medizinstudentin an der Carl von Ossietzky Universität Oldenburg. Sie ist seit 2011 im Rettungsdienst tätig und engagiert sich nebenbei als Instruktorin in den Kurssystemen AMLS®, ERC® und 12-Leads-The Art of Interpretation®.

Michael Stanley, Jahrgang 1989, ist Notfallsanitäter und Praxisanleiter. Seit 2009 ist er im Rettungsdienst tätig und arbeitet seit 2016 in der Offshore-Rettung, dort hauptsächlich in der Luftrettung. Freiberuflich engagiert er sich seit 2013 in der Aus- und Weiterbildung und begleitet u.a. als Instruktor verschiedene Kurssysteme. Er ist einer von vielen Co-Autoren der Plattform dasFOAM.org und studiert aktuell M. Sc. Prehospital Medicine an der Queen Mary University of London.

David Raphael Winkenbach, Jahrgang 1994, ist Notfallsanitäter und seit 2013 im Rettungsdienst tätig. Zusätzlich ist er als Fachdozent für mehrere Schulen tätig und begleitet Kurse für den ERC®, AMLS® sowie 12-Leads-The Art of Interpretation®. Zurzeit absolviert er ein Bachelorstudium „Recht und Management" an der Universität Bielefeld.

Danksagung

Ein solches Buchprojekt kann nur zu einem erfolgreichen Abschluss gebracht werden, wenn alle Beteiligten ein gemeinsames Ziel verfolgen, dies auch in schwierigen Zeiten nicht aus den Augen verlieren und sich gegenseitig immer wieder unterstützen und motivieren. Wir blicken auf die vergangenen zwei Jahre zurück und sind voller Dankbarkeit und Stolz, dass sich die Arbeit dank eines engagierten und disziplinierten Teams wieder einmal genau so gestalten ließ.

Die Herausgeber möchten an dieser Stelle erneut **Julia Stängle** vom Elsevier Verlag für ihren unermüdlichen Einsatz und organisatorischen Beistand, Katharina Frank für die Planung sowie dem gesamten Elsevier Verlag für die große Flexibilität und Toleranz danken. Außerdem danken wir herzlich **Michaela Mohr** für ihr großes Engagement beim Lektorat und die gute Zusammenarbeit. Ein besonderer Dank gilt auch der **Rettungsdienst-Kooperation in Schleswig-Holstein (RKiSH)** gGmbH für die Unterstützung bei der Erstellung der Fotografien der körperlichen Untersuchung, insbesondere dem Schulleiter **Henning Sander** und **Sebastian Fleig**, der für den Bereich Schulentwicklung E-Learning zuständig ist. Wir danken in besonderem Maße unseren Co-Autoren **Claudia Budelmann**, **Michael Stanley**, **Marie-Christin Schmertmann** und **David Raphael Winkenbach** für die wertvollen Beiträge zu einzelnen Kapiteln und die Aufopferung ihrer doch so wertvollen Freizeit – wir denken, die Mühen haben sich gelohnt.

Im Namen der Herausgeber ebenso vielen Dank auch an **Volker Berding** für die Fotografien, **Thomas „Cheesy" Schirowski** und **Mindy Maria Punte** als mitwirkende Darsteller sowie **allen Angehörigen**, die mit großer Geduld zur Umsetzung dieses Buches beigetragen haben.

Seinen ganz persönlichen Dank möchte Gunnar Jähnichen an folgende, ihm wichtige Personen richten:

- Meinen *Mitherausgebern*, die mir als erfahrene Buchautoren die Möglichkeit gegeben haben, an diesem tollen Projekt teilzunehmen. Es war eine spannende Herausforderung!
- Meiner *Familie* (Birthe, Malin, Leif), die seit mittlerweile vielen Jahren meine nicht immer familienfreundliche Arbeitswut mit bewundernswerter Gelassenheit ertragen und auch die Arbeit an diesem Buch unterstützt haben. Haltet durch!
- Meiner *Mutter*, in deren „Häuschen am Fjord" ich die für mich wichtigsten Kapitel des Buches wohlversorgt erarbeiten konnte. Tack så mycket!
- Allen *Kolleginnen und Kollegen*, mit denen ich in meinen unterschiedlichen Berufsfeldern (vor allem Praxis, Krankenhäuser, Rettungsdienst, Hospiz) zusammenarbeiten darf. Ohne eure tägliche Inspiration und Teamarbeit wäre „Alles Nix". YNWA!

Delmenhorst, Ganderkesee, Niebüll im Dezember 2022
Matthias Jahn, Gunnar Jähnichen, Frank Löwe und Michael Praetz

Fehler gefunden?

https://else4.de/978-3-437-42694-0

An unsere Inhalte haben wir sehr hohe Ansprüche. Trotz aller Sorgfalt kann es jedoch passieren, dass sich ein Fehler einschleicht oder fachlich-inhaltliche Aktualisierungen notwendig geworden sind.

Sobald ein relevanter Fehler entdeckt wird, stellen wir eine Korrektur zur Verfügung. Mit diesem QR-Code gelingt der schnelle Zugriff.

Wir sind dankbar für jeden Hinweis, der uns hilft, dieses Werk zu verbessern. Bitte richten Sie Ihre Anregungen, Lob und Kritik an folgende E-Mail-Adresse: kundendienst@elsevier.com

Abkürzungen

A	
A.	Arteria
a.-p.	anterior-posterior
ABCDE	Airway, Breathing, Circulation, Disability, Exposure/ Environment
ACE	Angiotensin Converting Enzym
ACS	akutes Koronarsyndrom
ACTH	adrenokortikotropes Hormon
ADH	antidiuretisches Hormon
AFP	Alpha-1-Fetoprotein
AGV	abwendbare gefährliche Verläufe
AIS	Abbreviated Injury Scale
AMI	Acute Myocardial Infarction
ALAT	Alanin-Aminotransferase
AMLS	Advanced Medical Life Support
ANA	antinukleäre Antikörper
AP	Angina pectoris
aPTT	aktivierte partielle Thromboplastinzeit
ARDS	Acute Respiratory Distress Syndrome
ARI	Absolut Risk Increase/absolute Risikoerhöhung
ASAT	Aspartat-Aminotransferase
ASS	Acetylsalicylsäure
ASCVD	atherosklerotische Herz-Kreislauf-Erkrankungen
ATS	American Thoracic Society
AVK	arterielle Verschlusskrankheit
AVPU	Alert, Voice, Pain, Unresponsive
AZ	Allgemeinzustand
B	
BB	Blutbild
BE	Base Excess
BE-FAST	Balance (Gangunsicherheit), Eyemovement (Sehstörungen), Face (Gesicht), Arms (Arme), Speech (Sprache), Time (Zeit)
BESD	Beurteilung von Schmerz bei Demenz
BfArM	Bundesinstitut für Arzneimittel und Medizinprodukte
BGA	Blutgasanalyse
BMI	Body-Mass-Index
BNP	B-natriuretisches Peptid
BZ	Blutzucker
C	
Ca	Kalzium
CAM	Confusion Assessment Method
CCHR	Canadian CT Head Rule
CCT	kraniale Computertomografie
CER	Control Event Rate
CK	Kreatinkinase
CO	Kohlenmonoxid
CO_2	Kohlendioxid
COPD	chronisch obstruktive Lungenerkrankung (Chronic Obstructive Pulmonary Disease)
CPR	kardiopulmonale Reanimation
CPSS	Cincinnati Prehospital Stroke Scale
CRASS	Cardiac Arrest Survival Score
CRP	C-reaktives Protein
C-STAT	Cincinnati Stroke Triage Assessment Tool
CT	Computertomografie/-tomogramm
CVI	chronisch venöse Insuffizienz
D	
d	Tag(e)
DD	Differenzialdiagnose(n)
DDS	Delirium Detection Score
DG	Darmgeräusche
DHEA	Dehydroepiandrosteron
DHS	dynamische Hüftschraube
DS	Druckschmerz(en)
E	
EBEM	Evidence Based Emergency Medicine
EBM	evidenzbasierte Medizin
EBNM	evidenzbasierte Notfallmedizin
EBP	evidenzbasierte Praxis
ECS	Eppendorf-Cologne Scale
EER	Experimental Event Rate
EGD	Extraglottic Devices
EILO	Exercise-Inducible Laryngeal Obstruction
EK	Erythrozytenkonzentrat
EKG	Elektrokardiogramm
EPC	Emergency Pediatric Care
ERCP	endoskopisch retrograde Cholangio-Pankreatikografie
ET	Eurotransplant
EUG	extrauterine Gravidität
EUS	endoskopischer Ultraschall
EZ	Ernährungszustand
E2C S	Edinburgh-2 Coma Scale
F	
FAST	Face (Gesicht), Arms (Arme), Speech (Sprache), Time (Zeit)
F-GCS	Frankfurter Glasgow Coma Scale
FRAIL	Fatigue, Resistance, Ambulation, Illness, Loss of Weight
FSH	follikelstimulierendes Hormon
fT3	freies Triiodthyronin
fT4	freies Thyroxin
G	
GBS	Glasgow Blatchford Score
GCRP	G-Protein-gekoppelte Rezeptoren
GCS	Glasgow Coma Scale
GCS-P	GCS Pupils Score
GERD	gastroösophageale Refluxkrankheit
GFR	glomeruläre Filtrationsrate
GIT	Gastrointestinaltrakt
γ-GT	γ-Glutamyltransferase
GOT	Glutamat-Oxalacetat-Transaminase
GPT	Glutamat-Pyruvat-Transaminase
GH	Growth Hormon(e)
GTN	Glyceroltrinitrat
H	
h	Stunde(n)
HA	Hausarzt
Hb	Hämoglobin
HCC	hepatozellulares Karzinom
HCG	humanes Choriongonadotropin
HEP	Hemi-Endoprothese

HF	Herzfrequenz
Hg	Quecksilber
HIV	humanes Immundefizienzvirus
Hkt	Hämatokrit
HLA	humanes Leukozytenantigen
HLM	Herz-Lungen-Maschine
HRV	Herzfrequenzvariabilität
HWI	Harnwegsinfekt
HWS	Halswirbelsäule

I

i. a.	intraarteriell
IAP/UAP	instabile Angina pectoris
ICB	intrakranielle Blutung
I. E.	internationale Einheit
IKS	Innsbrucker Koma-Skala
INR	Internationale Normalisierte Ratio/International Normalized Ratio
IPPA	Inspektion, Palpation, Perkussion, Auskultation
IPPAF	Inspektion, Palpation, Perkussion, Auskultation, Funktionskontrolle
ISAR	Identification Seniors at Risk
ISS	Injury Severity Score
ITH	Intensivtransporthubschrauber
ITLS	International Trauma Life Support
i. v.	intravenös

J

J.	Jahr/e

K

K	Kalium
KG	Körpergewicht
kg	Kilogramm
KHK	koronare Herzkrankheit
KI	Konfidenzintervall
KM	Kontrastmittel
KS	Klopfschmerz(en)
KUSS	Kindliche Unbehagens- und Schmerz-Skala

L

LAE	Lungenarterienembolie
LAMS	Los Angeles Motor Scale
LH	luteinisierendes Hormon
Lig.	Ligamentum
LK	Lymphknoten
LR	Likelihood Ratio
LVO	Large Vessel Occlusion
LWK	Lendenwirbelkörper
LWS	Lendenwirbelsäule

M

M.	Musculus
MACE	Major Adverse Cardiac Event
MAD	mittlerer arterieller Druck
MAL	mittlere Axillarlinie
MCID	Minimal Clinically Important Difference
MCL	Medioklavikularlinie
MEES	Mainz Emergency Evaluation Score
MESS	Mangled Extremity Severity Score
MI	Motivational Interviewing
MILS	manuelle In-Line Stabilisierung
min	Minute(n)
mmHg	Millimeter Quecksilbersäule
MOV	Multiorganversagen
MRA	Magnetresonanzangiografie
MRT	Magnetresonanztomografie/Kernspintomografie

N

N.	Nervus
Na	Natrium
NEC	nekrotisierende Enterokolitis
NEF	Notarzteinsatzfahrzeug
NERD	Nonerosive Reflux Disease
NEWS	National Early Warning Score
NEXUS	National Emergency X-Radiography Utilization Study
NFA	Notfallaufnahme
NIBP	nichtinvasive Blutdruckmessung
NIHSS	National Institutes of Health Stroke Scale
NIPS	Neonatal Infant Pain Scale
Nn.	Nervi
NNT	Number Needed to Treat
NNT_H	Number Needed to Treat to Harm
NOMI	nicht okklusiver Myokardinfarkt
NotSanG	Notfallsanitätergesetz
NPS	neue psychoaktive Substanzen
NRS	numerische Ratingskala
NSAID	nichtsteroidales Antiphlogistikum
NSAR	nichtsteroidales Antirheumatikum
NSTE-ACS	akutes Koronarsyndrom ohne ST-Streckenhebung
NSTEMI	Nicht-ST-Hebungsinfarkt
NW	Nebenwirkung(en)

O

O_2	Sauerstoff
o. p. B. (o. B.)	ohne pathologischen Befund
ÖGD	Ösophagogastroduodenoskopie
OGTT	oraler Glukosetoleranz-Test
OHCA	Out-of-Hospital Cardiac Arrest
OP	Operation
OPQRST	Onset (Beginn), Provocation/Palliation (Verstärkung/Linderung), Quality (Charakter), Radiation (Ort/Ausstrahlung), Severity (Stärke), Time (Verlauf)
OR	Odds Ratio

P

p.-a.	posterior-anterior
PAINAD	Pain Assessment in Advanced Dementia
p_aCO_2	arterieller Kohlendioxidpartialdruck
p_aO_2	arterieller Sauerstoffpartialdruck
PAT	Pediatric Assessment Triangle
pAVK	periphere arterielle Verschlusskrankheit
PBD	pädiatrisches Beurteilungsdreieck
PBLS	benigner paroxysmaler Lagerungsschwindel
PEEP	positiv endexspiratorischer Druck
PEG	perkutane endoskopische Gastrostomie
PERC	Pulmonary Embolism Rule-out Criteria
PESI	Pulmonary Embolism Severity Index
PET	Positronenemissionstomografie
PHTLS	Prehospital Trauma Life Support
PICO	Population, Intervention, Comparison, Outcome, Setting
PIRTO	Population, Index-Test, Reference Test, Target Condition, Outcome
p. m.	punctum maximum
POCT	Point of Care Testing
POCUS	Point-of-Care-Ultraschall
PONV	postoperative Übelkeit
PPI	Protonenpumpeninhibitor/-hemmer

PRS Pupil Reactivity Score
p/y Pack Year(s)

Q
qSOFA Quick Sepsis-Related Organ Failure Assessment Score
QTR Quebec Task Force

R
R. Ramus
RACE Rapid Arterial Occlusion Evaluation Scale
RASS Richmond Agitation-Sedation Scale
RG Rasselgeräusche
ROSC Return of Spontaneous Circulation (Spontankreislauf)
RR Blutdruck nach Riva-Rocci
RR relatives Risiko (Relativ Risk)
RRI Relative Risk Increase/relatives Risiko
RTH Rettungshubschrauber
RTS Revised Trauma Score
RTW Rettungswagen
RUSH Rapid Ultrasound in Shock and Hypotension

S
s Sekunde(n)
SAA Standardarbeitsanweisungen
SAB Subarachnoidalblutung
SAMPLER Symptome, Allergien, Medikamente, Patientengeschichte, letzte Nahrungsaufnahme, Ereignis, Risikofaktoren
SHT Schädel-Hirn-Trauma
SI Schockindex
SIH schwangerschaftsinduzierter Hypertonus
s.l. sublingual
S_aO_2 arterielle Sauerstoffsättigung
SIRS Systemic Inflammatory Response Syndrome
SOFA Sepsis-Related Organ Failure Assessment Score
SSS Scene, Safety, Situation; Triple-S
SSW Schwangerschaftswoche(n)
STEMI ST-Hebungsinfarkt
STEMO Stroke-Einsatz-Mobil(e)
STH somatotropes Hormon
Syn. Synonym

T
TEE transösophageale Echokardiografie
TEP total-extraperitoneale Netzimplantation, Totalendoprothese
TICLS Tonus, Interaction, Consolability, Look, Speech
TPG Transplantationsgesetz
TRISS Trauma Injury Severity Score
TSH Thyreotropin/thyreoideastimulierendes Hormon
TTE transthorakale Echokardiografie
TVT tiefe Venenthrombose

U
UAW unerwünschte Arzneimittelwirkungen

V
V. Vena
V. a. Verdacht auf
VAL vordere Axillarlinie
VAS visuelle Analogskala
VCD Vocal Cord Dysfunction
VCI Vena cava Inferior
vKOF verbrannte Körperoberfläche

W
WASB Wach, Ansprache, Schmerz, Bewusstlos
WHO World Health Organization
WHR Waist-to-Hip Ratio
WHtR Waist-to-Height Ratio
WPW Wolff-Parkinson-White-Syndrom
WS Wirbelsäule
WW Wechselwirkung(en)

Z
ZNS zentrales Nervensystem
ZVK zentraler Venenkatheter

Abbildungsnachweis

Der Verweis auf die jeweilige Abbildungsquelle befindet sich bei allen Abbildungen im Werk am Ende des Legendentextes in eckigen Klammern. Alle nicht besonders gekennzeichneten Grafiken und Abbildungen © Elsevier GmbH, München.

A300 Reihe Klinik- und Praxisleitfaden, Elsevier/Urban & Fischer

A300-157 S. Adler, Lübeck in Verbindung mit der Reihe Klinik- und Praxisleitfaden, Elsevier GmbH, Urban & Fischer Verlag, München

A400-157 Susanne Adler, Lübeck

E282 Kanski J. Clinical Ophtalmology - A Systematic Approach. 5. A. :Elsevier, Butterworth-Heinemann, 2003

E292-007 Hampton, J.R.: The ECG Made Easy. Elsevier/Churchill Livingstone, 7. Aufl. 2008.

E402-004 Drake, R. L./et al.: Gray's Anatomy for Students. Elsevier, 4. A. 2020.

E426 Kanski, J.: Clinical Diagnosis in Ophthalmology, Elsevier/Mosby, 1st ed., 2005

E429 Aehlert B. Paramedic practice today: above and beyond. 1. A. St. Louis: Elsevier Mosby, 2010

E580 Drake, R. L./Vogl, A. W./Mitchell, A. W. M.: Gray's Anatomy for Students. Elsevier/Churchill Livingstone, 2. Aufl. 2010

E1098 Winters-Miner L.A. et al.: Practical Predictive Analytics and Decisioning Systems for Medicine: Informatics Accuracy and Cost-Effectiveness for Healthcare Administration and Delivery Including Medical Research. Acadmic Press, 2015

E1136 Waldman, S. D.: Atlas of Common Pain Syndromes : Expert Consult - Online and Print, Elsevier Science & Technology Journals, 2011

F210-010 Teasdale, G./Jennett, B.: ASSESSMENT OF COMA AND IMPAIRED CONSCIOUSNESS - A Practical Scale. In: The Lancet. Vol. 304, Issue 7872, Pages 81-84. Elsevier, July 1974.

F751-003 Inouye, S. K., van Dyck, C., Alessi, C., Balkin, S., Siegal, A. & Horwitz, R.: Clarifying confusion: The Confusion Assessment Method. A new method for detection of delirium (1990). In: Annals of Internal Medicine, Vol. 113, Issue 12, Pages 941 - 948. American College of Physicians, 1990.

F759-007 Mahler, D. A. et al.: Evaluation of Clinical Methods for Rating Dyspnea. In: Chest, Vol. 93, Issue 3, Pages 580-586. Elsevier, March 1988.

F759-008 Spiro, S. et al.: Initial evaluattion of the patient with lung cancer: Symptoms, signs, laboratory tests, and paraneoplastic syndromes. ACCP Evidenced-Based Clinical Practice Guidelines. In: Chest, Vol. 132, Issue 3, Supplement, Pages 149S-160S. Elsevier, 2007

F761-001 Hoppe, U. C.: Leitlinien zur Therapie der chronischen Herzinsuffizienz. In: Zeitschrift für Kardiologie. Volume 94, Issue 8, Pages 488-509. Springer, August 2005

F776–066 Lim W., et al. Defi ning community acquired pneumonia severity on presentation to hospital: an international derivation and validation study. Thorax. 2003; 58(5): 377–82.

F849-024 Nazerian, Peiman; Giachino, Francesca: Diagnostic performance of the aortic dissection detection risk score in patients with suspected acute aortic dissection. In: European Heart Journal. Acute Cardiovascular Care. Volume 3, Issue 4, Pages 373–381. Oxford University Press, 2014

F928-006 Seewald, S./et al.: CaRdiac Arrest Survival Score (CRASS) — A tool to predict good neurological outcome after out-of-hospital cardiac arrest. In: Resuscitation. Volume 146, Pages 66–73. Elsevier, 2020

F1042-007 Damböck, Markus, MBA: Geriatric Education for Emergency Medical Services. In: Zeitschrift für Gerontologie und Geriatrie. Volume 54, Issue 2, Pages 99-105. Springer Nature, 2021

F1091-001 Baker, L.D. et al.: The diagnosis and management of psychogenic non-epileptic seizures in the UK Armed Forces. In: The Journal of the Royal Naval Medical Service. 100(1):3-9. 2014

F1122-002 Alnouri, F./et al.: Novel combined variants of LDLR and LDLRAP1. In: Atherosclerosis. Volume 277, Pages 425–433. Elsevier, 2018

G157 Goering, R./et al.: Mims' Medical Microbiology. Elsevier/Mosby, 4. Aufl. 2008

G779 Tim Phalen, Barbara Aehlert: The 12-Lead ECG, 3rd ed. 2011, Elsevier Mosby

G781 Mary Lou Sole, Deborah Klein, Marthe Moseley: Introduction to Critical Care Nursing, 5th ed. 2008, Saunders

G949 Kliegman, R. M./et al.: Nelson Textbook of Pediatrics. Elsevier, 21. Aufl. 2020

G1003-002 James, W./Elston, D./McMahon, P.: Andrews' Diseases of the Skin Clinical Atlas, 2ed edition. Elsevier, 2022

G1174 R. W. Stewart, et al.: Seidel's Guide to Physical Examination, Eighth Edition, Elsevier, 2015

G1191 Dennis, M. et al: Mechanisms of Clinical Signs. Elsevier Science & Technology Journals, 3rd Ed. 2020

G1205 Davis, Peter J./et al.: Smith's Anesthesia for Infants and Children, 10th edition. Elsevier, 2022
G1206 Keenan-Lindsay, Lisa/et al.: Perry's Maternal Child Nursing Care in Canada, 3rd edition. Elsevier, 2021
H290-001 Reilly, P. L et al.: Assessing the conscious level in infants and young children: a paediatric version of the Glasgow Coma Scale. In: Child's Nervous System. Vol. 4, Issue 1, Pages 30–33. Springer Nature, 1988
J747 Thomas Engbert, Design&Kommunikation, Kronsgaard
J787 Colourbox.com
L106 Henriette Rintelen, Velbert
L108 Rüdiger Himmelhan, Heidelberg
L126 Dr. med. Katja Dalkowski, Erlangen
L138 Martha Kosthorst, Borken
L143 Heike Hübner, Berlin
L157 Susanne Adler, Lübeck
L190 Gerda Raichle, Ulm
L231 Stefan Dangl, München
L234 Helmut Holtermann, Dannenberg
L235 Willi Schittek, Duisburg
L266 Stephan Winkler, München
L275 Martin Hoffmann, Neu-Ulm
M123 Prof. Dr. Dirschka, Wuppertal
M477 Dr. Achim Franzen, Ruppiner Kliniken GmbH, Klinik für Hals-Nasen-Ohrenkrankheiten / Plastische Operationen, Neuruppin
M537 Prof. Dr. med. Gunter Gruber, Augsburg
M839 Frank Flake, Oldenburg
M1001 Matthias Jahn, Oldenburg
M1165 Michael Praetz, Niebüll
M1281 Prof. Dr. med. Marre, Ulm,
O1090 Hans-Martin Grusnick, Lübeck
P094 Prof. Dr. phil. Harald Karutz, Mülheim
P133 Dr. Berit Hackenberg, Bonn
P452 Dr. Holger Gässler, Ulm
P580 Prof. Dr. med. Joachim Dissemond, Essen
P670 Dr. med. Lisanne Kostek, Magdeburg
S700 Sobotta-Archiv aus Paulsen/Waschke. Sobotta Atlas der Anatomie. 25. A. 2022 © Elsevier GmbH
S700-2-23 Paulsen, F./Waschke, J.: Sobotta. Atlas der Anatomie des Menschen. Band 2: Innere Organe. Elsevier/Urban & Fischer, 23. Aufl. 2010
S700-L126 K. Dalkowski aus Paulsen/Waschke. Sobotta Atlas der Anatomie. 25. A. 2022 © Elsevier GmbH
S701-J803/L126 Biederbick & Rumpf/K. Dalkowski aus Hombach-Klonisch/Klonisch/Peeler. Sobotta Clinical Atlas of Human Anatomy. 1st ed. 2019 © Elsevier GmbH
S700-L126/B500~M282/L132/E1120 K. Dalkowski aus Paulsen/Waschke. Sobotta Atlas der Anatomie. 25. A. 2022 mod. von D. Drenckhahn/M. Christof aus Benninghoff/Drenckhahn. Anatomie. 16. A. 2004 © Elsevier GmbH nach Vorlage von Bargmann 1963
S700-L238 S. Klebe aus Paulsen/Waschke. Sobotta Atlas der Anatomie. 25. A. 2022 © Elsevier GmbH
T127 Prof. Dr. med. Dr. h.c. Peter C. Scriba, München
T409 Fotosammlung des Dr. von Haunerschen Kinderspitals, München
T576 Prof. Dr. med. Christian Bruch, Medizinische Klinik - Innere Medizin, St. Josef-Krankenhaus Zell
T816 Universitätsklinikum Jena
T954 Asklepios Klinikum Harburg
T1144 Dr. med. Hans Peter Lorenzen, Hannover
T1284 Sebastian Fleig, RKiSH, Heide
T1285 Volker Berding, Wildeshausen
T1289 J-Y. Meuwly, MD; P. Frossard; G. Gullo: Focused Assessment with Sonography for Trauma, FAST / eFAST. Hôpital Universitaire, Département de Radiologie, 1011 Lausanne, Suisse
T1290 © 2005, 2007 der deutschen Version: Thomas Fischer, Charité – Universitätsmedizin Berlin
V072 3M Deutschland GmbH, Neuss
V776 Securetec Detektions-Systeme AG, Brunnthal
V823 Masimo Europe Ltd.
W854-008 Deutsche Gesellschaft für Kardiologie – Herz-und Kreislaufforschung e.V. (DGK); Deutsche Hochdruckliga e.V.: ESC/ESH Pocket Guidelines. Management der arteriellen Hypertonie, Version 2018. Börm Bruckmeier Verlag GmbH, Grünwald. Kurzfassung der „2018 ESC/ESH Guidelines on the management of arterial hypertension“ (Eur Heart J 2018; doi: 10.1093/eurheartj/ehy339)
W854-021 Deutsche Gesellschaft für Kardiologie – Herz-und Kreislaufforschung e.V. (2021): ESC Pocket Guidelines. Akutes Koronarsyndrom ohne ST-Strecken-Hebung (NSTE-ACS), Version 2020. Börm Bruckmeier Verlag GmbH, Grünwald. Kurzfassung der 2020 ESC Guidelines for the management of acute coronary syndromes in patients presenting without persistent ST-segment elevation (Eur Heart J, 2021; doi: 10.1093/eurheartj/ehaa575)
W963 National Association of Emergency Medical Technicians (NAEMT), Clinton/USA
W1208 ITLS Germany e.V.
W1212-001 Deutsche Gesellschaft für Gefäßchirurgie und Gefäßmedizin - Gesellschaft für operative, endovaskuläre und präventive Gefäßmedizin e.V. (DGG):S2k-Leitlinie Typ B Aortendissektion. AWMF Registernummer 004 - 034, 2021

Inhaltsverzeichnis

KAPITEL

Michael Praetz

1 Hintergrund: Warum dieses Buch?

Am Donnerstag, den 8. September 1966, war in den USA auf dem Sender NBC folgender Satz zu hören: *„Hinsetzen und tief atmen bitte."* Dies war die Anweisung von Leonard „Pille" McCoy an den Archäologen Professor Crater, den er in seiner Rolle als Raumflottenarzt der USS Enterprise einer Routineuntersuchung unterziehen sollte. Danach konnte man beobachten, wie Pille mit dem Handscanner des Medical Tricorders an Rücken und Brust die Untersuchung durchführte (➤ Abb. 1.1).

Neben der Erhebung von Vitalwerten und der Analyse unterschiedlichster Blutparameter, dient der Medical Tricorder in den Filmen auch zur Erkennung von Verletzungen und Krankheitserregern. Glaubt man den Aussagen der Star-Trek-Filme, die im Jahr 2266 spielen, ist die einzige Einschränkung dieses Geräts, dass es nicht an toten Geweben funktioniert (Johnson 1966).

Teile der Fiktionen in den Star-Trek-Filmen sind Realität geworden und technische Untersuchungsverfahren wie EKG, Sonografie und Point of Care Testing (POCT) zur Bestimmung von Blutgasanalysen oder des Troponin-T haben Eingang in den Alltag der rettungsdienstlichen Praxis gefunden (Johannes 2020).

Brauchen wir also heute, gut zwei Generationen nach der Erstausstrahlung, überhaupt ein Buch zum Thema körperliche Untersuchung? Diese Frage wird keine zwei Minuten später in derselben Folge von Stark Trek „The Man Trap" indirekt beantwortet als Pille, mit einem klassischen Holzspatel in der rechten Hand, zu Professor Crater sagt: „Bitte Mund auf." Dieser entgegnet *„Macht das nicht Ihre Maschine?"* Pille antwortet *„Die Maschine, wie sie das Gerät nennen, kann wirklich fast alles, trotzdem möchte ich mich selbst davon überzeugen, dass sie gesunde Mandeln haben. Also Mund auf."* Selbst Pille war also der Auffassung, dass Gerätediagnostik nicht alles ist.

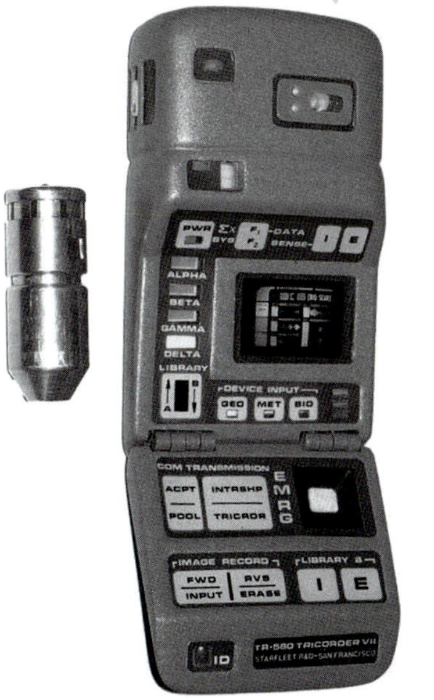

Abb. 1.1 Abbildung des Medical Tricorders mit dem dazugehörigen Handscanner, dessen Einsatz ab 1966 in vielen Folgen der Star-Trek-Serie bei medizinischen Notfällen zum Einsatz kam. [E1098]

Zur Zeit der Ausstrahlung der Fernsehserie waren Kopfspiegel und Stethoskop die klassischen Erkennungsmerkmale der Ärzte. Verbunden mit diesen Symbolen war die Aussage, Ärzte untersuchen Patienten gründlich und kommen so zu ihrer Diagnose. Schaut man heute auf Internetseiten oder in Broschüren von Kliniken, so sieht man meist Bilder von Röntgen-, MRT- oder Sonografie-Untersuchungen.

In der Literatur finden sich zahlreiche Forschungsarbeiten, die sich mit den Unzulänglichkeiten der körperlichen Untersuchung und Anamneseerhebung beschäftigen. In einer Veröffentlichung von Aloia aus dem Jahr 1976 wurde dargestellt, dass über 30 % der Ärzte zwei Jahre nach Beendigung ihres Studiums nicht wie gefordert beidseits den Blutdruck messen, sondern nur einseitig. Für Studierende im praktischen Jahr lag der Wert bei 20–30 % (Aloia und Jonas 1976). Neben der Nichtdurchführung der Untersuchung gibt es auch qualitative Unzulänglichkeiten in der Durchführung der Untersuchungen. Diesen Umstand greift Jauhar 30 Jahre später im New England Journal of Medicine in einer Patientenepikrise auf. Zu Beginn seines praktischen Jahres wurde er mit dem Oberarzt auf die Intensivstation zu einem 50-jährigen Patienten mit Brustschmerzen gerufen. Die klinische Symptomatik erschien eindeutig, im EKG zeigten sich T-Negativierungen, sodass die Arbeitsdiagnose „Akutes Koronarsyndrom" (ACS) lautete. Einige Zeit später wurden sie erneut zu dem Patienten gerufen, da sich sein Zustand verschlechterte. Jauhar erhielt den Auftrag, den Blutdruck zu messen, am linken Arm betrug er 100/60 mmHg. Es erfolgte die Anweisung, den Blutdruck auch am rechten Arm zu messen. *„Ich wickelte die Manschette um den rechten Arm und pumpte sie schnell auf, aber als ich den Druck abließ, hörte ich nichts. Ich muss etwas falsch machen, dachte ich. Ich versuchte es noch einmal, während mich die am Bett tätigen Ärzte und Pflegekräfte umherschubsten, mit dem gleichen Ergebnis. Muss die Umgebungslautstärke sein. Ich zuckte mit den Schultern und ließ es bleiben. Einen Moment lang dachte ich daran, meinen Oberarzt zu bitten, den Druck selbst zu überprüfen, aber er war mit wichtigeren Dingen beschäftigt."* Die Schlussfolgerung, dass der fehlende Puls durch eine Aortendissektion verursacht sein könnte, wurde erst durch den Oberarzt im Nachtdienst gezogen, der daraufhin ein CT anordnete. Der Patient verstarb acht Stunden später (Jauhar 2006).

Dieses Beispiel macht deutlich, dass die klinische Untersuchung keinesfalls obsolet ist, sondern die entscheidende Grundlage für die Patientenversorgung darstellt. Sicherlich hat sich das Ziel der klinischen Untersuchung in Teilen verschoben. Während es in früheren Zeiten darum ging, mithilfe der klinischen Untersuchung eine exakte Diagnose zu stellen, kommt ihr heute mehr die Bedeutung einer Screeningfunktion zu. Am Fallbeispiel von Jauhar wird dies deutlich: Der fehlende Puls am rechten Arm war das Hinweiszeichen für die Indikationsstellung einer CT-Untersuchung, mit deren Hilfe die Diagnose gesichert werden konnte.

Bei allem technologischen Fortschritt darf das Vertrauen in die Möglichkeiten und Notwendigkeit der klinischen Untersuchung nicht verloren gehen. Stellt man sich bewusst die Frage, welchen Beitrag die klinische Untersuchung auf dem Weg zu Diagnose liefert, ist die Antwort überraschend. Steffen et al. veröffentlichten zu dieser Fragestellung in ihrem Buch „Internistische Differenzialdiagnostik" Zahlen, die einen Hinweis geben (➤ Tab. 1.1).

Die Zahlen zeigen, dass in drei Viertel der Fälle die definitive Diagnose bereits nach Abschluss der klinischen Untersuchung steht (Steffen et al. 2008).

Tab. 1.1 Studien zum relativen diagnostischen Beitrag von Anamnese und körperlicher Untersuchung

	Hampton JR et al.	Sandler G	Peterson MC et al.
Jahr der Publikation	1975	1979	1992
Setting der Studie	Klinikambulanz GB	Klinikambulanz GB	Klinikambulanz USA
Patientenzahl	80	630	80
Definitive Diagnose			
• **Bereits nach Anamnese**	83 %	56 %	76 %
• **Zusätzlich nach körperlicher Untersuchung**	9 %	17 %	12 %
Summe nach gesamter klinischer Untersuchung	92 %	73 %	88 %

1.1 Strukturdemografische Veränderungen – Notfallmedizin in der Zukunft

Die Gesellschaft in Deutschland ist von demografischen und strukturpolitischen Veränderungen geprägt. Zum einen verlängert sich die Lebenserwartung der Bevölkerung, zum anderen sinken die Geburtenraten. Dies führt zu einem höheren Druck auf die Strukturen der (notfall)medizinischen Versorgung, sodass Anpassungen notwendig sind, um den Versorgungsauftrag zu erfüllen. Hierzu gehören neben strukturellen sicher auch inhaltliche Veränderungen. Dies betrifft z. B. die Aufgabenzuweisung für den Beruf der Notfallsanitäter. Der Rettungsassistent sollte bisher laut Gesetzestext v. a. als Helfer des Arztes tätig werden. Nun gilt für das neue Berufsbild des Notfallsanitäters die eigenständige Durchführung von heilkundlichen Maßnahmen, die vom ärztlichen Leiter Rettungsdienst oder entsprechend verantwortlichen Ärzten bei bestimmten notfallmedizinischen Zustandsbildern und -situationen standardmäßig vorgegeben, überprüft und verantwortet werden, gleichwertig neben der Tätigkeit als Helfer des Notarztes. Diese neuen Aufgabenstellungen können nur erfüllt werden, wenn sich die inhaltliche Ausrichtung der Ausbildung ändert. Die Aspekte der klassischen Notfallversorgung wie z. B. Reanimation und Versorgung von Schwerverletzten muss um Aspekte der dringlichen Allgemeinmedizin ergänzt werden. Denn nicht nur die Anzahl der Einsätze im Rettungsdienst hat zugenommen, sondern auch die Einsatzanlässe haben sich grundlegend verändert.

Verschiedene Untersuchungen zeigen, welche Auswirkungen die strukturdemografischen Veränderungen auf den Bereich der Notfallversorgung haben. In den letzten 20 Jahren hat sich das Einsatzaufkommen im Rettungsdienst um gut 70 % gesteigert. Ähnliche Steigerungen zeigen die Zahlen in deutschen Notaufnahmen. Die Ursachen hierfür sind multifaktoriell und sollen im Folgenden kurz angerissen werden.

Es ist seit Jahren kein Geheimnis mehr, der Altersdurchschnitt der Bevölkerung steigt. Dies führt dazu, dass es immer mehr Menschen mit chronischen und akuten Krankheiten gibt. Untersuchungen konnten darlegen, dass die Anzahl von Rettungsdiensteinsätzen mit zunehmendem Alter steigt. Mit zunehmendem Alter steigt aber nicht nur die Anzahl der Patienten, die unter einer Erkrankung leiden, sondern auch die Anzahl der Krankheiten pro Patient nimmt zu (➤ Abb. 1.2).

Diese Multimorbidität steigert zum einen die Anzahl der rettungsdienstlichen Einsätze durch die akute Dekompensation der einzelnen Grunderkrankungen, zum anderen hat sie eine weitere Begleiterscheinung, die sog. Polypharmazie. Hierunter verbirgt sich die gleichzeitige Einnahme von mehreren Medikamenten unterschiedlicher Stoffklassen zur Behandlung der jeweiligen Grunderkrankungen. Was die Anzahl der parallel eigenommen Medikamente anbetrifft, wird der Begriff in der Literatur nicht einheitlich definiert. Am häufigsten findet sich die Angabe von fünf oder mehr gleichzeitig eingenommen Medikamenten. Es herrscht allerdings Einigkeit darüber, dass die parallele Einnahme von mehreren Medikamenten die Risiken von Arzneimittelinteraktionen und somit unerwünschten Arzneimittelwirkungen erhöht. Experten schätzen, dass jede 20. Vorstellung in der Notaufnahme aufgrund solcher Wechselwirkungen erfolgt,

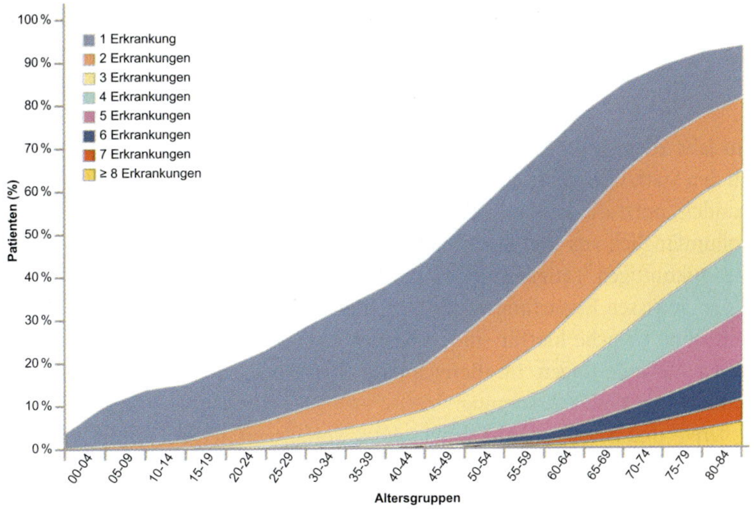

Abb. 1.2 Epidemiologie der Multimorbidität (Barnett et al. 2012) [M1165]

dabei steigt das Risiko mit zunehmendem Alter und der Anzahl der eingenommen Medikamente. Die Kausalität ist hier meist nicht offensichtlich. Die Ereignisse verbergen sich hinter „Allgemeinsymptomen" wie Sturzereignissen, Synkopen, verändertem oder eingeschränktem Bewusstsein und anderen Notfallereignissen. Im Jahr 2018 wurden ca. 1,9 Mio. Patienten in deutschen Notaufnahmen vorstellig, 45 % davon wurden stationär aufgenommen. Wenn bei 5 % der Patienten die unerwünschten Arzneimitteinteraktionen als Ursache angenommen wird, würde dies einer Zahl von 950.000 Patienten im Jahr entsprechen. Die Versorgung dieser Patienten stellt grundsätzlich andere Anforderungen an die Kompetenzen des Notfallsanitäters als die Versorgung von Patienten mit akut lebensbedrohlichen Krankheitsbildern. Zudem können sie die Versorgung von akut lebensbedrohlichen Krankheitsbildem erschweren oder verkomplizieren.

Neben diesen durch die demografischen Realitäten bedingten Veränderungen der Einsatzzahlen und Einsatzanlässe hat sich auch der Anspruch in der Bevölkerung in Bezug auf die Gesundheitsversorgung geändert. Gesundheit wird in der Gesellschaft als ein Fundamentalwert betrachtet. Durch die Medien werden Trends zum Lifestyle, zur Selbstoptimierung und zum Achtsamkeitsstreben forciert. Somit steigen auch die Ansprüche der Bevölkerung in Bezug auf einen möglichst einfachen Zugang zum Gesundheitswesen. Zudem werden lange Wartezeiten, auch bei der fachärztlichen Versorgung, immer weniger akzeptiert. Eine Onlinebefragung in der Schweiz hat gezeigt, dass über die Hälfte der Bevölkerung den Wunsch hat, dass alle möglichen Behandlungsmethoden mit dem Ziel der Heilung ausprobiert werden, auch wenn die Heilungsaussichten gering sind und dadurch die Kosten des Gesundheitswesens und damit auch die Versicherungsbeiträge deutlich steigen würden. Es liegt die Vermutung nahe, dass auch die Ansprüche an die Versorgung durch den Rettungsdienst steigen. Ob dies allein die Wartezeit (Hilfsfrist) betrifft oder auch qualitative und inhaltliche Aspekte der Versorgung durch Rettungsfachpersonal, müssen zukünftige Forschungen klären. Die Reduzierung der Leistungen des Rettungsdienstes auf eine reine Transportleistung wird zukünftig sicherlich weiter infrage gestellt werden.

Die aus verschiedenen Gründen stattfindende Abwanderung der jungen Bevölkerungsschichten aus den ländlichen Räumen hinein in die Ballungszentren zieht in vielen gesellschaftlichen Bereichen strukturelle Veränderungen nach sich, so auch in der Gesundheitsversorgung. Die demografische Schrumpfung verstärkt den Effekt der Alterung in der Bevölkerung bei gleichzeitiger Abnahme der Wirtschaftskraft, mit allen daraus resultierenden Folgen für die Strukturen in den betroffenen Gebieten. Hierzu zählen auch Ärztemangel und die Erreichbarkeit von Einrichtungen des Gesundheitswesens.

Eine Untersuchung in Thüringen hat gezeigt, dass alle Hausärzte in einem Zeitraum von 20 Minuten zu erreichen sind, vorausgesetzt die betroffenen Personen verfügen über einen eigenen Pkw. Dies trifft allerdings nur für 50 % der Frauen über 74 Jahre ohne gesundheitliche Einschränkungen zu. In der Gruppe der über 74-Jährigen mit gesundheitlichen Einschränkungen betrifft dies nur jede dritte Frau. Unter diesen Voraussetzungen verändern sich die Wegezeiten (Hin- und Rückweg) drastisch. So betrug die Wegezeit im untersuchten Gebiet für jede zehnte Person zwei Stunden. Es stellt sich also die Frage, in welchem Umfang die ältere Bevölkerung auf dem Land, durch die Einschränkung der eigenen Mobilität (körperlich, eigener Pkw, öffentlicher Nahverkehr) überhaupt in der Lage ist, Zugang zu Einrichtungen der Gesundheitsversorgung zu erlangen (RKI 2015). In solchen Situationen besteht für die Betroffenen häufig keine andere Wahl, als sich den Zugang zur Gesundheitsversorgung durch Betätigung des Notrufs 112 ins eigene Haus zu holen. Die Einsatzanlässe werden dann auch hier andere sein als die noch vor 30 Jahren üblichen.

1.2 Neues Berufsbild des Notfallsanitäters

Im Jahr 2014 ging das neue Berufsbild des Notfallsanitäters an den Start. Obwohl es sich um ein Berufsausbildungsgesetz handelt, nutzt die Politik ihren gesetzgeberischen Spielraum vollumfänglich aus und beschreibt auch inhaltliche Aspekte der zukünftigen Tätigkeit der Notfallsanitäter und setzt so einen gewissen Erwartungsrahmen an die zukünftige Tätigkeit. Eine Ursache hierfür sind sicherlich auch die notwendigen Veränderungen im Bereich der Neugestaltung der ambulanten Notfallversorgung.

Dreh- und Angelpunkt ist dabei § 4 des Notfallsanitätergesetzes (NotSanG) und dort v. a. der Absatz 2 mit den Unterpunkten (NotSanG 2014):

- 1c: „Durchführen medizinischer Maßnahmen der Erstversorgung bei Patientinnen und Patienten im Notfalleinsatz und dabei Anwenden von in der Ausbildung erlernten und beherrschten […].“
- 2c: „Eigenständiges Durchführen von heilkundlichen Maßnahmen, die vom Ärztlichen Leiter Rettungsdienst oder entsprechend verantwortlichen Ärztinnen oder Ärzten bei bestimmten notfallmedizinischen Zustandsbildern und -situationen standardmäßig vorgegeben, überprüft und verantwortet werden […].“

Während die Delegation ärztlicher Maßnahmen an medizinische Fachberufe in Notaufnahmen und Kliniken meist recht geräuschlos vonstattengeht, entbrannte im Rettungsdienst erneut eine, auch berufspolitisch geprägte Diskussion über den Umfang der zukünftigen Tätigkeit von Notfallsanitätern.

Durch Verabschiedung des § 2a NotSanG hat die Auseinandersetzung erneut Fahrt aufgenommen und ein weiterer Aspekt hat wieder Eingang in die Diskussion gefunden: Wie sollen die im Gesetz verankerten Begriffe erlernt und beherrscht und ausgelegt werden? Und dies, obwohl die Begriffe schon seit Inkrafttreten des Gesetztes dort zu finden sind.

Nach den oben beschriebenen strukturdemografischen Veränderungen stellt sich die Frage, ob diese Diskussionen wirklich den Kern der täglichen Herausforderungen des Berufsbilds „Notfallsanitäter“ treffen.

Schaut man sich den Alltag im Rettungsdienst an, so nimmt die Ausführung invasiver Maßnahmen nur einen geringen Anteil ein. Zwar gibt es noch keine flächendeckenden Zahlen zur Durchführung erweiterter Versorgungsmaßnahmen durch Notfallsanitäter, aber unterschiedliche Quellen deuten darauf hin, dass sich die Zahlen wohl im mittleren, einstelligen Bereich bewegen. Der Großteil der Patienten wird untersucht und mit rettungsdienstlichen Basismaßnahmen versorgt (➤ Abb. 1.3). Die Rate der eigenverantwortlich oder eigenständigen Durchführung von invasiven Maßnahmen bewegt sich je nach Literatur zwischen 2 % und 5 % der Einsätze. Die Zahl der durch Notfallsanitäter ambulant versorgten Patienten liegt wahrscheinlich wesentlich höher. Hier liegen die Zahlen zwischen 8 % und 30 %. Obwohl der Transportverzicht durch Notfallsanitäter zunächst grundsätzlich nicht vorgesehen ist, gehört dies offensichtlich zur täglichen Praxis.

Für all diese Einsätze spielt allerdings der wenig beachtete Punkt 1b des § 4 NotSanG eine wesentliche Rolle. Dort liest man: „… folgenden Aufgaben **eigenverantwortlich** auszuführen: […] Beurteilen des Gesundheitszustandes von erkrankten und verletzten Personen, insbesondere Erkennen einer vitalen Bedrohung, Entscheiden über die Notwendigkeit, eine Notärztin oder einen Notarzt, weiteres Personal, weitere Rettungsmittel oder sonstige ärztliche Hilfe nachzufordern, sowie Umsetzen der erforderlichen Maßnahmen“ (NotSanG 2014). Der Untersuchung mit anschließender Entscheidungsfindung bzgl. des Zustands der Patienten kommt demnach eine zentrale Rolle in der Tätigkeit der Notfallsanitäter zu.

Eine Frage, die sich vor diesem Hintergrund stellt: Sind Ausbildung und Berufserfahrung der Rettungsfachkräfte im Bereich der klinischen Untersuchung so gut ausgeprägt, dass dies kein Thema für eine kontrovers geführte Diskussion ist?

Anamnese und Untersuchung des Patienten sowie das Stellen einer Diagnose unterliegen laut einer Stellungnahme der

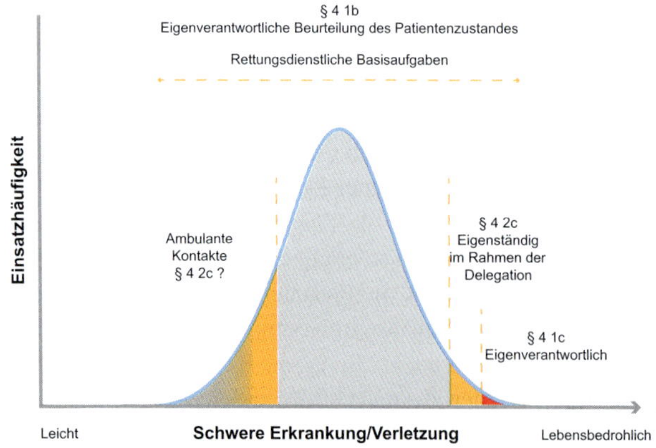

Abb. 1.3 Modellhafte Darstellung der Einsatzrealität von Notfallsanitätern im Rettungsdienst [M1165]

Bundesärztekammer und der Kassenärztlichen Bundesvereinigung dem Arztvorbehalt (BÄK und KBV 2008). Nichtsdestotrotz stehen Rettungsfachkräfte und die Fachkräfte in den Notaufnahmen, täglich im Erstkontakt zu Patienten und müssen entscheiden, in welchem Zeitraum ein Arzt hinzugezogen werden kann und muss, denn die Ressource „Arztzeit" ist im Gesundheitswesen für den Patienten knapp geworden.

Es bleibt den Rettungsfachkräften im Erstkontakt also keine andere Wahl, als sich mithilfe von Anamnese und körperlicher Untersuchung einen Überblick über den Patientenzustand zu verschaffen und daraus dann, wie in § 4 NotSanG gefordert, den weiteren Versorgungsablauf sowie evtl. notwendige Maßnahmen abzuleiten.

Dass die Kompetenzen im Bereich der klinischen Untersuchung zukünftig eine andere Rolle spielen werden, wird auch durch Forderungen im Gutachten „Bedarfsgerechte Steuerung der Gesundheitsversorgung" des Sachverständigenrats zur Begutachtung der Entwicklung im Gesundheitswesen von 2018 unterstrichen. Dort ist in den Absätzen 1013 bis 1015 folgende Empfehlungen für den Bereich des Rettungsdienstes zu lesen (SVR Gesundheit 2018):

- „Schließlich sollten definierte Befugnisse der Notfallsanitäter ausgeweitet und vereinheitlicht werden. […]"
- „Darüber hinaus bietet gerade die telemedizinische Zusammenarbeit mit einem Facharzt in der Notaufnahme Möglichkeiten, unter Supervision Tätigkeiten – etwa die Medikamentengabe – an die Notfallsanitäter am Einsatzort zu delegieren. […]"
- „Der Rettungsdienst sollte auch entscheiden können, dass ein Transport ins INZ [Anm. des Autors: Integriertes Notfallzentrum] nicht notwendig ist, sondern der Transport des Patienten direkt an geeignete niedergelassene Ärzte ausreichend ist. […]"

Bei diesen Forderungen geht es nicht mehr nur um die Erkennung von schwer kranken oder schwer verletzten Patienten, sondern auch um die Lenkungen von Patientenströmen in einen der drei Sektoren der ambulanten Notfallversorgung. Hierzu zählt dann auch, wie im letzten Absatz gefordert, evtl. die Entscheidung, ob ein Patient heute in der Notaufnahme vorgestellt werden muss oder im Laufe des Tages oder am nächsten Tag bei einem niedergelassenen Arzt vorstellig werden kann. Hierbei handelt es sich um eine Aufgabenstellung, die bisher nicht Inhalt der Notfallsanitäterausbildung war. Diese Aufgabe kann für die Patienten nur sicher gemeistert werden, wenn das Rettungsfachpersonal in der Lage ist, mittels einer klinischen Untersuchung eine richtige Einschätzung des Gesundheitszustands und der Dringlichkeit vorzunehmen sowie eine vorläufige Arbeitsdiagnose zu stellen. Auch bei der telemedizinischen Zusammenarbeit muss sich der beratende Arzt auf die richtige Erhebung von Untersuchungsbefunden und Inhalten der Anamnese verlassen können.

Ein Beschluss des 125. Deutschen Ärztetages zielt in die gleiche Richtung, nämlich die Kenntnisse und Kompetenzen im Bereich der körperlichen Untersuchung zu verbessern. In dem Beschluss wird die Bundesregierung aufgefordert, die Notfallsanitäterausbildung dahingehend zu verändern, dass ein dreimonatiger Ausbildungsabschnitt unter ärztlicher Anleitung in einer Notaufnahme zu absolvieren ist, in dem diese Kompetenzen erworben und vertieft werden sollen.

Akronyme wie SAMPLER, zur strukturierten Erhebung der Patientenvorgeschichte, oder OPQRST, zur Beurteilung der aktuellen Beschwerden, haben vor einigen Jahren Eingang in die tägliche Praxis des Rettungsdienstes gefunden und leisten bei der Identifizierung von akut schwer erkrankten oder schwer verletzten Patienten gute Dienste. Einsätze, in denen es um die Versorgung lebensbedrohlich Erkrankter oder Verletzter geht, nehmen in ihrer Anzahl für die einzelne Einsatzkraft ab. Im Gegensatz dazu nehmen vermeintliche Bagatelleinsätze und Hilfeersuchen der älter werdenden und multimorbiden Bevölkerung zu. Gleiches gilt auch für den Bereich der ungefähr 1100 Notaufnahmen in Deutschland. Zahlen aus dem Qualitätsbericht zu den Leistungen des Rettungsdienstes in Baden-Württemberg zeigen, dass es nur in gut 30 % der Einsätze um die Versorgung von Patienten in akuter oder nicht auszuschließender Lebensgefahr geht. In knapp 70 % der Einsätze geht es um ambulante Kontakte und die Versorgung von Patienten, die einer stationären Behandlung zugeführt werden, wobei unklar ist, ob dies das richtige Ziel für die Patienten ist oder nicht auch eine Abklärung durch niedergelassene Ärzte möglich wäre (➤ Abb. 1.4).

Die Erhebung der Anamnese und die Durchführung einer körperlichen Untersuchung, mit dem Ziel, den Gesundheitszustand des Patienten eigenverantwortlich einzuschätzen, nimmt in der Ausbildung meist nur einen geringen Platz ein. Dies spiegelt sich auch in der Literatur wider. Untersuchungskurse, wie sie im Medizinstudium etabliert sind, finden sich in der rettungsdienstlichen Ausbildung kaum, obwohl die Verdachtsdiagnose oder Arbeitshypothese die Grundlage für das weitere Vorgehen und die Anwendung von Standardarbeitsanweisungen (SAA) darstellt, denn nicht alle SAA sind symptombasiert aufgebaut, sondern der Einstieg erfolgt manchmal auch diagnosebezogen wie z. B. beim ACS oder beim akuten Schlaganfall.

Folgende Frage stellt sich: Ist der Umfang der Ausbildung im Bereich der klinischen Untersuchung für die zukünftigen Aufgabenstellungen und die sichere Bewältigung des rettungsdienstlichen Alltags ausreichend oder nicht? Denn das Krankengut verändert sich, weg vom klaren Notfall hin zur Versorgung von multimorbiden Patienten mit polypharmazeutischer Behandlung und daher nicht eindeutigen Symptomkonstellationen.

Dieses Buch soll dabei helfen, Wissen und Fertigkeit im Bereich der klinischen Untersuchung zu erlangen, um die zukünftigen Aufgaben in der Versorgung von Patienten in allen drei Sektoren der Notfallversorgung besser zu bewältigen und auch die Patientensicherheit zu erhöhen.

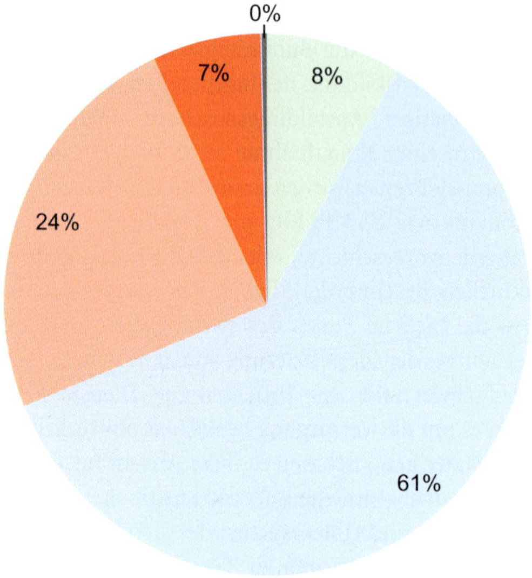

M-NACA	Klassifizierung
II	Geringfügige Störung, ambulante Abklärung
III	Stationäre Behandlung
IV	Akute Lebensgefahr nicht auszuschließen
V	Akute Lebensgefahr
VI	Reanimation
VII	Tod

Abb. 1.4 Verteilung der Einsatzschwere, Einteilung mithilfe des M-NACA. Daten aus dem Qualitätsbericht Rettungsdienst Baden-Württemberg aus dem Jahr 2020 [M1165]

LITERATUR

Aloia JF, Jonas E. Skills in History-Taking and Physical Examination. In: J Med Educ, 1976; 51(5): 410–415

BÄK und KBV: Bundesärztekammer und Kassenärztliche Bundesvereinigung (Hrsg.). Persönliche Leistungserbringung: Möglichkeiten und Grenzen der Delegation ärztlicher Leistungen. In: Dtsch Arztebl, 2008; 105(41): A-2173/B-1865/C-1817

Barnett K et al. Epidemiology of multimorbidity and implications for health care, research, and medical education: a cross-sectional study. In: Lancet, 2012; 380: 37–43

Jauhar S. The demise of the physical exam. In: N Engl J Med, 2006; 354(6): 548–551

Johannes J. POCT im Rettungsdienst: Was Medizintechnik über den Patienten verraten könnte. In: retten!, 2020; 9(01): 10–14

Johnson GC. The Man Trap. New York City: National Broadcasting Company, 1966

NotSanG: Gesetz über den Beruf der Notfallsanitäterin und des Notfallsanitäters, Bundesgesetzblatt Jahrgang 2013 Teil I Nr. 25 (2014 & i.d.F.v. 14.12.2019). Aus: www.gesetze-im-internet.de/notsang/BJNR134810013.html (letzter Zugriff: 1. Mai 2022)

Steffen HM et al. Internistische Differenzialdiagnostik: Ausgewählte evidenzbasierte Entscheidungsprozesse und diagnostische Pfade. 5. A. Stuttgart: Schattauer, 2008

SVR Gesundheit: Sachverständigenrat zur Begutachtung der Entwicklung im Gesundheitswesen. Bedarfsgerechte Steuerung der Gesundheitsversorgung: Gutachten 2018. Berlin: SVR, 2018

KAPITEL

2

Michael Praetz

Vom Symptom zur Diagnose

Im folgenden Kapitel soll der diagnostische Prozess näher betrachtet werden. Wie bereits in ➢ Kap 1.2 dargestellt, unterliegen Anamnese, Untersuchung und das Stellen einer Diagnose dem Arztvorbehalt. Allerdings ist es auch eigenverantwortliche Aufgabe der Notfallsanitäterinnen und Notfallsanitäter, den Gesundheitszustand des Patienten zu beurteilen, um daraus weitere Maßnahmen und das weitere Vorgehen ableiten zu können. Die eigenverantwortliche Beurteilung hat nicht das Ziel, eine Diagnose zu stellen, sondern eine Arbeitshypothese, Verdachts- oder Arbeitsdiagnose zur weiteren Versorgung der Patienten zu entwickeln. Das Vorgehen mit Anamnese, körperlicher Untersuchung, Erhebung der Vitalwerte und evtl. weiterer Untersuchungen ist dabei identisch, sodass die folgenden Ausführungen auch bei der Erstellung von Arbeitshypothesen ihre Gültigkeit haben. Wesentlicher Unterschied ist, dass die Arbeitshypothese im Anschluss ärztlich überprüft wird und eine Diagnosestellung erfolgt. Zur besseren Lesbarkeit wird im weiteren Verlauf meist der Begriff Diagnose verwendet, auch wenn die anderen Begriffe synonym verwendet werden können.

Der diagnostische Prozess nimmt in der Versorgung von Patienten eine zentrale Rolle ein. Die Verdachtsdiagnose oder eine gesicherte Diagnose ist die Grundlage für die Aufstellung des weiteren Versorgungs- oder Behandlungsplans. Sowohl für den Patienten als auch für den Arzt ist es wichtig, dass eine Diagnose zuverlässig, wissenschaftlich fundiert und mit hoher Sicherheit gestellt wird. Ähnliches gilt für Notfallsanitäter oder Pflegekräfte in der Notfallpflege, wenn auf Grundlage von Verdachtsdiagnosen die weitere Vorgehensweise und Ressourcenzuweisung in der Versorgung der Patienten geplant werden.

2.1 Begriff der Diagnose

Die Diagnose ist in Kurzform die bewertende Zusammenfassung der wichtigsten Krankheitserscheinungen einer Erkrankung. Aus ihr lässt sich die notwendige Behandlungsform ableiten. Sie stellt somit eine „handliche Bezeichnung" der Krankheit des Patienten dar (Remschmidt 2011). Diagnosen können auch im Zusammenhang mit Komorbiditäten eine wichtige Rolle spielen. Unter Komorbidität versteht man das gleichzeitige Vorliegen eines weiteren, diagnostisch abgrenzbaren Krankheitsbilds oder Syndroms, das zusammen mit der Grunderkrankung vorliegt. Komorbiditäten können ursächlich mit einer Grunderkrankung zusammenhängen oder durch diese begünstigt werden, haben also Auswirkungen auf den Genesungsprozess und das weitere Leben des Patienten. Eine klar bezeichnete Diagnose ist auch Voraussetzung für die Bewilligung und Finanzierung zahlreicher Hilfen und sichert den Zugang zu weiteren Leistungen der Sozialversicherungen.

MERKE

Diagnose

„Benennung einer Erkrankung und Endpunkt des diagnostischen Prozesses, in dem aus der Konstellation von Symptomen sowie erhobenen Untersuchungsbefunden eine Zuordnung zu einem bekannten Krankheitsbild bzw. einer Störungskategorie gelingt. Aus der Diagnose ergeben sich die Therapie sowie der zu erwartende Ausgang der Erkrankung."

(Pschyrembel 2017)

Es kann zwischen Diagnostik, dem Weg zu einer Diagnose, der Differenzialdiagnose, also der Abwägung zwischen einzelnen möglichen Diagnosen, und der Diagnose selbst, und dem Ergebnis des diagnostischen Prozesses unterschieden werden (Mader und Brückner 2019).

Um eine Diagnose stellen zu können, müssen die **subjektiven Beschwerden** und die **objektiven Befunde** eines Patienten gesammelt und möglichen Krankheitsbildern zugeordnet werden (Battegay et al. 2017). Dabei gelingt es nicht immer, eine sichere Diagnose zu stellen. Da *„Krankheiten [...] nicht die Lehrbücher lesen"* (*Braun* 1994), können bei bestimmten Konstellationen von Zeichen und Symptomen auch mehrere Diagnosen möglich sein.

Es ist somit nicht immer einfach, einen klaren Bezug zwischen Befund und Diagnose herzustellen. In der täglichen Praxis spricht man in solchen Fällen dann auch von folgenden Diagnosen:

- **Differenzialdiagnosen:** Der aktuelle Befund lässt mehrere mögliche Erkrankungen zu, die gegeneinander abzugrenzen und durch weitere diagnostische Maßnahmen auf die tatsächlich vorliegende Erkrankung einzugrenzen sind.

- **Verdachtsdiagnosen:** Die Ergebnisse lassen eine Erkrankung lediglich vermuten.
- Verlegenheitsdiagnosen: Nach Abschluss der Diagnostik gelingt es nicht, eine eindeutige Zuordnung zu einer Diagnose vorzunehmen, sodass man das Krankheitsbild beschreibt, das am ehesten passt, z. B. „nicht näher diagnostizierbare Brustschmerzen".
- **Scheindiagnose:** Eine Erkrankung ist zum gewählten Endpunkt der Diagnostik nicht nachweisbar; der Behandler ordnet aber in Abwägung aller Umstände unklare oder nicht pathologische Symptome bewusst einem Krankheitsbild zu, um den Patienten vor den Risiken einer weiteren Diagnostik zu bewahren.
- **Diagnosis ex juvantibus:** Diese Formulierung wird verwendet, wenn die Diagnose nicht anhand von Untersuchungsbefunden gestellt wird, sondern auf sie schließt, nachdem eine ihr zuzuordnende Therapie geholfen hat.

Diese qualitativ unterschiedlichen Ausprägungen des Begriffs „Diagnose" stehen dabei im Spannungsfeld zu der Forderung nach einer eindeutigen Zuordnung des Ergebnisses des diagnostischen Prozesses, sowohl im Rahmen von wissenschaftlichen Auswertungen als auch für der Vergütung von Leistungen. Hierzu muss das Ergebnis in einen entsprechenden Code des **Internationalen Klassifikationssystems für Krankheiten und verwandte Gesundheitsprobleme (ICD)** „gepresst" werden. Braun zeigte, dass für den Bereich der Allgemeinmedizin fast die Hälfte der Fälle in einer Hausarztpraxis nicht korrekt im ICD abgebildet werden können (Braun 2010).

2.2 Diagnostischer Prozess

Die National Academy of Sciences hat im Jahr 2015 einen Bericht mit dem Titel „Improving Diagnosis in Health Care" veröffentlicht, mit dem Ziel, die Sicherheit im diagnostischen Prozess auf unterschiedlichen Ebenen zu verbessern. Hierzu wurde durch die Autoren ein Modell zum diagnostischen Prozess entwickelt, das sinnvoll ist, um Bereiche zu identifizieren, in denen der diagnostische Prozess mit unterschiedlichen Maßnahmen verbessert werden kann (➤ Abb. 2.1).

Nach diesem Modell unterteilt sich der diagnostische Prozess in den Bereich der Informationssammlung und dem Clinical Reasoning. Die Informationssammlung durch Erhebung der Anamnese und mit der klinischen Untersuchung des Patienten ist Inhalt der ➤ Kap. 7, ➤ Kap. 9, ➤ Kap. 10 und ➤ Kap. 11.

In diesem Abschnitt soll es um die Integration und Verarbeitung der mithilfe der Untersuchung gewonnen Informationen gehen, also dem **Clinical Reasoning.** Der Begriff Clinical Reasoning wird in unterschiedlichen Kontexten genutzt. Während er in Deutschland eher im Bereich der Pflege, Physio- und Ergotherapie Verwendung findet, wird er im englischen Sprachraum auch für den gesamten diagnostischen Entscheidungsprozess von Ärzten, Rettungsfachpersonal und anderen Gesundheitsfachberufen verwendet.

2.2.1 Fehlermöglichkeiten im diagnostischen Prozess

Wie in jedem Prozess, kann es auch bei der Diagnosestellung zu Fehlern kommen. Fehler im Bereich der Diagnosestellung können dabei in zwei Gruppen unterteilt werden. Zum

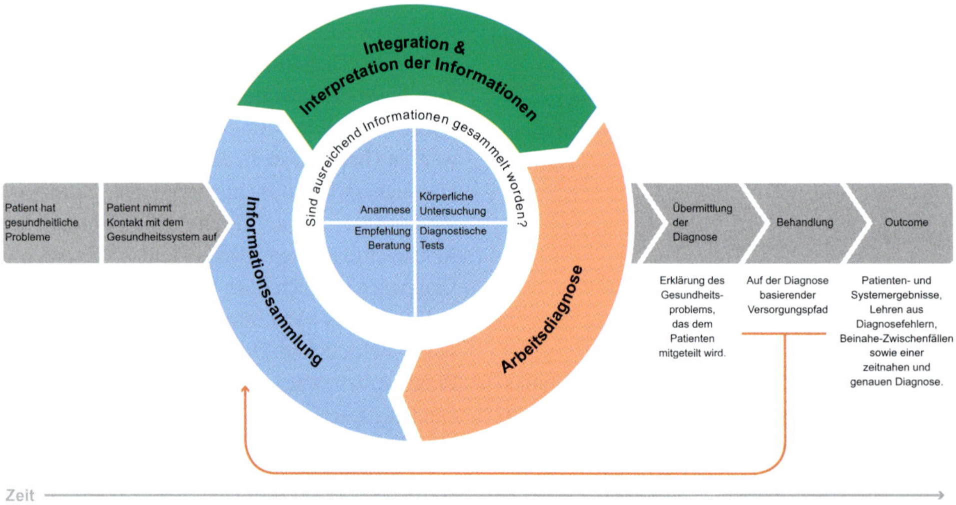

Abb. 2.1 Modell des diagnostischen Prozesses der National Academy of Sciences aus dem Jahr 2015 [M1165]

einen der verzögert gestellten Diagnosen zum anderen den Fehldiagnosen. Konservative Schätzungen in den USA gehen davon aus, dass es bei jedem 20. Patienten zu einem Fehler in der Diagnosestellung kommt, und Fehldiagnosen für den Tod von 10 % der Patienten in den USA verantwortlich sind. Andere Autoren schätzen, dass es bei jedem siebten Patienten zu einem diagnostischen Fehler kommt, wobei die Fehlerrate, je nach medizinischem Bereich, unterschiedlich hoch ausfällt. So wird die diagnostische Fehlerrate in der Pathologie und Radiologie auf ca. 2 % geschätzt, während sie für die Allgemeinmedizin, Notfallmedizin und Innere Medizin auf ca. 15 % geschätzt wird. Eine Untersuchung von Ramadanov im brandenburgischen Rettungsdienst zeigte, dass es nur in 46,5 % der untersuchten Fälle eine Übereinstimmung der notärztlichen Verdachtsdiagnose mit der klinischen Entlassungsdiagnose gab. In 30 % gab es eine teilweise Übereinstimmung und in 23,5 % der Fälle gab es keine Übereinstimmung. In Bereichen mit einem undifferenzierten Patientengut, wie er in der Notfallmedizin zu finden ist, scheint es demnach besondere Herausforderungen im Prozess der Diagnosestellung zu geben (Balogh, Miller und Ball 2015, Croskerry 2013, Ramadanov, Schlattmann und Behringer 2019, Gäbler 2017).

Bei der Betrachtung der Ergebnisse von Ramadanov sind die oben aufgeführten Besonderheiten im Bereich der rettungsdienstlichen Versorgung zu bedenken. Vielleicht wären die Ergebnisse anders bewertet worden, wenn der diagnostische Endpunkt weiter nach hinten verschoben und eine umfassendere Diagnostik im Rettungsdienst betrieben worden wäre. Die Frage, die sich an diesem Punkt stellt: Wovon profitiert der Patient mehr – schnellerer Transport oder ausführlichere Diagnostik? Diese Entscheidung muss immer im individuellen Einzelfall getroffen werden.

Vielleicht ist die Übereinstimmung der Diagnosen auch deshalb nicht größer, weil die unvollständigen Untersuchungsergebnisse im Rettungsdienst in die ICD-10-Klassifikation hineingepresst wurden, weil es an einer speziellen „Kasugraphie“ für den Rettungsdienst mangelt und die dadurch veränderten Ergebnisse mit umfassend codierten Entlassungsdiagnosen nach vollumfänglicher Diagnostik in der Klinik verglichen wurden.

2.2.2 Endpunkt des diagnostischen Prozesses

Virnich und Winkler schrieben schon 1976: *„Seit Aufkommen der naturwissenschaftlich orientierten Diagnostik um die Mitte des vorigen Jahrhunderts wird von Medizinern zunehmend die Einsicht akzeptiert, dass es in streng logischem Sinne keine ‚absolut sichere Diagnose‘ gibt. [4] Den Grad der Wahrscheinlichkeit des Vorliegens einer Erkrankung zu ermitteln, gilt daher als wichtiges Anliegen, …“*

Der Weg dorthin, also der diagnostische Prozess, kann sich dabei auf nur wenige, schnell durchzuführende Schritte stützen, wie z. B. bei der Feststellung eines Herz-Kreislauf-Stillstandes, der dann zum unmittelbaren Beginn der Wiederbelebungsmaßnahmen führt. Es kann sich aber auch um einen langen Prozess mit umfassender Erhebung der Anamnese, einer körperlichen Untersuchung, der Durchführung von Laboranalysen und weiteren diagnostischen Tests, wie z. B. einer Bildgebung mithilfe der Sonografie oder das Anfertigen von Röntgen- oder CT-Bildern handeln, um eine exakte und wissenschaftlich begründete Diagnose zu erhalten.

Die Diagnostik kann demnach als ein unendlicher Prozess dargestellt werden, bei dem es darauf ankommt, dass der Untersucher selbst den diagnostischen Endpunkt festlegt, indem er die Frage beantwortet, ob die bisher gesammelten Informationen für die notwendigen Entscheidungen über das weitere Vorgehen ausreichend sind oder nicht. Diese Entscheidung stellt eine hohe Verantwortung an den Untersucher, denn auch bei scheinbaren Bagatellfällen, bei denen der diagnostische Endpunkt häufig früher gesetzt wird, besteht das Risiko, abwendbare gefährliche Verläufe zu übersehen. Vom Standpunkt der Konsequenzen für eine notwendige Therapie stellt sich die Frage, ob es das Ziel der Diagnostik sein muss, einen wissenschaftlichen Krankheitsbegriff (exakte Diagnose) zu finden, oder ob es reicht, das „Bild einer Krankheit“ zu diagnostizieren, hier den diagnostischen Endpunkt zu setzten und mit der Therapie zu beginnen (Anschütz 1978, Mader und Brückner 2019).

Der bewusste Verzicht auf diagnostische Vollständigkeit gehört somit in manchen Fällen zur Realität im Arbeitsalltag, nicht nur in den Kliniken, sondern auch in Hausarztpraxen, Notaufnahmen und im Rettungsdienst. Im Rettungsdienst ist es meist auch nicht notwendig, exakte Diagnosen zu stellen, da schon „auf halbem Weg“ zur Diagnose zielführende Versorgungsmaßnahmen eingeleitet und das geeignete Transportziel ausgewählt werden kann.

Das Spannungsfeld des diagnostischen Endpunkts in den verschiedenen Versorgungsbereichen hat Robert Braun, ein österreichischer Hausarzt und Forscher, bereits in den 1970er-Jahren erkannt und in diesem Zusammenhang eine ganze Reihe von Begriffen für die berufstheoretische Forschung der Allgemeinmedizin geprägt. Dazu gehört auch der Begriff der „Kasugrafie“. Im Gegensatz zur „Nosografie“, die Charakteristika und den Verlauf einzelner Krankheitsbilder erklärt, beschreiben kasugrafische Begriffe die **diagnostische Endsituation** in der Allgemeinmedizin. Es gibt vier Gruppen:

- Klassifizierung von Symptomen, z. B. Husten (≈ 25 % der Fälle in einer Hausarztpraxis)
- Klassifizierung von Symptomgruppen, z. B. Erkältung (≈ 25 % der Fälle in einer Hausarztpraxis; Husten, Schnupfen, leichtes Fieber)
- Klassifizierung von Krankheitsbildern, z. B. Bild einer Pneumonie (≈ 40 % der Fälle in einer Hausarztpraxis; Husten, hohes Fieber, auffälliger Röntgenbefund des Thorax)

- Diagnose, z. B. Pneumokokkenpneumonie (≈ 10 % der Fälle in einer Hausarztpraxis; Husten, gelblicher Auswurf, hohes Fieber, auffälliger Röntgenbefund des Thorax, Erregernachweis in der Sputumkultur)

Für zukünftige berufstheoretische Forschungen im Berufsfeld des Notfallsanitäters stellt sich die Frage, ob ein solches System auch hilfreich sein kann, wenn z. B. untersucht werden soll, wie es um die Zuverlässigkeit von Verdachts- oder Arbeitsdiagnosen des Rettungsfachpersonals steht. Wird hierzu ein Vergleich der Verdachtsdiagnosen mit den nach ICD-10 verschlüsselten Entlassungsdiagnosen der Klinik herangezogen, können die Ergebnisse, aufgrund der vorher aufgeführten Arbeitsrealität im Rettungsdienst, nicht sinnvoll verglichen werden, denn es muss in der präklinischen Versorgung nicht zwangsläufig das Ziel sein, exakte Diagnosen zu stellen. Im Gegenteil, eine ausgedehnte Diagnostik kostet Zeit, kann so die definitive Weiterversorgung des Patienten verzögern und so zu einer Patientenschädigung führen.

Der medizinische Grundsatz „Primum non nocere, secundum cavere, tertium sanare" wird dem römischen Arzt Scribonius Largus zugeschrieben. Er war als Leibarzt im 1. Jh. n. Chr. am Hof des Kaisers Tiberius Claudius tätig und bezieht sich mit diesem hippokratischen Grundsatz wahrscheinlich auf noch frühere griechische Quellen. Ins Deutsche übersetzt bedeutet dieser Satz: „Erstens nicht schaden, zweitens vorsichtig sein, drittens heilen!" Diese drei elementaren Grundsätze haben auch 2000 Jahre später nichts an Bedeutung im Rahmen der Patientenversorgung verloren.

Gerade die ersten beiden Aspekte dieses Zitates, nicht schaden und vorsichtig sein, haben eine besondere Bedeutung für die Versorgung von Patienten durch Rettungsfachpersonal in der Präklinik. Denn vor dem Hintergrund dieser beiden allgemeingültigen Grundsätze gibt es eine Reihe von wichtigen Fragestellungen, die sich die versorgende Rettungsfachkraft selbstkritisch stellen sollte.

- Beherrsche ich die notwendigen Untersuchungsmethoden und bin ich in der Lage, die gewonnenen Ergebnisse richtig zu interpretieren?
- Mit welcher Sicherheit und mit welchem Aufwand kann ich in der Präklinik eine richtige Diagnose stellen und ist dies für die weitere Versorgung des Patienten überhaupt notwendig?
- Welche Konsequenzen ergeben sich aus der (Arbeits-) Diagnose für die weitere Versorgung des Patienten?
- Habe ich die zur Versorgung notwendigen Maßnahmen erlernt und beherrsche ich sie? Dabei ist diese Fragestellung unabhängig davon, ob es sich um eine eigenverantwortliche oder eigenständige Versorgung im Rahmen der Vorab-Delegation handelt.
- Profitiert dieser Patient jetzt von einer genaueren Diagnostik oder von einer schnelleren, definitiven Versorgung in der Klinik?

Nicht nur Virnich und Winkler wiesen in den 1970er-Jahren darauf hin, dass es bei der Diagnosestellung v. a. darum geht, den Grad der Wahrscheinlichkeit des Vorliegens einer bestimmten Erkrankung zu ermitteln. Sir William Osler (1849–1919), um die Jahrhundertwende einer der bekanntesten Mediziner im englischen Sprachraum, soll gesagt haben: *„Medicine is a science of uncertainty and an art of probability."* Vor dem Hintergrund – „erstens nicht schaden, zweitens vorsichtig sein" – geht es also darum, mit möglichst hoher Wahrscheinlichkeit eine Arbeitsdiagnose zu stellen.

Grundsätzlich muss dabei klar sein, dass nichts, was wir tun, frei von Auswirkungen auf den Patienten ist. Auch wenn wir es nicht beabsichtigen, können wir mit jeder Entscheidung dem Patienten schaden. Dies gilt sowohl für eine durchgeführte Untersuchung, da sie zu einer Verzögerung der Versorgung führen, aber auch ein falsch positives oder falsch negatives Testergebnis liefern kann. Auch das Vorenthalten einer indizierten Therapie kann zu einem Schaden führen. Umgekehrt kann eine Therapie aufgrund von unerwünschten Arzneimittelwirkungen oder auch einfach, weil sie nicht indiziert war, negative Auswirkungen auf den Patienten haben.

Dieser Umstand kann mithilfe eines Entscheidungsbaumes für diagnostische und therapeutische Entscheidungen verdeutlicht werden. Dabei sollten alle Optionen, die sich aus diesem Entscheidungsbaum ergeben, bei der klinischen Entscheidungsfindung immer im Hinterkopf präsent sein (➤ Abb. 2.2).

2.2.3 Umgang mit Wahrscheinlichkeiten

Im Versorgungsprozess geht es darum, dass bei einer getroffenen Entscheidung der Nutzen für den Patienten das Risiko einer Schädigung oder Fehlbehandlung überwiegt, um den Grundsätzen der medizinischen Versorgung gerecht zu werden. Eine Heilung wird im Rettungsdienst nicht gelingen, aber Therapien können eingeleitet und Leiden kann gelindert werden.

Mithilfe des Thershold-Modells kann dieser Grundsatz in die Entscheidungsfindung integriert und somit der diagnostische Endpunkt zuverlässiger gesetzt werden. Ins Deutsche übersetzt kann vom Entscheidungsschwellen-Modell gesprochen werden. Mithilfe dieses Modells kann zum einen versucht werden, der schwer fassbaren und störungsanfälligen Intuition eine rationalere Grundlage zu verschaffen, zum anderen kann mithilfe des Entscheidungsschwellenmodells das grundsätzliche Dilemma der Diagnosefindung verdeutlicht werden. Dabei geht es um das Abschätzen der Wahrscheinlichkeit für oder gegen eine Diagnose, eine weitere Diagnostik oder eine Therapie. Auch bei der Reflexion von Einsätzen kann es helfen, eine sachlichere Grundlage für die Bewertung der eigenen Entscheidungen zu legen und so Verbesserungspotenzial zu erkennen (➤ Abb. 2.3).

Das Entscheidungsschwellenmodell unterteilt sich in verschiedene Bereiche. Ganz links liegt die Wahrscheinlichkeit für eine bestimmte Diagnose bei 0 %. Sie kann damit sicher ausgeschlossen werden, weitere Untersuchungen oder Maßnahmen sind nicht notwendig. Ganz rechts auf der Skala

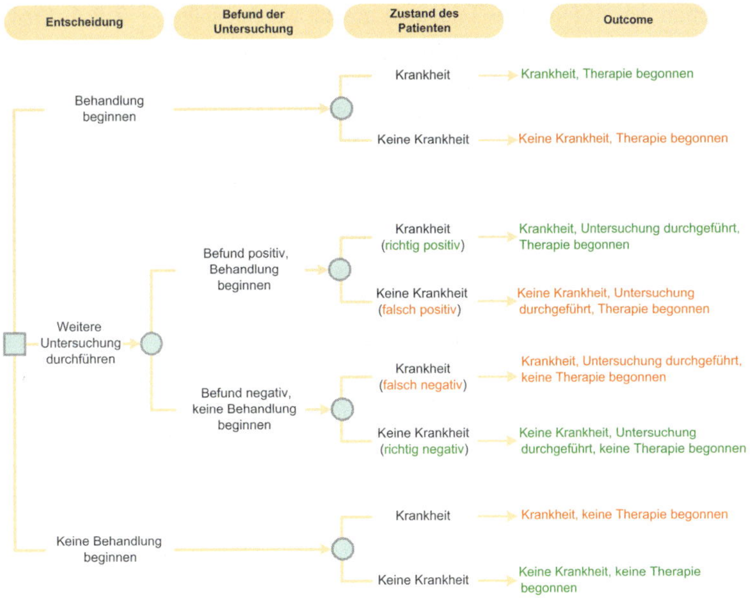

Abb. 2.2 Entscheidungsbaum mit den drei möglichen Optionen: Keine Behandlung beginnen (unterer Zweig), Behandlung beginnen (oberer Zweig) oder eine weitere Untersuchung durchführen, um die Entscheidung abzusichern (mittlerer Zweig). Das Quadrat symbolisiert die Entscheidung, die Kreise die Chance für mögliche Auswirkungen. (Pauker und Kassirer 1980). [M1165]

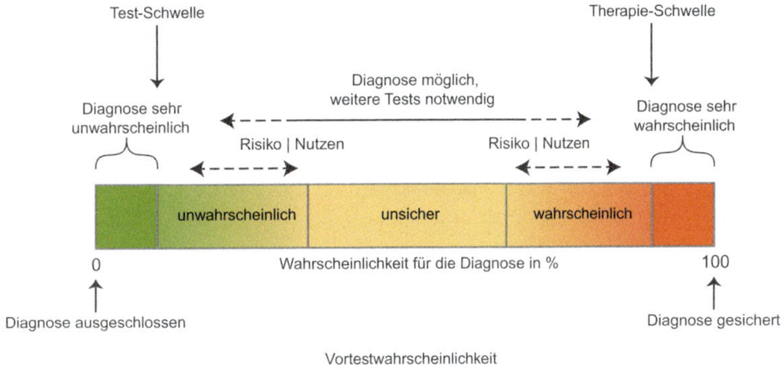

Abb. 2.3 Das Entscheidungsschwellenmodell [M1165]

liegt die Wahrscheinlichkeit für eine bestimmte Diagnose bei 100 %. Damit ist die Diagnosestellung sicher und es kann bei Bedarf mit einer Therapie begonnen werden. In der alltäglichen Praxis liegt die Wahrscheinlichkeit für oder gegen eine bestimmte Diagnose jedoch irgendwo zwischen diesen beiden Endpunkten. Der Untersucher steht somit vor der Frage, soll er eine weitere Untersuchung durchführen, um die Wahrscheinlichkeit für oder gegen eine bestimmte Diagnose zu verändern oder reichen die vorhandenen Informationen aus, um eine mögliche Diagnose zu bestätigen oder sie zu verwerfen.

Vor diesem Hintergrund muss man sich bewusst machen, dass es in der Realität keine idealen Untersuchungen oder medizinischen Tests gibt, die nur richtig positive oder richtig negative Ergebnisse liefern. Bei jeder Untersuchung besteht zu einem gewissen Grad die Möglichkeit, dass ein falsch positives oder falsch negatives Testergebnis geliefert wird und so evtl. falsche Rückschlüsse gezogen werden. Dieses Thema wird ausführlicher in ➤ Kap. 3 behandelt.

Damit birgt jede Untersuchung das Risiko, dem Patienten auf verschiedene Weisen zu schaden. Dies kann durch die Untersuchung selbst geschehen, z. B. durch die Strahlenbelastung bei einer Röntgenuntersuchung. Auch die zeitliche Verzögerung, die durch eine Untersuchung hervorgerufen wird, kann schädliche Auswirkungen für den Patienten haben. Dies gilt in der Präklinik z. B. für eine durchgeführte umfangreiche neurologische Untersuchung bei einem Patienten mit Verdacht auf Schlaganfall, die zu einer Verzögerung des Transports und damit zu einer verzögerten Thrombolyse oder Thrombektomie führt.

Grundlage für das Modell ist das in der medizinischen Diagnostik seit Langem akzeptierte Bayes-Theorem. Vereinfacht gesagt beschreibt es, dass ein Verhältnis zwischen der bedingten Wahrscheinlichkeit zweier Ereignisse besteht. Hiermit steht ein mathematischer Ansatz zur Verfügung, Entscheidungen begründet zu treffen oder zu überprüfen. Die Wahrscheinlichkeit für eine Diagnose oder eine nutzbringende Untersuchung kann so im Vorfeld oder im Nachgang berechnet werden, wenn die Vortestwahrscheinlichkeit der fraglichen Diagnose und die Testcharakteristika der Untersuchungsverfahren bekannt sind. Hierzu mehr in ➤ Kap. 3.

Das Entscheidungsschwellenmodell ist damit die Entscheidungsgrundlage dafür, wann in der jeweiligen, individuellen

Situation der diagnostische Endpunkt gesetzt werden sollte. Ergibt sich für den Patienten kein weiterer Nutzen aus einer Untersuchung oder einer Maßnahme, sollte sie nicht durchgeführt werden, denn keine Untersuchung oder Maßnahme ist frei von Risiken. Daraus folgt, dass für den Patienten in solchen Situationen nur noch Risiken bestehen bleiben.

Es wird deutlich, dass keine generellen Empfehlungen für oder gegen eine bestimmte Vorgehensweise getroffen werden können. In jedem einzelnen Fall muss eine individuelle Risiko-Nutzen-Abwägung stattfinden. Das Ergebnis ist dabei abhängig vom Wunsch des Patienten und seinem Zustand, der vermuteten Erkrankung und dem daraus resultierenden Risiko für den Patienten, dem Nutzen-Risiko-Profil der angedachten Untersuchung, dem Einfluss des Testergebnisses auf die Wahrscheinlichkeit für oder gegen das Vorliegen der vermuteten Diagnose, dem Nutzen-Risiko-Profil der sich daraus ergebenden Therapie.

2.2.4 Der Weg zur Diagnose

Zahlreiche Arbeiten beschäftigen sich seit Ende der 1950er-Jahre mit der Fragestellung, wie Ärzte Entscheidungen treffen und zu ihrer Diagnose kommen (Djulbegovic et al. 2014, Gäbler 2017, Ledley und Lusted 1959, Pauker und Kassirer 1975).

Dabei wird der kognitive Prozess meist in zwei Formen unterteilt, in eine intuitive, unbewusste Form und in eine analytische, bewusste Form – zusammen auch als Dual Process Theory bezeichnet.

Das intuitive Vorgehen beruht im Wesentlichen auf dem Erkennen von Mustern, die sich im Lauf der zunehmenden Berufserfahrung gebildet haben und spontan ins Bewusstsein treten. Diese Muster werden auch als Illness Scripts bezeichnet (➤ Abb. 2.4).

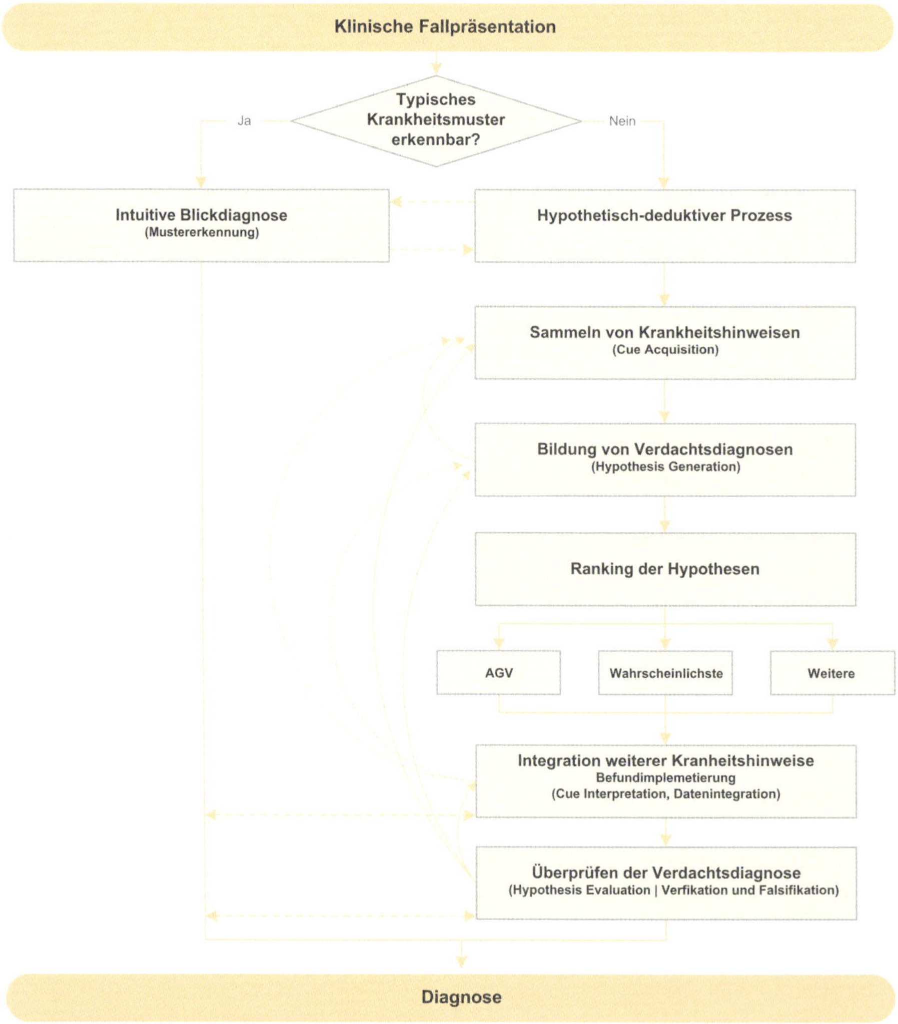

Abb. 2.4 Einzelne Schritte des Diagnoseprozesses des Dual-Processing-Models (in Anlehnung an Gäbler 2017, Stern, Cifu und Altkorn 2020, Tsalatsanis et al. 2015) [M1165]
AGV = abwendbare gefährliche Verläufe

Die bewusste Form, auch als hypothetisch-deduktive Form bezeichnet, wird als Vorgang der Bildung diagnostischer Hypothesen und deren Überprüfung mithilfe gesammelter Schlüsselinformationen als analytisches Vorgehen beschrieben.
So klar getrennt, gibt es beide Wege nur im theoretischen Modell. In der Praxis findet sich ein Wechsel zwischen beiden Vorgehensweisen, weshalb Tsalatsanis et al. auch vom Dual Processing Model sprechen (Tsalatsanis et al. 2015).

Beide Formen können unter dem Begriff des Clinical Reasoning zusammengefasst werden, denn in beiden Fällen handelt es sich um einen kognitiven Prozess mit dem Ziel, das klinische Problem des Patienten zu erkennen und zu lösen. Auf dieser Grundlage ist Clinical Reasoning eine erlernbare Fähigkeit, die in die klinische Ausbildung integriert und durch Weiterbildung und Erfahrung verfeinert werden muss.

MERKE

Beim Clinical Reasoning geht es nicht nur darum, wie umfangreich das Wissen des Anwenders ist, sondern v. a. darum, wie gut es im jeweiligen Kontext angewendet werden kann.

Ziel des Clinical Reasoning ist es, die Situation ganzheitlich zu erfassen und das klinische Problem des Patienten ins Zentrum zu stellen. Während es in den Gründungsjahren des deutschen Rettungsdienstes Mitte der 1960er-Jahre v. a. darum ging, die medizinische Versorgung und den Transport von Unfallverletzten sicherzustellen, haben sich die Anforderungen an einen modernen Rettungsdienst in den letzten Jahren verändert. Mittlerweile steht der Mensch mit all seinen gesundheitlichen Belangen im Mittelpunkt der täglichen Arbeit. Einsätze in und an „sozialen Brennpunkten" sind in vielen Bereichen die Regel. Der Satz „Das Ganze ist mehr als die Summe seiner Teile" verdeutlicht dabei die Komplexität solcher Einsätze.

Der Mensch sollte auch in der Notfallmedizin im Sinne des biopsychosozialen Modells von Engel betrachtet werden (Engel 1980). Es geht von einem integrativen medizinischen Ansatz aus, der Krankheit nicht rein mechanistisch, sondern als Störung der Interaktion von körperlichen, psychischen und sozialen Faktoren versteht. Diese sind nicht eigenständig, sondern Teile eines verflochtenen Ganzen, dessen dynamische Wechselbeziehungen von kausaler Bedeutung für die Entstehung und den Verlauf von Krankheiten sind. Das Modell ist in der Medizin anerkannt und wissenschaftlich überprüfbar. Insbesondere die psychophysiologische, neurobiologische und epigenetische Forschung hat in den letzten 15 Jahren eine Fülle an empirischen Befunden geliefert, die für das Modell sprechen (➤ Abb. 2.5).

Bei jedem Patienten sollte überlegt werden, in welchem Bereich er sich im Moment der Präsentation mit seinen Beschwerden befindet und welche Interaktionen zwischen den jeweiligen Bereichen bestehen können.

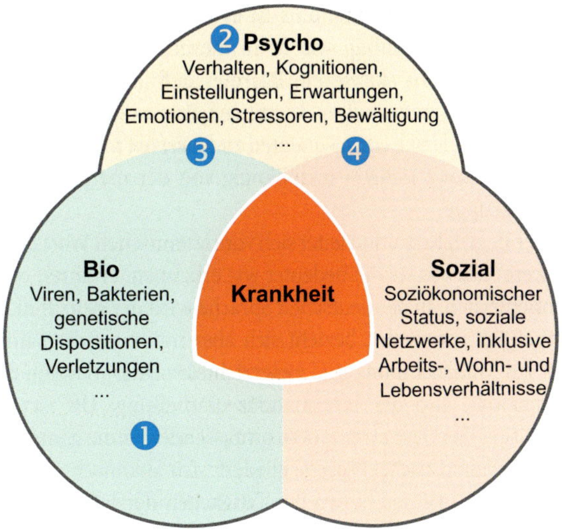

Abb. 2.5 Das biopsychosoziale Modell nach Engel (Engel 1980) [M1165]

Ein Herzinfarkt ist biologisch kausal einzuordnen (1), während eine somatoforme autonome Funktionsstörung des Herz-Kreislauf-Systems, die mit den gleichen Zeichen und Symptomen einhergehen kann, am psychischen Pol (2) eingeordnet werden kann; bei bestehender KHK kann der Patient mit Herzangst und Angststörungen reagieren und befindet sich daher in einem Zwischenbereich (3), ebenso wie der Patient, der aufgrund seiner evtl. eingeschränkten Leistungsfähigkeit nach einem Herzinfarkt depressiv reagiert (4), weil er nicht mehr in gewohntem Umfang an den Aktivitäten des täglichen Lebens teilnehmen kann. Gerade schwere und/oder chronische Erkrankungen haben auch immer eine soziale Dimension, die durchaus existenziell bedrohlich sein und somit zu einer Inanspruchnahme der ambulanten Notfallversorgung führen kann.

Ziel des Clinical Reasoning ist es, die relevanten Informationen aus den physiologischen, psychologischen und lebensweltbezogenen Bereichen des Patienten zu erfassen und in den Prozess der Diagnosestellung zu integrieren.

2.2.5 Clinical Reasoning

In dem Bericht „Improving Diagnosis in Health Care" wird herausgestellt, dass *„der diagnostische Prozess eine komplexe, patientenzentrierte, gemeinsame Aktivität ist, die das Sammeln von Informationen und das Clinical Reasoning umfasst, mit dem Ziel, das Gesundheitsproblem eines Patienten zu bestimmen. Dieser Prozess findet im Laufe der Zeit, im Kontext eines größeren Arbeitssystems des Gesundheitswesens statt, das den Diagnoseprozess beeinflusst"*. Dabei umfasst das diagnostische Team den Patienten, seine Angehörigen und alle medizinischen Fachkräfte, die direkt oder unterstützend am diagnostischen Prozess beteiligt sind (Balogh, Miller und Ball 2015).

Für das weitere Verständnis ist es notwendig, den Begriff des Clinical Reasoning, wie er in diesem Buch verwendet wird, genauer zu skizzieren. Barrows definiert den Begriff 1980 als den *„notwendigen kognitiven Prozess, um die medizinischen Probleme eines Patienten zu bewerten und zu bewältigen“ (Barrows 1980)* – unabhängig von der medizinischen Berufsgruppe.

Der Begriff Kognition leitet sich vom lateinischen Wort „cognoscere“ ab, was so viel bedeutet wie erkennen, erfahren oder kennenlernen. In der deutschen Sprache wird der Begriff nicht einheitlich verwendet, bezieht sich aber meist auf die Fähigkeit zur Wahrnehmung und zielgerichteten Interpretation der Lebenswelt, also der Informationsverarbeitung. Oft ist mit Kognition das Denken in einem umfassenden Sinne gemeint.

Der diagnostische Prozess gliedert sich demnach in zwei Bereiche. Zum einen in den der Tätigkeiten der Informationssammlung, wie die Erhebung der Anamnese, die körperliche Untersuchung oder die Durchführung von diagnostischen Tests. Zum anderen geht es um die kognitiven Prozesse, in denen die gewonnen Informationen integriert und verarbeitet werden, um zu entscheiden, ob weitere diagnostische Maßnahmen notwendig sind oder eine (Verdachts-)Diagnose gestellt werden kann. Die beiden Schritte laufen dabei nicht linear ab, sondern befinden sich in einem verzahnten Wechselspiel. Informationen, die mithilfe einer Frage gewonnen werden, wie z. B. die Antwort des Patienten, dass er Doppelbilder sehe, werden meist unmittelbar in den diagnostischen Prozess integriert und interpretiert und ziehen dann weitere Untersuchungen, wie die genauere Überprüfung der Hirnnerven (III, IV und VI), nach sich.

MERKE

Der diagnostische Prozess unterteilt sich in den Bereich der Untersuchung mit dem Ziel der Informationsgewinnung und Informationssammlung sowie den Bereich des Clinical Reasoning, unter dem alle kognitiven Prozesse zusammengefasst werden, um die medizinischen Probleme des Patienten zu bewerten und zu bewältigen.

2.3 Zentrale Elemente und Strategien des Clinical Reasoning

Die zentralen Elemente und Strategien des Clinical Reasoning sollen nun im Folgenden vorgestellt und dann anhand eines Fallbeispiels in Bezug zur praktischen Anwendung gesetzt werden.

2.3.1 Wissen

Wissen stellt die Grundlage für alle Denkprozesse dar. Im Duden wird Wissen mit *„Gesamtheit der Kenntnisse, die jemand [auf einem bestimmten Gebiet] hat“*, beschrieben. In Wikipedia findet sich folgende Erklärung: *„Als Wissen wird üblicherweise ein für Personen oder Gruppen verfügbarer Bestand von Fakten, Theorien und Regeln verstanden, die sich durch den höchstmöglichen Grad an Gewissheit auszeichnen, sodass von ihrer Gültigkeit bzw. Wahrheit ausgegangen wird. […] Paradoxerweise können als Wissen deklarierte Sachverhaltsbeschreibungen wahr oder falsch, vollständig oder unvollständig sein.“*

Wissen ist demnach auch die Grundlage für den Clinical-Reasoning-Prozess. Dabei kann der Wissensbestand in unterschiedliche Kategorien eingeteilt werden. So gibt es das biomedizinische und das klinische Fachwissen. Hierunter werden Erkenntnisse der biomedizinischen Grundlagenforschung und der allgemeinen klinischen Forschung sowie eigene Erfahrungen aus dem Umgang mit Krankheit und Patienten zusammengefasst. Dieses Wissen bildet die Grundlage für das Verstehen von Krankheit, Zeichen und Symptomen sowie den sich daraus ableitenden Behandlungsprozess. Da es sich bei all diesen Aspekten um die Beschreibung von etwas handelt, wird hier auch von deklarativem Wissen gesprochen.

Eine weitere Form des Wissens ist das sog. prozedurale Wissen. Hierunter versteht man ein eher dynamisches Wissen, das dazu angewendet wird, um mithilfe einer bestimmten Prozedur oder Handlung bzw. einem bestimmten Verarbeitungsprozess ein gewünschtes Ergebnis zu erreichen. Es enthält also kognitive Handlungsroutinen, die es uns ermöglichen, die Herausforderungen des Alltags unter Nutzung des deklarativen Wissens zu meistern.

Higgs und Jones heben für den Bereich des Clinical Reasoning noch eine dritte Art von Wissen hervor, das sie als „personal knowledge“ bezeichnen, auf Deutsch persönliches Wissen. Hierunter fassen sie persönliche Erfahrungen, Werte und Überzeugungen zusammen, die einen einzigartigen Bezugsrahmen für Selbsterkenntnis, Selbstbewusstsein und individuelles Handeln des Einzelnen von zentraler Bedeutung meinen. Es ist das Ergebnis der persönlichen Erfahrungen des Einzelnen und der Reflexion über diese Erfahrungen. Dieses persönliche Wissen nutzen Angehörige der Gesundheitsberufe, um komplexe menschliche Wünsche nach Würde, Unabhängigkeit und Unterstützung zu verstehen. Es hilft ihnen, die Bedürfnisse und Bezugsrahmen der Patienten zu erkennen. Persönliches Wissen ermöglicht es Menschen, mit Schmerzen, Ängsten und Gebrechlichkeit umzugehen, und ist unerlässlich, um in klinischen Situationen mit ethischen Dilemmata umzugehen (Higgs und Jones 2004).

Neben diesen Begriffen oder Arten von Wissen werden auch die Begriffe explizites und implizites Wissen zur formalen Gliederung von Wissensbeständen verwendet, um sie so für Forschung und persönliche Weiterentwicklung handhabbar zu machen. Unter explizitem Wissen wird dabei das

Wissen zusammengefasst, das eindeutig kommuniziert wird. Das gilt v.a. für das deklarative Wissen, aber auch für Teile des prozeduralen Wissens, wenn man z.B. beschreiben kann, auf welchem Weg ein Problem gelöst wurde. Unter impliziten Wissen werden die Wissensbestände zusammengefasst, die nicht verbalisiert oder dargestellt werden können. Klassisches Beispiel hierfür ist das Halten des Gleichgewichts beim Fahrrad- oder Skateboardfahren. Das hierfür notwendige Wissen wird automatisch und unbewusst angewendet und kann nicht beschrieben, aber demonstriert werden.

Deklaratives, prozedurales und persönliches Wissen stellen den Treibstoff für den Clinical-Reasoning-Prozess dar. Je umfangreicher die Wissensbasis, desto differenzierter und genauer können die Ergebnisse des Prozesses ausfallen.

2.3.2 Denken

Wie in ➤ Kap. 2.2.4 beschrieben, werden im zurzeit akzeptierten Dual-Process-Modell der Entscheidungsfindung zwei Wege unterschieden. Der intuitive, unbewusste Weg und der analytische, bewusste Weg, der auch als hypothetisch-deduktiver Weg bezeichnet wird. Beide Wege sind mit mehr oder minder bewusst ablaufenden Denkprozessen verbunden. Schaut man in den Duden, wird „denken" mit der *„menschlichen Fähigkeit des Erkennens und Urteilens; mit dem Verstand arbeiten; überlegen"* beschrieben. Denken ist dabei ein reflexiver Prozess, der meist schweigend stattfindet und nicht von außen beobachtbar ist. Lediglich die Ergebnisse eines Denkprozesses können, in bestimmten Fällen, von außen wahrgenommen werden. Häufig sind die Denkprozesse dabei auch dem Anwender nicht immer bewusst.

Im diagnostischen Prozess ist es die zentrale Aufgabe des Denkens, bestimmte Informationen und Sachverhalte zueinander in Beziehung zu setzen und daraus entsprechende Schlussfolgerungen zu ziehen. Ein Zitat von Immanuel Kant verdeutlicht dabei die grundlegende Problematik des Denkens im diagnostischen Prozess: *„Die Sinne betrügen nicht. Nicht, weil sie immer richtig urteilen, sondern weil sie gar nicht urteilen; weshalb der Irrtum immer nur dem Verstande zur Last fällt."*

Gerade im Rettungsdienst entsteht durch die Einführung von SAA zur Patientenversorgung der Eindruck, dass ein gesundheitliches Problem eines Patienten wie eine mathematische Aufgabe mithilfe eines Algorithmus gelöst werden kann. Zwar geht es im Einsatz auch um die Anwendung von Regeln und ein standardisiertes Vorgehen, jedoch sind die jeweiligen Einsatzsituationen niemals völlig identisch. Kein Patient gleicht dem anderen. Jede Patientenversorgung mit diagnostischen und therapeutischen Fragestellungen erfordert eine der Situation angepasste, durchdachte und begründete Entscheidung. Um dieses Ziel zu erreichen, sind eine aufmerksame Aufnahme von Information und die möglichst bewusste kognitive Verarbeitung notwendig, um so eine auf fachlicher Expertise beruhende Entscheidung treffen zu können. Ziel in der Ausbildung wie auch in der nachfolgenden beruflichen Weiterentwicklung muss es sein, die therapeutischen Denkprozesse zu verstehen, bewusst zu erlernen und sie zu reflektieren (Klemme und Siegmann 2014).

Auch wenn Notfallsanitäter in der Präklinik keine Diagnosen stellen, erheben sie im Rahmen des § 4, Abs. 2 Nr. 1b NotSanG eigenverantwortlich Befunde, aus denen Entscheidungen für das weitere Vorgehen abgeleitet werden. In der Physiotherapie ist die Bedeutung des Clinical Reasoning, auch vor dem Hintergrund einer standardisierten Versorgung, schon länger bekannt. In dem Buch „Clinical Reasoning" (Klemme und Siegmann 2014) findet sich folgende Textstelle: *„Jones (1997, S. 6) stellt heraus, dass ohne fundiertes Clinical Reasoning […] die klinische Praxis zu einem technischen Verfahren [wird], [… in dem] die Anweisungen von Entscheidungsträgern ohne kritische Hinterfragung blind befolgt [werden]."* Dieser Satz unterstreicht die Bedeutung der begründeten Entscheidungsfindung auch im Rahmen einer algorithmenbasierten Patientenversorgung. Denn nur durch bewusste und an die jeweils individuelle Situation und die Erfordernisse angepasste Entscheidungen, lassen sich Patientenschädigungen vermeiden. Die Verantwortung für das Rettungsfachpersonal ist durch die Einführung der SAA gestiegen. In jedem Einsatz geht es darum zu prüfen, ob der Patient von der Versorgung unter Anwendung von erweiterten Maßnahmen profitiert, der Nutzen für den Patienten also größer ist als das Risiko, und sich der Einsatz im vorgegebenen rechtlichen Rahmen bewegt.

MERKE
Innerhalb der Versorgung muss der Nutzen der ausgewählten Vorgehensweise für den Patienten immer das Risiko überwiegen.

Sollten die Leistungen des Rettungsdienstes in Zukunft nicht mehr „nur" den Fahrkosten (§ 60 SGB V) zugeordnet, sondern als ein Teil der Krankenbehandlung (§ 27 SGB V) eingestuft werden, was den Entwicklungen und der Bedeutung der modernen Notfallmedizin Rechnung tragen würde, wird der Anspruch an eine gleichmäßige und qualitativ hochwertige Patientenversorgung und damit den Entscheidungsprozessen sicherlich steigen. In vielen Landesrettungsdienstgesetzen findet sich die Forderung zur Qualitätssicherung im Rettungsdienst. Diese Forderung unterstreicht die Notwendigkeit, Entscheidungsprozesse bewusst zu betrachten, denn nur so kann es zu einer Weiterentwicklung und Qualitätssicherung der Versorgungsprozesse im Rettungsdienst kommen. Zudem unterliegt die Versorgung dann auch verstärkt den Anforderungen der sog. WANZ-Kriterien des Sozialgesetzbuches. Dies bedeutet, dass die Leistungen wirtschaftlich, ausreichend, notwendig und zweckmäßig sein müssen. Auch diese Forderung muss sich in der Untersuchungsstrategie widerspiegeln, um unnötige Belastungen für die Patienten und das Gesundheitssystem zu vermeiden. All diese Anforderungen können nur erfüllt werden, wenn das Rettungsfachpersonal über umfangreiches wissenschaftliches Wissen verfügt, um der wissenschaftlichen Begründungsverpflichtung nachzukommen und ein individuelles, auf die aktuelle Einsatzsituation bezogenes Fallverstehen erlangt werden kann, um situativ angemessene Entscheidungen zu treffen.

2.3.3 Metakognition

Ein weiteres wichtiges Element im Clinical-Reasoning-Prozess ist die Metakognition, die Auseinandersetzung mit den eigenen kognitiven Prozessen. Also das Nachdenken über das Denken. Hierzu müssen die laufenden oder abgelaufenen Denkprozesse bewusst gemacht werden. Ein Hilfsmittel zum bewussten Denken stellt das sprechende Denken dar. Hierbei spricht man alle Gedanken und Gedankengänge aus, sodass sie hörbar und damit erfahrbar werden.

Viele Wissenschaftler betrachten die Fähigkeit zur Metakognition als ein Zeichen von Expertentum. Denn das Bewusstmachen und Reflektieren der eigenen Denkprozesse und Handlungen ist der erste Schritt auf dem Weg zu Veränderungen und Verbesserungen. Jeder Einsatz ist eine reichhaltige Quelle zum Lernen, wenn Handlungen und Denkprozesse bewusst reflektiert und Schlüsse aus dem Geschehenen für ein zukünftiges Vorgehen gezogen werden.

2.4 Hypothetisch-deduktives Clinical-Reasoning-Modell

In der Medizin ist das hypothetisch-deduktive Modell des Clinical Reasoning das am weitesten verbreitete und angewendete Modell. Im Folgenden sollen die wichtigsten Aspekte dieses Modells betrachtet werden.

Der Begriff Hypothese leitet sich vom griechischen Wort „hypothesis" ab, das wörtlich übersetzt „Unterstellung" bedeutet. Das Wort Deduktion kommt vom lateinischen Wort „deductio" und bedeutet so viel wie Fort-, Wegführen oder Ableiten. Deduktion beschreibt ganz allgemein den Prozess, aus bestimmten Beobachtungen oder Prämissen Erkenntnisse abzuleiten oder daraus logisch zu schlussfolgern. Der Weg führt also vom Allgemeinen zum Besonderen. Beim hypothetisch-deduktiven Clinical Reasoning geht es demnach darum, den Patienten eine oder mehrere Krankheiten zu unterstellen (Bildung von Hypothesen) und dann mithilfe von Anamnese, Untersuchung und evtl. weiteren Verfahren, Informationen zu sammeln, mit deren Hilfe die Hypothese bekräftigt oder widerlegt werden kann.

Die Darstellung der einzelnen Schritte des Clinical-Reasoning-Prozesses in textlicher Form in diesem Buch unterliegt gewissen Einschränkungen. So kann der Prozess in einem Buch lediglich von links nach rechts und von oben nach unten dargestellt werden. Dies erweckt den Eindruck, dass es sich um einen einmaligen, aus einzelnen Schrittfolgen bestehenden und chronologisch ablaufenden Prozess handelt. Das ist in der Praxis nicht so. Es handelt es sich um einen dynamischen Prozess, in dem es immer wieder zu kreisenden Verknüpfungen und wiederholtem Durchlaufen der einzelnen Elemente kommt. Richtung und Ziel dieser kreisenden Wiederholungen werden dabei von parallel stattfindenden, kognitiven Prozessen gesteuert. Vor allem das Sammeln von Schlüsselinformationen ist ein kontinuierlicher Prozess, der mehr oder minder bewusst über alle Phasen verteilt stattfindet. Gleiches gilt für die Bewertung und Datenintegration der gewonnenen Informationen. Hieraus können sich neue Ansätze für die Informationssammlung ergeben, die gleich umgesetzt werden oder zum sofortigen Ausschluss einer Hypothese führen.

Der Nachteil der eindimensionalen, chronologischen erfolgenden textlichen Darstellung ist auf der anderen Seite auch als ein Vorteil zu sehen, denn er bietet Struktur. Diese Struktur ist notwendig, um den Prozess des Clinical Reasoning zu erlernen und ihn in der täglichen Praxis gezielt zu reflektieren. Gerade bei der Reflexion ist es sinnvoll, das stattgefundene Handeln einzelnen Schritten des Prozesses zuzuordnen und dann zu analysieren und so Verbesserungspotenzial zu erkennen und Maßnahmen abzuleiten.

Hierzu kann der Prozess des hypothetisch-deduktiven Clinical Reasoning in sechs Teilschritte untergliedert werden, die im Folgenden näher besprochen werden sollen.

- Pre-assessment Image
- Cue Acquisition
- Hypothesis Generation
- Cue Interpretation
- Hypothesis Evaluation
- Rettungsdienstliche Arbeitsdiagnose

Der Fall

Es ist ein kühler Herbsttag, als Sie am Nachmittag mit dem Einsatzstichwort „Rückenschmerz" in ein nahe gelegenes Wohngebiet gerufen werden. In der Alarmdepesche wird Ihnen mitgeteilt, dass es sich um einen männlichen Patienten im Alter von 70 Jahren handelt, der sich im Garten des Hauses befinden soll.
Die Anfahrt mit Sonder- und Wegerechten verläuft problemlos. Sie erreichen die Einsatzstelle 12 Minuten nach der Alarmierung. Bei der Einsatzadresse handelt es sich um ein gepflegtes Einfamilienhaus mit großem Garten.

An der Eingangspforte zum Grundstück steht eine ältere, aufgeregt wirkende Frau, die sie gleich in den Garten zu ihrem Ehemann bittet. Sie folgen der Frau in den Garten und sehen Herrn Erichsen, den Rücken an die Hauswand gelehnt, auf einer Bank sitzen. Neben der Bank liegt ein umgestürzter, großer Blumentopf (➤ Abb. 2.6).

Dieser Fall stellt eine alltägliche Situation im Rettungsdienst da. Je nach (Berufs-)Erfahrung werden ihnen beim Lesen sofort eine ganze Reihe von Bildern und Gedanken durch den Kopf schießen, die innerhalb von Sekunden, wenn nicht sogar Millisekunden erzeugt, bewertet und manchmal auch schon mit Schlussfolgerungen belegt werden. Dabei erzeugt jeder gelesene Absatz Gedanken und Bilder, die mit dem Lesen des nächsten Absatzes verändert oder angepasst werden. Dies ist ein automatisch ablaufender Prozess, bei dem uns nicht bewusst ist, welche Informationen wie aufgenommen und bewertet werden und wie sie zum erzeugten Bild beitragen. Denn der Prozess läuft meist unbewusst ab, was dazu führen kann, dass Fehlinterpretationen nicht auffallen oder wahrgenommen werden.

Nach dem Lesen des Falles und dem anschließenden Betrachten des Bildes, wird sicherlich ein Teil der Leserschaft gestutzt haben. Gedanken wie „Das Bild passt aber nicht zur Meldung", „Das sieht doch aus wie ein Herzinfarkt" oder Ähnliches sind Ihnen vielleicht durch den Kopf gegangen. All diese Gedanken, Überlegungen und Abwägungen sind Teil des Clinical Reasoning und sollen im weiteren Verlauf genauer besprochen werden.

Unserem Patienten aus dem Fallbeispiel wird bereits in der Einsatzmeldung eine bestimmte Krankheit unterstellt, nämlich Rückenschmerzen. In der Ausbildung und mithilfe unserer beruflichen Erfahrung haben wir gelernt, dass Patienten, die Rückenschmerzen haben, im Allgemeinen eine gewisse Schonhaltung aufweisen, zudem versuchen sie den schmerzenden Bereich zu stabilisieren. Hierzu fassen sie sich bei Bewegung häufig mit der Hand in den Bereich der Flanke und des unteren Rücken. Herr Erichsen sitzt, ohne erkennbare Schonhaltung, mit beiden Händen an die Brust greifend auf der Gartenbank. Hier haben wir die ersten Informationen für das hypothetisch-deduktive Clinical Reasoning zusammen. Da die Auffindesituation nicht den allgemeinen Erwartungen entspricht, sondern in diesem Fall anders – also besonders – ist, haben Sie beim Lesen des Fallbeispiels und Betrachten des Bildes vielleicht gestutzt und dies völlig unbewusst.

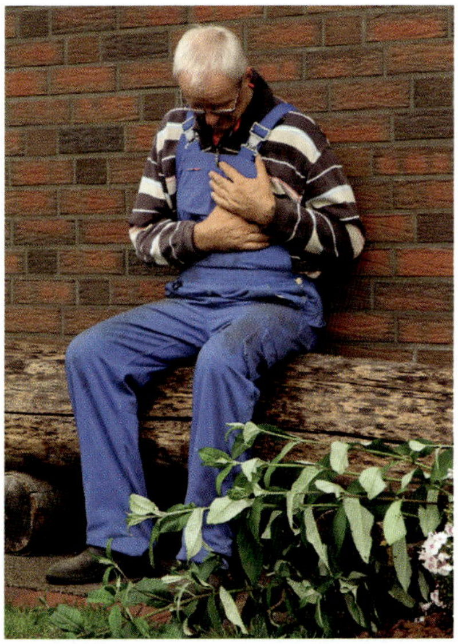

Abb. 2.6 Situation an der Einsatzstelle beim Eintreffen [M1165]

Die Denkprozesse des Clinical Reasoning laufen automatisch und unbewusst ab, auch ohne, dass sie bisher explizit erlernt oder als solche benannt wurden. Ziel des Clinical Reasoning ist es, diesen Prozess bewusst zu machen.

2.4.1 Pre-assessment Image

Das Pre-assessment Image beschreibt die Erwartungen, die man an die Situation und den Patienten hat, bevor man in den ersten direkten Kontakt getreten ist. Sowohl im Rettungsdienst als auch in der Notaufnahme oder anderen Bereichen der medizinischen Versorgung beginnt der diagnostische Prozess meist schon vor dem ersten persönlichen Kontakt mit dem Patienten. Im Rettungsdienst gewinnt man die ersten Informationen durch die Alarmmeldung der Leitstelle, in der Notaufnahme durch die telefonische Anmeldung des Patienten durch Hausarzt oder Rettungsdienst. Selbst in der Klinik oder in der Hausarztpraxis liegen Informationen zum Patienten schon vor dem ersten Kontakt in Form einer Kartei oder Patientenakte vor, egal ob in Papier- oder elektronischer Form, die erste Informationen zum Patienten und seinem Gesundheitsproblem liefern.

Die bei der Auseinandersetzung mit diesen Informationen erzeugten eigenen Vorstellungen werden stark von Vorerfahrungen beeinflusst. Diese können sowohl aus früheren Kontakten mit dem Patienten stammen, wenn dieser bereits bekannt ist, oder aus Erfahrungen in ähnlichen medizinischen Situationen.

An dieser Stelle sei noch einmal an den Inhalt eines Zitats von Immanuel Kant erinnert: *„Es sind nicht die Sinne, die uns trügen, sondern der Verstand."* Alle Gedanken, die uns zu diesem Zeitpunkt durch den Kopf gehen, entstammen lediglich unseren eigenen Denkprozessen, ohne einen Abgleich mit aktuellen Sinneswahrnehmungen, denn ein Kontakt zum Patienten hat noch nicht stattgefunden. Hier unterliegt das Pre-assessment Image einer gewissen Schwäche und latenten Gefahr für Fehleinschätzungen. Nichtsdestotrotz kann das Pre-assessment Image einen wertvollen Beitrag im Prozess des Clinical Reasoning leisten, indem es geeignet ist, sich auf die erwartete Situation einzustellen und sich eine Strategie für das weitere Vorgehen zurechtzulegen. Man muss sich diesem kognitiven Prozess nur bewusst sein und bereit sein, die getroffenen Entscheidungen zu verwerfen, wenn sich im ersten Kontakt mit dem Patienten herausstellt, dass Erwartungen und Realität nicht übereinstimmen.

2.4.2 Cue Acquisition

Cue Acquisition bedeutet wörtlich übersetzt „Erwerb von Stichwörtern". Gemeint ist hier die Sammlung von Schlüsselinformationen über den Zustand und die Situation des Patienten. Die Informationssammlung beginnt dabei unmittelbar in der ersten Kontaktphase zum Patienten und der Einsatzsituation.

Zunächst werden nur wenige, meist auch unstrukturierte Schlüsselinformationen aufgenommen, da Patient und Situation noch unbekannt sind. Diese ersten Schlüsselinformationen helfen aber, sich einen Überblick zu verschaffen und der meist komplexen Situation Struktur zu geben. Dabei erstrecken sich die gewonnenen Schlüsselinformationen nicht nur auf Zeichen und Symptome des Patienten, sondern umfassen auch Informationen aus dem Umfeld, die das weitere Vorgehen leiten.

In der standardisierten Versorgung von Notfallpatienten entspricht diese Phase der Informationssammlung der Ersteinschätzung oder dem Primary Survey. Sie ist stark auf das Herausarbeiten der Hauptbeschwerde des Patienten und die schnelle Einschätzung der Vitalfunktionen zentriert. Bei der ersten Beurteilung der Vitalfunktionen ist es nicht erforderlich, Werte messtechnisch exakt zu erfassen. Eine schnelle Beurteilung des Bewusstseinszustands mithilfe des WASB-Schemas, der Atemwege, der Abschätzung von Atemfrequenz, Atemtiefe sowie evtl. zu beobachtenden Atemanstrengungen und das Abschätzen der Herzfrequenz mit Beurteilung von Rhythmus und Qualität unter Einbeziehung des Hautzustands ist in dieser Phase ausreichend. Diese erste Sammlung von Schlüsselinformationen ist die Grundlage für den nachfolgenden Schritt im Clinical-Reasoning-Prozess.

Der Fall – Fortsetzung I

Bei Betreten der Einsatzstelle wendet Herr Erichsen seinen Blick gleich in Ihre Richtung. Sie begrüßen den Patienten und stellen sich mit Namen vor. Herr Erichsen erwidert die Begrüßung. Dabei spricht er mit klarer und deutlicher Stimme, Nebengeräusche sind nicht wahrzunehmen. Sie informieren Herrn Erichsen, dass Sie sich zunächst einen kurzen Überblick über seine Atem- und Kreislauffunktion verschaffen möchten. Sie legen dazu Ihre Finger an das rechte Handgelenk von Herrn Erichsen und beobachten gleichzeitig das Heben und Senken des Brustkorbs. Durch Abschätzen der Zeit zwischen zwei Einatmungen schätzen Sie die Atemfrequenz auf 20 pro Minute. Die Haut des Patienten fühlt sich am Handgelenk warm und feucht an. Der Puls ist kräftig und regelmäßig mit einer geschätzten Frequenz von ca. 90 pro Minute zu tasten. Nach Abschluss dieser kurzen Einschätzung fragen Sie Herrn Erichsen: „Herr Erichsen, warum haben Sie uns gerufen, wie können wir Ihnen helfen?" Herr Erichsen antwortet: „Ich habe hier seit ungefähr 1 Stunde im Garten gearbeitet. Ich wollte noch schnell die Blume umtopfen und sie dann wieder auf die Terrasse stellen, dabei verspürte ich auf einmal diesen Schmerz in der Brust." Herr Erichsen deutet mit einer wischenden Bewegung seiner Hand auf den Bereich der linken Thoraxwand zwischen Achselhöhle und Brustbein, auf Höhe der 4.–6. Rippe. Sie ergänzen noch die Frage nach Luftnot, die von Herrn Erichsen verneint wird.

In dieser ersten Phase der Cue Acquisition sind die ersten notwendigen Informationen vorhanden, um das weitere Vorgehen zu planen, eine Reihe von Differenzialdiagnosen zu benennen, die dazu geführt haben, dass Herr Erichsen den Rettungsdienst alarmiert haben könnte.

Im realen Einsatz kommt es in dieser Phase dazu, dass Gedankengänge und Handlungen parallel laufen können. Je nach persönlicher Beurteilung des Patientenzustands und der Situation kann z. B. die Anweisung an den Kollegen erfolgen, Sauerstoff zu verabreichen, schon frühzeitig Vitalwerte zu erheben oder andere Maßnahmen zu ergreifen. Genauso kann es sein, dass Sie für sich entscheiden, zunächst keine Maßnahmen zu treffen, sondern Differenzialdiagnosen zu sammeln und mit der Erhebung der Anamnese fortzufahren.

2.4.3 Hypothesis Generation

Die Hypothesis Generation, also die Bildung von ersten Hypothesen, die die Ursachen für den aktuellen Zustand des Patienten erklären könnten, erfolgt auf Grundlage der zum jetzigen Zeitpunkt verfügbaren Informationen. Diese werden nicht nur strukturiert, sondern auch zueinander in Beziehung gesetzt und können so eine erste, allgemeine Grundlage für die Formulierung von Verdachtsdiagnosen bilden. In dieser Phase ist es sinnvoll, divergent zu denken, also breit gefächert Differenzialdiagnosen zu sammeln, die in Bezug zur Hauptbeschwerde stehen und diese erklären könnten.

Eine Besonderheit im Rahmen der Notfallversorgung ist das anschließende Ranking der gebildeten Hypothesen im Clinical-Reasoning-Prozess. Dieses Ranking ist notwendig, da bei lebensbedrohlichen oder schweren Erkrankungen eine frühzeitige Intervention notwendig sein kann oder bestimmte Erkrankungen, die mit einem hohen Risiko für den Patienten einhergehen, nicht übersehen werden dürfen. Das Ranking erfolgt dabei in drei Gruppen. In der ersten Gruppe werden

Differenzialdiagnosen gesammelt, die mit sog. abwendbaren gefährlichen Verläufen (AGV) einhergehen. Unter einem *„abwendbaren gefährlichen Verlauf wird in der Allgemeinmedizin ein gesundheitsgefährdender, möglicherweise lebensbedrohlicher Verlauf einer Erkrankung bezeichnet, der bei sachgemäßem Eingreifen des Arztes abwendbar ist" (Braun 2010).*

In der zweiten Gruppe können die wahrscheinlichsten Differenzialdiagnosen zusammengefasst werden. In der dritten Gruppe werden weitere, aber eher auf den ersten Blick unwahrscheinlichere Differenzialdiagnosen zusammengefasst.

Der Fall – Fortsetzung II

Zum jetzigen Zeitpunkt können für Herrn Erichsen eine ganze Reihe von Differenzialdiagnosen in Betracht gezogen werden. Eine Möglichkeit, Differenzialdiagnosen zu sammeln, kann dabei die Annäherung über anatomische Strukturen sein.

- **Haut:** Herpes zoster
- **Muskuloskelettal:** Costochondritis, Tietze-Syndrom, Interkostalneuralgie, Rippenfraktur …
- **Ösophageal:** Boerhaave-Syndrom, gastroösophageale Refluxkrankheit, diffuser Ösophagusspasmus …
- **Gastrointestinal:** gastroduodenale Ulkuskrankheit, akute Pankreatitis, symptomatische Cholezystolithiasis, Cholezystitis …
- **Pulmonal:** Lungenembolie, Pneumothorax, respiratorische Infektion (Bronchitis, Pneumonie), Pleuritis …
- **Kardial:** myokardiale Ischämie (stabile/instabile Angina Pectoris, Myokardinfarkt), Myokarditis, Perikarditis …
- **Vaskulär:** thorakales Aortenaneurysma, Aortendissektion …
- **Mediastinal:** Mediastinitis …
- **Psychiatrisch:** funktionelle Herzbeschwerden (Da-Costa-Syndrom) …

Diese Vielfalt von möglichen Differenzialdiagnosen verstärkt die Unübersichtlichkeit und bedarf daher der Strukturierung in drei Gruppen:

- **Abwendbare gefährliche Verläufe**
  Sie müssen im weiteren Verlauf vordringlich abgeklärt werden.
  Akutes Koronarsyndrom/Myokardinfarkt, Lungenembolie, akutes Aortensyndrom, Spannungspneumothorax, Boerhaave Syndrom
- **Wahrscheinliche Differenzialdiagnosen**
  Costochondritis, Interkostalneuralgie, gastroösophageale Refluxkrankheit, gastroduodenale Ulkuskrankheit, akute Pankreatitis, respiratorische Infektion, Myokarditis, Perikarditis
- **Weitere, zunächst unwahrscheinlichere Differenzialdiagnosen**
  Herpes zoster, Tietze-Syndrom, Rippenfraktur, diffuser Ösophagusspasmus, symptomatische Cholezystolithiasis, Cholezystitis, Pleuritis, Mediastinitis, funktionelle Herzbeschwerden

2.4.4 Cue Interpretation

In diesem Schritt geht es darum, die gewonnenen Schlüsselinformationen den gebildeten Hypothesen zuzuordnen. Das Sammeln und Integrieren von Zeichen und Symptomen wird dabei durch die im vorangehenden Schritt gebildeten Hypothesen geleitet und durch die Wiederholung des zweiten Schritts, also der Cue Acquisition ergänzt. Die aufgestellten Hypothesen führen so zu einer gezielten Suche nach weiteren Schlüsselinformationen und deren Integration in den diagnostischen Prozess. Validität und Reliabilität der verwendeten Fragen und Untersuchungsverfahren spielen dabei eine bedeutende Rolle. Die Validität (Gültigkeit) gibt die Eignung einer Frage oder eines Untersuchungsverfahrens bezüglich ihrer jeweiligen Zielsetzung zum Erhalt von Schlüsselinformationen an. Unter Reliabilität versteht man die Zuverlässigkeit der Frage oder Messmethode. Die gewonnenen Schlüsselinformationen haben demnach unterschiedliche Gewichtungen, die im Rahmen der Hypothesenüberprüfung beachtet werden müssen. Für medizinische Untersuchungsverfahren oder Tests werden die Qualitätsmerkmale mithilfe der Begriffe Sensitivität und Spezifität beschrieben. Die Sensitivität gibt an, zu wie viel Prozent ein Test bei tatsächlich Kranken die Krankheit auch erkennt, also die richtig positiven identifiziert. Bei der Untersuchung von Patienten mit einem Schlaganfall liegt die Sensitivität für das Kriterium „hängender Mundwinkel" bei ca. 49 %, für das Kriterium „Armschwäche" liegt die Sensitivität bei knapp 83 %. Diese Werte machen deutlich, warum den gewonnenen Schlüsselinformationen auch eine unterschiedliche Gewichtung zukommt.

Der Fall – Fortsetzung III

Herr Erichsen berichtet auf Ihre Fragen Folgendes:
Der Brustschmerz sei plötzlich im Rahmen einer Belastung aufgetreten. Er dauere jetzt seit gut 30 Minuten an und habe einen stechenden Charakter. Die Lokalisation ist linksthorakal mit Ausstrahlung in den linken Flanken-, Hals- und Nackenbereich. Er beschreibt den Schmerz als lage- und bewegungsunabhängig, mit einer kontinuierlichen Stärke von 5/10. Seit dem Notruf habe sich der Schmerz nicht verändert. Ruhe oder Bewegung verstärke den Schmerz nicht. An Vorerkrankungen leide Herr Erichsen an einem bekannten Bluthochdruck, der mit einem Diuretikum und einem ACE-Hemmer behandelt wird, und einer koronaren Herzkrankheit, wegen der er noch ASS 100 nehme. Aufgrund seiner früheren Tätigkeit als Maurer leidet er zudem seit Jahren an Rückenbeschwerden, die er bei Bedarf mit Ibuprofen behandelt. Vom 16. bis zum 60. Lebensjahr habe er ca. eine Schachtel pro Tag geraucht,

seit seinem 60. Lebensjahr nicht mehr. Alkohol trinke er hin und wieder. Sein letzter Besuch beim Hausarzt liege ein halbes Jahr zurück, der Arzt sagte ihm, dass so weit alles in Ordnung sei. Eine Allergie sei nicht bekannt. Herr Erichsen gibt an, dass sein Vater an einem Herzinfarkt verstorben sei. Wasserlassen und Stuhlgang seien normal. Übelkeit, Erbrechen, Husten, Auswurf oder Dyspnoe habe er nicht. Auch ein Sodbrennen sei bei ihm nicht bekannt.
Bei der körperlichen Untersuchung finden Sie einen wachen, freundlich zugewandten 70-jährigen, gepflegten Patienten im leicht reduzierten Allgemein- und normalen Ernährungszustand. Die Haut ist warm und feucht, ansonsten unauffällig. An Kopf, Mund und Rachen zeigen sich keine auffälligen Befunde. Die Halsvenen sind im Sitzen nicht gestaut. Der Thorax ist bei Inspektion unauffällig und hebt sich seitengleich. Die Herztöne sind auskultatorisch rein und regelmäßig. Die Atemgeräusche sind seitengleich und vesikulär. Die Palpation von Thorax, Schultergürtel und Hals ist unauffällig. Es lassen sich durch Druck oder Bewegung keine Schmerzen provozieren. Das Abdomen ist bei Inspektion unauffällig, kein Hinweis auf Narben oder Hernien, regelrechte Darmgeräusche, Bauchdecke weich, kein Druckschmerz, keine Abwehrspannung, kein Courvoisier-Zeichen. Obere und untere Extremitäten bei Inspektion unauffällig, alle Pulse seitengleich gut tastbar, keine Unterschenkelödeme.
Die Atemfrequenz wird mit 18 ausgezählt, SpO_2 mit 96 % gemessen. Die Pulsfrequenz beträgt 92 pro Minute und ist regelmäßig. Der Blutdruck wird an beiden Armen mit 155/95 mmHg gemessen. Im EKG zeigt sich ein Sinusrhythmus, Herzfrequenz 90, Linkstyp, ST-Streckenhebungen in den Ableitungen II, aVF und III.

2.4.5 Hypothesis Evaluation

Im vorletzten Schritt erfolgt die Überprüfung der jeweiligen Hypothesen oder Differenzialdiagnosen. Ziel ist, durch die Zuordnung von passenden Schlüsselinformationen eine Hypothese zu unterstützen (Verifikation) oder sie zu widerlegen (Falsifikation). Zudem werden die verschiedenen, konkurrierenden Hypothesen verglichen. Aus diesem Schritt heraus kann es erneut zum Sammeln weiterer Informationen (Cue Acquisition) oder zur Bildung neuer Hypothesen (Hypothesis Generation) kommen. Am Ende dieses Prozesses soll die Hypothese, die am besten durch die gewonnenen Schlüsselinformationen gestützt wird, ausgewählt und aus ihr die Arbeitsdiagnose formuliert werden.

2.4.6 Rettungsdienstliche Arbeitsdiagnose

Am Ende des Clinical-Reasoning-Prozesses steht die Formulierung einer Arbeitshypothese. Sie dient als Grundlage für die Planung der weiteren Versorgungsmaßnahmen des Patienten. Sie kann Grundlage für die Anwendung erweiterter Versorgungsmaßnahmen sein. In den meisten Fällen führt sie zu einer rettungsdienstlichen Basisversorgung und entfaltet ihre volle Bedeutung bei Auswahl des Transportziels und Anmeldung des Patienten in der weiterversorgenden Einrichtung. Die Bedeutung der Anmeldung für den weiteren Versorgungsprozess darf dabei nicht unterschätzt werden. Die gezielte Anmeldung von klinisch manchmal unauffällig wirkenden Patienten, bei denen der Verdacht auf eine Sepsis besteht, kann entscheidenden Einfluss auf das Outcome des Patienten haben. Dies gilt auch für eine ganze Reihe anderer Erkrankungen, wie z. B. dem mechanischen Ileus, für dessen Versorgung es auch ein begrenztes Zeitfenster gibt, da es nach 5–6 Stunden zu ischämiebedingten, lebensbedrohlichen Darmnekrosen kommen kann.

2.5 Intuitiver Prozess – Mustererkennung

In den vorangegangenen Abschnitten wurde der hypothetisch-deduktive Prozess der Entscheidungsfindung beschrieben. In diesem Abschnitt gibt es einen Ausblick auf den intuitiven Prozess der Entscheidungsfindung, der auf der linken Seite der Abbildung ➤ Abb. 2.7 zu finden ist.

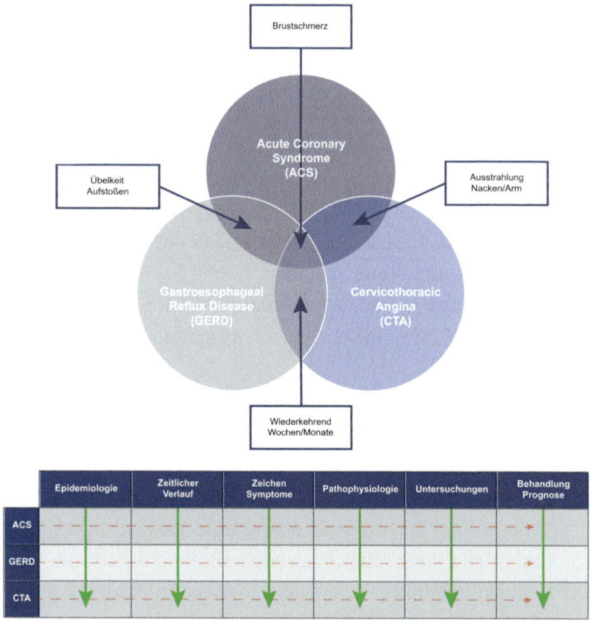

Abb. 2.7 Oben: Anwendung von Illness Skripts. Unten: Erlernen von Krankheiten.
Rote Pfeile stellen den klassischen Weg dar, jede Krankheit wird für sich allein erlernt; grüne Pfeile stellen den Weg dar, um die Entwicklung von Illness Skripts zu fördern und die Anwendbarkeit des Wissens in der Praxis zu verbessern. [M1165]

In ihrem Einsatzalltag haben Sie es vielleicht auch schon erlebt. Ein erfahrener Kollege trifft innerhalb kürzester Zeit auf Grundlage scheinbar weniger Informationen Entscheidungen zu Diagnose und weiteren Versorgung des Patienten. Das Vorgehen wirkt mühelos und erweckt nicht den Anschein von langwierigen, hypothetisch-deduktiven Denkprozessen und ist am Ende dennoch richtig.

In der Wissenschaft herrscht Einigkeit darüber, dass Experten, also Kollegen mit viel Erfahrung, Entscheidungen meist auf andere Weise treffen als Berufsanfänger. In der Literatur werden hier Begriffe wie **Illness Scripts, Pattern Recognition, Forward Reasoning** oder **Musterkennung** verwendet. Sie greifen dabei auf ihr Wissen und ihre Vorerfahrungen aus ähnlichen Situationen zurück. Im Rahmen der beruflichen Tätigkeit baut sich das Wissen bei Experten nicht nur weiter auf, sondern es wird auch umgebaut und anders strukturiert. Die besondere Struktur des angelegten Wissens wird als Muster oder Illness Skript bezeichnet. Diese Form der Wissensspeicherung ermöglicht ein schnelleres Zugreifen auf die vorhandenen Informationen. Muster oder Illness Skripts enthalten dabei ein komplexes Bild einer bestimmten Erkrankung, das sich aus bestimmten Schlüsselinformationen aus vier verschiedenen Bereichen zusammensetzt. Es handelt sich um Informationen zur Epidemiologie der Erkrankung, zur zeitlichen Präsentation des Krankheitsbildes, zu charakteristischen Zeichen und Symptomen, sowie den entscheidenden pathophysiologischen Mechanismen, die Auswirkungen auf die Präsentation der Erkrankung haben.

Im Rahmen des ersten Kontakts werden die ersten aufgenommenen Informationen sofort bewertet. Passt eine Information auf ein vorhandenes Illness Skript, so wird dieses sofort als Ganzes aktiviert und automatisch aufgerufen. Diese Aktivierung führt dazu, dass innerhalb kürzester Zeit weitere Schlüsselinformationen gezielt gesucht werden, die in dem Illness Skript verankert sind und zu einer weiteren Bestätigung führen sollen. Passen die gefundenen Schlüsselinformationen nicht zum aktivierten Illness Skript wird der Prozess verworfen. Durch Neubewertung kann ein weiteres Illness Skript aktiviert werden oder es muss zum aktiven hypothetisch-deduktiven Clinical Reasoning übergegangen werden.

Ein wesentlicher Aspekt bei der Mustererkennung stellt dabei nicht nur die Menge des vorhandenen Wissens dar, sondern die Organisation der Wissensbestände. Dieser organisatorische Aspekt der Wissensspeicherung kann bereits in der Ausbildung oder auch in der Reflexion von Einsätzen aktiv genutzt werden, um die Anwendung von Illness Scripts zu verbessern.

Klassischerweise erlernen wir Krankheitsbilder nacheinander. Wir beschäftigen uns mit dem Thema Herzinfarkt und erlernen Fakten über die Epidemiologie, die zeitliche Präsentation, über Zeichen und Symptome und die Pathophysiologie. Wochen später wird in der Ausbildung das Thema der gastrointestinalen Refluxkrankheit behandelt. Wieder erlernen wir Fakten über die Epidemiologie, die zeitliche Präsentation, über Zeichen und Symptome und die Pathophysiologie dieser Erkrankung. Wieder Wochen später wird das Thema des muskuloskelettalen Brustschmerzes und Brustwandsyndroms behandelt. Erneut werden Fakten über die Epidemiologie, die zeitliche Präsentation, über Zeichen und Symptome und die Pathophysiologie der Erkrankung erlernt. Die erlernten Informationen zu den jeweiligen Erkrankungen sind so im Gehirn abgespeichert, wie wir sie erlernt haben, als einzelne Krankheit mit den jeweiligen Fakten. In der Praxis geht es bei der Versorgung von einem Patienten mit Thoraxschmerz nicht darum, jede einzelne Erkrankung mit all ihren Fakten nacheinander abzuprüfen. Ziel muss es sein, schnell eine Differenzierung des Thoraxschmerzes vorzunehmen. Eine Umorganisation der Wissensbestände kann hier hilfreich sein.

Was in der Praxis geschieht, ist ein Abgleich der verschiedenen Krankheitsbilder mit den vorgefundenen Schlüsselinformationen. Allen drei Erkrankungen ist gemeinsam, dass sie sich mit dem Leitsymptom Thoraxschmerz präsentieren können. Sowohl der Herzinfarkt als auch die gastrointestinale Refluxkrankheit kann mit Übelkeit, Erbrechen und Aufstoßen einhergehen, für das Brustwandsyndrom ist diese Symptomatik eher untypisch. Typisch für das Brustwandsyndrom sind über Wochen und Monate wiederkehrende Beschwerden, nicht nur in Ruhe, sondern auch bei Bewegung. Wie beim Herzinfarkt kann die Ausstrahlung in Nacken oder Arm erfolgen, was gegen eine gastrointestinale Refluxkrankheit sprechen würde.

Es ist daher sinnvoll, den Wissenserwerb im Lernprozess genau so zu gestalten, wie das Wissen in der Praxis reproduziert werden soll. Das bedeutet: Krankheitsbilder, die mit dem gleichen Leitsymptom einhergehen können, sollten auch gemeinsam erlernt werden. Schon im Lernprozess sollten die wesentlichen Unterscheidungsfaktoren als Schlüsselinformationen aktiv herausgearbeitet werden, um sie so in der Praxis schnell nutzen und Krankheiten voneinander differenzieren zu können.

Im Fallbeispiel von Herrn Erichsen finden sich über 20 mögliche Differenzialdiagnosen, die mit Thoraxschmerz als Leitsymptom einhergehen können. Es ist nicht sinnvoll, diese 20 Krankheiten gemeinsam zu erlernen. Hier sollte im Lernprozess eine Unterteilung in sinnvolle Gruppen erfolgen. Grundlage für eine Untergliederung können die drei Kategorien des Ranking der Hypothesen sein.

LITERATUR

Anschütz F. Die körperliche Untersuchung. 3. A. Berlin, Heidelberg: Springer, 1978

Balogh EP, Miller BT, Ball JR. Improving Diagnosis in Health Care. Washington (DC): National Academies Press, 2015

Barrows HS. Problem-based learning. An approach to medical education. New York: Springer Pub. Co, 1980

Battegay E et al. Differenzialdiagnose Innerer Krankheiten. Vom Symptom zur Diagnose. 21. A. Stuttgart, New York: Thieme, 2017

2

Braun RN. Mein Fall. Berlin, Heidelberg: Springer, 1994
Braun RN (Hrsg.). Kasugraphie. (K)ein Fall wie der andere. Benennung und Klassifikation der regelmäßig häufigen Gesundheitsstörungen in der primärärztlichen Versorgung. 3. A. Horn: Berger, 2010.
Croskerry P. From mindless to mindful practice – cognitive bias and clinical decision making. In: N Engl J Med, 2013; 368(26): 2445–2448
Djulbegovic B et al. How do physicians decide to treat: an empirical evaluation of the threshold model. In: BMC Med Inform Decis Mak, 2014; 14(1): 47
Engel GL. The clinical application of the biopsychosocial model. In: Am J Psychiatry, 1980; 137(5): 535–544
Gäbler M. Denkfehler bei diagnostischen Entscheidungen. In: Wiener medizinische Wochenschrift, 1946; 167(13–14): 333–342
Higgs J, Jones M (Hrsg.). Clinical reasoning in the health professions. 2nd ed. Repr. Oxford: Butterworth-Heinemann, 2004
Klemme B, Siegmann G (Hrsg.). Clinical Reasoning. Therapeutische Denkprozesse lernen. Stuttgart, New York: Thieme (physiofachbuch), 2014
Ledley RS, Lusted LB. Reasoning Foundations of Medical Diagnosis. In: Science, 1959; 130(3366): 9–21
Mader FH, Brückner T (Hrsg.). Programmierte Diagnostik in der Allgemeinmedizin. 92 Checklisten nach Braun für Anamnese, Untersuchung und Dokumentation. 6. A. Berlin, Heidelberg: Springer, 2019
Pauker SG, Kassirer JP. Therapeutic Decision Making: A Cost-Benefit Analysis. In: N Engl J Med, 1975; 293(5): 229–234
Pauker SG, Kassirer JP. The Threshold Approach to Clinical Decision Making. In: N Engl J Med, 1980; 302(20): 1109–1117
Power M, Fell G, Wright M. Principles for high-quality, high-value testing. In: Evidence-Based Medicine, 2013; 18(1): 5–10
Pschyrembel W. Pschyrembel Klinisches Wörterbuch. 266., aktual. A. Hg. v. der Pschyrembel-Redaktion des Verlages. Berlin, Boston: De Gruyter, 2014
Ramadanov N, Schlattmann P, Behringer W. Übereinstimmung zwischen notärztlicher Verdachtsdiagnose und Entlassungsdiagnose. In: Notfall Rettungsmed, 2019; 22(7): 614–619
Remschmidt H. Diagnostischer Prozess – Weg zur Diagnose. In: Remschmidt H (Hrsg.): Kinder- und Jugendpsychiatrie. Eine praktische Einführung. 6. A. Stuttgart, New York: Thieme, 2011. S. 101–103
Stern SDC, Cifu AS, Altkorn D. Symptom to diagnosis. An evidence-based guide. 4th ed. New York: McGraw-Hill Medical, 2020
Tsalatsanis A et al. Dual Processing Model for Medical Decision-Making: An Extension to Diagnostic Testing. In: PLoS ONE 10 (8), e0134800
Virnich H, Winkler C. Das Bayes'sche Theorem in der medizinischen Diagnostik. In: Methods Inf Med, 1976; 15(04): 211–216

KAPITEL

3

Michael Praetz

Evidenzbasierte Medizin

Die Grundzüge der evidenzbasierten Medizin (EBM) gehen bis in die 1. Hälfte des 17. Jahrhunderts zurück. Im Jahr 1630 soll Descartes zu seinem Kollegen Marin Mersenne, der an einem Erysipel erkrankt war, gesagt haben, dass er auf sich aufpassen solle, *„zumindest bis ich weiß, ob es möglich ist, ein medizinisches System zu entdecken, das auf unfehlbaren Beweisen beruht, was ich derzeit untersuche" (Shapin 2000).*

Ihren Ursprung in der jetzigen Form nahm die evidenzbasierte Medizin an der McMaster University in Kanada. Dort wurde in den 1960er-Jahren mit einem Ausbildungsprogramm für Medizinstudenten begonnen, in dem Krankheiten des Patienten, ihre Epidemiologie und die Statistik gemeinsam als eine klinische Disziplin gelehrt wurden. Vorschub für die EBM gab es in den 1990er-Jahren, als sie versprach einen Paradigmenwechsel in der Bewertung von klinischen Studien herbeizuführen und damit die Qualität der Krankenversorgung zu verbessern.

Der Begriff der „Evidence-Based Medicine" wurde von Gordon Guyatt, einem Kollegen von David Sackett, an der McMaster University geprägt, nachdem er mit dem Begriff „wissenschaftliche Medizin" den Ärger der gesamten Fakultät auf sich gezogen hatte, da nach Auffassung seiner Kollegen, Medizin immer wissenschaftlich sei.

Die Definition des Begriffes der EBM erfolgte durch David Sackett. Zunächst definierte er evidenzbasierte Medizin als *„der gewissenhafte, ausdrückliche und vernünftige Gebrauch der gegenwärtig besten externen, wissenschaftlichen Evidenz für Entscheidungen in der medizinischen Versorgung individueller Patienten" (Sackett et al. 1996).* Im Jahr 2000 formulierte er: *„Evidenzbasierte Medizin ist die Verbindung der besten Forschungsergebnisse mit klinischer Expertise und Patientenwerten" (Sackett et al. 2000).*

Der Begriff Evidenz stammt von dem lateinischen Begriff „evidentia" ab, der so viel bedeutet wie Augenscheinlichkeit, Klarheit. Im Deutschen wird der Begriff mit Bedeutungen wie das Erkennbare, das Unbezweifelbare in Verbindung gebracht. Im Englischen wird die Bedeutung des Wortes mit Anzeichen, Hinweis, Nachweis, Beleg, Beweis angegeben. Es gibt in der Interpretation und Verwendung des Begriffes somit einen breiten Spielraum. Dieser reicht auf der einen Seite von einer eher offenen Verwendung im Sinne von Anzeichen oder Hinweis bis hin zur Verwendung im Sinne von Beweis.

In der Praxis zeigt sich diese breite Streuung der wissenschaftlichen Beweiskraft ebenfalls. Dies gilt v. a. für den Bereich der evidenzbasierten Notfallmedizin (EBNM oder EBEM für Evidence Based Emergency Medicine). In einem Artikel in der Zeitschrift „Der Anästhesist" im Jahr 1998 schätzte Dick, dass für mehr als die Hälfte der in der Notfallmedizin angewendeten Methoden und Verfahren die Effektivität und Effizienz wissenschaftlich nicht nachgewiesen wurde (Dick 1998). Zudem wird die Frage aufgeworfen, inwieweit es für den speziellen Bereich der Notfallmedizin überhaupt möglich sei, entsprechende klinische Studien von hoher Qualität anzufertigen.

Neben der Frage, ob sich die Effektivität und Effizienz von Maßnahmen und Methoden immer in hochwertigen Studien beweisen ließe, ging es in den Debatten der 1980er- und 1990er-Jahren auch vielfach darum, dass aus der Forschung heraus Behandlungsalgorithmen abgeleitet werden, die verpflichtend umgesetzt werden müssen und so die Fähigkeit der Praktiker bedrohe, unabhängige Entscheidungen auf der Grundlage von Erfahrungen und Ausbildung zu treffen.

Eine aktuelle Befragung unter Rettungsfachpersonal in Deutschland unterstreicht diese Sichtweise. Knapp 59 % der Befragten vertraten die Meinung, dass die Notfall- und Rettungsmedizin ein auf Forschung basierendes Berufsfeld werden sollte. Gleichzeitig gaben 73 % der Befragten an, dass der Großteil der Rettungskräfte nicht über aktuelle Forschungsergebnisse informiert sei. Dies bedeutet, dass es zwar eine positive Einstellung gegenüber der EBM gibt, in der Praxis allerdings auf die persönliche Erfahrung zurückgegriffen wird. Gut 86 % der Befragten gaben an, dass das Wissen, das sie für ihre rettungsdienstliche Tätigkeiten nutzen, auf ihrer im Laufe der Zeit erworbenen beruflichen Erfahrungen im Rettungsdienst beruhe. Nur 26 % bestätigten die Verwendung von Forschungsartikeln aus rettungsdienstlichen Fachzeitschriften als Grundlage für ihre berufliche Tätigkeit (Koch et al. 2018). Ein ähnliches Bild zeigt auch eine Untersuchung aus Australien. Obwohl im Bereich der EBM ausgebildet, verlässt sich ein Großteil der Befragten ebenfalls auf die im Laufe der beruflichen Tätigkeit gewonnene Erfahrungen und nicht auf wissenschaftliche Studien (Williams et al. 2013).

In der Praxis gibt es offenbar eine Reihe von Barrieren in der Anwendung der EBM, auch wenn sie prinzipiell für richtig gehalten wird. Als Hinderungsgründe werden in unterschiedlichen Arbeiten z. B. fehlende Zeitressourcen, fehlende Unterstützung in der Anwendung von EBM durch den Arbeitgeber oder durch EBM-Mentoren, Auffindbarkeit von Literaturdaten zu externer Evidenz, Sprachbarrieren, da die meisten wissenschaftlichen Veröffentlichungen auf Englisch erscheinen, sowie mangelnde Einflussmöglichkeiten, um in der Praxis Veränderungen herbeiführen zu können, angegeben.

3.1 Begriffsdefinitionen

Im Bereich der wissenschaftlich geleiteten Arbeitsweisen findet sich eine ganze Reihe von Begrifflichkeiten, die im Alltag Verwendung finden. So werden Begriffe wie evidenzbasierte Medizin, evidenzbasierte Notfallmedizin, evidenzbasierte Praxis usw. verwendet. Die Definitionen der jeweiligen Begriffe werden dabei nicht immer konsequent berücksichtigt oder sind nicht bekannt. Deshalb soll hier eine kurze Erläuterung erfolgen, welche Begriffe in diesem Buch wie verwendet werden.

Der Begriff der **evidenzbasierten Medizin** wurde von Sackett als die Verbindung der besten Forschungsergebnisse mit klinischer Expertise und Patientenwerten definiert.

Für den Bereich der Rettungs- und Notfallmedizin wurde zudem der Begriff der **evidenzbasierten Notfallmedizin** (EBNM) geprägt. Mit dieser Subgruppe der EBM soll auf die Besonderheiten in der Notfallmedizin hingewiesen werden. Diese liegen darin begründet, dass es sich um ein interdisziplinäres Querschnittsfach handelt, in dem häufig unter besonderen Umständen gearbeitet wird. Hiermit ist die Behandlung von unbekannten Patienten in unbekannten Situationen und unter Zeitdruck zu verstehen. Diese Umstände stellen besondere Herausforderungen an die Anwendung von Methoden der EBM. Zu diesen Besonderheiten gesellt sich die Tatsache, dass klinische Studien in der Notfallmedizin häufig schwer durchführbar und damit selten sind (Böttiger und Bauer 2002).

Für den Bereich der Arbeit des Rettungsfachpersonals wird in diesem Buch der Begriff der **evidenzbasierten Praxis** (EBP) verwendet. Die Verwendung dieses Begriffs begründet sich in der Tatsache, dass die Arbeit des Rettungsfachpersonals nicht nur medizinische Aspekte der EBM umfasst, sondern darüber hinaus auch weitere organisatorische, einsatztaktische und „handwerkliche" Aspekte, wie z. B. die Anwendung von Rettungs- oder Transporttechniken umfasst, die nicht zwangsläufig mit dem Begriff der EBM abgedeckt sind.

Ein weiterer Begriff ist die **reflektierte Praxis.** Er wurde von Donald A. Schön 1983 in seinem Werk „The Reflective Practioner" dargestellt und verfolgt das Ziel, das Handeln von Experten in komplexen und sich wandelnden Situationen zu beschreiben. Er erläutert, dass das Handeln erfolgreicher Praktiker in komplexen Situationen nicht nur in der Anwendung von (vorher) erlerntem Wissen (Knowing-in-Action) sondern im Überdenken der Handlung selbst und der Handlungssituation sowohl während (Reflection-in-Action) als auch nach der Handlung (Reflection-on-Action) beruht, um so das Handeln kontinuierlich zu verbessern und weiterzuentwickeln (Schön 1983).

Die reflektierte Praxis bildet die Grundlage für Erfahrungswissen und damit die interne Evidenz. Erfahrungslernen findet dann verstärkt statt, wenn Handlungen und Erfahrungen in einen bewussten Reflexionsprozess münden, aus dem neue Erkenntnisse resultieren. Sie sollten durch bewusste, reflexive Lernprozesse auf- und ausgebaut werden. Die hierfür notwendige bewusste Reflexion kann dabei nicht immer im Handlungsprozess stattfinden. Oft ist es wegen des Zeitdrucks nicht möglich, sich aus dem Handlungsfluss zurückzuziehen, um die Situation zu überdenken (Mistele und Trolle 2006).

3.2 Notwendigkeit für EBP

Ende der 1990er-Jahre gab es eine Reihe von Forschungen, die sich damit beschäftigt haben, wann und in welchem Umfang wissenschaftliche Erkenntnis an den Patienten kommt. Die Ergebnisse waren ernüchternd. So beschreiben Cabana et al., dass es zwischen 10–17 Jahren dauert, bis wissenschaftliche Erkenntnisse beim Patienten ankommen (Cabana et al. 1999). Schuster et al. schildern, dass in den USA 30–40 % der Patienten keine Behandlung gemäß aktuellen wissenschaftlichen Leitlinien erhalten. In dieser Studie wird davon ausgegangen, dass ca. 25 % der Patienten unnötige oder potenziell schädliche Behandlungen erhalten (Schuster et al. 1998). Eine Erhebung im deutschen Rettungsdienst von Wuttke und Koch bezüglich der Umsetzung einer Standardarbeitsanweisung zur Versorgung von Patienten mit akutem Koronarsyndrom zeigt eine gute Umsetzung im Bereich der Diagnostik, während die Behandlung nur in einem Drittel der Fälle leitlinienkonform war. Für die Auswahl der geeigneten Zielklinik mit der Möglichkeit zur Herzkatheterintervention wurde ein Wert von 90 % angegeben (Wuttke und Koch 2020). Es zeigt sich, dass offenbar Hindernisse im Transfer von Forschungsergebnissen zum Patienten bestehen.

Dabei gibt es vonseiten des Gesetzgebers Forderungen bezüglich der Umsetzung einer evidenzbasierten Medizin. Im Jahr 2000 wurde der Begriff der EBM in das Sozialgesetzbuch V aufgenommen und zur Grundlage der Qualitätssicherung gemacht. Zudem bildet die EBM die Grundlage für die Arbeit des Gemeinsamen Bundesausschusses (G-BA) als höchstes Beschlussgremium der gemeinsamen Selbstverwaltung im deutschen Gesundheitswesen. Auch für den Beruf des Notfallsanitäters kann angenommen werden, dass die EBM eine wesentliche Rolle spielen soll, denn im Notfallsanitätergesetz wird gefordert, dass die Ausbildung entlang des *„allgemein anerkannten Standes rettungsdienstlicher, medizinischer und* *bezugswissenschaftlicher Erkenntnisse" (Bundesregierung 2014)* erfolgen soll, um so die notfallmedizinische Versorgung sicherzustellen. Diese Forderung findet ihre Fortsetzung im sog. Pyramidenprozess, in dem ein Fachkonsens von über 100 Experten erzielt wurde und so Umfang und fachliche Inhalte in Bezug auf die Durchführung von invasiven Maßnahmen durch Notfallsanitäter abgestimmt wurden. Neben den Ergebnissen des Pyramidenprozesses finden auch aktuelle Leitlinien Eingang in die durch die jeweiligen ärztlichen Leiter im Rettungsdienst erstellten Standardarbeitsanweisungen und bilden so die Grundlage für die präklinische Versorgung durch Notfallsanitäter.

Der Fall – Fortsetzung IV

Nachdem die Diagnostik bei Herrn Erichsen abgeschlossen ist, steht die weitere medizinische Erstversorgung an. Hierfür sind jeweils die lokal durch die ärztlichen Leiter im Rettungsdienst vorgegebenen SAA verbindlich. In unserem Fallbeispiel erfolgt die Versorgung anhand der Musteralgorithmen des Deutschen Berufsverbandes Rettungsdienst e. V. (DBRD).
Diese sehen für die Versorgung von Patienten mit akutem Thoraxschmerz und Verdacht auf ein ACS durch Notfallsanitäter, neben der Notarztnachforderung und angepassten Sauerstoffgabe, die Gabe von Morphin, Glyceroltrinitrat (GTN), Acetylsalicylsäure, Heparin und Diazepam vor, wenn eine entsprechende Indikation vorliegt und Kontraindikationen ausgeschlossen sind. Der Versorgungsablauf ist dabei in fünf Algorithmen und einer Seite mit Bemerkungen dargestellt. In den Bemerkungen wird die Reihenfolge der Versorgung präzisiert (Deutscher Berufsverband Rettungsdienst e. V. 2020).

- Schnellstmögliche Ableitung eines 12-Kanal-EKG (innerhalb von 10 Minuten)
- Anlage eines i. v. Zugangs
- Therapie mit GTN-Spray nach Algorithmus
- Therapie mit Acetylsalicylsäure plus Heparin nach Algorithmus
- Therapie mit Morphin nach Algorithmus
- Therapie mit Benzodiazepinen nach Algorithmus, falls erforderlich

Sie beginnen nach Aufklärung und Einwilligung die Versorgung von Herrn Erichsen mit der Gabe von GTN-Spray und der Verabreichung von Acetylsalicylsäure und Heparin. Nach der Verabreichung von GTN berichtet Herr Erichsen, dass sich die Schmerzsymptomatik gebessert habe. Er gibt die Schmerzstärke mit 3/10 an, sodass eine Gabe eines Analgetikums nicht mehr indiziert erscheint. Auch die Gabe von Diazepam erscheint bei Herrn Erichsen nicht notwendig. Während Sie das Heparin spritzen, kommt der nachgeforderte Notarzt hinzu.

3.3 Elemente der EBP

In der Definition von Sackett lassen sich drei wesentliche Teilbereiche in der EBM oder EBP identifizieren, die für eine wissenschaftlich fundierte und patientenorientierte Versorgung berücksichtigt werden sollten. Die externe Evidenz, die interne Evidenz und die Präferenz des Patienten (> Abb. 3.1).

Unter der externen Evidenz versteht man objektive, wissenschaftliche Fakten. Sie gehen aus der meist in Fachzeitschriften veröffentlichten, wissenschaftlichen Literatur hervor, die auf Grundlage systematischer, klinischer Forschung beruht. Sie soll unbeeinflusst von persönlichen Erfahrungen, hierarchischen Strukturen oder wirtschaftlichen Zwängen sein. Das Vorhandensein externer Evidenz bedeutet allerdings nicht zwangsläufig, dass diese auch in der Praxis vorbehaltlos umsetzbar ist.

Unter interner Evidenz wird die individuelle klinische Expertise des jeweiligen Anwenders verstanden. Sie umfasst die durch klinische Praxis erworbene Erfahrung sowie das daraus resultierende Können und Urteilsvermögen des Anwenders.

Mit Patientenpräferenzen sind die Bedürfnisse und Interessen des Patienten gemeint, die sich sowohl aus einer Erlebnis- als auch aus einer medizinischen Perspektive zusammensetzen können und kurz gefasst die Antwort auf die Frage „Was möchte der Patient?" sind.

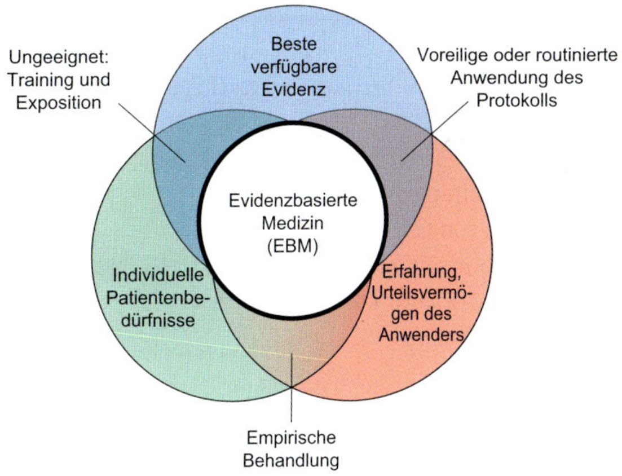

Abb. 3.1 Elemente der EBM [L143]

3.4 Anwendung der EBP

Mangold beschreibt die praktische Anwendung der EBP in Anlehnung an Sackett, Forrest und Miller in einem acht Schritte umfassenden Prozess (Mangold 2013).

- Problemidentifizierung
- Formulierung einer Fragestellung
- Literaturrecherche

- Bewertung der gefundenen Literatur
- Beurteilung der Relevanz für die Problemstellung
- Einschätzung der Anwendbarkeit
- Umsetzung in die Praxis
- Evaluation der Wirksamkeit

Auf Inhalte und mögliche Umsetzung dieser acht Schritte wird im Folgenden genauer eingegangen.

3.4.1 Problemidentifizierung

Der Prozess der EBP beginnt mit der Identifizierung einer Problemstellung, für das dem Rettungsfachpersonal eine befriedigende Lösung fehlt. Dabei kann sich die Problemstellung auf einsatztaktische Fragestellungen beziehen, auf Fragen der Zuverlässigkeit von Untersuchungsmethoden oder aktuelle Therapieverfahren und ihre Wirksamkeit.

Der Fall – Fortsetzung V

Nachdem Sie Herrn Erichsen in der 50 km entfernten Klinik mit Herzkatheterlabor übergeben haben, führen Sie eine strukturierte Einsatznachbesprechung mit Ihrem Kollegen durch. Dabei bewegen Sie zwei Fragestellungen:

- Wäre es bei Herrn Erichsen sinnvoll gewesen, eine EKG-Diagnostik mit Anfertigung von erweiterten Ableitungen durchzuführen?
- War die Gabe von GTN bei Herrn Erichsen mit inferiorem Herzinfarkt evtl. auch kontraindiziert?

In Bezug auf unser Fallbeispiel sind zwei Fragestellungen aufgetaucht

- Ist es sinnvoll bei der Infarktdiagnostik mehr als 12-EKG-Ableitungen zu schreiben?
- Ist die Gabe von GTN bei Patienten mit ST-Streckenhebungen in den Ableitungen II, III und aVF gefährlich oder sogar kontraindiziert?

3.4.2 Formulierung der Fragestellung

Die im vorherigen Abschnitt aufgeworfenen Fragestellungen sollten für eine Literaturrecherche präzisiert werden. Nur wenn die Frage in Bezug auf die Problemstellung präzise formuliert ist, wird die anschließende Literaturrecherche zu einem Erfolg führen. Für die Formulierung von Forschungsfragen gibt es eine Reihe von Merkhilfen. Für den Bereich der EBP im Rettungsdienst sind die beiden Akronyme **PIRTO** und **PICO(S)** gut geeignet.

Das Akronym **PIRTO** kann für die Formulierung von Fragestellungen zur Diagnostik verwendet werden. Die Buchstaben stehen für folgende Aspekte zur Eingrenzung der Fragestellung:

- **P** = Population, Patienten oder Menschen, bei denen der Test angewendet werden soll
- **I** = Index-Test, der Test von Interesse
- **R** = Reference Test, Referenztest – die Vergleichsmethode zur Diagnosestellung
- **T** = Target Condition, Zielzustand – die Diagnose von Interesse
- **O** = Outcome, Ergebnis – Maße der Leistung des Tests von Interesse

Bezogen auf das Fallbeispiel könnte eine präzisierte Formulierung der Fragestellung lauten: Verbessert das 15-Kanal-EKG (I) im Vergleich zum 12-Kanal-EKG (R) die diagnostische Zuverlässigkeit (T) bei der Behandlung von Patienten mit Brustschmerzen (P), wenn das 12-Kanal-EKG keine Hinweise auf einen Infarkt zeigt (O)?

Das Akronym **PICO(S)** wird für Fragestellungen zur Therapie verwendet. Die Buchstaben stehen dabei für folgende Aspekte zur Eingrenzung der Fragestellung:

- **P** = Population, Patienten, bei denen die Therapie angewendet werden soll
- **I** = Intervention, Medikament oder Maßnahme, die in der Behandlung angewendet werden soll
- **C** = Comparison, Alternativmaßnahme oder keine Behandlung
- **O** = Outcome, Ergebnis – Maße der Leistung der Behandlung
- **S** = Setting, Umgebung, in der die Versorgung erfolgt

Hier könnte eine Fragestellung lauten: Führt die Anwendung von GTN (I) bei Patienten mit Brustschmerzen und in der Computeranalyse des EKG-Geräts diagnostizierten inferiorem Herzinfarkt (P) häufiger zu gefährlichen Blutdruckabfällen ≥ 30 mmHg (O) als bei Patienten mit anderer Infarktlokalisation (C)?

3.4.3 Literaturrecherche

Anhand der eingegrenzten Fragestellung erfolgt die systematische Literatursuche. Bei der Suche nach entsprechender Literatur können verschiedene Quellen unterschieden werden. Die erste Einteilung erfolgt durch die beiden Begriffe Primär- und Sekundärliteratur. Zur Primärliteratur zählen die direkt von den Forschenden veröffentlichten Arbeiten und Artikel. Diese werden meist in einschlägigen Fachzeitschriften veröffentlicht. Unter Sekundärliteratur versteht man Darstellungen und Artikel, die sich auf primäre Forschungsarbeiten stützen, z. B. Artikel wie dieser innerhalb eines Fachbuchs, aber auch systematische Reviews oder Metaanalysen. Hier liegen die Daten nicht mehr erkennbar in ihrer Originalform vor. Damit handelt es sich bei den dargestellten Inhalten um eine Interpretation der primären Forschungsergebnisse durch einen anderen Autor. Dies muss nicht die inhaltliche

Qualität schwächen, sondern kann sie durch Zusammenfassungen und Integration in die Praxis auch verbessern.

Geht es um die Diagnostik oder Behandlung des ACS, müsste eine große Anzahl von Quellen an Primärliteratur gelesen werden, weil durch die präzisen Fragestellungen meist nur kleine Teilaspekte beantwortet werden. Informationen zu einer solch breiten Fragestellung können einfacher aus einem Lehrbuch gewonnen werden, in dem Aspekte der Diagnostik und Therapie gemeinsam abgehandelt werden. Der Überblick und die Zusammenfassung zu einer Fragestellung in einem Lehrbuch liefern somit meist schneller Informationen, die ggf. auch schon ausreichend sein können. Geht es allerdings darum, Detailfragen zu klären, wie z. B. die Häufigkeit von schweren Hypotensionen bei inferioren Herzinfarkten, wird man in Lehrbüchern meist nicht fündig werden. Ob und in welchem Umfang diese Information in der Sekundärliteratur zu finden ist, ist davon abhängig, wie wichtig dem Autor das Thema oder die Fragestellung beim Schreiben war. Meist finden sich in der Sekundärliteratur eher allgemeinere Aussagen wie z. B.: „Die Anwendung von Glyceroltrinitrat bei Patienten mit inferioren STEMI sollte vorsichtig erfolgen, da es aufgrund der Vorlastsenkung zu schweren Blutdruckabfällen kommen kann.“

Die Suche nach entsprechender Literatur sollte immer systematisch erfolgen. Daher ist es sinnvoll, sich zunächst mithilfe von Lehrbüchern oder leicht zugänglichen Quellen einen Überblick über das Thema zu verschaffen. Hierzu kann zunächst auch eine einfache Suche im Internet durchgeführt werden. Für den Einstieg ist die Nutzung der Suchmaschine Google Scholar geeignet. Hierbei handelt es sich um eine allgemeinwissenschaftliche Suchmaschine, die das Internet nach wissenschaftlichen Literaturhinweisen durchsucht. Google Scholar greift auf eine sehr große Datenbasis zurück, dies mithilfe eines Algorithmus, der zu einer brauchbaren Trefferliste führt. Nachteile von Google Scholar sind eine mangelhafte Filterfunktion und die fehlende intellektuelle Qualitätsprüfung der Trefferliste. Die Trefferliste wird durch den Algorithmus ausschließlich aufgrund von formalen Kriterien erzeugt. Es wird ein Überblick über die Zitierhäufigkeit der Artikel geliefert. Zusätzlich besteht die Möglichkeit, zumindest in Ausschnitten, über Google Books in dort gelisteten Büchern zu lesen. Google Books ist die größte private Sammlung digitalisierter Bücher.

Um eine gezielte Suche zu ermöglichen müssen die wichtigen Schlüsselbegriffe identifiziert und festgelegt werden. Hierbei können die Akronyme PIRTO und PICO(S) erneut helfen. Ein Beispiel findet sich in ➤ Abb. 3.2.

Wird Primärliteratur zur Beantwortung der Fragestellung gewünscht oder im Rahmen von Bachelor- oder Masterarbeiten benötigt, muss die Suche in einer Fachdatenbank erfolgen. PubMed ist die öffentliche und frei zugängliche Suchoberfläche der Datenbank Medline, betrieben von der National Library of Medicine (NLM). Bei Nutzung dieser Datenbank ist die Verwendung vorgegebener und standardisierter Suchbegriffe und Operatoren notwendig. Hierzu gibt es im Internet eine Reihe von Video-Tutorials, um sich in das Thema einzuarbeiten.

3.4.4 Bewertung der gefundenen Literatur

In diesem Schritt geht es darum, ob die gefundene Literatur hinsichtlich ihrer Eignung zur Beantwortung der Fragestellung lesenswert ist oder nicht. Hierzu schlägt Sackett ein Verfahren mit fünf Schritten vor (Sackett 1981; ➤ Abb. 3.3).

Zunächst wird die Überschrift gelesen und geprüft, ob der Artikel inhaltlich passen könnte. Könnten die Inhalte interessant oder nützlich für die Klärung der Fragestellung sein? Wenn nicht, sollte der Artikel verworfen werden.

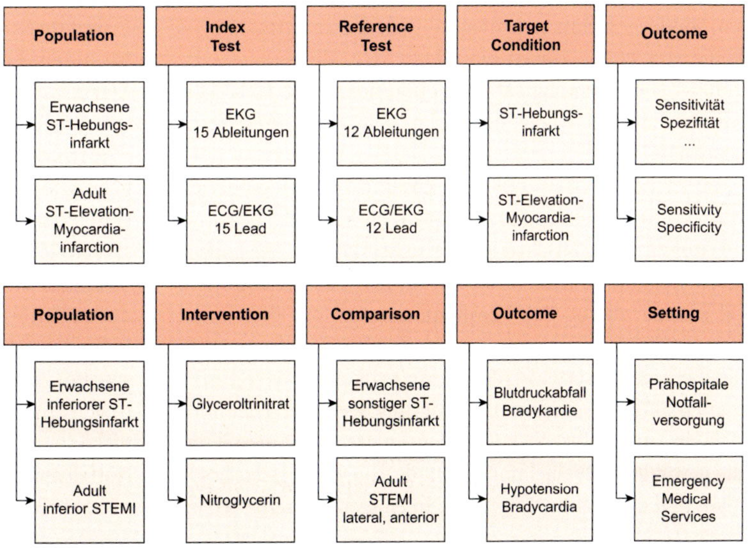

Abb. 3.2 Identifizieren von Schlüsselbegriffen und deren Übersetzung ins Englische für die Literaturrecherche mithilfe des PIRTO- und PICO(S)-Schemas [M1165, L143]

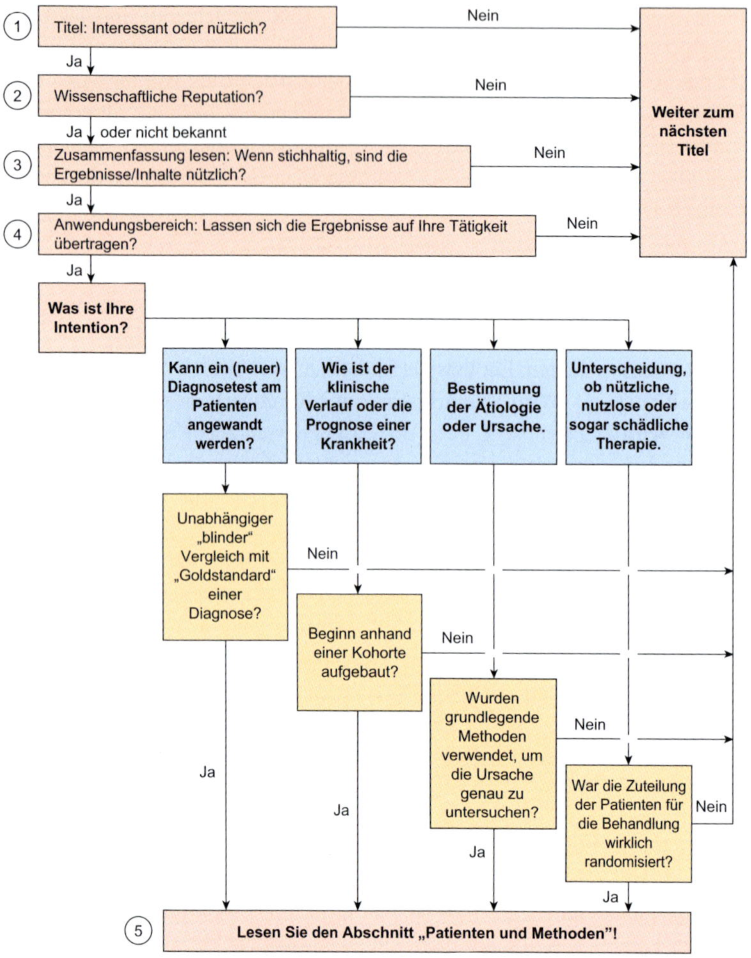

Abb. 3.3 Schnelle Beurteilung der gefundenen Literatur bezüglich ihrer Relevanz zur Fragestellung (Sackett 1981) [L143]

Im zweiten Schritt geht es darum, die Liste der Autoren zu studieren. Sind es bekannte Autoren, haben sie schon andere Veröffentlichungen zu diesem oder anderen Themen geschrieben? Erinnern Sie sich, ob diese Artikel von guter oder schlechter Qualität waren? Bei diesem Screening geht es nicht darum, nur Artikel von bekannten Autoren auszuwählen, sondern darum zu prüfen, ob sich dieser Artikel in eine Reihe von Publikationen einordnen lässt, die eloquent viel unbewiesene Meinung darstellen und nur wenig zu Klärung wissenschaftlicher Fragestellungen beitragen, aber gerade „en vogue" sind.

Im nächsten Schritt sollte die Zusammenfassung oder das Abstract des Artikels gelesen werden. Im Jahr 1960 begannen die großen medizinischen Fachzeitschriften wie „The Lancet", „New England Journal of Medicine" und das „British Medical Journal" damit, ihre Veröffentlichungen mit einer neuen Gliederung zu versehen. Seit dieser Zeit kann es als ein Qualitätsmerkmal gewertet werden, wenn Artikel mit einer Zusammenfassung zur schnellen Orientierung beginnen. Hier findet sich ein kurzer Überblick über den Anlass, die Fragestellung, die gewählte Untersuchungsmethode, die wichtigsten Ergebnisse und eine Schlussfolgerung. In einigen Zeitschriften finden sich zu Beginn der Artikel manchmal auch Info-Boxen, in denen kurz drei Fragen beantwortet werden:

- Was war bisher zu der Forschungsfrage bekannt?
- Welche neuen Erkenntnisse liefert diese Arbeit?
- Welchen Beitrag leistet dieser Artikel zur Forschungsfrage oder welche Konsequenzen ergeben sich hieraus für weitere Forschungen oder die Praxis?

Nach dem Lesen können Sie entscheiden, ob der Artikel zu Klärung der Forschungsfrage beitragen kann oder ob sie ihn verwerfen wollen.

Im vierten Schritt wird die Frage geklärt, ob die Veröffentlichung bezüglich der Population, des Settings und der Fragestellung passt. Dabei sollten Sie im Hinterkopf haben, dass sich Äpfel nicht mit Birnen vergleichen lassen. Um zu wissen, ob es sich um eine Birne oder einen Apfel handelt, muss man diese allerdings kennen.

Studien aus dem Bereich der klinischen Notfall- und Intensivmedizin sind nicht ohne Weiteres auf die Präklinik zu übertragen. Auch Studien aus dem hausärztlichen Bereich sind nicht immer geeignet, auf andere Bereiche der ambulanten Notfallversorgung übertragen zu werden. Ob Sie die Ergebnisse verwenden können, hängt dabei von zwei Fragestellungen ab. Zunächst müssen Sie bewerten, ob Sie sich in dem Bereich, in dem die Studie angefertigt wurde, gut auskennen oder Zugang haben. Wenn Sie sich in dem Bereich gut auskennen, mit den Prozeduren und der Patientenklientel vertraut sind, dann können Sie die Frage beantworten, ob sich die Ergebnisse gefahrlos und ohne Verzerrungen in den aktuellen Kontext übertragen lassen oder nicht. Dabei müssen Sie auch prüfen, welche Fragestellung genau mit der Arbeit geklärt werden soll. Wenn es um einen diagnostischen Test geht, ist es wichtig, sich über die unterschiedlichen Prävalenzen von Krankheitsbildern in den unterschiedlichen Bereichen der Notfallversorgung klar zu sein, um zu beurteilen, ob die Ergebnisse verwendet werden können. Geht es um die Therapie oder Versorgung von Verletzungen oder Erkrankungen, also Nutzen und Schaden einer Behandlung, oder die Klärung des klinischen Verlaufs und die Prognose einer Erkrankung, ist es ebenfalls wichtig Aspekte des Settings zu beachten. Bei der Versorgung in einer Universitätsklinik werden andere Möglichkeiten zur Verfügung stehen als in einem Rettungswagen oder einem medizinischen Versorgungszentrum.

Je nach Ergebnis der Bewertung können die gesamten Ergebnisse der Arbeit Anwendung finden, möglicherweise können aber auch nur Trends oder Teilaspekte zur Klärung der Forschungsfrage abgeleitet werden und Sie müssen entscheiden, ob Sie die Arbeit verwenden und lesen wollen oder sie verwerfen.

Am Ende des Prozesses liegen eine oder mehrere Arbeiten vor, die in einem weiteren Schritt in Bezug auf ihre Qualität bewertet werden. Die Differenzierung der gefundenen Arbeiten hinsichtlich des Studientyps hat in der EBM eine große Bedeutung. Bei jeder wissenschaftlichen Arbeit besteht das Risiko für eine gewisse Verzerrung, die Einfluss auf ihre Glaubwürdigkeit haben kann. Diese Verzerrung wird in der EBM mit dem englischen Begriff **Bias** belegt. Bias kann mit Voreingenommenheit, Verzerrung, Tendenz oder Befangenheit übersetzt werden. Es geht also darum, dass das Resultat einer Studie nicht durch die Intervention zustande gekommen ist, sondern dass ein systematischer Fehler im Design der Studie oder in der Auswertung entstanden ist. Dabei können die Ergebnisse von Studien durch eine ganze Reihe von Einflüssen verzerrt werden. Deshalb ist es bei Planung, Durchführung und der Auswertung der Studie wichtig, angemessene Maßnahmen zum Schutz vor einem Bias durchzuführen. Ein Schritt zur Minimierung des Verzerrungsrisikos ist die Auswahl eines entsprechenden Studiendesigns. Die sog. Evidenzpyramide gibt anhand des Studiendesigns einen ersten groben Überblick über das Risiko für eine Verzerrung (➤ Abb. 3.4). Fallbeschreibungen haben aufgrund ihrer Anfälligkeit für ein Bias die geringste Qualität, systematische Übersichtsarbeiten und Metaanalysen die höchste. Zu bedenken ist, dass die Verzerrung nicht nur vom Studiendesign abhängig ist, sondern auch von weiteren Faktoren beeinflusst werden kann.

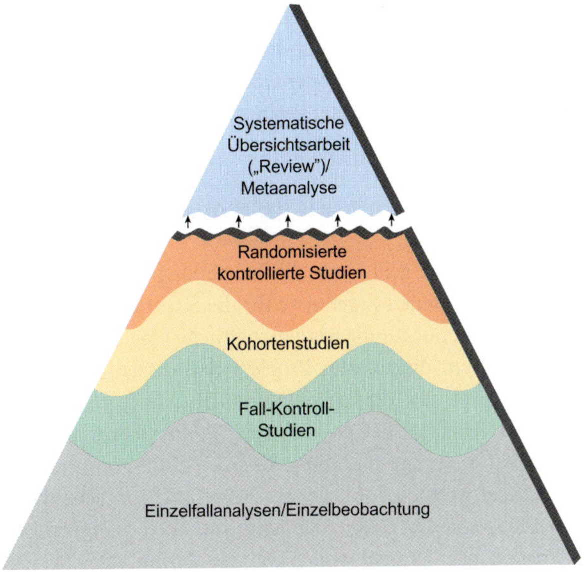

Abb. 3.4 Evidenzpyramide [L143]

Der Fall – Fortsetzung VI

Bei Ihrer Literaturrecherche und der anschließenden Bewertung sind Sie auf zwei Arbeiten gestoßen, in denen Sie Antworten auf Ihre Fragestellungen vermuten und die sie für lesenswert halten:

Zalenski RJ et al. Assessing the diagnostic value of an ECG containing leads V4R, V8, and V9: The 15-Lead ECG. In: Ann Emerg Med, 1993; 22 (5): 786–793

Robichaud L et al. Prehospital Nitroglycerin Safety in Inferior ST Elevation Myocardial Infarction. In: Prehosp Emerg Care, 2016; 20(1): 76–81

Zalenski et al. haben ihre Studie als eine prospektive Studie mit zwei Gruppen angelegt. Der Begriff „prospektiv" stammt aus dem Lateinischen und bedeutet auf das Zukünftige gerichtet, vorausschauend, möglicherweise zu erwarten, voraussichtlich. In einer solchen Studie ist das die Forscher interessierende Ereignis zum Zeitpunkt des Studienbeginns noch nicht eingetreten. In dieser Studie ist das Ereignis der diagnostische Unterschied zwischen einem 12-Kanal- und einem15-Kanal-EKG. Es besteht daher die Möglichkeit, vorab die Ereignisse und Einflussgrößen, die gemessen werden sollen, präzise zu definieren. Diese Arbeit kann auf dem Level Kohortenstudie der Evidenzpyramide eingeordnet werden.

Die Daten in der Arbeit von Robichaud et al. wurden durch eine rückblickende Auswertung (retrospektiv) von Einsatzprotokollen gewonnen. Dazu wurden alle Protokolle von Patienten ausgewertet, die in das lokale STEMI-Register aufgenommen wurden. Anhand der Evidenzpyramide kann festgestellt werden, dass es sich hier um eine Auswertung einer Fallserie handelt und damit das Risiko für eine Verzerrung größer sein kann. Sie sollten die Arbeit beim Lesen daher genau auf Fehlermöglichkeiten prüfen. Zudem finden sich in beiden Arbeiten eine Reihe von statistischen Kenngrößen wie Sensitivität, Spezifität oder Odds Ratio. Diese werden im Folgenden noch detaillierter besprochen.

3.4.5 Beurteilung der Relevanz

In diesem Schritt geht es um die Beurteilung der Bedeutsamkeit der gefundenen Ergebnisse für die Situation des Patienten und nicht nur für die wissenschaftliche Fragestellung. Ein seit Längerem diskutiertes Problem der wissenschaftlichen Forschung ist, dass die Ergebnisse von Studien statistisch signifikante Resultate liefern, die in der Praxis aber manchmal kaum von Relevanz sind. So stellt sich bei unserem Beispiel die Frage, welchen Einfluss die Steigerung der Sensitivität des EKGs von 47,1 % auf 58,8 % für die Versorgung unserer Patienten hat. Es geht also nicht nur darum, sich bei der Interpretation der Ergebnisse lediglich mit dem Begriff der statistischen Signifikanz auseinanderzusetzen, sondern die Ergebnisse sind auch daraufhin zu überprüfen, ob es Angaben zu anderen statistischen Werten gibt, die die Nützlichkeit in der Praxis besser widerspiegeln – wie z. B. die Effektgröße (Effect Size oder Cohen's d), die Minimal Clinically Important Difference (MCID), die Number Needed to Treat (NNT) oder das relative Risiko.

Diese Aufzählung macht deutlich, dass es nicht nur darauf ankommt, geeignete Literatur zu identifizieren, die gefundenen Arbeiten müssen auch kritisch gelesen und die Inhalte in Bezug zum praktischen Kontext gesetzt werden. Hierzu sind Kenntnisse der statistischen Kenngrößen notwendig. Weitere Informationen dazu finden sich ab ➤ Kap. 3.5.

3.4.6 Einschätzung der Anwendbarkeit

Sind die Ergebnisse aus den Arbeiten zusammengetragen, wird in diesem vorletzten Schritt geprüft, ob die Erkenntnisse in die Praxis übertragbar sind und ob sie den Wünschen und Bedürfnissen des Patienten entsprechen. Wie in ➤ Abb. 3.1 dargestellt, geht es bei der Anwendung von EBP um die Integration von interner und externer Evidenz im Abgleich mit den Bedürfnissen des Patienten. Letztendlich sollte eine Diagnostik oder Therapie nur angewendet werden, wenn der Nutzen für den Patienten das Risiko überwiegt und der Patient dies auch wünscht.

3.4.7 Umsetzung in die Praxis

Der letzte Schritt ist dann die Anwendung der Erkenntnisse am Patienten. Hier ist zu bedenken, dass die neu gewonnenen Erkenntnisse nicht wie mit der Gießkanne über alle Patienten „ausgegossen" werden, sondern es bei diagnostischen oder therapeutischen Maßnahmen immer auf die individuelle Prüfung am Patienten ankommt. Ziel der EBP ist es, in einem Abgleich zwischen externer und interner Evidenz mit den Bedürfnissen des Patienten in der aktuellen Situation zu entscheiden, ob der Nutzen das Risiko für den Patienten überwiegt. Dabei sollte der Fokus im Rettungsdienst nicht nur auf der einzelnen Maßnahme liegen, sondern die gesamte Einsatzsituation muss berücksichtigt werden. Im Fall von Herrn Erichsen wäre z. B. zu prüfen, ob die Verzögerung des Transports durch die Anfertigung zusätzlicher EKG-Ableitungen und die dadurch gewonnene Verbesserung der diagnostischen Aussagekraft wirklich zu einer verbesserten Versorgungssituation für Herrn Erichsen führt oder ob die Einleitung des Transports in die 50 km entfernte Klinik den größeren Nutzen bringt.

3.4.8 Evaluation der Wirksamkeit

Im Sinne eines kontinuierlichen Verbesserungsprozesses endet die EBP nicht einfach mit der Anwendung der neuen Erkenntnisse. Das veränderte Vorgehen soll in Bezug auf verbesserte Ergebnisse für die Patienten evaluiert werden. Hierzu ist es notwendig, dass die neuen Vorgehensweisen bewusst reflektiert werden. Zeigt sich dabei, dass die Maßnahme nicht zu den gewünschten Verbesserungen führt, sollte das eigene Vorgehen erneut überprüft werden. Dazu muss die auftretende Fragestellung neu formuliert und die einzelnen Schritte der EBP erneut durchlaufen werden. So können die neuen Erkenntnisse und die daraus resultierende Erweiterung und Veränderung der internen Evidenz erneut in den Prozess der EBP einfließen.

Für den Bereich der Rettungs- und Notfallmedizin wird deutlich, dass die grundsätzliche Anwendung der EBP nicht vollständig im Versorgungsprozess eines individuellen Patienten erfolgen kann. Hierzu fehlen im Einsatz die zeitlichen Ressourcen. Wie also kann das Problem der Umsetzung in die Praxis gelöst werden? Der erste Schritt ist sicherlich, eine innere Einstellung zu dem Thema zu entwickeln und sich kontinuierlich zu fragen, ob die alltägliche Arbeit mit den Grundsätzen der EBP im Einklang steht oder nicht. Hierbei geht es um die in ➤ Kap. 3.1 angesprochene reflektierte Praxis. Treten im Rahmen dieser Selbstreflexion Fragestellungen auf, sollten diese frei nach dem Motto „nach dem Einsatz ist vor dem Einsatz" aufgegriffen werden. Zu diesem Zeitpunkt besteht die Möglichkeit, sich der Fragestellung mithilfe der ersten Schritte der EBP zu nähern, sich auf die Suche nach externer Evidenz zu begeben und diese mit der internen Evidenz abzugleichen. Der Abgleich mit den Bedürfnissen des individuellen Patienten kann dann erst im nächsten Einsatz erfolgen.

3.5 Einführung in die Beurteilung von Forschungsergebnissen

Im Prozess der Anwendung der EBP spielen die Schritte „Bewertung der gefundenen Literatur" und „Beurteilung der Relevanz" eine wesentliche Rolle. Dem deutschen Schriftsteller Karl Julius Weber (1767–1832) wird das Zitat zugeschrieben: *„Einst war die Seltenheit der Bücher den Fortschritten der Wissenschaft nachteilig. Jetzt ist es deren Überzahl, die verwirrt und eigenes Denken verhindert."* Diese Situation hat sich in der modernen Zeit eher noch verschärft, denn die Informationsflut ist nicht mehr zu bewältigen. Auf der Internetseite PharmaFakten e. V., einem Zusammenschluss von 15 Unternehmen der Arzneimittelbranche, ist zu lesen, dass sich das medizinische Wissen alle 73 Tage verdoppeln soll (PharmaFakten e. V. 2021). Diese Aussage passt sicherlich in die allgemeine Wahrnehmung des Einzelnen. Ob sie stimmt, lässt sich nicht ohne Weiteres überprüfen, Quellenangaben zu der Aussage lassen sich auf der Internetseite nicht finden. Die Benennung von Quellen, um Wahrheitsgehalt und Zustandekommen von Aussagen überprüfen und nachvollziehen zu können, ist aber ein wesentlicher Aspekt von guten wissenschaftlichen Publikationen. In einer Einführung in die Wissenschaftstheorien heißt es dazu: *„Wenn eine Erklärung den Anspruch stellt, mehr zu sein als eine bloße Meinung (die man hat, aber nicht weiter begründet, weil sie nicht mehr ist als eine persönliche Präferenz), dann muss sie diesen Anspruch rechtfertigen und ihm gerecht werden" (Schülein und Reitze 2002).*

Bei der Suche nach externer Evidenz stellt dieser Satz den wesentlichen Aspekt der Anwendung der EBP dar. Es geht darum, festzustellen, ob es sich bei den gefundenen Informationen um Meinungen oder wissenschaftlich bewiesene Fakten handelt. Dabei ist zu bedenken, dass der Gesundheitssektor zwar den zentralen Auftrag hat, Krankheiten zu heilen und Leiden zu lindern, mittlerweile aber zu einem großen Wirtschaftszweig geworden ist. Das Bundesministerium für Gesundheit schreibt auf ihrer Internetseite: „Die Bruttowertschöpfung im Kernbereich der Gesundheitswirtschaft lag 2020 bei knapp 364,5 Milliarden Euro (Prognose). Das entspricht mehr als 12,1 % des Bruttoinlandsprodukts. Die Gesundheitswirtschaft ist damit weiterhin eine Wachstumsbranche auf Expansionskurs." *(Bundesministerium für Gesundheit* 2021*).*

Auch im Bereich der Notfall- und Rettungsmedizin ist die Industrie stark engagiert, für neue oder veränderte Produkte zu werben, die die Versorgung der Patienten angeblich verbessern sollen. Forschungen, die diese Behauptungen wissenschaftlich untermauern, sind häufig von der Industrie finanziert, wodurch durchaus ein Risiko für eine Verzerrung der Ergebnisse besteht. Gerade für den Bereich der EBNM ist es wichtig, diesen Aspekt im Hinterkopf zu behalten, denn Forschung kostet Geld und wie in der Einleitung zu diesem Kapitel beschrieben, gibt es in der EBNM besondere Herausforderungen für die Forschung, die zu enormen Kosten führen.

Der Überprüfung der gefundenen Informationen in Bezug auf ihre Qualität, Aussagekraft und Relevanz kommt also eine große Bedeutung zu. Die ersten Schritte dazu sind bereits in ➤ Kap. 3.4.4 beschrieben worden. An dieser Stelle geht es darum, einige grundlegende statistische Kenngrößen medizinischer Studien darzustellen. Dabei kann hier nur ein kurzer Überblick gegeben werden, da sonst der Rahmen des Buches gesprengt würde. Für tiefgreifendere Informationen sei auf die weiterführende Fachliteratur verwiesen.

3.6 Testarten und deren Gütekriterien

Bei der Untersuchung von Patienten werden neben der Erhebung der Anamnese verschiedene Untersuchungstechniken angewendet. Diese werden im weiteren Verlauf des Buches ausführlicher beschrieben werden. Letztendlich stellt die Anwendung eines Untersuchungsverfahrens nichts anderes dar als die Durchführung eines Tests. Der Begriff Test bezieht sich damit nicht nur auf Laboruntersuchungen, sondern kann genauso für die Durchführung der Auskultation, der Palpation usw. verwendet werden. Die Überprüfung der Druckschmerzhaftigkeit am McBurney-Punkt ist demnach nichts anderes als ein Test. Für Tests gibt es in der Wissenschaft eine Reihe von Gütekriterien, die uns in der täglichen Anwendung nicht immer bewusst sind. Die grundlegenden Gütekriterien für Tests sind:

- Validität
- Reliabilität
- Objektivität
- Praktikabilität
- Sensitivität
- Spezifität

Beobachtet man die alltägliche Praxis im Rettungsdienst, ist bei der Durchführung von Untersuchungsmaßnahmen eine große Varianz zu beobachten. Ein Beispiel hierfür ist die Durchführung des Arm-Halte-Versuchs beim Schlaganfall. Im Rahmen der FAST- oder CPSS-Untersuchung wurde dieser Test am sitzenden Patienten mit Vorhalten der Arme im 90°-Winkel bei geschlossenen Augen untersucht. Bei der Anwendung des FAST-Tests sollen die Arme für 5 Sekunden in der Position gehalten werden, beim CPSS-Test für 10 Sekunden. In der Realität wird auf die Einhaltung der festgeschriebenen Zeit eher aus dem Bauch heraus geachtet und nicht durch Beobachtung einer Uhr. Zudem wird der Test nicht nur im Sitzen durchgeführt, sondern in den verschiedensten Lagepositionen des Patienten. Dies erfolgt meist aus Gründen der Praktikabilität, manchmal aber auch aus Unwissenheit. Klar muss sein, dass diese Veränderungen der

Testdurchführung Auswirkungen auf das Testergebnis haben können. Von daher sollen die Gütekriterien hier noch kurz erläutert werden.

Das Gütekriterium der **Validität** beschreibt, ob ein Test das misst, was er zu messen vorgibt – oder einfacher ausgedrückt, ob er den Job tut, für den er entwickelt wurde. Damit wird deutlich, dass die Validität ein übergeordnetes Gütekriterium für diagnostische Verfahren darstellt. Denn wenn ein Test nicht das erfasst, was er erfassen soll, sind die weiteren Gütekriterien nicht mehr von Belang. Die Validität ist damit auch das komplexeste und am schwierigsten zu bestimmende Gütekriterium. In Bezug auf den Arm-Halte-Versuch beschreibt die Validität den Umstand, dass mit diesem Test die zentrale motorische Innervation der Armmuskulatur überprüft werden soll, um so Rückschlüsse auf die Funktionsfähigkeit der motorischen Areale im Gehirn zu ziehen. Bei einem Patienten, bei dem die Innervation der Armmuskulatur aufgrund einer peripheren Nervenschädigung (z. B. Verletzung) gestört ist, oder der Patient nicht die muskuläre Kraft besitzt, um den Arm anzuheben, ist der Test nicht valide. Sind die peripheren Nervenbahnen durchtrennt oder die Kraft des Patienten nicht ausreichend, kann die Funktion der motorischen Areale im Gehirn mit diesem Test nicht überprüft werden, da das Ergebnis der Gehirnaktivität, also das Anheben der Arme, nicht angezeigt werden kann. Mangold bringt in ihrem Buch zur Verdeutlichung ein weiteres Beispiel: *„Misst man beispielsweise sein Körpergewicht mit einer richtig geeichten Personenwaage, erfährt man die wahre Gewichtskraft. Wählt man zum selben Zweck eine Küchenwaage, so misst diese zwar dieselbe Eigenschaft (Gewichtskraft), aber das Instrument ist am Anschlag und zeigt daher immer denselben Wert." (Mangold 2013).*

Die **Reliabilität** beschreibt die Zuverlässigkeit eines Tests. Es geht darum, ob der Test das gleiche Testergebnis liefert, wenn sich der Zustand des Patienten nicht geändert hat und die Untersuchung wiederholt wird. Sie ist also ein Maß für die formale Genauigkeit bzw. Verlässlichkeit einer wissenschaftlichen Messung.

Die **Objektivität** gibt an, in welchem Ausmaß die gewonnenen Testergebnisse unabhängig vom Untersucher sind. Dabei kann eine Durchführungsobjektivität, Auswertungsobjektivität und Interpretationsobjektivität unterschieden werden. Unter Durchführungsobjektivität wird die immer gleiche Durchführung des Tests verstanden.

Die **Praktikabilität** als Gütekriterium beschreibt, inwieweit der Test tatsächlich in der Praxis angewendet werden kann. Die Praktikabilität ist dabei von den unterschiedlichsten Faktoren abhängig wie z. B. Zeitbedarf, Invasivität, apparative Voraussetzung oder auch den Kosten für den Test. Die Fragen der Praktikabilität kann man sich in Bezug auf die präklinische Diagnose des Schlaganfalls, z. B. mit der Anfertigung einer Computertomografie (CT) des Schädels außerhalb der Klinik, verdeutlichen. Die CT gilt dabei als Goldstandard in der Diagnostik des Schlaganfalls. Pilotprojekte für ihren Einsatz in der Präklinik gab es von 2008 bis 2011 im Saarland. In Berlin sind die Stroke-Einsatz-Mobile (STEMO) auch heute im Einsatz. Dass Patienten von dieser Spezialversorgung profitieren, konnte nachgewiesen werden. Die Frage der Praktikabilität in der Fläche muss noch weiter erforscht und beantwortet werden.

Die **Sensitivität** beschreibt die Fähigkeit eines Tests, richtig positive Resultate zu liefern. Der Wert gibt also an, in welchem Umfang ein Test in der Lage ist, eine Krankheit tatsächlich zu erkennen, wenn sie vorliegt. Angenommen der FAST-Test hätte eine Sensitivität von 80 % dann würde dies bedeuten, dass der Test bei 80 von 100 Erkrankten (Patienten mit nachgewiesenem Schlaganfall) ein positives Ergebnis liefert. Bei 20 Patienten liefert der Test ein negatives Ergebnis mit der Folge, dass der Schlaganfall nicht erkannt wird, obwohl bei den Patienten im CT ein Schlaganfall nachgewiesen werden kann.

Das Gegenstück zur Sensitivität ist die **Spezifität.** Mit diesem Wert wird angegeben, in welchem Umfang ein Test bei gesunden Patienten ein negatives Testergebnis liefert. Angenommen der FAST-Test hätte eine Spezifität von 70 %, dann würde dies bedeuten, dass 70 von 100 Patienten ohne einen Schlaganfall auch tatsächlich ein negatives Testergebnis erhalten. Bei den restlichen 30 Patienten würde der Test positiv ausfallen und es würde die Verdachtsdiagnose Schlaganfall gestellt werden, obwohl die Patienten keinen Schlaganfall haben.

Die Kenntnis dieser beiden Gütekriterien und die richtige Interpretation ihrer Leistungsfähigkeit sind in der praktischen Anwendung sehr wichtig. Die genaue Betrachtung der beiden Angaben macht deutlich, was von einem Test erwartet werden kann und welche Aussagen nach seiner Durchführung getroffen werden können. Ein positiver FAST-Test bedeutet, dass die Wahrscheinlichkeit dafür, dass ein Patient einen Schlaganfall hat, steigt, allerdings nicht um 80 %, wie man auf den ersten Blick glauben mag. Wenn der Test negativ ausfällt, kann daraus nicht geschlossen werden, dass der Patient keinen Schlaganfall hat, denn bei 20 von 100 Patienten versagt der Test, obwohl ein Schlaganfall vorliegt. Bei der Anwendung von Untersuchungstechniken und Tests muss immer klar sein, dass es keine idealen Tests gibt, sondern dass es neben richtig positiven und richtig negativen Befunden auch immer falsch positive und falsch negative Befunde gibt.

Dieser Umstand soll anhand der Ergebnisse von Zalenski und deren Auswirkungen auf die Versorgung von Herrn Erichsen noch einmal genauer betrachtet werden.

In der Studie sind die Ergebnisse mithilfe einer sog. Vierfeldertafel dargestellt. Daraus können alle wichtigen Informationen zum Test herausgelesen werden (➤ Tab. 3.1).

Tab. 3.1 Vierfeldertafel für die Ergebnisse des 12-Kanal-EKGs

	Patient mit Myokardinfarkt	Patient ohne Myokardinfarkt	Summen
ST-Hebung im EKG	16 richtig positiv	8 falsch positiv	24
Keine ST-Hebung im EKG	18 falsch negativ	107 richtig negativ	125
Summen	34	115	149

Die Sensitivität des Tests, also die Fähigkeit Patienten mit Herzinfarkt richtig zu erkennen, berechnet sich mit folgender Formel:

$$Sensitivität = \frac{Anzahl\ richtig\ positiver\ Fälle}{\left(\begin{array}{l}Anzahl\ richtig\ positiver\ Fälle\\ +Anzahl\ falsch\ negativer\ Fälle\end{array}\right)}$$

$$Sensitivität = \frac{16}{(16+18)} = \frac{16}{34} = 0{,}47$$

Multipliziert man das Ergebnis mit 100, so erhält man den Wert als Prozentangaben. Die Sensitivität des 12-Kanal-EKGs betrug in dieser Studie 47 %.

Dieses Ergebnis bedeutet, dass von 100 Patienten mit einem Herzinfarkt mithilfe des Nachweises von ST-Streckenhebungen im 12-Kanal-EKG lediglich 47 richtig entdeckt werden können. Bei 53 Patienten sind ST-Streckenhebungen im EKG nicht nachweisbar, obwohl die Patienten einen Herzinfarkt haben. Mithilfe des Nachweises von ST-Streckenhebungen im 12-Kanal-EKG kann demnach nicht einmal die Hälfte der Patienten mit einem Herzinfarkt richtig identifiziert werden.

Die Spezifität des Tests, also die Fähigkeit, Patienten ohne Herzinfarkt richtig zu erkennen, kann mithilfe der folgenden Formel berechnet werden.

$$Spezifität = \frac{Anzahl\ richtig\ negativer\ Fälle}{\left(\begin{array}{l}Anzahl\ falsch\ positiver\ Fälle\\ +Anzahl\ richtig\ negativer\ Fälle\end{array}\right)}$$

$$Spezifität = \frac{107}{(8+107)} = \frac{107}{115} = 0{,}93$$

Auch hier gilt wieder, wenn der Dezimalwert mit 100 multipliziert wird, erhält man den Prozentwert, in diesem Fall eine Spezifität von 93 %. Dieser Wert sagt aus, dass in einer Gruppe von 100 Patienten ohne Herzinfarkt, bei 93 Patienten keine ST-Streckenhebungen im EKG zu erkennen waren. Bei sieben Patienten aus dieser Gruppe wurden allerdings ST-Streckenhebungen im EKG aufgezeichnet, obwohl sie nachgewiesenermaßen keinen Herzinfarkt hatten. Die Ursache dafür können sog. STEMI-Mimics sein. Hierunter versteht man eine Reihe von Erkrankungen, die im EKG die STEMI-Kriterien erfüllen, aber nicht aus einem Koronarverschluss resultieren. Hierzu zählen z. B. Erkrankungen wie die Perimyokarditis, die frühe Repolarisation, die Hyperkaliämie, aber auch intrakranielle Blutung oder die Lungenembolie (Grautoff et al. 2021).

An dem Beispiel ist zu erkennen, dass die Anwendung der beiden Werte Sensitivität und Spezifität in der Praxis gar nicht so einfach ist, da wir ja noch nicht wissen, ob der Patient einen Herzinfarkt hat oder nicht.

Als Faustformel für die Praxis kann man sich zunächst merken, dass eine hohe Sensitivität angestrebt wird, wenn eine Erkrankung mit hoher Sicherheit ausgeschlossen werden soll. Fällt ein Test mit hoher Sensitivität negativ aus, so kann man ziemlich sicher sein, dass die Krankheit nicht vorliegt. Dabei muss allerdings die Vortestwahrscheinlichkeit berücksichtigt werden. Diesen Aspekt werden wir noch im weiteren Verlauf beleuchten.

MERKE

Das Akronym **SnNout** kann als Merkhilfe dienen:
Ist die **Sen**sitivität hoch und der Test fällt **n**egativ aus, so kann die Krankheit mit hoher Wahrscheinlichkeit ausgeschlossen werden **(out)**.

Andersherum wird eine sehr hohe Spezifität des Tests angestrebt, wenn eine Erkrankung mit hoher Sicherheit eingeschlossen werden soll. Fällt ein solcher Test positiv aus, so steigt die Wahrscheinlichkeit, dass der Patient die Krankheit hat.

MERKE

Das Akronym **SpPin** kann als Merkhilfe genutzt werden:
Ist die **Sp**ezifität hoch und der Test fällt **p**ositiv aus, so kann die Krankheit mit hoher Wahrscheinlichkeit eingeschlossen werden **(in)**.

Diese beiden Merkhilfen können nur als grobe Faustformeln angewendet werden, sind auch nicht ganz unumstritten, können aber etwas Orientierung geben.

Für das 12-Kanal-EKG bei Herrn Erichsen bedeutet dies, wenn ST-Streckenhebungen im EKG nachweisbar sind, dann liegt mit einer gewissen Wahrscheinlichkeit ein Herzinfarkt vor (Spezifität 93 %, SpPin). Lassen sich im EKG allerdings keine ST-Streckenhebungen nachweisen, so kann ein Herzinfarkt auf gar keinen Fall ausgeschlossen werden. Hier können wir z. B. durch Erweiterung der Ableitungen auf die weitere Suche nach einem Herzinfarkt gehen.

In der Studie von Zalenski ist der Fragestellung nachgegangen worden, ob die Anfertigung von drei zusätzlichen

Ableitungen einen diagnostischen Vorteil bei der Erkennung des Herzinfarkts bringt. Hierzu wurden die Ableitungen V8, V9 und V4r abgeleitet. Ziel der Ableitungen V8 und V9 ist die Betrachtung der Hinterwand des Herzens, bei der Ableitung V4r geht es um die Beurteilung des rechten Ventrikels. Auch hier sind die Ergebnisse der Untersuchung in Form einer Vierfeldertafel dargestellt (➤ Tab. 3.2).

Werden Sensitivität und Spezifität mithilfe der oben aufgeführten Formeln berechnet, so erhalten wir einen Wert für die Sensitivität von 58,8 %. Die Spezifität ändert sich nicht, sondern bleibt bei 93 %. Mithilfe der drei zusätzlichen Ableitungen konnte die Sensitivität um 11,7 % gesteigert werden. In der konkreten Studie bedeutete dies, dass bei vier Patienten zusätzlich eine ST-Streckenhebung in den erweiterten Ableitungen nachgewiesen werden konnte (➤ Tab. 3.3).

Dass die Spezifität wie in diesem Fall gleich bleibt, ist nicht immer der Fall. Es kann auch vorkommen, dass die Erhöhung der Sensitivität zu einem Abfall der Spezifität führt. Bei Veränderungen von Tests muss demnach genau überlegt werden, welches diagnostische Ziel mit dem Test verfolgt werden soll und ob eine hohe Sensitivität oder eine hohe Spezifität gewünscht ist. Einen idealen Test, bei dem beide Werte 100 % betragen, wird es in der Medizin nicht geben.

In ➤ Kap. 2.2.3 ist das Entscheidungsschwellenmodell besprochen worden. In diesem Modell geht es darum, zu entscheiden, ob der Patient eine bestimmte Krankheit hat und eine Therapie begonnen werden soll, der Patient die Krankheit nicht hat und nicht weiter diagnostiziert oder behandelt werden muss oder ob er sich in einem Zwischenstadium befindet, in dem weitere Untersuchungen notwendig sind, um eine Behandlung durchzuführen. Es geht darum, die sog. Vortestwahrscheinlichkeit in die Nachtestwahrscheinlichkeit umzuwandeln. Unter Vortestwahrscheinlichkeit versteht man die Wahrscheinlichkeit, dass die Krankheit beim Patienten vorliegt, bevor eine weitere Untersuchungsmaßnahme durchgeführt wird. Ausgangspunkt hierfür ist die Prävalenz. Unter Prävalenz versteht man die Häufigkeit einer Krankheit oder eines Symptoms in der Bevölkerung zu einem bestimmten Zeitpunkt. Die Prävalenz berechnet sich mit der Formel:

$$\text{Prävalenz} = \frac{\textit{Anzahl der zum Untersuchungszeitpunkt Kranken}}{\left(\textit{Anzahl der in die Untersuchung einbezogenen Individuen}\right)}$$

Gerade für den Bereich der Notfallmedizin gibt es nur wenig zuverlässige Angaben zur Prävalenz. Zahlen für die Prävalenz des Herzinfarkts in der deutschen Bevölkerung lassen sich kaum finden. Wenn wir als Rettungsdienst alarmiert werden, findet zudem eine Selektion innerhalb der Bevölkerung statt, denn nicht jeder Bundesbürger alarmiert einfach den Rettungsdienst, allenfalls jemand mit Brustschmerz, sodass die Anzahl der erkrankten Personen in Bezug auf die Bevölkerung überhaupt keine Aussagekraft für unseren speziellen Fall hat.

In zwei großen Studien, die im Abstand von 40 Jahren durchgeführt wurden, konnte nachgewiesen werden, dass innerhalb eines Monats von 1000 Menschen insgesamt 750 über Beschwerden klagen. Aus der Gruppe von Patienten mit Beschwerden suchten 250 einen Hausarzt auf und 9 Patienten wurden in eine Klinik eingewiesen. Ein Patient wurde in einer Universitätsklinik aufgenommen (Green et al. 2001, White et al. 1961).

Diese Zahlen verdeutlichen, dass es innerhalb der verschiedenen Versorgungsbereiche zu einer Selektion der Patienten kommt, was zu einem Anstieg der Vortestwahrscheinlichkeit verschiedener Krankheitsbilder von Gesamtbevölkerung über Hausarztpraxis zur Klinik und zur Universitätsklinik führt.

Leider findet man in dieser Untersuchung keine Angaben für Rettungsdienst oder Notaufnahme. Für eine möglichst genaue Vortestwahrscheinlichkeit müssten wir untersuchen, wie viele der von uns versorgten Patienten wirklich einen Herzinfarkt hatten. Eventuell können diese Daten in der Zukunft aus der elektronischen Erfassung der Rettungsdienstprotokolle gewonnen werden. Dazu ist es dann allerdings auch notwendig, einen Abgleich mit den Entlassungsdiagnosen der Klinik herzustellen.

In Bezug auf das Fallbeispiel bedeutet es, dass wir die Vortestwahrscheinlichkeit nur abschätzen können. Hinweise für einen Anhaltswert finden sich in den Leitlinien der Europäischen Gesellschaft für Kardiologie: *„Bei unselektierten Patienten, die sich mit akutem Thoraxschmerz in der Notaufnahme vorstellen, ist mit folgender Krankheitsprävalenz zu rechnen: 5–10 % STEMI, 15–20 % NSTEMI, 10 % instabile Angina pectoris, 15 % andere kardiale Erkrankungen und 50 % nichtkardiale Erkrankungen. Verschiedene kardiale und nichtkardiale Erkrankungen können ein NSTE-ACS vortäuschen." (Deutsche Gesellschaft für Kardiologie 2020).*

Tab. 3.2 Vierfeldertafel für die Ergebnisse des 15-Kanal-EKGs

	Patient mit Myokardinfarkt	Patient ohne Myokardinfarkt	Summen
ST-Hebung im EKG	20 richtig positiv	8 falsch positiv	28
Keine ST-Hebung im EKG	14 falsch negativ	107 richtig negativ	121
Summen	34	115	149

Tab. 3.3 Sensitivität und Spezifität für das 12- und 15-Kanal-EKG

	12-Kanal-EKG	15-Kanal-EKG
Sensitivität	47 %	59 %
Spezifität	93 %	93 %

In der Studie von Zalenski betrug die Prävalenz 20,8 %. Damit lag sie doppelt so hoch wie in den Schätzungen der Deutsche Gesellschaft für Kardiologie. Dieser hohe Wert lässt sich dadurch erklären, dass bereits vor Einschluss als Studienteilnehmer eine Anamnese und eine körperliche Untersuchung erfolgt ist, bei der Patienten ausgeschlossen wurden. Zum Beispiel wenn der Patient unter muskuloskelettalen Beschwerden litt. Dieser Umstand ist auch eine gewisse Schwäche der Studie, da die Gruppe der eingeschlossenen Patienten nicht die Realität im Rettungsdienst oder in der Notaufnahme widerspiegelt. Ein solcher systematischer Fehler wird als Selection Bias (Auswahlfehler) bezeichnet. In dieser Studie kann die Vorauswahl dazu führen, dass die Zuverlässigkeit des 12- und des 15-Kanal-EKGs überschätzt wird.

Im weiteren Verlauf des Fallbeispiels wird davon ausgegangen, dass die Vortestwahrscheinlichkeit, dass Herr Erichsen einen Herzinfarkt hat, 10 % beträgt. Dieser Wert liegt weit auf der linken Seite des Entscheidungsschwellenmodells. Es ist also notwendig, weitere Tests durchzuführen, um die Entscheidung, ob Herr Erichsen einen Herzinfarkt hat oder nicht, auf eine sicherere Grundlage zu stellen. Hierbei kann die Likelihood Ratio (LR) helfen. Im Deutschen wird der Begriff als Wahrscheinlichkeitsverhältnis bezeichnet. Die deutsche Bezeichnung ist in der medizinischen Literatur aber nicht gebräuchlich. Von daher wird hier der Begriff der Likelihood Ratio verwendet.

Die LR gibt an, wie viel häufiger ein positives Testergebnis bei Personen mit der Erkrankung im Vergleich zu Personen ohne Erkrankung vorkommt. Bei der Berechnung der LR wird zwischen einem positiven Testergebnis (LR+) und einem negativen Testergebnis (LR–) unterschieden. Die LR lässt sich mit den folgenden beiden Formeln aus den Werten der Sensitivität und Spezifität berechnen.

Formeln zur Berechnung der Likelihood Ratio

$$\textit{Likelihood Ratio+} = \frac{\textit{Sensitivität}}{1-\textit{Spezifität}}$$

$$\textit{Likelihood Ratio–} = \frac{1-\textit{Sensitivität}}{\textit{Spezifität}}$$

Bei Verwendung der beiden Werte Sensitivität und Spezifität muss berücksichtigt werden, dass diese als Dezimalzahlen in die Rechnung einfließen. Die Sensitivität des 15-Kanal-EKGs fließt also nicht mit 58,8 % in die Formel ein, sondern als Dezimalzahl mit 0,588.

Berechnung der Likelihood Ratio für das 15-Kanal-EKG

$$\textit{Likelihood Ratio+} = \frac{0{,}588}{1-0{,}93} = \frac{0{,}588}{0{,}07} = 8{,}4$$

$$\textit{Likelihood Ratio–} = \frac{1-0{,}588}{0{,}93} = \frac{0{,}412}{0{,}93} = 0{,}44$$

Mit diesen beiden Werten kann die Nachtestwahrscheinlichkeit mithilfe eines Nomogramms ermittelt oder mit einer Formel berechnet werden. Auch wenn dieser Weg in der rettungsdienstlichen Praxis nicht anwendbar ist, soll er hier dargestellt werden, um den Einfluss der LR auf dem Weg von der Vortest- zur Nachtestwahrscheinlichkeit darzustellen. Am einfachsten kann dies durch ein Fagan-Nomogramm erfolgen (Fagan 1975).

In diesem Nomogramm (➤ Abb. 3.5) ist auf der linken Seite die Vortestwahrscheinlichkeit dargestellt, in der

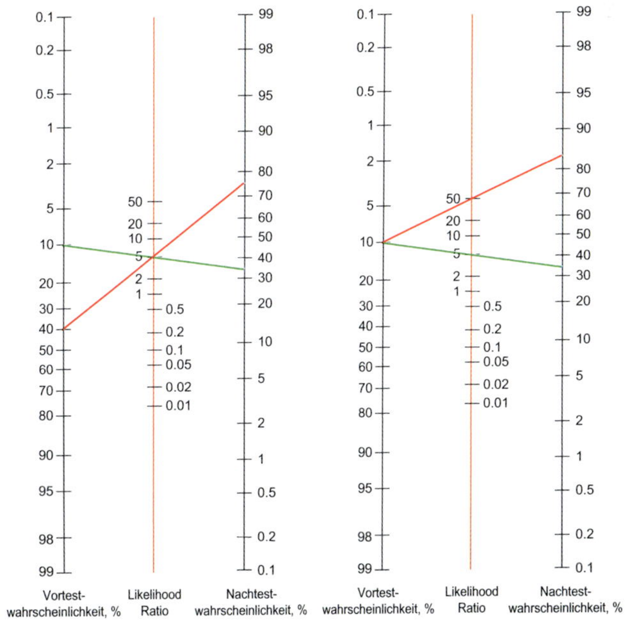

Abb. 3.5 Auswirkungen von Veränderung der Vortestwahrscheinlichkeit und der LR auf die Nachtestwahrscheinlichkeit; links: Auswirkung einer Vervierfachung der Vortestwahrscheinlichkeit von 10 % (grün) auf 40 % (rot); rechts: Auswirkung einer Verzehnfachung der LR von 5 % (grün) auf 50 % (rot) [M1165]

Mitte der Wert der LR und auf der rechten Seite die Nachtestwahrscheinlichkeit. Zieht man eine Linie von der Vortestwahrscheinlichkeit über den Wert LR, so erhält man die Nachtestwahrscheinlichkeit.

An dem Nomogramm ist zu erkennen, dass sowohl die Vortestwahrscheinlichkeit als auch die LR einen Einfluss auf die Nachtestwahrscheinlichkeit haben. In beiden Fällen sind diese Auswirkungen nicht linear. Eine Vervierfachung der Vortestwahrscheinlichkeit von 10 % auf 40 % führt nicht zu einer Vervierfachung der Nachtestwahrscheinlichkeit. Gleiches gilt für die Verwendung der LR. Auch hier besteht keine lineare Auswirkung auf die Nachtestwahrscheinlichkeit. Eine Steigerung der LR um den Faktor 10, von 5 auf 50, führt nicht zu einer Verzehnfachung der Nachtestwahrscheinlichkeit.

Werden die Werte aus der Arbeit von Zalenski bei einer Vortestwahrscheinlichkeit von 10 % in das Nomogramm eingetragen, so kann man deren Auswirkungen auf die Nachtestwahrscheinlichkeit bei Herrn Erichsen ablesen. Die berechneten Werte sind in ➤ Tab. 3.4 aufgeführt.

Tab. 3.4 Werte für die Nachtestwahrscheinlichkeit für Herrn Erichsen

	12-Kanal-EKG	15-Kanal-EKG
LR+	6,76 (KI_{95} 3,17–14)	8,46 (KI_{95} 4,09–17,46)
LR–	0,57 (KI_{95} 0,41–0,78)	0,44 (KI_{95} 0,30–0,66)
Nachtestwahrscheinlichkeit+	42,9 % (KI_{95} 25–63 %)	48,4 % (KI_{95} 31–67 %)
Nachtestwahrscheinlichkeit–	5,9 % (KI_{95} 4–9 %)	4,7 % (KI_{95} 3–8 %)

Die Grafik (➤ Abb. 3.6) macht deutlich, dass sich die Nachtestwahrscheinlichkeit mithilfe der zusätzlichen drei Ableitungen von 40 % auf 50 % und damit um ca. 10 % steigern lässt.

Bei der Interpretation und Nutzung der Werte sollte berücksichtigt werden, dass es sich um statistische Kenngrößen handelt. Unter Statistik versteht man die Wissenschaft der zahlenmäßigen Erfassung, Untersuchung und Auswertung von Massenerscheinungen. Da in die Studie von Zalenski nicht alle Menschen mit einem STEMI eingeschlossen wurden, was praktisch auch unmöglich wäre, wurden die Daten anhand einer Stichprobe erhoben und berechnet. Unter Stichprobe versteht man in diesem Fall eine Gruppe von Menschen, die die Gesamtheit aller Menschen mit einem STEMI möglichst gut repräsentieren. Hieraus können gewisse Schwächen für die Anwendung der Ergebnisse in der Praxis resultieren. Als Faustformel kann gelten: Je größer die Stichprobe, desto höher die Wahrscheinlichkeit, dass die gewonnenen Ergebnisse auf die Gesamtheit übertragen werden können, wenn nicht noch andere Fehlerquellen (wie hier z. B. Selection Bias) vorliegen. Die in der Stichprobe errechneten Werte können nur mit einer gewissen Wahrscheinlichkeit auf die Gesamtpopulation übertragen werden. Mithilfe des sog. Konfidenzintervalls (auch als Vertrauensintervall, Vertrauensbereich, Erwartungsbereich bezeichnet) wird der Bereich beschrieben, in dem mit einer vorher festgelegten Wahrscheinlichkeit die Ergebnisse für die Gesamtheit liegen. Die Größe des Konfidenzintervalls wird mit KI oder im Englischen mit CI abgekürzt. Davor oder danach findet sich die Angabe eines Prozentwerts, meist 95 %. Dieser Wert gibt an, dass sich der errechnete Wert mit einer Wahrscheinlichkeit von 95 % für die Gesamtheit in dem dargestellten Vertrauensbereich befindet.

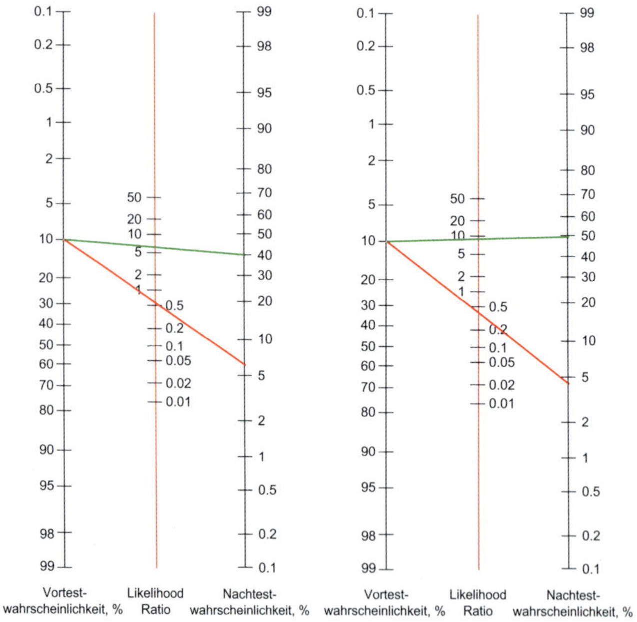

Abb. 3.6 Fagan-Nomogramm für das 12-Kanal-EKG (links) und das 15-Kanal-EKG (rechts) [M1165]
LR+ = grün, LR– = rot

Dies bedeutet für unsere Untersuchung: Mit einer Wahrscheinlichkeit von 95 % liegt die Nachtestwahrscheinlichkeit für das 12-Kanal-EKG – bei allen Patienten mit STEMI – im Bereich zwischen 25 % und 63 % und für das 15-Kanal-EKG zwischen 31 % und 67 %, vorausgesetzt die Vortestwahrscheinlichkeit liegt bei 10 %. Erhöht sich die Vortestwahrscheinlichkeit, verändert sich auch das Konfidenzintervall. Bei einer Vortestwahrscheinlichkeit von 20 % würde der Bereich für das 12-Kanal-EKG zwischen 44 % und 78 % und für das 15-Kanal-EKG bei 51 % bis zu 81 % liegen (➤ Tab. 3.5).

Tab. 3.5 Veränderung des Vertrauensbereichs bei Veränderung der Vortestwahrscheinlichkeit

	95 % KI bei einer Prävalenz von 10 %	95 % KI bei einer Prävalenz von 20 %
12-Kanal-EKG	25–63 %	44–78 %
15-Kanal-EKG	31–67 %	51–81 %

3.7 Evidenzbasierte Praxis am Arbeitsplatz

Was bedeutet das für die Praxis? Dies soll noch einmal am Fall von Herrn Erichsen verdeutlicht werden. Die übergeordnete Fragestellung bei diesem Einsatz war: „Hat Herr Erichsen einen STEMI und muss er gemäß Standardardabeitsanweisung mit Glyceroltrinitrat, Acetylsalicylsäure und Heparin behandelt werden?"

Wenn wir die Zahlen der Deutschen Gesellschaft für Kardiologie auf den Rettungsdienst übertragen, würde dies zunächst bedeuten, dass bei einem Einsatz mit dem Alarmstichwort Thoraxschmerz die Wahrscheinlichkeit für einen STEMI bei 10 % liegt. Diese Information können wir im Rahmen des diagnostischen Prozesses und des Clinical Reasoning in unser Pre-assessment Image einfließen lassen.

An der Einsatzstelle angekommen, sehen wir Herrn Erichsen auf einer Bank sitzend, an die Hauswand angelehnt, die Hände vor der Brust. Diese typische Haltung des Patienten wird häufig in die diagnostischen Überlegungen einbezogen. Die Haltung der Hand auf der Brust wird auch in Lehrbüchern als ein typisches Zeichen für das akute Koronarsyndrom beschrieben. Bei diesem Zeichen können zwei Formen unterschieden werden. Legt der Patient die geballte Faust auf die linke Thoraxhälfte, wird vom sog. Levine-Zeichen (Samuel A. Levine, 1891–1966, amerikanischen Kardiologe) gesprochen. Legt der Patient die flache Hand auf den schmerzenden Bereich, wird dies als Handflächen- oder Cossio-Zeichen (Pedro Alurralde Cossio, 1900–1986, argentinischer Kardiologe) bezeichnet.

Wie steht es um die Aussagekraft dieser klinischen Symptomatik? In einer Studie von Marcus et al. zeigten lediglich 11 % der Patienten das Levine-Zeichen und 35 % der Patienten das Handflächen-Zeichen. Die Prävalenz für eines dieser Zeichen bei Patienten mit Thoraxschmerz ist demnach gering. Für das Levine-Zeichen wird in der Arbeit eine LR+ von 0,56 und eine LR– von 1,08 errechnet. Für das Handflächen-Zeichen wird eine LR+ von 1,15 und eine LR– von 0,93 angegeben. Lassen wir dieses Ergebnis in unsere diagnostischen Überlegungen einfließen, steigt die Nachtestwahrscheinlichkeit für einen Herzinfarkt bei Vorliegen des Handflächen-Zeichens auf 12 % (Marcus et al. 2007).

Im weiteren Versorgungsprozess von Herrn Erichsen erfolgt nun die Erhebung der Anamnese und die klinische Untersuchung. Im Prozess des Clinical Reasoning gehören diese Schritte sowohl zum Bereich der Cue Acquisition, der Cue Interpretation als auch der Hypothesis Evaluation. Es geht darum, im ständigen Abgleich mit möglichen Differenzialdiagnosen (Hypothesen) Informationen zu sammeln, diese in die bestehenden Hypothesen zu integrieren und zu bewerten, ob sie eine Differenzialdiagnose wahrscheinlicher oder unwahrscheinlicher werden lassen.

In einer ganzen Reihe von Untersuchungen wurden verschiedene Zeichen und Symptome in Bezug auf das Vorliegen eines Herzinfarkts untersucht. Eine Zusammenfassung findet sich in ➤ Tab. 3.6.

Zur weiteren Berechnung der Nachtestwahrscheinlichkeit müssen die einzelnen LR-Werte in der Tabelle nicht schrittweise in das Fagan-Nomogramm eingetragen werden. Die Werte können miteinander multipliziert und dann der Produktwert verwendet werden. Mithilfe der durch Anamnese und klinische Untersuchung gewonnenen Informationen steigt die Nachtestwahrscheinlichkeit für einen Myokardinfarkt bei Herrn Erichsen auf gut 70 %.

Tab. 3.6 Zeichen und Symptome bei Patienten mit Thoraxschmerz und Herzinfarkt

Zeichen und Symptome	LR+	LR–
Männliches Geschlecht[1]	1,50	0,24
Schmerzen mit Ausstrahlung in die Schulter oder beide Arme[2]	4,07	0,68
Schmerz unter Belastung[2]	2,35	0,76
Kein Druckschmerz des Brustkorbs[2]	1,27	0,30
Produktwert	18,22	0,04

[1] Simel, Rennie und Keitz 2009

[2] Goodacre et al. 2002

Im Rahmen der Hypothesis Evaluation des Clinical-Reasoning-Prozesses stellt sich die Frage, ob eine Nachtestwahrscheinlichkeit von 70 % für das Vorliegen eines Herzinfarkts ausreichend ist, um eine Therapie gemäß Standardarbeitsanweisung einzuleiten. Der 95 %-Vertrauensbereich (Konfidenzintervall) für die Wahrscheinlichkeit eines Herzinfarkts bei Herrn Erichsen liegt zwischen 64 % und 76 %.

Die Bewertung dieser Frage ist eine individuelle Entscheidung, die vor dem Hintergrund des Risiko-Nutzen-Verhältnisses der einzelnen therapeutischen Maßnahmen abgewogen werden sollte. So wird die Gabe von GTN, einem sehr kurzwirksamen Medikament mit meist gut beherrschbaren Nebenwirkungen, anders zu bewerten sein als die Verabreichung von Heparin und Acetylsalicylsäure, mit einer wesentlich längeren Wirkdauer und der Gefahr des Auftretens von Blutungen, die nicht oder nur schwer kontrollierbar sind.

Mithilfe eines EKGs lässt sich die Nachtestwahrscheinlichkeit weiter erhöhen, um so mehr Sicherheit für eine Entscheidung zu haben. Zeigt sich in dem EKG eine ST-Streckenhebung, steigt die Nachtestwahrscheinlichkeit für einen STEMI beim 12-Kanal-EKG auf 94 %. Das 95 %-Konfidenzintervall liegt zwischen 88 % und 97 %. Bei Anfertigung eines 15-Kanal-EKGs steigt die Nachtestwahrscheinlichkeit auf 95 % mit einem 95 %-Konfidenzintervall von 89 % bis 98 %. Die Werte sind in ➤ Tab. 3.7 zusammengefasst.

In ➤ Abb. 3.7 ist die Nachtestwahrscheinlichkeit des gesamten diagnostischen Prozesses inklusive des Vertrauensbereichs in ein Fagan-Nomogramm eingetragen. Zudem sind auf den Achsen der Vor- und Nachtestwahrscheinlichkeit die Bereiche farblich gekennzeichnet. Je nach Farbe werden bestimmte Schlussfolgerungen gezogen. Die Größe der Bereiche ist von vielfältigen Faktoren abhängig und muss von Patient zu Patient und Situation zu Situation individuell festgelegt werden.

Gerade bei der Entlassung in die ambulante Weiterversorgung oder bei der Anwendung von invasiven Maßnahmen soll hier noch einmal an den medizinischen Grundsatz erinnert werden: „Erstens nicht schaden, zweitens vorsichtig sein, drittens heilen!" Das Risiko der Patientenschädigung ist sowohl bei der Anwendung von invasiven Maßnahmen als auch bei einem Behandlungs- und Beförderungsverzicht groß, von daher ist hier immer Zurückhaltung und wohlüberlegtes Handeln geboten. Dies gilt v. a. auch bei Patienten mit Thoraxschmerzen. Abwendbare gefährliche Verläufe sind präklinisch nur sehr schwer auszuschließen.

MERKE

Bei Patienten mit Thoraxschmerzen sind abwendbare gefährliche Verläufe nur schwer auszuschließen, dies gilt besonders für den Bereich der Präklinik. Beachte immer den Grundsatz: „Erstens nicht schaden, zweitens vorsichtig sein, drittens heilen!"

Tab. 3.7 Zusammenfassung des diagnostischen Prozesses bei Herrn Erichsen bei einer angenommenen Vortestwahrscheinlichkeit von 10 %

Zeichen und Symptome	LR+	LR–	Ntw+ (95 % KI)	Ntw– 95 % KI)
Männliches Geschlecht	1,50	0,24		
Hand-Zeichen	1,15	0,93		
	1,72	0,22	16 % (15–17 %)	2 % (1–4 %)
Schmerzen mit Ausstrahlung in die Schulter oder beide Arme	4,07	0,68		
Schmerz unter Belastung	2,35	0,76		
Kein Druckschmerz des Brustkorbes	1,27	0,30		
	20,89	0,03	70 % (64–76 %)	0 % (0–1 %)
12-Kanal-EKG	6,76	0,57		
	139,96	0,01	94 % (88–97 %)	0 % (0–1 %)
15-Kanal-EKG	8,46	0,44		
	176,72	0,01	95 % (89–98 %)	0 % (0–1 %)

LR = Likelihood Ratio, Ntw = Nachtestwahrscheinlichkeit, + = positiv, – = negativ

An dieser Stelle sei noch einmal darauf hingewiesen, dass die Versorgung der Ihnen anvertrauten Patienten grundsätzlich nach den Vorgaben der SAA Ihres ärztlichen Leiters im Rettungsdienst zu erfolgen hat. Weichen Sie von diesen ab, führen Sie gemäß § 4 Abs. 2 Nr. 1c NotSanG eigenverantwortlich heilkundliche Maßnahmen durch. In Verbindung mit dem neu in Kraft getretenen § 2a NotSanG wäre dies im Fall von Herrn Erichsen möglich, wenn Sie sicherstellen können, dass Sie alle Maßnahmen erlernt haben, zum Zeitpunkt der Anwendung beherrschen und dies im Zweifelsfall auch nachweisen können. Grundsätzlich ist es der sicherere Weg, sich an die Vorgaben der SAA zu halten, wobei auch hier der Grundsatz gilt, die durchzuführenden Maßnahmen müssen erlernt sein und zum Zeitpunkt der Anwendung beherrscht werden.

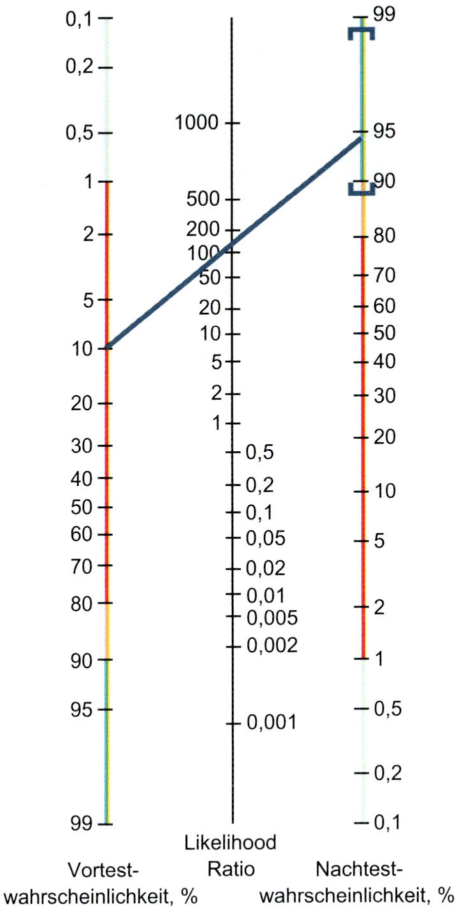

Abb. 3.7 Veränderung der Nachtestwahrscheinlichkeit für einen Herzinfarkt bei Herrn Erichsen, nach Durchführung aller Untersuchungen einschließlich eines 12-Kanal-EKGs [M1165]
Dunkelgrün = Wahrscheinlichkeit für einen Herzinfarkt, bei der Sie erwägen könnten, ohne weitere Tests und vorliegende Kontraindikationen eine Therapie mit GTN, ASS und Heparin sowie eine Weiterversorgung gemäß SAA durchzuführen (90–100 %). Gelb = Wahrscheinlichkeit für einen Herzinfarkt, bei der Sie das individuelle Nutzen-Risiko-Profil der Medikamentenanwendung abwägen sowie eine Weiterversorgung mit nichtinvasiven Maßnahmen gemäß SAA durchführen könnten (80–89 %). Rot = Wahrscheinlichkeit der Erkrankung, bei der Sie den Patienten ohne eine Therapie und ohne Weiterversorgung zunächst weiter testen könnten. Bei Anwendung invasiver Maßnahmen ist die Gefahr groß, dass das Risiko den Nutzen überwiegt. (1,1–79 %). Hellgrün = Wahrscheinlichkeit einer Erkrankung, bei der Sie erwägen könnten, den Patienten ohne eine Therapie und ohne weitere Testung in eine ambulante Weiterbetreuung zu verbringen (0–1 %).

In der Praxis wird dieser Prozess mit Berechnung der einzelnen Werte und der Übertragung in ein Nomogramm nicht möglich sein. Dennoch ist die Anwendung von LR in der Praxis durchaus möglich und v. a. im Rahmen einer strukturierten Einsatznachbesprechung sinnvoll.

Grundsätzlich sollte klar sein, dass eine LR zwischen 0 und 1 die Nachtestwahrscheinlichkeit senkt und eine LR > 1 die Nachtestwahrscheinlichkeit steigert. McGee hat eine Tabelle veröffentlicht, die Anhaltswerte enthält (➤ Tab. 3.8), in welchem Umfang eine bestimmte LR die Nachtestwahrscheinlichkeit verändert (McGee 2002).

Die Frage, die in der Behandlung von Herr Erichsen noch offen ist, ist die der Verwendung von GTN bei Patienten mit ST-Hebungsinfarkt in den inferioren Ableitungen (II, III, aVF). Bei diesen Patienten besteht der Verdacht auf einen Herzinfarkt der Unterwand des Herzens und damit der Beteiligung des rechten Ventrikels. In vielen internationalen wie auch nationalen Empfehlungen, Algorithmen und SAA wird bei diesen Patienten zum zurückhaltenden Einsatz von GTN geraten bzw. die Anwendung nicht empfohlen. Ausgangspunkt für diese Empfehlungen ist wahrscheinlich die Studie von Ferguson et al., die im Jahr 1989 veröffentlicht wurde (Ferguson et al. 1989). Die Ergebnisse der Studie beziehen sich auf Daten, die in den 1970er- und 1980er-Jahren gewonnen wurden. In einer retrospektiven Kohortenstudie wurden 405 Patienten mit im EKG nachgewiesenem Herzinfarkt erfasst, von denen 172 Patienten einen STEMI in den Ableitungen II, III und aVF hatten. Von diesen hatten 40 Patienten einen Herzinfarkt unter Beteiligung des rechten Ventrikels. Aus dieser Gruppe reagierten 50 % der Patienten mit einer Hypotension nach Gabe von GTN. Bei den restlichen 50 % blieb der Blutdruck im Normbereich. Die großen Schwächen der Arbeit sind neben der kleinen Fallzahl v. a. der Umstand, dass die Diagnosestellung nur mithilfe des EKGs und erweiterten Ableitungen erfolgt. Über Sensitivität und Spezifität des EKGs zur Diagnostik eines STEMI haben Sie in den vorrangegangenen Kapiteln einiges gelernt. Ein zweiter Schwachpunkt

Tab. 3.8 Anhaltswerte zur Veränderung der Ntw durch bestimmte LR (McGee 2002)

LR	Ungefähre Änderung der Ntw
0,1	– 45 %
0,2	– 30 %
0,3	– 25 %
0,4	– 20 %
0,5	– 15 %
0	0
2	+ 15 %
3	+ 20 %
4	+ 25 %
5	+ 30 %
6	+ 35 %
8	+ 40 %
10	+ 45 %

LR = Likelihood Ratio, Ntw = Nachtestwahrscheinlichkeit

der Studie ist der Umstand, dass die Patienten nicht nur GTN erhalten haben, sondern parallel auch Ca^{++}-Antagonisten, die ebenfalls zu Blutdruckabfällen führen und/oder die blutdrucksenkende Wirkung von GTN verstärken können.

In einer Studie aus dem Jahr 2016 haben Robichaud et al. sich ebenfalls mit der Fragestellung befasst, wie sicher die Anwendung von GTN bei Patienten mit inferiorem oder Rechtsherzinfarkt ist (Robichaud et al. 2016). Hintergrund für die Untersuchung war die Fragestellung, ob die dort verwendete SAA sicher ist oder nicht. In der Provinz Québec (Kanada) werden auf den meisten Rettungswagen Fachkräfte eingesetzt, die zwar in der Anfertigung eines 12-Kanal-EKGs trainiert sind, dieses aber nicht auswerten können. Die SAA sieht vor, allen Patienten mit Thoraxschmerzen, die wahrscheinlich eine kardiale Ursache haben, GTN in einer Dosierung von 0,4 mg zu verabreichen, ohne vorher einen i. v. Zugang gelegt zu haben. Kontraindikation für die Verabreichung von GTN ist ein Blutdruck ≤100 mmHg und die Einnahme von PDE-5-Hemmern innerhalb der letzten 48 Stunden. Ein 12-Kanal-EKG wird angefertigt, die Diagnosestellung wird dabei dem EKG-Gerät überlassen, eine Differenzierung der Herzregion des Infarkts erfolgt nicht durch das EKG-Gerät. Diagnostiziert das EKG-Gerät einen akuten Myokardinfarkt (Acute Myocardial Infarction, AMI) erfolgt bei fehlenden Kontraindikatioen die Verabreichung von GTN, Datengrundlage war eine retrospektive Auswertung von 1466 Patienten mit der Diagnose AMI durch das EKG-Gerät. Von diesen erhielten präklinisch 821 Patienten GTN, bei 645 Patienten lagen Kontraindikationen für die GTN Gabe vor. Vollständige Daten lagen bei 466 Patienten mit inferiorem STEMI und 339 Patienten mit STEMI in einem anderen Bereich des Herzens vor, sodass insgesamt 805 Patienten in die Studie eingeschlossen wurden. Neben der Auswertung durch das Gerät wurden alle EKGs von zwei erfahrenen Notfallmedizinern ausgewertet, um zu überprüfen, ob die Kriterien der American Heart Association (AHA) für einen STEMI oder inferioren STEMI tatsächlich erfüllt wurden. Nach manueller Überprüfung verblieben 282 Patienten in der Gruppe inferiorer STEMI. Bei 25 wurde nach Verabreichung von GTN eine Hypotension ≤90 mmHg gemessen. In der Gruppe STEMI in einer anderen Region des Herzens verblieben 314 Patienten. Hier trat bei 26 eine Hypotension ≤90 mmHg auf. Die Ergebnisse sind in (➤ Tab. 3.9) zusammengefasst.

Mithilfe dieser Daten lassen sich, genau wie bei Studien von diagnostischen Tests, bestimmte Kennwerte berechnen. Für Interventionsstudien sind dies allerdings andere Werte, die hier noch kurz erläutert werden sollen.

Zur Bewertung der Studie von Robichaud et al. sind dies die Experimentel Event Rate (EER), die Control Event Rate (CER), der Wert für Absolute Risk Increase (ARI), die Risk Ratio (RR), die Number Needed to Treat to Harm (NNT_H) und die Odds Ratio (OR) bei Fall-Kontroll-Studien.

Tab. 3.9 Veränderungen in Ereignis- und Kontrollgruppe bei der EKG-Auswertung durch das EKG-Gerät oder durch einen Facharzt

	STEMI inferior	STEMI andere Herzregion
Auswertung EKG-Gerät und Hyptension ≤90 mmHg	28/466	30/339
Auswertung Facharzt und Hypotension ≤90 mmHg	25/282	26/314

Unter der EER versteht man den Prozentwert, der angibt, bei wie vielen Probanden in der Expositionsgruppe (inferiorer STEMI und GTN erhalten) das Ereignis (Blutdruckabfall) eingetreten ist. CER zeigt den Prozentwert der Ereignisse (Blutdruckabfall) in der Kontrollgruppe (Patienten mit STEMI anderer Lokalisation). Ähnlich wie die Sensitivität und Spezifität stellen bei Therapiestudien diese beiden Werte (EER, CER) die Grundgrößen für weitere Berechnungen dar. Ein erster daraus berechneter Wert ist die ARI. Sie gibt die absolute Differenz der Ereignisrate in der experimentellen Gruppe und der Ereignisrate in der Kontrollgruppe an. In der Gruppe der Patienten, die bei einem inferioren STEMI GTN erhalten und im Anschluss eine Hypotension (≤90 mmHg) entwickelt haben, betrug die Ereignisrate 8,9%, in der Kontrollgruppe 8,3%, die ARI beträgt somit 0,06%.

Der RR-Wert gibt an, wie groß das Risiko für ein negatives Ereignis in der Expositionsgruppe im Verhältnis zum Risiko in der Kontrollgruppe ist. Auf die Studie bezogen gibt die RR an, wie hoch das Risiko für ein Blutdruckabfall bei Patienten mit inferiorem STEMI im Verhältnis zu einem Blutdruckabfall in der Vergleichsgruppe, also bei Patienten mit einem an anderer Stelle lokalisierten STEMI, ist. Ein Wert von 1 bedeutet, dass das Risiko in der Expositionsgruppe genauso groß ist wie in der Kontrollgruppe. Ist der Wert kleiner als 1, bedeutet dies, dass die Exposition eine positive Auswirkung auf das Ereignis hat, das Risiko in der Expositionsgruppe also geringer ist als in der Kontrollgruppe. Auf die Studie bezogen: Wenn die RR kleiner 1 ist, bedeutet dies, dass Patienten mit inferiorem STEMI unter GTN-Gabe seltener einen Blutdruckabfall erleiden als Patienten mit einem Infarkt in einer andere Herzregion. Ist der Wert deutlich größer als 1, bedeutet dies, dass das Risiko für das Ereignis in der Expositionsgruppe größer ist als in der Kontrollgruppe. Für die Studie würde dies bedeuten, dass Hypotension bei GTN-Gabe und inferiorem Infarkt geringfügig häufiger auftritt als in der Kontrollgruppe, denn der Wert liegt bei 1,071.

Die Größe der NNT_H gibt an, wie viele Patienten mit der Intervention behandelt werden müssen, damit ein negativer Effekt nachweisbar ist. Auf die Studie bezogen würde dies bedeuten, wie viele Patienten mit inferiorem STEMI mit GTN behandelt werden müssen, damit eine Hypotension zu beobachten ist.

Zusammenfassend für die Daten aus der Studie von Robichaud lässt sich festhalten, dass bei Auswertung des EKGs durch das EKG-Gerät die RRI bei –0,0079 lag. Dies bedeutet, dass die Häufigkeit von Blutdruckabfällen in der Gruppe von Patienten mit inferiorem STEMI geringfügig niedriger war als in der Kontrollgruppe. Es könnte die Vermutung angestellt werden, dass GTN bei Patienten mit inferiorem Infarkt eine gewisse Schutzwirkung hätte.

Wird das EKG anstelle des Computers von einem Kardiologen ausgewertet, verändert sich die Situation. Die Werte sind in (➤ Tab. 3.10) aufgeführt. Hieraus lässt sich ableiten, dass das relative Risiko für eine Hypotension nach GTN-Gabe bei Patienten mit inferiorem STEMI um den Faktor 1,071 höher liegt als bei Patienten mit Infarktlokalisation an einer anderen Stelle. Diese Zahl ist schwer greifbar. Anschaulicher ist die Größe NNT_H, die angibt, bei wie vielen Patienten mit inferiorem STEMI GTN verabreicht werden muss, damit es bei einem zusätzlichen Patienten zu einer Hypotension kommt. Dieser Wert ist mit 171 berechnet. Dies bedeutet, dass 171 Patienten GTN verabreicht werden muss, ehe es zu einer relevanten Hypotension kommt. Allerdings ist in der Praxis zu beachten, dass Statistik kein Gedächtnis hat. Wenn Sie einem Patienten GTN verabreichen, kann es schon beim ersten Patienten zu einem Blutdruckabfall kommen. Das Gleiche kann auch beim nachfolgenden Patienten passieren. Die Werte geben immer nur Hinweise über die Wahrscheinlichkeit des Eintretens einer Hypotension.

Ist die Anwendung von GTN bei Patienten mit inferiorem Infarkt also unbedenklich? Sieht man sich die Daten der Stichprobe aus der Studie von Robichaud et al. an, könnte dies vermutet werden. Die Autoren schließen ihre Arbeit mit dem Fazit, dass die Studie nahelegt, dass die Anwendung von GTN bei Patienten mit Brustschmerzen und inferiorem STEMI in der Computerinterpretation des EKGs nicht mit einer höheren Rate an Hypotension einhergeht als bei Patienten mit einem STEMI in anderen Regionen. Aufgrund des retrospektiven Charakters der Studie und dem Nichterreichen der erforderlichen Fallzahl (38.000 Fälle wären notwendig gewesen, um sichere Schlussfolgerungen aus der Stichprobe zu ziehen, 1499 Patienten waren es) können allerdings keine aufrichtigen Schlüsse zu Sicherheit der GTN-Anwendung bei Patienten mit inferioren STEMI gezogen werden.

Die einzige Schlussfolgerung, die aus dieser Arbeit abgeleitet werden kann, ist also der Umstand, dass das Auftreten von Hypotensionen bei Patienten mit inferioren STEMI wahrscheinlich nicht wesentlich häufiger auftritt als bei Patienten mit einem STEMI in anderen Regionen des Herzens.

Zusammenfassend kann festgehalten werden, dass die EBP ein umfassendes Feld darstellt, das einer intensiven Auseinandersetzung bedarf, um Werte und Ergebnisse zu verstehen und diese in die Praxis zu übertragen. Für den Fall von Herrn Erichsen kann festgehalten werden, dass die Anfertigung zusätzlicher EKG-Ableitungen ein klein wenig mehr Sicherheit bei der Diagnosestellung eines STEMI geben kann, v. a. dann, wenn in der Standardableitung keine ST-Streckenhebungen zu erkennen sind. Die routinemäßige Anwendung von erweiterten Ableitungen scheint aufgrund der geringen Verbesserung der Aussagekraft nicht gerechtfertigt. Für die Anwendung von GTN in der Versorgung von Herrn Erichsen kann geschlussfolgert werden, dass der Einsatz auch bei Patienten mit inferiorem STEMI möglich erscheint. Dies v. a. auch vor dem Hintergrund, dass GTN zu einer Reduzierung des Ischämie-Schmerzes beitragen kann. Hierzu sei auf die Studie von Bosson et al. verwiesen (Bosson et al. 2019).

Tab. 3.10 Manuelle EKG-Auswertung durch Kardiologen und Hypotension ≤ 90 mmHg nach Verabreichung von GTN

	Wert	95 % KI
Experimental Event Rate (EER)	0,089 (= 8,9 %)	0,061–0,128
Control Event Rate (CER)	0,083 (= 8,3 %)	0,057–0,119
Relatives Risiko (RR = Relativ Risk)	1,071	0,633–1,810
Relative Risikoerhöhung (RRI = Relative Risk Increase)	0,071	–0,367–0,810
Absolute Risikoerhöhung (ARI = Absolut Risk Increase)	0,006	–0,039–0,052
Anzahl der Behandlungen, bis ein negatives Ereignis eintritt (NNT_H = Number Needed to Treat to Harm)	171	19–∞

LITERATUR

Bosson N et al. Safety and Effectiveness of Field Nitroglycerin in Patients with Suspected ST Elevation Myocardial Infarction. In: Prehosp Emerg Care, 2019; 23(5): 603–611

Böttiger BW, Bauer H. Studien in der Notfallmedizin. In: Notfall Rettungsmed, 2002; 5(4): 249–255

Bundesministerium für Gesundheit (Hrsg.). Bedeutung der Gesundheitswirtschaft (2021). Aus: www.bundesgesundheitsministerium.de/themen/gesundheitswesen/gesundheitswirtschaft/bedeutung-der-gesundheitswirtschaft.html (letzter Zugriff: 26. April 2022)

Cabana MD et al. Why don't physicians follow clinical practice guidelines? A framework for improvement. In: JAMA, 1999; 282(15): 1458–1465

Deutsche Gesellschaft für Kardiologie: Akutes Koronarsyndrom ohne ST-Strecken-Hebung (NSTE-ACS). ESC Pocket Guidelines. Version 2020. Grünwald: Börm Bruckmeier Verlag GmbH, 2020

Deutscher Berufsverband Rettungsdienst e. V. (Hrsg.). Muster-Algorithmen 2021 zur Umsetzung des Pyramidenprozesses im Rahmen des NotSanG. Lübeck, 2020

Dick WF. „Evidence Based Emergency Medicine". In: Der Anaesthesist, 1998; 47(12): 957–967
Fagan TJ. Letter: Nomogram for Bayes theorem. In: N Engl J Med, 1975; 293(5): 257
Ferguson JJ et al. Significance of nitroglycerin-induced hypotension with inferior wall acute myocardial infarction. In: Am J Cardiol, 1989; 64(5): 311–314
Goodacre S et al. How useful are clinical features in the diagnosis of acute, undifferentiated chest pain? In: Acad Emerg Med, 2002; 9(3): 203–208
Grautoff S et al. „STEMI mimics": ST-Hebungen im EKG: Alternative Diagnosen zum akuten Koronarverschluss. In: Med Klin Intensivmed Notfmed, 2021
Green LA et al. The ecology of medical care revisited. In: N Engl J Med, 2001; 344(26): 2021–2025
Koch S et al. Einstellung nichtärztlicher Mitarbeiter in der präklinischen Notfall- und Rettungsmedizin zu einer evidenzbasierten Notfallmedizin (EBNM). In: Notfall Rettungsmed, 2018; 21(6): 496–504
Mangold S. Evidenzbasiertes Arbeiten in der Physio- und Ergotherapie. Reflektiert – systematisch – wissenschaftlich fundiert. 2. A. Berlin: Springer, 2013
Marcus GM et al. The utility of gestures in patients with chest discomfort. In: Am J Med, 2007; 120(1): 83–89
McGee S. Simplifying likelihood ratios. In: J Gen Intern Med, 2002; 17(8): 646–649
Mistele P, Trolle A. Zur Konstruktion von Lernräumen in Hochleistungssystemen. Formen Einsatzbezogenen Lernens. Leipzig, 2006
NotSanG: Gesetz über den Beruf der Notfallsanitäterin und des Notfallsanitäters, Bundesgesetzblatt Jahrgang 2013 Teil I Nr. 25 (2014 & i.d.F.v. 14.12.2019). Aus: www.gesetze-im-internet.de/notsang/BJNR134810013.html (letzter Zugriff: 1. Mai 2022)
PharmaFakten e.V. (Hrsg.). Coronavirus-Pandemie: Die Informationsflut managen (2021). Aus: www.pharma-fakten.de/news/details/1084-coronavirus-pandemie-die-informationsflut-managen/, (letzter Zugriff: 26. April 2022)
Robichaud L et al. Prehospital Nitroglycerin Safety in Inferior ST Elevation Myocardial Infarction. In: Prehosp Emerg Care, 2016; 20(1): 76–81
Sackett DL et al. Evidence based medicine: what it is and what it isn't. In: BMJ, 1996; 312(7023): 71–72
Sackett DL. How to read clinical journals: I. why to read them and how to start reading them critically. In: Can Med Assoc J, 1981; 124(5): 555–558
Sackett DL et al. Evidence-based medicine. How to practice and teach EBM. 2nd ed., reprinted. Edinburgh: Churchill Livingstone, 2000
Schön DA. The reflective practitioner. How professionals think in action. New York: Basic Books, 1983
Schülein JA, Reitze S. Wissenschaftstheorie für Einsteiger. Wien: WUV (UTB, 2351), 2002
Schuster MA, McGlynn EA, Brook RH. How good is the quality of health care in the United States? In: Milbank Q, 1998; 76(4): 517–563, 509
Shapin S. Descartes the doctor: rationalism and its therapies. In: Br J Hist Sci, 2000; 33(116 Pt 2): 131–154
Simel DL, Rennie D, Keitz SA. The rational clinical examination. Evidence-based clinical diagnosis. New York: McGraw-Hill, 2009
White KL, Williams TF, Greenberg BG. The ecology of medical care. In: N Engl J Med, 1961; 265(18): 885–892
Williams B et al. Next generation paramedics, agents of change, or time for curricula renewal? In: Adv Med Educ Pract, 2013; 4: 245–250
Wuttke M, Koch S. Evidenzbasierte Notfallmedizin: Wie ist der Stand der Umsetzung im Rettungsdienst? In: Rettungsdienst, 2020; 43(12): 1152–1157
Zalenski RJ et al. Assessing the diagnostic value of an ECG containing leads V4R, V8, and V9: The 15-Lead ECG. In: Ann Emerg Med, 1993; 22 (5): 786–793

KAPITEL

4

Matthias Jahn

Standardvorgehen – strukturierte Untersuchung und Diagnostik in der Notfallmedizin

Seit einigen Jahren haben sich die im Folgenden beschriebenen strukturierten Untersuchungstechniken in der Notfallmedizin durchgesetzt. Dies v. a. aufgrund der Einführung zertifizierter Kurssysteme wie beispielsweise PHTLS (Prehospital Trauma Life Support), ITLS (International Trauma Life Support), AMLS (Advanced Medical Life Support) oder EPC (Emergency Pediatric Care). Mittlerweile sind sie aus der präklinischen Versorgung nicht mehr wegzudenken und eine gute Unterstützung für die strukturierte Untersuchung von Notfallpatienten. Auch im klinischen Setting sind diese strukturierten Untersuchungstechniken sehr gut anzuwenden und führen hier ebenfalls zu einer strukturierten Arbeitsweise bei z.B. kritisch kranken Patienten in der Notaufnahme. Auch bei der Übergabe ist diese Vorgehensweise sinnvoll da alle Beteiligten die gleiche „Sprache" sprechen.

Dabei eignet sich nicht jede Untersuchungstechnik für jede Erkrankung oder Verletzung. Für den **Primary Survey** und **Secondary Survey** gelten folgende Grundsätze:

Primary Survey

- **SSS** (Scene, Safety, Situation): Überlegungen, die jedem Einsatz vorangestellt werden.
- **PBD** (pädiatrisches Beurteilungsdreieck): Wird nur beim pädiatrischen Notfall angewendet.
- **TICLS** (Tonus, Interaction, Consolability, Look, Speech): Wird nur beim pädiatrischen Notfall angewendet.
- **Ersteinschätzung/First Look:** Stellt den **ersten (Sicht-) Kontakt** zum Patienten und eine zügige Einschätzung von Atmung, Kreislauf und Neurologie dar. Hierbei handelt es sich um eine Blickdiagnose.
- **ABCDE** (Airway, Breathing, Circulation, Disability, Exposure/Environment): Wird bei jeder Art von Notfall nach der Ersteinschätzung durchgeführt.
  - **Ausnahme Atem- und Kreislaufstillstand:** Hier muss umgehend mit den Reanimationsmaßnahmen begonnen werden.

Secondary Survey

- **SAMPLER** (Symptome, Allergien, Medikamente, Patientengeschichte, letzte Mahlzeit, Ereignisse vor dem Notfallgeschehen, Risikofaktoren): Wird bei jeder Art von Notfall durchgeführt, wenn die Zeit dafür vorhanden und eine Befragung sinnvoll ist. In der Regel wird dies auf den Secondary Survey geschoben. Ist der Patient nicht ansprechbar, kann dies entweder gar nicht durchgeführt werden oder es wird – wenn möglich – eine Fremdanamnese erhoben.
- **OPQRST** (**O**nset, **P**rovocation, **Q**uality, **R**adiation, **S**everity, **T**ime): Dies wird beim internistischen und neurologischen Patienten angewendet.

Diese Einteilung bedeutet, dass man nicht alle Untersuchungstechniken bei jedem Patienten benötigt.

Im Folgenden möchten wir die Vorgehensweisen bei den einzelnen Untersuchungsschemata näher beschreiben, um auch die Systematik besser zu verstehen.

4.1 Primary Survey – Ersteinschätzung, SSS und ABCDE

Während das Schema SSS (= Triple-S) und das ABCDE-Schema bei jeder Vorgehensweise zur Anwendung kommen, wird das SAMPLER-Schema dann verwendet, wenn dafür Zeit vorhanden und es auch sinnvoll ist, Informationen abzufragen. So ist bei einem schwer traumatisierten Patienten mit Verdacht auf unstillbare Blutungen in große Körperhöhlen meist keine Zeit oder der Patient ist bewusstlos und kann somit keine Auskunft geben.

4.1.1 Scene, Safety und Situation (SSS)

Das SSS-Schema dient der Beurteilung einer Einsatzstelle. Dabei gilt es, die bereits vor dem Einsatz erhaltenen Informationen zu berücksichtigen. Auf der Anfahrt zu einem Notfall sollte man sich bereits Gedanken machen,

- welche geeigneten Krankenhäuser (z. B. Grund- und Maximalversorger) von der Einsatzstelle in welcher Zeit erreichbar sind oder
- ob es Wettereinflüsse (z. B. Straßenglätte, extreme Kälte, Starkregen) gibt, die es zu beachten gilt.

Die nachfolgende Beschreibung und Erklärung dieser Vorgehensweise soll den Ablauf im präklinischen Setting erklären. Im klinischen Setting ist diese Merkhilfe selbstverständlich auch anwendbar. Dies wird z. B. bei dem Punkt Safety eher mögliche Infektionsquellen oder andere Gefahren betreffen.

Scene: Beim Erreichen der Einsatzstelle (Scene) sollte diese eingeschätzt werden. Dabei geht es um die zwei wesentlichen Aspekte Sicherheit (Safety), die an erster Stelle steht, und die Situation (Situation), die an dieser Einsatzstelle konkret vorliegt.
Safety: Hier ist der Eigenschutz für alle eingesetzten Kräfte wichtig. Zu achten ist z. B. auf:
- Gefahrenstoffe
- Absicherung der Einsatzstelle
- Fließenden Verkehr
- Aggressive Personen
- Geeignete Schutzausrüstung

Aber auch der Patient muss ggf. in Sicherheit gebracht werden. In einigen Fällen kann das bedeuten, den Patienten vom Notfallort zu entfernen, um ihn behandeln zu können (z. B. Amoklagen, brennendes Fahrzeug).
Situation: Wie viele Patienten sind betroffen? Welche Kräfte haben auf den Patienten gewirkt (Fahrzeugverformung etc.)? Müssen weitere Hilfskräfte angefordert werden (z. B. Polizei, Feuerwehr, weitere Rettungsdienstfahrzeuge, Rettungshubschrauber)? Bei der Beurteilung der Einsatzstelle sind bei z. B. internistischen Notfällen auch die Lebens- und Wohnumstände oder Versorgungsmöglichkeiten zu beachten!

Es geht aber auch darum, zu erkennen, was tatsächlich stattgefunden hat, um den Patienten dann auch korrekt zu behandeln. Mitunter stimmen Notfallmeldung und vorgefundene Situation nicht überein.

4.1.2 Erster Eindruck (General Impression) – Sick or not sick?

Der **Ersteindruck** „General Impression“ oder auch „First Look“ stellt den **ersten (Sicht-)Kontakt** zum Patienten und eine zügige Einschätzung von Atmung, Kreislauf und Neurologie dar. Hierbei handelt es sich um eine Blickdiagnose die innerhalb einiger Sekunden (10–15 s) erfolgen sollte.

Man geht auf den Patienten zu und versucht, die bisherigen Geschehnisse zu rekonstruieren bzw. den Zustand des Patienten einzuschätzen (z. B. Unfallhergang, Verletzungsmechanismus, Körperhaltung, Bewusstseinszustand). Hierbei gilt es konkret, alle Sinne einzusetzen, die zur Einschätzung des Patientenzustands auf Sicht von Nutzen sein können.
- Nutzen Sie beispielsweise Ihren **visuellen Sinn** zur Wahrnehmung paraverbaler Anzeichen wie fehlende Spontanbewegungen, Zyanose, Schonhaltung (Embryonalstellung), schmerzverzerrtes Gesicht, angestrengte Atemtätigkeit usw. Diese Hinweise können Anzeichen für einen lebensbedrohlichen Patientenzustand sein.
- Ebenso können hörbare Atemgeräusche, Stöhnen, Weinen oder Wimmern **(auditiver Sinn)** auf ernstzunehmende Komplikationen hindeuten und erfordern im weiteren Verlauf Ihre Aufmerksamkeit.
- Die Wahrnehmung von Umgebungsgerüchen **(olfaktorischer Sinn)** kann Ihnen u.a. dabei helfen, Rückschlüsse auf den körperlichen Zustand Ihres Patienten zu ziehen. Der Geruch nach Patientenausscheidungen wie Stuhl, Urin oder Erbrochenem können Anzeichen bestehender (chronischer Vor-) Erkrankungen, einer Pflegebedürftigkeit bzw. eines reduzierten Allgemeinzustands sein.

Lassen Sie diese und weitere Eindrücke in Ihre Patienteneinschätzung mit einfließen: Entweder macht der Patient einen **potenziell kritischen** oder **potenziell nicht kritischen** Eindruck. Diesen Eindruck sollte man dann zügig an seinen Teampartner übermitteln. Anschließend erfolgt die Untersuchung nach dem ABCDE-Schema.

4.1.3 ABCDE-Schema

Das ABCDE-Schema verfolgt zwei Ziele:
- Patientenbeurteilung
- Gleichzeitige Behandlung (wenn erforderlich)

Dahinter steckt die Philosophie: „Treat first, what kills first“ („Behandle zuerst das, was zuerst tötet“).

Hieraus folgt eine strukturierte und prioritätenorientierte Einschätzung und Behandlung. Dieses Vorgehen wird auch Primary Assessment oder Initial Assessment genannt. Primary Assessment heißt so viel wie „vorrangige Untersuchung“. Das Schema gilt für alle Patientengruppen (z. B. internistische, traumatologische oder pädiatrischische Patienten).

A – Airway/C-Spine Protection (Atemweg und HWS-Protektion)

Zunächst gilt es, einen freien Atemweg zu sichern. Unbehandelte Atemwegsobstruktionen führen zu Hypoxie mit dem Risiko von Schäden an lebenswichtigen Organen wie dem Gehirn! Ergänzend erfolgt bei Bedarf eine (zunächst) manuelle In-Line Stabilisierung (MILS) der Halswirbelsäule (HWS). Gegebenenfalls wird im weiteren Verlauf der ABCDE-Untersuchung nach Berücksichtigung der aktuellen Empfehlungen die Anlage einer HWS-Orthese durchgeführt. Ist der Atemweg bedroht, wird erst durch einfache Hilfsmittel wie dem Esmarch-Handgriff, Absaugung oder das Einlegen eines Wendl- oder Guedel-Tubus ein freier Atemweg hergestellt.

Atmet der Patient noch, wird auf Atemgeräusche oder auf sichtbare Fremdkörper geachtet. Im Verlauf der Patientenversorgung wird das Airway-Management oft erweitert; z. B. kann eine endotracheale Intubation durchgeführt werden. Die Gabe von Sauerstoff gehört zum **Schritt „B“**, kann aber auch bereits in Schritt „A“ angewiesen werden, wenn beispielsweise unter Ersteindruck eine Einschätzung als potenziell kritisch erfolgt oder dort bereits Anzeichen für eine Atemstörung vorliegen.

B – Breathing (Belüftung der Lungen)

Beim Schritt „B", folgt die Beurteilung der Atmungstätigkeit.

Zu den Untersuchungsschritten gehört das Achten auf Zyanose, Schwitzen, paradoxe Atmung, Einsatz der Atemhilfsmuskulatur, Brustwanddeformitäten, Prellmarken, Hämatome, ein Hautemphysem, gestaute Halsvenen sowie das Erfassen von Atemfrequenz und -rhythmus. Auch die Evaluierung des Atemzugvolumens ist von großer Bedeutung. Sofern die Spontanatmung des Patienten unzureichend ist (z. B. Atemfrequenz < 6/min oder eine hohe Atemfrequenz mit unzureichendem Atemzugvolumen) oder ein Atemstillstand besteht, muss diese assistiert bzw. kontrolliert übernommen werden. Frühzeitig ist eine Auskultation (Abhören mit Stethoskop) des Thorax (Brustkorb) vorzunehmen, um Atemprobleme und Atemgeräusche zu identifizieren. Auch kann so ein Pneumothorax bzw. Spannungspneumothorax entdeckt werden. Ein Spannungspneumothorax ist eine bedeutende Ursache für ein Kreislaufproblem (C-Problem), daher muss er bereits beim Schritt „B" erkannt und auch behandelt werden.

Eine gute Merkhilfe zur Untersuchung des Thorax ist das sog. **IPPAF-Schema: I**nspektion, **P**alpation, **P**erkussion, **A**uskultation, **F**unktionskontrolle.

Bei beatmeten Patienten ist die Messung des endtidalen Kohlendioxids (etCO_2-Kapnografie) als zwingend anzusehen.

Zur Therapie gehört u. a., dass jeder kritische Patient hoch dosiert Sauerstoff erhalten sollte! Bei valider SpO_2-Messung oder einer vorliegenden BGA (klinisches Setting) kann im Verlauf die Sauerstoffgabe, abhängig vom Krankheitsbild, angepasst bzw. titriert werden.

C – Circulation (Kreislauf) und Blutungskontrolle

Zum Schritt „C" gehört die Beurteilung des Kreislaufs und der Gewebeperfusion. Beim Tasten des Pulses wird neben Frequenz, Qualität und Regelmäßigkeit auch auf die Farbe, Temperatur, Feuchtigkeit und Rekapillarisierungszeit der Haut geachtet. Normalerweise liegt die Rekapillarisierungszeit im Bereich von 2 Sekunden. Eine Verlängerung kann ein Problem der peripheren Durchblutung anzeigen.

Ein weiterer wesentlicher Schritt ist abermals die Suche nach äußeren Blutungen. Bei starken äußeren Blutungen kann ggf. eine C-ABCDE- bzw. X-ABCDE Vorgehensweise (X = Exsanguination) angebracht sein. Dabei wird die Blutung vor Beginn der Untersuchung nach dem ABCDE-Schema kontrolliert und versorgt, z. B. durch direkten Druck und/oder Anlage eines Tourniquets (Abbindung).

Zur Komplettierung der Suche nach Blutungsquellen im Rahmen der „C"-Beurteilung gehört die Inspektion folgender großer Blutungsräume:

- **Abdomen** (Inspektion und Untersuchung)
- **Becken** (**K**inematik, **I**nspektion, **S**chmerzen, **S**tabilisierung)
- **Oberschenkel** (Inspektion und Untersuchung)

Bei Patienten mit Brustschmerz und/oder vermutetem akuten Koronarsyndrom (ACS) sollte innerhalb der ersten 10 Minuten nach medizinischem Erstkontakt ein 12-Kanal-EKG geschrieben werden. Beim internistischen Patienten kann in dieser Phase auch der Blutdruck gemessen werden. Beim schwer traumatisierten Patienten wird im Primary Survey noch kein Blutdruck gemessen, weil dieser in der Phase des kompensierten Schocks nicht aussagekräftig ist.

D – Disability (Defizite der neurologischen Funktion)

Schritt „D" beinhaltet eine Einschätzung der neurologischen Funktion. Dies erfolgt anhand der Glasgow Coma Scale (GCS) und des Pupillenstatus (Größe, Gleichheit, Lichtreaktion). Bei auskunftsfähigen Patienten erfolgt noch die Überprüfung der peripheren Sensibilität und Motorik. Ebenso wird der Blutzucker gemessen, solange unklar ist, warum ein Patient eine GCS-Reduzierung aufweist. Gibt es Hinweise auf Alkohol- oder Drogeneinwirkung? Auch die neurologische Untersuchung zur Abklärung z. B. eines Schlaganfalls sollte hier mittels BE-FAST-Test erfolgen.

E – Exposure/Environment (entkleideten Patienten untersuchen/Erhalt von Körperwärme)

Jeder Traumapatient (zumindest ein schwer traumatisierter) wird entkleidet, damit keine relevanten Verletzungen übersehen werden. Aber auch bei anderen Patienten lohnt eine Entkleidung, um z. B. das Fentanylpflaster bei unklaren Atemstörungen oder die Insulinpumpe bei Vigilanzminderung nicht zu übersehen. Auch eine Ganzkörperuntersuchung bei z. B. der Ursachensuche für eine Erkrankung ist dann uneingeschränkt möglich.

Patienten sind dabei vor Kälteeinfluss zu schützen.

4.2 Secondary Survey – SAMPLER und OPQRST

4.2.1 SAMPLER

An den Primary Survey nach dem ABCDE-Schema schließt sich der Secondary Survey an. Dies ist jedoch nicht immer möglich. Gründe hierfür können sein, dass lebensrettende Maßnahmen im Vordergrund stehen oder das der Patientenzustand eine Befragung nicht zulässt, z.B. aufgrund einer Bewusstlosigkeit. Wenn aber eine gründliche Untersuchung machbar und vertretbar ist, sollte sie auch erfolgen. Als Leitfaden für die Patientenvorgeschichte dient das Akronym SAMPLER.

S – Signs and Symptoms (Befunde und Symptome)

Befunde und Symptome sind unterschiedlich. Befunde sind z. B. Werte, die vom medizinischem Fachpersonal gemessen (z. B. der Blutdruck), oder Dinge, die von ihm beobachtet werden (z. B. kühle, feuchte Haut). Symptome hingegen sind die subjektiv empfundenen Beschwerden, die der Patient angibt. Das können Schwindel, Müdigkeit oder Bauchschmerzen oder anderes sein.

A – Allergies (Allergien)

Hat der Patient Allergien? Beispielsweise auf Medikamente oder andere Substanzen, die seinen Zustand und seine Symptome erklären können.

M – Medication (Medikamente)

Nimmt der Patient regelmäßig Medikamente ein? Dies hilft zu erkennen, wegen welcher Vorerkrankungen der Patient behandelt wird. Gegebenenfalls können eingenommene Medikamente unerwünschte Interaktionen mit Medikamenten erzeugen, die wir dem Patienten applizieren möchten. Ein bekanntes Beispiel hierfür wäre der Verzicht auf Nitrospray bei einem Patienten, der PDE-5-Hemmer (z. B. Viagra®) eingenommen hat.

Aber auch Medikamente, die der Patient aktuell eingenommen hat, sind von Interesse. Diese können u. U. ebenfalls plötzlich unerwünschte Wirkungen erzeugen.

P – Past Medical History (Patientenvorgeschichte)

Past Medical History bezeichnet die medizinische Vorgeschichte des Patienten. Welche Erkrankungen sind bekannt? Wurden Operationen durchgeführt? Ist der Patient derzeit aktuell wegen einer Erkrankung in Behandlung? Die Vorgeschichte kann manchmal hilfreich sein, wenn ein Patient angibt, dass die Beschwerden, aufgrund derer er den Rettungsdienst alarmiert hat, genau die gleichen sind, wie er sie von einem früheren Ereignis kennt.

L – Last Meal (letzte Mahlzeit)

Mit Last Meal wird ermittelt, wann der Patient zuletzt gegessen und getrunken hat. Dies ist insbesondere von Interesse, wenn eine Narkoseeinleitung beim Patienten vorgesehen ist, weil das Aspirationsrisiko ggf. erhöht ist. Aber auch wenn im Rettungsdienst keine Narkose geplant ist: Das Krankenhaus wird sich ggf. für diese Information interessieren. Darüber hinaus können bestimmte Krankheitsbilder mit einer Nahrungsaufnahme im Zusammenhang stehen, etwa Gallenkoliken. Wichtig wäre hier auch im Rahmen der Anamnese die Frage nach dem letzten Stuhlgang, dem Miktionsverhalten und bei Frauen zudem nach der letzten Regelblutung.

E – Events (Ereignisse direkt vor dem Notfall)

Was passierte direkt vor dem Notfall und kann sich der Patient daran erinnern? Es ist z. B. ein Unterschied, ob der Patient von der Leiter gestürzt ist, weil er abgerutscht ist, oder ob er vielleicht aufgrund einer Synkope stürzte und somit eine internistische Ursache für das Trauma verantwortlich ist, der im weiteren Verlauf der Behandlung nachgegangen werden muss.

R – Risk Factors (Risikofaktoren)

Dies ist ein umfassender Bereich, weil er sehr viele Aspekte umfasst. Zu denken wäre z. B. an:

- Nikotinabusus
- Übergewicht
- Diabetes mellitus
- Bluthochdruck
- Überdosierung eines oder mehrerer Medikamente
- Wichtige Krankheiten (genetische Disposition) bei Familienangehörigen wie z. B. Herzerkrankungen, Gerinnungsstörungen!

4.2.2 OPQRST

Bei der Befragung nach OPQRST handelt es sich um die Anamnese der aktuellen Beschwerden des Patienten in einer strukturierten Reihenfolge. Das vorherrschende Symptom bzw. die Beschwerden, die sich durch den Secondary Survey („S" von SAMPLER) ergeben haben, sollen noch weiter klassifiziert werden. Der Patient muss dazu ansprechbar und orientiert sein.

O – Onset (Beginn der Beschwerden und Ursprung)

Wann und v. a. wie haben die Schmerzen oder Beschwerden begonnen? Was hat der Patient gemacht, als die Beschwerden auftraten? Traten die Beschwerden ganz plötzlich auf oder wurden sie im Laufe der Zeit immer schlimmer? Liegen begleitende Probleme vor, wie etwa Übelkeit, Erbrechen, Schwindel, Taubheitsgefühle usw.?

Wichtig ist es auch zu fragen, ob der Patient diese Beschwerden schon einmal hatte. Dieser Befragungspunkt kann sich mit dem „S" bei SAMPLER überschneiden, da es schwierig ist, beide komplett voneinander zu trennen.

P – Palliation/Provocation (Linderung/Verschlechterung)

Lassen sich die Beschwerden provozieren? Werden sie bei bestimmten Tätigkeiten, Lageveränderungen o. Ä. schlimmer oder besser?

Q – Quality (Qualität der Beschwerden)

Um was für eine Art von Schmerz handelt es sich? Sind die Schmerzen z. B. dumpf (viszeraler Schmerz) und nicht genau lokalisierbar oder somatisch und genau lokalisierbar und damit als scharf oder stechend beschrieben?

R – Region/Radiation (Region/Ausstrahlung)

In welcher Region besteht der Schmerz und strahlt er von dort irgendwo hin aus? Ein interessantes Phänomen ist der übertragene Schmerz. Damit ist gemeint, dass es mitunter an ganz anderen Stellen schmerzen kann als an dem eigentlichen Ort der Ursache (➢ Tab. 4.1).

S – Severity (Intensität der Beschwerden)

Im Rettungsdienst verwendet man z. B. die numerische Ratingskala (NRS), um die Stärke der Schmerzen zu bestimmen. Diese reicht von 0 bis 10. Bei 0 bestehen keine Beschwerden und bei 10 die schlimmsten Beschwerden, die man sich vorstellen kann.

T – Time (Schmerzdauer)

Wie lange liegen die Schmerzen oder Beschwerden zurück bzw. seit wann bestehen diese? Liegt der Beginn der Beschwerden erst Minuten oder schon Stunden oder gar Tage zurück?

MERKE

Der Anamneseblock SAMPLER und OPQRST stellt im Rahmen der Akutversorgung ein Minimum der Anamnese dar. Besonders im klinischen Setting sind hinweisende anamnestische Informationen bei der Ermittlung z.B. einer Blutungsneigung vor OP viel sensitiver als eine präoperative Gerinnungsanalyse.

Tab. 4.1 Übertragener Schmerz (aus: NAEMT)

Lokalisation	Organ
Schmerzen in linker Schulter	Reizung des Zwerchfells (Blut oder Luft aus einer Ruptur anderer abdominaler Organe wie Ovarien; Milzruptur; Myokardinfarkt)
Schmerzen in rechter Schulter	Leberreizung, Gallenblasenschmerzen, Reizung des Zwerchfells
Schmerzen im rechten Schulterblatt	Leber und Gallenblase
Oberbauch, epigastrisch	Magen, Lunge, Herz
Umbilikal, um den Nabel	Dünndarm, Blinddarm (Appendix)
Rücken	Aorta, Magen und Pankreas
Flanken und Leistengegend	Niere, Ureter
Perineum	Harnblase
Suprapubisch	Harnblase, Kolon

4.2.3 Körperliche Untersuchung

Eine körperliche Untersuchung kann Ihnen helfen, die bisher gesammelten Hinweise und Informationen zu erweitern und bei der Festlegung einer wahrscheinlichen Verdachtsdiagnose wegweisend zu unterstützen. Im Rettungsdienst wird hauptsächlich zwischen **fokussierter** und **orientierender** Untersuchung unterschieden. Die Art und Weise der Durchführung ist dabei von unterschiedlichen Faktoren abhängig, wie z. B. Schweregrad des Patientenzustands oder Vigilanzzustand des Patienten. Erscheint der Patient bewusstseinsklar bzw. auskunftsfähig, indem er das Beschwerdebild klar formulieren und die betroffene Körperregion exakt eingrenzen kann, kann eine fokussierte Untersuchung ausschließlich der betroffenen Körperregion(en) für die Diagnosefindung bereits genügen. Ist der Patient vigilanzgemindert bzw. **nicht auskunftsfähig** (bewusstlos, intoxikiert, demenziell eingeschränkt etc.) und kann keine verlässlichen Hinweise über das Beschwerdeausmaß und dessen Lokalisation liefern, erscheint eine orientierende (Ganzkörper-)Untersuchung zielführender. Hierbei sollten Untersuchungstechniken zur Anwendung kommen, die entweder dazu führen, bereits in Betracht gezogene Differenzialdiagnosen zu festigen oder gar auszuschließen. Aus diesem Grund stellt die Kenntnis unterschiedlicher Untersuchungstechniken sowie die adäquate Durchführung einen essenziellen Bestandteil jeder zielgerichteten Patientenversorgung in der Notfallmedizin dar. Schlussendlich muss das behandelnde Team in Abhängigkeit von den vorherrschenden Verhältnissen vor Ort sowie dem Patientenstatus die angemessenste Art der Untersuchung festlegen.

4.2.4 Analyse ausgewählter Vitalparameter

Die Analyse ausgewählter Vitalparameter dient der Vertiefung und Abgrenzung der kompletten Notfalluntersuchung. Bei der Bestimmung der Vitalparameter stehen dem Rettungsfachpersonal eine ausreichende Anzahl von technischen Hilfsmitteln zur Verfügung Dies können einfache Hilfsmittel wie z. B. Blutdruckmanschette, Stethoskop oder Blutzuckerstix oder technische Geräte wie EKG, Pulsoxymeter, Kapnometer oder Thermometer sein. Folgende Vitalparameter/Messungen sollten standardisiert erhoben werden:

- Pulsmessung
- Blutdruckmessung
- Elektrokardiogramm (EKG)
- Blutzuckerbestimmung
- Pulsoxymetrie und Kapnometrie
- Temperaturmessung

Hierzu stehen die in ➤ Tab. 4.2 aufgelisteten Hilfsmittel zur Verfügung.

4.2.5 Standardvorgehen bei medizinischen Patienten – AMLS-Vorgehensweise

Die Vorgehensweise nach AMLS (➤ Abb. 4.1) bei Patienten mit internistischen oder neurologischen (medizinischen) Erkrankungen nutzt analog zu den Traumakonzepten von z. B. PHTLS oder ITLS ebenfalls das ABCDE-Schema nach Beurteilung der Einsatzstelle (Primary Survey). Lebensbedrohliche Störungen werden hierbei gesucht und wenn erforderlich sofort behandelt. Nach der ABCDE-Beurteilung wird in der ersten Bewertung und Beurteilung eine Einschätzung der Patientensituation in **kritisch** oder **nicht kritisch** vorgenommen. Insbesondere wird hier ein **Leitsymptom** definiert. Hierbei ist wichtig, dass die Definition nicht zu eng gefasst wird, um Fixierungsfehler zu vermeiden. Zu allgemein gefasste und formulierte Leitsymptome (z. B. Dyspnoe) helfen allerdings auch nicht weiter. Wie in ➤ Kap. 15 zu sehen, beinhaltet das Leitsymptom Dyspnoe etliche Krankheitsbilder bzw. Differenzialdiagnosen. Bei der Definition eines Leitsymptomes ist daher eine „Vorfilterfunktion" wichtig. Dies könnte für das Leitsymptom Dyspnoe z. B. noch die

Tab. 4.2 Hilfsmittel zur Analyse bestimmter Vitalparameter

Geräte	Vitalparameter
Blutdruckmanschette	Blutdruck
Glukometer/Blutzuckermessgerät	Blutzucker
EKG	Herzfrequenz/Herzrhythmus
Pulsoxymeter	O_2-Gehalt des Blutes/Herzfrequenz
Kapnometer	CO_2-Gehalt der Ausatemluft
Thermometer	Temperatur

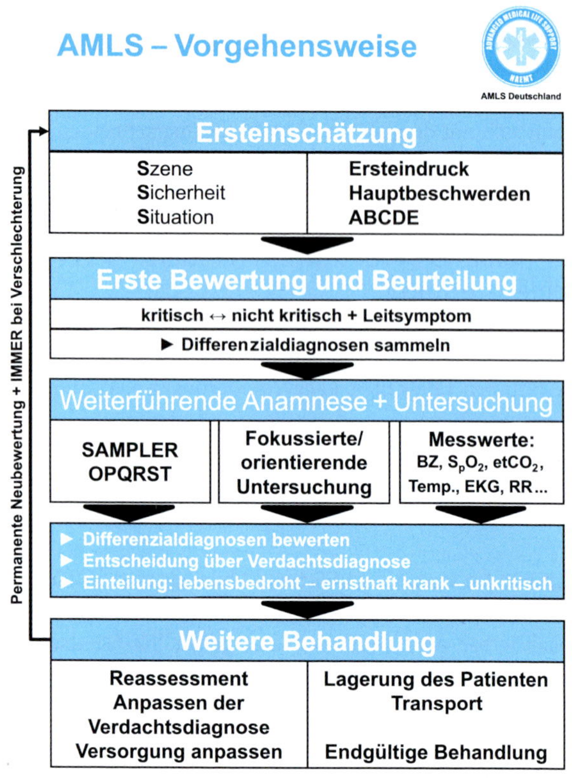

Abb. 4.1 Algorithmus zur AMLS-Patientenbeurteilung [W963]

Ergänzung „expiratorischer Stridor" sein, also Dyspnoe **mit** expiratorischem Stridor. Dies führt dazu, dass die Ursachensuche, wie schon beschrieben, allein mit der präzisen Definition eines Leitsymptoms klar eingegrenzt werden kann. Dies erleichtert die Suche nach der Ursache erheblich. Der „Trichter" der möglichen Differenzialdiagnosen wird also nicht so voll. Die Identifikation von Akutproblemen einerseits und eine Definition des Leitsymptoms sind daher eng mit dem ABCDE-Schema verknüpft. Im weiteren Verlauf wird dann die weiterführende Anamnese (SAMPLER und OPQRST) durchgeführt, inklusive der Erhebung von Messwerten/Vitalparametern (Temperatur, Blutdruck, Herzfrequenz etc.). Eine **fokussierte** oder **orientierende** Untersuchung ist ebenfalls Bestandteil in der AMLS-Vorgehensweise, um die Ursache – z. B. der Dyspnoe mit expiratorischem Stridor – einzugrenzen. Bei **nicht auskunftsfähigen** Patienten wird orientierend untersucht (Ganzkörperuntersuchung) und bei **auskunftsfähigen** Patienten kann gezielt mit Bezug auf die Beschwerden untersucht werden. Die wahrscheinlichste Arbeitsdiagnose wird also mit dieser Struktur ermittelt.

MERKE

Zeitliche Reihenfolge der Untersuchung nach dem AMLS-Schema

Die Vorgehensweise nach AMLS darf nicht als starres Konstrukt mit einem strikten nacheinander Abarbeiten der einzelnen Blöcke im

Algorithmus verstanden werden. Die Reihenfolge der Anamnese, Untersuchung und technischen Befunden ist nicht fest vorgegeben, sondern situativ (Patientensituation) flexibel zu handhaben!

4.3 Standardvorgehen bei traumatologischen Patienten

Das Vorgehen bei traumatologischen Patienten orientiert sich an der ABCDE-Vorgehensweise wie zuvor beschrieben. Es können, wie schon am Anfang erläutert, verschiedene Vorgehensweisen angewendet werden. Traumakonzepte wie der PHTLS- oder ITLS-Algorithmus sind hierbei gute Möglichkeiten diese Patientenklientel strukturiert abzuarbeiten. In der Vorgehensweise unterscheiden sich die Konzepte nur marginal und verfolgen die gleiche Vorgehensweise nach ABCDE. In ➢ Abb. 4.2 und ➢ Abb. 4.3 sind diese Vorgehensweisen dargestellt.

4.4 Standardvorgehen bei geriatrischen Patienten

Der Anteil der geriatrischen Patienten in der Notfallversorgung ist, auch durch die steigende Lebenserwartung, enorm angestiegen und wird in den nächsten Jahren noch mehr zunehmen. Die strukturierte Untersuchung von geriatrischen Patienten erfolgt, wie auch bei allen anderen Patientengruppen, nach dem ABCDE-Schema. Multimorbidität und Polypharmazie können allerdings in der Versorgung von geriatrischen Patienten eine große Herausforderung sein (➢ Kap. 5.3.1). Ein Sturz kann durchaus eine medizinische Ursache haben. Eine sinnvolle Ergänzung in der strukturierten Untersuchung und Einschätzung von geriatrischen Patienten macht also Sinn. Eine gute Möglichkeit stellt hier der sog. **GEMS-Diamant** dar (➢ Abb. 4.4), der in die strukturierte Untersuchung (Primary Survey) und Anamnese eingebunden werden kann. Besonderheiten und Unterschiede zu anderen Patientengruppen während der Versorgung von geriatrischen Patienten können dadurch schnell und übersichtlich erfasst werden.

Beurteilung und Management des Traumapatienten

PHTLS Deutschland 2019

Szenerie **Sicherheit** **Situation**	Was? Wie? Wo? Notfallmeldung / Alarmierung Leitstelle Einsatzstelle absichern; Schutzkleidung tragen und PSA mitführen Beachte: Kinematik, Wetter! MANV-Situation? Zusätzliche Mittel erforderlich?

Primary Survey

General-Impression		Erster Eindruck des Patienten mit kurzer Beurteilung der Ansprechbarkeit, Atemtätigkeit, Kreislaufsituation; Entscheidung: **Potenziell kritisch / nicht kritisch**
X	**eXsanguination**	**Sofortige Unterbindung äußerer Blutungen** - Tourniquet - ggf. Wound-Packing - Äußerer Druck - ggf. Einsatz von Hämostyptika
A	**Airway**	**Sicherung des Atemwegs / manueller HWS-Schutz** - PHTLS-Eskalationsschema zur Atemwegssicherung - Manueller Schutz der HWS
B	**Breathing**	**Optimierung der Belüftung und Ventilation** - Beurteilung der Atmung - angepasste Oxygenierung - ggf. assistierte oder kontrollierte Beatmung
C	**Circulation**	**Blutungskontrolle / Therapie der Hypoperfusion** - Beurteilung der Zirkulation - ggf. Entlastungspunktion - ggf. Volumengabe - ggf. Gabe von Tranexamsäure
D	**Disability**	**Erkennung und Behandlung von ZNS-Schädigungen** - Erhebung AVPU oder GCS - Motorik- und Sensibilitätscheck - Anpassung von Volumengabe und Atemwegsmanagement
E	**Exposure & Environment**	**Suche nach weiteren Verletzungen / Wärmeerhalt** - Schutz vor weiterer Auskühlung und Wärmeerhalt - ggf. Entkleidung und Suche nach weiteren Verletzungen

Entscheidung kritischer oder nicht kritischer Patient
- Auswahl Zielklinik - Adäquates Zeitmanagement
- Neubeurteilung in ABCDE - Team-Ressource-Management

Abb. 4.2 Algorithmus zur PHTLS-Beurteilung [W963]

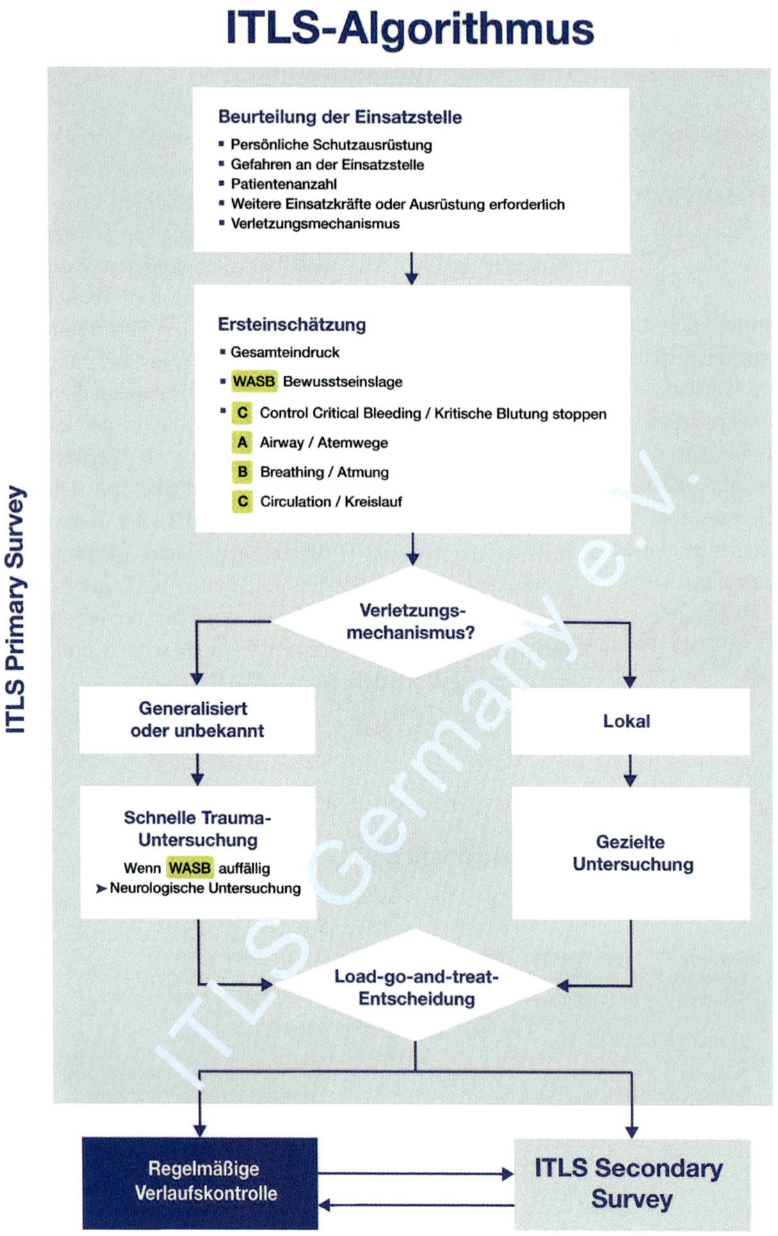

Abb. 4.3 ITLS-Algorithmus [W1208]

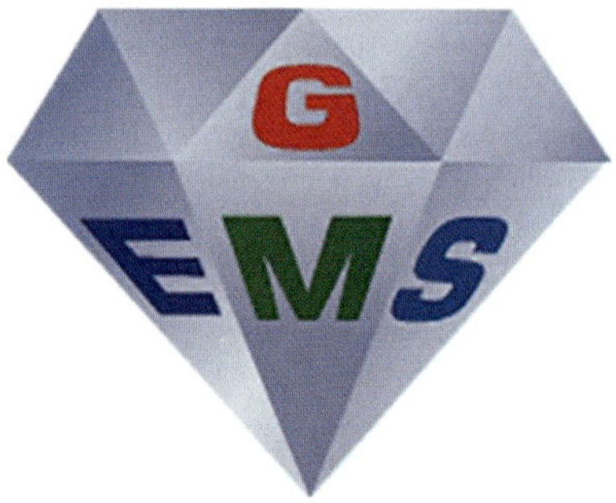

Abb. 4.4 Der GEMS-Diamant [F1042-007]

Der GEMS-Diamant als Merkhilfe im Rahmen der strukturierten Untersuchung von älteren Patienten soll an folgende wichtige Inhalte bzw. Fragestellungen erinnern, die es bei der Versorgung von älteren Patienten zu beachten gilt:

- **G** – Geriatrischer Patient
  - Anatomische und physiologische Veränderungen im Alter
  - Kognition (Denkvorgänge, Wahrnehmungsvorgänge)
  - Psychiatrische Besonderheiten
- **E** – Eindrücke an der Einsatzstelle (z.B. Lebensumstände, Gefahren)

- Ist die Wohnung gepflegt oder eher vernachlässigt?
- Auffällige Geruche (Urin- oder Fäkalgeruch)?
- Sind Gefahren erkennbar (z.B. Teppiche als Stolperfalle, fehlende Rauchmelder etc.)?
- Blick in den Kühlschrank – abgelaufene Lebensmittel, gut gefüllt?
- Gibt es Hinweise auf Alkoholmissbrauch?
- Ist die Wohnung ausreichend temperiert? Ausreichende Beleuchtung?
- Hinweise auf Polypharmazie (größere Mengen an Medikamenten)? Medikamentenmissbrauch?

- **M** – Medizinische Untersuchung (ABCDE und SAMPLER)
  - Trauma oder medizinischer Notfall?
  - Medizinischer Notfall (internistisch, neurologisch) ist ggf. Ursache z.B. des Sturzes?
  - Hinweise auf Multimorbidität oder Polypharmazie im Rahmen der Anamnese?
  - Anatomische oder physiologische Veränderungen?
- **S** – Soziale Untersuchung
  - Aktivitäten des täglichen Lebens:
    - Pflegezustand (z.B. Haut, regelmäßige Körperpflege)?
    - Regelmäßige Nahrungsaufnahme (Essen, Trinken)?
    - Kleidung?
    - Ausscheidung?
  - Regelmäßiger sozialer Kontakt? Vereinsamung?
  - Versorgung durch Angehörige oder Pflegedienst? Gibt es ggf. einen Betreuer?
  - Regelmäßige Arztkontakte?
  - Haustiere, die versorgt werden müssen?
  - Gibt es Hinweise für Depression oder Suizidalität?
  - Hinweise auf Missbrauch oder Vernachlässigung?

MERKE

Körperliche Untersuchung bei geriatrischen Patienten:
- Allgemeinzustand: Unterteilung in gut, leicht reduziert, reduziert, stark reduziert
- Verletzungen? OP-Narben?
- Ernährungszustand? Malnutration? Dehydrierung?
- Spuren von Misshandlung?
- Infektionsquellen: PEG, Port, Dekubitus, Ulzera, chronische Wunden, Bettlägerigkeit, kürzliche Hospitalisierung, Tracheostoma
- Thermoregulation:
  - Wärmeregulation oft gestört
  - Gegebenenfalls kein Fieber als Reaktion auf Infekt
  - Bei Verletzungen oft Hypothermie auch bei normaler Raumtemperatur

4.5 Standardvorgehen bei pädiatrischen Patienten

Der Ersteindruck bei Kindern findet anders als beim Erwachsenen mithilfe des pädiatrischen Beurteilungsdreiecks (PAT – Pediatric Assessment Triangle) statt (➤ Abb. 4.5). Hierbei handelt es sich um eine Blickdiagnose im Vorfeld des ersten direkten Patientenkontakts, die innerhalb kürzester Zeit einen Eindruck vom Zustand des Kindes liefert.

Das Dreieck zeigt die wichtigsten drei Seiten bei der notfallmedizinischen Erstbeurteilung eines Kindes. Dabei handelt es sich nicht um Diagnosen, sondern um physiologische Probleme. Auch hier kann schnell ersteingeschätzt werden, ob es sich um ein ein **kritisches** oder ein **nicht kritisches** Kind handelt.

Weiterhin wird bei der initialen Beurteilung mithilfe des Dreiecks die **Dringlichkeit für weitere Maßnahmen** festgelegt. Im Regelfall kann man schwerwiegende Störungen wie Traumata oder Störungen von Atmung und Kreislauf schon während des Herangehens an den Patienten erfassen. Maßnahmen zur Stabilisierung der Vitalfunktionen werden umgehend eingeleitet und nach dem ABCDE-Schema abgearbeitet. Ist dies nicht notwendig (nicht kritisch), hat man Zeit, auf das Kind einzugehen und sich in Ruhe der Anamnese zu widmen oder eine orientierende bzw. fokussierte Untersuchung durchzuführen. Die Strategie der weiteren Vorgehensweise ist in ➤ Abb. 4.6 dargestellt

A – Äußeres Erscheinungsbild

Die meisten gesunden Kinder stehen in sichtbarem Kontakt mit ihrer Umgebung. Sie erkennen z. B. ihre Eltern. Jüngere Kinder fühlen sich besonders zu vertrauten Personen hingezogen, die ihnen Hilfe, Sicherheit und Geborgenheit geben. Bei der Beurteilung des äußeren Erscheinungsbildes hilft das Akronym **TICLS.**

- **T**onus: Beurteilt werden Muskeltonus und Körperposition des Kindes. Bewegt sich das Kind normal? Hat es einen normalen Muskeltonus oder ist es schlapp und bewegt sich kaum?
- **I**nteraktion: Ist das Kind aufmerksam? Interagiert es mit den Eltern oder seiner Umgebung? Kommt die Reaktion verlangsamt oder verspätet? Antwortet das Kind auf die Fragen des Rettungsfachpersonals, nimmt es die Retter war? Oder interagiert das Kind gar nicht mit seiner Umgebung?
- **C**onsolability (Tröstbarkeit): Schreit oder weint das Kind? Lässt sich das Kind beruhigen?
- **L**ook (Blick): Beobachtet das Kind seine Umgebung? Gezielter Blick zu den Eltern/Betreuern? Schaut und fixiert es das medizinische Fachpersonal oder starrt es ins Leere? Sind die Augen geschlossen?
- **S**peech (Sprache): Spricht das Kind oder schreit/wimmert es? Oder sagt es gar nichts und ist ruhig?

PRAXISTIPP

Die Beurteilung des äußeren Erscheinungsbildes mithilfe der TICLS-Merkhilfe setzt grundlegende Kenntnisse der Entwicklungsstadien innerhalb der entsprechenden Altersgruppe voraus. In der ➤ Abb. 4.7 sind die Entwicklungsstadien dargestellt.

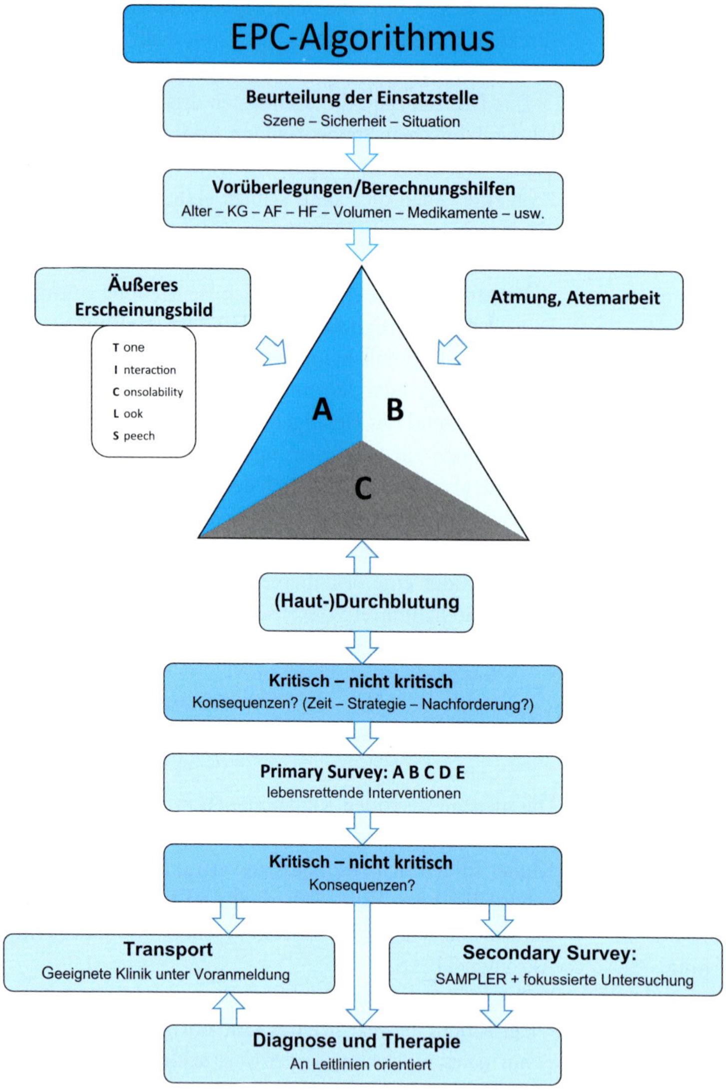

Abb. 4.5 EPC-Algorithmus mit pädiatrischem Beurteilungsdreieck [M839]

B – Atmung/Atemarbeit

Sind Atembewegungen vorhanden? Atmet das Kind suffizient oder ist die Atmung gestört? Ist die Atemfrequenz normal, zu schnell oder zu langsam? Wirken die Atemanstrengungen verstärkt? Gibt es Geräusche, die auch ohne Stethoskop auf Distanz bereits hörbar sind, wie z. B. in- oder exspiratorischer Stridor, Keuchen etc.? Eine Zusammenfassung der Inhalte der Beurteilung der Atmung und der Atemarbeit sind in ➤ Tab. 4.3 zusammengefasst

C – Hautfarbe/Hautdurchblutung

Ist die Hautfarbe rosig, also gut durchblutet, matt (blass), zyanotisch oder marmoriert? Eine Zusammenfassung der Inhalte der Beurteilung des Kreislaufs und der Hautdurchblutung sind in ➤ Tab. 4.4 zusammengefasst.

Tab. 4.3 Beurteilung der Atmung und der Atemarbeit (Breathing)

Kriterium	Beurteilung
Atmung, Atemarbeit	• Körperhaltung: z.B. Kutschersitz bei Orthopnoe • Verweigerung einer Flachlagerung • Atemfrequenz (altersabhängig) • Einziehungen: – Supraklavikulär – Interkostal – Substernal (Thorax, Abdomen) • Kopfbewegungen bei Säuglingen (Head Bobbing) • Nasenflügeln • Hypersalivation • Pathologische Atemgeräusche: – Brodeln – Rasseln – Giemen oder Brummen – In- und/oder expiratorischer Stridor – Verlängertes Exspirium – Grunzen oder Keuchen

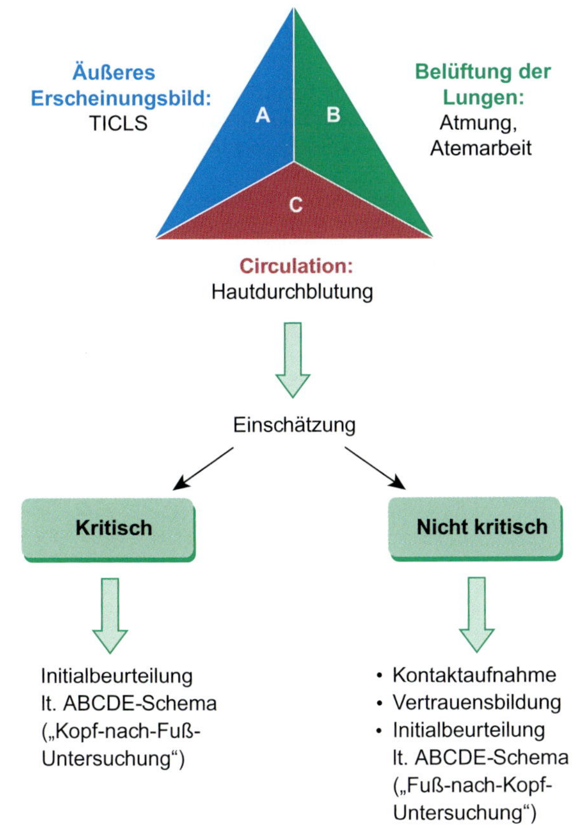

Abb. 4.6 Strategie der weiteren Vorgehensweise nach der PBD-Einschätzung [L143]

Tab. 4.4 Beurteilung des Kreislaufs und der Hautdurchblutung

Kriterium	Beurteilung
Kreislauf und Hautdurchblutung	• Hautfarbe: – Rosig? – Gerötet? – Blass? – Fleckig? • Hautfeuchte: – Trocken? – Schweißig?

PRAXISTIPP

Das **Tasten der Pulse** ist bei der ersten Beurteilung nicht notwendig, da es v.a. bei Kleinkindern mitunter viel Zeit in Anspruch nimmt. Das Suchen und das Auszählen des Pulses gestaltet sich oft schwierig.

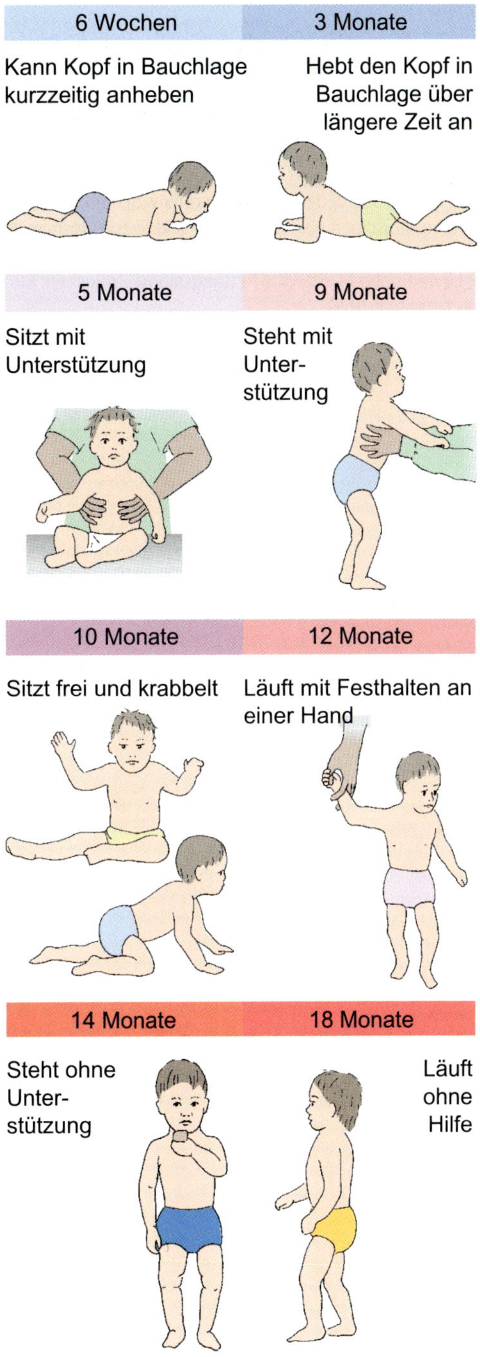

Abb. 4.7 Die Entwicklung der Motorik vom 2. bis zum 18. Lebensjahr. Die Schwankungsbreite ist groß – die Zahlen geben den spätesten Zeitpunkt der Normalentwicklung an. [L190]

LITERATUR

American Academy of Pediatrics. Pediatric Education for Prehospital Professionals. 3rd ed. Burlington: Jones & Bartlett, 2016

AMLS – Advanced Medical Life Support: An Assessment-based approach. 3ed ed. Burlington: Jones & Bartlett Learning, 2019

Cambell JE, AlsonRL. Präklinische Traumatologie. Hg. von Sommerfeld M, Pohl K, Molter E. 8., akt. A. Göttingen: hogrefe Verlag, 2018

Eberl W, Wendt I, Schroeder HG. Präoperatives Screening auf Gerinnungsstörungen vor Adenotomie und Tonsillektomie. In: Klin Pädiatr, 2005; 217(1): 20–24

Flake F, Löwe F, Jahn M. 80 Fälle Rettungsdienst. München: Elsevier Urban & Fischer, 2020

Grusnick HM, SAMPLER und OPQRST: vom Leitsymptom über Differenzialdiagnosen zur Arbeitsdiagnose. In: Emergency, 2021; 5: 40–46

Klausmeier M. Das pädiatrische Beurteilungsdreieck (PBD). In: Gollwitzer J, Grusnick HM, Klausmeier M (Hrsg.). Elsevier Emergency. Pädiatrischer Notfall. München: Elsevier Urban & Fischer, 2020. S. 6–10

NAEMT (Hrsg.). Advanced Medical Life Support. Präklinisches und klinisches Notfallmanagement. München: Elsevier Urban & Fischer, 2013

Snyder DR, Shah MN. Geriatric Education for Emergency Medical Services. 2nd ed. Burlington: Jones & Bartlett, 2016

KAPITEL

5 Patienteneinschätzung und Erstkontakt

Gunnar Jähnichen, Frank Löwe, David Winkenbach

Klinische Untersuchung und Durchführung diagnostischer Schritte sind Grundprinzipien der Versorgung von (Notfall-)Patienten. Um die Aufmerksamkeit für diagnostische Details zu erhöhen und den zeitlichen Ablauf der initialen Herangehensweise zu optimieren, ist es von Vorteil nach einem strukturierten Ablauf vorzugehen. In ➤ Kap 4 wurde bereits das Standardvorgehen bei unterschiedlichen Patientengruppen (medizinische, traumatologische und pädiatrische Patienten) erläutert. Neben diesen „allgemeinen" existieren auch „besondere" Patientengruppen, die das medizinische Fachpersonal häufig vor große Herausforderungen stellen. Hier seien insbesondere geriatrische Patienten, Patienten mit körperlichen und geistigen Einschränkungen, Palliativpatienten sowie Patienten mit Migrationshintergrund genannt. Aufgrund multifaktorieller Besonderheiten kann die klinische Untersuchung, Anamnese und Diagnosestellung bei ihnen erschwert sein. Das folgende Kapitel befasst sich mit den täglichen und nicht alltäglichen Herausforderungen im Umgang mit jenen besonderen Patientengruppen.

Die Beurteilung von (Notfall-)Patienten lässt sich in verschiedene Abschnitte unterteilen. Jeder Abschnitt setzt dabei eigene Schwerpunkte und kann an die jeweilige Einsatzsituation angepasst werden. Ziel ist es, einen Eindruck vom Patienten zu bekommen, diesen medizinisch qualifiziert einzuschätzen, um eine adäquate Therapie einzuleiten. Wenn es geboten ist, werden bedrohliche Probleme bereits im Untersuchungsablauf versorgt.

Die verschiedenen Abschnitte der Patienteneinschätzung sind in ➤ Abb. 5.1 dargestellt und lassen sich in drei Oberpunkte gliedern:

- **Ersteindruck**
- **Ersteinschätzung**
- **Gesamteindruck**

Ersteindruck und Ersteinschätzung spielen sich in den meisten Fällen in einem recht kurzen zeitlichen Rahmen ab. Der Umfang des Gesamteindrucks ist hingegen abhängig von der jeweiligen Notfallsituation und dem resultierenden Zeitmanagement.

5.1 Ersteindruck und Ersteinschätzung

David Winkenbach

Das erste Ziel im Rahmen der Patienteneinschätzung ist die Ersteinschätzung des Patienten. Sie setzt sich aus dem ersten Eindruck und der ABCDE-Einschätzung zusammen. Dabei soll auch in komplexen Sachverhalten schnell differenziert

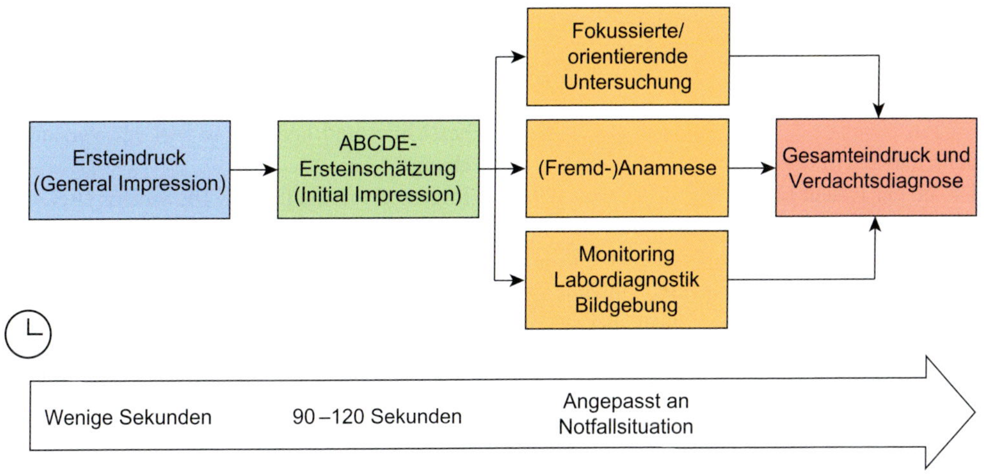

Abb. 5.1 Untersuchungsablauf [L143]

werden, ob der Patient lebensbedroht oder nicht lebensbedroht ist. Die Ersteinschätzung hat also nicht die Absicht, eine (Verdachts-)Diagnose zu stellen oder eine Problematik einem bestimmten Krankheitsbild zuzuordnen, sondern zwischen einem kritischen oder nicht kritischen Zustand des Patienten zu unterscheiden. Voraussetzung der Patienteneinschätzung ist eine sichere Einsatzstelle (➤ Kap. 4.1.1).

5.1.1 Ersteindruck

Das Beurteilen einer Notfallsituation beginnt mit dem **ersten (Sicht-)Kontakt** zum Patienten und zur Einsatzumgebung. Im **Ersteindruck,** General Impression oder auch First Look, wird der Patient anhand von Atmung, Kreislauf und Neurologie zügig (vor)beurteilt. Hierbei handelt es sich hauptsächlich um eine Blickdiagnose, die innerhalb weniger Sekunden (10–15 s) abgearbeitet ist.
Insgesamt werden die Eindrücke
- visuell,
- olfaktorisch und
- akustisch

erfasst.
Die Einschätzung des Patienten baut auf diesem ersten Eindruck auf. Es gilt jedoch, die Eindrücke im Verlauf regelmäßig zu **reevaluieren**. Auch wenn der Ersteindruck eine wesentliche Rolle bei der Patienteneinschätzung spielt, bringt er doch das Risiko mit sich, frühzeitig von der Neutralität gegenüber dem Patienten abzuweichen. Problematisch wird es, wenn aus einem pragmatischen Urteil ein Vorurteil wird, das sich negativ auf den weiteren Untersuchungsablauf auswirkt. Es muss also stets im Kopf behalten werden, dass der erste Eindruck auch täuschen kann.

MERKE
Der erste Eindruck, den der Patient auf uns macht, gibt uns wertvolle Informationen und ist somit ein sachdienliches Werkzeug. Jedoch ist er auch immer Opfer unserer subjektiven Wahrnehmung, sodass die Gefahr besteht, sich von einfließenden Vorurteilen leiten zu lassen.

Bei der Ersteinschätzung ist es zunächst richtungsweisend zu unterscheiden, ob der Patient Lebenszeichen aufweist (vital) oder keine Lebenszeichen aufweist (avital). Vitale Patienten werden mittels der ersten Eindrücke als potenziell kritisch oder potenziell nicht kritisch beurteilt und anschließend anhand des ABCDE-Schemas ersteingeschätzt. Bei avitalen Patienten wird eine schnelle (< 10 s) Atmungs- und Kreislaufkontrolle durchgeführt und u. U. mit der CPR begonnen.

Bei vitalen Patienten können folglich in den ersten Sekunden am Patienten Hinweise über Atmung und Kreislauf erfasst werden:
- Wie atmet der Patient (normal, schnell, langsam)?
- Welche Körperhaltung nimmt er dabei ein (steht, liegt, sitzt)?
- Wie stellt sich die Haut(farbe) des Patienten dar (rosig, blass, zyanotisch, schwitzig)?
- Wie ist die Sprache des Patienten (keine, ruhig, angestrengt, abgehackt, gestresst, schreiend)?

Außerdem kann anhand des WASB-Schemas grob die Bewusstseinslage des Patienten eingeordnet werden. Mit dem Herantreten an den Patienten kann beurteilt werden, ob der Patient **wach** (Alert) ist, er erst auf (laute) **Ansprache** (Verbal Response) reagiert, nicht eher als auf einen gesetzten **Schmerzreiz** (Painful Stimuli) reagibel ist oder sich als nicht erweckbar **bewusstlos** (Unresponsive) darstellt. Ausgehend von den englischen Begriffen wird das WASB-Schema auch AVPU-Schema abgekürzt.

Im Rahmen klarer und zielorientierter Kommunikation im Team ist es sinnvoll, den Eindruck, der durch den First Look gewonnen wurde, zu kommunizieren. So sind alle involvierten Personen auf demselben Stand und es ist eindeutig kommuniziert, ob die Situation beispielsweise als „potenziell kritisch" oder „potenziell nicht kritisch" eingeschätzt wird.

5.1.2 Ersteinschätzung

Neben dem Ersteindruck bestimmt die **Ersteinschätzung** die ersten Minuten des Notfalleinsatzes. Damit imponierende Umstände oder Verletzungen weitere Probleme nicht überlagern, folgt die Ersteinschätzung einer festen Struktur.

ABCDE-Schema

Das **ABCDE**-Akronym ist das universelle Schema zur **schnellen Ersteinschätzung** sowie der strukturierten Patientenbeurteilung und stellt ein wertvolles Werkzeug im Notfallmanagement dar. In ➤ Kap. 4.1.3 sind die einzelnen Schritte genauer erklärt. Die fünf Buchstaben geben eine **prioritätenorientierte Struktur** zur Untersuchung vor und dienen als sicherer roter Faden für die Patientenversorgung. Dieser Schritt wird als **Primary Assesment** oder Initial Assessment bezeichnet und bedeutet so viel wie **vorrangige Untersuchung**.
Insgesamt verfolgt das ABCDE-Schema zwei Ziele:
- **Schnelle Patienteneinschätzung**
- **Gleichzeitige Behandlung (wenn erforderlich)**

Dabei lautet die Devise: „Treat first what kills first."

Ziel ist es also, den Patienten schnell einzuschätzen, lebensbedrohliche Probleme frühzeitig zu erkennen und zu beheben und sich nicht mit Kleinigkeiten aufzuhalten. Entsprechend dauert die Ersteinschätzung anhand des ABCDE-Schemas ca. **60–120 Sekunden**, sofern es nicht zu Komplikationen im Ablauf kommt. Der Fokus liegt hier v. a. auf den ersten drei Buchstaben A, B und C. Das Schema gilt sowohl für den internistischen als auch für den traumatologischen oder pädiatrischen Patienten.

Bei traumatologischen (verletzten) Patienten hat sich ein ergänzendes C-ABCDE-Schema etabliert. Hierbei werden zunächst auffällige, lebensbedrohlich blutende Verletzungen versorgt, bevor zur bekannten Struktur übergegangen wird.

PRAXISTIPP

Das ABCDE-Schema ist in erster Linie zur schnellen Ersteinschätzung, nicht zur ausführlichen Untersuchung gedacht. Die Untersuchung kann mithilfe eines Stethoskops und einer Pupillenleuchte durchgeführt werden. Der Einsatz weiterer Geräte zur Diagnostik ist zu diesem Zeitpunkt nicht notwendig.

Wie im Ersteindruck geben der erste visuelle und verbale Kontakt mit Notfallpatienten in der Ersteinschätzung bereits erste Hinweise. Beim ABCDE-Schema ist das nicht anders. Für gewöhnlich leitet man am Patienten mit einer Art Begrüßungsfloskel die Untersuchung ein, z. B.: *„Guten Tag Frau Müller, Mustermann ist mein Name – vom Rettungsdienst. Was ist Ihre Hauptbeschwerde?"*

Im Normalfall beginnt der Patient nun zu berichten, was ihm fehlt, soweit er dazu in der Lage ist. Anhand solcher verbalen Äußerungen kann bereits anfänglich der erste Punkt der ABCDE-Struktur geprüft werden. Von hier aus wird die Ersteinschätzung am Patienten eingeleitet. Sinnvoll ist es, den Patienten dahingehend aufzuklären, dass zunächst eine generelle Einschätzung stattfindet, bevor zum „eigentlichen" Problem übergegangen wird. Der Einstieg in die ABCDE-Ersteinschätzung ist individuell und maßgeblich von der Notfallsituation und dem Patienten abhängig: *„Passen Sie auf Frau Müller, da ich Sie noch gar nicht kenne, werde ich Sie einmal generell untersuchen und dann näher auf Ihre Bauchschmerzen eingehen."*

Das fünfteilige Akronym folgt einer festen Hierarchie, die auf physiologischen Prioritäten in Notfallsituationen aufbaut.

MERKE

Untersuchungen und Maßnahmen am vitalen Patienten folgen im Notfall der ABCDE-Hierarchie. Diese basiert auf der Physiologie und dem Zusammenspiel der verschiedenen Funktionsbereiche im Körper.

Die Sauerstoffgabe unter dem Punkt Belüftung (B) ist wenig effektiv, wenn der Atemweg (A) nicht frei ist. Gibt es keine adäquate Belüftung (B), kann Sauerstoff auch nicht ins Blut diffundieren und durch den (Blut-)Kreislauf (C) zu den Zellen transportiert werden.

Im Rahmen einer Reanimation (avitaler Patient) liegt der Schwerpunkt immer auf den Thoraxkompressionen und einer schnellen Fast-Patch-Ableitung, also dem Kreislauf. Der Atemweg und die Belüftung haben hier sekundäre Priorität. Daraus lässt sich ableiten, warum avitale Patienten nicht nach dem ABCDE-Schema eingeschätzt werden.

ABCDE-Schema im engeren und weiteren Sinne

ABCDE ist im engeren, eigentlichen Sinne ein Tool der **Ersteinschätzung.** Dem würde es folglich entgegenstehen, im Rahmen dieser Ersteinschätzung sämtliche Bereiche ausgiebig zu untersuchen. Dennoch kann das Akronym im Verlauf, z. B. bei einer **orientierenden** oder **fokussierten Untersuchung**, wieder ein roter Faden im Untersuchungsablauf sein. Dies wird als ABCDE im weiteren Sinne verstanden. Die Teilbereiche geben weit mehr Untersuchungsmöglichkeiten her, als in der ersten Einschätzung erhoben werden. Bei Problemen oder Unklarheiten kann demnach anhand der ABCDE-Prioritäten die Untersuchung in ausführlich und zielgerichtet angepasst oder variiert werden. Wichtig ist dabei, die Intensität der ABCDE-Untersuchung klar zu trennen und sich vor Augen zu führen, in welchem Untersuchungsabschnitt man sich befindet und welcher Zeitansatz sinnvoll ist. Eine Gegenüberstellung der Untersuchungsintensität in den verschiedenen Kontexten ist in ➤ Tab. 5.1 dargestellt.

Tab. 5.1 Gegenüberstellung der ABCDE-Intensität

	Schnelle Ersteinschätzung nach ABCDE (60–120 s)	Ausführliche Untersuchung im Rahmen einer fokussierten Untersuchung (angepasst an Zeitsituation und Möglichkeiten)
A	• Schnelle **Atemwegserkundung** • Beurteilen des **Atemgeräuschs** und Phonie der Sprache • Beurteilung der **Schleimhäute** und Lippen • **Zusätzlich bei Trauma:** Kontrolle der HWS	• Ausführliche **Inspektion der Atemwege** • Begutachtung der **Lippen** • Untersuchung der **Mundhöhle** (v. a. **Schleimhäute, Zahnstatus** und **Zunge)** • Beurteilung der **Sprache** und der **Phonie** des Patienten • Bewerten des **Atemgeräuschs** • Ggf. **Auskultation** der oberen Atemwege (v. a. bei Kindern) • Beurteilung der **Atembewegung** (Thorax und Abdomen)

Tab. 5.1 Gegenüberstellung der ABCDE-Intensität *(Forts.)*

	Schnelle Ersteinschätzung nach ABCDE (60–120 s)	Ausführliche Untersuchung im Rahmen einer fokussierten Untersuchung (angepasst an Zeitsituation und Möglichkeiten)
B	• Beurteilung der **Atemfrequenz** (des Atemrhythmus) • Einschätzen des **Atemzugvolumens** • Schnelle Auskultation der **Atemgeräusche** • Erheben **visueller Eindrücke** (Zyanose, Halsvenen, Thoraxbewegungen, Atemhilfsmuskulatur, Einziehungen, Naselflügeln …) • **Zusätzlich bei Trauma:** Kontrolle der Trachea, Kontrolle des Thorax	• Auszählen der **Atemfrequenz** • Beurteilung des **Atemrhythmus** • Urteil über das **Atemzugvolumens** • Einschätzen der **Atembewegungen** • Ausführliche **Auskultation** der Atemgeräusche am gesamten Thorax • Prüfen nach Zyanosen • **Palpation** des Thorax • **Perkussion** des Thorax • Beurteilung des oberen **Einflusses** (Halsvenen) • Bewerten des Einsatzes der **Atemhilfsmuskulatur** • Ableitung einer **Sauerstoffsättigungskurve** • Beurteilung des **CO_2-Gehalts** der Exspiration (bei beatmeten Patienten) • Prüfen nach auffälligem **Atemgeruch** • Beurteilen des **Jugulums** (Trachea) • Beurteilung einer aktuellen **Blutgasanalyse**
C	• Beurteilen des **Pulses** (Frequenz, Rhythmus, Tastbarkeit) • Schnelle **Blutdruckeinschätzung** (periphere Pulstastbarkeit, Vigilanz, Recap-Zeit) • Bewerten der **Haut** • Bewerten der Blutungsräume (Abdomen, Becken, Oberschenkel)	• Pulsqualität an verschiedenen Stellen prüfen • Genaues Auszählen der **Pulsfrequenz** • Ermitteln der **Herzfrequenz** (EKG) • **Rhythmuskontrolle** anhand eines **EKGs** • Genaue, manuelle **Blutdruckmessung** (ggf. im Seitenvergleich) • **Rekap-Zeit** an mehreren Stellen bewerten • Genaue Suche nach **(Ein-)Blutungen** • **Hautbeurteilung** in der Peripherie (z. B. Knie) und am Körperstamm (Oberkörper) • Beurteilung **Hautfarbe** • Untersuchung der Hände und Finger • Auskultation der **Herztöne** • Beurteilen der **Venenfüllung** • Prüfen der **kardialen Auswurfleistung** • **Nierenfunktionskontrolle** • Kontrolle der **Blutungsräume,** Wunden und Drainagen • Arterielle Blutdruckmessung • **Ultraschalluntersuchungen** (v. a. Herz und Blutungsräume)
D	• Einschätzung nach **WASB** • Messen des **Blutzuckerwertes** (nur bei Vigilanzminderung) • Beurteilen der **Pupillen** (Größe, Isokorie und Lichtreaktion) • Suche nach **Intoxikationshinweisen** • **Zusätzlich bei Trauma:** Kontrolle der Wirbelsäule (wenn möglich)	• Erheben der **Glascow Coma Scale** (GCS) • **Blutzuckerkontrolle** • Beurteilen der **Pupillen** (Größe, Isokorie, Lichtreaktion) • **pH-Wert-Kontrolle** • Prüfen von Gleichgewicht, Augenreaktion, Gesicht, Armen und Sprache **(BE-FAST-Schema)** • Prüfen nach zerebraler Ischämie • **Intoxikation** ausschließen oder bewerten (Toxidrome) • Beurteilen des **Muskeltonus** und der **Sensorik** • Einschätzen des **Gangbildes** • Überprüfen von **Meningitiszeichen** • **Bildgebende Verfahren** erwägen (CT, MRT)
E	• Analyse der körperlichen **Befindlichkeit** (Schmerz, Angst …) • Schnelle **körperliche Untersuchung** • Wertung der **Temperatur** • **Entscheidung** (kritisch/nicht kritisch)	• Genaue **körperliche Untersuchung** (notwendige Entkleidung) • Beurteilung der **Augen** (Farbe, Nystagmus, Skleren …) • Prüfen auf krankheitstypische Verfärbungen oder Pigmentveränderungen • Suchen nach oberflächlichen **Hautveränderungen** • Genaue Bewertung von **Schmerzen** • Prüfen der körperlichen und psychischen **Befindlichkeit** • **Temperaturmanagement** • Beurteilung anatomischer Besonderheiten und **Formveränderungen** • Beurteilung von **Kathetern** oder **Sonden** (wenn nötig) • Bewerten von **Ausscheidungen** • Abnehmen/Bewertung von **Laborwerten** (Blutabnahme) • Entscheidung und weitere **Antizipation**

ACHTUNG

Wenn ein peripherer Puls getastet werden kann (z. B. an der A. radialis), so bedeutet das, dass die Peripherie und damit jedenfalls auch die zentralen Organe durchblutet sind. Der Blutdruck ist also ausreichend hoch, um z. B. das Gehirn zu perfundieren.

Falsch wäre es jedoch, aufgrund eines tastbaren peripheren Pulses Rückschlüsse auf einen Blutdruckwert zu ziehen. Ausführungen, nach denen bei durchbluteter Peripherie mindestens ein Blutdruckwert von bspw. 80 mmHg systolisch besteht, sind veraltet und können zu relevanten Fehleinschätzungen führen.

5.2 Gesamteindruck

Der **Gesamteindruck** ergänzt den Ersteindruck (➤ Abb. 5.1). Er setzt sich aus mehreren Komponenten zusammen und dient dazu, die Situation sowie den Patientenzustand weiterführend zu beurteilen. Eine angemessene **Anamnese** anhand des SAMPER(S)-Schemas ist dabei unumgänglich. Die SAMPLER(S)-Anamnese ist in ➤ Tab. 5.2 kurz dargestellt (➤ Kap. 4.2.1).

Tab. 5.2 SAMPLER(S)-Schema

S	Signs and Symptoms (Befunde und Symptome), OPQRST (➤ Kap. 4.2)
A	Allergies (Allergien)
M	Medication (Medikamente)
P	Past Medical History (Patientenvorgeschichte)
L	Last Meal/Excretions (letzte Mahlzeit/Ausscheidungen)
E	Events (Ereignisse direkt vor dem Notfall)
R	Risk Factors (Risikofaktoren)
(S)	Schwangerschaft

Weitere spezifische oder allgemeine Beobachtungen bezüglich Körperhaltung, Umfeld, Schmerzen, Pflege- und Ernährungszustand sind Teil der **fokussierten** oder **orientierenden Untersuchung**. Diese ist an die Notfallsituation angepasst und nicht immer obligat. Bei zeitkritischen Patienten liegt beispielsweise der Fokus auf dem Transport, sodass der Prozess der Beurteilung reduziert werden muss.

Im Rahmen einer ausführlichen Gesamteinschätzung gilt es, so viele Informationen wie möglich zu sammeln, um weitere Mosaiksteine in das Patientenbild einfügen zu können. Die Informationsbeschaffung wird dabei anhand der Patientensituation und dem Einsatzschwerpunkt ausgerichtet. Die **Deduktion** (Ableitung des Besonderen und Einzelnen vom Allgemeinen) im Rahmen einer Patienteneinschätzung umfasst ein enormes Spektrum an Informationen und ist sehr facettenreich. Wie in ➤ Abb. 5.2 zu sehen ist, werden allgemeine Informationen auf den einzelnen Patienten bezogen, sodass Rückschlüsse abgeleitet werden können.

PRAXISTIPP

Die allgemeinen Informationen und Regeln (➤ Abb. 5.2) ergeben sich z. B. durch Fachkenntnisse, Studienlagen und Statistiken, aber auch persönliche Erfahrungen.

Wichtig ist dabei, wachsam auf diese Art zur Informationsgewinnung zuzugehen. Das ist eine große Herausforderung und erfordert viel Übung, da der Einzugsbereich der deduktiven Informationsgewinnung sehr groß ist.

Weiterhin ist es schwierig, eine feste Struktur in die Beurteilung der Gesamtsituation zu bringen. Die Beobachtungsbereiche sind personen- sowie situationsabhängig, lassen sich individuell ableiten und bilden jeweils verschiedene Schwerpunkte ab. Dennoch lassen sich einige Bereiche zusammenfassen.

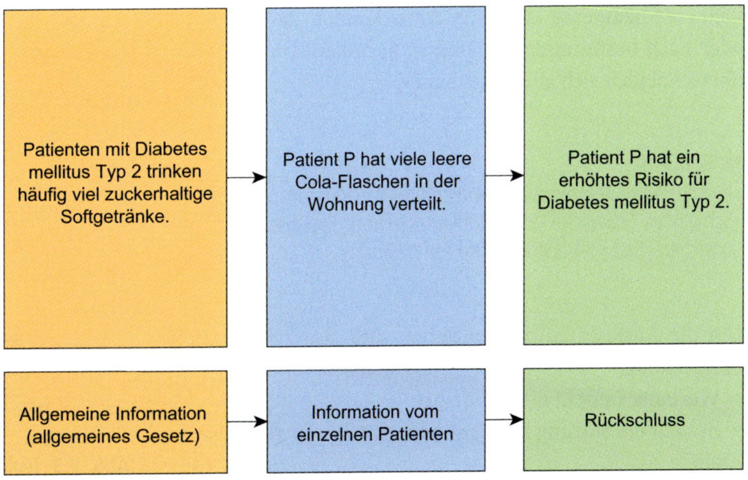

Abb. 5.2 Deduktion am Notfallpatienten [L143]

5.2.1 Position, Haltung, Gangbild, Lagerung

Die Körperhaltung (Posturalität), -position und das Gangbild des Patienten gehören zu den ersten Faktoren zur Beurteilung des Gesamteindrucks. Alle Anomalien oder Auffälligkeiten werden dahingehend hinterfragt, ob sie auf akute oder chronische Pathologien hinweisen könnten und ob die möglichen Ursachen Relevanz für den aktuellen Fall haben.

Grundsätzlich kann vorab festgestellt werden, ob der Patient **steht, sitzt** oder **liegt** und welcher **Muskeltonus** präsentiert wird. Die Örtlichkeit (Sofa, Bett, Küchenstuhl) ist ebenfalls Teil der ersten Begutachtung. Nächste Hinweise auf die Befindlichkeit des Patienten gibt dessen Körpersprache. Hier werden sowohl physische (Schonhaltung, Schmerz) wie psychische (Schutzhaltung, Angst) Aspekte bewertet. Befindet sich der Patient in einer ungewöhnlichen oder pathologischen Position, gilt es nachzuvollziehen, wie er in diese gelangt ist. Bei bettlägerigen Patienten wird das Pflegbett selbst, die krankheitsspezifische Lagerung und, soweit möglich, die Professionalität der Lagerung eingeschätzt. Materielle Hinweise auf die posturalen Möglichkeiten und die Gangfähigkeit des Patienten geben z. B. Hilfsmittel wie Geländer/Haltegriffe, Rollatoren, Rollstühle oder andere Pflegeutensilien. Ein gesundes Gangbild mit physiologischer Körperhaltung zeichnet sich durch eine aufrechte Körperposition, die erkennbare Kontrolle über die Schwerpunktverlagerung und einen physiologischen Schrittzyklus (Fersenkontakt bis Fersenkontakt) aus. Dieser stellt sich normalerweise durch die Gleichheit und Weite der Schrittlängen (rechts und links), ein gesundes Verhältnis von Stand- und Schwungphase (ca. 60 % : 40 %) und die Symmetrie der einzelnen Schritte dar. Die mögliche Gehstrecke und die Schrittgeschwindigkeit sind dabei nicht beschränkt.

Einschränkungen beim Gehen und Stehen können auf folgende Ursachen zurückgeführt werden: **orthopädische** (z. B. Arthrose, Arthritis, Kontrakturen, Ankylosen etc.), **neurologische** (Morbus Parkinson, multiple Sklerosen, Polyneuropathien, Paresen etc.), **psychogene** (PTBS, Depression, Angstzustände etc.) oder **geriatrische** (Demenz, Sarkopenien, Medikamente etc.) Weiterhin können sie chronisch oder nach bestimmten Ereignissen auftreten. Die Ursachen überschneiden sich allerdings häufig.

MERKE

In einer Anamnese werden Gangstörungen häufig unspezifisch als Schwindel, Schwäche oder Schmerz definiert. Patienten wird der unsichere Gang oft erst nach Stürzen bewusst.

Um die Auslöser zu differenzieren, sind also zielgerichtete Fragen nötig:

- Wie lange besteht die Anomalie?
- Besteht die Störung konstant oder tritt sie nur zeitweise auf?
- Wie hat sie begonnen, abrupt oder allmählich?
- Verursacht sie Schmerzen oder dient sie zu deren Verhinderung?
- Existieren Zusammenhänge zwischen der Störung und Medikamenteneinnahmen, Vorerkrankungen oder anderen Beschwerden?

Störungen im Gehen oder Stehen können aus Erkrankungen oder Verletzungen resultieren; andererseits sind sie u. U. auch ursächlich für Stürze, posturale Instabilität, Hypokinese (Bewegungsmangel) oder muskuläre Reduktion. Häufig wird bei Betroffenen durch verschiedene intrinsische und extrinsische Faktoren die Angst vor einem Sturz hervorgerufen, die in einem Teufelskreis (➤ Abb. 5.3) mündet.

In akuten Situationen gibt die Position oder Lagerung des Patienten oft Auskunft über die Befindlichkeit. Patienten mit Atemnot halten ihren Oberkörper vielfach hoch und nutzen atmungsunterstützende Muskelgruppen (z. B. im Kutschersitz). Bei einer zirkulatorischen Problematik legen oder setzen sich Betroffene häufig hin oder halten sich fest, um nicht den Halt zu verlieren. Treten akut neurologische Störungen auf, merken die Patienten dies oft nicht einmal oder wollen es nicht wahrhaben, um keine Schwäche zu zeigen. Sie verhindern dabei oftmals Bewegungen und versuchen die Störung zu kaschieren – mal bewusst, teils aber unbewusst. Auch Schmerzen, Kälte, Angst, Resignation oder andere Emotionen zeigen sich an der Körperhaltung der Betroffenen und sind Teil des gesamten Patienteneindrucks.

5.2.2 (Soziales) Umfeld

Das (soziale) Umfeld der Einsatzsituation spielt v. a. beim ersten Eindruck eine große Rolle. Es wirkt teilweise subjektiv unterbewusst auf uns ein und wird durch Erfahrungen und/oder Vorurteile unterstützt. Man kann aber auch gezielt aus der Umgebung handfeste Schlüsse ziehen oder bestimmte Risiken abschätzen. Herausforderung ist dabei, Informatio-

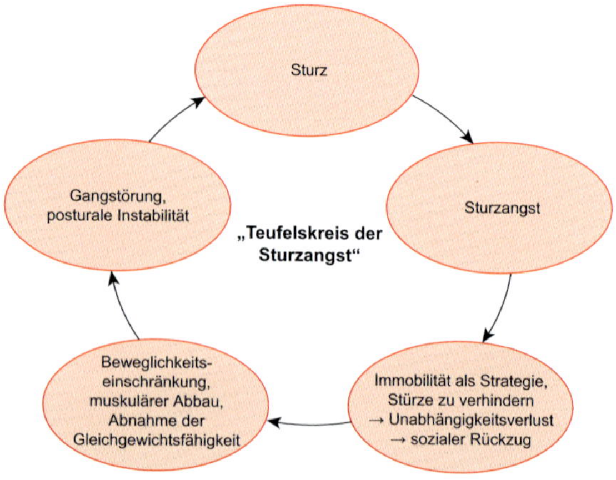

Abb. 5.3 Teufelskreis der Sturzangst [L143]

nen aus dem Umfeld zu schließen und Erfahrungen sachlich in die Situation einzubinden, ohne vom Bezugsrahmen eingenommen zu werden. Ekelgefühl, politische Einstellungen oder fremd wirkende Ethnien sind z. B. Faktoren, die häufig mit vorangestellten, nicht individuell bezogenen Urteilen einhergehen. Sicherlich sind einige Erfahrungen begründet, jedoch wäre es falsch, eigene Erkenntnisse nie wieder infrage zu stellen und in striktes Schubladendenken zu verfallen.

Gerade der Lebensbereich des Patienten lässt Rückschlüsse zu. Es ist allerdings darauf hinzuweisen, dass Untersuchungen im privaten Umfeld des Patienten in dessen **Privatsphäre** eingreifen. Damit hier keine Grenzen überschritten werden, sollte die Untersuchung nur durchgeführt werden, wenn sie notwendig oder nach lokalem Protokoll vorgeschrieben ist. Weiter müssen die Eingriffe in die Privatsphäre im Verhältnis zur Einsatzsituation stehen. Gegebenenfalls muss die Zustimmung des Patienten eingeholt werden.

Als direktes Umfeld liefert v. a. die **Wohnsituation** eines Patienten Anhaltspunkte zur Beurteilung. In Heimen oder Massenunterkünften übertragen sich Infektionskrankheiten deutlich stärker, in Pflegeeinrichtungen steht die Pflegebedürftigkeit meist bereits fest und in Wohnblocks der Großstädte paart sich Armut u. U. mit Kriminalität oder Verwahrlosung.

Aus dem Verhalten in der Wohnung lässt sich häufig der Umgang mit sich selbst ableiten. Hier können informative optische und olfaktorische Hinweise gewonnen werden. In der **Küche** kann anhand der vorhandenen (oder nicht vorhandenen) Nahrungsmittel und Getränke anfänglich der Ernährungszustand charakterisiert werden. Weiterhin lässt sich durch einen Blick in den **Kühlschank,** neben etwaigen gekühlten Medikamenten, anhand der Ablaufdaten und Lebensmittel das Einkaufsverhalten und dadurch auch die Selbstsorge ableiten. Häufig sind in Küche und Essensräumen auch Post und Briefe zu finden, die ebenfalls auf potenzielle Probleme hinweisen können (Mahnungen, ungeöffnete Briefe, Krankenhausunterlagen etc.). Das Brief-/Postgeheimnis (Art. 10 Abs. 1 GG) ist dabei unbedingt zu beachten. Im **Schlafzimmer** kann der Zustand des Bettes, der Matratze oder der Wäsche ebenfalls Indiz für die Selbstsorge sein. Der **sanitäre Bereich** gibt v. a. Anhaltspunkte der persönlichen Hygiene und Reinlichkeit des Patienten. Der Sauberkeitsstatus der Wohnsituation im Allgemeinen ist oft Maßstab für das Ausmaß einer möglichen Verwahrlosung.

Das Bestehen einer häuslichen Pflege zeigt ggf. Risiken des Patienten an und lässt Rückschlüsse auf dessen Konstitution zu. Hinweise geben dafür die **Pflegeutensilien** (Pflegebett, Triflow, Katheter etc.). Die Pflegeunterlagen (-mappe) geben weitere Auskünfte z. B. zur Bettlägerigkeit oder Art und Häufigkeit der Pflege.

In einigen Fällen kann das soziale Umfeld jedoch auch Teil des Problems sein. Häusliche Gewalt, Despressionen oder schädliche Einflüsse sind u. U. direkt an weitere Symptome oder Krankheiten geknüpft. Es kann demnach sinnvoll sein, Patienten in derartig sensiblen Situationen zu separieren oder einen solchen Verdacht weiterzugeben.

5.2.3 Leidet der Patient unter Schmerzen?

Im Rettungsdienst und in der Notfallaufnahme sind Patienten, die über **Schmerzen** klagen, häufig anzutreffen. Entsprechend kann dem Schmerz, als Leitsymptom vieler Krankheitsbilder, eine enorme Bedeutung, v. a. in der Diagnostik, zugeschrieben werden. Problematisch ist es also, wenn der Leidende bei der Formulierung der Schmerzen Probleme hat. Vor allem bei älteren Patienten und demenziell erkrankten Personen kommt es häufig zu derartigen Schwierigkeiten. Schmerzen können sich **atypisch** präsentieren und/oder kommunikativ nur eingeschränkt wiedergegeben werden. Zudem werden sie nicht unbedingt so spontan und eindrücklich geäußert, wie es jüngere Patienten tun würden. Gründe dafür können sein, dass sich ältere Patienten für ihre Schmerzen schämen oder Angst vor den Folgen der „Schmerztatsache" haben. Nicht selten landen schmerzleidende Patienten im Krankenhaus und es folgt eine komplexe Diagnostik- und Therapiekaskade; das hinterlässt Spuren und schafft u. U. negative Erinnerungen. Auch werden Schmerzen von älteren Patienten teilweise als normal angesehen oder an ihre Lebenseinstellung angepasst. Demnach ist das Leid womöglich normaler (verdienter) Bestandteil des Alterns oder wird verheimlicht, um keine Schwäche zu zeigen und die Herausforderung selbst zu bewältigen. Ferner werden Schmerzen bei Patienten mit fortschreitender Demenz schlichtweg krankheitsbedingt durch ein reduziertes Kurzzeitgedächtnis unterschlagen oder können kognitiv nicht geäußert werden.

Die Folge ist, dass die **Schmerzdiagnostik erschwert** wird und deutlich angepasst werden muss. Im Rahmen von schmerzbegleiteten Krankheitsbildern rücken andere Symptome in den Vordergrund. Zudem müssen auffällige Verhaltensweisen nunmehr als mögliche Schmerzfolge interpretiert werden. So neigen Patienten, die Schmerzen leiden, kognitiv aber eingeschränkt sind, dazu, sich zurückzuziehen oder sich konfuser zu verhalten als bisher. Weiterhin fällt es Patienten im Alter schwerer, den Schmerzcharakter (dumpf, stechend, wellenförmig, etc.) zu beschreiben und zwischen verschiedenen Schmerzarten zu unterscheiden. Damit einhergehend ist ebenfalls das Ermitteln der Schmerzintensität anhand der NRS (numerische Ratingskala) deutlich beeinträchtigt. Das abstrakte Konstrukt, das hier beschrieben wird, ist in vielen Fällen schwer umzusetzen. Je nach kognitiver Verfassung des Patienten kann die Intensität mit der VAS (visuelle Analogskala) bewertet werden. Ist eine subjektive Äußerung durch den Patienten nicht mehr möglich, muss die Beurteilung ausschließlich objektiv durch einen Beobachter stattfinden. Grundsätzlich ist jedoch die Selbsteinschätzung vorzuziehen und erst bei großen Hindernissen sollte man auf die Fremdeinschätzung zurückgreifen.

Hierzu gibt es verschiedene Werkzeuge und Herangehensweisen. Die verschiedenen Techniken beanspruchen jedoch teilweise sehr viel Zeit. Bei dementen Patienten hat sich die **BESD-Skala** (Beurteilung von Schmerzen bei Demenz) durchgesetzt (➤ Kap. 13.1.6). Das Akronym ist ein Hilfsmittel zur „schnellen" Einschätzung v. a. davon, ob der Patient unter Schmerzen leidet. Nach zwei Minuten Beobachtung können hierbei 0 bis 10 Punkte vergeben werden. Die Punktwerte sind jedoch nicht vergleichbar mit einer Punktvergabe einer Selbstauskunft. Weiterhin ist zu beachten, dass derartige Hilfsmittel nur in Kombination mit anderen Untersuchungsbefunden sowie Erfahrung mit derartigen Patienten gut funktionieren. In manchen Fällen kann es durchaus hilfreich sein, zusätzlich den Eindruck von Dritten, die die betroffene Person länger oder besser kennen (Angehörige, Pfleger), mit in die Untersuchung und die Fragen nach Veränderung einzubinden.

Unabhängig von den Schemata gibt es in der **Schmerzanamnese** von dementen oder kognitiv retardierten Patienten grundsätzliche Dinge, die beachtet werden sollten. Da es betroffenen Personen oft schwerfällt, Sachverhalte aus der Vergangenheit wiederzugeben, ist es sinnvoll die Fragen bezüglich der Schmerzen nur auf das „**Jetzt**" zu beziehen. Weiterhin können geschlossene, schnelle Fragen aus Unsicherheit oder Angst heraus mit einem einfachen „Ja" oder „Nein" abgetan werden, sodass ein valides Ergebnis der „Schmerzfrage" auf der Strecke bleibt. Vorteilhaft können in diesem Fall **offene Fragen** sein. Es bedarf also Geduld und Empathie, um eine wirkliche Antwort zu bekommen.

MERKE

Für die Schmerzbeurteilung geistig eingeschränkter Patienten sollte die Untersuchung kognitiv, sprachlich und sensorisch an die individuelle Lage der Person angepasst werden.

Um die Schmerzen genauer differenzieren zu können, sollte die Beurteilung der Schmerzen nicht nur einmalig, sondern zu verschiedenen Zeitpunkten und in unterschiedlichen Situationen (Ruhe und Bewegung) evaluiert werden. Zuletzt eröffnet die Allgegenwärtigkeit der Schmerzen älterer Patienten auch immer die Möglichkeit, dass umgekehrt **diffuse Symptome** und Probleme ihre Ursache in chronischen, unentdeckten Schmerzen haben.

5.2.4 Allgemeinzustand und Ernährungszustand

Wesentliche Grundlage für die **physische und psychische Verfassung** sind Allgemein- und Pflegezustand eines Patienten. Diese werden entsprechend in die Patientenbewertung mit einbezogen.

Allgemeinzustand

Als **Allgemeinzustand** wird die körperliche Verfassung eines Menschen bezeichnet, die sich auf den ersten Blick darstellt und zunächst unabhängig von eventuellen. Krankheitssymptomen ist. Die hier erhaltenen Eindrücke können bereits wichtige Hinweise zu dem Patienten, seinem allgemeinen **Wohlbefinden,** seiner **körperlichen Verfassung** sowie seiner emotionalen Konstitution geben. Ferner kann die erste Impression dem Verlauf des Patientenzustands später gegenübergestellt werden. Somit können Veränderungen und Auffälligkeiten, die häufig subjektiv wahrgenommen werden, identifiziert und differenziert werden. Zusätzlich ermöglicht eine Verlaufsbewertung das Validieren von Maßnahmen.

Zur Beurteilung ist der Allgemeinzustand einer Person immer im Kontext der Umstände zu verstehen. Möglicherweise muss die Bewertung an einen speziellen Umstand angepasst werden. Patienten, die den Notruf wählen oder in einer Notfallambulanz vorstellig werden, sind in den meisten Fällen plötzlichen Ereignissen ausgesetzt und suchen Hilfe. Das Geschehen hat für den Betroffen womöglich schwerwiegende physische Konsequenzen, wodurch zusätzlich eine große psychische Belastung entsteht. Diese und weitere Faktoren beeinflussen das Verhalten von Menschen in Not und sind bei der Beurteilung stets zu berücksichtigen. Der Allgemeinzustand wird also einerseits objektiv bewertet, erfordert jedoch auch ein gewisses Maß an Empathie, um den Zustand richtig einordnen zu können. Zum Beispiel wird ein höflicher, logisch handelnder Mensch in einer Notlage womöglich aus Angst unfreundlich und aggressiv reagieren oder eher irrational handeln.

Analog zum speziellen Umstand der Notfallsituation, werden auch das Lebensalter und die physiologischen Veränderungen im Alter (z. B. der Beweglichkeitsverlust, Verminderung des Hör-/Sehvermögens …) berücksichtigt. Aufgetretene Veränderungen, Einschränkungen und Defizite können Einfluss auf den Allgemeinzustand haben. Zum Beispiel wirkt sich eingeschränkte Beweglichkeit auf die persönliche Hygiene, die Kleidung oder die Stimmung aus. Mehr als die Quantität ist also die Qualität der Beeinträchtigung bezeichnend für die Bewertung geriatrischer Patienten.

Im Verlauf zeichnen sich bei der Untersuchung und Anamnese u. U. Krankheiten ab, die im Rahmen einer Reevaluierung des Allgemeinzustands neue Bewertungsmöglichkeiten bieten. Die kognitiven Fähigkeiten eines Demenzpatienten werden hier besonders beurteilt, genau wie die Bewegung eines Patienten mit bestehender Hemiparese nach einem Schlaganfall.

Der Allgemeinzustand eines Patienten wird in drei Qualitätsstufen eingeteilt:

- **Guter Allgemeinzustand**
- **Reduzierter Allgemeinzustand**
- **Schlechter Allgemeinzustand**

Bei der Beurteilung bezieht sich die Beobachtung auf die übergeordneten Bereiche des **Erscheinungsbilds,** die **Mobilität,** die **Kommunikation** und die **kognitiven Fähigkeiten.** Mögliche Kriterien zur Beurteilung dieser Bereiche sind in ➤ Tab. 5.3 aufgeführt.

Bei Patienten, die pflegebedürftig sind, werden in den meisten Fällen eine **Pflegemappe** oder andere Dokumente diesbezüglich erstellt. In Pflegeheimen werden Überleitungsbogen bereitgehalten. In solchen Unterlagen sind grundlegende Informationen über die betroffene Person gesammelt. Unter anderem finden sich hier Angaben bezüglich der bestehenden Fähigkeiten und Einschränkungen, also des eigentlichen Allgemeinzustands. Aufgrund dieser Basis kann ein **Soll-Ist-Vergleich** erstellt werden. So wird der Zustand des Patienten realistisch beurteilt und mögliche Reduktionen können herausgefiltert werden.

Wenn keine derartigen Unterlagen zur Verfügung stehen, muss der Soll-Status erschlossen werden. Verständlicherweise bauen solche Überlegungen oftmals auf Mutmaßungen, jedoch können einige Faktoren durchaus verlässlich eingeschätzt werden, wenn Hinweise sensibel gedeutet werden. Letzteres macht eine ausführliche Begutachtung des Umfelds, der Anamnese, des Zustands sowie der Verfassung des Patienten notwendig.

Ernährungszustand

Den **Ernährungszustand** von Patienten einzuschätzen ist oft schwierig. Dennoch ist die Ernährung immer mehr ein wesentlicher Bestandteil von Therapien und möglicherweise Ursache von Krankheiten. Ein Beispiel dafür ist das Krankheitsbild Diabetes mellitus Typ 2. Die Ernährung stellt einen substanziellen Zusammenhang zu dieser Erkrankung dar und die Fallzahlen steigen stetig. Neben typischen optischen Veränderungen kann falsche Ernährung also auch durchaus pathologische Folgen wie z. B. Adipositas haben. Es können folglich an einigen Ernährungszuständen Krankheitsrisiken abgeleitet werden.

Im Rahmen der Notfallversorgung kann durch die Ernährung meist kein therapeutischer Vorteil für den Patienten erreicht werden. Bedeutender ist dagegen die Rolle im Gesamteindruck des Patienten. Der Ernährungszustand gibt wichtige Hinweise bei der Untersuchung des allgemeinen Zustands des Patienten, auch in Notfallsituationen. Er wird anhand mehrerer Faktoren beurteilt. Wichtig für eine unmittelbare Einschätzung sind v. a. **Körpergewicht** in Relation zur Körpergröße **(BMI),** die körperliche **Konstitution** (subjektive Erscheinung) sowie die Bewertung der **Haut** und der **Hautfalten.** Weiterhin können Informationen über Blutlaborwerte (z. B. Kreatin) oder die körperliche, elektrische Impedanz hinzugezogen werden.

Tab. 5.3 Beobachtungsbereiche zur Einschätzung des Allgemeinzustands (nach Brobst et al. 1997)

Erscheinungsbild	Kognitive Fähigkeiten	Kommunikation	Mobilität
Alter • Altersgemäßes Äußeres?	**Bewusstsein** • Orientierung? • Wahrnehmung von Personen, Raum und Zeit?	**Sprache** • Klare Sprache? • Reaktion auf sprachliche Stimulation? • Kurze/Einwort-Sätze?	**Gehvermögen** • Selbstständiger, sicherer Gang? • Gehhilfen? • Gangbild? • Hilfsbedürftig?
Körperliche Verfassung • Kondition? • Der Körpergröße angemessenes Gewicht? • Behinderungen? • Narben, Ausschlag?	**Stimmung** • Gesprächig? • Knappe Antworten nur auf direkte Fragen? • Zögerndes Antworten? • Wütendes Antworten? • Hält oder meidet Blickkontakt?	**Hören** • Hört gut genug, um Fragen zu beantworten? • Taubheit, Zeichensprache?	**Bewegung** • Alle Extremitäten beweglich? • Schwächen? • Spastiken?
Bekleidung • Der Jahreszeit un-/angemessen? • Sauber, gepflegt? • Schmutzig, kaputt, unangenehmer Geruch?	**Denken** • Passende Gesprächsführung/ Bemerkungen? • Folgt Aufforderungen?	**Sehvermögen** • Lesevermögen? • Brille, blind?	
Persönliche Hygiene • Sauber, gekämmt? • Ungepflegt; schmutzige Haut, Haare, Nägel, Rasur? • Körper-/Mundgeruch?			
Hautfärbung • Blass, rötlich, bläulich, gelblich, sonnengebräunt?			

MERKE

Der Body-Mass-Index (BMI) setzt Körpergewicht und Körpergröße in ein Verhältnis, das in Bezug auf Über- oder Untergewicht beurteilt werden kann. Dabei handelt es sich um eine oberflächliche, schnelle Einschätzung. Die Physiologie der BMI-Werte ist abhängig von weiteren Faktoren (Alter, Geschlecht ...). Der BMI berechnet sich aus dem Quotienten aus Körpergewicht und Körpergröße zum Quadrat.

Unterschieden wird grundsätzlich zwischen Folgendem:

- **Mangelernährung** (BMI < 18,5)
- **Normale Ernährung** (BMI 18,5–24,9)
- **Überernährung** (BMI > 25)

Unter die Mangelernährung fallen Patienten, die aus unterschiedlichen Gründen (Mittellosigkeit, Essstörungen, psychische Faktoren etc.) nicht genug Nährstoffe zu sich nehmen oder pathologische Prozesse dies verhindern (Tumoren, rheumatoide Arthritis, Stoffwechselstörungen, Durchfälle etc.). Folgen sind reduziertes Körpergewicht bis hin zur Kachexie. Zusätzlich können auch brüchige Fingernägel, Haarausfall, chronische Müdigkeit und Kopfschmerzen auf einen Mangel an Nährstoffen hinweisen. Da der menschliche Körper eine ganze Reihe an Nährstoffen für seine Physiologie benötigt, ist nicht verwunderlich, dass eine Mangelernährung zu gefährlichen und sogar lebensbedrohlichen Störungen führen kann.

Überernährung ist so populär, dass die Abgrenzung zum normalen Ernährungszustand deutlich schwieriger ist. In Deutschland sind etwa 67 % der Männer und 53 % der Frauen übergewichtig. Zu differenzieren ist zwischen Übergewicht und Adipositas (23 % der Männer, 24 % der Frauen). Adipositas (Grad I) beschreibt starkes Übergewicht (Fettleibigkeit) – bemessen an einem BMI von über 30 (Grad II: 35–39,9; Grad III: > 40). Ursachen sind in den meisten Fällen falsche, übermäßige Ernährung und Bewegungsmangel. Aber auch Erkrankungen (physisch wie psychisch) können Überernährung begünstigen.

Übergewicht schlägt sich v. a. in Veränderungen des Herz-Kreislauf-Systems, der Lunge und dem Stoffwechsel nieder. Häufig kommt es zu Bluthochdruck sowie Kurzatmigkeit und es entsteht ein kardiovaskuläres Risikoprofil (erhöhtes Risiko für Herzinfarkte). Hinzu kommen noch weiter Folgen und Folgeerkrankungen, wie allem voran Stoffwechselerkrankungen (z. B. Diabetes mellitus Typ 2) und Herzrhythmusstörungen (z. B. Vorhofflimmern). Viele der Konsequenzen münden in durchaus lebensbedrohlichen Ereignissen wie Herzinfarkten oder Schlaganfällen. Übergewicht stellt also immer einen **Risikofaktor** dar.

5.2.5 Pflegezustand

Patienten, die einer Pflege bedürfen, starten von einem gänzlich anderen Ausgangspunkt in eine Notsituation als andere Patienten. Der Zustand der Pflegebedürftigkeit begründet sich immer in vorbestehenden Einschränkungen durch z. B. Krankheit oder Alter. Dieser Kontext gibt bereits einige Informationen und veranlasst zu weiteren Fragen. So ist es sinnvoll für einen umfänglichen Gesamteindruck, die Ursache der Pflege und den **Pflegezustand** festzustellen.

Je tiefer die Fachkenntnis über die Pflege von bedürftigen Patienten ist, umso größer auch das Urteilsvermögen darüber. Davon unabhängig können bereits aus der Art der Bedürftigkeit weitere Schlüsse hinsichtlich des Pflegezustands gezogen werden.

Fortscheitende medizinische Möglichkeiten und Entwicklungen ebnen den Weg für weitgreifende Gesundheit, während sich Krankheiten an den Lebensstil der Menschen anpassen und altersübergreifend auftreten. Die Einschätzung eines Pflegezustands ist dadurch nicht anhand des Alters möglich, sodass angepasst aus der Pflegesituation und dem möglicherweise bestehenden Pflegegrad geschlussfolgert werden muss.

Pflegebedürftigkeit und Pflegegrade

Eine **Pflegebedürftigkeit** kann in allen Lebensabschnitten auftreten, ist also altersunabhängig. Sie begründet sich durch andauernde Beeinträchtigungen körperlicher, geistiger oder psychischer Fähigkeiten, wodurch externe Hilfe notwendig ist. Ebenfalls als pflegebedürftig eingeschätzt werden Personen, die gesundheitlich bedingte Belastungen nicht eigenständig und langfristig bewältigen oder kompensieren können.

Nicht alle hilfsbedürftigen Menschen sind auf das gleiche Maß an Unterstützung angewiesen. Daher werden entsprechende Patienten mit einem individuell angepassten **Pflegegrad** versehen, der den notwendigen Einflussbereich und die Fördermittel definiert.

In Deutschland geben fünf Pfleggrade das Ausmaß der Pflegebedürftigkeit an:

- **Pflegegrad 1:** Geringe Beeinträchtigungen der Selbstständigkeit oder der Fähigkeiten.
- **Pflegegrad 2:** Erhebliche Beeinträchtigungen der Selbstständigkeit oder der Fähigkeiten.
- **Pflegegrad 3:** Schwere Beeinträchtigungen der Selbstständigkeit oder der Fähigkeiten.
- **Pflegegrad 4:** Schwerste Beeinträchtigungen der Selbstständigkeit oder der Fähigkeiten.
- **Pflegegrad 5:** Schwerste Beeinträchtigungen der Selbstständigkeit oder der Fähigkeiten mit besonderen Anforderungen an die pflegerische Versorgung.

Die Pflegekasse beurteilt die Betroffenen hierfür nach sechs Modulen mit jeweils mehreren Unterpunkten. Diese Elemente werden unterschiedlich stark gewertet und bilden diverse Bereiche des täglichen Lebens ab. Dabei wird geprüft, was der Pflegebedürftige im Alltag allein leisten kann, was er weiterhin für Fähigkeiten besitzt, wie selbstständig er ist und wobei er Hilfe benötigt.

- **Modul 1 „Mobilität":** Hier werden die körperliche Beweglichkeit und Möglichkeiten der persönlichen Fortbewegung beurteilt.
- **Modul 2 „Geistige und kommunikative Fähigkeiten":** Es werden die Möglichkeiten der Kommunikation im Alltag eingeschätzt. Zeitliche wie räumliche Orientierung, Sachverständnis, Risikoabschätzung und Gesprächsfähigkeit sind hierbei Kriterien.
- **Modul 3 „Verhaltensweisen und psychische Problemlagen":** Es beschäftigt sich mit etwaigen Verhaltensauffälligkeiten und Ängsten der Patienten.
- **Modul 4 „Selbstversorgung":** Die Befähigung zu grundlegenden Tätigkeiten wie Körperpflege, Essen und Trinken oder auch der Toilettengang wird hier bewertet.
- **Modul 5 „Selbstständiger Umgang mit krankheits- oder therapiebedingten Anforderungen und Belastungen – sowie deren Bewältigung":** Da mit einer Pflegebedürftigkeit in den meisten Fällen Krankheiten einhergehen, wird die Handhabung mit diesen hier beurteilt.
- **Modul 6 „Gestaltung des Alltagslebens und sozialer Kontakte":** Zuletzt wird geprüft, inwieweit Betroffene ihren Tagesablauf selbstständig gestalten und zwischenmenschliche Beziehungen pflegen können.

Anhand der daraus ermittelten Pflegestufe werden nun die unterstützenden Mittel und v. a. die finanzielle Unterstützung bemessen.

Ausgehend vom Pflegegrad können nun bereits einige Rückschlüsse auf den Patienten getroffen werden. Nichtsdestotrotz sind die Einschränkungen der Patienten sehr individuell – unabhängig vom Pflegegrad. Genauere Anhaltspunkte finden sich in den Dokumenten der Patienten (Pflegemappe, Überleitungsbogen) oder können über Personen, die den Betroffenen kennen, erfragt werden. Hier bezogene Informationen können mit dem aktuellen „Notfall"-Zustand des Patienten verglichen werden; Veränderungen oder Auffälligkeiten helfen bei der Einschätzung des Patientenzustands. Auch wenn keine Besonderheiten oder Veränderungen auffallen, hilft der Pflegegrad u. U. dabei die Gesamtsituation abzuschätzen und einzuordnen.

Äußerer Pflegezustand

Der **äußere Pflegezustand** kann bei jedem Patienten begutachtet werden – sei es bei einem Patienten, der sich selbst pflegt, oder bei einem, der auf Fremdpflege angewiesen ist. Umfang und Anspruch dieser Pflege ist von Person zu Person unterschiedlich.

So individuell wie die Pflegebedürftigkeit eines Patienten, sind auch die pflegerischen Maßnahmen, die bei ihm notwendig sind. Einige Bereiche überschneiden sich jedoch bei vielen Patienten, sodass man in ihrem Einflussbereich abschätzen kann, wie der Pflegestatus bei jemandem ist. Das ausführliche Einschätzen der Pflegesituation umfasst eine große Menge an Themenbereichen und Domänen, sodass eine eingehende Begutachtung den Rahmen der Notfallsituation (auch wenn sie „nicht kritisch" ist) überschreiten würde. Die Gebiete, an denen sich der Pflegezustand schnell beurteilen lässt, können sein:

- **Körperhygiene:**
  - Hautstatus
  - Zahn und Mundpflege
  - Zustand der Anhangsgebilde (Haare und Nägel)
  - Körpergeruch
- **Umgebung:**
  - Ordnung
  - Sauberkeit der Wohnung
  - Geruch im Raum
- **Kleidung:**
  - Art der Kleidung
  - Sauberkeit der Kleidung

Die Verfassung, in der sich die Patienten pflegerisch (Hygiene, Umgebung, Kleidung) befinden, lässt zum einen darauf schließen, wie der Patient selbst oder die Pflegekräfte mit der Gesundheit, dem Gesundheitsschutz oder bestehenden Krankheiten umgehen. Zum anderen hat der pflegerische Status Einfluss auf einige Krankheitsbilder oder lösen diese sogar aus.

5.3 Besondere Patientengruppen

5.3.1 Geriatrische Patienten

Frank Löwe

Längst ist der demografische Wandel eine spürbare Veränderung in unserer Gesellschaft und macht auch vor Notfallaufnahmen und Rettungsdiensten nicht halt. Die stetig zunehmende Alterung der Bevölkerung hat sich zu einer erheblichen Herausforderung für den Medizinsektor entwickelt. Die notfallmedizinische Versorgung von geriatrischen Patienten entwickelt sich fortlaufend zu einer immer häufigeren Aufgabe von Rettungsdiensten und Notfallaufnahmen. Ursächlich für den demografischen Wandel sind die anhaltend niedrigen Geburtenraten und der kontinuierliche Anstieg der Lebenserwartung. Über die Hälfte aller Patienten, die eine Notaufnahme aufsuchen oder den Rettungsdienst alarmieren sind betagt (> 65 Jahre). Viele somatische Erkrankungen präsentieren sich bei dieser Patientengruppe häufig mit unspezifischen Symptomen und führen leicht zu Untertriagierung und Fehleinschätzung der Dringlichkeit von Untersuchungen mit fatalen Folgen für die Betroffenen.

ACHTUNG

Bei geriatrischen Patienten kann die für häufige Erkrankungen typische Symptomatik gänzlich fehlen, in abgeschwächter Form auftreten oder sich atypisch zeigen. Dies birgt das Risiko einer inadäquaten Diagnostik und falschen Therapie.

Geriatrietypische Multimorbidität, Polypharmazie sowie die Abnahme körperlicher und kognitiver Fähigkeiten führen zu einer Zunahme der Komplexität von Diagnose und Therapie von Erkrankungen. Der alternde Mensch ist insofern besonders zu betrachten, als dass er sich häufig durch veränderte Beschwerdebilder und das vermehrte Vorkommen von Syndromen auszeichnet. Die vier großen Syndrome der Geriatrie werden in der aktuellen Fachliteratur als die vier „Riesen" oder **geriatrischen „Is"** bezeichnet:

- Intellektueller Abbau (kognitive Einschränkungen, Symptome von Demenzerkrankungen)
- Immobilität (inklusive Sturzneigungen)
- Instabilität (erhöhte Vulnerabilität, z. B. Stoffwechselentgleisungen)
- Inkontinenz (Harn und Stuhl)

Neben diesen vier „Riesen" existieren in der Literatur weitere klassische geriatrische Leitsymptome, die eng mit den obigen verzahnt sind, sich gegenseitig beeinflussen können und mitunter eine intensivere Behandlung des Betroffenen über den allgemeinen medizinischen Behandlungsrahmen hinaus erfordern. Hierzu zählen:

- Insomnia (Schlafstörungen)
- Isolation (Einsamkeit)
- Iatrogene Erkrankungen (Polypharmazie)
- Irritables Kolon (Reizdarm)
- Impaired Eyes and Ears (Seh-/und Hörstörungen)
- Impecunity (Armut)

Diese und weitere Faktoren müssen bei der Notfallbehandlung von geriatrischen Patienten besondere Berücksichtigung finden. Die medizinische Versorgung dieser speziellen Patientengruppe ist personell und sachlich aufwendiger als die des jüngeren Kollektivs. Sie erfordert daher umfangreiche Spezialkenntnisse in den Fachgebieten der Physiologie und Pathophysiologie des alternden Menschen, der Pharmakotherapie sowie der Besonderheiten der Diagnostik und Behandlung.

Epidemiologie

In Deutschland hat sich in den vergangenen 30 Jahren die Zahl der 60 Jahre alten und älteren Menschen von 16,3 Mio. (1990) bis 20,57 Mio. im Jahr 2006 entwickelt. Der prozentuale Anteil der 60-jährigen und älteren Menschen betrug 1990 20,4 % und stieg bis zum Jahr 2006 auf 25,0 % an. Bei den „Hochaltrigen" lässt sich ein ähnlicher Trend beobachten. Die Zahl der 80-jährigen und älteren Menschen entwickelte sich von 3,01 Mio. im Jahr 1990 auf bis zu 3,77 Mio. 2006. Der Bevölkerungsanteil stieg von 3,8 % 1990 auf 4,5 % im Jahr 2006. Laut Prognosen des Statistischen Bundesamtes wird der Anteil der über 60-Jährigen der deutschen Bevölkerung im Jahre 2030 voraussichtlich 35 % betragen. 2014 waren es noch 27 %. Bis zum Jahr 2050 werden vermutlich 38 % der Bevölkerung jenseits der 60 sein.

MERKE

Der Bevölkerungsanteil, der über 70-jährigen Notfallpatienten liegt bereits jetzt bei über 30 % und ihre Zahl wird stetig zunehmen.

Ebenso wird der Trend der stetig wachsenden Zahl der „Hochaltrigen" auch in den kommenden Jahrzehnten fortgesetzt werden. Ihre Zahl wird im Vergleich zu 3,9 % 2006 bis 2050 voraussichtlich 10,7 % betragen. Da mit zunehmendem Alter auch das individuelle Krankheitsrisiko steigt, ist neben der wachsenden Zahl älterer Menschen in Deutschland zukünftig auch ein paralleler Zuwachs des Bevölkerungsanteils mit manifestierten chronischen Erkrankungen zu erwarten. Diese Entwicklungen werden in den kommenden Jahrzehnten aller Voraussicht nach unweigerlich zu einer weiter steigenden Inanspruchnahme medizinischen Fachpersonals führen und die Arbeit von Notaufnahmen, Rettungsdiensten, Kliniken und Hausärzten maßgeblich beeinflussen.

Charakteristische Merkmale

Geriatrische Patienten definieren sich in erster Linie nicht über ihr Lebensalter („kalendarisches Alter"), sondern vielmehr über eine charakteristische multifaktorielle Problemkonstellation bei einem gealterten Organismus („biologisches Alter"). Laut der Fachgesellschaften **DGG** (Deutsche Gesellschaft für Geriatrie e.V.), **DGGG** (Deutsche Gesellschaft für Gerontologie und Geriatrie e.V.) und **BAG** (Bundesarbeitsgemeinschaft der Klinisch-Geriatrischen Einrichtungen e.V.) wird der geriatrische Patient wie folgt definiert:

Der geriatrische Patient ist definiert durch:

- Geriatrietypische Multimorbidität, altersbedingte Funktionseinschränkungen

und

- Höheres Lebensalter (i. d. R. über 70 Jahre)

oder durch

- Alter über 80 Jahre
- Alterstypisch erhöhte Vulnerabilität
- Gefahr der Chronifizierung
- Erhöhtes Risiko des Verlusts der Autonomie mit Verschlechterung des Selbsthilfestatus

Multimorbidität

In der Fachliteratur existieren zahlreiche und unterschiedlichste Definitionen für „Multimorbidität". In der S3-Leitlinie der Deutschen Gesellschaft für Allgemeinmedizin und Familienmedizin e.V. (DEGAM) wird die „Multimorbidität" folgendermaßen definiert: *„Das gleichzeitige Vorliegen mehrerer chronischer Erkrankungen (drei oder mehr), wobei nicht eine einzelne Erkrankung im besonderen Fokus der Aufmerksamkeit steht und Zusammenhänge zwischen den Krankheiten zwar bestehen können, aber nicht müssen."*

Als eine der großen Errungenschaften der heutigen Medizin gilt sicherlich die stetige Verbesserung medizinischer Behandlungsmethoden. US-amerikanische Untersuchungen ergaben, dass derartige Fortschritte zwar dazu beitragen die krankheitsbezogene Mortalität zu senken und individuelle Lebenserwartung zu erhöhen. Gleichwohl hat dies jedoch eine Zunahme der Anzahl multimorbider Menschen zur Folge. Multimorbidität und Alter korrelieren. Die Zahl der Krankheiten und der Anteil der Menschen mit multiplen Erkrankungen nehmen mit dem Alter zu. Bei nahezu der Hälfte der Bevölkerung besteht bereits im Alter von 50 Jahren eine chronische Erkrankung. Im Alter von 65 Jahren sind bereits die meisten Menschen multimorbid.

MERKE

Typische Komorbiditäten geriatrischer Patienten sind:
- Kardiovaskuläre Erkrankungen
- Demenzielle Erkrankungen
- COPD
- Diabetes mellitus
- Nierenfunktionsstörungen

Mit Zunahme der Anzahl chronischer Erkrankungen eines Patienten steigt auch die Komplexität der Zuordnung der Symptome und Befunde sowie die Auswahl Erfolg versprechender Therapieverfahren. Des Weiteren besteht bei Multimorbiden aufgrund ihrer alterstypischen somatischen Veränderungen ein besonders hohes Risiko unbekannter pharmazeutischer Interaktionen, weshalb das therapeutische Vorgehen eine große Herausforderung darstellt. Die Multimorbidität von Patienten ist häufig die Ursache für wiederholte Konsultationen einer Notaufnahme oder Verständigung des Rettungsdienstes innerhalb kurzer Zeit. Ungefähr 27 % der älteren Patienten, die aus einer Notaufnahme entlassen werden, stellen sich innerhalb von drei Monaten erneut vor, werden stationär aufgenommen oder versterben. Viele dieser Patienten könnten von speziellen altersmedizinischen Behandlungskonzepten profitieren. Es gilt als unumstritten, dass eine derartige altersmedizinische Betreuung durch spezialisierte Altersmediziner (Geriater) die Prognose dieser Patienten deutlich verbessern kann. Doch zunächst müssen derartige Patienten mithilfe von unterschiedlichen Instrumenten erkannt und herausgefiltert werden, die von einer altersmedizinischen Behandlung profitieren würden. Ein internationales valides Instrument zur Einschätzung des Risikos für Multimorbidität und Notwendigkeit einer stationären Aufnahme ist das ISAR-Screening nach Köller (➤ Tab. 5.4).

Der Fragebogen sollte stets in Zusammenarbeit mit dem Patienten oder seiner Bezugsperson beantwortet werden. Maximal kann ein Wert von 6 Punkten erreicht werden. Bei einer Punktzahl von 2 oder mehr besteht mit hoher Wahrscheinlichkeit ein spezieller geriatrischer Handlungsbedarf.

Frailty

Ein weiteres Instrument, um geriatrische Risikopatienten zu identifizieren, ist die Erfassung von **„Frailty"**. Der Begriff stammt aus dem Englischen und bedeutet „gebrechlich, hinfällig". Frailty ist ein geriatrisches Syndrom. Hierbei handelt es sich um einen Komplex aus Symptomen, der vorwiegend bei älteren Menschen auftritt. Charakteristisch für das Frailty-Syndrom ist eine erhöhte körperliche Anfälligkeit sowie geringere Widerstandskraft der Betroffenen gegenüber internen und externen Stressfaktoren. Die Erfassung von Personen mit Frailty kann ein erweitertes geriatrisches Assessment erfordern sowie speziell ausgerichtete Therapieverfahren für die Betroffenen ergeben. Ferner können mit Frailty Personen herausgefiltert werden, die ein erhöhtes Risiko für ungünstige Behandlungsverläufe aufweisen. Mit dem deutschen Begriff „Gebrechlichkeit" werden viele Leser ein bestimmtes Bild eines älteren Menschen assoziieren, obwohl die exakte

Tab. 5.4 Indikatoren für Multimorbidität nach ISAR (Identification Seniors at Risk) (adaptiert nach Warburton RN et al. 2004)

Indikatoren	Auswertung
Hilfebedarf: Waren Sie vor der Erkrankung oder Verletzung, die Sie in die NFA geführt hat, zu Hause bereits hilfsbedürftig?	Ja = 1 Nein = 0
Akute Veränderung des Hilfebedarfs: Benötigten Sie in den vergangenen 24 h mehr Hilfe als zuvor?	Ja = 1 Nein = 0
Hospitalisierung: Waren Sie in den vergangenen 6 Monaten für einen oder mehrere Tage im Krankenhaus?	Ja = 1 Nein = 0
Sensorische Einschränkung: Haben Sie unter normalen Umständen erhebliche Probleme mit dem Sehen, die nicht mit einer Brille korrigiert werden können?	Ja = 1 Nein = 0
Kognitive Einschränkung: Haben Sie ernsthafte Gedächtnisprobleme?	Ja = 1 Nein = 0
Multimorbidität: Nehmen Sie pro Tag 6 oder mehr verschiedene Medikamente ein?	Ja = 1 Nein = 0

Definition des Begriffs Frailty eher schwierig ist. Über eine genaue wissenschaftliche Definition herrscht bisher noch keine Einigkeit. In der Fachliteratur wird Frailty aktuell als Einschränkung physiologischer Reserven und erhöhter Vulnerabilität gegenüber auftretenden Stressfaktoren zusammengefasst. Erhöhte Vulnerabilität beschreibt eine unerwartete/unverhältnismäßige körperliche Reaktion auf eine eher geringe gesundheitliche Störung bzw. Erkrankung. Als Stressoren können Hospitalisierung oder operative Eingriffe fungieren. Ursächlich wird für die erhöhte Vulnerabilität der altersassoziierte Verlust individueller Reservekapazitäten u.a. in den Bereichen Immunsystem, endokrinologisches System und zentrales Nervensystem vermutet. Die altersbedingte Muskelveränderung in Form von Atrophie mit konsekutivem Verlust der Muskelkraft (Sarkopenie) erhöht im höheren Lebensalter das Risiko für Stürze ungemein. Frailty ist deshalb mit einem gesteigerten Risiko für einen Autonomieverlust und erhöhter Mortalität verbunden. Es existiert eine Vielzahl an unterschiedlichsten Frailty-Erfassungsinstrumenten (z.B. CSHA-Frailty-Index, Edmonton Frail Scale, LUCAS-Funktionsindex). Dabei unterscheiden sich die Instrumente v.a. hinsichtlich ihres Erhebungsfokus. So fokussieren sich einige von ihnen z.B. ausschließlich auf die körperliche Funktion, während andere wiederum die kognitive oder psychische Situation in den Mittelpunkt ihrer Erhebungen stellen. ➤ Tab. 5.5 zeigt eines der ältesten und am häufigsten verwendeten Frailty-Diagnose-Schemata nach Fried et al.

Nach Fried kann von einer Frailty ausgegangen werden, wenn mindestens drei der oben genannten Kriterien erfüllt sind. Sind es nur ein bis zwei Kriterien, spricht man von einer sog. **„Prefrailty“.**

In der Praxis findet für die Diagnosestellung häufig auch das **FRAIL-Screening** Anwendung. Dabei werden folgende Kriterien in Form eines Fragebogens abgefragt:

- **F**atigue (Müdigkeit): Sind Sie häufig müde?
- **R**esistance (Muskelkraft): Ist es Ihnen möglich, eine Etage auf der Treppe zu bewältigen?

Tab. 5.5 Frailty-Kriterien (nach Fried et al. 2001)

Kriterien	Beurteilung
Ungewollter Gewichtsverlust im vergangenen Jahr	≥ 4,5 kg
Subjektive Erschöpfung (Selbsteinschätzung)	Zumindest an 3 Tagen der letzten Woche: „Alles ist anstrengend.“ „Ich komme nicht in die Gänge.“
Handkraftmessung (Jamar-Dynamometer)	♂ < 30 kg ♀ < 17 kg
Langsame Gehgeschwindigkeit	< 0,65 m/s (♂ ≤ 173 cm; ♀ ≤ 159 cm) < 0,76 m/s (♂ > 173 cm; ♀ > 159 cm)
Geringe körperliche Aktivität	♂: < 383 kcal/Woche ♀: < 270 kcal/Woche

- **A**mbulation (Gehfähigkeit): Gelingt es Ihnen problemlos, 100 m weit zu gehen?
- **I**llness (Krankheiten): Leiden Sie an mehr als fünf Erkrankungen?
- **L**oss of Weight (Gewichtsverlust): Haben Sie im vergangenen halben Jahr ungewollt mehr als 5 kg abgenommen?

Die Auswertung der FRAIL-Skala verläuft analog zur Erhebung nach Fried. Wird kein Kriterium erfüllt, wird die Person als körperlich „fit“ eingestuft. Bei ein bis zwei Kriterien kann eine Prefrailty vorliegen, bei mindestens drei eine Frailty.

Polypharmazie

Wegen zunehmender Multimorbidität in der alternden Gesellschaft nehmen immer mehr Menschen mehr als fünf Medikamente täglich ein. Die **Polypharmazie** bringt dabei erhöhte Risiken mit sich. Ungefähr 15–30 % aller Hospitalisierungen älterer Menschen basieren auf unerwünschten Medikamentenwirkungen oder Interaktionen. Nicht selten führen diese zu lebensbedrohlichen Krankheitsverläufen. Nach der Berliner Altersstudie erhalten Menschen im Alter über 70 Jahren durchschnittlich drei verschiedene Arzneimittel pro Tag. Circa 35 % dieser Altersgruppe erhalten fünf bis acht und 15 % sogar mehr als 13 unterschiedliche Medikamente täglich.

MERKE

Im Durchschnitt nehmen geriatrische Patienten mehr als 6 Medikamente regelmäßig ein.

Das Risiko unerwünschter Neben- und Wechselwirkungen korreliert dabei mit der Anzahl eingenommener Medikamente. Die gleichzeitige Einnahme von mehr als sechs Medikamenten geht mit bis zu 25 % unerwünschter Nebenwirkungen einher. Laut Arzneiverordnungsreport 2010 ist der Medikamentenverbrauch in der Altersgruppe von 85 bis 94 Jahren mit durchschnittlich mehr als vier definierten Tagesdosen am höchsten.

PRAXISTIPP

Bereits präklinisch sollte stets eine Erhebung einzunehmender Medikamente erfolgen. Das gezielte Nachfragen nach Medikamentenlisten oder Behandlungsberichten ist als unerlässlicher Bestandteil der Patientenversorgung anzusehen.

Ab der Einnahme von fünf Medikamenten sind laut Experten Interaktionen nicht mehr vorhersagbar. Zu den Arzneimitteln, die bei dieser Altersgruppe häufig unerwünschte Medikamentenwirkungen begünstigen, gehören:

- Antihypertensiva (ca. 36 %)
- Antikoagulanzien (ca. 33 %)
- Psychopharmaka (ca. 25 %)

- Nichtsteroidale Antiphlogistika (ca. 18 %)
- Insuline (ca.14 %)

Deutsche Wissenschaftler haben nach amerikanischem Vorbild eine Liste mit allen Arzneimitteln erstellt, die für ältere Menschen potenziell ungeeignet sind und bei ihrer Behandlung als riskant eingestuft werden. In der **„Priscus-Liste"** werden neben inadäquaten Medikamenten und möglichen Nebenwirkungen auch unbedenkliche Alternativen aufgelistet.

Somatische Veränderungen im Alter

Das Altern hat verschiedene Auswirkungen auf den menschlichen Organismus. Veränderungen einzelner Zellen und ganzer Organe führen im Verlauf des Alterungsprozesses zur Abnahme der körperlichen Funktionsfähigkeit. Die damit verbundene eingeschränkte Leistungsfähigkeit kann bei jedem Menschen und auch jedem Organ bzw. Organsystem sehr unterschiedlich verlaufen. Die körperlichen Veränderungen des Alterns betreffen u. a. die folgenden Organsysteme.

Herz-Kreislauf-System

Gerade im Alter kommt den physiologischen und pathophysiologischen Veränderungen des Herz-Kreislauf-Systems eine zentrale Rolle zu (➤ Tab. 5.6). So sind in den USA und Westeuropa über 70 % der Todesfälle bei über 75-Jährigen auf Herz-Kreislauf-Erkrankungen zurückzuführen. Im Laufe des Lebens kommt es zu einer deutlichen Zunahme von Media-Wandstärke und Kollagengehalt v. a. im Bereich der Aorta und großer Arterien. Dies hat eine deutliche Zunahme der Steifigkeit und Abnahme der Elastizität der Gefäße zur Folge. Häufig resultiert hieraus eine systolische arterielle Hypertonie, während die Diastole leicht abfällt. Die zunehmende Steifigkeit der großen Gefäße beeinflusst auch den Barorezeptorreflex, weshalb die Anpassungsfähigkeit auf Volumenveränderungen und Lagewechsel reduziert wird. Hierdurch kommt es im Alter gehäuft zu orthostatischer Hypotonie und Synkopen. Des Weiteren kann die Blutdruckbelastung zu Vorhofvergrößerung führen und hierdurch die Entstehung von Vorhofflimmern begünstigen. Bei ungefähr 10 % aller über 75-jährigen Menschen besteht ein Vorhofflimmern. Kollageneinlagerungen in das Erregungsleitungssystem und eine Abnahme der Schrittmacherzellen im Sinusknoten erhöhen zusätzlich das Risiko für Herzrhythmusstörungen. Bei 75-Jährigen wird aufgrund fibrosierender Prozesse im Reizleitungssystem die Anzahl der Schrittmacherzellen im Sinusknoten auf 10 % ihrer ursprünglichen Zellzahl reduziert. Bluthochdruck kann ebenso zu Veränderungen der Wanddicke des Myokards mit nachfolgender Abnahme der Kontraktilität und zu einer verminderten kardialen Reserve unter körperlicher Belastung führen. Die Änderung des intravasalen Volumens in Form eines schnellen Blut- bzw. Flüssigkeitsverlustes oder Vasodilatation kann zu Dekompensation führen. Mit zunehmendem Alter verringert sich die Herzfrequenzvariabilität und die maximale Herzfrequenz sinkt. Ursächlich ist eine reduzierte Stimulierbarkeit der β-Rezeptoren in den Kardiomyozyten verantwortlich, was zu einer verminderten inotropen und chronotropen Wirkung β-adrenerger Pharmaka bei älteren Menschen führt. Veränderungen von Endothelzellen begünstigen die Entstehung turbulenter Blutströme und führen zu vermehrter Einlagerung von Lipiden, Kollagenen und mineralischen Stoffen. Diese Prozesse erleichtern die Entstehung einer Atherosklerose und führen zur Verminderung der Koronarperfusion.

Tab. 5.6 Altersphysiologische Veränderungen des Herz-Kreislauf-Systems

Veränderung	Auswirkung
• Zunahme des Herzgewichts/ Linksherzhypertrophie • Verminderte Compliance des linken Ventrikels • Verminderte adrenerge Stimulierbarkeit des Herzens	Verminderte funktionelle Reserve
• Verminderte Anzahl der Schrittmacherzellen im Sinusknoten • Fibrotischer Umbau des Reizleitungssystems	Erhöhte Anfälligkeit für Herzrhythmusstörungen
• Koronarsklerose	Verminderung der Koronarperfusion
• Verminderter Barorezeptorreflex	Erhöhtes Risiko für orthostatische Hypotonie und Synkopen
• Verlust der Windkesselfunktion der Aorta	Anstieg des systolischen Blutdrucks

Bronchopulmonales System

Die altersphysiologischen Veränderungen der Lungen sind hauptsächlich auf die strukturverändernde Zunahme des Bindegewebsanteils zurückzuführen (➤ Tab. 5.7). Wie im Gefäßsystem kommt es auch in der Lunge zu einer Verringerung der Dichte von elastischen Fasern. Der Brustkorb wird zunehmend rigider („Altersthorax"). Die Elastizität des Lungenparenchyms (Compliance) und die Kraft des Diaphragmas und der Zwischenrippenmuskulatur nehmen ab. Dies begünstigt das Auftreten von Schlaf-Apnoe-Syndromen. Bedingt durch die Elastizitätsabnahme im Bereich der terminalen Atemwege und einer verminderten Kraft der Atemmuskulatur neigen alte Menschen zu Atelektasen-Bildung. Im Alter verändert sich auch die einst feine Struktur der Lungenalveolen. Sie wird gröber und ihre Anzahl sowie die der Lungenkapillaren nimmt ab. Folglich wird die Oberfläche für den Gasaustausch verringert und damit die Sauerstoffaufnahme ins Blut reduziert. Es kommt zu einer Zunahme des anatomischen Totraums. Die körperliche Belastbarkeit nimmt ab.

Tab. 5.7 Altersphysiologische Veränderungen der Lungen

Veränderung	Auswirkung
• Abnahme elastischer Rückstellkräfte des Lungengewebes • Zunehmende Rigidität des knöchernen Thorax • Abnahme der Muskelkraft • Abnahme dynamischer Volumina • Abnahme dynamischer Kapazitäten	Vermehrte Neigung zu Atelektasen-Bildung
• Verminderte mukoziliäre Clearance	Erhöhtes Risiko für Aspiration und Sekretretention
• Abnahme alveolärer Strukturen • Erhöhung des anatomischen Totraums	Verminderter Sauerstoffpartialdruck
• Eingeschränkte Reaktionsfähigkeit auf Hypoxie und Hyperkapnie	Verminderter zentraler Atemantrieb

Mit dem Alter verringern sich auch die mukoziliäre Clearance und der Hustenreflex. Aspiration und Sekretretention erhöhen dabei die Anfälligkeit für bronchopulmonale Infekte. Durch eine eingeschränkte zerebrale Reaktionsfähigkeit auf Hypoxie und Hyperkapnie ist zudem der zentrale Atemantrieb vermindert. Wie auch bei den anderen Organen ist die Kompensationsfähigkeit deutlich eingeschränkt und bereits geringfügige Ereignisse (z. B. leichtes Thoraxtrauma) können zu Dekompensation führen.

Nieren und Harnwege

Altersbedingt nimmt die Nierenmasse ab, da im Laufe des Lebens bis zu 50 % der Glomerula sklerosieren, die Tubuli schrumpfen und das Gefäßsystem der Nieren einem Rückbildungsprozess unterliegt (➤ Tab. 5.8). Das Gewicht der Nieren nimmt im Alterungsprozess um 10–20 % ab. Ein Mensch Mitte 80 hat ca. 30 % weniger funktionstüchtiges Nierengewebe als ein jüngerer Mensch. Die strukturellen Gefäßveränderungen haben einen Abfall des renalen Plasmaflusses zur Folge, der bei 90-Jährigen nur noch ca. 50 % beträgt. Die glomeruläre Filtrationsrate nimmt um 40–50 % ab. Gleichzeitig kommt es zur Abnahme der tubulären Sekretions- und Rückresorptionskapazität. Das Ansprechen auf antidiuretisches Hormon (ADH), das die Wasserrückresorption in den Sammelrohren der Nieren fördert, ist vermindert. Dehydratation und Elektrolytverlust sind bei alten Menschen deshalb häufig anzutreffen. Plasmavolumen (ca. 8 %), Gesamtkörperwasser (ca. 17 %) und v. a. Extrazellulärflüssigkeit (ca. 40 %) nehmen im Alter ab. Die damit einhergehende Veränderung von Verteilungsräumen hat erheblichen Einfluss auf die Pharmakokinetik von Arzneimitteln.

Tab. 5.8 Altersphysiologische Veränderungen der Nieren und Harnwege

Veränderung	Auswirkung
• Reduktion des Nierengewichts um 10–20 % • Abnahme der Glomerula um ca. 50 % • Gefäßrückbildung und Abnahme des Blutflusses • Abnahme der glomerulären Filtrationsrate um ca. 50 % • Reduziertes Ansprechen auf ADH • Verminderung der Tubulusfunktion	Gefahr der Dehydratation und des Elektrolytverlustes
• Abnahme des Plasmavolumens (ca. 8 %) • Abnahme des Gesamtkörperwassers (ca. 17 %) • Abnahme der Extrazellulärflüssigkeit (ca. 40 %)	Veränderte Pharmakokinetik

Nervensystem

Mit dem Alter schrumpft das Gehirngewicht. Autopsiestudien haben gezeigt, dass ältere Menschen ein um 10–20 % geringeres Gehirngewicht aufweisen. Ungefähr die Hälfte aller funktionellen Einschränkungen bei über 65-Jährigen werden durch Beeinträchtigungen nervaler Strukturen verursacht (➤ Tab. 5.9). Es resultieren Veränderungen in den Bereichen, die für das Sehen und Sprechen zuständig sind. Visus und Gehör sind mit zunehmendem Alter um ca. 30 % eingeschränkt, was zu einer deutlichen Behinderung der Kommunikationsfähigkeit geriatrischer Patienten führt. Besonders in Notfallsituationen sollten deshalb Seh- und Hörhilfen, wann immer möglich, am Patienten belassen werden, um Ängsten, Irritationen und Fehlreaktionen vorzubeugen. Gedächtnis, Wortschatz, Merkfähigkeit und die geistige Beweglichkeit nehmen mit dem Alter zunehmend ab. Das Erkennen, Verstehen oder Lernen neuer Sachverhalte wird bei älteren Menschen schwieriger. Die Synthese und der Abbau neurogener Transmitter wie z. B. Noradrenalin, Serotonin und Dopamin sind genauso vermindert wie die Dichte der entsprechenden Rezeptoren. Hierunter fallen auch die Opiatrezeptoren, weshalb die Empfindlichkeit gegenüber Opiaten im Alter erhöht ist. Die über das autonome Nervensystem vermittelte Reak-

Tab. 5.9 Altersphysiologische Veränderungen des Nervensystems

Veränderung	Auswirkung
• Verminderte Synthese und Abbau von Neurotransmittern • Verminderte Dichte von Rezeptoren (auch Opiatrezeptoren)	Zunehmende Opiatempfindlichkeit
• Abschwächung laryngealer Schutzreflexe	Erhöhte Aspirationsgefahr
• Eingeschränkte Thermoregulation	Erhöhte Neigung zu Hypothermie
• Einschränkung des Visus • Einschränkung des Gehörs	Gestörte Kommunikationsfähigkeit

tionsfähigkeit auf externe Reize ist herabgesetzt. Notfallmedizinisch sind die Abschwächung laryngealer Schutzreflexe sowie die eingeschränkte Fähigkeit zur Aufrechterhaltung der Thermoregulation von großer Bedeutung.

MERKE

Eine Abschwächung der laryngealen Schutzreflexe ist eine häufige Ursache für Mikroaspirationen und führt zu einem erhöhten Risiko für Pneumonien.

Bewegungsapparat

Die Folgen des Alterungsprozesses betreffen auch die Knochen und Muskeln des Bewegungsapparats (➤ Tab. 5.10). Ungefähr ab dem 30. Lebensjahr setzen Veränderungen des Knochenstoffwechsels ein. Die fortschreitende Demineralisation von 1 % pro Jahr führt zu einem Verlust an Knochenmasse. Bis zum 70. Lebensjahr nimmt die Biegefestigkeit um ca. 15–20 % und die Kompressionsfestigkeit der Knochen um ca. 50 % ab. Damit steigt das Risiko, im Alter schon durch Bagatellereignisse Frakturen zu erleiden, tendenziell an. Selbst die korrekte Durchführung lebensrettender Maßnahmen, wie Thoraxkompressionen, kann in einem hohen Prozentsatz zu Rippen- und Sternumfrakturen führen. Dies sollte jedoch kein Grund dafür sein, dass die Reanimationsmaßnahmen unterbrochen werden. Zum Erreichen einer effektiven Zirkulation sind solche Verletzungen im Zweifel hinzunehmen. Auch die Rückenwirbel verlieren an Dichte und die Bandscheiben speichern weniger Flüssigkeit. Die Körpergröße verringert sich – ältere Menschen werden deshalb kleiner. Aufgrund von jahrelangem Verschleiß durch Bewegung verdünnt sich das Knorpelgewebe, das die Gelenke umgibt. Die Gelenkoberflächen gleiten nicht mehr optimal übereinander und werden deshalb anfälliger für Verletzungen. Bänder und Sehnen verlieren an Elastizität, sodass die Beweglichkeit von Gelenken mitunter stark eingeschränkt wird. Die Auswirkungen des Alterns führen zu einer Hypotrophie der Skelettmuskulatur. Die Muskelmasse schwindet um ca. 10–15 %. Ursächlich ist hierfür ein sinkender Wachstumshormon- und Testosteronspiegel verantwortlich. Die Muskelkraft älterer Menschen nimmt dadurch ab und führt zu verlangsamten Reaktionszeiten.

Tab. 5.10 Altersphysiologische Veränderungen des Bewegungsapparats

Veränderung	Auswirkung
• Reduzierte Muskelmasse	Verlangsamte Reaktionszeiten
• Elastizitätsverlust von Bändern und Sehnen	Einschränkung der Beweglichkeit
• Demineralisation des Knochens um ca. 1 % pro Jahr • Abnehmende Biegefestigkeit des Knochens um ca. 15–20 % • Abnehmende Kompressionsfestigkeit des Knochens um ca. 50 %	Erhöhtes Frakturrisiko

Stoffwechsel

Mit zunehmendem Lebensalter manifestiert sich eine verminderte Glukosetoleranz. Diese ist u. a. durch eine verminderte Ansprechbarkeit und Dichte der Insulinrezeptoren bei weitgehend erhaltener Insulinausschüttung des Pankreas begründet (➤ Tab. 5.11). Mit einer Prävalenz von über 10 % ist der Diabetes mellitus damit die häufigste endokrine Störung bei Menschen über 65 Jahre.

Demenz

Der Begriff „Demenz“ leitet sich aus dem Lateinischen ab und bedeutet wörtlich übersetzt „weg vom Geist“ bzw. „ohne Geist“. Unter Demenz versteht man das gemeinsame Auftreten bestimmter Symptome **(demenzielles Syndrom)** im Rahmen eines allgemeinen intellektuellen Abbaus. Die Erkrankung beginnt zumeist mit Beeinträchtigungen des Kurzzeitgedächtnisses sowie der Merkfähigkeit. Im weiteren Verlauf stellen sich häufig auch Störungen des Langzeitgedächtnisses und Persönlichkeitsveränderungen ein. Sprachstörungen, Aufmerksamkeitsdefizite, die Unfähigkeit zu schreiben, zu lesen oder gar Handlungsabläufe zu koordinieren können weitere Begleitsymptome eines demenziellen Syndroms sein. Bei den Betroffenen führt die zunehmende Verschlechterung der geistigen Fähigkeiten mehr und mehr zu einem Verlust ihrer Alltagskompetenzen. Die Demenzerkrankung beeinflusst somit das gesamte Sein des Menschen – sein Verhalten, seine Wahrnehmung, sein Erleben. In Deutschland leiden etwa 1,5 Mio. Menschen an einer Demenz. Betroffen sind v. a. ältere Menschen über 65 Jahre. In der Altersklasse der 70- bis 75-Jährigen sind ungefähr 3 % von der Erkrankung betroffen. Frauen erkranken dabei häufiger als Männer. Die Inzidenz liegt in Deutschland aktuell bei etwa 250.000/Jahr.

Es existiert eine Vielzahl unterschiedlichster Ursachen für Demenzerkrankungen. Bei geriatrischen Patienten unterscheidet man grundsätzlich zwischen primären und sekundären Demenzen. **Sekundäre Demenzen** sind Folgen bereits bestehender Grunderkrankungen wie z. B. Schilddrüsenerkrankungen, ausgeprägte Vitaminmangelzustände, multiple

Tab. 5.11 Altersphysiologische Veränderungen des Stoffwechsels

Veränderung	Auswirkung
• Verminderte Ansprechbarkeit von Insulinrezeptoren • Verminderte Dichte von Insulinrezeptoren	Verminderte Glukosetoleranz

Sklerose, chronische Vergiftungserscheinungen durch Medikamente oder Alkoholismus. Auf die erfolgreiche Therapie der Grunderkrankung folgt somit häufig auch eine Verbesserung der demenziellen Symptomatik. Allerdings macht diese Form der Demenz nur 10 % aller Krankheitsfälle aus. Bis zu 90 % entfallen auf die **primären Demenzen.** Sie umfassen eigenständige Krankheitsbilder, bei denen die Krankheitsursache direkt im Hirnareal liegt und nicht durch äußere Einflussfaktoren beeinflusst wird. Diese Demenzformen sind bislang nicht reversibel, sie können nicht geheilt und kaum aufgehalten werden. Die primären Demenzen werden unterteilt in:

- Degenerative Demenzen (ca.70 %)
  - Morbus Alzheimer
  - Morbus Pick
  - Chorea Huntington
  - Morbus Parkinson
- Vaskuläre Demenzen (ca.15 %)
  - Hirninfarkte
  - Durchblutungsstörungen des Gehirns
- Mischformen (ca.10–15 %)

Risikofaktoren

Weltweit leiden ungefähr 50 Mio. Menschen an einer Demenz. Schätzungen zufolge kommen jährlich rund 7,7 Mio. Neuerkrankungen hinzu. Die Auslöser beruhen dabei nicht auf einer alleinigen Ursache, vielmehr erhöht die Kombination aus mehreren unterschiedlichen Faktoren das Erkrankungsrisiko. Viele Menschen fürchten sich davor, im Alter an einer Demenz zu erkranken. Doch nur die wenigsten von ihnen wissen: Beinahe die Hälfte aller Demenzerkrankungen lässt sich durch Präventivmaßnahmen vermeiden. ➤ Tab. 5.12 zeigt die zwölf benannten Risikofaktoren der Lancet-Kommission ihres Reports aus dem Jahr 2020.

MERKE

Alle zwölf beeinflussbaren Risikofaktoren sind für ungefähr 40 % der weltweiten Demenzen verantwortlich.

Tab. 5.12 Risikofaktoren für eine Demenz

Lebensstil	Krankheiten
Schlechte Bildung	Traumatische Hirnverletzungen
Hörschäden (übermäßige Lärmbelastung)	Bluthochdruck
Übermäßiger Alkoholkonsum	Depressionen
Fettleibigkeit	Diabetes mellitus
Rauchen	
Wenig soziale Kontakte	
Bewegungsmangel	
Luftverschmutzung (z. B. Passivrauchen)	

Warnhinweise

In Situationen nach einem bestimmten Wort suchen, einen Schlüssel verlegen oder den Namen einer Person vergessen – das ist den meisten Menschen nicht unbekannt und gehört beinahe schon zum Alltag. Nicht jede kurze Konzentrations- und Gedächtnisstörung ist zwangsläufig das Alarmsignal für eine beginnende Demenz. Treten Gedächtnislücken jedoch regelmäßig auf und kommen weitere Symptome wie etwa Sprach-oder Orientierungsprobleme hinzu, dann sollte dringend eine weitere fachspezifische Abklärung erfolgen. Die folgenden Beschwerden können auf eine beginnende Demenz hindeuten:

- Vergessen kurz zurückliegender Ereignisse
- Schwierigkeiten, gewohnte Tätigkeiten auszuführen
- Sprachstörungen
- Nachlassendes Interesse an Arbeit, Hobbys und Kontakten
- Schwierigkeiten, sich in einer fremden Umgebung zurechtzufinden
- Fehlender Überblick über finanzielle Angelegenheiten
- Fehleinschätzung von Gefahren
- Ungekannte Stimmungsschwankungen, anhaltende Ängstlichkeit, Reizbarkeit und Misstrauen
- Hartnäckiges Abstreiten von Fehlern, Irrtümern oder Verwechslungen

Diagnostik

Bei anhaltenden Gedächtnis- oder Wortfindungsstörungen sowie auffallenden Verhaltensstörungen sollte unbedingt eine weitere Abklärung der Ursache durch einen Facharzt für Psychiatrie, Psychotherapie oder Neurologie erfolgen. Mithilfe unterschiedlicher Tests kann im weiteren Verlauf festgestellt werden, ob eine demenzielle Erkrankung vorliegt und wie ausgeprägt diese bereits ist. Häufig verwendete Demenz-Tests, die zur Anwendung kommen, sind der **Uhren-Test, MMST** sowie **DemTect.**

Uhren-Test

Der Uhren-Test ist der vermutlich bekannteste aller Demenz-Tests und ermöglicht dem Untersucher eine Beurteilung des geistigen Zustands des Patienten. Da bei den Betroffenen mitunter schon früh das visuell-räumliche Vorstellungsvermögen gestört sein kann, können mithilfe des Uhren-Tests derartige Veränderungen erkannt werden. Das Ergebnis dieses Tests allein reicht für eine abschließende Diagnose allerdings nicht aus. Hierzu wird er immer mit einem weiteren Test kombiniert. Der Ablauf des Uhren-Tests ist simpel und nimmt ungefähr fünf Minuten in Anspruch: Der Patient zeichnet in einen vorgefertigten Kreis die zwölf Ziffern einer Uhr sowie die Zeigerstellung einer vorgegebenen Uhrzeit ein. Im Rahmen der Auswertung wird beurteilt, wie das Ziffernblatt eingezeichnet wurde, die Ziffern verteilt wurden und ob die Uhrzeit korrekt übertragen wurde. Es hat sich herausgestellt, dass Menschen mit einer beginnenden Demenz häufig den Minutenzeiger falsch einzeichnen, den Stundenzeiger jedoch richtig. Des Weiteren ist für den Testdurchführenden interessant, ob der Patient an vereinzelten Stellen gezögert hat, ob Korrekturen notwendig sind und wie viel Zeit der Patient zum Lösen der Aufgabe benötigt hat.

MMST

Die Abkürzung MMST steht für „Minimal-Mental-Status-Test". Beim MMST handelt es sich um den ältesten und bekanntesten Fragebogentest zur Demenz. Er kann hilfreich bei der Abgrenzung einer Altersvergesslichkeit, Demenz oder Depression sein. Die Dauer dieses Tests nimmt ungefähr 10–15 Minuten in Anspruch. Der Betroffene füllt einen Fragebogen aus, der unterschiedliche Hirnleistungen wie Merkfähigkeit, Aufmerksamkeit, Rechenfähigkeit, Sprache und räumliche Orientierung abprüft:

1. **Orientierung:** Dem Betroffenen werden 10 Fragen nach Ort und Zeit gestellt.
2. **Merkfähigkeit:** Der Betroffene muss sich 3 Begriffe merken. Er hat 6 Versuche, die Begriffe zu wiederholen.
3. **Aufmerksamkeit und Rechenfähigkeit:** Dem Betroffenen werden 5 Subtraktionsaufgaben zwischen 1 und 100 gestellt.
4. **Merkfähigkeit:** Die 3 Begriffe aus Aufgabe 2 werden erneut abgefragt.
5. **Sprache:** Vom Betroffenen müssen Gegenstände benannt und Handlungen durchgeführt werden. Ferner müssen Begriffe und Sätze geschrieben sowie geometrische Formen gezeichnet werden.

Die einzelnen Aufgaben haben einen derartigen Anspruch, dass sie von kognitiv unbeeinträchtigten Personen ohne Probleme zu lösen sind. Ein Demenzkranker weist hier allerdings Lücken auf. Der Test wird folgendermaßen ausgewertet: Maximal sind 30 Punkte zu vergeben. Jede richtige Antwort wird als 1 Punkt gewertet. Bei einem Gesamtpunktewert bis zu 27 Punkten leidet der Patient unter einer leichten kognitiven Beeinträchtigung. Bei einem Punktewert von weniger als 20 Punkten ergibt sich eine mittelgradige Demenz. Die schwere Demenz wird ab einem Punktewert unter 10 Punkten diagnostiziert. Wird eine Demenz diagnostiziert, folgen i. d. R. weitere Tests inklusive bildgebender Verfahren.

DemTect

DemTect ist die Abkürzung für **Demenz-Detection.** Der DemTect prüft in mehreren Kurztests kognitive Fähigkeiten wie Gedächtnis, Wortschatz und Aufmerksamkeit. Die Durchführung des Tests dauert in etwa 10 Minuten. Der Test enthält insgesamt fünf Aufgaben:

1. **Wortliste:** Dem Patienten wird eine Wortliste bestehend aus 10 Wörtern vorgelesen (Substantive, z. B. Auto, Tasse, Katze etc.). Anschließend soll der Patient alle Wörter, die er sich merken konnte, wiedergeben. Die Wiedergabe in der richtigen Reihenfolge ist nicht erforderlich. Das Ganze wird anschließend einmal wiederholt (maximal 20 Punkte).
2. **Zahlenumwandlung:** Hier soll der Patient eine drei- und eine vierstellige Ziffernfolge (z. B. 951 und 3571) in die entsprechenden Zahlenwörter (neunhunderteinundfünfzig und dreitausendfünfhunderteinundsiebzig) umwandeln. Anschließend umgekehrt 2 Zahlenwörter in der entsprechenden Ziffernfolge schreiben (maximal 6 Punkte).
3. **Supermarktaufgabe:** Der Patient soll so viele Dinge wie möglich nennen, die man in einem Supermarkt kaufen kann. Jeder richtige Artikel wird als 1 Punkt gewertet (maximal 30 Punkte).
4. **Zahlenfolge rückwärts:** Dem Patienten werden zwei-, drei-, vier-, fünf- und sechsstellige Zahlenreihen vorgelesen, die er rückwärts nachsprechen soll. Gewertet wird die längste richtig rückwärts wiederholte Zahlenfolge (maximal 6 Punkte).
5. **Wiederholung Wortliste:** Der Patient soll die Wörter der Wortliste aus Aufgabe 1 erneut wiederholen (maximal 10 Punkte).

Die Teilergebnisse aus den fünf Aufgaben werden mithilfe einer Umrechnungstabelle zu einem entsprechenden Punktewert umgeformt und anschließend zu einem Gesamtergebnis addiert (maximal 18 Punkte).

Das Gesamtergebnis ermöglicht die Einschätzung der kognitiven Leistungsfähigkeit des Patienten.

- 13–18 Punkte: altersgemäße kognitive Leistung
- 9–12 Punkte: leichte kognitive Beeinträchtigung
- 0–8 Punkte: Demenzverdacht

5.3.2 Patienten mit geistigen/körperlichen Einschränkungen

Frank Löwe

Trisomie 21

Die Trisomie 21 stellt keine Krankheit im eigentlichen Sinne dar. Es handelt sich vielmehr um eine unveränderbare Chromosomenfehlverteilung bei der Bildung der mütterlichen Eizellen. Normalerweise enthält der Chromosomensatz einer menschlichen Zelle 46 Chromosomen. Um genauer zu sein, je ein Paar des Chromosoms 1–22 (Autosomen), sowie ein X- und ein Y-Chromosom beim Mann bzw. 2 X-Chromosomen bei der Frau (Gonosomen). Bei Menschen mit Trisomie 21 liegt das Chromosom 21 dreifach vor, worin die Bezeichnung „Trisomie 21" begründet liegt. Die zweite Bezeichnung **Down-Syndrom** verweist auf den britischen Arzt John Langdon Haydon Down, der nicht nur als Erster dieses Syndrom bei Menschen beschrieb, sondern sich auch für ihre gezielte Förderung einsetzte.

Inzidenz

Die Trisomie 21 stellt mit einer Häufigkeit von 1:650 Neugeborenen die häufigste autosomale Chromosomenstörung des Menschen dar. In Deutschland leben ungefähr 30.000 bis 50.000 Betroffene. Pro Jahr werden deutschlandweit etwa 1200 Kinder mit Down-Syndrom geboren. Weltweit leben ungefähr 5 Mio. Menschen mit Down-Syndrom.

MERKE

Schwangerschaften in jüngeren Jahren bergen ein niedrigeres Risiko zur Entwicklung einer Trisomie 21.

Das Risiko für eine Trisomie 21 beim Kind steigt mit zunehmendem Alter der Mutter bei der Konzeption. Eine offizielle Statistik gibt es nicht, eine Angabe exakter Zahlen kann somit nicht erfolgen.

Symptome

Menschen mit Down-Syndrom sind durch ein charakteristisches morphologisches Erscheinungsbild geprägt. In der Regel haben sie einen kleinen Kopf mit breitem, flachem Profil, nach außen ansteigende Lidachsen, Epikanthus (Hautfalte am inneren Augenwinkel) und Makroglossie. Die vergrößerte Zunge und die reduzierte Spannung ihrer Gesichtsmuskulatur führen dazu, dass Kinder mit Down-Syndrom häufig ihren Mund offen stehen lassen. Des Weiteren imponieren okulärer Hypertelorismus, breiter Nasenrücken sowie eine tief liegende Nasenwurzel. Manche Kinder sehen bei der Geburt noch normal aus und entwickeln erst im Säuglingsalter diese charakteristischen Gesichtsmerkmale. Die Hände sind kurz und breit. Die Handinnenfläche weist meistens nur eine Beugefalte auf, die waagerecht entlang der Fingergrundgelenke verläuft („Vierfingerfurche"). Der Abstand zwischen der ersten und zweiten Zehe kann vergrößert sein („Sandalenfurche"). Etwa die Hälfte der Betroffenen mit Down-Syndrom wird mit einem Herzfehler, am häufigsten mit Ventrikelseptumdefekt und atrioventrikulärem Septumdefekt, geboren. Das Down-Syndrom ist häufig mit gastrointestinalen Defekten, gesteigertem Infektionsrisiko, Verhaltensauffälligkeiten und orthopädischen Komplikationen verbunden. Die meisten Menschen mit Down-Syndrom sind als Erwachsene kleinwüchsig und haben eine geistige Behinderung. Ihr IQ liegt im Durchschnitt bei etwa 50.

Ursachen

Es werden drei verschiedene Formen des Down-Syndroms unterschieden. Mit ungefähr 95 % stellt die sog. **freie Trisomie 21** die häufigste Form dar. Hier werden bei der Eizellenbildung die doppelt vorliegenden Chromosomen 21 der Urkeimzelle fälschlicherweise nicht getrennt. In einer Eizelle liegen somit zwei Chromosomen 21 und nach der Verschmelzung mit der Samenzelle letztendlich drei Kopien dieses Chromosoms vor. Die **Translokations-Trisomie 21** geht zumeist von einem Elternteil mit „balancierter" Translokation 21 aus. In diesem Fall liegen in den Körperzellen eines Elternteils ganz normal zwei Exemplare des Chromosoms 21 vor. Eines dieser Chromosomen hat sich jedoch an ein anderes Chromosom, häufig das Chromosom 14, angeheftet. Bei der Zeugung eines Kindes kann dann eine sog. „unbalancierte" Translokation 21 resultieren. Auch hier hat das Kind in allen Körperzellen drei Exemplare vom Chromosom 21, wobei eines an ein anderes Chromosom angelagert ist. Die Translokations-Trisomie 21 macht ungefähr 3 % aller Fälle des Down-Syndroms aus. Bei ungefähr 2 % der Betroffenen liegt das Chromosom 21 nicht in allen Körperzellen dreifach vor, sondern in manchen ganz normal doppelt. Neben „normalen" existieren bei der sog. **Mosaik-Trisomie 21** somit auch „trisome" Zelllinien in den Körperzellen der Betroffenen. Die Ausprägung der Down-Syndrom-Merkmale hängt dabei von der Anzahl „normaler" oder trisomer Zellen ab.

Diagnostik

Bereits vor der Geburt (Pränataldiagnostik) lässt sich anhand verschiedener Untersuchungsmethoden feststellen, ob das ungeborene Kind das Down-Syndrom aufweist. Sogenannte **nichtinvasive Untersuchungsverfahren** liefern dabei gute Hinweise auf das Vorliegen von Trisomie 21, lassen jedoch keine sichere Diagnose zu. Zu den nichtinvasiven Verfahren zählen:

- Ersttrimesterscreening
  - Ultraschall (z. B. Nackenfaltenmessung)
  - Blutuntersuchung (z. B. HCG)
- Triple-Test (z. B. AFP↓, Östriol↓, β-HCG↑)

Unter **invasiven Untersuchungsverfahren** versteht man die Gewinnung kindlichen Zellmaterials zur weiteren genetischen Untersuchung. Mittels unterschiedlicher Techniken können die Zellen aus dem Fruchtwasser, dem Mutterkuchen oder der Nabelschnur gewonnen werden. Zur invasiven Pränataldiagnostik zählen v. a. folgende drei Verfahren:

- Chorionzottenbiopsie (i. d. R. ab 11. SSW)
- Cordozentese (Nabelschnurpunktion, ab 14. SSW)
- Amniozentese (Fruchtwasseruntersuchung, i. d. R. 15–16. SSW)

Zwar sind die invasiven Untersuchungsverfahren der Pränataldiagnostik im Vergleich zu den nichtinvasiven Methoden verlässlicher, das Risiko für Gefahren in Form von Infektionen, Schmerzen oder Verletzungen jedoch weitaus höher.

5.3.3 Ausländische Patienten

Gunnar Jähnichen

Bei der Behandlung ausländischer Patienten oder von Patienten aus anderen Kulturkreisen gibt es vielschichtige Besonderheiten und Herausforderungen, die das Behandlungsergebnis positiv oder negativ beeinflussen können. Und da das Ziel des engagierten Behandlers sein sollte, ein möglichst gutes Behandlungsergebnis zu erzielen, sollte man motiviert sein, sich intensiv mit diesen Besonderheiten zu beschäftigen und sich auf diese einzulassen.

In Deutschland gelten als Ausländer Personen, die nicht Deutsche im Sinne von Artikel 116 Abs. 1 des Grundgesetzes sind. Im Wesentlichen sind es Menschen aus anderen Ländern, die keinen deutschen Pass besitzen. Aktuell leben in Deutschland etwa 7 Mio. Ausländer, wobei die Zahlen nicht erst seit einigen Jahren, sondern seit den 1950er-Jahren kontinuierlich ansteigen. Hierbei kam und kommt ein Großteil der Ausländer vom Staat gewollt und teilweise über Anwerbeaktivitäten, insbesondere, um den Bedarf an Arbeitskräften zu decken. Nimmt man zusätzlich Menschen mit Migrationshintergrund dazu, die zwar einen deutschen Pass haben, jedoch kulturelle Wurzeln in anderen Ländern oder Kulturen, so kommt man auf eine Zahl von etwa 18 Mio. Menschen. Das heißt, dass etwa jeder fünfte in Deutschland lebende Mensch Wurzeln oder eine Sozialisation im Ausland hat.

MERKE

Etwa jeder fünfte in Deutschland lebende Mensch hat seine Wurzeln in anderen Ländern oder Kulturen. Ausländische Patienten oder Patienten aus anderen Kulturen gehören daher auch in der Notfallversorgung zum Alltag.

Neben der hohen Zahl an ausländischen Mitbürgern und solchen mit Migrationshintergrund müssen zusätzlich die im Vergleich zur einheimischen Bevölkerung durchschnittlich ungünstigeren Arbeits- und Lebensbedingungen bedacht werden, die zu einer höheren Prävalenz chronischer Krankheiten und akuter Notfallsituationen führen. Zudem kann Unwissenheit um die Strukturen in der Notfallversorgung öfter als bei der einheimischen Bevölkerung mit Sozialisation in Deutschland von Geburt an, zu inadäquater Inanspruchnahme dieser Strukturen mit Potenzial für Frust auf **beiden** Seiten führen.

Insgesamt spielt der Umgang mit ausländischen Patienten und Patienten aus anderen Kulturen also keine unerhebliche Rolle im notfallmedizinischen Alltag. Viele Aspekte sind zu bedenken, um eine adäquate Versorgung zu ermöglichen. Ärzte, Pflegepersonal und Rettungsdienstpersonal werden in der Ausbildung und Weiterbildung auf diese interkulturellen Einsätze nur unzureichend vorbereitet. Entsprechend gibt es auch nur vergleichsweise wenige wissenschaftliche Arbeiten und Artikel in der Fachliteratur zu diesem Thema.

MERKE

Die Aus- und Weiterbildung von Personal in der Notfallversorgung in Deutschland in Bezug auf den Umgang mit ausländischen Patienten darf als verbesserungswürdig angesehen werden.

Grundsätzlich stehen bei allen wichtigen und, wenn man sich darauf einlassen mag, interessanten und teils spannenden Facetten im Umgang mit ausländischen Patienten zwei Bereiche im Vordergrund, die in den nächsten Abschnitten getrennt beleuchtet werden sollen. Einerseits kulturelle Aspekte, deren Wissen den Umgang mit und die Behandlung von ausländischen Patienten erleichtert. Andererseits Sprachbarrieren und die Darstellung der großen Bedeutung des sprachlichen Verständnisses für eine qualitativ hochwertige und vertrauensvolle Patientenversorgung.

Kulturelle Aspekte

Immer wieder kommt es zu Missverständnissen bei der Behandlung von Patienten aus anderen Kulturen. Dies kann auch nicht anders sein und ist sozusagen systemimmanent beim Zusammentreffen unterschiedlicher Kulturen. An erster Stelle steht daher das grundsätzliche Wissen um teils große Unterschiede im Umgang mit Krankheit und Schmerz in unterschiedlichen Kulturen. Dazu kommt der „gute Wille", dies zu akzeptieren und in die Behandlung einfließen zu lassen. Eines ist sicher: Wenn Patienten spüren, dass dieser „gute Wille" vorhanden ist, werden sie sich sicher nicht perfekt und immer, aber deutlich besser und öfter auf die ihnen teils „fremde Kultur" der deutschen Notfallversorgung einlassen und ihrerseits „guten Willen" zeigen. Dies wird die Patientenzufriedenheit und die Behandlungsqualität und damit letztendlich auch die Zufriedenheit der Behandler positiv beeinflussen.

Generelle kulturelle Aspekte

Die Sozialisation in einer bestimmten Umgebung (Region, Land, Kultur, Religion) wird maßgeblich das Verhalten eines Menschen und damit auch seinen Umgang mit Krankheit und der Inanspruchnahme von Gesundheitsleistungen beeinflussen. Der Autor dieses Kapitels konnte einen Teil seiner medizinischen Ausbildung in Neuseeland absolvieren und u. a. auch Geburten der einheimischen Maori im Kreissaal beiwohnen. Hier war oftmals die gesamte Familie, also mehrere Generationen und bis zu 20 Menschen, versammelt und sie haben fröhlich, gesellig und nicht immer leise der Geburt des neuen Familienmitglieds beigewohnt, was i. d. R. weder die Gebärende noch das Personal im Kreissaal gestört hat. An einen entsprechenden Kulturstandard gewöhnt, würde es diesen Menschen wahrscheinlich schwerfallen, die Einsamkeit, Ruhe und strukturierte Monotonie in deutschen Kreissälen zu ertragen. Mir jedenfalls hilft diese Erinnerung, in teilweise schwierigen Situationen bei der Behandlung von Patienten mit einem anderen Kulturstandard Gelassenheit und Verständnis zu bewahren.

Nach dem Kulturpsychologen Alexander Thomas versteht man unter Kulturstandard „(…) alle Arten des Wahrnehmens, Denkens, Wertens und Handelns (…), die von der Mehrzahl der Mitglieder einer bestimmten Kultur für sich persönlich und andere als normal, selbstverständlich, typisch und verbindlich angesehen werden". Dies ist natürlich pauschalisierend und kann daher zu einer gefährlichen Vereinfachung komplexer Sachverhalte führen. Es ermöglicht aber, Unterschiede von Menschen aus anderen Ländern und Kulturen auch in Bezug auf Krankheit und deren Behandlung und die Entstehung dieser Unterschiede durch verschiedene Sozialisation im Kontext dieses Buchkapitels zu verstehen.

In jedem Fall ist neben physiologischen Aspekten die Sozialisation eines Menschen ein wesentlicher Faktor, wenn es um die Bewertung von Krankheitssymptomen und den Umgang mit Krankheiten und Schmerzen geht. Von Familienmitgliedern und Bezugspersonen ausgehend, verbunden mit Ratschlägen und Verhaltensweisen dieser Bezugspersonen, ist sie ein wesentlicher Teil des Bedeutungskomplexes in Bezug auf Krankheit und deren Entstehung, Prozesse und Äußerungen. Dies ist grundsätzlich kein Problem, solange man sich geschlossen in seinem kulturellen Umfeld bewegt. Die Probleme entstehen, wenn sich kulturelle Umfelder treffen, also z. B. in der Notfallsituation im Rettungsdienst oder einer Notaufnahme und dies auch noch in einer oftmals belastenden und zeitkritischen Situation. Als Beispiel sei der traditionelle Umgang von Kulturen im Mittelmeerraum, z. B. in der Türkei und Italien, mit Krankheit und Schmerz genannt: Hier müssen das persönliche Leiden und der Schmerz zugelassen und gezeigt werden, damit die Familie und Umgebung darauf reagieren und entsprechend helfen bzw. Hilfe organisieren können. In Irland dagegen scheint es dazuzugehören, Krankheit, Leid und Schmerz nicht zu zeigen und sich eher zurückzuziehen und Hilfe abzulehnen. Jeder mag für sich selbst entscheiden, was er als „besser" ansieht. In jedem Fall kann man mit dem Wissen über eine entsprechende Sozialisation und unterschiedliche Kultusstandards ein größeres Verständnis für entsprechende Unterschiede entwickeln.

Um medizinisch helfen zu können, ist also gegenseitiges Verstehen und Verständnis wichtig. Hierbei muss sich sowohl der Behandler als auch der Patient auf kulturelle Unterschiede einlassen, damit ein Miteinander möglich ist. Nur so können Missverständnisse und Vorurteile größtmöglich vermieden werden. Als professioneller Behandler hat man die Möglichkeit, ein gegenseitiges Verstehen zu fördern und Vertrauen aufzubauen. Sollte es (scheinbar) nicht immer gelingen, muss dies dann nicht als Scheitern gewertet werden. Schließlich hat auch nicht jede Reanimation einen positiven Ausgang.

MERKE

Letzten Endes scheint das Verständnis für andere Kulturen wichtig zu sein im Umgang mit diesen. Ein offener Umgang und das Wissen um möglichst viele Aspekte in dieser Hinsicht können helfen, Verständnis zu schaffen und die Behandlungsqualität zu verbessern.

Religiöse Aspekte

Auch wenn Religion und Spiritualität in Europa und wahrscheinlich weltweit zunehmend eine geringere Rolle spielen, darf deren Einfluss nicht unterschätzt werden. Nicht nur Kultur, sondern auch Religion (die ja teilweise zu bestimmten Kulturen gehört) hat unterschiedliche Strategien, mit Krankheit umzugehen. Unter anderem wird Krankheit und Schmerz in verschiedenen Religionen unterschiedlich erklärt:

- **Juden- und Christentum:** Nur Gott kann helfen, Krankheit und Schmerz gilt als Prüfung.
- **Buddhismus:** Krankheit und Schmerz verbessern das Karma für die Wiedergeburt.
- **Islam:** Krankheit und Schmerz werden als Zeichen Gottes angesehen.

Den dargestellten Glaubensrichtungen ist gemeinsam, dass Krankheit und Schmerz in einem anderen Kontext gesehen werden. So fällt es im Rahmen der Religiosität leichter, beides als nicht so unangenehm zu empfinden und zu ertragen.

Interreligiöse Unterschiede insbesondere in Bezug auf den Islam spielen eine große Rolle, schon aufgrund der größeren Anzahl von Muslimen in Deutschland. Hier leben etwa 4,2 Mio. Muslime insbesondere türkischer Herkunft, aber zunehmend auch aus anderen v. a. arabischen Ländern, mit steigender Tendenz im Verlauf der letzten Jahrzehnte. Sie bilden damit, auch aufgrund ihrer religiösen Gebote, eine im Gesundheitswesen nicht zu unterschätzende Gruppe, die im Bereich der Notfallversorgung wahrscheinlich bisher nicht ausreichend beachtet wurde, sodass auch hier adäquate Ausbildung und Weiterbildung fehlen.

MERKE

Kenntnisse, zumindest einfache Grundkenntnisse, können helfen, religiöse Aspekte bei Patienten unterschiedlicher Religionen besser zu verstehen und diese dadurch entsprechend zu behandeln und zeugen gleichzeitig von Respekt.

Kulturelle Schmerzaspekte

Auch wenn Schmerzen grundsätzlich individuell sind, so sind doch häufig das Verständnis von Schmerzen und der Umgang mit der Schmerzursache stark kulturspezifisch geprägt. Schmerzempfindungen können je nach Kultur sehr emotional, expressiv oder aber distanziert und scheinbar emotionslos geschildert werden. Dies kann interkulturell zu Missverständnissen, Fehldeutungen oder sogar Unverständnis führen und das Behandlungsergebnis negativ beeinflussen.

Verschiedene Kulturen besitzen unterschiedliche Erklärungskonzepte, um bei Schmerzen im Zusammenhang mit körperlichen Beschwerden Bewältigungsstrategien anzuwenden. So gibt es nicht unerhebliche kulturabhängige Präferenzen in Bezug auf ein vorhandenes Symptom und die Krankheitsbeschreibung. Hierbei ist oftmals die Definition von Krankheit mit dem Symptom der körperlichen Schmerzen verbunden. So trennt z. B. die ländliche Bevölkerung im türkischen Kulturkreis nicht zwischen Körper und Seele. Viele Patienten aus dem Orient (und aus anderen östlichen Kulturkreisen) hingegen lehnen psychische und soziale Ursachen für körperliche Schmerzen ab, insbesondere aus Achtung und Respekt vor Personen des eigenen Umfelds.

Grundsätzlich gibt es viele Besonderheiten und Ebenen in Bezug auf den interkulturellen Umgang mit Schmerzen. Im Zusammenhang mit der Notfallversorgung erscheint es sinnvoll, hier die drei wichtigsten Bewältigungsstrategien darzustellen:

- **Rationale Schmerzbewältigung:**
  Betrachtet den Schmerz als etwas wissenschaftlich Kontrollierbares. Der Patient geht von einem körperlichen Ursprung der Schmerzen aus und dass eine genaue Beschreibung hilft, die Ursache zu diagnostizieren und anschließend adäquat zu behandeln.
- **Religiöse Schmerzbewältigung:**
  Sieht Schmerzen (und Krankheit) als ein göttliches Zeichen an. Schmerz muss daher ertragen und geduldet werden, Gegenmaßnahmen zur Schmerzreduktion sind unerwünscht oder werden zumindest ambivalent betrachtet, damit die „Botschaft Gottes" erkannt wird. Schmerzäußerungen sind üblich und werden der Umwelt mitgeteilt.
- **Familiäre Schmerzbewältigung:**
  Kommt besonders in Familien mit kohäsiver Familienstruktur vor. Krankheit und Schmerz werden kollektiv verarbeitet, der Patient erhält volle Aufmerksamkeit und Unterstützung durch die Familie. Hierfür muss er sein Leid laut und deutlich vortragen, damit die familiäre Unterstützung aktiviert wird. Die Schmerzäußerung hat somit einen appellativen Charakter.

Diese beispielhaften kulturellen Schmerzaspekte können zu Missverständnissen führen und in der Anamnese, Diagnostik sowie der Behandlung und auch einer medikamentösen Therapie von Schmerzen die Behandlungsqualität negativ beeinflussen. Im Anamnesegespräch ist es daher wichtig, unabhängig von Emotionen und Körperverständnis des Patienten herauszufinden, wo der Schmerz lokalisiert ist und was ihn verringert oder verstärkt und ihn ansonsten beeinflusst. Dabei sollte der Patient das Gefühl haben, ernst genommen und verstanden zu werden, auch wenn z. B. Schmerz sehr emotional dargestellt wird. Angehörige sollten mit einbezogen werden und ihre Sorgen und Ängste ebenfalls ernst genommen werden. Insbesondere sollten organische Ursachen adäquat abgeklärt und ausgeschlossen werden, auch bei Verdacht auf im Vordergrund stehende psychische Faktoren.

MERKE
Zum Aufbauen einer guten Beziehung bei Patienten aus anderen Kulturkreisen mit Schmerzen ist ein kultursensibles Vorgehen mit Umsicht und Respekt angebracht.

Sprachbarrieren

„Jeder Patient ist ein Informant, doch nicht jeder Informant ist ein guter Informant. Ob er gut ist, liegt am Untersucher und wie er versteht, den Denk- und Erlebnishorizont des Informanten zu eröffnen und zu erfahren. So wird bei der Untersuchung ausländischer Patienten eine transkulturelle Kompetenz gefordert." (Kohnen 2003)

Neben der deutschen Sprache gibt es weltweit eine Vielzahl anderer Sprachen, sodass eine Verständigung von Menschen untereinander auf diesem Planeten auch aufgrund von Sprachbarrieren zusätzlich zum allgemeinen Verständnis schwierig sein kann. Für ein gegenseitiges Verständnis kann es hilfreich sein zu akzeptieren, dass es zwar weniger oder mehr gesprochene Sprachen gibt, jedoch keine irgendwie geartete Überlegenheit einer Sprache gegenüber anderen existiert.

Bei der Behandlung von Notfallpatienten wird man auch aufgrund der im vorherigen Kapitel dargestellten Sachverhalte mit einem großen Anteil ausländischer Mitbürger und solcher mit anderen sprachlichen Wurzeln rechnen können. Aber auch wegen der immer weiter zunehmenden touristischen und beruflichen Reisetätigkeiten wird man mit Problemen des sprachlichen Verständnisses, je nach Region und Örtlichkeit, unterschiedlich häufig konfrontiert werden. Das Einholen notwendiger Informationen zur Anamnese, Diagnostik und anschließenden (Notfall-)Behandlung ist ohne sprachliches Verstehen nicht wirklich möglich. Deshalb ist es notwendig, sich Strategien zu überlegen, um Sprachbarrieren zu überbrücken oder zu reduzieren. Hier sind Grundsätze auf unterschiedlichen Ebenen zu beachten, wobei insbesondere an die Einbeziehung von zusätzlich Anwesenden (Angehörige, Kollegen, Nachbarn) zu denken ist. So ist auch ein fünfjähriges Kind bei guter Anleitung i. d. R. dazu in der Lage, für seine nicht deutsch sprechende Mutter zu dolmetschen. Auch ist in der heutigen digitalen Zeit an das Vorhalten und den Einsatz elektronischer Übersetzungshilfen zu denken.

Grundsätze der Verständigung bei Sprachbarrieren:

- Langsam und deutlich sprechen.
- In ganzen Sätzen sprechen, keine Babysprache benutzen.
- Schlüsselbegriffe ggf. aufschreiben oder aufzeichnen.
- Aufmerksam beobachten, ob Reaktionen der Patienten in die gewünschte Richtung gehen oder ob z. B. nur aus Höflichkeit zugestimmt („Ja gesagt") wird.
- Alternative Möglichkeiten der Verständigung benutzen (nonverbale Signale, Körpersprache).

- Eine Person aus dem Umfeld (Angehörige, Nachbarn, Helfer) finden, die als Dolmetscher fungieren kann. Entsprechende Listen mit sprachkundigen Mitarbeitern sollten in Krankenhäusern und anderen Einrichtungen des Gesundheitswesens vorhanden sein.
- Falls möglich, sich mit elektronischen Übersetzungshilfen wie Smartphone-Apps oder über ein Tablet vertraut machen (nicht erst am Einsatzort!) und diese reichlich nutzen, wenn kein Dolmetscher vorhanden ist.
- Bei planbaren und zeitunkritischen Situationen sowie wichtigen Gesprächen professionelle Dolmetscher hinzuziehen.

Um einem Patienten medizinisch helfen zu können, ist das gegenseitige Verstehen wichtig. Sprachbarrieren können dies erschweren oder gänzlich verhindern. Neben den Schwierigkeiten einer adäquaten Anamnese, Diagnosestellung und anschließenden medizinischen Versorgung bei Problemen des sprachlichen Verstehens erschwert dies gleichzeitig den Aufbau von Verständnis und Vertrauen und wirkt auch so kontraproduktiv dem Behandlungserfolg entgegen.

MERKE

Sprachliches Verstehen ist unabdingbar für eine adäquate notfallmedizinische Behandlung und zudem für das Aufbauen von Vertrauen und Verständnis in Bezug auf notwendige medizinische Maßnahmen. Es sollten alle Möglichkeiten zum Abbau von Sprachbarrieren genutzt werden.

Kommunikation mit Angehörigen

Wie bereits dargelegt wurde, kommt der Einbeziehung von Angehörigen in der Notfallversorgung insbesondere am Einsatzort außerhalb des Krankenhauses eine entscheidende Rolle zu. Hierbei gelten natürlich primär die allgemeinen Grundsätze in Bezug auf die Einbeziehung und die Kommunikation mit Angehörigen und anderen Anwesenden, jedoch gibt es zusätzliche interkulturelle Besonderheiten, die bedacht werden müssen. Wie in den vorherigen Kapiteln dargelegt, unterscheidet sich der Umgang mit Krankheit und Schmerz in unterschiedlichen Kulturen. Entsprechend kann es wichtig sein, Angehörige eher mehr einzubeziehen oder sich zuerst um den Patienten zu kümmern. Insbesondere vor einer körperlichen Untersuchung mit Notwendigkeit zur (auch nur teilweisen) Entkleidung des Patienten sollten kulturelle und religiöse Aspekte bedacht werden. Im Falle einer erkennbaren im Vordergrund stehenden familiären Schmerzbewältigung, wie z. B. bei türkischstämmigen Familien, sollten familiäre Angehörige weitreichend einbezogen werden. Hierbei sollte versucht werden, familiäre Strukturen und Hierarchien zu erkennen, zu beachten und für eine gute Behandlungsqualität zu nutzen. Es ist ggf. notwendig, während der Patientenversorgung eigene Weltanschauungen zurückzustellen und sich im Rahmen der medizinischen Professionalität auf andere Kulturstandards einzulassen.

Grundsätze im interkulturellen Umgang mit besorgten Angehörigen:

- Betonen, dass die Helfer vor Ort sind, um den Notfall in den Griff zu bekommen. Hierbei langsam und deutlich sprechen und beobachten, ob Aussagen sprachlich verstanden werden. Sonst dolmetschen lassen, wenn möglich.
- Die eigenen Kompetenzen bzw. die des Behandlungsteams betonen, ohne eine arrogante oder abwertende Haltung einzunehmen.
- Mit den Autoritätspersonen am Notfallort (der Familie) zusammenarbeiten und sie genau informieren sowie, wenn möglich und sinnvoll, sie in die Hilfeleistungen einbinden. Keine Konkurrenzsituationen schaffen.
- Die kulturellen Besonderheiten, soweit medizinisch möglich, akzeptieren, Angehörige nicht für ihre Reaktionen oder Gefühle verurteilen, Handlungen möglichst allen Anwesenden erklären.

Insgesamt kommt der Kommunikation mit Angehörigen, wenn anwesend, im Rahmen interkultureller Patientenversorgung eine große Rolle für eine erfolgreiche Abwicklung der Behandlung zu. Teilweise kann dies aufgrund der unterschiedlichen Kulturstandards wichtiger sein als bei Patientenbehandlungen ohne interkulturellen Hintergrund.

MERKE

Im Umgang mit Angehörigen kann zumindest ein Basiswissen über kulturelle Unterschiede im Zusammenhang mit Krankheit und Schmerz, sowie ein sensibles und umsichtiges Vorgehen, soweit medizinisch möglich, hilfreich sein.

5.3.4 Sterbende/palliative Patienten

Gunnar Jähnichen

Der Umgang mit palliativen Patienten stellt eine besondere und sehr vielschichtige Herausforderung im Bereich der Notfallmedizin dar, sowohl im präklinischen Bereich als auch im Bereich einer Notaufnahme oder ähnlichen Einrichtung. Dies gilt umso mehr bei palliativen oder mutmaßlich palliativen Patienten im Terminalstadium, also sterbenden Patienten, da hier weichenstellende und für das Leben (oder Sterben) existenzielle Entscheidungen unter Zeitdruck und teilweise unter schwierigen begleitenden Umständen getroffen werden müssen.

Zentrales Problem ist die klare Definition in der Notfallmedizin, Leben zu retten und zu erhalten, die im direkten Gegensatz zu Elementen der Behandlungsgrundsätze im Bereich der Palliativmedizin steht. Zusätzlich kann es sowohl medizinisch als auch rechtlich insbesondere in der Notfallsituation und unter Zeitdruck schwierig sein, eine palliative Situation einzuschätzen und richtig zu beurteilen.

Hierzu trägt bei, dass in der Behandlung von Palliativpatienten in fortgeschrittenem Stadium Angehörige eine bedeutsame Rolle spielen, insbesondere wenn der Patient nicht mehr in der Lage ist, seinen Willen zu äußern. Vor allem im Rettungsdienst in der häuslichen Umgebung zeigen sich hier Situationen, die durch Ängste und Überforderung der emotional aufgeladenen Angehörigen geprägt sind. Zudem stellt der Umgang mit Patientenverfügungen oder – wenn nicht vorhanden – dem mutmaßlichen Patientenwillen eine teilweise große Herausforderung dar. Dies sowohl aus formalrechtlicher Sicht als auch insbesondere aufgrund der konkreten Situation beim Patienten mit nicht eindeutigen Angaben in der Patientenverfügung oder abweichenden Wünschen von Angehörigen.

Grundsätzlich sei in Bezug auf die Besonderheiten bei der Behandlung von palliativen Patienten und den Unterschieden zu den normalen Regeln im Bereich der Notfallmedizin an die Worte der vielleicht wichtigsten Begründerin der modernen Palliativmedizin Dame Cicely Saunders erinnert: „Es geht nicht darum, dem Leben mehr Tage zu geben, sondern den Tagen mehr Leben."

Hieraus kann man viele Behandlungsgrundsätze auch für den konkreten Umgang mit Palliativpatienten und für Grundlagen der medizinischen Behandlung ableiten, z. B. die Wichtigkeit adäquater Symptomkontrolle und dem Zurücktreten von lebensverlängernden Maßnahmen.

Palliativmedizin

Das wichtigste zuerst: Palliativmedizin ist keine „Sterbemedizin", sondern die hochprofessionelle medizinische Behandlung von Patienten mit nicht heilbaren Erkrankungen, die sich i. d. R. in einem fortgeschrittenen Stadium befinden. Die palliative Versorgung steht zum Leben, betrachtet das Sterben aber als einen normalen Prozess am Lebensende. Der Tod soll weder beschleunigt noch hinausgezögert werden, das medizinisch Machbare tritt teilweise in den Hintergrund. Mehrere Studien konnten zeigen, dass adäquate palliativmedizinische Behandlung nicht nur zu einer besseren Versorgung der Patienten führt (Schmerzreduktion, Schlafverbesserung, Symptomkontrolle), sondern sogar im Vergleich zu einer rein onkologischen Behandlung bei Tumorpatienten die Lebenszeit verlängert. Das wesentliche Therapieziel besteht darin, eine möglichst sorgfältige und konsequente Linderung von Beschwerden im Sinne einer Symptomkontrolle und damit eine Verbesserung der Lebensqualität zu erreichen.

MERKE

Definition Palliativmedizin

Palliativmedizin ist die aktive, ganzheitliche Behandlung von Patienten mit einer nicht heilbaren, progredienten und weit fortgeschrittenen Erkrankung mit begrenzter Lebenserwartung. Sie strebt die Besserung körperlicher Krankheitsbeschwerden ebenso wie psychischer, sozialer und spiritueller Probleme an.

Wichtige Elemente der Palliativmedizin sind:
- Exzellente Schmerztherapie
- Exzellente Symptomkontrolle
- Kompetenz in wichtigen Fragen der Kommunikation und Ethik
- Akzeptanz des Sterbens
- Integration der psychischen, sozialen und seelsorgerischen Bedürfnisse
- Muss sich nicht auf die letzte Lebensphase beschränken

Die Häufigkeit von Notarzteinsätzen bei Palliativpatienten wird in der Literatur mit 3–10 % angegeben. Es darf angenommen werden, dass diese Zahl bei Einsätzen im gesamten Rettungsdienstbereich eher höher ist. Mit einer Zunahme entsprechender Einsätze im Rahmen des demografischen Wandels ist zu rechnen. Für den Bereich der Notaufnahme konnte gezeigt werden, dass etwa 40 % aller Menschen in Ihren letzten zwei Lebenswochen einmal in einer Notaufnahme behandelt werden mussten.

Umfassende Palliativmedizin ist im Bereich der präklinischen Notfallmedizin und in der Notaufnahme nicht leistbar, da neben der entsprechenden Ausbildung ein multidisziplinäres Team notwendig ist. Es ist jedoch hilfreich und wichtig, sich mit den entscheidenden Elementen der Palliativmedizin auszukennen. Dies gilt nicht nur für das Erkennen einer palliativmedizinischen Situation und deren adäquater Behandlung, sondern insbesondere auch für Weichenstellungen in der weiteren Versorgung.

Ethische Aspekte und rechtliche Grundlagen

Im Bereich der Notfallmedizin tätige Mitarbeiter sind es üblicherweise gewohnt und dafür ausgebildet, in akutmedizinischen Situationen Leben zu erhalten und Patienten in heilender Absicht zu behandeln. Bei der Behandlung von Palliativpatienten sind viele Grundsätze dieser kurativen Medizin aufgehoben bzw. anders gelagert. Daraus ergeben sich für die Behandler nicht nur medizinische, sondern insbesondere auch ethische und juristische Herausforderungen.

Ethische Aspekte

Nach einer Definition ist Ethik die wissenschaftliche Reflexion auf Moral und Ethos mit dem Ziel, sittliche Verpflichtungen und Handlungen zu rechtfertigen und nachvollziehbar zu machen. Ethisch betrachtet ist Palliativmedizin ein alternatives Angebot, die letzte Lebensstrecke von Todkranken menschenwürdig zu begleiten und ihnen beizustehen. Dies kommt u. a. in der **Prinzipienethik nach Beauchamp und Childress** zum Ausdruck:
- Fürsorge
- Nicht schaden
- Gerechtigkeit
- Autonomie

Einen immer höheren Stellenwert hat in unserer Gesellschaft in den letzten Jahren die Patientenautonomie erhalten. Dies zeigt sich insbesondere auch in der Palliativmedizin, v. a. sichtbar in der Diskussion und der Umsetzung von Patientenverfügungen. In diesem Zusammenhang gibt es oft auch unfruchtbare Diskussionen in Familien unter den Angehörigen und Unsicherheiten bei Behandlern im Gesundheitswesen. Vor allem im Bereich der Notfallversorgung gibt es hier ethische Probleme in Bezug auf die Notwendigkeit, oftmals zügig handeln zu müssen, ohne umfangreich informiert zu sein oder zeitnah ausreichend Informationen über den Patienten sammeln zu können. Bei eingeschränkter Vigilanz des Patienten oder unklarer Sachlage in Bezug auf den Patientenwillen muss die Patientenautonomie im Zweifelsfall eingeschränkt werden und primär mit einer medizinischen Behandlung begonnen werden.

MERKE

Wichtige ethische Grundsätze im Bereich der Notfallversorgung:
- Im Zweifel für das Leben: „in dubio pro vitam"
- Im Zweifel für die Würde: „in dubio pro dignitate"

Hierbei muss klar sein, dass solche Situationen weder ethisch noch real immer zufriedenstellend sind und beim Patienten und dessen Angehörigen, aber auch im Behandlerteam nicht selten zu Frust und Ärger führen. Insbesondere auch, weil sich die oben genannten ethischen Grundsätze „Im Zweifel für das Leben" und „Im Zweifel für die Würde" durchaus widersprechen können.

Vor dem Hintergrund der immer weiter zunehmenden Möglichkeiten und Weiterentwicklungen im Bereich der Notfallmedizin, bis hin zur Möglichkeit, z. B. ECMO- Behandlungen am präklinischen Einsatzort durchführen zu können, sollten und müssen sich im Bereich der Notfallversorgung Tätige vermehrt mit medizinethischen Aspekten beschäftigen.

Rechtliche Grundlagen

Der Bereich der Palliativmedizin und der Umgang mit sterbenden Patienten insgesamt steht wahrscheinlich auch bei Behandlern im Bereich der Notfallversorgung in Bezug auf rechtliche Grundlagen und Sorgen („etwas falsch zu machen") im Vergleich zu anderen Bereichen der Medizin mehr im Fokus. Dies dürfte auch darauf zurückzuführen sein, dass das Thema sehr emotional ist und nicht nur bei Patienten und deren Angehörigen, sondern auch bei Behandlern unterschiedliche Gefühle und manchmal Ängste auslöst. Zudem sind wichtige Fragen in Bezug auf das Sterben und Sterbewünsche in unserer schnelllebigen Zeit in ständigem Wandel. In Bezug auf das „Recht auf selbstbestimmtes Sterben" urteilte das Bundesverfassungsgericht am 26.2.2020, dass das allgemeine Persönlichkeitsrecht auch das Recht auf selbstbestimmtes Sterben umfasst. Dies hat neue gesellschaftliche Debatten ausgelöst und auch viele Fragen in Bezug auf das konkrete ärztliche und medizinische Handeln eröffnet.

Entgegen diesen Debatten jedoch, die hier nicht ausführlich weiter erörtert werden können, ist der medizinische Umgang mit Palliativpatienten auch im Bereich der Notfallversorgung grundsätzlich rechtlich gut geregelt. Vielleicht hilft es, sich noch einmal klar zu machen, dass jede medizinische Maßnahme, ob diagnostische Untersuchung oder Therapie einer Rechtfertigung und einer Zustimmung durch den Patienten bedarf, um nicht als Körperverletzung einen Straftatbestand darzustellen. Es ist rechtlich also grundsätzlich im Alltag der Notfallversorgung häufig nicht unproblematischer, eine Maßnahme zu beginnen als sie nicht durchzuführen.

MERKE

Sowohl medizinisches Personal als auch Angehörige und gesetzliche Vertreter haben grundsätzlich immer den Willen des Patienten zu respektieren.

Probleme entstehen v. a. dann, insbesondere in der Notfallsituation, wenn der Patientenwille nicht akut feststellbar ist. Auch hierzu gibt es jedoch Regelungen, mit deren Hilfe eine Entscheidung über die Patientenversorgung in einem konkreten Fall möglich sein sollte.

Patientenwille

Unzweifelhaft muss der Wille eines einwilligungsfähigen Patienten respektiert werden und er muss vor medizinischen Maßnahmen über Nutzen, Risiken, Alternativen etc. aufgeklärt werden. Nicht selten ist jedoch eine Einwilligungsfähigkeit in der Notfallsituation z. B. aufgrund von Vigilanzminderung, Sedierung oder Intoxikation nicht gegeben. In diesem Fall ist der erklärte oder mutmaßliche Wille des Patienten entscheidend.

Ermittlung des Patientenwillens:
- Erklärter Wille:
  - Aktuell bei einwilligungsfähigen Patienten
  - Vorausverfügt (schriftlich oder mündlich) = Patientenverfügung
- Behandlungswünsche
- Mutmaßlicher Wille

Wenn ein Patient nicht einwilligungsfähig ist und eine Patientenverfügung nicht vorliegt, muss versucht werden, Behandlungswünsche des Patienten zu eruieren. Dies sind mündliche Äußerungen des Patienten in Bezug auf die medizinische Situation, wobei eine Situationsanpassung zu berücksichtigen ist. Bei nicht vorhandenen Behandlungswünschen muss der mutmaßliche Behandlungswille ermittelt werden. Hierzu ist ein Bevollmächtigter oder Betreuer notwendig (siehe Patientenverfügung/Vorsorgevollmacht). Wenn nicht vorhanden, muss ein Antrag an das zuständige Betreuungsgericht gestellt werden. In der Notfallsituation gilt der bereits dargestellte Grundsatz: Im Zweifel für das Leben.

Patientenverfügung

Per juristischer Definition ist eine Patientenverfügung eine „schriftliche Willenserklärung eines einwilligungsfähigen Volljährigen mit Entscheidungen über die Einwilligung oder Nichteinwilligung in bestimmte, noch nicht unmittelbar bevorstehende ärztliche Maßnahmen" (§ 1910a BGB). Erfreulicherweise ist auch in unserer bürokratisierten Welt eine bestimmte Form oder eine Beglaubigung nicht notwendig, sodass auch im Zweifelsfall unterschriebene Notizen auf einem Handzettel Gültigkeit haben. Problematisch kann sein, dass viele Patientenverfügungen eher allgemein gehalten sind und dann auf die vorliegende medizinische Situation nicht zutreffen. Zudem sind Minderjährige von der Regelung ausgenommen. Grundsätzlich geben Patientenverfügungen trotz Ihrer Unterschiedlichkeit und der verbleibenden Unsicherheit wertvolle Hinweise auf die Haltung und Einstellungen des Patienten und erleichtern die Ermittlung des mutmaßlichen Patientenwillens oftmals sehr.

Vorsorgevollmacht

Mit einer Vorsorgevollmacht werden Personen ermächtigt, im Falle einer Einwilligungsunfähigkeit über medizinische Fragen, aber auch andere Angelegenheiten zu entscheiden. Häufig sind es Angehörige, die den Patienten langjährig kennen, und von denen im Gespräch oftmals zusätzlich wertvolle Informationen zum mutmaßlichen Willen des Patienten zu erfahren sind. Alternativ kann von Gerichtsseite ein Betreuer eingesetzt werden, der diese Funktionen übernimmt. Im Rahmen einer Betreuungsverfügung können Personen, die dies übernehmen sollen, vorgeschlagen werden.

Grundlagen der medizinischen Behandlung

Eine palliative Behandlungssituation ist im Bereich des Rettungsdienstes oder in der Notaufnahme häufig initial nicht oder nur schwer erkennbar. Insbesondere auch, weil eine bestehende palliative Situation oftmals vom Patienten selbst oder seinen Angehörigen verdrängt wird oder nicht klar von behandelnder ärztlicher Seite kommuniziert wurde. Nicht selten erschließt sich eine palliative Situation erst nach genauer Anamnese oder Durchsicht vorhandener Unterlagen, deren Vorhandensein im deutschen Gesundheitssystem ja im häuslichen Bereich nur rudimentär gewährleistet ist und im klinischen Bereich oftmals zeitaufwendiges Nachforschen durch Telefonate mit Arztpraxen oder anderen Gesundheitseinrichtungen erfordert.

Trotz der unterschiedlichsten Ursachen für eine palliative Behandlungssituation sind die vorhandenen medizinischen Probleme auch aus eigener langjähriger Erfahrung erstaunlich ähnlich und die sinnvollen Behandlungsmöglichkeiten ebenfalls überschaubar, sodass relativ einfach eine adäquate Basisversorgung im Bereich der Notfallversorgung durchgeführt werden kann. Eine sehr umfangreiche und umfassende Übersicht über die Aspekte der palliativmedizinischen Behandlung kann ansonsten der **S3-Leitlinie Palliativmedizin** entnommen werden.

Bei Palliativpatienten bestehen zu etwa 90 % onkologische Grunderkrankungen, die nicht kurativ behandelt werden können. Zusätzlich handelt es sich um kardiologische, neurologische, pulmologische und renale Krankheiten im terminalen Stadium. Neben Schmerzen zeigen sich typischerweise zusätzliche Symptome, die in Verbindung mit dem zunehmenden körperlichen Verfall oder der Grunderkrankung sowie Nebenwirkungen laufender Therapien stehen (➤ Tab. 5.13). Ziel der Behandlung ist daher eine Symptomkontrolle sowie eine Schmerzkontrolle, um die Lebensqualität zu erhalten oder wieder zu verbessern, soweit möglich.

Neben den Herausforderungen in der medizinischen Behandlung von palliativen Patienten ist das Wissen um ambulante und stationäre Versorgungsstrukturen in diesem Bereich nicht nur hilfreich, sondern letztendlich existenziell wichtig, um eine adäquate Versorgung der Patienten zu steuern und durchzuführen. Dies gilt v. a., da es in diesem Bereich Versorgungsstrukturen gibt, die in dieser Art und in diesem Umfang in anderen medizinischen Bereichen nicht vorhanden sind. Zusätzlich gibt es in Bezug auf die Behandlung palliativer Patienten – anders als bei anderen Notfallpatienten – wichtige Gründe, einen Transport in eine stationäre Einrichtung eben nicht durchzuführen, sondern den Patienten bewusst in der Häuslichkeit zu belassen und ggf. hier zusätzliche Unterstützung zu organisieren.

Versorgungsstrukturen

Grundsätzlich spielen die Hausärzte von Palliativpatienten die zentrale Rolle in der Versorgung, jedoch kann deren Engagement deutlich variieren. Ein palliativ ausgebildeter Hausarzt, der ggf. sogar selbst an der ambulanten Palliativversorgung teilnimmt, wird sich anders einbringen als ein mit palliativen Situationen wenig vertrauter Kollege. Dies ist

Tab. 5.13 Von Palliativpatienten angegebene Beschwerden mit möglichen Mehrfachnennungen (nach Radbruch et al. 2002)

Symptome	Häufigkeit
Schwäche	76,5 %
Schmerz	64,6 %
Appetitlosigkeit	49,6 %
Übelkeit	36,8 %
Kachexie	32,9%
Dyspnoe	29,4 %
Obstipation	24,2 %

zu akzeptieren! Ebenfalls können Fachärzte, primär natürlich Onkologen, aber auch z. B. Urologen, Gynäkologen, Internisten, in die ambulante Behandlung eingebunden sein oder diese sogar primär durchführen. Zusätzlich gibt es im Bereich der palliativen Versorgung spezielle Versorgungsstrukturen, die im Folgenden dargestellt werden sollen. Hierbei kann es in unterschiedlichen Regionen oder Bundesländern durchaus Unterschiede geben.

Allgemeine ambulante Palliativversorgung (AAPV)

Ambulante Versorgung durch Pflegedienste in Zusammenarbeit mit niedergelassenen Hausärzten und Fachärzten.

Ambulante Hospizdienste

Von Ehrenamtlichen getragene Einrichtungen, die sich um palliative Patienten und deren Angehörige in der Häuslichkeit kümmern. Insbesondere gibt es oft auch Angebote für Angehörige nach dem Tod des Patienten. Sie sind für die Betroffenen kostenfrei und teilweise von den Krankenkassen unterstützt.

Spezialisierte ambulante Palliativversorgung (SAPV)

Bei den Krankenkassen zu beantragende spezialisierte und durch ein Team aus Fallkoordinator, Arzt und Pflegedienst durchgeführte Versorgung von Palliativpatienten in der Häuslichkeit. Hierdurch ist eine umfassende Versorgung des Patienten und der Angehörigen im häuslichen Umfeld bis zum Tod des Patienten möglich. Aufgrund der geforderten entsprechenden Ausbildung der ärztlichen und nicht ärztlichen Behandler ist eine adäquate Versorgung insbesondere im Bereich Schmerztherapie und Symptomkontrolle gewährleistet.

Stationäre Hospize

Stationäre Einrichtungen zur Versorgung sterbender und palliativer Patienten, die baulich und organisatorisch eigenständig und nicht an eine Pflegeeinrichtung oder ein Krankenhaus angeschlossen sind. Die Anzahl der Betten ist auf maximal 16 begrenzt, die Kosten werden nach Beantragung und strenger Prüfung zu 95 % durch die Krankenkassen übernommen, die restlichen 5 % müssen von den Einrichtungen über Spenden finanziert werden.

Palliativstationen

Zur Versorgung und Behandlung von palliativen Patienten spezialisierte Stationen in Krankenhäusern. Zum Betreiben einer Palliativstation müssen diverse Voraussetzungen insbesondere in Bezug auf das Vorhalten und die Ausbildung des Personals, die Organisation sowie bauliche Maßgaben erfüllt werden. Es erfolgt grundsätzlich eine ganzheitliche und multiprofessionelle Behandlung der Patienten, die spezielle Voraussetzungen für die Aufnahme, ähnlich wie im stationären Hospiz, erfüllen müssen. Zuweisungen aus anderen Abteilungen des Krankenhauses, aber auch von außerhalb über den Rettungsdienst, i. d. R. über die Notaufnahme sind möglich. Für die Aufnahme auf eine Palliativstation gelten folgende Voraussetzungen:

- Begrenzte Lebenserwartung bei nicht kurativer Situation.
- Ganzheitliche, multiprofessionelle Behandlung ist erforderlich.
- Symptomkontrolle und/oder psychosoziale Stabilisierung ist notwendig.
- Betreuung von Angehörigen ist erforderlich.
- Behandlung erfordert besonders geschultes pflegerisches und ärztliches Personal.

Symptomkontrolle

Neben Schmerzen zeigen sich bei Palliativpatienten regelmäßig auch andere Symptome in Bezug auf die Grunderkrankung oder Nebenwirkungen laufender Therapien. Die Symptomkontrolle dient dem Erhalt und wenn möglich der Verbesserung der Lebensqualität des Patienten. Im Bereich der präklinischen Versorgung steht nur eine geringe Auswahl von Medikamenten und Möglichkeiten zur Verfügung, etwas besser ist dies sicherlich im Bereich einer Notaufnahme. Grundsätzlich entspricht daher jedoch die Behandlung der Patienten in diesen Bereichen nicht dem palliativmedizinischen Standard und nicht alles ist zufriedenstellend behandelbar. Jedoch ist eine adäquate Basisversorgung bei sorgfältiger Anamnese und sinnvollem Einsatz der vorhandenen Medikamente und zusätzlichen Maßnahmen durchaus möglich. Dieses soll im Folgenden anhand der wichtigsten und häufigsten Symptome, die im Bereich der Notfallversorgung eine wichtige Rolle spielen, dargestellt werden.

Dyspnoe/Rasselatmung

Zur Behandlung von **Dyspnoe** sollte man als Basismaßnahme primär an die Zufuhr von frischer Luft (Fenster öffnen, Handventilator) und das Befeuchten des Mundes denken. Medikamentös werden insbesondere Opioide und Benzodiazepine eingesetzt. Beim Einsatz von Opioiden ist Morphin das Standardmedikament. Die eingesetzten Opioide sollten titriert werden, eine Tagesdosis von 10–30 mg Morphin oral (entsprechend 5–10 mg i. v. oder s. c.) ist i. d. R. ausreichend. Benzodiazepine, v. a. Lorazepam, sind besonders dann sinnvoll, wenn die Behandlung nur mit Opioiden nicht ausreichend ist, sie können aber natürlich auch allein zum Einsatz kommen (Lorazepam 1–2,5 mg oral). Zusätzlich können in der palliativen Situation Kortisonpräparate eingesetzt werden, insbesondere Dexamethason kann eine schnelle Linderung der Atemnot bewirken.

Die Sauerstoffgabe ist dagegen eher psychologisch relevant, insbesondere in der Sterbephase ist hierdurch keine signifikante Symptombesserung mehr zu erwarten, sodass eine Beendigung in dieser Situation sinnvoll ist. Einen wissenschaftlichen Nachweis für die Wirksamkeit von Sauerstoff bei

Dyspnoe in der palliativen Situation gibt es nicht, in der Notfallversorgung kann ein Einsatz aber aus den oben genannten psychologischen Gründen erfolgen.

Die **Rasselatmung** (auch Todesrasseln genannt) entsteht in der fortgeschrittenen Sterbephase durch Sekrete in den oberen Atemwegen, die aufgrund schwindender Kräfte nicht mehr geschluckt oder abgehustet werden können. Die Patienten leiden hierunter nicht, Angehörige können jedoch besorgt oder verunsichert sein und Handlungsdruck erzeugen. Eine Seitenlagerung des Patienten kann hilfreich sein, medikamentös ist der Einsatz von 0,5 mg Atropin s. c. oder i. v. (3 mg/24 h) möglich. Tracheales Absaugen sollte unterbleiben!

Übelkeit und Erbrechen

Grundsätzlich können natürlich alle im Bereich der Notfallversorgung vorhandenen antiemetisch wirkenden Medikamente zum Einsatz kommen. Die Studienlage ist auch für lange bekannte Medikamente unzureichend und bei mehreren Präparaten besteht ein Off Label Use. Es ist sinnvoll anamnestisch zwischen opioidinduzierter Übelkeit und anderer Übelkeit zu unterscheiden. Bei opioidinduzierter Übelkeit ist eine Medikation entsprechend den Anästhesiekonzepten zur Behandlung postoperativer Übelkeit (PONV) sinnvoll, insbesondere der Einsatz von Ondansetron (4–8 mg i. v. oder s. c.) und Dexamethason (4–8 mg i. v.). Ansonsten kommen bei anderweitig ausgelöster Übelkeit oftmals Metoclopramid und Dimenhydrinat zum Einsatz, aktuell zunehmend auch Cannabispräparate. Bei längerfristiger Übelkeit und rezidivierendem Erbrechen ist auch hier an die regelmäßige Gabe von Dexamethason zu denken.

Angst und Panik

Angst und Panik sind häufig bei palliativen Patienten und in der Sterbephase vorhanden. Sie werden nicht selten unterschätzt und anamnestisch übersehen, auch weil Patienten eine entsprechende Symptomatik „nicht wahr haben wollen" oder aus Scham nicht äußern. Eine genaue Anamneseerhebung und ein Erkennen von Angst und Panik sind auch deshalb wichtig, weil hierdurch diverse andere Symptome ausgelöst und/oder verschlechtert werden können (Schmerz, Unruhe, Schlafstörungen, Übelkeit etc.).

Primär sollte auch hier an beruhigende Basismaßnahmen gedacht werden. Durch eine empathische Zuwendung und beruhigende Gespräche und teilweise durch einfaches Dasein und Zuhören können häufig signifikante Verbesserungen erzielt werden. Zusätzlich kann die Beruhigung und Edukation sowie Einbeziehung von Angehörigen sinnvoll sein. Im Rahmen einer medikamentösen Therapie kommen v. a. in der Notfallsituation Benzodiazepine zur Anwendung. Midazolam (2,5–10 mg) kann dabei sowohl oral, als auch i. v. und s. c. appliziert werden, Lorazepam kommt oral oder sublingual mit 1–2,5 mg zum Einsatz.

PRAXISTIPP

Symptome von palliativen Patienten und deren medikamentöse Therapiemöglichkeiten

Dyspnoe:
- Morphin 2,5–5 mg alle 4 h p. o., 1–2,5 mg alle 4 h s. c.
- Midazolam 2,5–5 mg alle 4 h s. c.
- Lorazepam 0,5–1,0 mg alle 6–8 h p. o./s. l.

Übelkeit und Erbrechen:
- Metoclopramid 10 mg/8 h p. o., 30 mg s. c., 10–30 mg/24 h i. v.
- Dimenhydrinat 50–100 mg/6–8h p. o., 31–62 mg/4 h i. v. (max. 372 mg/24 h)
- Ondansetron 4–8 mg/8–12 h p. o., 4–8 mg/8–12 h i. v.

Angst und Panik:
- Lorazepam 1–2,5 mg p. o./s. l.
- Midazolam 2,5–10 mg p. o., 2,5–5 mg s. c.

Fatigue und Schwäche:
- Methylphenidat oder Modafenil
- Kortikosteroide

Appetitlosigkeit:
- Dexamethason (4–32 mg p. o./ i. v.)
- Cannabinoide (Canemes, Dronabinol)

Schlafstörungen und nächtliche Unruhe:
- Kurzfristig: Zopiclon (3,75–7,5 mg), Zolpidem (5–10 mg)
- Mittelfristig: sedierende Antidepressiva (Amitriptylin, Doxepin)

Schmerztherapie

Die schmerztherapeutische und insbesondere schmerzmedikamentöse Behandlung von palliativen und Patienten in der Sterbephase ist grundsätzlich nicht so komplex, wie die Behandlung chronischer Schmerzpatienten. Trotzdem sind differenzierte Behandlungsmaßnahmen und umfangreiche Medikamente notwendig, die hier nur ansatzweise dargestellt und in der entsprechenden Literatur nachgelesen werden können. Unbedingt beachtet werden muss, ähnlich wie bei chronischen Schmerzen, dass in der palliativen Situation Schmerzen nicht nur einen somatischen Grund haben müssen (Total-Pain-Konzept). Daher sollte, soweit am Behandlungsort möglich, ein umfassender Ansatz verfolgt werden, der die diversen Ebenen in die Schmerzanamnese und Schmerzbehandlung mit einbezieht.

Im Bereich der Notfallversorgung kommt es primär auf eine Basisversorgung zur Linderung schwerer Schmerzzustände an. Hier haben insbesondere potente Opioide wie Morphin, Fentanyl oder Hydromorphon eine vorrangige Bedeutung. Zunächst sollte wie immer eine strukturierte Schmerzanamnese erhoben werden, um Schmerzauslöser einzugrenzen und den Schmerzcharakter und Schmerzorte zu eruieren. Eine Abfrage der aktuellen und bisher eingenommenen Medikation hilft sehr, um das weitere Vorgehen zu planen und den möglichen weiteren Bedarf an Analgetika abzuschätzen.

Grundsätzlich sollte v. a. in der Sterbephase eine ausreichende und großzügige Analgesie erfolgen, um Schmerzen adäquat und zügig zu lindern und so das Leiden des Patienten zu vermindern. Die Opioide sollten titriert werden, eine

Startdosis von Morphin 5–10 mg i. v. (oder Äquivalenzdosen anderer Opioide) ist beim durchschnittlichen Patienten sinnvoll. Vorrangig sollte in Bezug auf den Applikationsweg an die subkutane Gabe von Morphin oder anderen Opioiden (sowie weiteren Medikamenten) gedacht werden. Hierdurch kann man bei relativ schnellem Wirkeintritt eine längere Wirkung als bei einer intravenösen Applikation erzielen, die Gabe ist deutlich einfacher und nicht so schmerzhaft sowie weniger invasiv.

Umgang mit Angehörigen

Dem Umgang und der Einbeziehung von Angehörigen kommt eine bedeutsame Rolle in der Behandlung von Palliativpatienten zu. Angehörige sind i. d. R. die unmittelbaren Ansprechpartner, wenn der Patientenwille in der Akutsituation nicht zu erfragen ist, insbesondere auch zur Erhebung des mutmaßlichen Willens. Durchaus auch im klinischen Bereich, aber insbesondere am (häuslichen) Einsatzort im Rettungsdienst kann man mit emotional aufgeladenen Situationen durch Ängste und Überforderung von Angehörigen konfrontiert werden. Grundsätzlich kann man davon ausgehen, dass Angehörige, die einen Palliativpatienten betreuen, pflegen und versorgen psychosozial stark belastet sind und sich hilflos fühlen oder Angst haben zu versagen oder Fehler zu machen. Neben dem Patienten sind auch sie häufig hilfebedürftig.

In dieser Situation ist am Behandlungsort besondere interaktive Kompetenz und häufig Fingerspitzengefühl notwendig. Wo immer möglich und wenn nicht vom Patienten explizit nicht gewünscht, sollten Angehörige mit informiert und in Entscheidungen eingebunden werden. Angehörige brauchen fachliche Aufklärung über das Krankheits- und Sterbegeschehen. Zusätzlich sollte immer hinterfragt werden, ob zusätzliche professionelle Unterstützung für die Angehörigen selbst (eigener Hausarzt, Seelsorger) notwendig ist und wie diese angebahnt oder organisiert werden kann. Bei optimaler Umsetzung dieser Grundsätze kann dem Behandler teilweise auch langfristige ausgeprägte Dankbarkeit von Angehörigen Verstorbener zukommen!

Umgang mit Sterbenden und Verstorbenen

Ein respektvoller Umgang mit Sterbenden oder Verstorbenen sollte grundsätzlich selbstverständlich sein. Im mitunter hektischen Berufsalltag z. B. am präklinischen Einsatzort oder in der Krankenhausambulanz kann ein Moment des Innehaltens beim/nach dem Versterben eines (palliativen) Patienten auch für den Behandler selbst und das Behandlungsteam hilfreich sein und kurzfristig sowie langfristig psychisch entlasten. Die wichtigsten Grundsätze im Umgang mit Sterbenden und Verstorbenen sollen kurz dargestellt werden.

Umgang mit Sterbenden

Soweit möglich sollten Sterbende in einer angemessenen Umgebung untergebracht und von anderen Patienten sowie Störfaktoren und unruhigen Umgebungsbedingungen abgeschirmt werden. Für eine ruhige und entspannte Atmosphäre sollte gesorgt werden und anwesende Angehörige sollten die Möglichkeit bekommen, direkt beim Sterbenden zu verweilen. In Hinblick auf kulturelle oder religiöse Hintergründe sollte rechtzeitig hinterfragt werden, ob Zusätzliches bedacht oder organisiert werden kann, um den Sterbenden und die Angehörigen zu unterstützen (Geistlicher, spezielle Rituale etc.).

Umgang mit Verstorbenen

Ein würdevoller Umgang mit dem Leichnam des Verstorbenen ist selbstverständlich und insbesondere auch für die Angehörigen wichtig. Es kann davon ausgegangen werden, dass die Angehörigen das Geschehen und die Bilder im Zusammenhang mit dem Sterben und Tod für immer bei sich tragen werden. Von daher ist der Umgang mit dem Leichnam und die Interaktion mit den Angehörigen für deren Trauerarbeit von größter Wichtigkeit. Viel psychisches Leid und Unruhe im Kreise der Angehörigen kann durch professionelle Arbeit der Behandler verhindert bzw. abgemildert werden.

MERKE

Der Umgang mit Sterbenden endet nicht mit dem Tod und umfasst auch den Umgang mit dem Leichnam und den Angehörigen des Verstorbenen.

LITERATUR

Barzen S et al. Besonderheiten bei der Notfallversorgung von geriatrischen Traumapatienten. In: retten!, 2019; 8(01): 32–43

Benzinger P, Eidam A, Bauer JM. Clinical importance of the detection of frailty. In: Z Gerontol Geriatr, 2021; 54(3): 285–296

Brobst R A et al. Der Pflegeprozess in der Praxis. 1. A. Göttingen: Hans Huber, 1997

Deutsche Gesellschaft für Allgemeinmedizin und Familienmedizin (Hrsg.). S3-Leitlinie „Multimorbidität". DEGAM-Leitlinie Nr. 20, AWMF-Registerrnummer 053-047, Berlin 2017

Deutsche Gesellschaft für Geriatrie (DGG). Geriatrische Patienten in der Notaufnahme: Mit sechs Fragen identifizieren und Prognose verbessern. Pressemitteilung vom 19.6.2012

Fleischmann T, Hohenstein C. Klinische Notfallmedizin – Band 1 Wissen. München: Elsevier Urban & Fischer, 2020

Fried L P et al. Frailty in Older Adults: Evidence for a Phenotype. In: J Gerontol: Series A, 2001, 56(3): M146–M157

Keller C, Menche N. PFLEGEN – Gesundheits- und Krankheitslehre. München: Elsevier Urban & Fischer, 2017

Lansche G et al. Physiologische Veränderungen im Alter: Was ist von notfallmedizinischer Relevanz? In: Anästhesiologie und Intensivmedizin, 2001; 42: 741–746

Leitlinienprogramm Onkologie. Palliativmedizin für Patienten mit einer nicht heilbaren Krebserkrankung. AWMF-Registernummer 128-001OL, 2020
Livingston G et al. Dimentia prevention, intervention, and care: 2020 report of the Lancet Commission. In: Lancet, 2020; 396(10248): 413–446
Machado C. Patienten aus fremden Kulturen im Notarzt- und Rettungsdienst. Fallbeispiele und Praxistipps. 2. A. Berlin, Heidelberg: Springer, 2019
Mende A et al. Determinants of perioperative outcome in frail older patients. In: Dtsch Arztebl Int, 2019; 116: 73–82
Radbruch L, Nauck F, Fuchs M et al. What is palliative care in Germany? Results from a representative survey. J Pain Symptom Manage, 2002, 23 (6): 471-483
Seger W, Gaertner T. Multimorbidität: Eine besondere Herausforderung. In: Dtsch Arztebl, 2020; 117(44): A-2092/B-1780
Statistisches Bundesamt (Hrsg.). Ältere Menschen in Deutschland und der EU. Wiesbaden 2016
Trzeczak S. Der alte Patient in der Notaufnahme. In: Salomon F. Praxisbuch Ethik in der Notaufnahme. Berlin: MWVV, 2015 S. 101–122
von Stuckrad-Barre S. Gangstörungen im Alter. In: NeuroGeriatrie, 2009; 6 (2): 49–53 (www.hippocampus.de/media/316/cms_4a94e1f18c208.pd)
Warburton RN et al. Identification of seniors at risk: process evaluation of a screening and referral program for patients aged > or =75 in a community hospital emergency department. In: Int J Health Care Qual Assur Inc Leadersh Health Serv 2004, 17: 339–348

KAPITEL

6 Beginn der Untersuchung und Gesprächsführung

Matthias Jahn

Der Beginn einer aufschlussreichen Untersuchung und Diagnostik von Patienten ist im Rahmen der Notfallversorgung immer eine „gelungene“ und zielführende Gesprächsführung. Die Gesprächsführung kann während einer Versorgung von Patienten in einer „Notfallsituation“ im Gegensatz zu einer Arztpraxis oder Notaufnahme nicht immer unter optimalen Bedingungen erfolgen. In der „Notfallsituation“ ist die Gesprächsführung abhängig von der oft erschwerten Patientensituation. Im folgenden Kapitel werden wichtige Faktoren für die Untersuchung und Gesprächsführung von Notfallpatienten aufgezeigt.

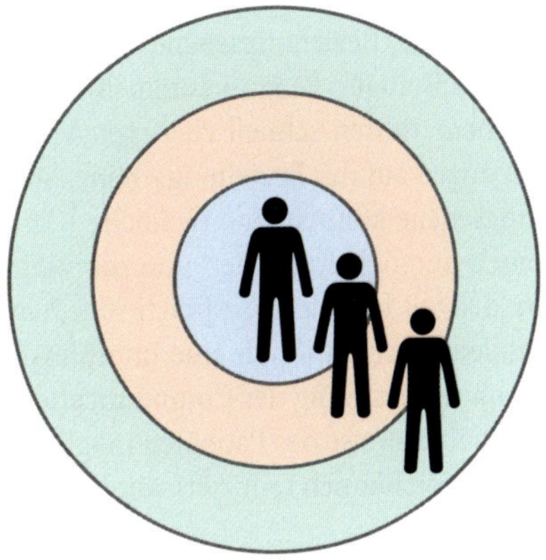

Abb. 6.1 Distanzzonen [P094, L231]

6.1 Gestaltung der Untersuchungsumgebung

Die Untersuchungsumgebung ist unter Notfallbedingungen oft eine große Herausforderung und kann nicht immer „nach Lehrbuch“ optimal gestaltet werden bzw. ist abhängig z. B. von der häuslichen Situation des Patienten. In Notfallsituationen können auch fehlende Räumlichkeiten ein Problem darstellen.

6.1.1 Räumliche Distanz

Im Rahmen der Gesprächsführung mit dem Patienten sind verschiedene Distanzen ➤ Abb. 6.1 zu unterscheiden. Die häufigsten Handlungen in der Notfallmedizin finden im persönlichen und im Intimbereich statt. Die Distanz ist der jeweiligen Situation anzupassen.
Die räumliche Distanz wird in drei Zonen aufgeteilt:

- Intimbereich (bis 20 cm)
- Persönlicher Bereich (20–100 cm)
- Öffentlicher Bereich (> 100 cm)

6.2 Grundlagen der Gesprächsführung

Zu den Grundlagen einer professionellen Kommunikation im medizinischen Setting ist es wichtig, dass grundlegende Kommunikationstechniken beherrscht und angewendet werden können. Diese Grundtechniken werden im folgenden Kapitel erörtert.

Zu den Kernkompetenzen gehört eine bestimmte Grundhaltung des notfallmedizinischen Personals. Diese Grundhaltung ist der erste wichtige Baustein während der Kommunikation mit Patienten. Die wichtigsten Aspekte der Grundhaltung bei der Versorgung von „Hilfeersuchenden“ sind:

- Akzeptanz
- Einfühlungsvermögen
- Ehrlichkeit

Ohne diese wichtigen Kernkompetenzen ist eine Versorgung von Patienten schwierig und als medizinisches Fachpersonal unprofessionell.

6.2.1 Grundlagen der professionellen Kommunikation – Communication Skills

Watzlawick hat folgenden bekannten Satz formuliert: *„Man kann nicht nicht kommunizieren.“*

Bei der Kommunikation ist zunächst die richtige Übermittlung von Nachrichten wichtig (Sender-Empfänger-Codierung), da Informationen aufgrund von z. B. Artikulationsschwierigkeiten durch den Sender (medizinisches Fachpersonal) vom Empfänger (Patient) nicht richtig aufgenommen oder auch falsch interpretiert werden.

Sender-Nachricht-Empfänger-Modell (➤ Abb. 6.2):

1. Sender (jemand, der etwas spricht, ausdrückt oder mitteilen möchte)
2. Nachricht (was mitgeteilt wird)
3. Empfänger (jemand, der zuhört, beobachtet, aufpasst und die Botschaft versteht)

Auch die Sach- und Beziehungsebene spielt eine zentrale Rolle mit wechselseitiger Beeinflussung. Missverständnisse auf der Sachebene führen schnell zu Ärger, Vorwürfen und Fehleinschätzungen auf der Beziehungsebene. Störungen auf der Beziehungsebene können eine sachliche Klärung behindern oder auch unmöglich machen und die weitere Versorgung stören. Schnell kann ein Gespräch mit dem Patienten emotional enden. Auch ist durch eine unprofessionelle Vorgehensweise ohne Beachtung der Communication Skills eine aggressive Verhaltensweise des Patienten möglich. Störungen der Kommunikation können reduziert werden durch:

- **Sachebene:**
  - Klar und einfach ausdrücken
  - Beim Thema bleiben
  - Kurz fassen
  - Wortschatz und Formulierungen auf den Gesprächspartner anpassen
- **Beziehungsebene:**
  - Bei Erstkontakt deutlich mit Namen und Funktion vorstellen, ggf. die Hand geben, Höflichkeitsfloskeln beachten
  - Nach Namen des Gesprächspartners fragen und mit Namen ansprechen
  - Möglichst auf gleiche Augenhöhe begeben, Blickkontakt halten
  - Stimmlage, Lautstärke und Sprechgeschwindigkeit anpassen

MERKE

Hauptmerkmale einer optimalen Gesprächsführung sind:

- Ungestörte räumliche Situation
- Atmosphäre des Vertrauens, der Offenheit, Aufgeschlossenheit des medizinischen Fachpersonals bzw. Verständnis gegenüber dem Patienten
- Unvoreingenommenheit des medizinischen Fachpersonals

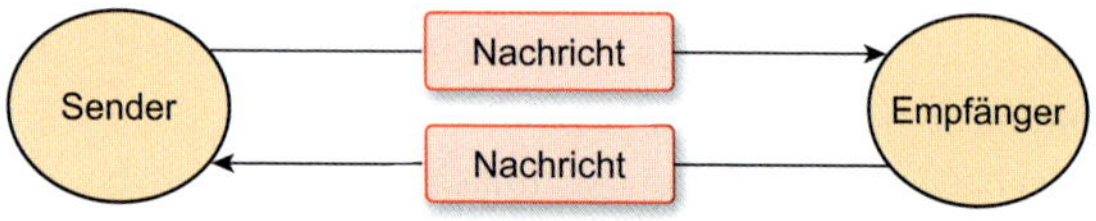

Abb. 6.2 Sender – Nachricht – Empfänger [L143]

Sprachliche Mitteilungen können auf verschiedenen Ebenen stattfinden. Die vier Seiten einer Nachricht nach Schulz von Thun 1981 sind in ➤ Abb. 6.3 dargestellt. Er unterteilt eine Nachricht in vier verschiedene Aussagen:

- Sachinhalt („offizielles Thema" → z. B. Grund des Notrufs)
- Selbstoffenbarung (was z. B. der Patient über sich selbst ausdrückt)
- Appell (Aufforderung, was der Sprecher vom Zuhörer möchte)
- Beziehung (Beziehung des Sprechers zum Zuhörer)

Kommuniziert werden kann verbal oder nonverbal aber auch paraverbal (Stimme, Modulation). Die verbale Kommunikation umfasst alles Gesprochene oder Geschriebene. Gute Formulierungen unterstützen die Kommunikation.

Die nonverbale Kommunikation ist die nichtsprachliche Ausdrucksform des Menschen. Hier ist zu unterscheiden zwischen:

- **Mimik:** Ausdrucksbewegungen des Gesichts
  - Kann die Kommunikation bereichern aber auch Fehlinformationen liefern
  - Kann durch Krankheiten (z. B. Schlaganfall, Morbus Parkinson) beeinträchtigt werden
- **Gestik** (lebhaft/zurückhaltend): Bewegung der Hände
  - Unterstützen gesprochene Worte
  - Drücken Gefühle und Gemütsbewegungen aus
  - Haben auch eine kulturell festgelegte Bedeutung
  - Sind bei Gehörlosen ein wichtiges Kommunikationsmittel
- **Körperhaltung, -bewegungen** (offen/geschlossen):
  - Liefern Hinweise auf Schmerzen und Verletzungen
  - Liefern Hinweise auf die momentane psychische Verfassung

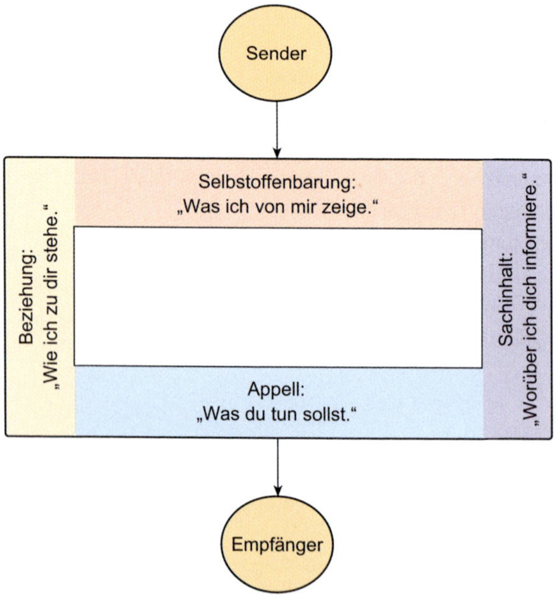

Abb. 6.3 Die vier Seiten einer Nachricht (nach Schulz von Thun 1981) [L143]

- **Blickkontakt:**
  - Beeinflusst die Gesprächsführung positiv
  - Zeigt Respekt
  - Bei fehlendem Blickkontakt wird Desinteresse, Langeweile oder fehlende Aufmerksamkeit interpretiert
- **Objekte:**
  - Wartebereiche oder Notaufnahmen in Krankenhäusern können mit Farben und Materialien freundlich und beruhigend gestaltet werden ebenso aber auch klinisch kalt gestaltet werden.
  - Einsatzfahrzeuge können mit der Möglichkeit der Lichtgestaltung (z. B. blaues Licht zur Beruhigung) ausgestattet werden.
- **Räumliche Distanz** > Abb. 6.1

Einflussfaktoren

Einflussfaktoren auf die Kommunikation können vielfältig sein. So spielen biologische und psychische Faktoren eine Rolle aber auch soziokulturelle Bedingungen und Umgebungsfaktoren haben Einfluss auf die Kommunikation.

Biologische Faktoren:
- Entwicklung und Alter: z. B. anderer Wortschatz bei jüngeren Menschen, schnelleres Sprechen
- Sinnesorgane: Beeinflussung bei Seh- oder Hörbehinderung
- Sprechorgane: Beeinflussung durch Erkrankungen, Fehlbildung, operative Eingriffe
- Sprachzentrum/Gehirn: Beeinflussung durch z. B. Schädigung des Gehirns nach Schlaganfall oder Tumor, Abbauprozesse (Demenz)

Psychische Faktoren:
- Stimmung, Bedürfnisse
- Sprachbegabung, Selbstbild
- Einfühlungsvermögen, Beziehungsfähigkeit
- Selbstkontrolle

Soziokulturelle Faktoren:
- Muttersprache, Fremdsprache
- Dialekt
- Berufsspezifische Sprachkultur
- Lebensweise und soziales Netz
- Gesellschaftsnormen

Umgebungsfaktoren:
- Störungen, Stress
- Geräuschpegel
- Andere Anwesende
- Räumliche Position
- Sozialer Druck

Techniken der Gesprächsführung – Communication Skills

Zu den weiteren Kompetenzen einer professionellen Kommunikation gehören die sog. „Communication Skills". Sie sind Grundvoraussetzung einer aufschlussreichen Gesprächsführung während der Untersuchung und Diagnostik von Patienten. Zu den Techniken der Gesprächsführung gehören:

- **Fakten ansprechen,** z. B.: „Ich muss jetzt zur weiteren Diagnostik Blut abnehmen." etc.
- **Offene Fragen stellen** (viele und lange Antworten möglich), z. B.: „Wie geht es Ihnen jetzt?", „Erzählen Sie mir bitte mehr davon." etc.
- **Geschlossene Fragen stellen:** schränken Antwortmöglichkeiten auf einzelne Wörter ein, ggf. nur „Ja" oder „Nein" möglich, z.B. „Haben Sie Schmerzen?", „Gibt es noch Fragen?" etc.
- **Verbal und nonverbal verstärken:** Blickkontakt, nicken, aufmerksames und aktives Zuhören („ja", „mmh").
- **Wiederholen** von Aussagen und Schlüsselwörtern.
- **In eigenen Worten** (paraphrasieren): Aussagen des Patienten werden in eigenen Worten zusammengefasst.
- **Gefühle ansprechen:** Beobachtete oder vermutete Gefühle können direkt angesprochen werden und als eigener Eindruck zurückgespiegelt werden, z. B. „Ich habe das Gefühl, dass Sie ängstlich sind."
- **Schweigen:** Probleme und Schwierigkeiten werden nicht weggeredet, sondern erst einmal nur wahrgenommen und akzeptiert.

PRAXISTIPP

Im (notfall)medizinischen Setting muss die Kommunikation möglichst zielführend sein.
Ungünstig sind bei Erstkontakt offene Fragestellungen:
- „Was ist passiert?", „Wie geht es Ihnen?" etc. → Diese eher ungünstige Art der Fragestellungen sind in der Notfallmedizin häufig zu hören!

Geschlossene Fragestellungen sind zielführender:
- „Was ist der Grund Ihres Anrufes?", „Was ist aktuell Ihre Hauptbeschwerde?" etc.

Voraussetzungen gelingender Gesprächsführung

Weitere elementare Bausteine zur erfolgreichen Gesprächsführung sind das aktive Zuhören, das empathische Zuhören und die Technik des Spiegelns.

6

Aktives Zuhören:
- Blickkontakt
- Zugewandte Körperhaltung
- Klärende Aussagen
- Offene Fragen
- Hier erreicht man beim Patienten:
- Er fühlt sich als Person mit seinen Problemen angenommen.
- Er wird entspannter und gelöster und kann seine Gefühle besser erkennen.
- Er kann sich besser auf das Wesentliche konzentrieren.
- Er braucht weniger Zeit, um sich klar auszudrücken.

In ➤ Tab. 6.1 werden kommunikationsfördernde und kommunikationshemmende Verhaltensweisen zum aktiven Zuhören in Gesprächssituationen gegenübergestellt.

Empathisches Zuhören:

Die Bereitschaft und Fähigkeit zu einfühlsamem Verstehen („Empathie") ist Voraussetzung für ein aufschlussreiches und gutes Gespräch. Voraussetzungen für die Fähigkeit, Empathie zu entwickeln sind:
- Reflexionsfähigkeit
- Fähigkeit zur Selbstkritik
- Psychische Stabilität

Technik des Spiegelns:

Durch Spiegeln kann der Gesprächspartner wiedergeben was er gehört und verstanden hat. Durch das Wechselspiel von verständnisvollem Zuhören und der Wiedergabe des Verstandenen wird das Gespräch weitergeführt.

Spiegeln erfordert eine empathische Grundhaltung verbunden mit emotionaler Wärme:
- In (eigene) Worte fassen, was der Patient auszudrücken versucht
- Keine Wertung
- Keine Interpretation
- Keine automatische inhaltliche Zustimmung

Tab. 6.1 Kommunikationsfördernde und -hemmende Verhaltensweisen zum aktiven Zuhören in Gesprächssituationen

Kommunikationsfördernd	Kommunikationshemmend
Den anderen ausreden lassen	Unterbrechen
Mit dem Kopf nicken, „mmh" sagen	Verschlossene, abwehrende Körperhaltung/Gestik/Mimik
Blickkontakt halten	Wegblicken
Gesagtes zusammenfassen	Gleich widersprechen
Rückfragen	Ungefragt und zu Beginn des Gesprächs eigene Ideen, Ratschläge unterbreiten
Verbalisieren, Spiegeln	Frühzeitiges Interpretieren, Deuten
Zentrale Aussagen zusammenfassen	Thema wechseln

6.3 Gesprächsführung mit Kindern und älteren Patienten

Kinder und ältere Patienten bieten im Rahmen der Gesprächsführung oftmals besondere Herausforderungen für das notfallmedizinische Personal. So kann je nach Entwicklungsphase, kognitiven Zustands sowie der Gemütslage des Patienten eine adäquate Kommunikation erschwert oder gar unmöglich sein. Anamnese, Aufklärung sowie Betreuung können mitunter zur größten Herausforderung eines Einsatzes werden. Besteht in vielen Fällen die Möglichkeit, auf die Hilfe von Angehörigen, Betreuern, Pflegenden, Erziehungsberechtigten oder sonstigen Vertrauten des Patienten zurückzugreifen, erschweren Situationen ohne die Anwesenheit solcher Personen die Gesprächsführung zusätzlich. Um dennoch bestmöglichen Zugang zum Patienten zu erhalten, kann es hilfreich sein, einzelne Hintergründe zu den Verhaltensweisen von Kindern und älteren Menschen zu kennen und diesen im notfallmedizinischen Setting ein angemessenes Maß an Beachtung zukommen zu lassen. Verständnis für die Eigenheiten dieser beiden Patientengruppen fördert die Empathie des notfallmedizinischen Personals und kann so einen entscheidenden Beitrag zum Gelingen eines Einsatzes beisteuern.

6.3.1 Gesprächsführung mit Kindern

Kinder stellen von jeher eine besondere Patientengruppe in der Notfallmedizin dar. Diese Tatsache ist multifaktoriellen Ursprungs und nicht auf die Besonderheiten im Rahmen der Kommunikation beschränkt. Häufig bestehen Unsicherheiten auf Seiten des rettungsdienstlichen Personals, da es sich bei Kindernotfällen oft um Einsätze handelt, die aus dem üblichen Tagesgeschäft herausstechen und aufgrund ihrer Seltenheit ohne die sonst übliche Routine bestritten werden müssen. Es existiert eine ganze Reihe von Leitsprüchen, die den Untersucher im Ernstfall unterstützen soll, häufig jedoch nur für zusätzliche Verwirrung sorgt. So hilft der Slogan „Kinder sind keine kleinen Erwachsenen" im notfallmedizinischen Alltag nicht wirklich bei der Akutversorgung eines Kindes, sondern schürt im Zweifelsfall nur zusätzliche Verunsicherung. Im Hinblick auf eine erfolgreiche Gesprächsführung mit dem kindlichen Patienten ist es in vielerlei Hinsicht gar nicht so verkehrt, das Kind als „kleinen Erwachsenen" anzusehen, denn ebenso wie bei Erwachsenen führt die angewandte Gesprächstechnik in Notfallsituationen zu einer Reduktion von Angst und Unsicherheit und stellt eine gewisse Vertrauensbasis zwischen Patient und Notfallmediziner her. Die Einbeziehung der Eltern als Ansprechpartner kann hilfreich sein, kann gerade bei älteren Kindern jedoch auch zu Unstimmigkeiten führen, wenn die Bedürfnisse des Kindes in den Hintergrund geraten.

MERKE

Richtiger Umgang mit Kindern:
- Notfallmedizinisches Personal ist fremd für das Kind
- Nicht bedrohlich auf das Kind wirken, als Betreuungsperson handeln
- Angenehm auftreten
- Professionell und empathisch handeln
- Für das Kind einsetzen

Im Gespräch mit Kindern ist es meist sinnvoll, auf kurze Fragen zurückzugreifen, die einfach und konkret gestellt sind. Für Kinder stellt bereits die Anwesenheit rettungsdienstlichen Personals eine außergewöhnliche und nicht selten stressbehaftete Situation dar. Zu komplex gestaltete Fragen können dann nicht mehr adäquat beantwortet werden. Zuwendung und insbesondere das uneingeschränkte Zuhören signalisieren dem Kind gegenüber Wertschätzung und können zur Entstehung einer für beide Seiten angenehmen Gesprächssituation entscheidend beitragen.

MERKE

Wichtige Merkmale bei der Gesprächsführung mit Kindern:
- Beziehung zum Kind aufbauen
- Nicht bedrohlich wirken
- Angenehmes Auftreten
- Vertrauen schaffen

Um eine angemessene Untersuchungssituation zu schaffen, kann es hilfreich sein, mit Ausnahme des Kindes und einer Bezugsperson, alle weiteren Personen aus dem Raum zu schicken. Pausen im Gespräch sind wichtig, um dem Kind die Möglichkeit zu geben, seine Antworten zu formulieren und über weitere Punkte nachdenken zu können. Um die Kommunikation für den kindlichen Patienten zu erleichtern, sollte nicht nur auf eine altersgerechte Wortwahl geachtet, sondern im Idealfall die Eigensprache des Kindes aufgegriffen werden. Gelingt das, fühlt sich das Kind durch den Untersucher nicht nur wahrgenommen, sondern darüber hinaus ernstgenommen und verstanden. Auf diese Weise kann die richtige Gesprächstechnik nicht nur Informationen liefern und helfen, das Vertrauen des Kindes zu gewinnen, sondern auch die Entspannung auf Seiten der Eltern fördern. Insgesamt kann so oftmals eine Normalisierung der zunächst für alle Beteiligten stressigen Gesamtsituation herbeigeführt werden.

MERKE

Kommunikation mit den Eltern:
- Nach dem Namen des Kindes fragen
- Nach dem Geschlecht fragen
- Eltern in die Untersuchung einbeziehen

Kommunikation mit dem Kind:
- Niemals lügen
- Das Kind möglichst zum Lachen bringen
- Über schmerzhafte Verfahren informieren
- Altersgerechte Sprache und Begriffe verwenden
- Gegenstände zur Beruhigung erlauben, Spiele und Ablenkung einbauen
- Positiv bestärken und Versprechen halten
- Auf den Tonfall achten
- Auf den Gesichtsausdruck achten
- Auf Augenhöhe sein

6.3.2 Entwicklungsanamnese bei Kindern

Die Erhebung einer Entwicklungsanamnese stellt einen Kernpunkt im Rahmen der kindlichen Entwicklungsdiagnostik dar. Im Anamnesegespräch, das regelhaft als Fremdanamnese abläuft, werden bestimmte Punkte angesprochen, die helfen sollen, den Fortschritt der kindlichen Entwicklung zu beurteilen. Vermeintliche oder Tatsächliche Auffälligkeiten in der Entwicklung des Kindes sollen erkannt und im Hinblick auf eine Therapiebedürftigkeit beurteilt werden. Im Regelfall treten Begleitpersonen des Kindes an den Untersuchenden heran, wenn sie glauben, eine Problematik in der kindlichen Entwicklung detektiert zu haben. Bei den Begleitpersonen kann es sich neben Eltern und Familienangehörigen ebenso um Erzieher, Lehrer, Therapeuten, Ärzte, Psychologen oder andere Personen aus dem Umkreis des Kindes handeln. Zur Diagnosefindung werden soziale, pädagogische, psychologische und medizinisch/biologische Faktoren in die Beurteilung eingeschlossen. Im weiteren Verlauf ist es zwingend notwendig, die Entwicklung des Kindes weiter zu verfolgen, die erhobenen Parameter regelmäßig zu reevaluieren und eventuelle Therapie- oder Förderungsmaßnahmen bei Bedarf anzupassen. Da es sich beim Durchlaufen von Entwicklungsstadien um einen hochdynamischen Prozess handelt, ist neben der Diagnosefindung die Einschätzung des Verlaufs im Sinne einer Prognosestellung unabdingbar. Die unterschiedlichen Entwicklungsstadien sind in ➤ Tab. 6.2 zusammengefasst. Diese Prognose muss ebenso wie Therapie- und Förderungsmaßnahmen regelmäßig an sich verändernde Zustände angepasst werden. Die therapeutische und fördernde Begleitung eines Kindes beim Durchlaufen einzelner Entwicklungsphasen ist daher zwingend als längerfristiger Prozess zu betrachten. Die Bedeutung der notfallmedizinisch durchgeführten kindlichen Entwicklungsanamnese kann dementsprechend als wichtiger Baustein in einem ganzheitlichen Konzept betrachtet werden, da sie den aktuellen Status der kindlichen Entwicklung erfasst. Die Begleitung und regelmäßige Neueinschätzung sowie die Anpassung von Prognose, Therapie- und Förderungsmaßnahmen fällt nicht in den Zuständigkeitsbereich des betreuenden notfallmedizinischen Personals. Eine Beurteilung der kindlichen Entwicklungsstufen ist Teil der regelmäßigen Kindervorsorgeuntersuchungen („U-Untersuchungen"), die neben Erkrankungen auch Entwicklungsstörungen erkennen und vorbeugen sollen.

Tab. 6.2 Entwicklungsstadien Kinder

Altersstufe	Verhaltensweisen
Sugling 0–12 Monate	
Geburt bis 1 Monat	• Schaut sich um • Gesichter werden fokussiert, keine Gegenstände • Folgt Bewegungen nicht
2–3 Monate	• Kann den Bewegungen von Gegenständen folgen • Gesichter werden verfolgt • Beginnt zu lächeln
4–6 Monate	• Soziales Lächeln, lacht • Gewinnt die Kontrolle über Kopf und Nacken • Kann sich drehen
6–8 Monate	• Aufrechtes Sitzen, krabbelt • Hat Angst vor Fremden
8–12 Monate	• Steht und beginnt zu laufen
Kleinkind 1–3 Jahre	
12–18 Monate	• Läuft und beginnt zu rennen • Steigt Treppen hoch • Reiht Wörter aneinander
2–3 Jahre	• Aktive Erkundung der Umgebung • Verwendet einfache Sätze • Überprüft Fremde • Zeigt Schamgefühl
Vorschulkind 3–6 Jahre	
	• Entwickelt Unabhängigkeit • Äußert Gedanken und Gefühle • Versteht abstrakte Konzepte • Löst einfache Probleme
Schulkind 6–12 Jahre	
	• Häufiger Rückzug bei Stress • Kann sich gut ausdrücken • Schamgefühl respektieren • Schmerzhafte Verfahren müssen kommuniziert werden • Verzögerungstaktiken erwarten
Jugendliche 12–16 Jahre	
	• Patienten können Informationen vermitteln, Wahlmöglichkeiten geben • Respektvolle Ansprache • Respekt vor Privatsphäre und Schamgefühl • Als medizinisches Personal nicht auf die gleiche Ebene stellen • Nicht bewerten und in Verlegenheit bringen

MERKE

Auch der Kinderarzt nutzt einfache Screening-Untersuchungen, um im Entwicklungsverlauf auffällige Kinder zu erkennen. Mithilfe z.B. der Denver Development Scale (➤ Abb. 6.4) werden die zu erwartenden Entwicklungsschritte bei Kindern bis zu sechs Jahren aufgelistet.

Um die Entwicklung des Kindes möglichst im Gesamten zu erfassen, werden einzelne Entwicklungsfelder beurteilt. Im Einzelnen handelt es sich hierbei um die Teilbereiche „Motorik, Sensorik, Sozialisation, Emotion und Kognition". Speziell geschultes Personal kann durch die Interpretation des kindlichen Verhaltens in diesen Teilbereichen evtl. behandlungsbedürftige Befunde identifizieren. Die weiteren Schritte können, je nach Befund, von einem Beratungsgespräch mit den Eltern des Kindes bis hin zu einem stationären Aufenthalt variieren.

Im notfallmedizinischen Setting ist eine derart differenzierte Einschätzung kindlichen Verhaltens aus vielerlei Gründen weder möglich noch zielführend. Dennoch ist es entscheidend, dass auch bei diesen oft zeitlich begrenzten Kontakten, die Ängste und Sorgen der Eltern vom medizinischen Fachpersonal ernst genommen werden und sowohl dem Kind als auch dessen Angehörigen mit Empathie und Geduld begegnet wird. Nicht selten handelt es sich beim Kontakt zwischen Kind, Familienangehörigen und notfallmedizinischem Fachpersonal um den ersten Schritt in der Entwicklungsbegleitung eines Kindes. Bei einem oftmals hohen Grad an Verunsicherung der Vertrauenspersonen des Kindes kommt dieser Begegnung daher eine besondere Bedeutung zu, die mitunter entscheidend für den weiteren Verlauf sein kann.

Zur Einschätzung der Entwicklung eines Kindes wird im klinischen Setting neben einem Anamnesegespräch mit den Erziehungsberechtigten eine Beurteilung der einzelnen Entwicklungsfelder durch speziell geschulte Fachkräfte durchgeführt. Darüber hinaus wird ein Anamnesebogen ausgefüllt, der neben geschlossenen Fragen oftmals auch frei formulierbare Antwortoptionen aufweist. Durch das Zusammenführen dieser einzelnen Komponenten soll ein möglichst umfassendes Bild entstehen. Die notfallmedizinisch erhobene Entwicklungsanamnese beschränkt sich auf eine orientierende Beurteilung der kindlichen Entwicklung, da sie i. d. R. durchgeführt wird von einem nicht in diesem Bereich speziell ausgebildeten Fachpersonal. Hierzu zählt neben einer Einschätzung der Bedingungen im täglichen Umfeld des Kindes ein grober Überblick über den bisherigen Verlauf der kindlichen Entwicklung. Im Folgenden sind Punkte angeführt, die im Rahmen einer ersten orientierenden Anamnese erhoben werden könnten:

- **Allgemeine Daten zum Kind**
  - Name
  - Geschlecht
  - Geburtsdatum
  - Geschwister (Anzahl und Alter)
  - Familiäres Umfeld
  - Kita/Schule
  - Sprache im häuslichen Umfeld
- **Eltern**
  - Sorgerecht
  - Wohnsituation

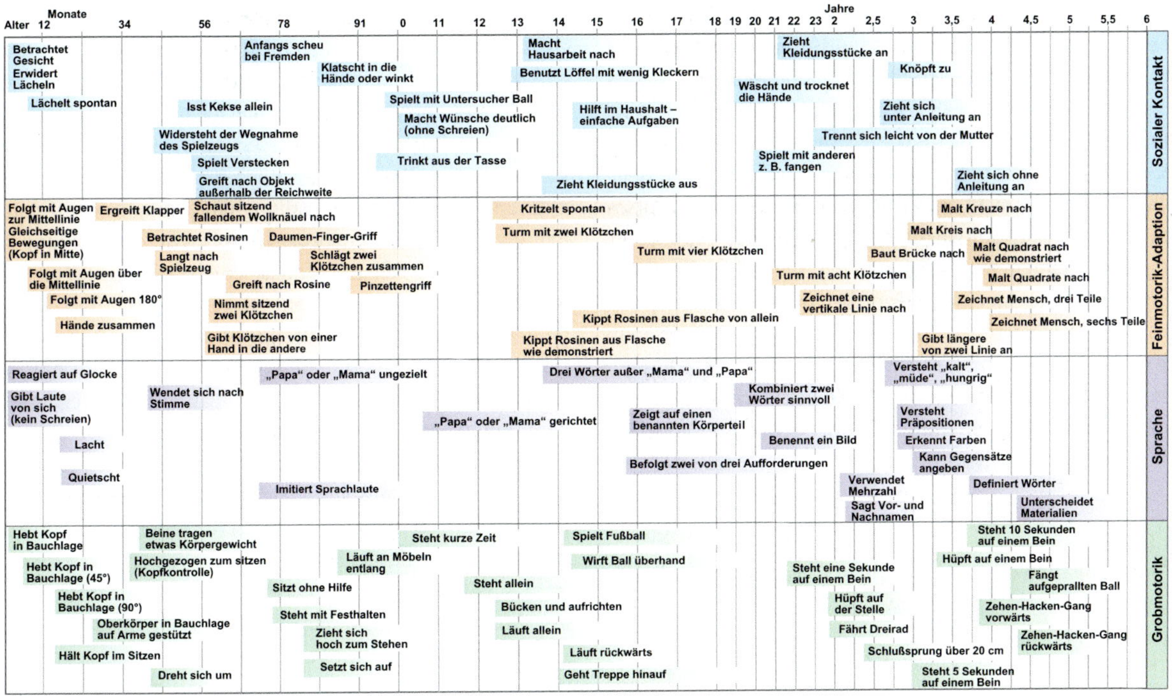

Abb. 6.4 Denver Development Scale [A300]

  - Gemeinsam/getrennt lebend
  - Kontakt zum Kind
  - Beruf
- **Problemorientierte Anamnese**
  - Wer hat die Vorstellung veranlasst?
  - Hauptproblem?
  - Seit wann bestehen die Probleme?
  - Bisherige Versuche, die Probleme anzugehen?
  - Vorbehandlungen/Medikation?
- **Kindliche Entwicklungsgeschichte**
  - Verlauf von Schwangerschaft und Geburt?
  - Frühkindliche Entwicklung (Essverhalten/Körpergewicht/Wachstum)?
  - Auffälligkeiten bei Sprache oder Motorik?
  - Gab es Hinweise auf Entwicklungsverzögerungen (ggf. im Vergleich mit Gleichaltrigen)?
  - Probleme in Kindergarten/Schule?
  - Gab es belastende Ereignisse für das Kind?
- **Allgemeines Verhalten im Alltag**
  - Spielverhalten des Kindes
  - Freunde/Sozialverhalten
- **Gesundheitsanamnese**
  - Welche Krankheiten hatte das Kind bisher?
  - Chronische Erkrankungen?
  - Allergien?
  - Qualität und Dauer des täglichen Schlafs?
  - Vorhergehende Krankenhausaufenthalte?

Die genannten Punkte finden sich in ausführlicher Form in den gängigen Anamnesebogen zur klinischen Aufnahme von Kindern. Im notfallmedizinischen Setting sollte die Anamneseerhebung zielorientiert erfolgen und eine eventuelle Notfallbehandlung keineswegs verzögern oder behindern. Dennoch können wichtige Informationen generiert werden, da sich notfallmedizinisches Fachpersonal in vielen Fällen im täglichen Umfeld des Kindes bewegt. Lebensumstände und soziales Umfeld des Kindes können aufgrund der meist kurzen Kontaktzeit zwar nicht vollumfassend begriffen und beurteilt werden, doch können die Eindrücke des notfallmedizinischen Personals häufig ein wertvoller Beitrag bei der Ersteinschätzung durch klinisches Fachpersonal sein.

6.3.3 Gesprächsführung und Kommunikation mit gebrechlichen, älteren Patienten

Um im Gespräch und im Umgang mit älteren Patienten eine beiderseitig akzeptierte Basis aufbauen zu können, ist es von größter Bedeutung, den älteren Menschen nicht pauschal als „betagten Patienten“ einzuordnen, sondern die individuellen Verhaltens- und Reaktionsmuster zu erkennen und im weiteren Verlauf zu berücksichtigen. Zwar zählt die Erkennung und Interpretation von Verhaltens- und Reaktionsmustern keinesfalls zu den originären Aufgaben des Rettungsdienstes, doch zeigt sich zunehmend, dass nicht zuletzt aufgrund der gesellschaftlichen Altersstruktur, Einsätzen mit „psychosozialer Indikation“ eine stetig wachsende Bedeutung zukommt. Ein wesentlicher Schlüssel zum Verständnis der Verhaltensmuster älterer Patienten besteht im Verständnis der individuellen Beurteilung des Krankheitserlebnisses. So ist nicht selten die Krankheit zum bestimmenden, wenn nicht gar einzigen verbleibenden Lebensinhalt eines Menschen geworden. Medizinisches Personal zählt in diesen Fällen zu den wichtigsten Sozialkontakten. Da notfallmedizinisches Personal i. d. R. nicht zu den längerfristigen Betreuungspersonen und damit nicht zur Gruppe der festen Bezugspersonen zählt, ist es umso wichtiger, dem Patienten die Chance zu geben, Namen und Funktion der jeweiligen Personen kennenzulernen, um einen, wenn auch nur gering ausgeprägten, Bezug aufbauen zu können. Alterstypische Barrieren, die eine Kommunikation erschweren, sind oft problemlos zu erkennen und im weiteren Ablauf zu berücksichtigen. Hierzu zählen Schwerhörigkeit, Minderung der Sehfähigkeit, Immobilität und Gedächtnisstörungen.

MERKE

Kommunikation mit schwerhörigen Patienten

- Nach Hörhilfen fragen, z. B. Hörgeräte
- Hintergrundgeräusche minimieren, helle Umgebung schaffen
- In Augenhöhe mit dem Patienten begeben, langsam und deutlich sprechen
- Kurze, verständliche Sätze benutzen, ggf. wiederholen
- Nur leicht lauter sprechen, nicht schreien, ggf. direkt in das Ohr sprechen
- Patient immer anschauen und Mimik einsetzen, um zu reflektieren
- Tipp: Stethoskop für bessere Verständigung „umgekehrt" benutzen

Eine vermeidbare Barriere, die vom rettungsdienstlichen Personal aufgebaut werden kann, besteht in der Interpretation von Absichten der Angehörigen (z. B.: „Die Familie will wahrscheinlich ungestört in den Urlaub fahren und deshalb wird der Opa schnell ins Pflegeheim abgeschoben."). Derartige Vermutungen belasten nicht nur die Beziehung zwischen Rettungsdienst und Angehörigen, sondern können auch ein eventuell bestehendes Spannungsfeld zwischen Patienten und Angehörigen weiter verstärken. Das kann selbst dann zu einem relevanten Faktor werden, wenn ein solcher Eindruck nicht konkret verbalisiert wird, da sowohl Patienten als auch deren Angehörige häufig besonders sensibel im Hinblick auf die Interpretation des Verhaltens und der Kommunikation betreuender Personen sind. Ein weiterer, vom notfallmedizinischen Personal ausgehender Störfaktor besteht nicht selten aufgrund einer Kommunikationsstrategie, die das Gefühl von Hilflosigkeit und Unselbständigkeit beim Patienten verstärkt. Formulierungen wie „Waren wir denn heute schon auf dem Töpfchen?" sind in diesem Zusammenhang ebenso zwingend zu vermeiden wie die Anrede des Patienten mit „Oma" oder „Opa". Viele ältere Menschen realisieren trotz Vorerkrankungen und eventuell bestehender kognitiver Einschränkungen, wenn ihnen durch betreuendes Personal eine Infantilisierung unterstellt wird, und nehmen im Folgenden eine ablehnende Haltung ein. Ähnliches gilt für Bagatellisierungen („… das hat fast jeder im höheren Alter."), Formulierungen, die auf Merkfähigkeitsprobleme hinweisen („Sie müssen doch noch wissen, ob sie schon einmal solche Beschwerden hatten."), und Zurechtweisungen („Nun reißen Sie sich aber mal zusammen."). Um im zeitlich begrenzten Setting einer notfallmedizinischen Behandlung eine empathische Grundhaltung zu signalisieren, bedarf es neben der Vermeidung der angesprochenen Fallstricke meist lediglich der Förderung von Selbstverantwortung und Mitbestimmungsrecht des Patienten im Hinblick auf diagnostische und therapeutische Schritte. Die Kommunikation sollte neben der Aufklärung über Maßnahmen darauf abzielen, dem Patienten zu vermitteln, dass seine Sorgen und Ängste ernst genommen werden. Ein kurzes Gespräch über auslösende Situation und Symptome kann hier oftmals aufschlussreich sein und (im Idealfall unter Einbeziehung der Bezugspersonen) die Möglichkeit zur Ausarbeitung einer Strategie der weiteren Versorgung eröffnen. Ist das notfallmedizinische Personal dazu bereit, die Rolle als „Sozialkontakt" für einen bestimmten Zeitraum anzunehmen, fühlt sich der Patient bestätigt, ernst genommen und vollwertig akzeptiert. Die standardmäßige Erhebung der Vitalparameter und Findung einer Arbeitsdiagnose sollte idealerweise parallel ablaufen.

MERKE

Wichtige Fragestellung bei der geriatrischen Anamnese:

- Vorerkrankungen etc.
- Schmerzanamnese, ggf. mit modifizierter PAINAD-Skala
- Sturzanamnese: Gehilfen? Bestehende Gangunsicherheit? Rezidivierende Stürze? Muskelschwäche? Selbstständiges Aufstehen möglich? Beeinträchtigung des Sehvermögens? Wohnungsumgebung?
- Häufige Substanzgruppen in Dauermedikation: β-Blocker, ACE-Hemmer, Kalziumkanalblocker, Angiotensin-Rezeptor-Antagonisten, Antikoagulanzien, Thrombozytenaggregationshemmer, Sedativa/Benzodiazepine, Neuroleptika/Antidepressiva, Opioide, Schleifendiuretika, Thyroxin, NSAR, Antidiabetika

6.4 Gesprächsführung mit suchtkranken Patienten

Die Gesprächsführung mit suchtkranken Patienten im notfallmedizinischen Setting kann anspruchsvoll sein. Primär findet durch medizinisches und ärztliches Fachpersonal die Gesprächsführung mit dieser Patientenklientel im Rahmen von Hilfeersuchen (Notfallrettung, Notfallaufnahme) statt. Eine optimale Gesprächsführung, auch mit Hilfsangeboten, kann eine Herausforderung sein und ist in Akutsituationen, wie z. B. bei einer Alkoholintoxikation oder Drogenintoxikation unmöglich.

Der Missbrauch von Alkohol und Drogen ist in allen gesellschaftlichen Schichten anzutreffen. Auch bei älteren Menschen ist eine Alkoholsucht nicht selten vorzufinden. Laut aktueller Studienlage trinkt jeder Einwohner/jede Einwohnerin über 15 Jahre im Durchschnitt elf Liter reinen Alkohol pro Jahr. Dies sind an Anlehnung der Richtwerte der WHO 18,1 % der deutschen Erwachsenen. Dies macht deutlich, dass der Kontakt mit Suchtkranken in der Medizin allgegenwärtig ist. Der regelmäßige Konsum von Alkohol, Tabak und Medikamenten wird in unserer Gesellschaft weitgehend akzeptiert und damit auch die gesundheitlichen und sozialen Folgeschäden. Der Drogenmissbrauch/-konsum führt regelmäßig zur Inanspruchnahme von medizinscher Hilfe. Zugenommen hat hier deutlich der Konsum von Cannabis, Kokain, Ecstasy, Ketamin und „Kratom“ (Blätter des Baums Mitragyna speciosa Korth) als Opiatersatz.

Zur Behandlung von z. B. Alkoholerkrankten gibt es im deutschen Gesundheits- und Hilfesystem eine Vielzahl von Angeboten. Probleme bereitet allerdings oft die nötige Abstimmung z. B. zwischen den Bereichen der Akutmedizin und der Rehabilitation. Auch bestehen Unsicherheiten und Wissenslücken im Umgang mit Suchtpatienten und der Möglichkeit einer modernen Suchttherapie. Alkoholkonsum in Abhängigkeit von der zunehmenden Trinkmenge geht mit einem erhöhten Risiko von anderen psychischen und physischen Krankheiten einher. Ein Teufelskreislauf. In der Notfallmedizin werden Suchterkrankte i. d. R. nur kurz behandelt. Im Rahmen von Zeitdruck, Personalmangel und hoher Patientenbelastung in z. B. der Notaufnahme ist es oft nicht möglich, entsprechende Hilfsangebote anzubieten. Auch werden sog. Highvolume Caller als „anstrengend“ und „lästig“ wahrgenommen. Projekte in der prähospitalen Notfallmedizin, wie z. B. der Gemeindenotfallsanitäter, könnten zumindest ein erster Lösungsansatz zu einer adäquaten Weiterbehandlung bei Suchterkrankungen sein. Eine Gesprächsführung ohne Zeitdruck mit entsprechender Hilfestellung (Weitervermittlung an HA oder sozialpsychiatrischen Notdienst) kann hier ggf. zielführend sein. Unnötige Hospitalisierungen können vermieden werden.

MERKE

Hintergrundinformationen zu Alkoholkonsum inklusive Folgen:

- Mehr als 40 Diagnosen im kausalen Zusammenhang mit übermäßigem Alkoholkonsum.
- Täglich rund 200 Todesfälle, jährlich 74.000.
- 30 Milliarden Euro pro Jahr an verursachten Kosten aufgrund psychischer Störungen.
- Eine Steigerung der psycho- und pharmakotherapeutischen Angebote könnte nicht wie bisher 10 %, sondern 40 % der Betroffenen erreichen und 2000 Leben im Jahr retten.

6.4.1 Gesprächstechniken

Motivational Interview (MI)

Miller und Rollnick haben eine motivierende Gesprächstechnik entwickelt. Diese motivierende Gesprächstechnik, „Motivational Interviewing (MI)“, soll Änderungsprozesse unterstützen. Hier sind vier Prinzipien zu berücksichtigen:

1. Akzeptanz (Anerkennung der Autonomie)
2. Mitgefühl
3. Partnerschaftliche Zusammenarbeit
4. Wachrufen von Fähigkeiten und Fertigkeiten

Solch eine Gesprächstechnik findet eher durch ausgebildetes Fachpersonal im entsprechenden Setting statt, kann aber auch in Teilen während einer niederschwelligen notfallmedizinischen Behandlung Anwendung finden.

Ein möglicher **Gesprächseinstieg** könnte bei Patienten mit z. B. regelmäßigem Alkoholkonsum und häufiger Inanspruchnahme von medizinischer Hilfe sein:

„Wir kommen jetzt als Rettungsdienst regelmäßig zu Ihnen. Deshalb dachten wir, dass wir Ihnen mitteilen, welche Gedanken und Sorgen wir uns machen. Ist es Ihnen recht, wenn wir gemeinsam darüber sprechen?“

Das eigentliche Thema wird dann im Verlauf angesprochen und könnte so aussehen:

„In der letzten Zeit sind Sie häufiger gestürzt und haben den Rettungsdienst in Anspruch genommen. Liegt es daran, dass Sie Alkohol weniger gut vertragen oder regelmäßig konsumieren und das nicht mehr unter Kontrolle haben? Haben Sie schon einmal daran gedacht, Ihren Alkoholkonsum zu verändern? Wir machen uns Sorgen um Sie.“

PRAXISTIPP

Hinweise zur Gesprächsführung mit Suchterkrankten:

- Fakten sammeln
- Mit Aggressionen rechnen
- Ursachen ergründen
- Bei Alkoholismus Hinweis, dass diese Sucht eine Erkrankung ist
- Mit Tipps vorsichtig umgehen
- Keine Versprechungen hinnehmen
- Verhaltensänderung fordern
- Hilfsangebote unterbreiten

CAGE-Interview

Eine Möglichkeit im Rahmen einer kurzen Gesprächsführung abzuklären, ob eine Alkoholabhängigkeit besteht, wäre das CAGE-Interview nach Ewing 1968. Hier kann relativ zügig eine mögliche Alkoholabhängigkeit festgestellt werden. Mögliche Hilfsangebote könnten somit frühzeitig eingeleitet werden.

CAGE-Interview:

- Cut down: „Haben Sie (erfolglos) versucht, Ihren Alkoholkonsum einzuschränken?“

- **A**nnoyed: „Haben andere Personen Ihr Trinkverhalten kritisiert und Sie damit verärgert?"
- **G**uilty: „Hatten Sie schon Schuldgefühle wegen Ihres Alkoholkonsums?"
- **E**ye Opener: „Haben Sie jemals schon gleich nach dem Aufstehen getrunken, um in die Gänge zu kommen oder sich zu beruhigen?"

Zwei „Ja"-Antworten können auf Alkoholabhängigkeit hinweisen.

Es existieren noch viele weitere ausführliche Fragetechniken zur anamnestischen Abklärung einer Alkoholabhängigkeit wie z. B. der Michigan Alcoholism Screening Test (MAST) oder der Alcohol Use Disorders Identification Test (AUDIT).

MERKE

OSCAR-Konzept bei Suchtkranken oder psychiatrischen „Notfallpatienten" (Deeskalation)

- **O**verview: sich einen Überblick über die allgemeine Gefährdungslage verschaffen
- **S**can: Beziehung herstellen, (Fremd-)Gefährdung durch den Patienten einschätzen
- **C**are: Hilfemaßnahmen anbieten/durchführen
- **A**ggressionsmanagement (falls notwendig: hilfreiche Maßnahmen zur Deeskalation sowie Aggressionskontrolle durchführen)
- **R**elieve: Entlastung herstellen, weiterführende Maßnahmen einleiten und Intervention zu gutem Abschluss bringen

Motivierende Gesprächsführung nach Pantalon

Ein weiteres Verfahren der motivierenden Gesprächsführung in z. B. Notaufnahmen und der Behandlung von Suchtkranken sind sechs Fragen, entwickelt vom US-amerikanischen Psychologen Michael Pantalon. Hier war das Ziel, Suchtkranke mit regelmäßiger Hospitalisierung von Suchtmitteln abzubringen. Der Ansatz: Viele Menschen sind bereit, ihr Verhalten zu ändern, wenn sie Ihre Gründe dafür kennen.

Die sechs Fragen nach Pantalon:

1. Welche Gründe könnte es für Sie geben, sich zu ändern (bzw. das gewünschte Ziel zu erreichen)?
2. Wie groß ist Ihre Bereitschaft, sich zu ändern, auf einer Skala von 1 (überhaupt nicht bereit) bis 10 (vollkommen bereit)?
3. Warum haben Sie keine niedrigere Zahl gewählt?
4. Stellen Sie sich vor, Sie hätten sich bereits verändert (bzw. das Ziel schon erreicht): Was wären die positiven Ergebnisse für Sie?
5. Warum sind diese Ergebnisse für Sie wichtig?
6. Was ist – wenn überhaupt – der nächste Schritt?

LITERATUR

AWMF-S3-Leitlinie. Screening, Diagnose und Behandlung alkoholbezogener Störungen. Aus: www.awmf.org/uploads/tx_szleitlinien/076-001k_S3-Screening-Diagnose-Behandlung-alkoholbezogene-Stoerungen_2021-02.pdf (letzter Zugriff: 1. Mai 2022)

Elsevier GmbH, Menche N. Pflege Heute. 7. A. München: Elsevier Urban & Fischer, 2019

Katzensteiner S. Entwicklungsdiagnostik – Eine multidisziplinäre Herausforderung. Netzwerktreffen Kinder- und Jugendnetzwerk Mostviertel, 20.2.2019. Aus: https://docplayer.org/129689326-Entwicklungsdiagnostik.html (letzter Zugriff: 1. Mai 2022)

Geisler L. Arzt und Patient – Begegnung im Gespräch., 3. erw. A. Frankfurt a. Main: Pharma Verlag, 1992

Löwe F, Jahn M. Checklisten Rettungsdienst. 2. A. München: Elsevier Urban & Fischer, 2022

Luxem J, Runggaldier K, Karutz H, Flake F. Notfallsanitäter Heute. 6. A. München: Elsevier Urban & Fischer, 2016

Simel DL, Rennie D. The Rational Clinical Examination: Evidence Based Clinical Diagnosis, JAMA and Archives Journals. New York: Mc Graw-Hill Professionals, 2009

Sozialpädiatrisches Zentrum. Fragebogen zur Vorgeschichte und Entwicklung des Kindes. Darmstädter Kinderkliniken Prinzessin Margaret. Aus: www.kinderkliniken.de/klinik/zentren/spz/fragebogen.pdf (letzter Zugriff: 1. Mai 2022)

Universitätsklinik für Psychiatrie und Psychotherapie, Tübingen. Anamnesefragebogen. Aus: www.medizin.uni-tuebingen.de/files/view/3Pe5bvXLRl1vEeKmOo68BzGg/Anamnesebogen2019.pdf (letzter Zugriff: 1. Mai 2022)

Universitätsklinikum Hamburg-Eppendorf. Sucht im Alter. Aus: www.alter-sucht-pflege.de/Handlungsempfehlungen/Gespraechsfuehrung.php (letzter Zugriff: 1. Mai 2022)

KAPITEL

7 Anamnese

Matthias Jahn

Der erste wichtige Schlüssel für eine Diagnosestellung ist die gründliche Anamnese unter Einbeziehung einer aufschlussreichen Untersuchung, Diagnostik und flankierender oder sich anschließender Behandlung. Festgestellte Befunde und eine weiterführende Diagnostik können zu weiteren anamnestischen Fragestellungen führen. Eine Anamnese kann ausführlich und strukturiert, aber auch zügig in potenziell lebensbedrohlichen Notfallsituationen erfolgen. Für eine fokussierte und strukturierte Anamnese bei der Versorgung eines Notfallpatienten kann z. B. die Vorgehensweise nach AMLS eine gute Herangehensweise sein (➤ Abb. 4.1). Ergänzt wird diese Vorgehensweise mit den Anamnesemerkhilfen SAMPLER und OPQRST.

Zu einer ausführlichen Anamnese gehören: Sozialanamnese, Familienanamnese, Eigenanamnese und die Arzneimittelanamnese.

Bei einer zielgerichteten und ausführlichen Herangehensweise können auch zunächst „Bagatellen" wie z. B. „nur" der Schwindel anhand einer vollständigen auf das Leitsymptom abgestimmten Untersuchung gefiltert werden. Eine beispielsweise schwerwiegende und akute Erkrankung mit primär nicht sofort erkennbaren Hinweisen wie z. B. ein Schlaganfall mit Kleinhirnbeteiligung („nur" Schwindel als Symptom möglich) kann dann ggf. detektiert werden.

Auch eine gezielte Beratung des Patienten ist eine wichtige Aufgabe des medizinischen Fachpersonals. Entsprechende Maßnahmen bzw. Hilfestellungen können angeboten oder aufgezeigt werden. Dies kann z. B. auch die Empfehlung einer weiteren Behandlung durch entsprechende Expertise (Facharzt, Suchtberatung etc.) bedeuten oder eine direkte Zuweisung.

Im folgenden Kapitel werden mögliche Vorgehensweisen, Praktiken und nützliche Hintergrundinformationen einer guten (Notfall-)Anamnese im Umgang mit Patienten erläutert.

ACHTUNG

Fokussierte Anamnese im Rahmen einer Notfallversorgung:
Bei akuten Notfällen ist eine problemorientierte und episodische Behandlung die primäre Aufgabe. Unter Notfallbedingungen ist primär eine auf das aktuelle Geschehen ausgelegte Untersuchung und Anamnese häufig ausreichend. Die fokussierte Anamnese muss selbstverständlich so vollständig sein, dass die sichere Behandlung gewährleistet ist. Anamnesemerkhilfen wie SAMPLER und OPQRST leisten hierbei sichere Unterstützung.

PRAXISTIPP

Merkhilfe **SO-F-EI-AM:**
- **SO**: Sozialanamnese
- **F:** Familienanamnese
- **EI:** Eigenanamnese
- **AM:** Arzneimittelanamnese

7.1 Vorgeschichte

Für den Beginn einer Anamnese sind erste Fragestellungen und allgemeine Daten zum Patienten wichtig. Hierzu gehört das Alter, das Geschlecht, berufliche Tätigkeit, sozialer Status und der Familienstand. Wichtig sind im Verlauf auch prädisponierende Faktoren (Familienanamnese). Wenn möglich sollten ggf. auch alte Krankenhausberichte, aktuelle Entlassungsberichte oder z. B. Pflegemappen in die Anamnese einbezogen werden. Das ist hilfreich für das weitere Vorgehen und liefert wichtige Informationen. Ein möglichst flexibles und problembezogenes Patientengespräch ist essenziell. Dies kann auch mithilfe von Angehörigen oder anderen Beteiligten erfolgen. Eine wichtige Frage wäre primär auch, ob es aktuelle Erkrankungen gibt.

PRAXISTIPP

Effektive Gesprächsführung mit Patienten:
- Klar und deutlich sprechen
- Mit offenen Fragen beginnen
- Den Patienten möglichst nicht unterbrechen
- Nicht gehetzt wirken und auftreten
- Möglichst für Ruhe sorgen, um den Patienten zu ermutigen, Dinge zu erläutern
- Keinen Fachjargon nutzen
- Aktives Zuhören
- Zusammenfassen und Klarstellen was man verstanden hat
- Sicherstellen, dass Erklärungen des Patienten Sinn machen, ggf. genauer nachfragen
- Emotionen anerkennen
- Vermitteln von Zielen

7.2 Hauptbeschwerden

Die erste und wichtigste Frage ist die Frage nach den **Hauptbeschwerden** des Patienten. Eine mögliche Hauptbeschwerde des Patienten kann z. B. der Brustschmerz mit begleitender Luftnot oder „nur“ Schwindel und Übelkeit sein. Auch Nebenbeschwerden sind wichtig, können aber im Verlauf noch gezielter abgefragt werden. Mit der Frage nach den Hauptbeschwerden ist relativ schnell der Fokus gesetzt. Ein Leitsymptom wird ermittelt und die weitere Anamnese, Untersuchung bzw. Diagnostik und Behandlung ist zielgerichteter. Im Einsatzgeschehen wird oft als Einleitung die Frage gestellt: „Was ist passiert?“ Eine gezielte Information und Kommunikation mit dem Patienten kann dann schnell unstrukturiert werden bzw. kann sich verzögern, da der Patient u. U. jede Menge an Informationen übermittelt. Im Verlauf der Anamnese und gezielten Suche nach der Ursache von Beschwerden sollten möglichst Ja-/Nein-Fragen gestellt werden. Selektierte Organsysteme während der Befragung und Untersuchung können Hauptbeschwerden eingrenzen. Eine primär „genaue“ und zielgerichtete Frage sollte am Anfang einer guten Anamnese stehen. Danach können spezifische Fragestellungen (z. B. „Haben Sie Probleme mit dem Hörvermögen?“ oder „Wie sieht es mit Ihrer Lunge und evtl. Atembeschwerden aus?“) folgen, um weitere Symptome einzugrenzen. Auch können mit einer strukturierten Anamnese nach Organsystemen weitere Probleme aufgedeckt werden, die der Patient selbst nicht wahrgenommen oder übersehen hat.

PRAXISTIPP

Gezielte Information und Kommunikation im Rahmen einer „Notfallversorgung“:

Um ohne großartige Ablenkung durch den Patienten, oft wird direkt viel „berichtet“, gezielt zügig untersuchen zu können und akute Probleme herauszufiltern, ist folgende Vorgehensweise eine gute Möglichkeit:

- Frage an den Patienten: „Was ist der Grund, warum Sie uns gerufen haben?“
- Frage an den Patienten: „Was sind Ihre Hauptbeschwerden?“
- Information an den Patienten: „Ich werde Sie kurz untersuchen, um festzustellen, (ABCDE) ob es akute medizinische Probleme gibt, die sofort versorgt werden müssen. Ich komme dann auf Sie zurück und erkläre das weitere Vorgehen.“

7.3 Vorerkrankungen

Das Erfragen von relevanten Vorerkrankungen ist für die weitere Versorgung ein wichtiger Bestandteil. Relevant sind Erkrankungen während der Kindheit **und** des Erwachsenenalters.

Vier Hauptkategorien können hierbei unterschieden werden und liefern wichtige Erkenntnisse:

- Vorerkrankungen mit Beginn (z. B. Diabetes mellitus, Bluthochdruck, Asthma, Hepatitis, Pulmonale Erkrankungen) → Hier ist auch relevant, ob es zurückliegende Hospitalisierungen gab oder aber auch die Anzahl und das Geschlecht der Sexualpartner als Information für relevante Infektionserkrankungen (z. B. HIV).
- Zurückliegende Operationen mit ggf. Indikation und Art der durchgeführten OP.
- Gynäkologische Vorgeschichte/Schwangerschaft: z. B. Anzahl der Schwangerschaften (Gravida und Para) nebst eventuellen Komplikationen oder Menstruationsbeschwerden in der Vergangenheit.
- Psychiatrische Vorerkrankungen (welche Art mit zeitlichem Verlauf, Hospitalisierungen und Behandlung).

ACHTUNG

Bei der Anamnese bezüglich Vorerkrankungen sind folgende Organsysteme und Vorgeschichten relevant:

- **Organsysteme:**
  - Herz-Kreislauf-System
  - Magen-Darm-Trakt und Leber
  - Atemwege
  - Urogenitaltrakt
  - Stoffwechsel
  - Nervensystem
  - Bewegungsapparat
- **Vorgeschichte:**
  - Kinderkrankheiten
  - Infektionskrankheiten
  - Psychosomatische und psychiatrische Erkrankungen

Eine wichtige Fragestellung kann auch nach dem Umgang mit der allgemeinen Gesundheitsvorsorge sein, wie z. B. nach der Ernährung, sportlichen Aktivitäten oder nach dem aktuellen Impfstatus. Bei letzterem ist, wenn vorhanden, der Impfausweis eine gute Quelle.

Zur weiteren Behandlung gehört auch die wichtige Frage, ob es **Allergien** gibt. In der Notfallversorgung ist diese Frage ein wichtiger Bestandteil und obligatorisch. Hierzu gehören v. a. folgende Allergene: Medikamente, Kontrastmittel, Pflaster, Latex, Lebensmittel, Insekten, Nahrungsmittel.

Die Frage nach dem Ausmaß oder nach zurückliegenden anaphylaktischen Reaktionen darf abschließend nicht vergessen werden.

MERKE

Die Krankheitsgeschichte eines Patienten allein ist nicht ausreichend für eine Diagnose! Vielmehr sind es mehrere Bausteine, die zu einer Diagnose führen. Dazu gehören eine gute, zielgerichtete Anamnese, die körperliche Untersuchung, Vitalparameter, aber auch Beobachtungen am Patienten selbst (z. B. Körperhaltung, Gangbild, Atemtätigkeit, Ernährungszustand etc.).

7.3.1 Kardiovaskuläre Risikofaktoren

Da ein Hauptbestandteil der Notfallmedizin internistische oder allgemeinmedizinische Versorgungen sind, ist die Frage nach kardiovaskulären Risikofaktoren ein äußerst wichtiger Bestandteil der Anamnese. Atherosklerotische Herz-Kreislauf-Erkrankungen (ASCVD) sind immer noch eine der Hauptursachen für Morbidität und Mortalität. Kardiovaskuläre Risikofaktoren können somit für die Diagnostik und Behandlung ausschlaggebend sein und sind wissenschaftlich validierter Bestandteil vieler Scoring-Systeme wie z. B. dem **HEART Score** oder dem **Marburger Herz-Score.**

Zwei Hauptkategorien können hierbei unterschieden werden:

Hauptrisikofaktoren: Nikotinabusus in Pack Years (p/y), Bluthochdruck, Diabetes mellitus, Fettstoffwechselstörungen (HDL ↓, LDL ↑), positive Familienanamnese (KHK oder Herzinfarkt bei engen Familienangehörigen).

Sekundäre Risikofaktoren: Hypertropher Ernährungszustand bzw. Adipositas, fehlende sportliche Aktivität, chronische Entzündungen, Thromboseneigung, Lipidstoffwechselstörungen, Glukosetoleranzstörung.

MERKE

Auch Ländergruppen werden in den Leitlinien (ESC, DGK) z. B. zur kardiovaskulären Risikoabschätzung (10-Jahres-Risiko für CVD-Ereignis) genannt und u. a. für den SCORE2-Algorithmus (**S**ystematic **C**oronary **R**isk **E**valuation) ermittelt. Länder mit geringem Risiko sind z. B. Belgien, Dänemark, Frankreich, Israel, Luxemburg, Norwegen, Spanien, die Schweiz, die Niederlande und das vereinigte Königreich. Länder mit sehr hohem Risiko sind z. B. Algerien, Armenien, Aserbaidschan, Belarus, Bulgarien, Ägypten, Georgien, Libanon, Litauen, Rumänien oder Syrien.

7.3.2 Suchtmittel

Suchtmittel sind weit verbreitet und in allen gesellschaftlichen Schichten vorzufinden bzw. werden, was z. B. den Alkohol betrifft, als „normal" angesehen. Polytoxikologische Verhaltensweisen sind nicht selten. Hierbei sind alle möglichen synthetischen und nicht synthetischen Substanzen/Drogen möglich, ob legal oder illegal. Suchtmittel werden also nicht selten mit „Ja" beantwortet und sind relevant für die Anamnese.

Gängige und häufige Suchtmittel sind bekanntermaßen Tabak und Alkohol. Auch der Medikamentenabusus ist häufig anzutreffen, hier insbesondere Schlafmittel. Der Drogenabusus ist weltweit in allen Gesellschaftsschichten verbreitet. Wichtige Fragestellungen bei Suchtmitteln sind:

- Konsumverhalten wie z. B. Häufigkeit der Einnahme
- Applikationsform und Aufnahmeweg bei Drogenabusus

Alkohol

Alkoholkonsum ist in der Gesellschaft weit verbreitet und gilt trotz des erheblichen Suchtfaktors häufig als „normal" und wird weitgehend akzeptiert. Regelmäßiger Alkoholkonsum kann zur Alkoholkrankheit bzw. zu Alkoholismus führen. Diese Erkrankung betrifft Jugendliche, aber auch Ältere. Nicht selten sind Rentner alkoholabhängig. Bei einigen Patienten spielen wohl auch genetische Faktoren eine Rolle. In der Notfallmedizin ist Alkoholismus ein täglicher Begleiter. Langjährige Alkoholiker sind oft bekannt, nehmen den Rettungsdienst regelmäßig in Anspruch und werden häufig einer Notaufnahme zugeführt. Bei Patienten, bei denen eine Alkoholkrankheit nicht bekannt ist oder im Rahmen der Anamnese herausgefunden werden soll, ob der Patient alkoholabhängig ist, sind gezielte Fragen der Schlüssel zum Erfolg und geben Aufschluss über das Trinkverhalten. Hierbei kann z. B. das **CAGE-Interview** hilfreich sein.

MERKE

CAGE-Interview

- **C**ut down: „Haben Sie (erfolglos) versucht, Ihren Alkoholkonsum einzuschränken?"
- **A**nnoyed: „Haben andere Personen Ihr Trinkverhalten kritisiert und Sie damit verärgert?"
- **G**uilty: „Hatten Sie schon Schuldgefühle wegen Ihres Alkoholkonsums?"
- **E**ye Opener: „Haben Sie jemals schon gleich nach dem Aufstehen getrunken, um in die Gänge zu kommen oder um sich zu beruhigen?"

Zwei „Ja"-Antworten können auf Alkoholabhängigkeit hinweisen.

Bei der Befragung der Patienten bezüglich ihres Alkoholkonsums sollte ermittelt werden, ob regelmäßig Alkohol konsumiert wird. Offene Fragestellungen sind wichtig, um dem Patienten die Möglichkeit für Antworten zu geben und nicht zu verurteilen. Im Verlauf sollten geschlossene Fragen wie z. B. „Welche Art von Alkohol?, Wann?, Wie viel?" gestellt werden. Auch die Frage nach dem letztmaligen Alkoholkonsum ist eine wichtige Information.

Bei der Befragung nach regelmäßigem Alkoholkonsum können weitere Fragestellungen nützlich sein:

- Qualität und Art des „Trinkens"?
- Täglicher oder wöchentlicher Konsum? → Besonders Rauschtrinken oder morgendliches Trinken?
- Übliche Örtlichkeit zum Trinken?
- Alleiniges oder gesellschaftliches Trinken?
- Bestimmtes Trinkverhalten?
- Geldausgaben für Alkohol?
- Einstellung zum Alkoholkonsum?

MERKE

Hintergrundinformation

Ein erhöhtes Krankheitsrisiko (gefährliches Trinken) besteht bei einer Aufnahme von folgender Menge (➤ Abb. 7.1):
- 24 g purer Alkohol pro Tag bei Männern
- 15 g purer Alkohol pro Tag bei Frauen

Tabakkonsum

Regelmäßiger Tabakkonsum kann bekanntermaßen zu einer Vielzahl von Erkrankungen führen (➤ Abb. 7.2). Das Rauchen ist in den Industrieländern eine der führenden Ursachen für eine frühzeitige Sterblichkeit.

Laut der Deutschen Hauptstelle für Suchtfragen sind in Deutschland schätzungsweise 4,4 Mio. der 18- bis 64-Jährigen abhängig von Tabak. Die höchste Exposition wurde bei jungen Erwachsenen im Alter von 18 bis 29 Jahren festgestellt. 2020 wurde der Pro-Kopf-Verbrauch (Stück je Einwohner und Jahr) mit 888 Zigaretten. berechnet. Die Ausgaben für Tabak betrugen 28,79 Mrd. Euro. Im Jahr 2018 sind allein in Deutschland rund 127.000 (13,3 % aller Todesfälle) Menschen an den Folgen von Tabakkonsum verstorben. Im Rahmen von Aufklärungskampagnen, Reglementierungen und z. B. Verboten von Fernseh- und Radiowerbung ist der Konsum von Tabak in den letzten Jahrzehnten deutlich zurückgegangen. Zuletzt wurde in Deutschland 2020 ein Tabakwerbeverbot beschlossen.

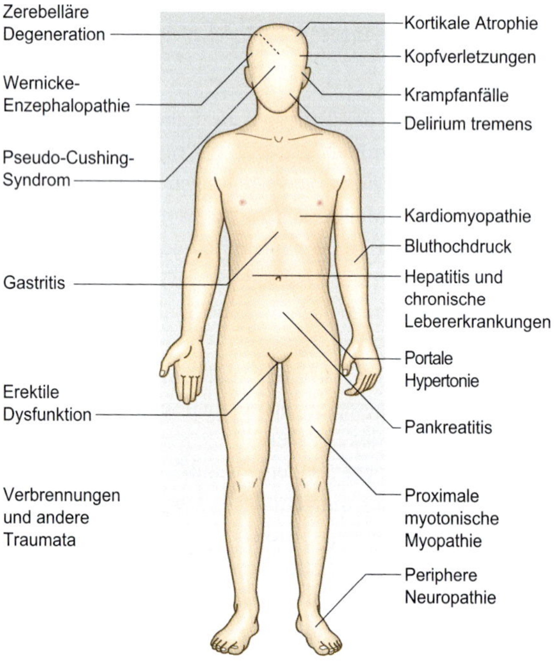

Abb. 7.1 Alkoholbedingte Erkrankungen [L143]

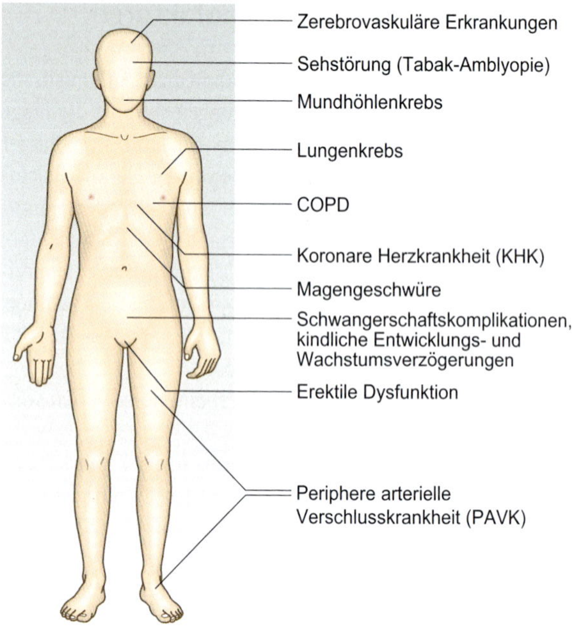

Abb. 7.2 Typische Erkrankungen aufgrund von Tabakkonsum [L143]

PRAXISTIPP

Berechnung der Packungsjahre bei Zigarettenkonsum:
Ein Packungsjahr bedeutet 20 Zigaretten am Tag (1 Packung) innerhalb eines Jahres.
Es gilt: Anzahl der gerauchten Zigaretten/Tag × Anzahl der Jahre des Zigarettenkonsums ÷ 20
Beispielrechnung:
Bei einem Raucher, der 15 Zigaretten am Tag seit 40 Jahren raucht, werden 30 Packungsjahre errechnet:
$15 \times 40 \div 20 = 30$ Packungsjahre (p/y)

Drogenkonsum

Psychotrope Substanzen sind in der Notfallmedizin mittlerweile flächendeckend anzutreffen. Hierbei wird eine Vielzahl von „illegalen" Drogen konsumiert. Dazu gehören beispielsweise Amphetamine, Cannabis, Ecstasy, Heroin, Kokain, Methamphetamine und neue psychoaktive Substanzen (NPS). Auch „legale" Drogen wie z. B. Kratom sind mittlerweile verbreitet. Ebenso ist der Missbrauch von nicht verschriebenen Medikamenten in der Gesellschaft häufig zu beobachten.

Im Rahmen einer Anamnese gilt es herauszufinden, welche Arten von Drogen und wie häufig diese konsumiert werden. Erkrankungen aufgrund von Drogenkonsum betreffen das gesamte Organsystem. In ➤ Tab. 7.1 sind typische Folgen und Komplikationen im Zusammenhang mit Drogenmissbrauch aufgelistet.

Tab. 7.1 Folgen von Drogenmissbrauch

Infektionen	• Hepatitis B und C • Hautinfektionen und Abszesse • Nekrotisierende Fasziitis • Septische LAE • Lungenabszesse • Aspirationspneumonie
Verletzungen/ Erkrankungen	• Thrombophlebitis und tiefe Beinvenenthrombose • Hautulzerationen • Arterielle Verletzungen und Verschlüsse
Überdosis	• Rhabdomyolyse • Nierenversagen • Atemversagen
Chaotischer Lebensstil und Auswirkungen	• Mangelernährung • Mangelnde Zahnhygiene • Angehörige werden nicht versorgt bzw. vernachlässigt • Schulden • Begehen von Straftaten, Beschaffungskriminalität • Gefängnisstrafen

Tab. 7.2 Vermeidbare Ursachen von arzneimittelassoziierten Problemen bei älteren Patienten (nach Ruscin et al.)

Kategorie	Problem
Arzneimittelinteraktion	Interaktionen zwischen unterschiedlichen Arzneimitteln oder mit Lebensmitteln oder Nahrungsergänzungsmitteln
Monitoring	Keine adäquate Überwachung hinsichtlich Wirksamkeit und Komplikationen verordneter Medikamente
Arzneimittelauswahl	• Suboptimale Medikation • Einnahme von Medikamenten ohne medizinische Indikation
Compliance (Adhärenz)	Einnahme verordneter Medikamente erfolgt nicht, nicht regelmäßig oder nicht in ausreichender Dosierung
Dosierung	Therapie mit dem richtigen Medikament, aber in falscher Dosierung
Therapieplanung	Erforderliche medikamentöse Therapie wird nicht verordnet

7.4 Vormedikation

Die Frage zur Vormedikation ist mit eine der wichtigsten Fragen überhaupt. Bei akuten Krankheitsbildern sind Wechsel- und Nebenwirkung (WW/NW) von Medikamenten nicht selten der Auslöser.

Folgende Informationen sind bei der Frage nach der Vormedikation relevant:

- Handelsname und Wirkstoff
- Dosis
- Regelmäßige Einnahme der Dauermedikation
- Aktuell neu verordnete Medikamente (z. B. Antibiotika)
- Spritzschema bei z. B. Insulin
- Verhütungsmittel

Besonders bei geriatrischen Patienten führt die Polypharmazie zu einem erhöhten Risiko für kognitive und funktionelle Einschränkungen und steigert das Risiko für Stürze und Immobilität. Durch eine regelmäßige Überprüfung und Optimierung der Dauermedikation kann bei älteren Menschen das Risiko für WW/NW bzw. Medikamenteninteraktionen deutlich reduziert werden. Die sog. **PRISCUS-Liste** kann hier herangezogen werden.

Unerwünschte Arzneimittelnebenwirkungen zeigen sich bei älteren Patienten nicht selten mit dem Bild einer akuten Erkrankung.

Arzneimittelnebenwirkungen und Folgen bei älteren Patienten:

- Bei 5–23 % Grund für die Einweisung in eine Notaufnahme
- Bei 1,75 % Anlass einer ambulanten ärztlichen Versorgung
- Bei einem von 1.000 Patienten die Todesursache

MERKE

Wechsel-/Nebenwirkungen Dauermedikation:
Bei einer Einnahme von mehr als fünf Medikamenten steigt die Möglichkeit der Wechsel-/Nebenwirkungen deutlich an!

Regelmäßige Einnahme der Dauermedikation:
Komplexe Fragestellungen an den Patienten zur regelmäßigen Einnahme der verordneten Dauermedikation (Adhärenz, Compliance des Patienten) sind nicht unbedingt zielführend. Hilfreich ist die einfache Frage, ob die Dauermedikation in der letzten Zeit regelmäßig eingenommen wurde.

Bei 19–36 % der Patienten mit Hospitalisierung entstehen unerwünschte Nebenwirkungen durch Irrtümer oder fehlerhafter Verschreibung von Medikamenten. In ➤ Tab. 7.2 sind vermeidbare Ursachen von Medikamenten-WW/-NW bei älteren Patienten aufgelistet.

7.5 Vegetativum

Vegetative Beschwerden sind ein Sammelbegriff für eine Reihe unterschiedlicher Symptome, die das vegetative Nervensystem betreffen und Zeichen einer Fehlfunktion sind. Sie liefern wichtige Hinweise und sollten fester Bestandteil der Anamnese sein. Sie können akut, subakut oder auch chronisch vorhanden sein.

In ➤ Tab. 7.3 sind die Hauptkategorien einer Anamnese bezüglich vegetativer Beschwerden mit wichtigen Fragestellungen aufgelistet.

Tab. 7.3 Fragestellungen zu vegetativen Beschwerden

Vegetativum	Fragestellungen
Appetit	• Normal, verringert, verstärkt? • Auffälligkeiten wie z. B. Ekel oder Abneigung gegen bestimmte Speisen?
Durst	• Normal, verringert, verstärkt? • Trinkmenge am Tag?
Schlafverhalten	• Anzahl der Stunden, Einschlaf- Durchschlafprobleme, Angstträume? • Schlafapnoe, Schnarchen? • Tagesmüdigkeit?
Gewichtszunahme oder Gewichtsverlust	• Zeitraum? • Bei Gewichtszunahme: wie viel kg? • Bei Gewichtsverlust: geplant im Rahmen einer Diät oder ungeplant? Wie viel kg?
Nachtschweiß	• Tagsüber, nachts? • Wann und zeitlicher Verlauf? • Wie stark?
Fieber/Schüttelfrost/ Temperatur	• Schwitzen? Bei Fieber: wie hoch? • Wann und zeitlicher Verlauf?
Belastbarkeit/Leistungsminderung	• Belastbarkeit: welche Art von Belastung (z. B. Treppen steigen)? • Leistungsminderung: seit wann?
Pektanginöse Beschwerden	• Im Rahmen welcher Tätigkeit? • Häufigkeit? • In Ruhe, bei Belastung?
Herzrasen/Palpitationen	• Werden Palpitationen wahrgenommen? • Zeitliches Auftreten? • Belastungsabhängig?
Dyspnoe	• In Ruhe oder bei Belastung? • In welcher Position? Bei welcher Schlafposition? • Häufigkeit? • Orthopnoe?
Husten/Auswurf	• Wie lange? • Trocken oder feucht (produktiv)?
Heiserkeit	• Seit wann? • Gibt es einen Auslöser?
Ausscheidung	• Stuhlgang – Häufigkeit, Menge, Konsistenz? – Geruch, Farbe? – Blutbeimengungen? • Miktion – Menge, Polyurie, Dysurie, Pollakisurie, Nykturie? – Farbe und Geruch? Schaumig? – Hämaturie? – Inkontinenz?
Übelkeit/Erbrechen	• Häufigkeit? • Wann? • Auslösende Faktoren?
Schluckstörungen/ Regurgitation/Sodbrennen	• Häufigkeit? • Wann? Wie stark? • Auslösende Faktoren?
Ödeme	• Lokalisation? • Wann auftreten? • Seit wann?
Gehstrecke	• Schmerzen nach einer bestimmten Strecke? • Claudicatio intermittens (Schaufensterkrankheit)?
Menstruation bei Frauen	• Beginn und Dauer? • Gibt es Unregelmäßigkeiten? • Schmerzen. Nicht wie üblich?
Erektile Dysfunktion und Prostatabeschwerden bei Männern	• Erschwerte Miktion? • Schmerzen? • Potenzprobleme?
Libido	• Verändertes Sexualverhalten? • Nachlassendes Verlangen?
Störungen in der Sinneswahrnehmung	• Sehen, Hören, Riechen, Schmecken? • Veränderte Hautsensibilität?
Schwindel	• Drehschwindel – Wie auf dem Karussell? • Schwankschwindel – Wie auf dem Schiff?
Bewusstseinsverlust	• Gab es Ohnmachtsanfälle? • Nur „schwarz" vor den Augen? • Bestimmte Triggerfaktoren?
Schmerzen → hier v. a. der Kopfschmerz	• Bekannt? • Neu aufgetreten? • Lokalisation? • Ausstrahlung? • Wann auftretend? • Art (dumpf, pochend, spitz, kolikartig, reißend)?

7.6 Familien- und Sozialanamnese

Bei der Familien- und Sozialanamnese können Fragen nach dem Beruf, der Wohnsituation, Familiensituation, der Partnerschaft und der Kindersituation wichtige Hintergrundinformationen liefern. Bei jugendlichen Patienten sind gezielte Fragestellungen hilfreich. Dies können z. B. Fragen bezüglich Schulsituation, Essverhalten, Aktivitäten, Drogenmissbrauch oder Suizidgedanken sein. Screeningtools sind hier eine gute Unterstützung.

MERKE

Merkhilfe/Screeningtool HEEADSSS für die Anamnese bei Jugendlichen

- **H**ome, Environment: häusliche Situation
- **E**ducation, Employment: Ausbildung, Beruf
- **E**ating: Essverhalten
- **A**ctivities (Peer-Related), Affect, Ambitions, Anger: Altersbezogene Aktivitäten, Beeinflussung, Ambitionen, Verärgerung

- **D**rugs: Drogenmissbrauch bzw. Drogenkonsum
- **S**exuality: Sexualverhalten
- **S**uicide/Depression: Suizidgedanken/Depressionen
- **S**afety from Injury and Violence: Schutz vor Verletzungen und Gewalt

In der Tabelle ➤ Tab. 7.4 sind Fragestellungen zur Familien- und Sozialanamnese aufgelistet.

Tab. 7.4 Fragestellungen zur Familien- und Sozialanamnese

Kategorie	Fragestellungen
Beruf	• Ausbildung? • Derzeitige Tätigkeit und seit wann? • Zufriedenheit? Konflikte? Überlastung/Unterforderung? • Umgang mit Tieren? • Umgang/Kontakt mit Gefahrstoffen (Chemikalien, Gifte, Schadstoffe)?
Wohnung und Wohnort	• (Häufige) Wohnungswechsel? • Wohnverhältnisse? • Verschuldung?
Familie	• Kinder? • Verhältnis zu: – Eltern? – Geschwistern? – Kindern?
Partnerschaft	• Feste Partnerschaft/Ehe? • Geschieden? • Verwitwet?

7.7 Psychosomatische Anamnese

Die psychosomatische Anamnese ist sicherlich für den „Unerfahrenen" eine große Herausforderung, aber auch belastend und anstrengend. Verschiedene Aspekte können sehr ausführlich durch Fachpersonal mit Schwerpunkt dieser Patientenklientel ermittelt werden (z. B. ein neuropsychologisches Gutachten) und würden den Rahmen in der prähospitalen Situation sprengen. In einer Akutsituation kann sich die Anamnese durchaus schwierig gestalten oder ist erst gar nicht möglich. Bei Letzterem können evtl. das klinische Bild (z. B. der Krankheitsverlauf), die Vorbehandlung oder zurückliegende psychiatrische Erkrankungen wesentliche Hintergrundinformationen liefern.
Fragestellungen können hierbei sein:

- Äußeres Erscheinungsbild des Patienten bei Erstkontakt
- Klinisches Bild
- Auslösende Faktoren
- Subjektive Krankheitstheorie und Selbstwahrnehmung
- Aktuelle Lebenssituation und psychosoziale Situation (Beruf, Beziehungssituation, Kinder, Einkünfte, Schulden, Weltanschauung, Lebensstil, Hobbys, soziales Netzwerk etc.)
- Biografie (Elternfamilie: soziale Situation, psychische Situation, Geschwisterkonstellation)

MERKE

Im Rahmen des Anamnesegespräches bei **psychosomatischen Störungen** können folgende Inhalte zielführend sein und wichtige Informationen liefern:

- Aussehen und Kleidung
- Bewusstseinslage
- Orientierung zu Zeit, zur Situation, zur Person und zum Raum
- Verhalten im Gespräch
- Sprechstörungen, Störungen des Redens, Störungen der Verständlichkeit
- Kontakt- und Gesprächsverhalten
- Defizite in der Aufmerksamkeit und Konzentration
- Merkfähigkeit und Gedächtnis
- Intelligenz und kognitive Fähigkeiten, Auffassungsgabe
- Denkstörungen, Wahrnehmungsstörungen, Halluzinationen
- Ich-Störungen
- Ängste, Phobien, Zwangsstörungen
- Stimmung und Affekt, Antrieb und Willen
- Psychomotorik
- Vegetativum, Sexualverhalten, Tag-Nacht-Rhythmus

Ein im Verlauf der Anamnese ggf. aggressives Verhalten von Patienten kann verschiedenste Gründe haben. Die Entstehung dieser Verhaltensweisen ist zurückzuführen auf neurobiologische Faktoren und andere Ursachen. Hierzu zählen als Entstehung und Auslöser:

- Endogene Aggression
- Frustrationsaggression
- Psychiatrische Ursachen
- Soziale Ursachen
- Aggression durch erlerntes Verhalten
- Krankheitsbedingte Faktoren:
  - Delir (Infektion, Intoxikation, kardiovaskuläre Erkrankungen)
  - Tumorerkrankungen, Alzheimer, Demenz, Epilepsien
- Psychische Faktoren:
  - Stress, Frustration, wahrgenommene Bedrohung
  - Schizophrenie, Angststörung, posttraumatische Belastungsstörung
  - Massenpsychologische Ereignisse
  - Psychoaktive oder enthemmende Substanzen, Syndrome des Entzugs (Alkohol, Medikamente)
- Drogen: Methamphetamine („Crystal", „Meth"), Kokain, Heroin, Opioide, Ecstasy, Speed, LSD, Pep, GHB, Cannabis, Scopolamin etc.
- Interaktionsbedingt: Vernachlässigung, Missbrauch, Gewalt etc.
- Situations- und umgebungsbedingt:
  - Lärmpegel
  - Umgebungsgeräusche
  - Stress, Hektik etc.

PRAXISTIPP

OSCAR-Konzept bei Suchtkranken oder psychiatrischen „Notfallpatienten" (Deeskalation)

Konzept im Umgang mit psychiatrischen „Notfallpatienten":
- **O**verview: sich einen Überblick über die allgemeine Gefährdungslage verschaffen
- **S**can: Beziehung herstellen, (Fremd-)Gefährdung durch Patienten einschätzen
- **C**are: Hilfemaßnahmen anbieten/durchführen
- **A**ggressionsmanagement (falls notwendig): hilfreiche Maßnahmen zur Deeskalation sowie Aggressionskontrolle durchführen
- **R**elieve: Entlastung herstellen, weiterführende Maßnahmen einleiten und Intervention zu gutem Abschluss bringen

7.8 Der „banale" Fall

Hilfeersuchen von Patienten mit sog. Bagatellerkrankungen, v. a. sog. High Volume Caller, sind nicht selten und jeder kennt diese Patientenklientel. Häufig suchen Patienten mit „banalen" Befindlichkeitsstörungen „Hilfe" nicht nur im hausärztlichen, sondern auch im notfallmedizinischen Setting. Was für das Fachpersonal eine Bagatelle darstellt, ist für den Patienten selbst eine als subjektiv ernsthaft oder lebensbedrohlich empfundene Befindlichkeitsstörung. Den sog. „banalen" Fall bzw. Beratungsanlass gibt es eher in der Hausarztpraxis. Das Gefühl der Banalität kann hierbei ein Warnzeichen drohender Verdrängung oder Aggression (vonseiten des Patienten oder des Arztes) sein. Primär muss eine schwerwiegende Erkrankung ausgeschlossen werden. Beispielsweise ist hier die „Magenverstimmung" als frühes Symptom z. B. einer Appendizitis zu nennen. Nach dem Ausschluss einer ernsthaften Erkrankung ist abzuklären, ob es sich um folgende Gründe einer Konsultation von medizinischem Fachpersonal handelt:
- Vorzeigesymptom in präsuizidaler Phase
- Befindlichkeitsstörung bei schwerer, jedoch verleugneter Grunderkrankung wie z. B. Alkoholismus
- Subjektiv schwer erlebte körperliche Beeinträchtigung (Arthrose, Hörminderung bzw. -verlust) z. B. im Rahmen des Alterungsprozesses
- Schwere neurotische Störungen als Warnsymptom bei z. B. Zwangsstörungen oder Hypochondrie
- Zurückliegende eigene schwere Erkrankungen oder schwerwiegende Erkrankungen in der Familie und daraus resultierende Überbesorgnis oder Angst, selbst zu erkranken
- Familienkonflikte

Bei einem High Volume Caller sind häufig andere Faktoren ursächlich für die regelmäßige Inanspruchnahme des Rettungsdienstes. Die Gründe dafür können z. B. sein: Vereinsamung, fehlender familiärer Anschluss, Vernachlässigung, fehlende sozial-psychiatrische Betreuung, unzureichende ärztliche Betreuung.

LITERATUR

AMLS – Advanced Medical Life Support: An Assessment-based Approach. 3rd ed. Burlington: Jones & Bartlett Learning, 2019

AWMF-S3-Leitlinie. Screening, Diagnose und Behandlung alkoholbezogener Störungen. Aus: www.awmf.org/uploads/tx_szleitlinien/076-001k_S3-Screening-Diagnose-Behandlung-alkoholbezogene-Stoerungen_2021-02.pdf (letzter Zugriff: 1. Juni 2022)

Ball J et.al. Seidel's Guide to Physical Examination. 8th ed. St. Louis: Elsevier Urban & Fischer, 2014

Bickley LS. Bates' Pocket Guide to Physical Examination and History Taking. 8th ed. Alphen aan den Rijn: Wolters Kluwer, 2016

DEGAM. Hausärztliche Risikoberatung zur kardiovaskulären Prävention. S3-Leitlinie 2017

Douglas G, Nicol F, Robertson C. Macleod's Clinical Examination. 13th ed. London: Churchill Livingstone Elsevier, 2013

ESC Pocket Guidelines. Prävention von Herz-Kreislauf-Erkrankungen, Version 2021. Aus: https://leitlinien.dgk.org/files/03_pocket_leitlinien_praevention_aktualisiert.pdf (letzter Zugriff: 1. Juni 2022)

Fleischmann T, Hohenstein C. Klinische Notfallmedizin – Band 1 Wissen. München: Elsevier Urban & Fischer, 2020

Gesenhues S, Breetholt A, Weltermann B. Praxisleitfaden Allgemeinmedizin. 8. A. München: Elsevier Urban & Fischer, 2017

Löwe F, Jahn M. Checklisten Rettungsdienst. 2. A. München: Elsevier Urban & Fischer, 2022

Pjontek R, Scheibe F, Tabatabai J. Heidelberger Standarduntersuchung. 7. A. Heidelberg: HeiCuMed, 2016

Ruscin JM, Linnebur SA. Drug-Related Problems in Older Adults. Aus: www.msdmanuals.com/professional/geriatrics/drug-therapy-in-older-adults/drug-related-problems-in-older-adults, 2021

Schaller K et al. Tabakatlas Deutschland 2020. Lengerich: Pabst Science Publishers, 2020

Simel DL, Rennie D, Keitz SH. The Rational Clinical Examinaton. Evidence-Based Clinical Diagnosis. New York: McGraw-Hill Medical, 2009

www.dhs.de/suechte/tabak/zahlen-daten-fakten (letzter Zugriff: 1. Juni 2022)

KAPITEL

8 Schmerzanamnese/ Schmerzbeurteilung

Gunnar Jähnichen

Das folgende Kapitel soll Ihnen die Grundlagen im Umgang mit den unterschiedlichen Facetten in Bezug auf Schmerzen vermitteln, die letztendlich statistisch der häufigste Grund für Behandlungen im Bereich der Notfallmedizin und Notfallversorgung sind, egal ob präklinisch oder innerklinisch, sowie in Arztpraxen. Dabei wird versucht, den Bogen von den allgemeinen Grundlagen zu den besonderen Aspekten in der Notfallmedizin zu spannen. Insbesondere wird auf Schmerzen eingegangen, die nicht im Zusammenhang mit einem schweren Trauma oder einer primär lebensbedrohlichen Erkrankung stehen, wo natürlich die üblichen Vorgehensweisen (ABCDE-Schema, Traumascores etc.) vorrangig sind. Ein besonderer Faktor ist hierbei, dass Schmerzen subjektiv empfunden werden und umfangreichen Einflüssen in vielerlei Hinsicht unterworfen sind (z. B. kulturell und in Hinblick auf die Vorgeschichte des Patienten). In der Behandlung chronischer Schmerzen hat sich daher das **biospsychosoziale Modell** etabliert, um Schmerzen besser einordnen und behandeln zu können. Dies bedeutet, dass Schmerzen, insbesondere chronische, aber auch akute, immer neben der biologischen/physiologischen Komponente durch psychische (z. B. Ängste, Depression) und soziale Aspekte (z. B. Gewalterfahrungen in der Vorgeschichte) beeinflusst werden.

Insbesondere soll in diesem Kapitel deutlich gemacht werden, dass neben der gewissenhaften Anamneseerhebung inklusive körperlicher Untersuchung die Schmerzdokumentation einen unerlässlichen Bestandteil jeder Patientenbehandlung darstellt. Der oftmals unterschätzte Unterschied zwischen akutem und chronischem Schmerz soll erläutert werden, ebenso der im Rahmen des biopsychosozialen Modells wichtige Einfluss psychischer Faktoren. Schließlich sollen die – im Bereich der Notfallmedizin teilweise begrenzten – Möglichkeiten der Schmerzdiagnostik und Schmerzbehandlung dargestellt werden, die jedoch bei sinnvollem Einsatz nicht unterschätzt werden sollten!

8.1 Schmerzerhebung

Wie in anderen Bereichen der Medizin auch, ist die Anamnese der Anfang und die Grundlage der Erfassung von Schmerzen, egal welche Ursache und welcher Schmerzort vorliegen. Um Schmerz überhaupt erheben, diagnostizieren und behandeln zu können, ist primär einmal die Definition von Schmerz entscheidend. Die **Internationale Schmerzgesellschaft (IASP)** hat die alte Definition, die seit 1979 bestand, gerade erst 2020 angepasst, um neueren Forschungsergebnissen Rechnung zu tragen.

MERKE

Definition von Schmerz (IASP 2020)

Schmerz ist ein unangenehmes Sinnes- und Gefühlserlebnis, das mit aktueller oder potenzieller Gewebsschädigung verknüpft ist oder mit Begriffen einer solchen beschrieben wird.

Wichtig ist, dass Schmerz grundsätzlich ein unangenehmes Gefühl darstellt, dass er aber keine Ursache haben muss (aktuelle oder potenzielle Gewebsschädigung), sondern es genügt, dass er mit dem Begriff Gewebsschädigung beschrieben wird. All das unabhängig vom Schmerzort, Schmerzcharakter und auch der Frage, ob er akut oder chronisch ist. Zum Verständnis des Entstehens von chronischen Schmerzen und dem (teilweise ausgeprägten) Einfluss psychischer Faktoren auf die Schmerzverarbeitung ist der letzte Absatz in der Erklärung der Definition von Bedeutung:

„Nicht der Behandler bestimmt für jemanden die Schmerzstärke, sondern der, der sie hat. Der Patient hat in dieser Hinsicht immer recht, auch wenn die Angaben einem Außenstehenden übertrieben oder unwahrscheinlich erscheinen."

8.1.1 Anamnese

Eine ausführliche, umfangreiche und möglichst strukturierte Anamnese ist die Grundlage der Schmerzerhebung. Sie ist wichtiger als die körperliche Untersuchung und noch wichtiger als apparative Untersuchungen, auch wenn diese bei bestimmten Erkrankungen und insbesondere speziellen Notfällen natürlich notwendig und teilweise wegweisend sind. Auch hier muss man sich aber klarmachen, dass modernste apparative Untersuchungen nur hilfreich sind, wenn sie auf der Grundlage einer guten Anamnese gezielt zum Einsatz kommen.

Der Behandler sollte versuchen, so strukturiert wie möglich zu arbeiten, angepasst an die jeweiligen Gegebenheiten. Diese können natürlich sehr unterschiedlich sein, je nachdem ob man z. B. im Rettungsdienst, in der Notaufnahme oder in einer Schmerzambulanz arbeitet. Grundsätze einer strukturierten Schmerzerhebung sind aber ähnlich und können als Leitfaden für die Durchführung behilflich sein. Nach der Erhebung der persönlichen Daten kann folgende **Struktur der Schmerzerhebung** sinnvoll sein:

Schmerzlokalisation:
- Wo ist das Maximum der Schmerzen?
- Gibt es einen oder mehrere Schmerzorte?
- Strahlen die Schmerzen aus – und wenn ja, wohin und wie weit?

Schmerzbeginn/Schmerzdauer:
- Wann haben die Schmerzen begonnen, wie lange sind sie bereits vorhanden?
- Sind die Schmerzen wechselnd oder liegt ein Dauerschmerz vor?

Schmerzverlauf:
- Gab es einen schleichenden oder plötzlichen Beginn?
- Nahm der Schmerz im Verlauf tendenziell zu oder ab?
- Gibt es bei längeren Schmerzen Unterschiede nachts gegenüber tagsüber oder andere Gesetzmäßigkeiten?

Schmerzqualität:
- Ist der Schmerz eher dumpf, drückend oder ziehend (keine Neuropathie wahrscheinlich)?
- Ist eine einschießende Komponente, Brennen, Kribbeln oder Stechen vorhanden (neuropathische Schmerzen)?
- Liegen pochende, pulsierende Schmerzen vor (entzündliche Komponente)?

Schmerzstärke:
- Subjektive Intensität der Schmerzen unabhängig vom Schmerzcharakter
- Messung der Schmerzstärke anhand einer der etablierten Skalen (➤ Kap. 8.2.1)

Begleitsymptome:
- Reflexausfälle, sensible oder motorische Störungen
- Vegetative Symptome
  - Übelkeit, Erbrechen
  - Appetitlosigkeit, Verdauungsstörungen
  - Schlafstörungen, Schlaflosigkeit
  - Schwitzen, Kaltschweißigkeit
- Sind Begleitsymptome belastungs-, schmerz- oder medikamentenabhängig?

Bisherige Therapie:
- Eigenbehandlungen und Therapien durch Ärzte und andere Therapeuten erfragen
- Abfrage aller medikamentösen und nichtmedikamentösen Therapien inklusive deren Wirksamkeit

Psychosoziale Faktoren:
- Aktuelle psychische und/oder soziale Belastungen, ggf. Hinweise auf entsprechende Belastungen in der Vergangenheit
- Soziales Umfeld der Patienten wahrnehmen
- Umgang mit der Schmerzsymptomatik, begleitende Ängste, Katastrophisieren
- Anhalt für sekundären Krankheitsgewinn (z.B. Krankschreibung am Arbeitsplatz)

MERKE
Psychosoziale Faktoren werden unterschätzt, auch in Bezug auf ihren Einfluss auf akute Schmerzen.

Wichtig ist zudem, den Patienten und ggf. seine Umgebung während der Anamneseerhebung aufmerksam zu beobachten. Nicht selten erhält man hierdurch wertvolle zusätzliche Hinweise, manchmal mehr als durch das eigentliche Gespräch. Ebenfalls ist teilweise eine zusätzliche Fremdanamnese hilfreich oder ergänzend, insbesondere bei speziellen Patientengruppen wie kleinen Kindern, geistig Behinderten und alten, dementen Patienten sowie in besonderen Situationen, wie bei Substanzabusus oder neurologischen Erkrankungen. Die Fremdanamnese darf dabei die Patientenanamnese nicht ersetzen, was bei übergriffigen Angehörigen oder anderen Anwesenden teilweise schwierig sein kann.

8.1.2 Körperliche Untersuchung

Um weitere Hinweise zur Symptomatik zu erfassen, die insbesondere auch für eine Differenzialdiagnose häufig wegweisend sein können, muss eine strukturierte körperliche Untersuchung erfolgen. In Abhängigkeit des Patientenzustands kann die körperliche Untersuchung entweder **fokussiert** (auskunftsfähig) oder **orientierend** (nicht auskunftsfähig) erfolgen, wobei natürlich eine fokussierte Untersuchung genauere Ergebnisse bringt.

Je nach Krankheitsbild und Arbeitsumfeld können der Umfang und der Ablauf der körperlichen Untersuchung stark variieren, z. B. als erstbehandelnder Notfallsanitäter bei einem Traumapatienten in unübersichtlicher Situation im Gegensatz zu einem Mitglied eines Traumateams im Schockraum unter optimalen Verhältnissen und klaren Zuständigkeiten im Behandlungsteam. Grundsätzlich lässt sich die körperliche Untersuchung einteilen in:

- **Inspektion:** Die Inspektion dient insbesondere der Beurteilung von sichtbaren Normabweichungen sowie von Haltungs- und Bewegungsmustern.
- **Palpation:** Die Palpation beschreibt die eigentliche körperliche Untersuchung, bei der mutmaßliche Pathologien ertastet werden. Ziel ist die Palpation von oberflächlich gelegenen Strukturen hin zu tiefer gelegenen wie Knochen, Muskeln, Gelenken und Gefäßen.

8.1.3 Weiterführende (apparative) Diagnostik

Weiterführende apparative Diagnostik ist als eine Ergänzung der Anamneseerhebung und körperlichen Untersuchung anzusehen und kann nur optimale Ergebnisse liefern, wenn Ersteres sorgfältig durchgeführt wurde. Grundsätzlich beinhaltet die weiterführende Diagnostik die **Labordiagnostik** sowie **bildgebende Verfahren.** Bei den bildgebenden Verfahren hat es in den letzten Jahren ständig Fortschritte gegeben, die zu Veränderungen der diagnostischen Abläufe geführt haben. Hier sei z. B. die Entwicklung der Ultraschalldiagnostik genannt, die eine immer größere Rolle in der Notfallbehandlung spielt, was auch an den mittlerweile kleinen transportablen Geräten liegt. Dazu kommt, dass die Qualität der Ultraschallbilder stetig zugenommen hat. Die Bandbreite der **bildgebenden Verfahren** ist groß und umfasst für den Bereich der Notfallversorgung im Wesentlichen:

- Konventionelles Röntgen
- Computertomografie (CT)
- Kernspintomografie (MRT)
- Angiografie (Gefäßdarstellung)
- Ultraschall/Sonografie

8.2 Schmerzdokumentation

Die standardisierte Schmerzdokumentation und insbesondere die Schmerzmessung wurde und wird teilweise immer noch in allen Bereichen der Medizin vernachlässigt. Kein Behandler würde auf die Idee kommen, einen Diabetes zu behandeln oder den Blutdruck zu therapieren, ohne entsprechende Messwerte initial und im Verlauf zu erheben. Bei der Behandlung von Schmerzen ist dies jedoch regelmäßig immer noch der Fall. Die Tatsache, dass die Messung von Schmerzen durch Befragung des Patienten und standardisierte Erfassung z. B. mit der NRS-Skala subjektiv ist, schmälert deren Bedeutung und Wertigkeit nicht. Hierbei ist die Darstellung der Schmerzen im Verlauf wichtiger als die Einzelmessung/Erstmessung, z. B. zur Beurteilung der Wirksamkeit einer begonnenen Schmerzmedikation oder einer Verschlechterung der Symptomatik.

MERKE
Bei jedem Patienten mit Schmerzen sollte eine Messung und Dokumentation der Schmerzstärke auch im Verlauf erfolgen. Je mehr die Schmerzsymptomatik im Vordergrund steht, desto umfangreicher sollte eine zusätzliche ausführlichere Dokumentation sein.

8.2.1 Klinische Schmerzmessung

Die klinische Schmerzmessung erfolgt i. d. R. und wenn möglich durch eine subjektive Schmerzbeurteilung des Patienten. Daneben können oder müssen teilweise auch Angaben von Angehörigen oder Betreuenden herangezogen werden. Zusätzlich kann auch der Untersucher durch gezielte Beobachtung und Befragung selbst zur Datenquelle werden. Im Bereich der Schmerzmedizin gibt es diverse Verfahren zur Schmerzmessung, insbesondere in Form von Fragebogen. Hierdurch werden die unterschiedlichsten Aspekte der Schmerzen wie Schmerzempfindung, Schmerzverhalten, Behinderung durch die Schmerzen sowie psychische Aspekte gemessen. Für den Bereich der Notfallversorgung ist dies gewöhnlich zu aufwendig, auch wenn einige der Messungen sicherlich das Therapie-Outcome verbessern würden. Im Vordergrund steht eindeutig die Messung der Schmerzstärke/Schmerzintensität. Im Folgenden werden daher die im Bereich der Notfallversorgung gängigen Instrumente, hauptsächlich Skalen zur Selbstauskunft des Patienten dargestellt sowie Instrumente, die für besondere Patientengruppen entwickelt wurden.

Nummerische Ratingskala (NRS)

Die Messung von Schmerzen in der Notfallmedizin erfolgt regelmäßig durch Benutzung der NRS-Skala (nummerische Ratingskala oder nummerische Analogskala, NAS), die z. B. im Rettungsdienst in vielen Standarddokumentationsprotokollen enthalten ist. Hierbei wird der Patient mündlich gebeten, seine aktuellen Schmerzen auf einer Skala i. d. R. von 0 bis 10 (0 = kein Schmerz, 10 = stärkster Schmerz), seltener von 0 bis 100, einzuschätzen (➤ Abb. 8.1). Diese Skala ist insbesondere für den Bereich der Notfallversorgung von Patienten geeignet.

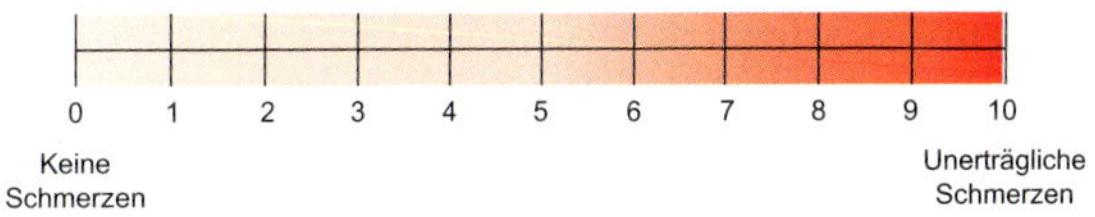

Abb. 8.1 NRS mit Schmerzwerten von 0 bis 10 [L143]

Visuelle Analogskala (VAS)

Ansonsten wird in der Schmerzmedizin eher die VAS-Skala (visuelle Analogskala) bevorzugt, wobei der Patient auf einer unnummerierten Skala seine Schmerzen einschätzt und der Therapeut daraus den entsprechenden Wert in Zahlen bestimmt (➤ Abb. 8.2). Dieses Instrument ist am besten untersucht, es ist frei von sprachlichen Interpretationen und leicht anwendbar. Unter anderem sind hierfür sog. Schieber entwickelt worden.

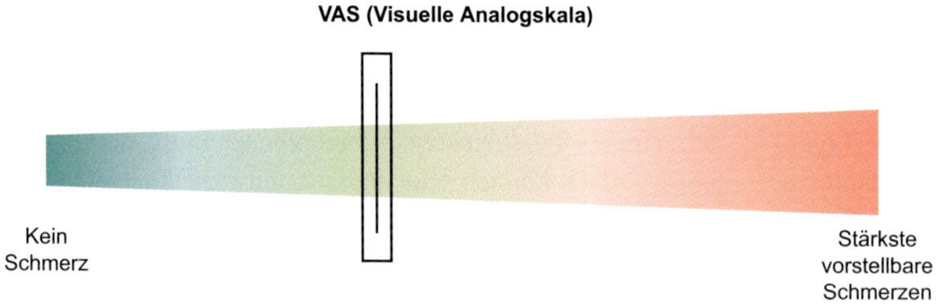

Abb. 8.2 VAS in Form eines unnummerierten Schiebers [L143]

Verbale Ratingskala (VRS)

Die verbale Ratingskala stellt das einfachste Instrument zur Schmerzmessung mit der ungenauesten Angabe dar, ist jedoch in der Notfallsituation sinnvoll, wenn eine komplexere Erhebung mit Erklärungen nicht möglich ist. Im Rahmen der Erhebung wird der Schmerz z. B. in folgende Bereiche eingeteilt: kein – wenig – mittel – stark – sehr stark. Der Patient wird entsprechend befragt sowie das Ergebnis dokumentiert. Im angloamerikanischen Bereich ist eine noch knappere Einteilung gebräuchlich: mild – moderate – severe pain.

Grundsätzlich ist der Vorteil der dargestellten Verfahren zur Schmerzerfassung die einfache Durchführung und Auswertung, insbesondere in der Notfallsituation. Entsprechend sollte das Wissen um diese Verfahren zur Basis aller im Bereich der Notfallversorgung Tätigen gehören. Nicht übersehen werden darf jedoch, dass keinerlei Aussagen zu Schmerzarten, Schmerzorten und Schmerzcharakter gemacht werden – wichtige Faktoren um eine adäquate Schmerzbehandlung durchführen zu können.

Schmerzmessung bei Kindern

Die Schmerzmessung bei Kindern ist in vielerlei Hinsicht erschwert, besonders bei kleinen Kindern unter fünf Jahren, da eine anamnestische Befragung nicht adäquat möglich ist und auch keine Schmerzmessung durch die NRS-Skala. Um trotzdem die Schmerzintensität bei dieser Patientengruppe einzuschätzen, wurden verschiedene Verfahren entwickelt. Für die Schmerzmessung bei Neugeborenen und Kindern bis zu einem Alter von vier Jahren gibt es in Deutschland die **Kindliche Unbehagens- und Schmerzslala (KUSS)**. Der Behandler erhebt sorgfältig Befunde in Bezug auf Weinen, Gesichtsausdruck, Rumpfhaltung, Beinhaltung sowie motorische Unruhe und trägt diese in ein Punktsystem ein. Je höher der Punktwert, desto mehr Schmerz kann postuliert werden. Von stärkeren Schmerzen und Therapiebedarf kann ab 4 Punkten ausgegangen werden. Mit steigender Punktzahl nimmt dies weiter zu (➤ Kap. 13.1.7).

Alternativ und insbesondere zur Erfassung von Schmerzen bei **nicht beatmeten Früh- und Neugeborenen** dient die **Neonatal Infant Pain Scale (NIPS),** die international

Abb. 8.3 Smiley-Skala im Sinne einer NRS [A300-157]

gebräuchlich ist. Auch diese Skala kann als relativ einfach zu erhebender Score zur Ermittlung der Schmerzintensität und zur Messung der Effektivität der Schmerztherapie herangezogen werden (➤ Kap. 13.1.7).

Bei älteren Kindern und Jugendlichen können modifizierte Skalen zur Selbsteinschätzung hergenommen werden, z. B. Smiley-Skalen mit lachenden und weinenden Gesichtern, wobei diese als NRS oder VRS vorliegen können (➤ Abb. 8.3).

Zu bedenken ist grundsätzlich, dass Kinder oft emotional anders als Erwachsene bei Schmerzen reagieren und z. B. Ängste ausgeprägter sein können oder Schüchternheit die Befragung erschweren kann.

Schmerzmessung bei alten und dementen Patienten

Bei alten und dementen Patienten stoßen wir auf ähnliche Probleme wie bei Kindern. Die Schmerzmessung durch Befragung kann eingeschränkt oder bei stark dementen Patienten unmöglich sein, zudem sind oft Ängste und Unsicherheiten in Bezug auf die Behandlung vorhanden und eine Einordnung der Schmerzen fällt den Betroffenen schwerer. Es wurden unterschiedliche Messsysteme entwickelt, die aber auch hier nicht regelmäßig und konsequent eingesetzt werden.

Die **PAINAD Scale** wird international empfohlen, um eine Schmerzerhebung bei Personen mit schwerer Demenz, die nicht in der Lage sind verbal adäquat zu kommunizieren, durchzuführen. Schmerzen bei dieser Patientenklientel können sich in Agitiertheit, zunehmender Verwirrtheit und verringerter Mobilität manifestieren. In den fünf Kategorien **Atmung, Lautäußerung, Gesichtsausdruck, Körpersprache** und **Tröstbarkeit** werden Verhaltensmerkmale eingeschätzt und mit einem Punktwert von 0 bis 2 bewertet. Es können maximal 10 Punkte erreicht werden. Anhand des ermittelten Punktwerts können die mutmaßliche Schmerzstärke ermittelt und der Beobachtungsverlauf (z. B. Wirkung des Schmerzmittels) abgebildet werden (➢ Kap. 13.1.6).

Zusammenfassend sei nochmals betont, dass die Schmerzmessung im Rahmen der Schmerzerhebung standardisiert erfolgen sollte, insbesondere bei behandlungsbedürftigen Schmerzen jeder Form. Hierbei ist insbesondere an die Durchführung regelmäßiger Verlaufskontrollen zu denken, auch zur Kontrolle therapeutischer Maßnahmen, um deren Erfolg beurteilen zu können.

MERKE
Es gilt: Keine Schmerztherapie ohne Erhebung und Verlaufskontrolle der Schmerzintensität.

8.2.2 Schmerzbezogene Dokumentation

Die schmerzbezogene Dokumentation dient primär einer möglichst exakten Erfassung der Ausgangssituation und soll dann den Verlauf der Symptomatik aufzeigen. Zusätzlich sollten eingeleitete Therapien und deren Einfluss auf die Symptomatik dargestellt werden. Hierbei sollte initial abgewogen werden, ob Schmerzen ein wesentlicher Teil der Problematik oder nur ein nebensächlicher Aspekt sind, insbesondere auch, weil eine adäquate Schmerzanamnese und Dokumentation zeitintensiv ist, sodass Kosten (investierte Zeit) und Nutzen gegeneinander abgewogen werden müssen.

MERKE
Je mehr die Schmerzsymptomatik im Vordergrund steht, desto umfangreicher sollte eine ausführlichere Dokumentation von Schmerzen erfolgen.

Grundsätzlich ist die Schmerzdokumentation wichtig für:
1. Sinnvolle und geordnete Erfassung der wichtigsten Elemente der Schmerzsymptomatik
2. Kommunikation im Team und als Information für die Weiterbehandler
3. Erfassung unterschiedlicher Aspekte der Schmerzen im biopsychosozialen Modell
4. Qualitätskontrolle der Diagnose und der Therapie

Je besser die Dokumentation strukturiert ist, desto einfacher ist es für alle Beteiligten, aus der Dokumentation das Wichtigste aufzunehmen und weitere diagnostische Maßnahmen und Behandlungen zu planen und durchzuführen. Je nach Arbeitsumfeld kann es sehr hilfreich sein, für sich selbst einen Dokumentationsablauf aufzustellen, um diesen dann im Einsatzfall zügig und gleichmäßig strukturiert einsetzen zu können. Folgendermaßen könnte ein Dokumentationsablauf aufgebaut sein:

Ersterhebung/Therapiebeginn:
- Schmerzanamnese
- Durchgeführte Initialdiagnostik
- Schmerzbedingte Beeinträchtigung

Behandlungsverlauf:
- Entwicklung der Symptomatik
- Durchgeführte Behandlungsmaßnahmen
- Zusätzliche Diagnostik

Patientenübergabe/Therapieende:
- Aktueller Stand der Symptomatik
- Zusammenfassung des bisherigen Ablaufs
- Gegebenenfalls Vorschläge für weitere Diagnostik und Behandlungsmaßnahmen

Bei Notfallbehandlungen mit im Vordergrund stehenden starken Schmerzen sollte eine zusätzliche genauere Dokumentation in Bezug auf die Schmerzen erfolgen, wobei neben der Schmerzstärke folgende Elemente besonders wichtig sind:
- Schmerzort
- Schmerzdauer
- Schmerzcharakter (z. B. dumpf, scharf, einschießend, brennend)
- Beeinträchtigung durch die Schmerzen
- Ähnliche oder andere Schmerzen in der Vergangenheit
- Zusätzliche/zusammenhängende andere Gesundheitsprobleme
- Bisherige Medikation oder andere Behandlungen

Zusammenfassend gesehen bedeutet eine qualitativ hochwertige Dokumentation zuerst einen erheblichen Zeitaufwand für den Behandler und für den Patienten. Es muss daher immer der Nutzen v. a. in Bezug auf einen Zeitverlust, insbesondere bei schweren Erkrankungen und Verletzungen, die zügiger anderweitiger Diagnostik und Therapie bedürfen, abgewogen werden. Grundsätzlich fühlen sich Patienten jedoch bei intensiverer Erhebung und Dokumentation ihrer Schmerzen besser verstanden und ernst genommen und die erhobenen Daten können Grundlage für die weiteren Maßnahmen sein.

8.3 Grundlagen akuter und chronischer Schmerzen

In der notfallmedizinischen Versorgung ist in Bezug auf Schmerzen natürlich primär der Fokus auf (teilweise starke und zuweilen auf dramatischen Ursachen beruhende) akute Schmerzen gerichtet, wobei bei näherer Betrachtung auch chronische Schmerzen eine bedeutende Rolle spielen. Insbesondere statistisch sind Behandlungsfälle mit bereits chronifizierten Schmerzen sowohl im Bereich des Rettungsdienstes als auch klinischer Notaufnahmen oder in Arztpraxen häufig. Es kann nicht ausdrücklich genug betont werden, dass akute und chronische Schmerzen völlig unterschiedlich sind und daher anderen Ansätzen in der Beurteilung und daraus folgender

Behandlung bedürfen. Dabei ist es sicherlich schwierig bei primär im Vordergrund stehenden Schmerzen, Anhaltspunkte für das Vorliegen chronischer Schmerzen zu erkennen. Trotzdem sollte dies versucht werden, insbesondere auch, um dann in einer ggf. notwendigen Erstbehandlung adäquate Maßnahmen durchführen (oder aber auch weglassen) zu können.

8.3.1 Grundlagen akuter Schmerzen

Akute Schmerzen entstehen durch Wahrnehmung schädlicher (noxischer) Reize, die von aktuell geschädigtem Gewebe ausgehen und durch Sensibilisierung in der Peripherie sowie innerhalb des Zentralnervensystems (ZNS) verstärkt werden. Wie bereits beschrieben, sind Schmerzen definitionsgemäß eine subjektive Empfindung. Bei akuten Schmerzen stehen jedoch die zugrunde liegenden physiologischen Prozesse im Vordergrund. Grundsätzlich wird beim akuten Schmerz ein Gewebetrauma signalisiert, sodass die Gewebeheilung im Körper durch nachfolgende Sensibilisierung gefördert wird. Akute Schmerzen sind natürlich trotzdem unangenehm, aber sinnvoll, letztendlich sogar überlebenswichtig, insbesondere auch in Bezug auf die Warnfunktion (Wegziehen der Hand von der heißen Herdplatte).

Eigenschaften akuter Schmerzen:

- Warnfunktion
- Schutzfunktion
- Rehabilitationsfunktion
- In der Regel:
  - Von kurzer Dauer
  - Selbstlimitierend

Akute Schmerzen sind statistisch gesehen in den Ländern Europas und Nordamerikas die häufigste Ursache für das Aufsuchen von Notaufnahmen und die Alarmierung im Rettungsdienst, wobei die Ursachen vielschichtig sein können und die Schmerzen letztendlich in der Klinik von den unterschiedlichsten Fachabteilungen behandelt werden (➤ Tab. 8.1).

Auch wenn, wie zuvor dargestellt, akute Schmerzen statistisch gesehen i. d. R. von kurzer Dauer und selbstlimitierend sind, können sich doch daraus nicht selten chronische Schmerzen entwickeln. Umso mehr kann dies geschehen, wenn akute Schmerzen nicht adäquat behandelt werden oder Risikofaktoren für eine Chronifizierung im Rahmen des biopsychosozialen Modells nicht beachtet werden. So zeigen z. B. Studien, dass nach gängigen Operationen bei 10–50 % der Patienten akute postoperative Schmerzen in andauernde Schmerzen übergehen, in 2–20 % dieser Fälle entstehen starke chronische Schmerzen (Kehlet, Jensen und Woolf 2006, Hinrichs-Rocker 2009). Bereits bei der initialen Behandlung, z. B. im Rettungsdienst oder in der Notaufnahme, sollte daher der Behandler akute Schmerzen bestmöglich diagnostizieren und nachfolgend eine zügige und adäquate Behandlung einleiten, durchführen und das Therapieergebnis fortlaufend überwachen und ggf. die Therapie anpassen.

Tab. 8.1 Beispiele für akute Schmerzen

Beispiele für akute Schmerzen
• Postoperative Schmerzen • Traumata, Verbrennungen • Sportverletzungen • Überlastungsschäden und Zerrungen • Diagnostische Maßnahmen wie z. B. Biopsien • Wehen und Entbindung • Akute Kopfschmerzen • Menstruationsbeschwerden • Zahnschmerzen

8.3.2 Grundlagen chronischer Schmerzen

Chronische Schmerzen sind häufig und betreffen nach aktuellen Studien 17 % der Menschen in Deutschland und 19 % europaweit. In den letzten Jahren war in Deutschland eine deutliche Zunahme zu verzeichnen, was durch die Auswirkungen der Coronavirus-Krise in den nächsten Jahren nochmals verstärkt werden dürfte. Durch chronische Schmerzen werden in Deutschland jährlich Kosten in Höhe von 30 Mrd. Euro verursacht, eine steigende Zahl an Berentungen in Verbindung mit chronischen Schmerzen ist zu verzeichnen.

In verschiedenen Veröffentlichungen zur Definition chronischer Schmerzen variiert die definierte Zeitspanne, ab wann von zunächst einmal akuten und subakuten Schmerzen dann von chronischem Schmerz gesprochen werden kann. Nach gängiger Auffassung spricht man nach länger als drei Monate anhaltenden Schmerzen von chronischem Schmerz, frühere Veröffentlichungen postulierten eher sechs Monate. Letztendlich ist die Schmerzchronifizierung individuell sehr unterschiedlich und hängt von vielen Faktoren ab, die bereits in der Akutversorgung von Patienten in die Behandlung einbezogen werden sollten. Die **moderne Definition chronischer Schmerzen** orientiert sich am **biopsychosozialen Modell** und beschreibt die Gleichwertigkeit der drei hier enthaltenen Faktoren:

- Chronische Schmerzen können durch Veränderungen im Gehirn, die Lernvorgängen ähneln, zu einer eigenständigen Erkrankung werden.
- Dabei spielen somatische, psychologische und soziale Faktoren in **gleichberechtigter** Verwobenheit eine bedeutsame Rolle.

Biopsychosoziales Modell von Gesundheit und Krankheit

Das biopsychosoziale Modell wurde 1977 von dem Internisten und Psychiater George L. Engel veröffentlicht. Es gilt heute als eines der anerkanntesten Krankheitsmodelle und

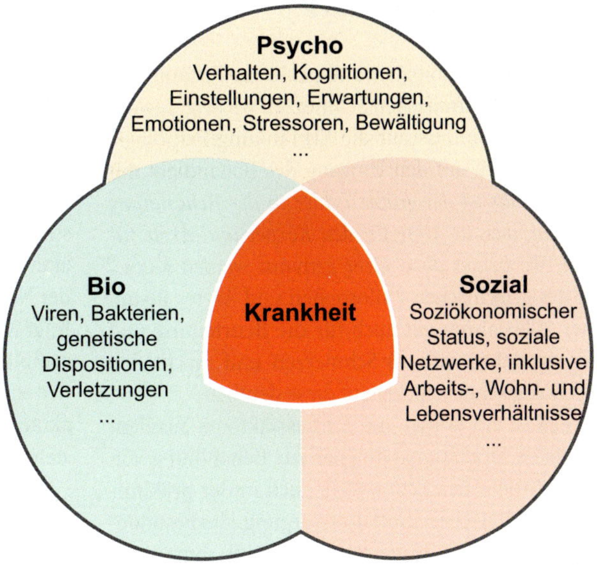

Abb. 8.4 Biopsychosoziales Modell modifiziert nach Engel [M1165]

ist Grundlage in der Behandlung chronischer Schmerzen (➤ Abb. 8.4).

Es geht davon aus, dass Krankheit (in diesem Fall chronischer Schmerz) nicht rein mechanistisch, sondern als Störung des Zusammenspiels von körperlichen, psychischen und sozialen Faktoren entsteht, verstärkt und aufrechterhalten wird. Entsprechend gilt es, bei Anamnese, Diagnostik und Therapie von Schmerzerkrankungen nicht nur biologische Faktoren (z. B. Bandscheibenvorfall), sondern auch psychologische (z. B. Depression, Konflikte, Probleme) und soziale Faktoren (z. B. Gewalterfahrungen in der Vorgeschichte) zu berücksichtigen. Krankheit und Gesundheit sind dabei nicht als Zustand definiert, sondern als ein dynamisches Geschehen, das schnelle Veränderungen erfahren kann.

So kann z. B. eine biologische Prädisposition die Anfälligkeit für chronische Schmerzen erhöhen. Belastende Lebensereignisse und Lernerfahrungen können zu einer Überlastung führen, körperliche Symptome wie Muskelverspannungen können entstehen. Der Patient nimmt Schmerzen im Rücken wahr, die durch körperliche Belastung (langes Sitzen am Schreibtisch, Computerarbeit) verstärkt werden. Dies wirkt sich negativ auf bestehende Schmerzen aus, die Schmerzchronifizierung wird verstärkt, ein sog. Schmerzgedächtnis entsteht.

Mit dem Wissen um Prozesse der Schmerzchronifizierung kann man bereits bei der Anamnese und Diagnostik primär akut wirkender Schmerzen in der Notfallversorgung wichtige Schlüsse ziehen, Behandlungswege bahnen und damit dazu beitragen, eine weitere Chronifizierung zu vermeiden. So können im Rettungsdienst nicht selten vorkommende wiederkehrende Transporte desselben Patienten wegen immer gleicher akut angegebener (in Wirklichkeit chronischer) Schmerzen in Verbindung mit dann in der Klinik durchgeführter aktionistisch und kurzgreifender Maßnahmen zu einer stetig zunehmenden und dann letztendlich endgradigen Chronifizierung führen.

Eigenschaften chronischer Schmerzen:

- Länger als drei Monate anhaltende Schmerzen an einem Ort
- Verlust des protektiven Charakters als Warnsignal
- Veränderung der affektiven und sensorischen Schmerzwahrnehmung
- Entwicklung einer eigenständigen Erkrankung (Chronische Schmerzstörung mit somatischen und psychischen Faktoren)

Entsprechend dem biopsychosozialen Modell entwickelte sich im Rahmen der Schmerzchronifizierung eine eigenständige Erkrankung, welche die ICD-Diagnose F45.41 **Chronische Schmerzstörung mit somatischen und psychischen Faktoren** erhalten hat. Die Behandlung einer fortgeschrittenen chronischen Schmerzstörung ist aufwendig, sie erfordert multiprofessionelle Therapiekonzepte und wird häufig durch ambulant tätige Schmerztherapeuten oder in Schmerzkliniken durchgeführt. Trotz intensiver, langzeitiger und letztendlich teurer Behandlungen gelingt dabei häufig nur eine Stabilisierung der Patienten, nur selten eine vollständige Heilung.

MERKE

Das Wissen um Prozesse der Schmerzchronifizierung und ein daraus abgeleitetes entsprechendes Handeln kann die Ausbildung chronischer Schmerzstörungen reduzieren und dadurch auch statistisch in hohem Maße Leid lindern.

Wichtig ist auch noch einmal darzustellen, dass chronische Schmerzen die positiven und teilweise lebenswichtigen Funktionen von akuten Schmerzen vollständig verloren haben und letztendlich eine Fehlplanung im Funktionsplan des Menschen darstellen.

8.3.3 Psychologische Aspekte

Grundsätzlich sind psychologische Aspekte im Zusammenhang mit akuten und chronischen Schmerzen wichtig, sowohl in Bezug auf deren Einfluss auf die Erkrankung/Pathologie des Patienten als auch auf den Umgang des Behandlers mit dem Patienten. *„Das ist der größte Fehler in der Behandlung von Krankheiten, dass es Ärzte für den Körper und Ärzte für die Seele gibt, wo beides doch nicht getrennt werden kann.“* Dieses Zitat des griechischen Philosophen und Arztes Platon von vor über 2000 Jahren gilt auch für die Beurteilung und Behandlung von (chronischen) Schmerzen und macht den Einfluss psychologischer Aspekte auf diese deutlich.

In jedem Fall ist ein Wissen um Einflussfaktoren aus dem biopsychosozialen Modell unabdingbar zur Behandlung von Patienten mit chronischen Schmerzen, auch in der präklinischen und innerklinischen Notfallversorgung. Insbesondere kann dies auch helfen zu verstehen, warum somatische Behandlungen (z. B. bei einer Tachykardie im Zusammenhang mit einer Panikattacke) nicht erfolgreich sind oder zum Einsatz anderer Therapieverfahren führen (z. B. Midazolam statt Metoprolol) und damit das Therapie-Outcome verbessern.

Auch wenn in der Notfallbehandlung Zeit wertvoll ist, sollte man sich nach Abschluss der Basisdiagnostik und Ausschluss akut lebensbedrohlicher somatischer Erkrankungen Zeit nehmen, gezielte Fragen zu stellen und v. a. dem Patienten zuzuhören, um Hinweise auf psychosoziale Faktoren mit möglichem Einfluss auf die (Schmerz-)Symptomatik zu bekommen.

Folgende initiale Fragen können hilfreich für das Gespräch sein:

- Was vermuten Sie, was ist gerade nicht in Ordnung, verursacht die Beschwerden?
- Welche Sorgen haben Sie im Zusammenhang mit den Beschwerden?
- Warum glauben Sie, haben die Beschwerden zum jetzigen Zeitpunkt begonnen?
- Was halten Sie von Erklärungen, die Sie von anderen erhalten haben?
- Was sagen Angehörige/Freunde/Kollegen zu Ihren Beschwerden?
- Was haben Sie bereits selbst unternommen, wie wirksam waren bisherige Maßnahmen und Behandlungen?

Ziel der Diagnostik ist dabei primär nicht das Herausfinden von psychischen Erkrankungen oder das Herausfiltern von „Simulanten“, womöglich um diese dann damit auch noch zu konfrontieren (und die Symptomatik zu verschlechtern), sondern die Feststellung von psychosozialen Faktoren, die bei Entstehung und Aufrechterhaltung chronischer Schmerzen eine Rolle spielen. Neben dem ausführlichen Behandlungsgespräch mit dem Patienten kann dafür zusätzlich die Befragung von Angehörigen hilfreich sein sowie insbesondere die Sichtung von vorhandenen Befunden, Behandlungsberichten und Medikamentenplänen. Nicht selten ergeben sich aus der Einnahme von z. B. Antidepressiva, diversen ergebnislosen Abklärungen z. B. bei Thoraxschmerzen und den verschiedenen Behandlungsberichten Hinweise auf eine entsprechende psychische Komponente. Chronische Schmerzen sind zudem oft mit depressiven Erkrankungen und Angststörungen verbunden, sodass im Zusammenhang mit einer akuten Schmerzverstärkung von chronischen Schmerzen in der Notfallbehandlung immer auch diese Pathologien hinterfragt werden sollten. So kann eine Veränderung der Schmerzsymptomatik auch im Zusammenhang mit einer Umstellung der antidepressiven Medikation oder einer Angststörung mit akuter Verschlechterung und u. U. sogar einer Panikattacke stehen.

MERKE

Grundsätzlich wird die Häufigkeit von Angststörungen und Panikattacken, nicht nur im Zusammenhang mit chronischen Schmerzen, in der Notfallversorgung massiv unterschätzt, was insbesondere eine zeitnahe und adäquate Behandlung dieser zum Teil stark belastenden Erkrankungen erschwert.

Bei der Behandlung chronischer Schmerzen spielen neben dem Versuch einer medikamentösen Schmerzreduktion mit Analgetika in jedem Fall psychologische Therapiemaßnahmen eine große Rolle. Ziele solcher Maßnahmen sind insbesondere:

- Verminderung der empfundenen Schmerzstärke
- Verringerung des Auftretens von Notfallsituationen/ Schmerzattacken
- Identifizierung (und Vermeidung) von Schmerz auslösenden Faktoren
- Erhöhung der Akzeptanz für die (chronischen) Schmerzen
- Verbesserung der Lebensqualität trotz Schmerzen
- Bessere Steuerung von Belastung und Belastbarkeit
- Abbau von Ängsten und Depressivität
- Letztendlich ein verbesserter Umgang mit dem Stressor Schmerz und eine Entwicklung des Gesundheitsverhaltens

Im Vordergrund der psychologischen Behandlung chronischer Schmerzen stehen klassische verhaltenstherapeutische Verfahren. In der ambulanten Gesprächspsychotherapie wird v. a. kognitiv verhaltenstherapeutisch gearbeitet, mit den Zielen eines Aufbaus förderlicher Kognitionen sowie einer Verbesserung der sozialen Kompetenz, der Selbstsicherheit, Kommunikationsfähigkeit und der Stress- und Konfliktbewältigung. Tiefenpsychologische und psychoanalytische Verfahren stehen eher im Hintergrund, können bei speziellen Pathologien aber auch sinnvoll zum Einsatz kommen. Begleitende Therapieverfahren sind insbesondere Entspannungsverfahren wie autogenes Training, progressive Muskelrelaxation oder MBSR (Mindful Based Stress Reduction). Ein apparatives Verfahren, das immer mehr an Bedeutung gewinnt, ist das Biofeedback. Hier werden Muskelanspannungen gemessen und dadurch Rückschlüsse auf psychische Störungen gezogen, sodass entsprechende Behandlungen eingeleitet werden können.

8.4 Grundlagen der Behandlung akuter und chronischer Schmerzen

Zur Behandlung von Schmerzen sind grundsätzlich viele unterschiedliche Bausteine notwendig. Dies beginnt bei den bereits zuvor beschriebenen psychologischen Maßnahmen, insbesondere mit einer Beruhigung des Patienten, geht in der Notfallsituation weiter bei z. B. Ruhigstellung und anderen Lagerungsmaßnahmen und endet bei stärkeren Schmerzen mit medikamentösen Therapiemaßnahmen. Die Beschäftigung mit allen Bereichen der Schmerzbehandlung würde den Rahmen dieses Kapitels sprengen, daher sollen insbesondere wichtige Aspekte der medikamentösen Therapie beschrieben werden.

Es gibt deutliche Unterschiede bei der medikamentösen Behandlung von akuten und chronischen Schmerzen, weswegen die Behandlung dieser beiden Schmerzarten gesondert dargestellt wird. Im Bereich der Notfallversorgung geht es insbesondere um die Behandlung akuter Schmerzen, daher werden hier v. a. konkrete Hinweise zur medikamentösen Behandlung dargestellt. In Bezug auf chronische Schmerzen sollen die gängigsten schmerzbezogenen Medikamente aufgezeigt werden, um dem Notfallbehandler Grundlagen in der Behandlung chronischer Schmerzen zu vermitteln.

8.4.1 Behandlung akuter Schmerzen

Eine schnellstmögliche Behandlung starker akuter Schmerzen ist eine forensische Pflicht jedes Behandlers und eine Nichtdurchführung erfüllt juristisch den Tatbestand der unterlassenen Hilfeleistung. Davon abgesehen können medizinisch gesehen starke akute Schmerzen Kreislaufstörungen, vegetative Erscheinungen und den Ausfall lebenswichtiger Organe verursachen, sodass auch deshalb rasch und adäquat gehandelt werden sollte. Dies gilt auch, wenn keine die Schmerzen verursachende Diagnose gestellt werden kann, wobei im Verlauf eine unkritische Weiterführung der Analgesie ohne weitere diagnostische Maßnahmen vermieden werden sollte.

Es gibt unterschiedliche Möglichkeiten, gängige Medikamente zur Schmerzbehandlung einzuteilen. Bereits vor Jahrzehnten wurde das **WHO-Stufenschema** entwickelt, das die gängigen Schmerzmittel (Analgetika) in die drei Stufen Nichtopioidanalgetika, schwache Opioide und starke Opioide einteilt (> Abb. 8.5). Das Schema ist als Orientierungshilfe zur Behandlung von chronischen Tumorschmerzen entwickelt worden und sollte insbesondere das Konzept eines Behandlungsbeginns mit schwachen Medikamenten und bei Bedarf einer stufenweisen Steigerung etablieren. Dies ist natürlich in der Notfallsituation nicht sinnvoll und hat sich auch in der modernen Behandlung chronischer Schmerzen

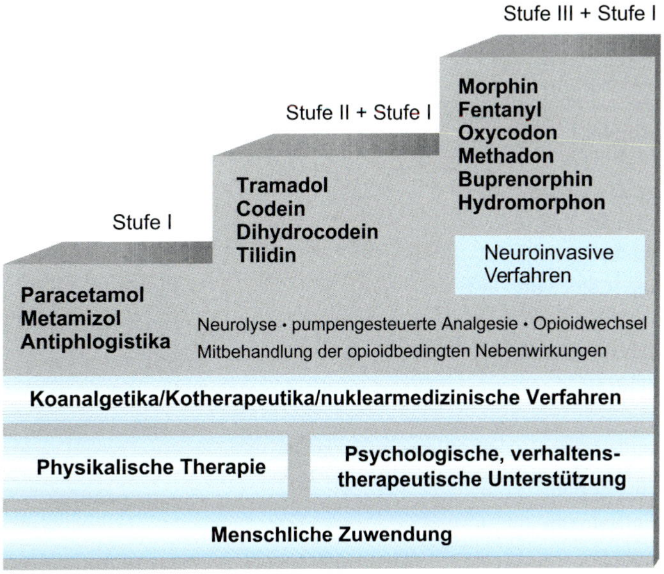

Abb. 8.5 WHO-Stufenschema [A300-157]

und von Tumorschmerzen zumindest teilweise überlebt, ist aber dennoch übersichtlich und historisch von Bedeutung.

Im Wesentlichen sind zur Behandlung akuter Schmerzen medikamentöse Konzepte sinnvoll, die schnell zu einer deutlichen Schmerzlinderung führen, weshalb insbesondere schnell wirksame (bei oraler Gabe nicht retardierte) und stark wirksame Medikamente zum Einsatz kommen sollten. Eine schnelle Wirksamkeit ist insbesondere durch eine intravenöse Gabe erzielbar, weshalb dies in der Behandlung akuter Schmerzen zumindest im Rettungsdienst und im Bereich der Notaufnahme im Vordergrund steht. Stark wirksame Medikamente kommen aus der Gruppe der Opioide, wobei bei bestimmten Schmerzarten andere Medikamentengruppen ergänzend sinnvoll sein können oder teilweise sogar besser wirksam sind. Gängige Opioide im Bereich des Rettungsdienstes sind Morphin und Fentanyl, im Bereich der Klinik (Notaufnahme, Station, Anästhesie) ist die Palette der vorhandenen Substanzen deutlich größer und aus verschiedenen Gründen kann auf unterschiedliche Substanzen zurückgegriffen werden (➤ Tab. 8.2).

Grundsätzlich ist die Kombination verschiedener Analgetika aus den unterschiedlichen Gruppen sinnvoll, aufgrund der Synergien in der Wirkung. Zudem kann durch niedrigere Dosierungen das Nebenwirkungsprofil der einzelnen Substanzen gesenkt werden. Die sinnvolle Kombination der Medikamente hängt dabei von der Schmerzart ab. Bei starken viszeralen Schmerzen (Abdominalschmerz) ist z. B. die Kombination eines starken Opioids (Morphin, Fentanyl, Hydromorphon) mit Metamizol (z. B. Novalgin®) sinnvoll, was bei krampfartigem Schmerz durch Butylscopolamin (z. B. Buscopoan®) ergänzt werden kann. Bei starken somatischen Schmerzen aus dem Bereich der Knochen oder der Muskulatur ist dagegen eher die Kombination eines Opioids mit NSAR oder COX-2-Hemmern sinnvoll. Die entsprechenden Medikamente in Bezug auf ihren sinnvollen Einsatz je nach Schmerzform zeigt ➤ Tab. 8.3.

Tab. 8.2 Wichtige Opioide zur intravenösen Anwendung in der Notfallbehandlung

Name	Dosierung	Hauptnebenwirkung	Haupteinsatz	Sonstiges
Morphin	Erwachsene: 5–10 mg i. v. Kinder: 0,1 mg/kg KG i. v.	Blutdruckabfall, Übelkeit, Histaminausschüttung, wenig Atemdepression	Starke Schmerzen	Maximale Wirkung nach ca. 15 min, HWZ ca. 6 h, antagonisierbar mit Naloxon
Piritramid	Erwachsene: 5–30 mg i. v. Kinder: 0,1 mg/kg KG i. v.	Blutdruckabfall, Übelkeit, wenig Atemdepression	Starke Schmerzen	Maximale Wirkung nach ca. 20 min, HWZ ca. 6 h, antagonisierbar mit Naloxon
Fentanyl	Erwachsene: 0,1–0,25 mg i. v. Kinder: 0,01 mg/kg KG i. v.	Blutdruckabfall, Atemdepression, Thoraxrigidität	Starke Schmerzen	Maximale Wirkung nach < 5 min, HWZ ca. 20 min, antagonisierbar mit Naloxon

HWZ = Halbwertszeit

Tab. 8.3 Auswahl geeigneter Medikamente je nach Schmerzform

Substanz	Antineuropathisch	Antinozizeptiv	Antiphlogistisch	Muskelrelaxierend	Indikationen/Bemerkungen
Nichtopioidanalgetika (NOPA)					
Paracetamol	-	+	-	-	Einsatz als Antipyretikum oder Kombinationspräparat; geringer analgetischer Effekt
NSAR (Ibuprofen, Diclofenac, Naproxen, u. a.)	+*	++	++	-	Degenerative und entzündliche Knochen- und Gelenkschmerzen, Muskelschmerz
Coxibe (Celecoxib, Etoricoxib u. a.)	+*	++	++	-	Degenerative und entzündliche Knochen- und Gelenkschmerzen
Acetylsalicylsäure	+	+	++	-	Migräne als Second-Line-Substanz
Metamizol	+	++	+**		Alle nozizeptiven Schmerzen; Kombination mit Opioiden
Opioide nach WHO-Stufe II					
Dihydrocodein	+	+	-	-	Bei mittleren und starken Schmerzen
Tilidin/Naloxon	+	++	-	-	Bei mittleren und starken Schmerzen
Tramadol	++	++	-	-	Bei mittleren und starken Schmerzen Bessere Antineuropathie als Tilidin oder DHC

8

Tab. 8.3 Auswahl geeigneter Medikamente je nach Schmerzform (*Forts.*)

Substanz	Antineuropathisch	Antinozizeptiv	Antiphlogistisch	Muskelrelaxierend	Indikationen/Bemerkungen
Opioide nach WHO-Stufe III					
Morphin	++	++	-	-	Bei starken Schmerzen
Oxycodon	+++	+++	-	-	Bei starken Schmerzen Vorteile bei Neuropathien
Hydromorphon	++	+++	-	-	Bei starken Schmerzen Gute Verträglichkeit bei multimorbiden Patienten
Tapentadol	++++	+++	-	-	Bei starken Schmerzen Vorteile bei Neuropathien
Buprenorphin	+++	+++	-	-	Bei starken Schmerzen Vorteile bei Neuropathien
Fentanyl	+	++++	-	-	Bei starken Schmerzen Schnellster Wirkeintritt nasal oder bukkal
Piritramid	+	++	-	-	Vorwiegend postoperativ mit sedierendem Begleiteffekt
Levomethadon	++++	+++	-	-	Bei starken Schmerzen Vorteile bei Neuropathien
Koanalgetika					
Antikonvulsiva (Pregabalin, Gabapentin, Carbamazepin, u. a.)	++++	-	-	+***	Zentrale und periphere Neuropathien jeder Genese
Antidepressiva (Amitriptylin, Duloxetin, Venlafaxin u. a.)	+++	-	-	++	Spannungskopfschmerz; Neuropathien und Myopathien unterschiedlicher Genese, auch somatoform verursacht, psychisch moduliert
Relaxanzien (Tizanidin, Baclofen u. a)	-	+	-	+++	Myopathien und Spastiken, auch bei zentraler Ursache
Sonstige					
Kortikosteroide	+*	+	+++	-	Inflammatorische Neuropathien, z. B. BSV; degenerative Knochen- und Gelenkschmerzen
Benzodiazepine	-	+	-	+++	Nur zur Anxiolyse; Risiken bei Muskelrelaxation überwiegen
Clonidin	-	-	-	+	Zur Wirkverstärkung oder zum Entzug von Opioiden
Neuroleptika	+	-	-	-	Indikationen eher in der Symptomkontrolle
Lidocain	++	++	-	++	Antineuropathie als kutane Applikation bei PZN; zur Muskelrelaxation in der Neuraltherapie
Capsaicin	++++	-	-	-	Regional begrenzte Neuropathie, PNP, PZN
Cannabinoide	?	?	?	?	Sehr hohe individuelle Variabilität des Wirkspektrums und Wirksamkeit
Bisphosphonate (Alendronat, Ibandronat, Pamidronat u. a.)	-	+	-	-	Indirekte Nozizeptorwirkung durch Hemmung der Osteoklasten bei Osteoporose, Knochenmetastasen

* Antineuropathische Nebeneffekte werden durch die antiinflammatorische Wirkung erzielt.

** Die antiphlogistische Wirkung ist klinisch eher vernachlässigbar.

*** Für Pregabalin wurde in Studien eine direkte Wirkung auf die Muskulatur nachgewiesen.

8.4.2 Behandlung chronischer Schmerzen

Die Behandlung chronischer Schmerzen unterscheidet sich in vielerlei Hinsicht von der Behandlung akuter Schmerzen. Im Vordergrund steht hier primär natürlich die völlig andere Grundphilosophie. Bei der Behandlung akuter Schmerzen steht der schnelle Behandlungserfolg im Vordergrund, bei chronischen Schmerzen dagegen müssen langfristige Therapiekonzepte entwickelt werden, die alle Aspekte des biopsychosozialen Modells beinhalten. So ist z. B. der Einsatz von akut wirkenden Opioiden, egal in welcher Applikationsform (oral, subkutan, intravenös), obsolet, da ein hohes Risiko einer Abhängigkeitsentwicklung und einer langfristigen Verstärkung der Chronifizierung besteht. Grundsätzlich kann die Einnahme von Analgetika den Krankheitswert erhöhen und dadurch die Chronifizierung steigern, weshalb nichtmedikamentösen Therapieverfahren der Vorzug gegeben werden sollte. Trotzdem werden viele Patienten mit schweren chronischen Schmerzen medikamentös behandelt, weswegen im Folgenden wichtige Grundzüge der medikamentösen Therapie dargestellt werden, um dem Notfallbehandler einen Einblick zu verschaffen, was im Umgang mit chronischen Schmerzpatienten von Bedeutung sein kann. Es folgen die wichtigsten Medikamentengruppen, auch Medikamente zur Behandlung neuropathischer Schmerzen.

Allgemeine Aspekte

Bei chronischen Schmerzpatienten muss im Prinzip von einer erhöhten psychischen Belastung ausgegangen werden, sowohl in Hinblick auf eine depressive (pessimistische) Stimmungslage als auch auf erhöhte Ängste und Katastrophisieren in Hinblick auf eine akute Notfallsituation. Daher ist ein sensibler und verständnisvoller Umgang noch entscheidender, als er ohnehin in allen Bereichen der Notfallversorgung sein sollte. Insbesondere müssen Ängste ernst genommen werden, neben einer analgetischen Medikation sollte auch an eine zusätzliche angstreduzierende/sedierende Medikation (z. B. Midazolam, Tetrazepam) gedacht werden. Wichtig zu wissen ist, dass die Schmerzschwelle nahezu aller chronischen Schmerzpatienten nach oben verschoben ist und ein Schmerz von NRS 8–10 für einen Schmerzpatienten völlig normal ist. Ein entsprechender Wert sollte nicht hinterfragt werden und nicht lächerlich gemacht werden! Sonst wird eine angestrebte Reduzierung zusätzlicher akuter Schmerzen auf ein Niveau von unter NRS 4 nicht zu erreichen sein.

MERKE
Bei chronischen Schmerzpatienten kommt es zu einer Verschiebung der Schmerzschwelle, sodass sehr hohe Werte bis NRS 8–10 als normal empfunden werden und nicht mit ausgeprägten Schmerzäußerungen einhergehen müssen.

Eine ausführliche Anamnese in Bezug auf die chronischen Schmerzen, auf die schmerzbezogene Dauermedikation sowie auf laufende Behandlungen und Therapien und psychische Begleitprobleme ist wichtig, um ggf. zusätzliche Behandlungen einzuleiten oder zusätzliche Maßnahmen bewusst nicht einzusetzen. Sollte eine langfristige medikamentöse Behandlung chronischer Schmerzen notwendig werden, kommen insbesondere die im Folgenden vorgestellten Medikamentengruppen und Substanzen infrage.

Opioide

Opioidhaltige Medikamente sind ein wichtiger Bestandteil in der Behandlung chronischer Schmerzen, auch wenn sie keinesfalls unabdingbar sind und in einigen Fällen sicherlich auch zu unkritisch eingesetzt werden. Im Verlauf der letzten Jahrzehnte wurden diverse Opioidanalgetika entwickelt, sodass die Liste der vorhandenen Medikamente neben der Ursprungssubstanz Morphin mittlerweile lang ist. Das hat zwar die Therapiemöglichkeiten erweitert, aber erfordert natürlich auch mehr Wissen im Umgang mit den einzelnen Mitteln. Insbesondere die Umrechnung der Wirkstärke einzelner Präparate ist wichtig, auch um eine adäquate Behandlung mit zusätzlichen Opioiden in der Notfallsituation durchführen zu können (> Tab. 8.4).

In der Regel erfolgt die Gabe von Opioiden oral in Tablettenform, wobei ausschließlich retardierte (langwirksame) Medikamente zur Anwendung kommen sollten. Die gängigen Präparate sind acht bis zwölf Stunden wirksam, sodass sie 2- bis 3-mal täglich zu festen Zeiten (und nicht bei Bedarf!) eingenommen werden sollten. Einige Präparate wurden so verändert, dass sie bis zu 24 Stunden wirksam sind und entsprechend nur 1-mal täglich eingenommen werden müssen. Alternativ kommen insbesondere in Deutschland Opioid-

Tab. 8.4 Gängige Opioide zur Behandlung chronischer Schmerzen

Name	Dosierung	Haupteinsatz
Tramadol retard	2–3 × 50–200 mg	Schwach- und mittelstarke Schmerzen
Tilidin/Naloxon	2–3 × 50–200 mg	Schwach- und mittelstarke Schmerzen
Buprenorphin TTS	5–70 µg/h	Starke Schmerzen
Tapentadol retard	2 × 50–250 mg	Starke Schmerzen
Hydromorphon retard	2–3 × 2–16 mg	Starke Schmerzen
Morphin retard	2–3 × 10-60 mg	Starke Schmerzen
Oxycodon retard, Oxycodon/Naloxon	2–3 × 5–40 mg	Starke Schmerzen
Fentanyl TTS	12–100 µg/h	Starke Schmerzen

behandlungen über transdermale Systeme (TTS, Schmerzpflaster) zum Einsatz, auch wenn diese grundsätzlich keinen Vorteil gegenüber oral eingenommenen Opioiden haben. Die zum Einsatz kommenden Wirkstoffe sind Fentanyl und Buprenorphin, je nach Substanz müssen die Pflaster zwischen zwei und sieben Tagen gewechselt werden. In der Notfallsituation sollten transdermale Systeme möglichst belassen werden, ansonsten **muss umgehend** eine entsprechende Ersatzmedikation etabliert werden. Dies gilt insbesondere, da Schmerzpflaster nicht selten hoch dosiert sind und eine schwere Entzugssymptomatik droht.

Grundsätzlich kann das abrupte Absetzen von Opoidanalgetika zu Entzugssymptomen führen. Es gilt: Je höher die Dosis, desto ausgeprägter die Symptome. Letztendlich kann eine Entzugssymptomatik sogar tödlich enden, zumindest aber die Gesundheit deutlich beeinträchtigen. Es können Symptome auftreten, die denen anderer Erkrankungen ähneln, was die Diagnostik erschweren oder gar zu einer falschen Diagnose führen kann. Die Gabe retardierter oder anderer regelmäßig angewandter Opioidanalgetika muss also in jedem Fall weitergeführt oder entsprechend mit alternativen Opioiden fortgesetzt werden.

Nichtopioidanalgetika

Wie der Name schon sagt, beinhaltet die Gruppe der Nichtopioidanalgetika diverse schmerzlindernde Medikamente, die ihre Wirkung nicht über Opioidrezeptoren entfalten (➤ Abb. 8.6). Der Wirkmechanismus dieser Medikamente und ihr Einsatzbereich können sehr unterschiedlich sein. Zumindest den wichtigsten Vertretern dieser Gruppe ist aber eine Wirkung im Bereich der Prostaglandinsynthese insbesondere durch Cyclooxygenasehemmung gemein. Die wichtigsten Medikamente dieser Gruppe (NSAR, Metamizol, Paracetamol) gehören gleichzeitig zu den am meisten verordneten, auch rezeptfrei gekauften und damit (häufig ärztlich unkontrolliert) eingenommenen Medikamenten. Sie sollen im Folgenden kurz einzeln vorgestellt werden.

Nichtsteroidale Antirheumatika (NSAR) und COX-2-Hemmer

Die Wirkung dieser Medikamente erfolgt über eine Prostaglandinsynthesehemmung, bei NSAR über die Hemmung der Cyclooxygenase 1 (COX-1) und Cyclooxygenase 2 (COX-2), bei COX-2-Hemmern nur über Hemmung der Letzteren. Die schmerzlindernde Wirkung wird dabei nur über die COX-2 vermittelt, während die COX-1 u. a. Stoffe produziert, die die Magenschleimhaut schützen. Daher würde man annehmen, dass COX-2-Hemmer den NSAR überlegen wären, insbesondere auch, da sie das Risiko der NSAR für eine Schädigung der Magenschleimhaut (Entwicklung von Magenulzera) senken. Da COX-2-Hemmer oft andere Nebenwirkungen auslösen können, werden weiterhin v. a. NSAR eingesetzt. Es gibt weltweit unterschiedliche Präparate, in Mitteleuropa kommen v. a. Ibuprofen, Diclofenac und Naproxen zum Einsatz. Die wichtigsten COX-2-Hemmer sind Celecoxib und Etoricoxib (➤ Tab. 8.3). Neben der Möglichkeit einer Schädigung der Magenschleimhaut durch NSAR kann es durch alle Medikamente dieser Gruppe zu einer Nierenschädigung kommen, zusätzlich erhöht sich das Risiko für kardiovaskuläre Ereignisse (z. B. Myokardinfarkt, Apoplex) inklusive Todesfälle durch entsprechende Pathologien. Von zehntausenden Todesfällen pro Jahr allein in Deutschland durch die Nebenwirkungen dieser Medikamente kann ausgegangen werden. Dieses Wissen ist insbesondere für die Anamneseerhebung in der Notfallbehandlung wichtig, um bei einer entsprechenden Medikamenteneinnahme ggf. daraus eine Diagnose abzuleiten (z. B. Magenschmerz und Schwäche als Zeichen eines Magenulkus mit längerem, langsamem Blutverlust). Schmerztherapeutisch bedeutsam sind auch eine Schmerzchronifizierung und die Auslösung medikamenteninduzierter Kopfschmerzen, insbesondere durch diese Medikamentengruppe. Weitere Informationen und Dosierungen dieser wichtigen Medikamente können entsprechenden Fachbüchern und Publikationen entnommen werden.

MERKE

NSAR sind die am häufigsten eingenommenen Medikamente in Mitteleuropa, wobei oft eine ärztlich unkontrollierte Eigenmedikation erfolgt. Einer teilweise guten Schmerzlinderung stehen dabei deutliche Nebenwirkungen mit einer nicht unerheblichen Morbidität und Letalität gegenüber.

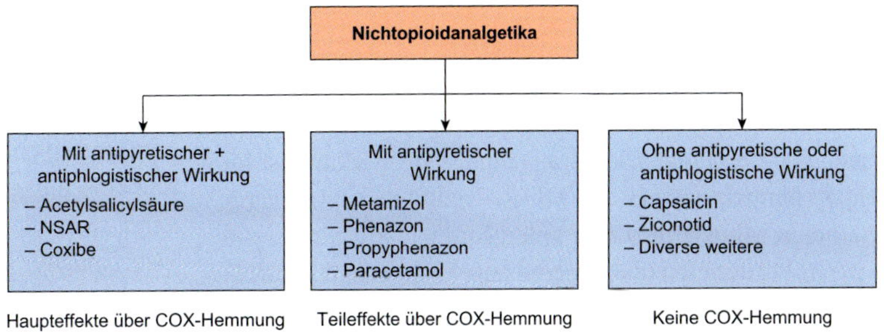

Abb. 8.6 Gängige Nichtopioidanalgetika [L143]

Metamizol

Der Mechanismus dieses Wirkstoffs ist letztendlich nicht abschließend geklärt, eine direkte spasmolytische Wirkung an der glatten Muskulatur führt in jedem Fall zu einer guten Linderung von viszeralen Schmerzen. Eine Linderung von Gelenkschmerzen sollte – zumindest pharmakologisch gesehen – geringer ausgeprägt sein als bei den NSAR. Bei vielen Patienten (und teilweise auch Behandlern) ist der Wirkstoff Metamizol eher über die Handelsnamen Novalgin® oder Novaminsulfon bekannt, nicht selten nehmen Patienten zwei der „Präparate" in dem Glauben ein, es wären unterschiedliche Medikamente. Grundsätzlich ist Metamizol ein gut verträgliches Präparat mit geringem allergischem Potenzial und seltenen gastrointestinalen und kardialen Nebenwirkungen. Gefürchtet ist die Auslösung einer Agranulozytose (gut reversibel bei rechtzeitiger Diagnose und Behandlung), die offensichtlich in hohem Maße genetisch determiniert ist und weltweit sehr unterschiedlich verteilt zu sein scheint. Daher ist das Medikament tatsächlich in vielen Ländern (auch z. B. Skandinavien) nicht zugelassen. Das Agranulozytoserisiko wird national und international teilweise sehr emotional diskutiert, in den letzten Jahren hat sich die Anzahl der Verordnungen, auch wegen des zunehmenden Bewusstseins über die Nebenwirkungen der NSAR, in Deutschland deutlich erhöht. Insbesondere bei Symptomen wie Fieber, Halsschmerzen und entzündeten Schleimhäuten in Verbindung mit der Einnahme von Metamizol, auch erst für wenige Tage, sollte an eine Agranulozytose gedacht werden. Eine Laboruntersuchung mit Feststellung einer Leukozytopenie ist dann wegweisend und muss zu sofortigen entsprechenden Maßnahmen führen.

Bei einer intravenösen Gabe von Metamizol sollte eher langsam injiziert werden, ansonsten kann es in seltenen Fällen zu einem Blutdruckabfall bis hin zu einer Schockreaktion kommen.

MERKE

Metamizol ist ein häufig eingesetztes Analgetikum. An die seltene Nebenwirkung einer Agranulozytose muss gedacht werden. Den Patienten deshalb auf die Symptomtrias Fieber, Halschmerz und Schleimhautentzündung bei möglicher Agranulozytose untersuchen! Bei intravenöser Applikation auch in der Notfallbehandlung sollte zur Vermeidung von Blutdruckabfällen eine langsame Injektion, am besten als Kurzinfusion, durchgeführt werden.

Paracetamol

Auch für Paracetamol ist der Wirkmechanismus nicht abschließend geklärt, die Prostaglandinsynthesehemmung spielt aber eine Rolle. Die schmerzlindernde Wirkung ist im Prinzip ähnlich wie bei den NSAR. Traditionell spielt Paracetamol in Mitteleuropa eine untergeordnete Rolle, während es in Großbritannien und anderen angelsächsischen Ländern das am meisten eingesetzte Nichtopioidanalgetikum ist. Grundsätzlich ist das Nebenwirkungspotenzial bei üblicher Dosierung eher gering, wobei neue Studien in den letzten Jahren zu einer zunehmend kritischeren Bewertung des Wirkstoffs führten. Problematisch ist in jedem Fall die geringe therapeutische Breite in Bezug auf die Lebertoxizität. Bei einer üblichen Tagesdosis von bis zu 4 g kann es bereits bei einer Dosis von > 6 g über einige Tage zu Leberzellnekrosen kommen, eine Dosis von 15–20 g dieses nicht verschreibungspflichtigen Medikaments muss als potenziell letal angesehen werden.

MERKE

Paracetamol ist nicht verschreibungspflichtig und aufgrund einer geringen therapeutischen Breite in Bezug auf eine Lebertoxizität gefährlich.

Daneben spielen andere Medikamente in dieser Gruppe eine untergeordnete Rolle. Neben Clonidin und Ketamin, die in seltenen Fällen und durch Spezialisten zum Einsatz kommen, und Kortisonpräparaten, die natürlich vielfältig und besonders auch in der Behandlung von Erkrankungen des rheumatologischen Formenkreises eingesetzt werden, sollten **Muskelrelaxanzien** jedoch kurz erwähnt werden. Diese Präparate werden bei im Bereich der akuten und chronischen Schmerzen nicht selten vorkommenden Muskelverspannungen eingesetzt und führen über die Entspannung der Muskulatur auch zu einer Schmerzlinderung im betroffenen Bereich. Im Verlauf der letzten Jahre sind jedoch mehrere Wirkstoffe aufgrund von signifikanten, teilweise schweren Nebenwirkungen verboten oder in ihrer Anwendung beschränkt worden, sodass die Bedeutung dieser Wirkstoffgruppe abgenommen hat. Insbesondere von orthopädischer Seite werden jedoch Präparate wie Methocarbamol, Tizanidin oder Baclofen weiterhin zur Behandlung von v. a. akuten Muskelverspannungen eingesetzt.

Neuropathische Schmerzen

Neuropathische Schmerzen (Nervenschmerzen) entstehen durch Schädigung oder Reizung zentraler und v. a. peripherer Nerven. Sie sind auch deshalb besonders, weil zur medikamentösen Behandlung primär keine klassischen Analgetika (mit Ausnahme von Opioiden) zur Anwendung kommen, sondern Medikamente aus der Gruppe der Antikonvulsiva und einige Antidepressiva, die man entsprechend auch als Koanalgetika bezeichnet. Der Schmerzcharakter von neuropathischen Schmerzen ist brennend, kribbelnd, elektrisierend und einschießend sowie auch ziehend und reißend. Teilweise kann man die Schmerzen nervalen Strukturen zuordnen, insbesondere bei radikulärem Schmerz (z. B. bei einem Bandscheibenschaden), teils sind jedoch auch kleine, nicht definierbare Nervenstrukturen betroffen wie bei der diabetischen Polyneuropathie. Andere typische Erkrankungen mit neuropathischem Schmerz sind Zahnschmerzen, Trigeminusneuralgie, Post-Zoster-Neuropathie, posttraumatischer Plexusschaden, Neuropathie nach Chemotherapie und CRPS Typ I und II (Complex Regional Pain Syndrome; früher Morbus Sudeck genannt). Bei einem CRPS ist dabei ein Teil der neuropathischen Schmerzen mit dem sympathischen Nervensystem gekoppelt (sympathisch unterhaltender Schmerz). Hierdurch treten zusätzlich vegetative Erscheinungen wie vermehrtes Schwitzen, trophische Störungen der Haut und Muskulatur sowie Schwellung und Überwärmung oder Atrophie und Kälte im betroffenen Areal auf. Die bei der Behandlung zum Einsatz kommenden Medikamente aus der Gruppe der Antikonvulsiva, im Wesentlichen Pregabalin, Gabapentin und Carbamazepin, wirken dabei insbesondere gegen einschießenden Schmerz, während die eingesetzten Antidepressiva (➤ Tab. 8.5) v.a. brennende, kribbelnde und elektrisierende Schmerzen lindern. Häufig ist eine Kombination beider Medikamentengruppen

Tab. 8.5 Medikamentöse Behandlung neuropathischer Schmerzen

Medikament	Bewertung/besondere Informationen
Trizyklische Antidepressiva • Amitriptylin: 1–3 × 2–10–25–50 mg/d • Clomipramin: 2 × 10–25 mg/d	• Medikamente 1.Wahl bei neuropathischen Schmerzen • Langsam aufdosieren! NW: Müdigkeit, Schwindel, Mundtrockenheit, Beginn immer mit 1 ED zur Nacht • Kontraindiziert bei kognitiven Störungen (PRISCUS-Liste)
Selektive Serotonin- und Noradrenalin-Aufnahmehemmer (SSNRI) • Duloxetin: 60–120 mg/d als ED morgens oder 2 Dosen morgens und mittags, Beginn mit 30 mg/d	• Schwere Störwirkungen selten • Nur zugelassen für die Therapie der schmerzhaften diabetischen PNP, depressiver Erkrankungen und generalisierter Angststörungen → sonst off label use
Antikonvulsiva mit Wirkung auf neuronale Ionenkanäle • Gabapentin (GPT): Beginn mit 3 × 100 mg (Gabe alle 8 h!), max. 3 × 1200 mg/d • Pregabalin (PRG): Beginn mit 2 × 25 mg (Gabe alle 12 h, ggf. auch 8-stündlich), max. 2 × 300 mg/d, max. TD 600 mg	• Medikamente 1.Wahl zur Therapie chronischen neuropathischen Schmerzen • Gabapentin: wird kaum verstoffwechselt, unveränderte Ausscheidung über Nieren, auch bei lebergeschädigten Patienten einsetzbar • Pregabalin: Missbrauchspotenzial!, Verstoffwechslung nur zum geringen Teil
Antikonvulsiva mit Wirkung auf neuronale Natriumkanäle • Carbamazepin (CBZ): Beginn mit 2 × 100 mg ret/d, langsame Steigerung in 100-mg-Schritten bis 2 × 400 mg ret/d, dann morgendliche Spiegelkontrolle (soll je nach Labor bei 5–12 mg/l liegen) • Oxcarbazepin (OXC): Beginn mit 2 × 300 mg/d, dann bis max. 2 × 900 mg schrittweise (je + 300 mg) erhöhen mit Spiegelkontrollen • Gabapentin: Beginn mit 3 × 100 mg/d, dann bis max. 3 × 1200 mg schrittweise erhöhen • Pregabalin: Beginn mit 2 × 25–50 mg/d, dann bis max. 2 × 300 mg schrittweise erhöhen • Lamotrigin (LTG): Beginn mit 25 mg abends, dann 2 × tgl.	• Carbamazepin: geringe Evidenz bei schmerzhaften Neuropathien obwohl bei Trigeminusneuralgie anerkannt wirksam • Lamotrigin: Einsatzmöglichkeiten im Einzelfall bei zentraler und HIV-bedingter Schmerzsymptomatik
Cannabinoide • Verwendung als Spray, zur Verdampfung/Inhalation und zur oralen Aufnahme • (Halb)synthetische Substanzen: Dronabinol, Nabilon, Nabiximol	• Spezielle Beantragung bei der Krankenkasse mit Prüfung durch den medizinischen Dienst notwendig • Studienlage wächst ständig, bislang eher nur geringe Effekte, mögliche NW • Als Pflanze verschiedene Züchtungen, höchste THC-Anteile liegen mittlerweile bei > 20%
Topische Medikamente • Capsaicin-Pflaster 8%: Dosierungen max. 4 Pflaster gleichzeitig zu 179 mg; Anwendung max. 60 min; Wiederholung alle 60 d • Lidocain-Pflaster 5 %: Dosierung bis zu 3 Pflaster (700 mg/Pflaster 10 × 14 cm) für 12 h	• Beide Medikamente eher Mittel der 2.Wahl zur für topische neuropathischer Schmerzen • Lidocain-Pflaster nur mit Zulassung zur Behandlung der Post-Zoster-Neuralgie in Deutschland
Botulinumtoxin (BTX) • Botulinumtoxin Typ A (BTX-A): 50–200 MU s.c. in den betroffenen Bereich	Im Einzelfall im Rahmen spezialisierter Zentren Behandlung als 3. Wahl
Lidocain-Infusionen • Lidocainhydrochlorid: 3–5 mg/kg KG i.v. über 1 h unter kardialer Überwachung, bei Erfolg Serie von ca. 10 Infusionen (1/d)	Unter insbesondere EKG-Überwachung Mittel im Einzelfall bei Versagen anderer Therapien (3. Wahl)

sinnvoll, teilweise noch kombiniert mit Opioiden. Dabei haben von den vielen zur Verfügung stehenden Opioiden wahrscheinlich Buprenorphin, L-Polamidon und Tapentadol die beste Wirkung, wenn neuropathische Schmerzen beteiligt sind.

Neben der medikamentösen Behandlung mit Antikonvulsiva, Antidepressiva und Opioiden spielen ansonsten noch topische Therapieverfahren eine zunehmende Rolle. Hierbei werden Pflaster mit Lokalanästhetika (regelmäßig) oder mit hoch dosiertem Capsaicin (Inhaltstoff der Chilischote) auf dem betroffenen Areal appliziert. Insbesondere die Behandlung mit dem Capsaicinpflaster, das von speziell ausgebildeten Behandlern nur für 1 Stunde appliziert wird und dann 3 bis 6 Monate lang wirkt, kann oftmals zu einer signifikanten Linderung sonst schwer zu behandelnder Neuropathien führen. Zusätzlich oder alternativ werden vermehrt Neurostimulationsverfahren zur Behandlung spezieller neuropathischer Schmerzen eingesetzt, wobei Elektroden (v. a. in den Epiduralraum) platziert werden, die mit einem Generator verbunden werden (ähnlich einem Herzschrittmacher), sodass der Schmerz dauerhaft mit elektrischen Impulsen behandelt und hierdurch reduziert wird.

MERKE

Neben der medikamentösen Therapie neuropathischer Schmerzen kommen bei spezifischen Schmerzsyndromen vermehrt Neurostimulationsverfahren zum Einsatz, wobei der Schmerz über eine dauerhafte Behandlung mit Stromimpulsen, die über Elektroden meistens im Epiduralraum appliziert werden, gelindert wird.

8.5 Besonderheiten

In anderen Kapiteln dieses Buches wird in vielfältiger Weise auf Schmerzen eingegangen. In ➢ Kap. 15 werden ausführlich Schmerzen in unterschiedlichen Körperregionen abgehandelt, in ➢ Kap. 5 Aspekte der Schmerzbehandlung in palliativen Situationen beschrieben. Daher wird im Folgenden auf die Besonderheiten der primären Kopfschmerzen eingegangen, auch aufgrund der Häufigkeit und der Relevanz im Bereich der Notfallversorgung.

8.5.1 Primäre Kopfschmerzen

Wenn man im Bereich der Notfallversorgung an Kopfschmerzen denkt, dann geht es wahrscheinlich zunächst um lebensbedrohliche Situationen im Zusammenhang mit schweren Schädel-Hirn-Traumata oder Blutungen (insbesondere SAB, ICB) sowie Infektionen, wie z. B. einer Meningitis. Viel häufiger als diese Krankheitsbilder und auch im Bereich der Notfallversorgung von großer Bedeutung sind jedoch die primären Kopfschmerzen, die an sich i. d. R. nicht akut lebensbedrohlich sind, aber teilweise einen hohen Leidensdruck verursachen und zumindest teilweise einer kompetenten Abklärung und anschließender spezifischer Behandlung sowie ggf. einer Beratung der Patienten bedürfen. Auf der anderen Seite sind Patienten mit chronischen primären Kopfschmerzen häufig so gut über ihre Erkrankung aufgeklärt, dass ein Basiswissen der in der Notfallversorgung tätigen Behandler hilfreich sein kann.

Kopfschmerzen werden in der Kopfschmerzklassifikation der **International Headache Society (IHS)**, die weltweit Gültigkeit hat und seit 2018 in ihrer 3. überarbeiteten Auflage vorliegt, eingeteilt und beschrieben. Insgesamt werden hier weit über 200 verschiedene Kopfschmerzformen beschrieben, wobei jedoch über 90 % der Patienten an einer der letztendlich nur drei primären Kopfschmerzen leiden. Grundsätzlich und insbesondere für die Notfallsituation entscheidend werden die Kopfschmerzen in primäre und sekundäre Kopfschmerzen eingeteilt. Sekundäre Kopfschmerzen sind dabei alle symptomatischen Kopfschmerzen, also z. B. solche in Verbindung mit Traumata, Gefäßstörungen oder Infektionen mit diversen Diagnosen und Unterdiagnosen. Da sie potenziell auch akut lebensbedrohlich sind, muss dies zunächst ausgeschlossen werden.

Red Flags für symptomatische Kopfschmerzen:

- Akute heftige, erstmals aufgetretene Kopfschmerzen
- Progredienz von Kopfschmerzen
- Zusätzliche fokal-neurologische Zeichen
- Hirndruckzeichen
- Meningismus
- Fieber
- Zerebrale Krampfanfälle

Sind sekundäre Kopfschmerzen ausgeschlossen, dann ist das Vorliegen der viel häufiger vorkommenden primären Kopfschmerzen wahrscheinlich. Hier bringen die zur Verfügung stehenden üblichen technischen Untersuchungsverfahren definitionsgemäß keine signifikanten pathologischen Befunde, die die Beschwerden erklären. Die Diagnose beruht daher weitgehend bzw. allein auf dem jeweiligen typischen klinischen Bild zusammen mit dem unauffälligen körperlichen und neurologischen Untersuchungsbefund.

MERKE

Bei primären Kopfschmerzen gibt es keine die Symptomatik erklärenden pathologischen Befunde. Die Diagnose muss daher weitgehend allein aufgrund des jeweils typischen klinischen Bildes gestellt werden.

Die **primären Kopfschmerzen,** die im Weiteren einzeln abgehandelt werden, teilt man in drei Gruppen ein:

1. Migräne
2. Spannungskopfschmerz
3. Clusterkopfschmerz

Migräne

Mehr als 1 Mio. Menschen in Deutschland leiden unter Migräne, wobei Frauen mit einer Lebenszeitprävalenz von etwa 15 % etwas mehr als doppelt so häufig betroffen sind als Männer. Erste Attacken treten häufig im jugendlichen oder jungen Erwachsenenalter auf, im höheren Alter kommt es selten zu Erstmanifestationen, nach der Menopause kann sich die Symptomatik bei Frauen bessern. Die Diagnosestellung erfolgt allein aufgrund des typischen klinischen Bildes, technische Untersuchungsverfahren dienen lediglich zum Ausschluss anderer Kopfschmerzursachen und sollten lediglich beim Erstauftreten der Symptomatik durchgeführt werden.

Leitsymptome und Diagnosestellung

Die Migräne wird im Wesentlichen eingeteilt in Migräne ohne und mit Aura, wobei Erstere wesentlich häufiger vorkommt. Daneben gibt es Sonderformen wie z. B. die Basilarismigräne.

Typisch für die **Migräne ohne Aura** sind rezidivierende Kopfschmerzattacken, die zwischen 4 und 72 Stunden anhalten und mit pulsierend-pochendem, einseitigem Kopfschmerz einhergehen. Der Schmerz tritt oft im Stirn- oder Schläfenbereich auf, kann aber auch in anderen Regionen des Kopfes vorkommen und bei einem Teil der Attacken auch beidseitig. Begleitet sind die Kopfschmerzen häufig von Übelkeit und Erbrechen sowie Licht- und Geräuschempfindlichkeit und einem allgemeinen Krankheitsgefühl. Der Beginn der Attacke liegt vielfach in den frühen Morgenstunden, kann jedoch zu jeder Tageszeit auftreten. Bei vielen Patienten lösen bestimmte Triggerfaktoren die Attacken aus (Stress, Änderung des Schlaf-wach-Rhythmus, Regelblutung).

Bei der **Migräne mit Aura** unterscheiden sich Schmerzsymptomatik und Begleitsymptome grundsätzlich nicht von der Migräne ohne Aura. Doch es kommt vor Beginn der Kopfschmerzen zu neurologischen Reiz- oder Ausfallerscheinungen, wie etwa Sehstörungen (Flimmerskotome, Wahrnehmung gezackter Figuren), aber auch zu Sprachstörungen, Paresen oder halbseitigen Sensibilitätsstörungen. Die Auren entwickeln sich i. d. R. über 5 bis 20 Minuten und können bis zu 60 Minuten anhalten. In seltenen Fällen treten Auren ohne nachfolgende Kopfschmerzen auf.

Von einem **Status migraenosus** spricht man, wenn eine Migräneattacke nicht in der üblichen Zeit sistiert, sondern über 72 Stunden weiter anhält. Häufig sind die Kopfschmerzen und die begleitenden Symptome sehr ausgeprägt, sodass Patienten mit dieser Symptomatik in der Notfallversorgung von Bedeutung sind, auch weil es sinnvolle Therapiemöglichkeiten gibt.

Therapeutisches Vorgehen

Migräneerkrankungen können sehr unterschiedliche Ausprägungen haben und sich zudem im Verlauf der Erkrankung in Bezug auf die Häufigkeit und die Schwere der Migräneattacken deutlich verändern. Grundsätzlich unterscheidet man in der (medikamentösen) Behandlung der Migräne die **Attackentherapie** von der **Prophylaxe**. Für den Bereich der Notfallversorgung spielt die Prophylaxe sicher eine nachgeordnete Rolle, trotzdem kann es für die Beratung eines Patienten oder in Bezug auf Nebenwirkungen/Wechselwirkungen der Medikamente hilfreich sein, zu wissen, welche Medikamente und Therapiemöglichkeiten eingesetzt werden.

Migräneprophylaxe

Eine Migräneprophylaxe ist bei schweren Migräneformen mit einer größeren Zahl an Migräneattacken im Monat und/oder einer schweren Beeinträchtigung der Lebensqualität gerechtfertigt. Grundsätzlich sollte bei sechs oder mehr Attacken im Monat, bei schweren Migräneattacken oder Auren und einem regelmäßig auftretenden Status migraenosus an eine Prophylaxe gedacht werden.

Basis ist die nichtmedikamentöse Prophylaxe. Sie zielt auf Verhaltensänderungen sowie das Vermeiden von typischen Auslösesituationen der Attacken ab. Häufig kann allein durch diese Maßnahmen eine deutliche Linderung der Symptomatik erzielt werden.

Wichtige Maßnahmen der **nichtmedikamentösen Prophylaxe** sind:

- Einhalten eines gleichmäßigen Schlaf-wach-Rhythmus
- Meiden von individuellen Auslösefaktoren
- Regelmäßige sportliche Betätigungen (insbesondere Ausdauersport)
- Stressvermeidung, Durchführung von Entspannungsverfahren
- Regelmäßige Nahrungs- und Flüssigkeitsaufnahme

Ziel der medikamentösen Prophylaxe ist die Verringerung der Attackenfrequenz und die Abmilderung der Symptomatik durch eine regelmäßige Medikation, unabhängig von den Attacken. Daher müssen täglich (bzw. regelmäßig) Medikamente eingenommen werden. Bei den erst vor Kurzem eingeführten und sehr wirksamen CGRP-Antikörperpräparaten erfolgt eine Gabe i. d. R. einmal monatlich. Bei sehr schweren Migräneformen (chronische Migräne) eingesetzte und ebenfalls sehr wirksame Behandlungen mit Botulinumtoxin A erfolgen meist alle drei Monate. Als gängige Substanzen zur Migräneprophylaxe können zum Einsatz kommen:

- **Medikamente mit guter Evidenz:**
  - Betablocker: Propranolol, Metoprolol, (Bisoprolol)
  - Flunarizin
  - Valproinsäure
  - Topiramat
  - Amitriptylin (TCAs)
  - CGRP-Antikörperpräparate
  - Onabotulinumtoxin A (nur bei chronischer Migräne)
- **Medikamente mit geringer Evidenz:**
  - Opipramol (Off-Label-Anwendung)
  - Magnesium, Magnesium plus Vitamin B_2 plus Coenzym Q10

- ACE Hemmer wie z. B. Lisinopril (Off-Label-Anwendung)
- Sartane wie z. B. Candesatartan (Off-Label-Anwendung)

Attackentherapie

Die Basis der Behandlung eines Patienten mit einer Migräneattacke ist eine Reizabschirmung, soweit möglich. Laute Geräusche und grelles Licht sollten vermieden werden (z. B. Licht im Rettungswagen/Notaufnahme abdunkeln). Eine entspannende Lagerung und eine lokale Kühlung (Eisbeutel, Pfefferminzöl) können hilfreich sein. Medikamentös unterscheidet sich das Therapiekonzept diametral von der Migräneprophylaxe.

Eine Medikamenteneinnahme erfolgt nicht regelmäßig, sondern gezielt zu Beginn der Migräneattacke. Hier kommen zunächst Medikamente zur Linderung der Kopfschmerzen zum Einsatz, zusätzlich aber auch Medikamente zur Linderung anderer Symptome, v. a. von Übelkeit und Erbrechen. Grundsätzlich kann man in der Attackentherapie die Behandlung von **leichten Migräneattacken** sowie von **schweren Migräneattacken** unterscheiden. Typische Medikamente zur Behandlung leichter Migräneattacken sind in ➤ Tab. 8.6 dargestellt.

Bei der Behandlung **schwerer Migräneattacken** werden insbesondere Triptane eingesetzt, die mit den Analgetika zur Behandlung der leichten Attacken kombiniert werden können. Die Wirkung dieser Medikamentengruppe beruht dabei auf vasokonstriktorischen und entzündungshemmenden Mechanismen, die u. a. über die Aktivierung von Serotoninrezeptoren vermittelt werden. In der Behandlung von Übelkeit und Erbrechen gibt es keine Unterschiede zur Behandlung leichter Migräneattacken. Es sind mehrere Triptane im Einsatz (in Deutschland sieben gebräuchliche), die grundsätzlich ähnlich wirken, sich aber in Wirkeintritt, Wirkdauer und anderen kleineren Aspekten unterscheiden und daher vom Kopfschmerzexperten gezielt eingesetzt werden. Neben der üblichen oralen Applikation gibt es für einige Triptane die Möglichkeit einer nasalen Gabe in Form eines Nasensprays sowie einer subkutanen Applikation mit einem Pen. In Notfallsituationen und bei starker Übelkeit mit Erbrechen sollte eine nasale oder subkutane Applikation bevorzugt werden. Eine Übersicht der gängigen Triptane gibt ➤ Tab. 8.7.

Tab. 8.6 Medikamente zur Therapie leichter Migräneattacken

Kombination aus		
Antiemetikum	1. Wahl	Metoclopramid: 10 mg oral/i. v./rektal
		Domperidon: 10–30 mg oral
	2. Wahl	Dimenhydrinat: 50 mg oral/150 mg rektal/10 ml à 62 mg i. v.
Plus		
Analgetikum	1. Wahl	Acetylsalicylsäure: 1000 mg oral/2 × 500 mg i. v.
		Paracetamol: 1000 mg oral/1000 mg rektal
		Ibuprofen: 400–800 mg oral/600 mg rektal
		Naproxen: 500–1000 mg oral
	2. Wahl	Diclofenac: 50–100 mg oral
		Phenazon: 1000 mg oral
		Metamizol: 1000 mg oral/1000 mg i. v.

Tab. 8.7 Unterschiedliche Triptane zur Behandlung schwerer Migräneattacken

Triptan	Dosierung	Applikationsform	Wirkbeginn (WB), Wirkdauer (WD), Verträglichkeit
Zolmitriptan (z. B.Ascotop®)	2,5 mg, 5 mg	Nasenspray, Tablette, Schmelztablette	Mittlerer WB, mittlere WD, gute Verträglichkeit
Rizatriptan (z. B. Maxalt®, Maxalt lingua®)	5 mg, 10 mg	Tablette, Schmelztablette	Mittlerer WB, mittlere WD, gute Verträglichkeit
Naratriptan (z. B. Naramig®, Formigran®)	2,5 mg	Tablette	Langsamer WB, lange WD, geringe Wirkstärke, sehr gute Verträglichkeit
Eletriptan (z. B. Relpax®)	20 mg, 40 mg	Tablette	Mittlerer WB, mittlere WD, gute Verträglichkeit
Frovatriptan (z. B. Allegro®)	2,5 mg	Tablette	Langsamer WB, lange WD, geringe Wirkstärke, sehr gute Verträglichkeit
Almotriptan (z. B. Almogran®, Dolortriptan®)	12,5 mg	Tablette	Mittlerer WB, mittlere WD, gute Verträglichkeit
Sumatriptan (z. B. Imigran®)	20 mg (nasal) 50/100 mg (oral) 3/6 mg (subkutan)	Tablette, Nasenspray, s. c. (Pen)	Schnell, kurz, hohes NW-Potenzial

Status migraenosus

Ein Status migraenosus mit einer über mehrere Tage anhaltenden Symptomatik kann eine ausgesprochene Belastung für die Betroffenen darstellen. Neben der teilweise ausgeprägten Schmerzsymptomatik und damit verbundenen psychischen Belastung kann es durch ständiges Erbrechen medizinische Probleme bis zur Dehydratation geben. Neben den üblichen Medikamenten zur Behandlung von Migräneattacken inklusive Triptanen sollte zur Akutbehandlung an eine intravenöse Behandlung gedacht werden: intravenöse Antiemetika und ASS (500–1000 mg), Metamizol (1000 mg) oder Paracetamol (1000 mg) sowie Kortisonpräparate, z. B. 100–250 mg Prednisolon.

Spannungskopfschmerz

Bei Spannungskopfschmerzen sind Frauen und Männer etwa gleich häufig betroffen, das durchschnittliche Erkrankungsalter liegt höher als bei der Migräne. Die Prävalenz der episodischen Spannungskopfschmerzen liegt immerhin bei etwa 50 %, 2–3 % der Bevölkerung leiden an chronischen Spannungskopfschmerzen. Damit sind Spannungskopfschmerzen die häufigsten primären Kopfschmerzen und die häufigsten Kopfschmerzen überhaupt. Grundsätzlich und auch für die Notfallbehandlung ist die Unterscheidung von episodischen und chronischen Spannungskopfschmerzen wichtig. Während bei erstmals auftretenden Kopfschmerzen mit Symptomen eines Spannungskopfschmerzes im Zweifelsfall eine genaue Anamneseerhebung und zusätzliche Untersuchungen notwendig sind, kommt es bei bekannten chronischen Spannungskopfschmerzen v. a. auf eine adäquate Behandlung mit einer Linderung der Symptomatik an.

Leitsymptome und Diagnosestellung

Der Spannungskopfschmerz ist i. d. R. beidseitig und von einem dumpf-drückenden Charakter. Hier kann sowohl das Gefühl entstehen, der Kopf wolle von innen zerplatzen, als auch ein Druck von außen, wie ein zu enger Hut oder Schraubstock. Häufig sind die Schmerzen frontal oder okzipital, sie können aber auch in anderen Regionen liegen oder den gesamten Kopf betreffen. Wie bei der Migräne erfolgt die Diagnosestellung aufgrund des typischen klinischen Bildes, technische Untersuchungsverfahren dienen auch hier lediglich zum Ausschluss sekundärer Kopfschmerzursachen und sollten nur beim Erstauftreten der Symptomatik durchgeführt werden. Wichtig insbesondere auch für die Therapie ist in der Anamneseerhebung die Einteilung in episodische und chronische Spannungskopfschmerzen:

- **Episodischer Spannungskopfschmerz:** < 15 Tage/Monat
  - Sporadische Form: < 1 Tag/Monat (< 12 Tage/Monat)
  - Häufig auftretende Form: 1 Tag/Monat bis < 15 Tage/Monat für wenigstens 3 Monate (mindestens 12 Tage/Jahr und < 180 Tage/Jahr)
- **Chronischer Spannungskopfschmerz:** > 15 Tage/Monat

Therapeutisches Vorgehen

Die Therapie der Spannungskopfschmerzen ist entscheidend abhängig von der Verlaufsform. Bei der episodischen Form steht in der Notfallbehandlung die akute Schmerzlinderung im Vordergrund, bei der chronischen Form geht es neben der Akutbehandlung von Schmerzattacken um eine zusätzliche Prophylaxe. Primär muss auch hier an Stressoren gedacht werden; diese sollten reduziert werden und entspannende Maßnahmen durchgeführt werden. In jedem Fall ist eine regelmäßige oder gar tägliche Medikation zu vermeiden, auch um die Entstehung von medikamenteninduzierten Kopfschmerzen zu verhindern. Bei häufig auftretenden Spannungskopfschmerzen werden aus diesem Grund Analgetika zur Attackenbehandlung an maximal neun Tagen im Monat eingesetzt, im Zweifelsfall sollte ein Kopfschmerztagebuch geführt werden. Vor oder zusammen mit Medikamenten kann Pfefferminzöl (Oleum menthae, 10-prozentige ethanolische Lösung) im Bereich der Schläfen oder den betroffenen Kopfpartien mehrfach aufgetragen werden.

Medikamentöse Akuttherapie:

- ASS 1000 mg oral oder i. v. im Notfall
- Ibuprofen 400–600 mg oral
- Naproxen 500–1000 mg oral
- Metamizol 500–1000 mg oral oder i. v. im Notfall
- Paracetamol 500–1000 mg oral oder i. v. im Notfall

Aufgrund einer schlechten Studienlage kommt der Prophylaxe bei chronischen Spannungskopfschmerzen eine geringere Bedeutung zu als bei der Behandlung der schweren Migräne. Im Vordergrund stehen eine nichtmedikamentöse Behandlung, Stressvermeidung und allgemeine Entspannung sowie spezielle Entspannungsverfahren (progressive Muskelrelaxation, Biofeedback). Zusätzlich sollte eine Anamnese immer auch psychische Faktoren, insbesondere Depressionen erfassen, die sich oft in Verbindung mit Spannungskopfschmerzen entwickeln oder sich gegenseitig verstärken. Ein häufig vorliegender medikamenteninduzierter Kopfschmerz sollte ausgeschlossen werden, da in diesem Fall alle prophylaktischen Therapiestrategien, auch medikamentöse, ineffektiv sind.

Medikamentöse Prophylaxe (gängige Medikamente):

- Amitriptylin (25–150 mg oral)
- Doxepin (25–100 mg oral)
- Trimipamin (25–150 mg oral)

Clusterkopfschmerz

Clusterkopfschmerzen gehören zur Gruppe der trigeminoautonomen Kopfschmerzen. Sie treten deutlich seltener auf als Migräne und Spannungskopfschmerzen, haben aber für die Notfallmedizin eine Bedeutung aufgrund der möglichen ausgeprägten Heftigkeit der Schmerzattacken, die Patienten in den Suizid treiben können. Erstmanifestation ist i. d. R. zwischen dem 20. und 40. Lebensjahr, Männer sind deutlich häufiger betroffen als Frauen (Verhältnis 5 : 1).

Leitsymptome und Diagnosestellung

Beim Clusterkopfschmerz kommt es zu heftigen Schmerzattacken, die zwischen 15 und 180 Minuten andauern. Der Schmerz ist streng einseitig um das Auge herum (periorbital, retroorbital) sowie temporal und von einem scharfen, stechenden, einschießenden Charakter. Begleitsymptome sind gleichseitige konjunktivale Injektion, Ptosis, Miosis, Lakrimation sowie eine Schwellung der Nasenschleimhaut und Rhinorrhö. Die Attacken treten v. a. nachts auf und häufig im Frühling oder Herbst, können jedoch auch variieren. Anders als bei der Migräne sind die Patienten während der Attacken eher agitiert und unruhig und haben Schwierigkeiten, sich zu bewegen, sich hinzulegen oder auszuruhen. Wie bei den anderen primären Kopfschmerzen erfolgt die Diagnosestellung über die Anamneseerhebung, apparative Untersuchungstechniken dienen nur bei Erstdiagnose dem Ausschluss anderer Erkrankungen. Die Einteilung erfolgt in episodische und chronische Clusterkopfschmerzen:

- **Episodischer Clusterkopfschmerz:** Kopfschmerzattacken treten in Perioden von 7 Tagen bis zu 1 Jahr auf, unterbrochen von schmerzfreien Episoden von 1 Monat oder länger.
- **Chronischer Clusterkopfschmerz:** Kopfschmerzattacken treten in 1 Jahr ohne Pausen auf bzw. mit Pausen von einer Dauer unter 1 Monat.

Therapeutisches Vorgehen

Anders als bei der Behandlung von Migräne und Spannungskopfschmerzen spielen nichtmedikamentöse Therapien aufgrund geringer und fehlender Wirksamkeit eine untergeordnete Rolle. Trotzdem ist natürlich eine psychische Unterstützung der Patienten neben der medikamentösen Therapie von großer Bedeutung, auch um die Entwicklung begleitender Depressionen oder gar von Suizidalität zu verhindern. Wie bei der Migränetherapie unterscheidet man eine **Attackentherapie** von einer **Prophylaxe**, wobei der Attackentherapie im Bereich der Notfallversorgung die entscheidendere Rolle zukommt und hier mit 100-prozentigem Sauerstoff durchgeführt werden kann.

Medikamentöse Attackentherapie:

- 1. Wahl
  - Sauerstoff (Inhalation von 100 % O_2, mindestens 7 l/min mit Gesichtsmaske, 20 Minuten lang sitzend, Kopf nach unten gebeugt)
  - Sumatriptan (6 mg s. c.)
- 2. Wahl
  - Sumatriptan (20 mg nasal)
  - Zolmitriptan (2,5 bis 5 mg oral, 5 mg nasal)

Als 3. Wahl kann die Gabe von Lidocain (4-prozentige Lösung) nasal in das ipsilaterale Nasenloch erwogen werden.

Zur **medikamentösen Prophylaxe** kommen unterschiedliche Medikamente wie Prednisolon, Triptane, Lithium, Valproinsäure, Topiramat sowie Gabapentin zum Einsatz, die regelmäßig eingenommen werden müssen. Mittel der 1. Wahl ist Verapamil, was teilweise bis zu einer Dosis von 2 × 480 mg aufdosiert wird. Nicht immer kann durch die medikamentöse Prophylaxe eine ausreichende Linderung der Symptomatik erzielt werden.

LITERATUR

AWMF-S2k-Leitlinie. Diagnose und nicht interventionelle Therapie neuropathischer Schmerzen: AWMF-Registernummer 030-114, Stand 01.05.2019

AWMF-S3-Leitlinie. Langzeitanwendung von Opioiden bei chronischen nicht-tumorbedingten Schmerzen (LONTS): AWMF-Registernummer 145-003, Stand 01.04.2020

Bes A. The International Classification of Headache Disorders, 3rd ed. (beta version) In: Cephalgia, 2013; 33(9): 629–808

Diener HC et al. Therapie der Migräneattacke und Prophylaxe der Migräne. S1-Leitlinie, 2018. In: Deutsche Gesellschaft für Neurologie (Hrsg.). Leitlinien für Diagnostik und Therapie in der Neurologie. Online: www.dgn.org/leitlinien (letzter Aufruf: 26. Juli 2022)

Fleischmann T, Hohenstein C. Klinische Notfallmedizin – Band 1 Wissen. München: Elsevier Urban & Fischer, 2020

Hinrichs-Rocker A et al. Psychosocial predictors and correlates for chronic post-surgical pain (CPSP): a systematic review. In: Eur J Pain, 2009; 13: 719–730

Kehlet H, Jensen TS, Woolf CJ. Persistant surgical pain: risk factors and prevention. In: Lancet 2006; 367: 1618–25

Spies C et al. Pocket Guide Pain Management. Berlin, Heidelberg: Springer, 2008

Wieden T, Sittig HB (Hrsg.). Leitfaden Schmerztherapie. München: Elsevier Urban & Fischer, 2005

KAPITEL

9 Basisuntersuchungen und Grundtechniken

Marie-Christin Schmertmann

Durch die Weiterentwicklung der Technik in der Gerätediagnostik und die damit einhergehende präzise Erhebung von Vitalparametern rücken die „guten, alten" Handwerksmittel/Hilfsmittel immer weiter in den Hintergrund. Aber auch die moderne Gerätediagnostik ist nicht fehlerfrei. Einige Untersuchungstechniken können nicht vom Gerät übernommen werden, sondern fordern ein besonderes Maß an Erfahrung des Untersuchers sowie seine Anpassungsfähigkeit. Um die erworbenen Skills in der „handwerklichen" Diagnostik auf ein hohes Level zu bringen sowie die gemachten Erfahrungen zu erweitern oder zu erhalten, ist es zwingend erforderlich, Untersuchungen selbst durchzuführen und diese nicht dem Gerät zu überlassen. Des Weiteren kann mit Sicherheit von einem positiven Effekt auf den Patienten ausgegangen werden, wenn dieser den richtigen Kontakt zum Untersucher/Behandler hat, also nicht „nur" den Kontakt zum Gerät. Diese nützlichen Handwerksmittel/Hilfsmittel werden nun im Folgenden benannt und erklärt.

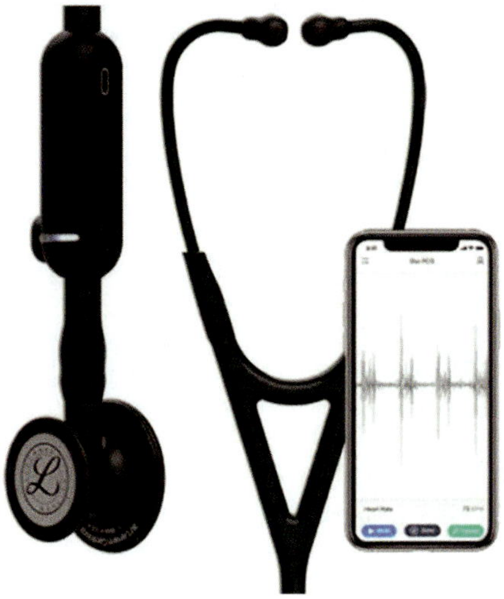

Abb. 9.1 Elektronisches Stethoskop [V072]

9.1 Handwerkszeug

Das **Stethoskop** ist eines der wichtigsten Untersuchungsinstrumente im Rahmen der fokussierten Untersuchung. Es ist in verschiedenen Ausführungen erhältlich, so z. B. das Doppelkopf- oder Flachkopfstethoskop. Eine grundlegende Unterscheidung ist, ob es sich um ein akustisches oder ein elektronisches Stethoskop handelt (➤ Abb. 9.1).

Ein akustisches Stethoskop dient der Überbrückung der Reichweite mithilfe der Luftsäule, die den Schall von der Membran bis zum Trommelfell weiterleitet. Des Weiteren ist es bei neueren Modellen möglich, durch den Anpressdruck der Membran unterschiedliche Frequenzen besser wahrzunehmen. Bei Stethoskopköpfen, deren Schalltrichter keine Membran aufliegt, können tiefere Töne verstärkt werden, die in der Kardiologie eine wichtige Rolle spielen. Das elektronische Stethoskop hingegen enthält Prozessoren, die den Schall verstärken und Stör- sowie Reibegeräusche herausfiltern können. Es besteht sogar die Möglichkeit, das Gehörte als digitales Format zu speichern und zu visualisieren.

Ein weiteres Hilfsmittel ist das **Blutdruckmessgerät**. Umgangssprachlich wird auch von der RR-Messung (Riva-Rocci) gesprochen. Scipione Riva-Rocci beschrieb als Erster, die Blutdruckmessung mittels pneumatischer Armmanschette, deren Druck in Millimeter Quecksilbersäule (mmHg) angegeben wird. Es gibt zwei Möglichkeiten für die Erhebung von Blutdruckwerten bei der nichtinvasiven Messung (NIBP): die elektronische/automatische Variante (Heim-Blutdruckmessgerät und Blutdruckmesseinrichtungen an Monitoren) und die manuelle Variante der Korotkow-Töne. Die Korotkow-Töne sind pulssynchrone Strömungsgeräusche, die beim Ablassen des Drucks, der mit der Blutdruckmanschette erzeugt wurde, entstehen. Das Phänomen entsteht dadurch, dass mit der Blutdruckmanschette ein so hoher Druck auf das arterielle Gefäß aufgebaut wird, dass dieses zusammengedrückt wird (der Manschettendruck ist höher als der systolische Druck/Pulswelle). Wird dann langsam der Druck abgelassen (nicht mehr als 2–3 mmHg pro Sekunde), so überwindet der systolische Druck irgendwann den Manschettendruck und ab diesem Moment sind Strömungsgeräusche auskultierbar. Wird der Druck weiter reduziert sind die Strömungsgeräusche nicht mehr hörbar (diastolischer Wert), da die Pulswelle ungehindert die Arterie passieren kann (➤ Tab. 9.1). Bei der oszillometrischen Messung werden hingegen die Schwingungen des pulsierenden Blutes mithilfe einer Manschette gemessen. Je nach Gerät werden der Beginn der Oszillationen (Schwingungen,

Tab. 9.1 Klassifikation des Bluthochdrucks und Definition der arteriellen Hypertonie der gemessenen Praxisblutdruckwerte (©ESC/ESH 2018) [W854-008]

Kategorie[a]	Systolisch (mmHg)		Diastolisch (mmHg)
Optimal	< 120	Und	< 80
Normal	120–129	Und/oder	80–84
Hochnormal	130–139	Und/oder	85–89
Hypertonie Grad 1	140–159	Und/oder	90–99
Hypertonie Grad 2	160–179	Und/oder	100–109
Hypertonie Grad 3	≥ 180	Und/oder	≥ 110
Isolierte systolische Hypertonie[b]	≥ 140	Und	≥ 90

BP = Blutdruck („blood pressure"), SBP = systolischer Blutdruck

[a] Die BP-Kategorie ist definiert gemäß klinischem BP im Sitzen und durch den jeweils höchsten Blutdruckwert, sei er systolisch oder diastolisch.

[b] Die isolierte systolische Hypertonie wird in Grad 1,2 oder 3 eingestuft gemäß den SBP-Werten in den angegebenen Bereichen. Für alle Altersstufen ab 16 Jahren wird dieselbe Klassifikation genutzt.

Systole) und das Maximum (mittlerer arterieller Druck, MAD) gemessen. Die Diastole als das Ende der Oszillation kann meist nicht sicher bestimmt werden. Die angezeigten Blutdruckwerte werden anhand eines Algorithmus, meist aus dem MAD, berechnet. Im Alltag ist zu berücksichtigen, dass die Blutdruckmanschette zum Patienten passt und sie korrekt angelegt wird (Pfeil bzw. Schlauch passend zur Arterie und 2–3 cm oberhalb des Ellenbogens). Ein hochgeraffter Ärmel kann für die Unterbrechung des Blutflusses sorgen und somit falsch niedrige Werte erzeugen. Auch dicke Kleidung, über der die Blutdruckmanschette angelegt wird, verursachen falsche Werte. Schlussendlich ist immer zu bedenken, dass der Blutdruck allein nichts über eine ausreichende Perfusion aussagt, das Gesamtbild des Patienten sollte betrachtet werden (z. B. Blässe, Kaltschweißigkeit).

MERKE

1. Die Blutdruckmessung erfolgt stets am bloßen Arm.
2. Der Patient sollte bequem sitzen.
3. Passende Blutdruckmanschette für den Patienten.
4. Ertasten der Arterien am ausgestreckten Arm des Patienten.
5. Richtiges Anlegen der Manschette (2–3 cm oberhalb des Ellenbogens).
6. Evaluieren des systolischen Blutdrucks anhand des nicht mehr tastbaren Pulses beim Aufpumpen der Manschette (Vermeidung einer auskultatorischen Lücke).
7. Erhöhung des Drucks um 30 mmHg des ertasteten systolischen Drucks.
8. Langsames Ablassen des Drucks bei einem geraden Blick auf das Manometer.

In ➢ Tab. 9.1 findet sich die aktuelle Einteilung der Blutdruckwerte im Rahmen der Hypertoniediagnostik. Zu berücksichtigen ist, dass Patienten u. U. unter Stress stehen könnten und sich dies auch im Blutdruckwert widerspiegeln kann. Der gemessene Blutdruck ist immer nur eine Momentaufnahme. Bei Verdacht auf eine Hypertonie sollten kontinuierliche Blutdruckmessungen erfolgen.

Die **Diagnostiklampe** dient besonders dem Testen des Pupillenreflexes und der Erhebung des Pupillenstatus, aber auch dem Ausleuchten von Körperhöhlen und der Einschätzung von z. B. Wunden und Blutungen, da diese bei normalem Tageslicht erschwert sein kann.

Ein kleines Hilfsmittel, dem je nach medizinischem Bereich mehr oder weniger Bedeutung zukommt, ist der **Einmalspatel**. Der Spatel hilft bei der tiefen Inspektion des Mund-Rachen-Bereichs und optimiert die Sicht auf die Tonsillen, so wie u. a. auf den Pharynx. Eine abgewandelte Nutzung ist die Kratzauskultation bei der abdominellen Untersuchung (➢ Kap. 10.3).

Zur spezielleren Diagnostik dient der **Reflex- oder Perkussionshammer** (➢ Abb. 9.2). Er wird eingesetzt, um bestimmte Reflexe an Sehnen oder Muskeln auszulösen, aber auch um Klopfschall zu erzeugen. Es gibt verschiedene Ausführungen, die nach ihren Erfindern benannt worden sind (u. a. Trömner, Berliner, Babinski, Taylor, Buck).

Nun zum letzten Instrument, das zur speziellen Diagnostik gehört, das **Otoskop oder Ohrspekulum** (➢ Abb. 9.3). Es ist oft mit einer Lampe versehen, um die Lichtbedingungen zu verbessern. Es können verschiedene Trichtergrößen aufgesetzt werden, um sich den anatomischen Gegebenheiten des Patienten anzupassen. Eingesetzt wird das Instrument zur Inspektion der äußeren Gehörgänge.

Es gibt noch viele weitere Instrumente und Materialien, die in der Untersuchung und Diagnostik des Patienten Anwendung finden (➢ Kap. 10).

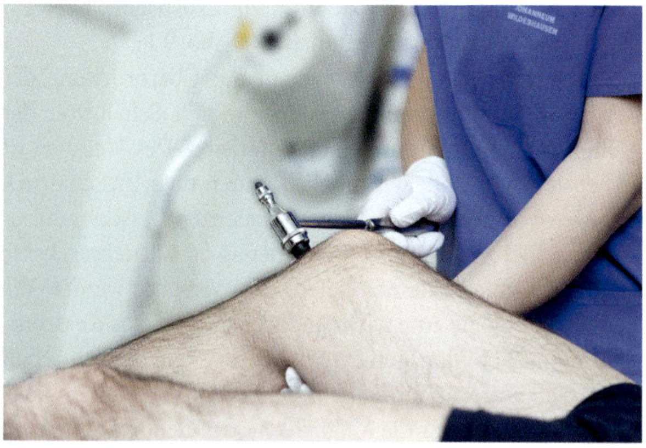

Abb. 9.2 Reflexhammer [T1285]

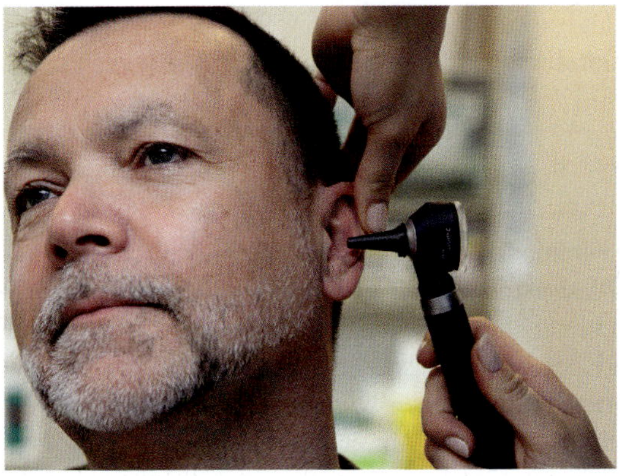

Abb. 9.3 Otoskop [T1285]

9.2 Methodik der körperlichen Untersuchung

Die körperliche Untersuchung sollte einer festen Systematik folgen, damit keine Hinweise unentdeckt bleiben. Einer dieser Systematiken ist das IPPAF-Schema, das im Folgenden beschrieben wird.

9.2.1 Inspektion

Die Inspektion des Patienten dient der visuellen Beurteilung und kann orientierend durchgeführt werden, aber auch fokussiert auf verschiedene Körperregionen oder Organsysteme. Für die Inspektion muss der Patient an der zu untersuchenden Körperregion unter Beachtung der Diskretion und der Umwelteinflüsse entkleidet werden. Außerdem ist genügend Zeit einzuplanen. Der Patient sollte über alle Schritte und die möglichen bevorstehenden Handlungen (wie z. B. die Inspektion) informiert werden, da seine Einwilligung die Voraussetzung für die Untersuchung ist.

Neben der Organ- bzw. Körperregion sind auch Aspekte wie Körpergröße und -proportionen wichtig. Das selbstständige Entkleiden des Patienten ist in die Inspektion einzubeziehen. Sind die Bewegungsabläufe uneingeschränkt? Zeigt der Patient ein rhythmisches Gangbild oder benötigt er Hilfsmittel? Auch die Körperhaltung kann entscheidende Hinweise über den Zustand des Patienten liefern.

Des Weiteren sollte auf anderweitige Auffälligkeiten am Patienten geachtet werden, wie einen Port, einen Blasenkatheter oder eine PEG-Sonde.

Bei der Untersuchung der Haut können neben Verfärbungen beispielsweise ein ausgeprägter Ikterus sowie Narben erkennbar sein, die Hinweise auf vorangegangene Operationen liefern. Weitere Aspekte der Inspektion sind u. a.:

- Hautausschläge
- Körperflüssigkeiten (kalter Schweiß, Liquor, Blut, Stuhl, Urin, Erbrochenes)
- Prellmarken, Hämatome, Abschürfungen
- Zeichen einer Exsikkose
- Körperbehaarung (z. B. Bauchglatze)
- Strukturelle Veränderungen

Hier wären noch viele Morphologien zu nennen, die im Rahmen einer Inspektion wichtig sind. Diese werden jedoch in ➢ Kap. 10 noch weiter spezifiziert und erläutert.

9.2.2 Palpation

Die Palpation stellt die Untersuchung des Patienten mittels Ertasten verschiedener Strukturen und Organsysteme dar. Der Patient wird – genau wie für die Inspektion – an der zu untersuchenden Stelle entkleidet. Die Palpation ist mit Rücksicht auf den Patienten und möglichst einfühlsam durchzuführen, nicht nur um eine reflektorische Reaktion auf die Palpation zu verhindern, sondern auch, weil man in die Intimsphäre des Patienten eindringt.

Die Palpation erfasst unterschiedliche Qualitäten der Strukturen: die Druckdolenz, die Beweglichkeit der Struktur (verschieblich oder nicht verschieblich), aber auch deren Konsistenz, die Oberflächenbeschaffenheit und die Nachgiebigkeit des untersuchten Abschnitts/Organs.

9.2.3 Perkussion

Die Perkussion dient dem Nachweis von Luft- oder Flüssigkeitsansammlungen in Körperhöhlen unter Zuhilfenahme einer speziellen Klopftechnik. In der Regel wird die Perkussion nicht in einer präklinischen Untersuchung durchgeführt, wobei dies sowohl im Rahmen der abdominellen als auch der thorakalen Untersuchung (situativ bedingt) Sinn ergibt und empfohlen wird. Bei der Perkussion werden ein bis zwei Finger auf das zu untersuchende Areal gelegt, mit dem Zeige- und Mittelfinger der anderen Hand wird nun auf das Fingerendglied des positionierten Fingers geklopft. Die Handhaltung bei der Perkussion zeigt ➢ Abb. 9.4.

Im Allgemeinen lassen sich verschiedene Perkussionstöne unterscheiden:

- **Sonorer Klopfschall:** lautes, tiefes und hohl klingendes Geräusch (Normalbefund der Lunge)
- **Hypersonorer Klopfschall:** lautes und lang anhaltendes Geräusch (z. B. bei überblähtem Lungengewebe)
- **Hyposonorer (gedämpfter) Klopfschall:** leises, hell und kurz klingendes Geräusch (Hinweis auf flüssigkeitsgefüllte Hohlräume)
- **Tympanitischer Klopfschall:** helles, trommelartiges Geräusch (tritt über gasgefüllten Organen auf, z. B. Magen und Darm)

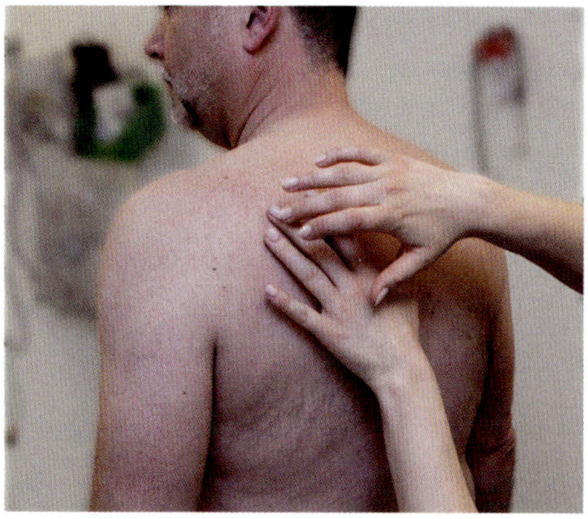

Abb. 9.4 Handhaltung bei der Perkussion [T1285]

MERKE

Der gedämpfte Klopfschall wird auch als Schenkelschall bezeichnet, da sich die Perkussion des Oberschenkels fast identisch anhört.

9.2.4 Auskultation

Im Rahmen der Auskultation sind verschiedene Organsysteme genau zu betrachten. Sie dient dem Hören (mit oder ohne Stethoskop) von pathologischen und physiologischen Geräuschen.

Folgende Strukturen und Organsysteme sind in die Auskultation einzubeziehen:

- Herz (Herztöne und -geräusche)
- Lunge (Atemgeräusche und Atemnebengeräusche)
- Abdomen (Darmgeräusche, bei Schwangeren kindliche Herztöne)
- Gefäße (z. B. Strömungsgeräusche in A. Carotis)
- Blutdruckmessung (Korotkow-Töne)
- Kratzauskultation der Leber

9.2.5 Funktionskontrolle

Die Funktionskontrolle rundet die körperliche Untersuchung ab. Diese wird nicht nur in der orthopädischen Untersuchung angewandt, um die Funktion des Bewegungsapparates zu beurteilen. Im klinischen Bereich findet die Funktionskontrolle von Organen beispielsweise über laborchemische Marker regelmäßig Anwendung. Ergänzend dazu können bildgebende Verfahren nützlich sein (CT, MRT usw.). Somit umfasst die Funktionskontrolle auch weitere Fachbereiche der Medizin wie Kardiologie, Urologie, Gastroenterologie und viele mehr.

LITERATUR

Blank SG et al. Characterization of auscultatory gaps with wideband external pulse recording. In: Hypertension, 1991; 17(2): 225–233

Cavallini MC et al. Association of the auscultatory gap with vascular disease in hypertensive patients. In: Ann Intern Med, 1996; 124(10): 877–883

Gürkov R. Basics Hals-Nasen-Ohren-Heilkunde. 6. A. München: Elsevier Urban & Fischer, 2022

NAEMT (Hrsg.). Advanced Medical Life Support. Präklinisches und klinisches Notfallmanagement. München: Elsevier Urban & Fischer, 2014

Pjontek R et al. Heidelberger Standarduntersuchung. 3. A. Heidelberg: Projekt Heidelberger Klinische Standards HeiCuMed, 2016

Sudowe H. Gerätediagnostik im Rettungsdienst. 2. A. Edewecht: Stumpf + Kossendey, 2017

Mahfoud F et al. Kommentar zu den Leitlinien (2018) der Europäischen Gesellschaft für Kardiologie (ESC) und der Europäischen Gesellschaft für Hypertonie (ESH) für das Management der arteriellen Hypertonie. In: Kardiologe, 2019; 13: 17–23

KAPITEL

10 Spezielle Untersuchungstechniken nach Organsystemen

Marie-Christin Schmertmann

Bei der Untersuchung verschiedener Körperregionen gibt es unterschiedliche Merkmale, die auf Erkrankungen hindeuten können und deren Erkennen somit wichtiger Bestandteil einer qualifizierten Patientenversorgung ist. Ein wichtiger Aspekt bei jeder Untersuchung ist eine ausführliche und sinnvolle Anamnese. Ergänzend ist das SAMPLER-Schema (Symptome, Allergien, Medikamente, Patientengeschichte, letzte Mahlzeit, Ereignis und Risikofaktoren) mit OPQRST (Onset, Provocation, Quality, Region, Severity, Time) gut anzuwenden. Dies gibt eine Hilfestellung, damit evtl. Symptome nicht übersehen oder einzelne Untersuchungsschritte nicht vergessen werden. Ziel soll es sein, die aktuelle Problematik herauszufiltern, jedoch auch die soziale Anamnese und Familienanamnese einzubeziehen. Die Frage nach Vorerkrankungen, vorangegangenen bzw. bevorstehenden Operationen, Bewegungseinschränkungen sowie nach Ereignissen, die evtl. zu diesem Symptom geführt haben, ist obligat.

Bei Verdacht auf Infektionen ergibt es Sinn die Anamnese zu erweitern und nach stattgefundenen Reisen (Länder, Aktivitäten, Fieberbeginn, Impfungen), Umgebungsfaktoren (Haustiere, Kontakt zu Erkrankten, Zeckenbiss, Mückenstich) und Sexualverhalten (hetero- oder homosexuell, Geschlechtskrankheiten, HIV) zu fragen.

10.1 Untersuchung von Kopf und Hals

Gerade das Gesicht und der Kopf sind meist das Erste, das wir von einem Patienten erblicken. In diesem Abschnitt wird spezifisch auf den Mund-Rachen-Bereich, die Mandeln, Ohren und Trommelfell, Nase, Lippen, Hals und Schilddrüse eingegangen. Die Mundschleimhaut und die Zunge werden in ➤ Kap. 11.3 berücksichtigt. Das Thema Augen findet sich in ➤ Kap. 11.2 und die Lymphknoten in ➤ Kap. 10.4.

10.1.1 Ablauf der Untersuchung

Bei welchem Anteil des Kopfes man mit der Untersuchung beginnt, ist anhand der konkreten Situation zu beurteilen, die Vollständigkeit ist aber wichtig.

Ohr

Grundlagen

Das **Ohr** gliedert sich in das äußere Ohr, das Mittelohr und das innere Ohr.

Das **äußere Ohr** (Auris externa) setzt sich aus der Ohrmuschel (Auricula auris) und dem äußeren Gehörgang (Meatus acusticus externus) zusammen. Die Ohrmuschel, die aus Knorpel besteht, erleichtert das Richtungshören. Der äußere Gehörgang dient der Resonanzbildung bei der Schallweiterleitung. Das **Trommelfell** (Membrana tympani) stellt die Verbindung zum Mittelohr dar, schützt dieses und ist außerdem für die Schallübertragung verantwortlich. Das **Mittelohr** (Auris media) sorgt für die Übertragung des Schalls an das Innenohr, durch den Hammer, der am Trommelfell befestigt ist. Die Bewegung wird an den Amboss weitergegeben und danach an den Steigbügel fortgeleitet, der mit dem ovalen Fenster des Innenohres verbunden ist. Das Mittelohr besteht aus der Paukenhöhle (Cavum tympani), der Ohrtrompete (Tuba auditiva, Eustachi-Röhre) und dem Warzenfortsatz (Processus mastoideus). Die Ohrtrompete verbindet die Paukenhöhle mit dem Nasopharynx, sie dient u. a. dem Druckausgleich zwischen Mittelohr und Rachenraum (➤ Abb. 10.1).

Das **Innenohr** (Auris interna) ist das Hör- und Gleichgewichtsorgan. Der knöcherne Anteil, besteht aus der Ohrschnecke (Cochlea), dem Vestibulum und den drei Bogengängen, die mit Flüssigkeit gefüllt sind. Darin befindet sich ein membranöser Anteil, der ebenfalls mit Flüssigkeit gefüllt ist und das Corti-Organ (Hörorgan), das über den Hirnnerv mit dem Hirnstamm verbunden ist. Das Gleichgewichtsorgan besteht aus zwei Anteilen, wobei ein Teil für die Detektion der Drehbeschleunigung zuständig ist, der andere Teil für die lineare Beschleunigung. Die im Organ gesammelten Informationen werden an das visuelle und taktile System im Hirnstamm weitergeleitet und verarbeitet. So können Störungen des vestibulären Systems in periphere und zentrale Störungen unterschieden werden, je nachdem, ob sich die Störung im Gleichgewichtsorgan selbst befindet oder eine Störung in Richtung des Hirnstamms vorliegt.

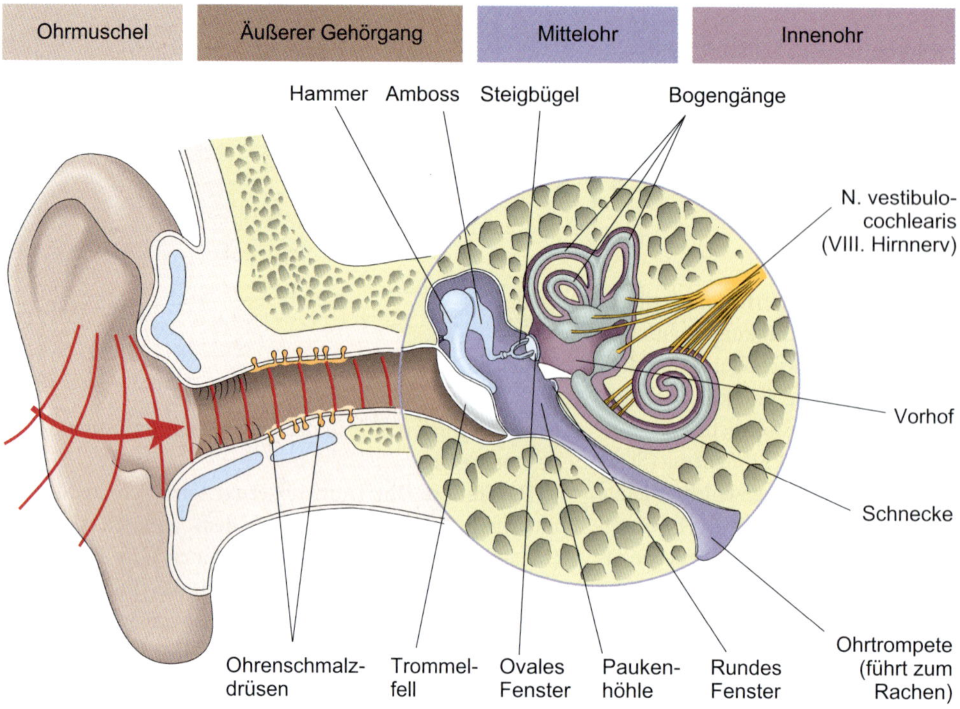

Abb. 10.1 Übersicht über das äußere Ohr, Mittelohr und Innenohr (Innenohr vergrößert dargestellt) [L190]

Spezielle Untersuchung

Bei der **Anamnese** sollte, bei Verdacht auf Gleichgewichtsstörungen oder mechanische Traumata nach bestimmten Symptomen gefragt werden, die auf Probleme des Ohres hindeuten. Hierbei ist darauf zu achten, ob die Beschwerden ein- oder beidseitig bestehen. Dazu zählen erschwertes Hören bzw. Hörverlust, Ohrgeräusche (Tinnitus), Schmerzen und Flüssigkeitsaustritt aus dem Ohr (Otorrhö). Aber auch der Schwindel ist ein wichtiger Aspekt bei Störungen des Gleichgewichtsorgans. Die Einnahme von Medikamenten mit ototoxischer Wirkung wie beispielsweise Schleifendiuretika oder Aminoglykosidantibiotika (z. B. Streptomycin) ist an dieser Stelle zu berücksichtigen. Eine starke Lärmexposition kann auch als Ursache für die oben genannten Symptome in Betracht kommen.

Die **Inspektion** des Ohres bezieht sich auf die sichtbaren Anteile des Ohres und des äußeren Gehörganges. Hierbei kann eitriges Sekret, aber auch Fremdkörper sowie Blut sichtbar sein. Eine veränderte Stellung oder Form der Ohrmuschel können Hinweise auf Erkrankungen liefern. Ein abstehendes Ohr und eine verstrichene Umschlagfalte hinter dem Ohr sind Hinweise für eine Mastoiditis (➤ Abb. 10.2).

Hautveränderungen an der Ohrmuschel können sich durch Bläschenbildung darstellen. Dies spricht für einen Herpes zoster oticus, eine Infektion mit Varizellen-Zoster-Viren, die zur peripheren Fazialisparese (➤ Kap. 10.5.2 „Gesichtslähmungen“), Hörverlust und Vestibularisausfall führen kann.

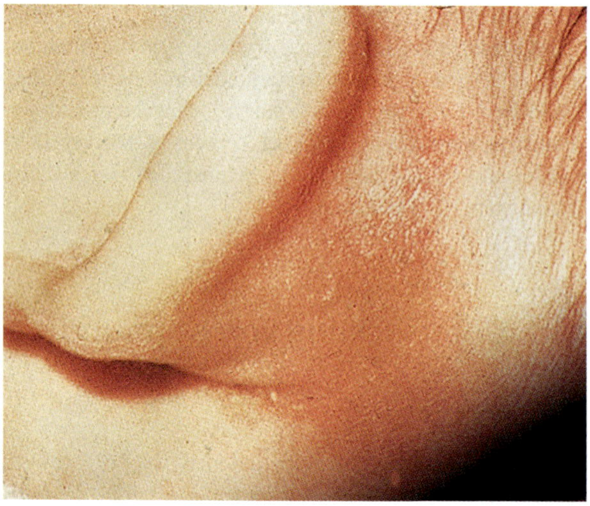

Abb. 10.2 Verstrichene Umschlagfalte bei Mastoiditis [M477]

MERKE

Mastoiditis: Entzündung des Warzenfortsatzes (Processus mastoideus), als Komplikation einer akuten Mittelohrentzündung. Symptome: Fieber und gerötete Schwellung hinter dem Ohr.

Otitis media acuta (Mittelohrentzündung) Symptome: Meist viral bedingt, pulsierende Ohrenschmerzen mit Hörverminderung; evtl. begleitendes Fieber; in der Otoskopie begleitende Rötung des Trommelfells sowie Vorwölbung oder evtl. Perforation.

10

Die **Palpation** des Ohres kann eine Untersuchung bei Mastoiditis ergänzen, indem auf das Mastoid geklopft wird, also auf die Fläche des Schädels hinter dem Ohr. Hinweise auf eine Otitis externa kann der Druck auf den Tragus (Knorpelanteil der Ohrmuschel, der eine Erhebung vor dem Eingang des äußeren Gehörgangs bildet) liefern, da dieser einen Druckschmerz auslöst (➤ Abb. 10.3).

Im entsprechenden Setting kann eine **Otoskopie** durchgeführt werden, die eine genauere Inspektion des äußeren Gehörgangs und des Trommelfells zulässt, ggf. muss dafür das Ohr gereinigt werden. Der Gehörgang weist eine Krümmung auf, die durch Zug an der Ohrmuschel nach hinten und oben ausgeglichen wird. Danach wird das Otoskop vorsichtig eingeführt (➤ Abb. 10.4).

Zunächst wird der Gehörgang auf Sekretbildung, Hautbeschaffenheit und Verengungen inspiziert. Nachfolgend wird das Trommelfell begutachtet (➤ Abb. 10.5). Das Trommelfell ist physiologisch matt schimmernd, grau und erscheint leicht transparent, außerdem sind Lichtreflexe des Otoskops zu erkennen. Pathologien zeigen sich durch Ausstülpungen oder Einziehungen, Bläschenbildungen und Farbveränderungen sowie Rötungen. Eine Perforation kann neben dem sichtbaren Hinweis ergänzend mittels Valsalva-Druckausgleich unter Otoskopie untersucht werden. Dabei bewegt sich das Trommelfell nicht und leise Geräusche sind hörbar.

Ergänzt werden können die Untersuchungen durch eine **klassische Hörprüfung,** bei der mit einer Stimmgabel zwei Tests durchgeführt werden. Zum einen der Weber-Test, welcher zur seitengleichen Tonwahrnehmung durchgeführt wird, und zum anderen der Rinne-Test, der zur Unterscheidung einer Schallweiterleitungs- bzw. Schallempfindungsstörung dient.

Bei der Durchführung des Weber-Tests wird die Stimmgabel in Schwingung versetzt und auf die Schädelmitte gesetzt. Nach dem Aufsetzen wird der Patient gefragt, ob er den Ton in einem Ohr besser hört. Berichtet der Patient daraufhin, dass der Ton beidseits gleich wahrnehmbar ist, so ist dies physiologisch (oder es liegt eine symmetrische Schwerhörigkeit vor). Wird hingegen von einer Lateralisierung zu einem Ohr berichtet, kann dies auf eine Schalleitungs- bzw. Schallempfindungsstörung hindeuten. Beim Rinne-Test, wird die schwingende Stimmgabel zunächst auf den Processus mastoideus gesetzt bis der Patient angibt, dass der Ton nicht mehr hörbar/wahrnehmbar ist (Knochenweiterleitung). Danach wird die Stimmgabel direkt vor das Ohr gehalten, ohne dass sie vorher noch einmal in Schwingung versetzt wird (Luftleitung). Ist die Stimmgabel, die vor das Ohr gehalten wird, wieder zu hören, ist der Rinne-Test „positiv". Wird der Ton

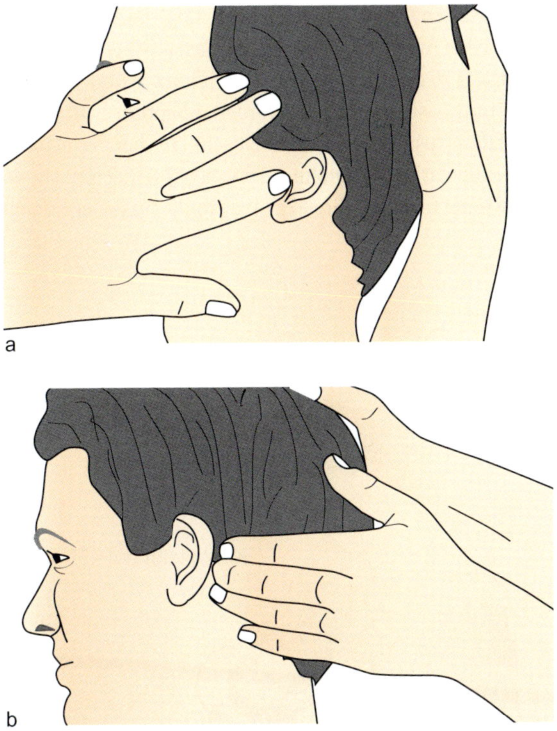

Abb. 10.3 Palpation des Ohres
a) Palpation Tragus
b) Palpation Mastoid [L143]

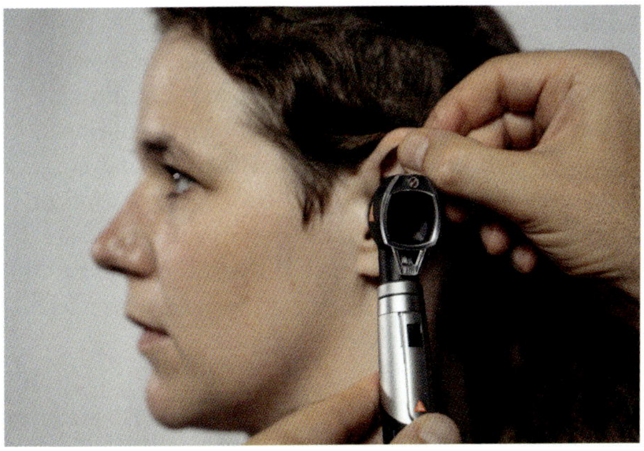

Abb. 10.4 Einführung des Otoskops [T1284]

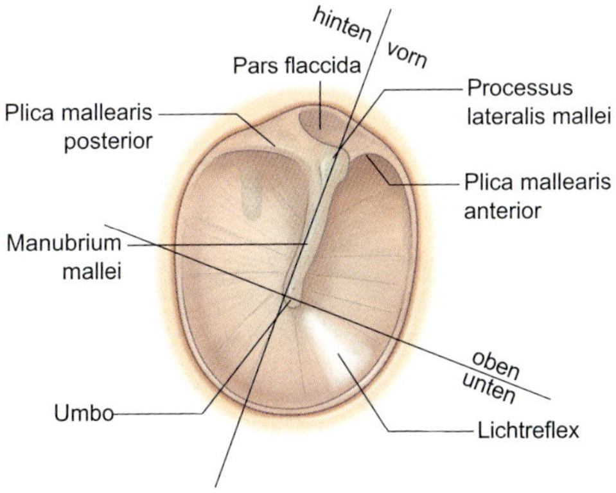

Abb. 10.5 Abbildung des rechten Trommelfells [E580]

hingegen nicht wahrgenommen, wenn die Stimmgabel vor dem Ohr platziert wird, so ist der Rinne-Test „negativ". Zusammenfassend spricht man bei keiner vorhandenen Lateralisation im Weber-Test, aber bei einem beidseits bestehenden negativen Rinne-Test von einer symmetrischen Schallleitungsschwerhörigkeit. Bei einer Lateralisation zu einer Seite und einem ipsilateralen negativen Rinne-Test ist dies ein Hinweis auf eine ipsilaterale Schallleitungsschwerhörigkeit. Ist hingegen die der ipsilaterale Rinne-Test positiv, so spricht man von einer kontrallateralen Schallempfindungsschwerhörigkeit. Eine nicht vorhandene Lateralisation und ein beidseits positiver Rinne-Test sind physiologisch oder es liegt eine symmetrische Schallempfindungsstörung vor.

Bei Schwindel kann eine **Vestibularisprüfung** zielführend sein, um eine Erkrankung des Vestibularorgans zu quantifizieren. Bei Verdacht auf periphere Vestibularisstörungen können folgende Tests durchgeführt werden:

- **Unterberger-Tretversuch:** Der Patient marschiert mit geschlossenen Augen auf einer Stelle (mindestens 50-mal). Hierbei dreht sich der Patient zur erkrankten Seite, wenn er an einer peripheren vestibulären Läsion leidet.
- **Romberg-Stehversuch:** Für die Untersuchung muss der Patient die Füße zusammenstellen und mit geschlossenen Augen die Arme nach vorn strecken. Eine Fallneigung spricht hier ebenfalls für eine periphere vestibuläre Läsion.
- **Lagerungsprobe:** Dient der Diagnose eines benignen paroxysmalen Lagerungsschwindels und untersucht speziell den posterioren Bogengang. Dabei kann eine Lagerungsänderung mit dem Dix-Hallpike-Manöver durchgeführt werden (➤ Abb. 10.6). Der Kopf wird zur untersuchenden Seite gedreht (ca. 45°) und danach der Patient in Rückenlage gekippt. Dadurch kommt es zu einem typischen Nystagmus bzw. Lagerungsschwindel, aufgrund des Absinkens der Otolithen.

MERKE

Benigner paroxysmaler Lagerungsschwindel wird durch Kalzitpartikel (Otolithen) ausgelöst, die sich aus der Makula (Teil für die lineare Beschleunigung) gelöst haben und im hinteren Bogengang schwimmen.
Symptome: Lagerungsabhängiger Drehschwindel von abschwächendem und anschwellendem Charakter von kurzer Dauer (< 60 s), Nystagmus, vegetative Symptome, keine Hörminderung oder Tinnitus.

Eine weitere häufige Erkrankung, die zu peripheren vestibulären Schwindelformen gehört, ist der Morbus Menière. Dies ist ein idiopathisches Syndrom (= unklare Ursache), bei dem eine Vermehrung der Flüssigkeit im Innenohr vermutet wird. Typisch für den Morbus Menière ist eine Symptom-Trias aus anfallsartigem Drehschwindel, einseitiger Hörverminderung oder Hörverlust und Ohrgeräuschen (Tinnitus) auf der erkrankten Seite.

Nase

Grundlagen

Die **Nase** hat verschiedene Aufgaben, dazu zählen neben der Aufgabe als Riechorgan auch eine Schutz- und Filterfunktion. Des Weiteren wärmt sie die Atemluft an und prägt den Klang unserer Stimme. Sie gliedert sich in die äußere Nase (Nasenwurzel, -rücken, -abhang, -flügel und -steg) und führt so zum individuellen Aussehen der Nase. Die Nasenlöcher (Nares) sind der Eingang zu den Nasenhöhlen (Cavitas nasi) und sind durch das Septum nasi getrennt. Im vorderen Septum befindet sich der Gefäßplexus des Locus Kiesselbachi, der bei Verletzungen Ursache für starkes Nasenbluten (Epistaxis) sein kann. Die vordere Öffnung führt auf direktem Weg in die Nasenhaupthöhle.

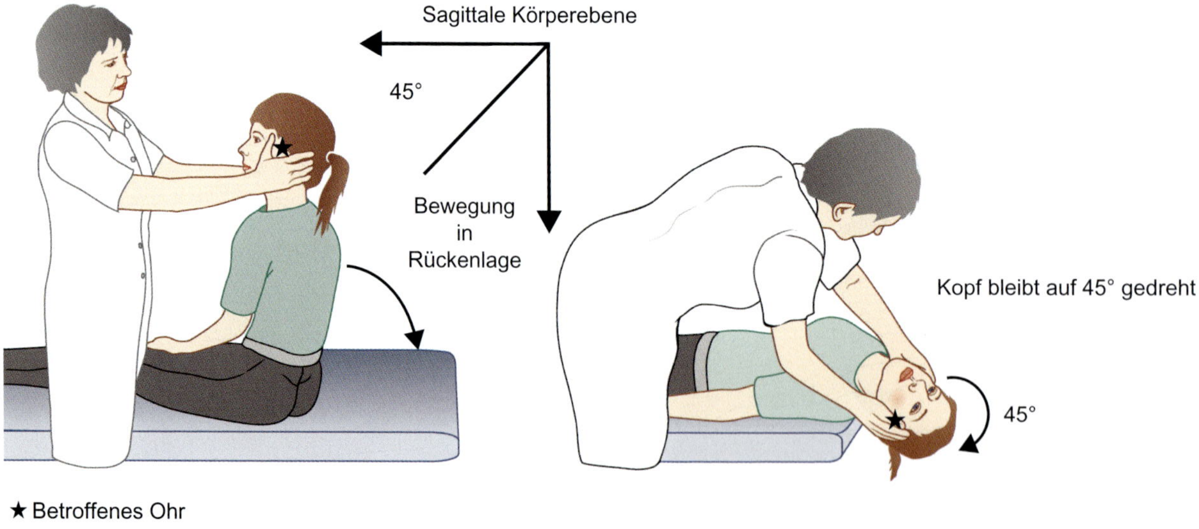

Abb. 10.6 Lagerungsprobe nach Dix-Hallpike [L126]

Die hinteren Öffnungen (Choanae) der Nasenhöhle führen in den Nasopharynx. Neben dem Nasopharynx steht die Nasenhöhle in Verbindung mit den Nasennebenhöhlen (➤ Abb. 10.7), diese sind eine Erweiterung der Nasenhaupthöhle und teilen sich in Kieferhöhle, Stirnhöhle, Siebbeinzellen und Keilbeinhöhle. Die Nasenhaupthöhle teilt sich in den oberen, mittleren und unteren Nasengang. Im mittleren Nasengang sind die Mündungen der vorderen und mittleren Siebbeinzellen (Cellulae anteriores und mediae) zu finden, die Mündungen der hinteren Siebbeinzellen (Cellulae posteriores) befinden sich im oberen Nasengang. Das Riechen wird durch spezielles Sinnesepithel ermöglicht. Wenn die benötigte Luftzufuhr nicht gewährleistet ist, kommt es neben dem Geruchsverlust auch zu vermindertem Geschmacksempfinden.

Spezielle Untersuchung

Neben der Erfragung von Schmerzen z. B. im Gesicht im Rahmen einer Nasennebenhöhlenentzündung (Reizung des N. trigeminus), kann die Anamnese um Fragen zu verminderter Atmung durch die Nase erweitert werden. Die Behinderung der Nasenatmung kann verschiedene Ursachen haben, hierzu zählen u. a. Verlegungen (z. B. Nasenpolypen), allergische Reaktionen oder Infekte, die wiederum zur Reizung der Nasenschleimhaut führen. Ein weiterer Aspekt ist eine evtl. erhöhte Nasensekretion.

MERKE

Sekrete:

- Wässrig: allergische Rhinitis (cave: Liquor gleicht wässerigem Sekret)
- Schleimig-eitrig: virale Infektion
- Blut: Epistaxis (Nasenbluten)

Ursachen für eine **Geruchsstörung** (Anosmie) sind ggf. dann zu finden, wenn es zu einer Schädigung der Fila olfactoria (Axone zur Übertragung vom Sinnesepithel zum Gehirn) kommt. Dies geschieht vorwiegend bei Schädeltraumata. Sie kann aber auch im Rahmen von Infektionen (z.B. Rhinosinusitis) auftreten, bei denen es durch entzündliche Veränderungen am olfaktorischen Epithel kommt.

Bei der **Inspektion** der Nase und der Nasenlöcher können Sekrete, Schorf, Ekzeme, Schiefstand und Rötungen sichtbar werden. Ein Stridor nasalis kann bei Fremdkörpern und Raumforderung vorliegen, um dies zu untersuchen, wird der Patient gebeten durch die Nase zu atmen. Bei behinderter Nasenatmung ist es sinnvoll, die Mundhöhle und den Rachenraum ebenfalls zu inspizieren, da Infektionen auch die Etage wechseln können. Mit dem Zeigefinger und dem Daumen können von außen knöcherne und knorpelige Strukturen der Nase palpiert werden. Untersuchungsbefunde können hier Druckschmerz oder Krepitationen sein.

Zur erweiterten Untersuchung der Nase gehört die **Rhinoskopie.** Hierbei wird ein Spekulum genutzt, um eine bessere Sicht auf die vordere Anatomie des Naseninneren zu erhalten. Das Nasenspekulum wird dabei in der linken Hand gehalten, die rechte Hand dient der Führung des Kopfes des Patienten, dabei wird das geschlossene Spekulum vorsichtig horizontal in das Nasenloch eingeführt (➤ Abb. 10.8). Zum Normalbefund gehören hier ein glattes, reizloses Erscheinungsbild der Schleimhaut und ein gerades Septum. Pathologien sind in diesem Bereich durch Schwellung, Rötung, Perforation des Septums oder prominente Locus Kiesselbachi gekennzeichnet. Um den hinteren Bereich der Nase zu untersuchen, muss durch den Mund mittels Spiegel vorgegangen werden.

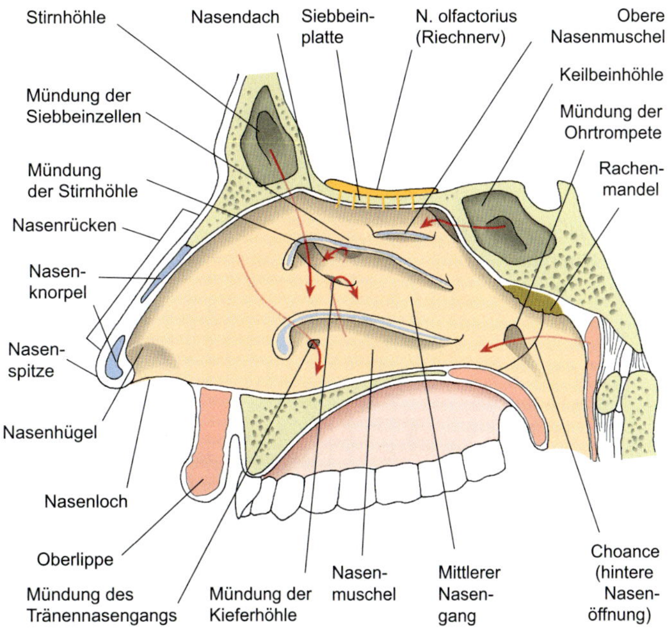

Abb. 10.7 Laterale Nasenwand mit Einmündung der Nasennebenhöhle (Nasenmuscheln entfernt) [L190]

Zunächst wird der Spiegel angewärmt, um das Beschlagen der Oberfläche zu vermeiden. Mit einem Spatel wird die Zunge heruntergedrückt und der Spiegel vorsichtig in den Mundraum eingeführt, die Spiegelseite ist dabei nach oben gerichtet. Hier ist Vorsicht geboten, da eine Berührung der hinteren Rachenwand, des Zungengrundes und der Tonsillen einen Würgereiz auslösen kann.

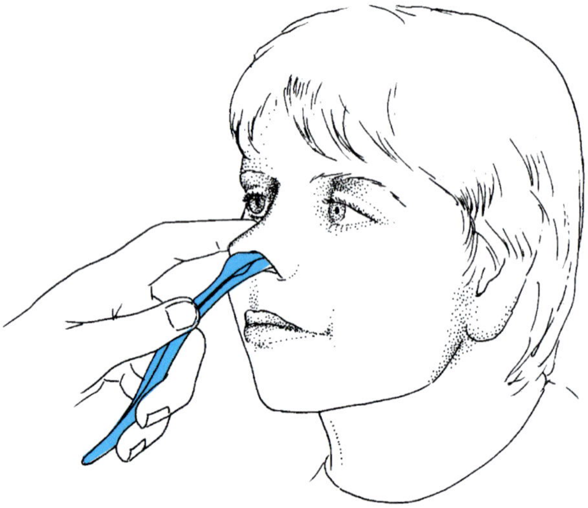

Abb. 10.8 Anteriore Rhinoskopie mit Spekulum [L157]

PRAXISTIPP

Bei einer nicht sistierenden Epistaxis sollte der Patient in eine aufrechte Sitzposition gebracht werden. Durch das Zusammendrücken der Nasenflügel werden Blutungen im vorderen Bereich komprimiert. Eine im Nacken angelegte Eiskrawatte sorgt für eine reflektorische Vasokonstriktion. Weiter sollte der Patient dazu angeleitet werden durch den Mund zu atmen und Blut nicht herunterzuschlucken, da es eine emetische Wirkung hat und somit die Aspirationsgefahr erhöht.

Mund

Grundlagen

Zum **Mund** gehören neben den Zähnen, den Speicheldrüsen und der Zunge auch die Mundhöhle (Cavitas oris propria) und der Mundvorhof sowie die Wangen und die Lippen (Labia oris). Die Mundhöhle reicht von den Zähnen bis zur Schlundenge (Isthmus Faucium; ➤ Abb. 10.9). Die Schlundenge ist eine Engstelle am Übergang der Mundhöhle zum Pharynx. Der Pharynx ist ein Schlauch aus Bindegewebe und Muskulatur und teilt sich in drei Abschnitte (Epipharynx, Mesopharynx und Hypopharynx). Der Epipharynx, oder auch Nasopharynx genannt, dient u. a. der Abwehrreaktion. Dort befinden sich die Rachenmandeln (Tonsilla pharyngealis) und die Tubenmandeln (Tonsilla tubariae) als lympha-

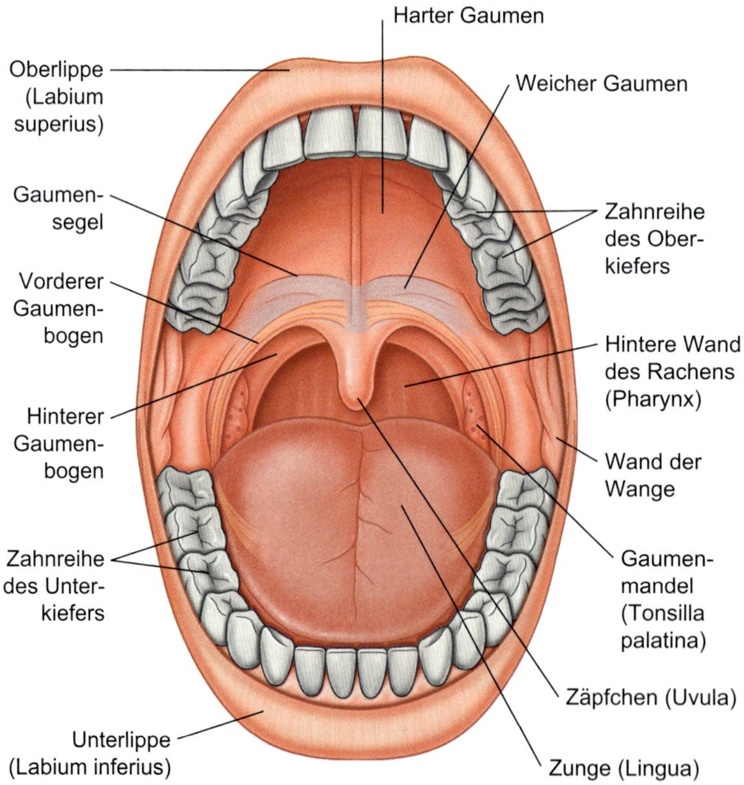

Abb. 10.9 Anatomischer Aufbau der Mundhöhle von ventral [E402-004]

tisches Gewebe, die zum **Waldeyer-Rachenring** gehören. Über die Tuba auditiva hat der Rachenraum Verbindung zur Nasenhöhle, die Öffnungen liegen beidseits kaudal der Choanen. Im Mesopharynx, auch Oropharynx genannt, befindet sich zusätzlich noch die Gaumenmandel (Tonsilla palatina).

MERKE

Der Waldeyer-Rachenring ist am Pharynxeingang lokalisiert, dort befindet sich lymphatisches Gewebe aber auch die Rachenmandeln, Tubenmandeln, Gaumenmandeln sowie die Zungenmandeln. Die Tonsilla palatina ist beim Inspizieren des Rachenraums zu sehen und kann bei Erkrankungen diagnostische Hinweise liefern z. B. auf eine Tonsillitis.

Der Hypopharynx stellt die Verbindung zum Larynx und zum Ösophagus dar.

Spezielle Untersuchung

Im Rahmen der **Anamnese** kann der Patient nach Schmerzen im Mundraum, Schluckbeschwerden, Geschmacksstörungen (Ageusie, Verlust des Geschmackes) und Fremdkörpergefühl im Hals befragt werden.

Ein einseitig bestehender Schmerz spricht im Gegensatz zu einem beidseitigen Schmerz eher für einen Abszess. Eine Angina tonsillaris ist u. a. bedingt durch eine Entzündung im Bereich des lymphatischen Rachenrings. Bei Schmerzen im Mundbereich kann eine Stomatitis ursächlich sein, in Kombination mit Essen oder unterschiedlichen Temperaturen von Lebensmitteln, kann es sinnvoll sein, einen Zahnarzt hinzuzuziehen. Ein Geschmacksverlust geht i. d. R. mit einer Infektion einher oder ist Nebenwirkung einer Strahlentherapie.

Bei der **Inspektion** kann zunächst einmal der Bereich um die Lippen und die Lippen selbst beurteilt werden. Die Farbe der Lippen kann hier variieren über beispielsweise blass bis hin zu einem zyanotischen Erscheinungsbild. Zu erkennen wären auch evtl. Effloreszenzen, ein hängender Mundwinkel oder **Lacklippen.**

MERKE

Lacklippen sehen aus wie mit Lippenstift geschminkt und erscheinen gerötet und glänzend. Dies kann ein Hinweis für ein Kawasaki-Syndrom oder eine Leberzirrhose sein.

Im Mundvorhof und in der Mundhöhle kann die Schleimhaut inspiziert und beurteilt werden, evtl. ist es sinnvoll hier einen Spatel zu Hilfe zu nehmen (Näheres in ➤ Kap. 11). Anatomisch sind folgende Strukturen beheimatet und können begutachtet werden: Die Zunge und der Zungenboden, der harte und weiche Gaumen sowie die Tonsillen. Mögliche Befunde wären Schwellung, Rötung, Eiter oder Beläge. Als Ursachen einer Zungenschwellung kommen eine allergische Reaktion oder eine traumatisch bedingte Schwellung infrage. Im Rahmen der Erhebung des Zahnstatus sind Lücken, Prothesen oder Zahnsanierungen sichtbar.

Mögliche Erkrankungen:

- Soor: eine Pilzinfektion mit Candida albicans, die häufig die Schleimhaut von Mund und Rachen besiedelt (bei Immungeschwächten, Strahlen- oder Antibiotikatherapie)
- Zungenödem bei ACE-Hemmern
- Pharyngitis
- Scharlachangina
- Peritonsillarabszess (Komplikation bei einer Tonsillitis)
- Pfeiffer-Drüsenfieber (infektiöse Mononukleose).

Während der Patient den Mund zur Inspektion öffnet, kann Mundgeruch (Foeter ex ore) auffallen. Dieser kann unterschiedliche Ursachen haben bzw. verschiedene Bereiche der Atemwege betreffen.

MERKE

Ursachen für Foeter ex ore: Karies, reduzierter Speichelfluss, Parodontitis, Tonsillar- oder Lungenabszess, Ösophagusdivertikel, Gastritis im Rahmen einer Helicobacter-pylori-Infektion, Mumps, Masern, Röteln

Störungen des Metabolismus:

- Urinartiger Geruch (Ammoniak): **urämisches Koma** bei fehlender renaler Ausscheidung (Foeter uraemicus)
- Azetonartiger Geruch: **diabetisches Koma**
- Süßlich-faulig, ammoniakartiger Geruch: **hepatisches Koma** (Foeter hepatica)

Hals (Schilddrüse)

Im **Halsbereich** treffen verschiedene Strukturen aufeinander. Anatomisch verläuft hier die Trachea, der Ösophagus, eine Vielzahl von Gefäßen u. a. die Carotiden und Nerven. Ansässig sind in diesem Bereich ebenfalls die Wirbelkörper des Halswirbelsäulenbereiches, Lymphknoten und die Schilddrüse. Auf viele Bereiche und Strukturen wird in den nachfolgenden Kapiteln eingegangen.

Grundlagen

Die **Schilddrüse** ist ein zentrales endokrines Organ. Sie hat eine Schmetterlingsform und teilt sich in einen Lobus sinister und dexter, die über einen Isthmus miteinander verbunden sind (➤ Abb. 10.10). Der Isthmus projiziert auf den 2. bis 3. Trachealknorpel. Hinter der Schilddrüse verlaufen die Trachea und der Ösophagus. Ein Teil der Bevölkerung hat noch einen zusätzlichen kleinen Schilddrüsenlappen (Lobus pyramidalis). Die Schilddrüse produziert Triiodthyronin (T3), Thyroxin (T4) und Calcitonin. Dorsal der Schilddrüse liegen die Nebenschilddrüsen, jeweils zwei links und zwei rechts. Sie produzieren das Parathormon und Calcitriol, die Auswirkungen auf den Kalzium- und Phosphathaushalt im Körper haben.

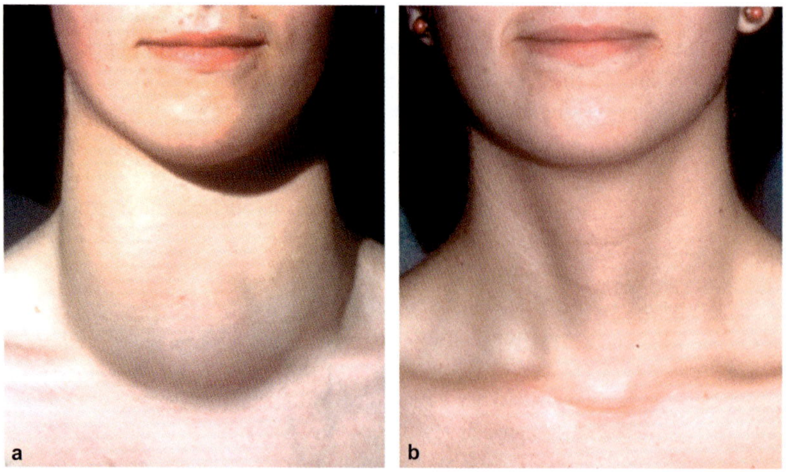

Abb. 10.10 Schilddrüse [T127]
a) Struma
b) In der Inspektion normal aussehende Schilddrüse

Spezielle Untersuchung

Im Rahmen von Fehlfunktionen der Schilddrüse kann es zu unterschiedlichen generalisierten Symptomen kommen (➤ Tab. 10.1).

Ein sitzender Patient ist für den Untersucher und die Beurteilbarkeit von Vorteil. Bei der **Inspektion** ist die Schilddrüse in verschiedenen Positionen zu beurteilen:

- in neutraler Kopfposition,
- bei Reklination,
- beim Schlucken.

Im Normalfall ist die Schilddrüse hier nicht sichtbar. Bei einer sichtbaren Vergrößerung ist darauf zu achten, ob die Schilddrüse ein- (Schilddrüsenkarzinom) oder beidseitig (Struma) vergrößert ist.

Bei der **Palpation** wird der Hals des Patienten von hinten umgriffen (➤ Abb. 10.11). Nach dem Aufsuchen der anatomischen Strukturen, wie den Schild- und Ringknorpel, geht es mit dem Betasten der Schilddrüse an beiden Schilddrüsenlappen gleichzeitig weiter, am sinnvollsten ist es von der Mitte aus zu beginnen. Hier können unregelmäßige Konsistenzen (Tumor, Zyste) auffallen, Druckschmerz (Thyreoiditis), Knoten oder ein Schwirren (Hyperthyreose). Danach folgt die Überprüfung der Verschieblichkeit, indem die Schilddrüse zur anderen Seite hin verschoben wird. Eine fehlende Verschieblichkeit kann auf pathologische Veränderungen der Schilddrüse hindeuten. Neben der Untersuchung der Schilddrüse kann an dieser Stelle die Beschaffenheit der Haut evaluiert werden.

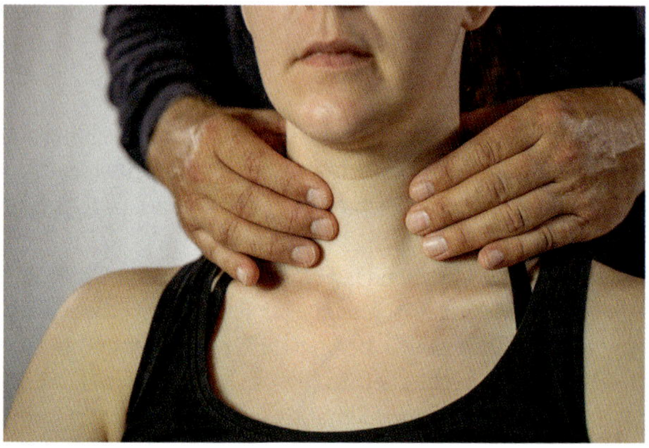

Abb. 10.11 Untersuchung der Schilddrüse [T1284]

Tab. 10.1 Symptome

Hypothyreose	Hyperthyreose
Körperlicher und geistiger Leistungsabfall, Antriebsarmut, Müdigkeit	Psychomotorische Unruhe
Gesteigerte Kälteempfindlichkeit	Wärmeintoleranz
Haut: trocken, kühl, teigig	Haut: warm, feucht
Gewichtszunahme	Gewichtsverlust (trotz Heißhunger)
Trockenes, brüchiges Haar	Weiches, dünnes Haar
Obstipation	Gesteigerte Stuhlfrequenz
Bradykardie	Tachykardie
Raue, heisere Stimme	Struma (70–90 %)

MERKE

Das Schwirren ist ein palpatorisches und auskultatorisches Phänomen, welches durch eine vermehrte Durchblutung der Schilddrüse zustande kommt. Palpatorisch fühlt sich das Schwirren wie eine Vibration an, auskultatorisch kann man es am ehesten als brummendes Geräusch beschreiben.

Bei der **Auskultation** kann ein Stridor hörbar sein, der aufgrund einer Vergrößerung der Schilddrüse und damit einer Einengung der Trachea entsteht, oder Nonnensausen (auskultatorisches leises, tieffrequentes, brausendes Geräusch von unterschiedlicher Intensität), welches für eine Hyperthyreose spricht.

10.2 Untersuchung des Thorax

10.2.1 Grundlagen

Der knöcherne **Brustkorb** (Cavea thoracis) hat seine Form aufgrund verschiedener Strukturen. Ventral befindet sich das Brustbein (Sternum), welches aus dem Manubrium sterni besteht, dieser bildet die Gelenkfläche für das Schlüsselbein (Clavicula) sowie dem Corpus sterni und dem Processus Xiphoideus (Schwertfortsatz). Zwischen dem Manubrium und dem Corpus sterni entsteht ein Winkel (Angulus sterni/ Angulus ludovici), der auf der Höhe der 2. Rippe liegt und das Aufsuchen von Strukturen, im Rahmen einer EKG-Diagnostik oder Auskultationspunkten, erleichtert.

PRAXISTIPP

Der Angulus sterni oder Angulus ludovici ist eine querverlaufende Verdickung auf dem Sternum und kann genutzt werden, um mit seiner Hilfe den 4. Interkostalraum aufzusuchen. Die Verdickung ist gut zu ertasten, wenn man mit dem Finger vom Jugulum, langsam in der Mitte des Brustbeins fußwärts fährt. Ist die Erhebung aufgefunden worden, so kann man mit den Fingern seitlich nach unten neben das Brustbein gleiten. Die dort zu ertastende Vertiefung ist der 2. Interkostalraum. Gleitet man nun mit dem Finger weiter fußwärts, so folgt die 3. Rippe, der 3. Interkostalraum, dann die 4. Rippe und schließlich der 4. Interkostalraum.

Die Rippen, die teilweise mit dem Sternum verbunden sind, liegen als schützender Apparat um die Organe (➤ Abb. 10.12). Es gibt zwölf Rippenpaare, von denen sieben (Costae verae) eine direkte Verbindung zum Sternum haben. Die drei anschließenden Rippenpaare (Costae spuriae) haben einen knorpeligen Anteil, über den sie eine Verbindung zum Sternum haben. Die letzten beiden Rippenpaare (Costae fluctuantes) haben keine Anbindung zum Rippenbogen. In den Zwischenrippenräumen (Interkostalräumen) befinden sich Leitungsbahnen (Ateria, Vena, N. intercostalis), die unterhalb der Rippen verlaufen.

MERKE

Aufgrund der Leitungsbahnen (Arteria, Vena, N. intercostalis) unterhalb der Rippen sollte bei einer Entlastungspunktion auf das Einbringen der Entlastungsnadel nahe des oberen Rippenrandes geachtet werden.

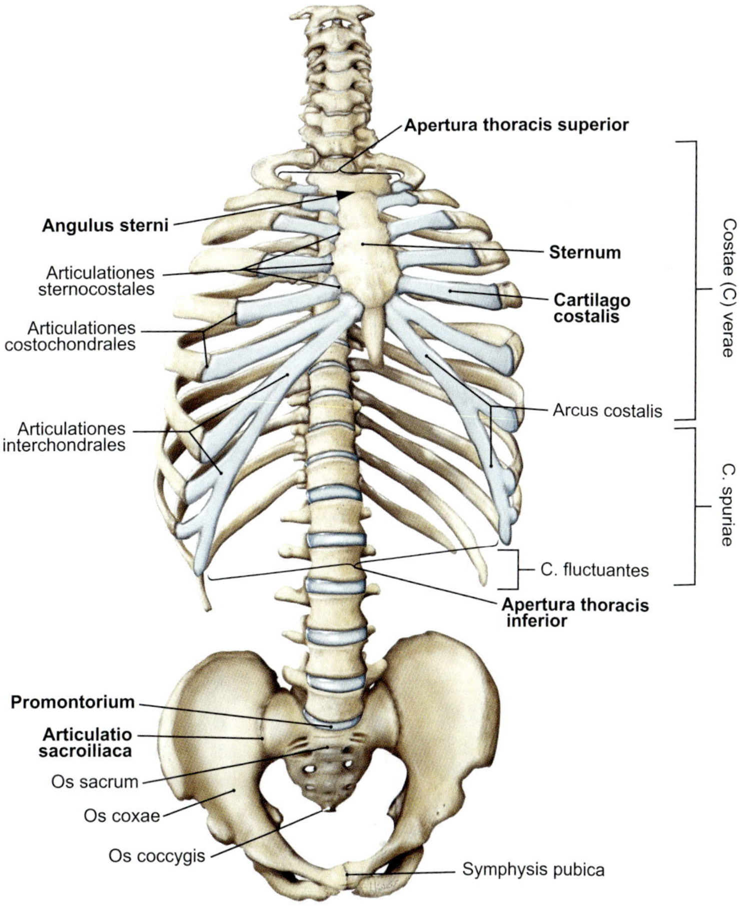

Abb. 10.12 Rumpfskelett mit knöchernem Thorax und Knorpel [L266]

Dorsal befindet sich die Wirbelsäule (Columna vertebralis), hier sind die Rippen über Gelenke mit den Wirbelkörpern verbunden.

Die **Thoraxhöhle** (Cavitas thoracis) gliedert sich in zwei **Pleurahöhlen** (Cavitates pleuralis), welche die rechte und linke Lunge umhüllen und dem dazwischen liegenden Mediastinum.

Die Pleura bildet die Grundstruktur der Pleurahöhle und besteht aus zwei Blättern. Das Rippenfell (Pleura parietalis) schlägt am Hilum in das Lungenfell (Pleura viszerale) um. Dazwischen liegt der Pleuraspalt der mit ca. 5 ml seröser Flüssigkeit gefüllt ist und damit die Haftung der Lunge an der Rumpfwand gewährleistet. Einen zusätzlichen Raum bei tiefer Inspiration bieten die Komplementärräume (Recessus pleurales). Es gibt vier große Räume:

- **Recessus costodiaphragmaticus:** lateral (zwischen Rippen und Zwerchfell), in der mittleren Axillarlinie (wichtigste Recessus)
- **Recessus costomediastinalis:** beidseits ventral zwischen Mediastinum und Brustwand
- **Recessus phrenicomediastinalis**: kaudal zwischen Zwerchfell und Mediastinum
- **Recessus vertebromediastinalis:** dorsal neben der Wirbelsäule

MERKE

Bei einem Pleuraerguss sammelt sich, aufgrund der Schwerkräfte, zwischen Lungenunterseite und Zwerchfell Flüssigkeit an und kann dann im Röntgen-Thorax im Recessus costodiaphragmaticus sichtbar sein. Pleuraergüsse können u. a. im Rahmen einer Herzinsuffizienz entstehen sowie bei entzündlichen Prozessen oder auf dem Boden einer Krebserkrankung (z.B. bei Brustkrebs). Bei der Untersuchung kann ein Pleuraerguss durch eine verminderte Bronchophonie oder Stimmfremitus (➤ Kap. 10.2.2) erkennbar sein sowie einem hörbaren nach lateral ansteigenden gedämpften Klopfschall.

Zwischen den Pleurahöhlen liegt das Mediastinum, jenes ist in unterschiedliche Räume gegliedert und enthält unterschiedliche Organstrukturen (➤ Abb. 10.13). Ausgerichtet ist die Gliederung an der Lage des Herzens im Mediastinum medius. Dort liegt der Herzbeutel mit den herznahen Gefäßen (Aorta ascendens, Truncus pulmonalis, N. phrenicus mit den Vasa pericardiacophrenica).

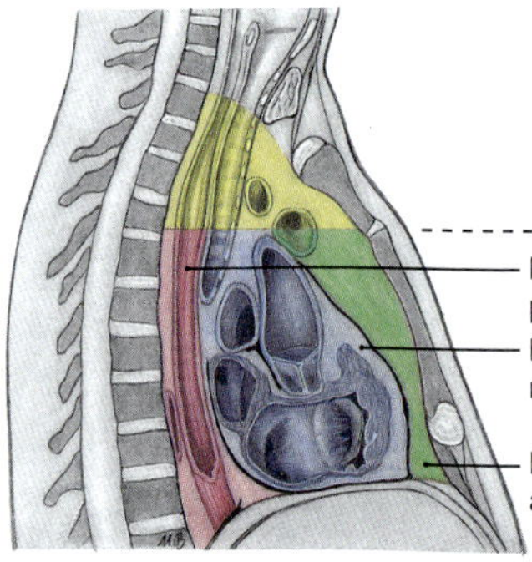

Abb. 10.13 Gliederung des Mediastinums [S700-L126]

Herz

Das **Herz** (Cor) ist ein vierkammeriges, muskulöses Hohlorgan (➤ Abb. 10.14). Das überwiegend auf der linken Seite der Mediastinallinie verschobene Herz ist um seine eigene Längsachse gedreht und hat die Form eines umgedrehten Kegels (45°-Winkel, je nach Konstitutionstyp). Dabei liegt die Herzbasis (Basis cordis) kranial und ist die Austrittspforte der Aorta und des Truncus pulmonalis. Die Herzspitze (Apex cordis) wird hauptsächlich vom linken Ventrikel gebildet. Der größte Teil des rechten Ventrikels bildet die Facies sternocostalis und ist die ventrale Fläche des Herzens. Die Facies diaphragmatica ist die Fläche, die dem Diaphragma aufliegt und wird vom rechten und linken Ventrikel gebildet, welche der klinischen Hinterwand entspricht. Die Flächen, die an die Pleurahöhlen angrenzen, heißen Facies pulmonalis sinistra und dextra und werden an der rechten Seite durch den rechten Vorhof gebildet und an der linken Seite durch den linken Vorhof und den linken Ventrikel.

Der **Herzbeutel** (Pericardium) besteht aus dem Pericardium fibrosum (außen) und dem Pericardium serosum (innen), welches sich aus zwei Blättern zusammensetzt. Das parietale Blatt liegt dem Pericardium fibrosum auf, das viszerale Blatt entspricht dem Epikard der Herzwand. Die Umschlagfalte schlägt ventral an der Aorta, dem Truncus pulmonalis und der Vena cava superior um. Durch die unterschiedlichen Fixierungspunkte des Perikards ist die Lage des Herzens atemabhängig.

Das innere Herz besteht aus vier Räumen (➤ Abb. 10.15). Der rechte Vorhof (Atrium dextrum) hat einen glatten Anteil, der embryonal entstanden ist und die beiden Hohlvenen miteinander verbindet, des Weiteren liegt in diesem Anteil die Fossa ovalis (Überbleibsel des Foramen ovale). Der raue Anteil ist mit Muskeln besetzt (Mm. pectinati), dort ist das rechte Herzohr beheimatet (Auricula dextra). Weitere Anteile im rechten Vorhof sind die Trikuspidalklappe, die den rechten Vorhof von der rechten Kammer abgrenzt und Anteile des Erregungsleitungssystems (Sinusknoten und AV-Knoten), außerdem befindet sich dort der Einflusstrakt der Vena cava superior und inferior sowie der des Sinus coronarius. Im rechten Ventrikel (Ventriculus dexter) befinden sich drei Papillarmuskeln (M. papillaris anterior, posterior und septalis), die über Sehnenfäden (Chordae tendineae) an der Trikuspidalklappe befestigt sind. Im linken Ventrikel (Ventriculus sinister) hingegen gibt es nur zwei Papillarmuskeln (M. papillaris anterior und posterior), die über die Chordae tendineae an der Mitralklappe fixiert sind.

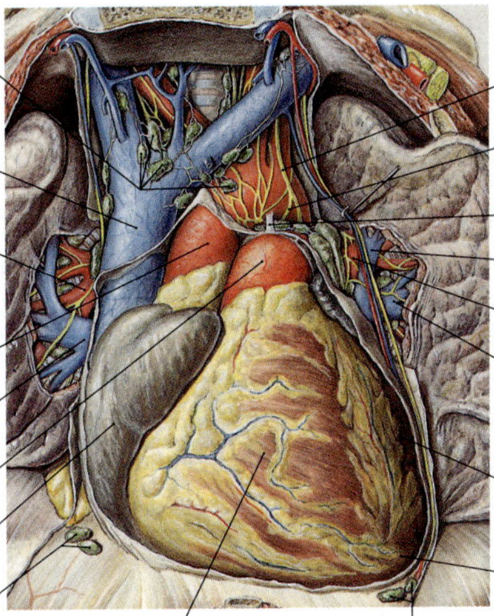

Abb. 10.14 Situs Cordis [S700]

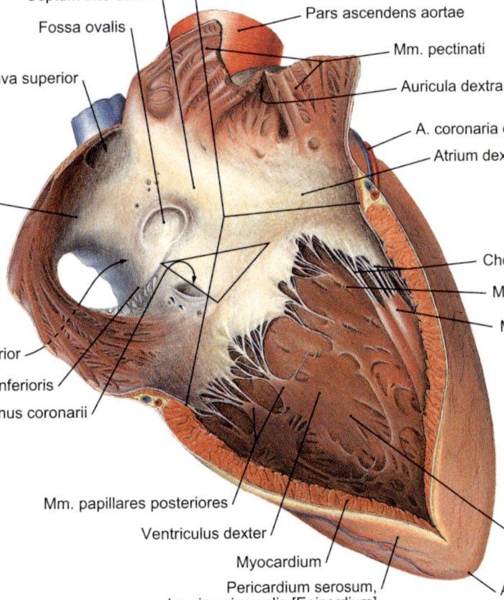

Abb. 10.15 Das Herz von innen [S700]

MERKE

Bei einem Herzinfarkt können auch die Papillarmuskeln betroffen sein. Als Folge können die Chordae tendineae abreißen und es entsteht eine Klappeninsuffizienz, welche sich beispielsweise in einem Lungenödem manifestiert.

Im linken Vorhof (Atrium sinistrum) befindet sich ebenfalls ein Herzohr (Auricula sinistra) sowie die Eintrittsstelle der vier Lungenvenen (Vv. pulmonales) und die Valvula foraminis (Überbleibsel des Foramen ovale).

Das Wissen über den anatomischen Aufbau und den Verlauf der Herzkranzgefäße (Aa. coronariae) ist immanent, da sonst keine qualifizierte Identifikation eines Herzinfarkts erfolgen kann.

Die **linke Koronararterie** (A. coronaria sinistra) teilt sich direkt in zwei Hauptäste auf. Der eine Ast (R. circumflexus, „RCX") verläuft im Sulcus coronarius auf die Rückseite des linken Herzens, aus ihm gehen im Verlauf viele weitere kleinere Gefäße ab. Der andere Hauptast, der R. interventricularis anterior (auch RIVA bzw. LAD) verläuft im Sulcus interventricularis anterior in Richtung Apex cordis. Aus ihm gehen u. a. der R. coni arteriosi, R. lateralis R. diagonalis und die Rr. interventriculares septales hervor. Gemeinsam versorgen der RCX und der RIVA den linken Vorhof, Teile der linken Kammer die Vorderseite des rechten Ventrikels und Teile des vorderen Kammerseptums.

Die **rechte Koronararterie** (A. coronaria dextra) verläuft nach ihrem Abgang aus der Aorta unterhalb des rechten Herzohres in den rechten Sulcus coronarius zur Facies diaphragmatica des Herzens und geht von dort häufig in den R. interventricularis posterior über. Von der A. coronaria dextra gehen zwei im Verlauf folgende klinisch relevante Äste ab: R. nodi sinuatrialis (Sinusknoten) und R. nodi atrioventricularis (AV-Knoten). Die rechte Koronararterie mit ihren Ästen versorgt den rechten Ventrikel und den Vorhof, Teile des linken Ventrikels (Pars diaphragmatica), Teile des hinteren Kammerseptums und den Sinus- und AV-Knoten.

Da die anatomischen Strukturen der Gefäße variabel sind, werden unterschiedliche Versorgertypen klassifiziert. Der Normalversorgertyp bezeichnet die am häufigsten vorkommende Verlaufsform der Koronararterien, bei der die Hinterwand/Rückwand durch Anteile der linken und rechten Herzkranzarterie versorgt wird (➤ Abb. 10.16). Der Rechtsversorgertyp beschreibt die stärkere Ausprägung der A. coronaria dextra, die den posterioren Teil des R. circumflexus der A. coronaria sinistra ersetzt und einen größeren Anteil des Ventrikelseptums versorgt. Beim Linksversorgertyp hat der R. circumflexus einen zusätzlichen Abgang, den R. interventricularis posterior, der den linken Ventrikel, Teile des rechten Ventrikels und das gesamte Ventrikelseptum versorgt (➤ Abb. 10.17).

Lunge

Neben dem Herzen ist die **Lunge** ein weiteres lebenswichtiges Organ. Die Trachea dient als anatomische Verbindung zwischen dem Larynx und den Hauptbronchien (Bronchus principalis dexter und sinister). Sie bildet einen **anatomischen Totraum**, in dem etwa ein Drittel des Atemzugvolumens verbleibt. Die Trachea wird durch Knorpelspangen offen gehalten. Die knorpelige Struktur wird dorsal von Bindegewebe unterbrochen, das zudem glatte Muskulatur (M. trachealis) enthält.

Der rechte der beiden Hauptbronchien steht fast senkrecht, wohingegen der linke Hauptbronchus etwas flacher abfällt.

MERKE

Durch die Anatomie der Hauptbronchien kommt es bei einer Aspiration dazu, dass Sekrete, Flüssigkeiten oder Boli häufiger in die rechte Lunge gelangen.

Die rechte Lunge (Pulmo dexter) ist in drei **Lungenlappen** untergliedert (Lobus superior, medius und inferior), welche

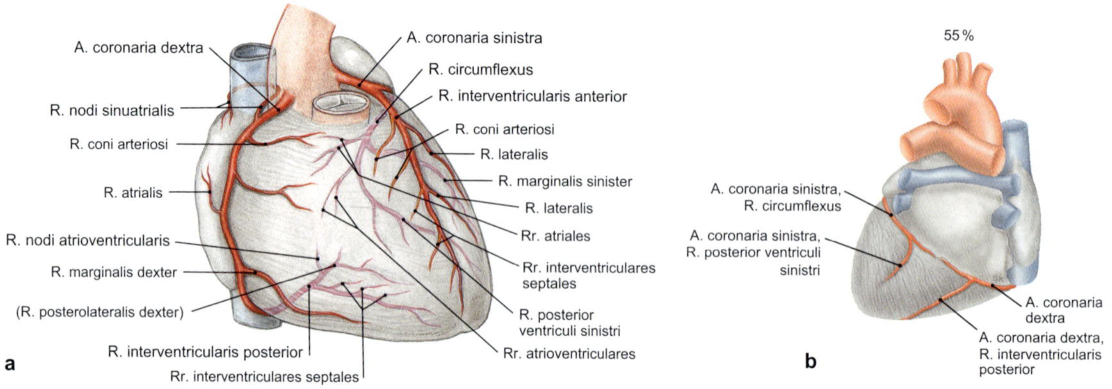

Abb. 10.16 Ausgeglichener Versorgungstyp der Herzkranzarterien Aa. Coronariae [S700-L238]
a) Ansicht von ventral
b) Ansicht von dorsal

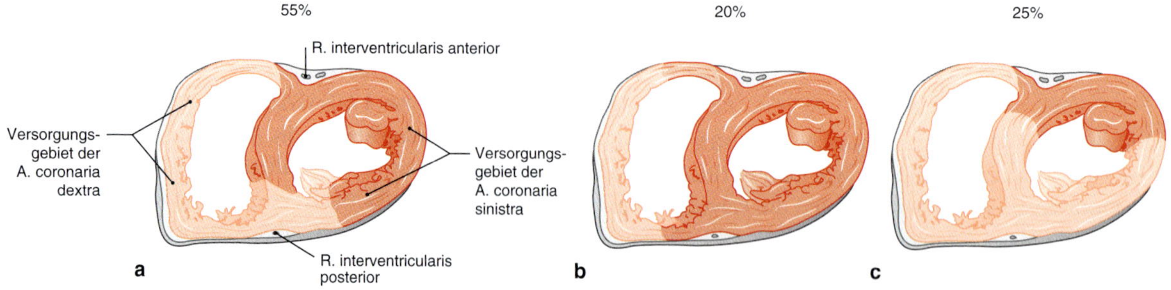

Abb. 10.17 Versorgungsgebiete der A. coronaria dextra und sinistra im Querschnitt [S700-L126]/[B50~M282/L132]/[E1120]
a) Normalversorgertyp
b) Linksversorgertyp
c) Rechtsversorgertyp

durch die Fissura obliqua und die Fissura horizontalis abgegrenzt werden. Die linke Lunge (Pulmo sinister) hingegen hat nur zwei Lungenlappen (Lobus superior und inferior), dies liegt an der Ausdehnung des Mediastinums inklusive des Herzens nach links. Die Fissura obliqua grenzt die beiden Lungenlappen voneinander ab. Die Lingula ist eine Ausziehung des linken Lungenoberlappens, die unterhalb der Incisura cardiaca ausläuft.

Die **Lungenspitze** (Apex pulmonalis) überragt die obere Thoraxaperatur (obere Öffnung des Brustkorbs), die Lungenbasis liegt dagegen breitflächig dem Zwerchfell auf und bildet so die Facies diaphragmatica. Die Facies costalis liegt lateral den Rippen an und die Facies mediastinalis liegt medial und umfasst das Hilum pulmonalis.

Das luftleitende System teilt sich immer weiter in kleinere Verzweigungen auf. Im Verlauf sind folgende Strukturen zu nennen: Die **Hauptbronchien** (Bronchi principales) teilen sich in die Lungenlappen (Bronchi lobares; rechts 3 und links 2) auf, die sich wiederum in die Lungensegmente (Bronchi segmentales: rechts 10, links 9) unterteilen. Die kleinsten Strukturen bilden die Bronchi, Bronchioli und Broncholi terminales (Azinus), die letztendlich in die Alveolen (Broncholi respiratorii) übergehen und weiter in den Ductus alveolares und den Sacculi alveolare. Die Broncholi respiratorii sowie der Ductus alveolare und der Sacculi alveolare nehmen am Gasaustausch teil (➤ Abb. 10.18).

Die Atmung wird durch verschiedene Muskeln unterstützt. Bei der Inspiration sind v. a. das **Zwerchfell** sowie die Mm. intercostalis externi und die Mm. Scaleni beteiligt. Zu der Atemhilfsmuskulatur bei der **Inspiration** zählen der M. sternocleidomastoideus, M. serratus posterior, anterior und inferior und der M. pectoralis major und minor. Die Inspiration ist ein aktiver Vorgang, wohingegen die **Exspiration** vorwiegend ein passiver Vorgang ist. Sie wird ermöglicht durch die Mm. intercostalis interni und intimi, Mm. subcostales und M. transversus thoracis. Die Atemhilfsmuskulatur der Exspiration sind der M. transversus abdominis, Mm. obliquus externus und internus abdominis, der M. latissimus

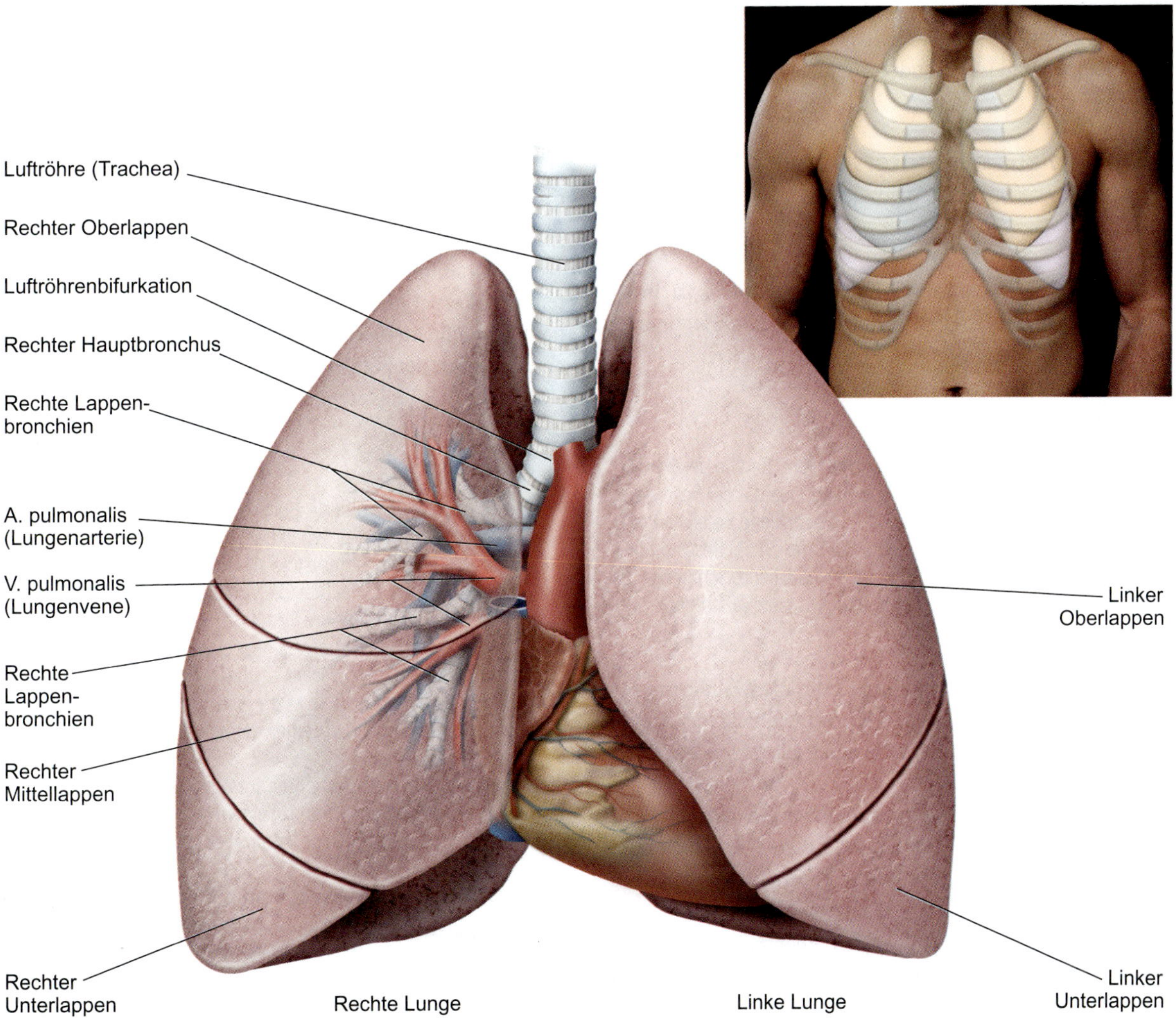

Abb. 10.18 Anatomie der Lunge [L275, J787]

dorsi und der M. iliocostali. Ein Einsatz der exspiratorischen Atemhilfsmuskulatur kann ein Hinweis auf eine stark erhöhte Atemarbeit sein (also das Herauspressen der Luft).

Eine weitere Struktur, die sich im Thorax befindet, ist der **Ösophagus.** Ein 25–30 cm langer Muskelschlauch, der durch das hintere Mediastinum zieht und im Hiatus oesophagus durch das Zwerchfell am Mageneingang endet. Er ist in drei Abschnitte eingeteilt, den Pars cervicalis, der dorsal der Trachea verläuft, den Pars thoracica, der durch das Perikard getrennt Kontakt zum linken Vorhof hat und den Pars abdominalis der intraperitoneal liegt. Der Ösophagus hat drei Engstellen: Die Ringknorpelenge, die Aortenenge und die Zwerchfellenge. Durch natürliche strukturelle Schwachstellen kann es entlang des Ösophagus zur Ausbildung eines Divertikels kommen z. B. einem Zenker-Divertikel. Weitere Erkrankungen sind Refluxösophagitis, Barett-Ösophagus oder Ösophagusvarizen.

Ein für die Immunabwehr wichtiges Organ ist der Thymus, der ein primär lymphatisches Organ ist. In ihm reifen die T-Lymphozyten. Er liegt am weitesten ventral auf den großen Gefäßen im Trigonum thymicum im oberen Mediastinum. Mit zunehmendem Alter kommt es zur Verfettung des Thymus (Thymusinvolution). Er teilt sich grob in zwei asymmetrische Lappen und ist besonders in jungen Jahren aktiv.

10.2.2 Ablauf der Untersuchung

Herz

Im Rahmen der **Anamnese** sind Informationen zu Brustschmerzen (bei z. B. Angina pectoris oder einem Herzinfarkt) zu verifizieren.

MERKE

Folgende anamnestische Befunde sind relevant: Beginn der Schmerzen; Schmerzen bei Belastung oder in Ruhe; Qualität der Schmerzen (atemabhängig, stechend, drückend …); betroffene Bereiche (lokal oder Ausstrahlung); Schmerzskala (VAS oder NRS); Beschreibung der Schmerzen im zeitlichen Verlauf (gleichbleibend; Schmerzen zu unterschiedlichen Tageszeiten, z. B. morgens beim Aufstehen).

Ein weiterer Punkt der Anamnese kann die Evaluierung von Herzrasen oder -klopfen sein, in Zusammenhang mit starkem Harndrang kommt dies bei z. B. einer paroxysmalen Tachykardie vor.

Periphere Ödeme, Halsvenenstauung, ein Ikterus (Stauungsleber) oder Aszites können im Rahmen der **Inspektion** Hinweise auf eine Herzinsuffizienz geben. Sichtbare Gefäßpulsationen können auf ein Aneurysma hinweisen.

Der Herzspitzenstoß kann in der weiteren Untersuchung mit der flachen Hand über der Medioklavikularlinie im 4. bis 5. ICR palpiert werden. Hier können Pathologien wie Verlagerung, Schwirren oder Pulsationen fühlbar sein.

MERKE

Verlagerung des Herzens bei z. B. Linksherzhypertrophie (Verschiebung des tastbaren Herzspitzenstoß in den 6. ICR lateral der Medioklavikularlinie).
Schwirren (tieffrequentiertes Vibrieren) kann bei z. B. einer Mitralklappeninsuffizienz bei einem akuten Abriss der Chordae tendineae im Rahmen eines Herzinfarkts, aber auch in anderen Bereichen palpabel sein: Im 2. ICR parasternal, im Jugulum oder an den Carotiden bei einer Aortenstenose oder im 4. ICR parasternal bei einem Ventrikelseptumdefekt.
Verstärkte Pulsationen entstehen z. B. bei Hypertonie oder bei hypertropher obstruktiver Kardiomyopathie.

Die Herzdämpfung beschreibt einen gedämpften **Perkussionsschall** über dem Herzen zur groben Einschätzung der Herzgröße. Dieser kommt zustande, da das Herz und das umliegende Lungengewebe eine deutlich unterschiedliche Schallweiterleitung aufweisen. Eine absolute Herzdämpfung entsteht in einem kleinen Bereich der Brustwand, und zwar da, wo das Herz unmittelbar anliegt, der Klopfschall ist dort stark gedämpft. Die relative Herzdämpfung ist an Stellen ausmachbar, wo das Herz von der Lunge überlagert wird (Recessus costomediastinalis), dort ist der Klopfschall weniger gedämpft. Die relative Herzdämpfung kann zur Bestimmung der Herzgröße herangezogen werden. Die Vergrößerung der Perkussionsfläche der Herzdämpfung kann ein Hinweis auf eine Hypertrophie des Herzens sein und damit wie oben beschrieben auch eine Verlagerung des zu tastenden Herzspitzenstoßes zur Folge haben (➤ Abb. 10.19).

Die darauffolgende **Auskultation** sollte bei hochgelagertem Oberkörper und in den Atempausen des Patienten, unter paralleler Palpation des Radialispulses, erfolgen. Die zeitgleiche Palpation des Radialispulses gibt Hinweise auf außergewöhnliche Pulsqualitäten.

MERKE

Pulsdefizit: Die auskultierte Herzfrequenz stimmt nicht mit dem Radialispuls überein (z. B. bei Extrasystolen oder Tachyarrhythmia absoluta). Wenn eine Extrasystole zu rasch auf die vorangegangene Herzaktion folgt, ist die Diastole verkürzt und das zur Verfügung stehende Blutvolumen für die Systole zu gering, um ein tastbaren Puls zu generieren (auskultatorisch ist eine Herzaktion zu hören).
Pulsus paradoxus: Schwächer tastbarer Puls bei der Inspiration. Durch die Inspiration kommt es zu einer Blutansammlung in den Lungenvenen und damit zu einer geringeren Blutmenge in Richtung des linken Herzens.
Dies entsteht durch den erhöhten intrathorakalen Druck bei z. B. einem Spannungspneumothorax, einem Asthmaanfall oder einer Perikardtamponade. Als Folge kommt es zu einem starken Blutdruckabfall.
Pulsus tardus et parvus: Schwacher Puls mit langsam ansteigender Amplitude (z. B. Aortenklappenstenose).
Pulsus celer et altus (auch Wasserhammerpuls): Kräftig tastbarer Puls und gleichzeitig schnell ansteigende Amplitude (z. B. Aortenklappeninsuffizienz oder Ductus arteriosus).
Pulsus alternans: Wechselnde Pulsstärke (z. B. Herzinsuffizienz).

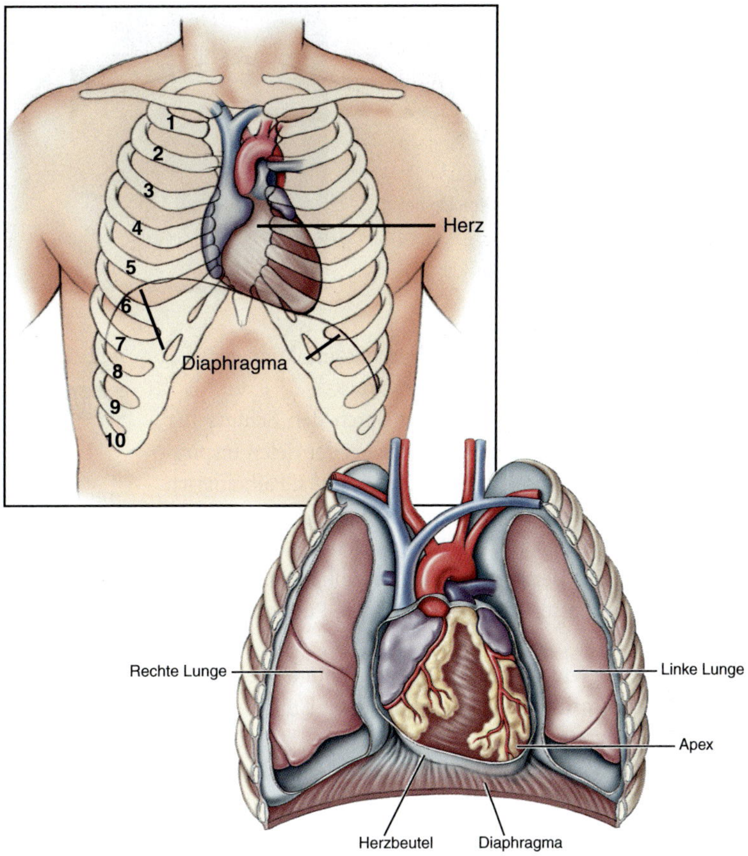

Abb. 10.19 Lage des Herzens im Mediastinum [G779]

Die **Auskultationspunkte** für das Herz sind (➤ Abb. 10.20):

- **Erb-Punkt:** 3. ICR; links parasternal (zentraler Auskultationspunkt, um einen groben Überblick über die Herztöne zu bekommen)
- **Aortenklappe:** 2. ICR; rechts parasternal
- **Pulmonalklappe:** 2. ICR; links parasternal
- **Trikuspidalklappe:** 4. ICR; rechts parasternal
- **Mitralklappe:** 5. ICR; links medioklavikulär

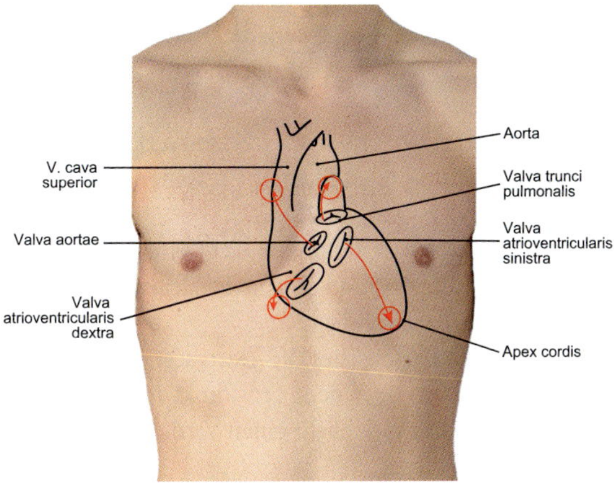

Abb. 10.20 Auskultationspunkt am Patienten dargestellt [S701-J803/L126]

MERKE

Merkspruch zu den Auskultationspunkten: „Anton Pullmann trinkt Milch um 22:45 und erbricht um 3."
Eine Insuffizienz einer Herzklappe beschreibt die Schlussunfähigkeit dieser („Undichtigkeit") und eine Stenose eine eingeschränkte Öffnung der Herzklappe.

Die gezielte Auskultation der Aortenklappen wird erleichtert durch einen sitzenden Patienten mit nach vorn geneigtem Oberkörper. Hier ist auch zu prüfen, ob es mögliche Fortleitungen des Geräusches in die Carotiden gibt.

Eine gezielte Auskultation der Mitralklappe ist bei einem Patienten in Linksseitenlage mit nach vorn angewinkeltem Arm am einfachsten, die Hand des Patienten sollte an seinem eigenen Hinterkopf liegen (➤ Abb. 10.21). Eine Fortleitung der Herzgeräusche ist auch hier möglich und kann durch eine Auskultation in der Axillarregion links verifiziert werden.

Herztöne:

- 1. Herzton: Schluss von Mitral- und Trikuspidalklappe; Ventrikelanspannungston
- 2. Herzton: Schluss der Aorten- und Pulmonalklappe

Der 3. und 4. Herzton ist bei Kindern und Jugendlichen physiologisch, bei Erwachsenen hingegen pathologisch.

- 3. Herzton: Ausdruck einer diastolischen Überlastung des Herzens im Rahmen einer Mitralklappeninsuffizienz

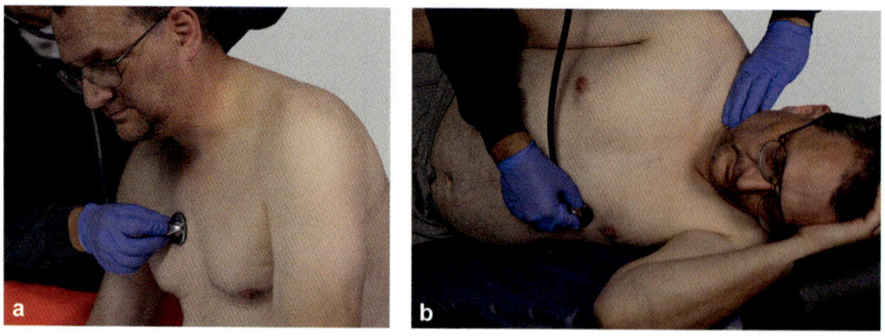

Abb. 10.21 Position des Patienten bei der Auskultation [T1284]
a) Auskultation der Aortenklappe
b) Auskultation der Mitralklappe

- 4. Herzton: ist sehr selten, leise Vorhofkontraktion gegen einen erhöhten linksventrikulären Druck

Ein gespaltener 2. Herzton entsteht durch den Schluss der Aortenklappe vor der Pulmonalklappe bei der tiefen Inspiration und ist physiologisch bei einer Zeit < 0,08 s. Pathologisch hingegen ist ein verstärkter Ton bei einer Zeit von > 0,08 s. Die Ursache hierfür kann ein Rechtsschenkelblock sein. Ist dieser gespaltene Herzton aber atemunabhängig, liegt vermutlich ein Vorhofseptumdefekt oder eine Pulmonalstenose vor.

Um einen Herzton zu beschreiben, benötigt es einige im Folgenden beschriebene Aspekte, beginnend mit der Lautstärke des vernommenen Herzgeräusches (➤ Tab. 10.2).

Die Lautstärke beschreibt, in welchem der Auskultationspunkte das Geräusch am lautesten gehört wurde, dies stellt das „Punctum maximum" dar.

Danach wird das Herzgeräusch in Relation zur Herzphase gesetzt. Tritt es eher in der Systole, in der Diastole oder kontinuierlich auf. In Bezug auf die Herzaktion wird das Geräusch in früh-, mittel-, spät- oder holosystolisch/-diastolisch bezeichnet.

Im Weiteren geht es um den zeitlichen Verlauf des Geräusches: spindelförmig, bandförmig, Crescendo- oder Decrescendogeräusch (➤ Abb. 10.22).

Abschließend geht es darum, ob das Geräusch hoch- oder tieffrequent zu hören ist und ob eine Fortleitung in die Karotiden oder in die Axilla vorliegt.

Beispiel: Holodiastolisches 3/6-Decrescendogeräusch mit punctum maximum über dem Erb-Punkt im Anschluss an den 2. Herzton. Dies spricht für einen Verdacht auf eine Aortenklappeninsuffizienz.

Auskultationsbefunde bei Herzklappenfehlern sind in ➤ Tab. 10.3 aufgeführt.

ACHTUNG

Die Gabe von Nitraten bei Patienten mit einer Aortenklappenstenose und/oder schwerer Mitralklappenstenose ist kontraindiziert, da die Gabe beim Vorliegen eines akuten Lungenödems bei Patienten mit einer schweren Aortenklappenstenose das Risiko einer anhaltenden Hypotonie erhöht. Diese Patienten können aufgrund der Erkrankung nicht das Schlagvolumen erhöhen, um die Vor- und Nachlastsenkung auszugleichen.

Tab. 10.2 Lautstärke der Herzgeräusche

Lautstärke	Differenzierung
1/6	Nur mit Mühe bei der Auskultation und während einer Atempause hörbar
2/6	Leise, doch während der Auskultation hörbar
3/6	Laut, aber kein Schwirren
4/6	Laut mit Schwirren
5/6	Hörbar, auch bei nur leicht aufgelegtem Stethoskop
6/6	Geräusch ist ohne Stethoskop hörbar

PRAXISTIPP

Es gibt diverse Internetseiten, auf denen verschiedenste pathologische Auskultationsbefunde des Herzens zur Verfügung stehen und mit denen man gut üben kann!

Tab. 10.3 Auskultationsbefunde

Herzklappenfehler	Befund
Mitralklappeninsuffizienz (5. ICR links medioklavikulär)	Leiser 1. Herzton; bandförmiges, hochfrequentes Systolikum; bei höhergradiger Insuffizienz in der Diastole hörbar; evtl. 3. Herzton
Mitralklappenstenose (5. ICR links medioklavikulär)	Paukender 1. Herzton; diastolisches Decrescendogeräusch, das in ein frühsystolisches Crescendogeräusch übergeht; Mitralöffnungston; bei Pulmonalinsuffizienz: Graham-Steel-Geräusch
Aortenklappeninsuffizienz (2. ICR rechts parasternal)	Nach dem 2. Herzton hörbares diastolisches, hochfrequentes Decrescendogeräusch; evtl. spindelförmiges Systolikum bei erhöhtem Schlagvolumen; evtl. Austin-Flint-Geräusch (rumpelndes Diastolikum)
Aortenklappenstenose (2. ICR rechts parasternal)	Leiser oder fehlender 1. Herzton; Raues, spindelförmiges Systolikum; Fortleitung in die Carotiden; 2. Herzton atemabhängig gespalten

Lunge

Bei der **Anamnese** von Patienten deren Lunge untersucht werden soll, ist es sinnvoll nach aktuellen Beschwerden wie Atemnot, Husten, Auswurf oder Schmerzen zu fragen. Im

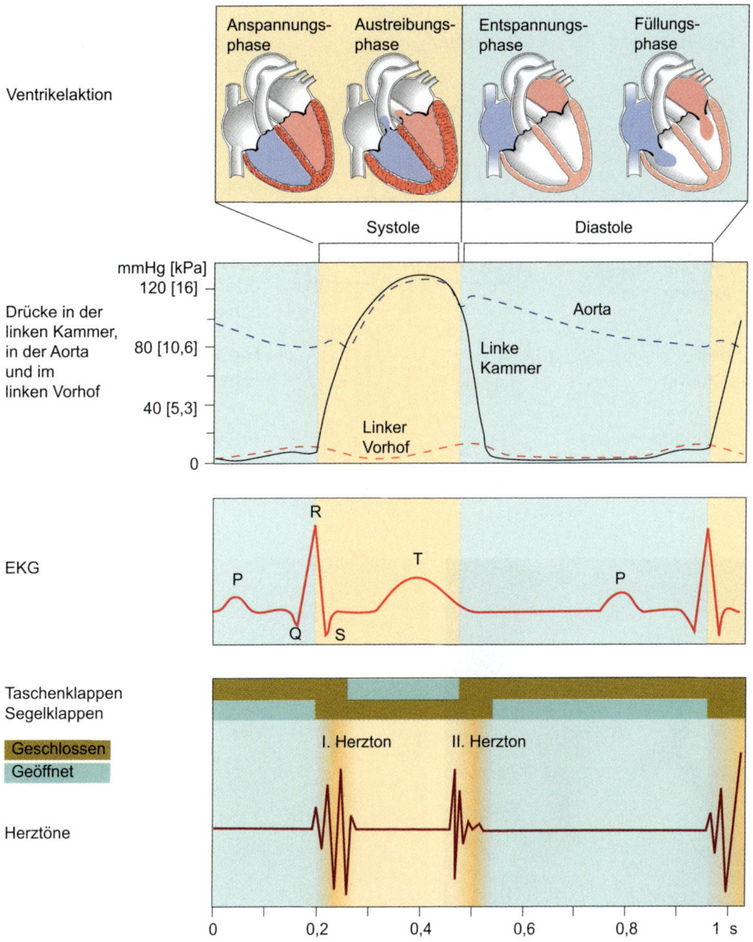

Abb. 10.22 Zeitlicher Verlauf der Herzgeräusche im Verhältnis zu Herzphase, Druck und EKG [L190]

Zuge dessen ist es auch wichtig, zu erfragen, welcher beruflichen Tätigkeit der Patient nachgeht und ob er im Rahmen seines Berufes oder seiner Freizeit Noxen ausgesetzt ist.

Bei der **Inspektion** sollte zunächst die Atmung eingeschätzt werden. Folgende Punkte sind dabei relevant: Atemgeräusche, die Atemfrequenz, das Atemzugvolumen (tiefe oder flache Atmung), die Atemarbeit (Nutzung der Atemhilfsmuskulatur; Einziehungen ins Jugulum oder in die Interkostalräume), die Atemexkursion (Brust- oder Bauchatmer) und ob bestimmte Atemmuster vorliegen (➤ Abb. 10.23).

MERKE

Biot-Atmung: Tiefe Atemzüge mit Apnoephasen bei erhöhtem Hirndruck; Verletzungen des Gehirns.

Cheyne-Stokes-Atmung: Zu- und abnehmende Amplituden der Atemtiefe mit phasenweise auftretender Hyper- oder Hypoventilation und Apnoephasen sind Zeichen einer Schädigung des Atemzentrums.

Kußmaul-Atmung: Vertiefte, gleichmäßige Atmung kommt bei einer metabolischen Azidose vor.

Schnappatmung (agonale Atmung): Vereinzelt tiefe Atemzüge mit längeren Apnoephasen treten bei einem Kreislaufstillstand auf.

Für die weiteren Untersuchungen im Rahmen der **Inspektion** soll der Patient mehrfach ein- und ausatmen. Dann wird zunächst die Thoraxform bestimmt, deren Form variabel sein kann. Abweichendes strukturelles Aussehen tritt bei einem Fassthorax (im Rahmen einer COPD-Erkrankung); einem Flachthorax (geringer Tiefendurchmesser konstitutionell, zum Teil mit Mitralklappenprolaps assoziiert) oder bei der Trichterbrust (Einsenkung des Sternums Richtung Wirbelsäule, wodurch ein Trichter entsteht; die genaue Ursache ist nicht vollkommen klar) (➤ Abb. 10.24) auf. Des Weiteren kann nach Zyanosen, Pulsationen im Thoraxbereich und prominenten Halsvenen geschaut werden. An den Händen bzw. Fingern können Nikotinflecken sichtbar sein oder sog. Uhrglasnägel bzw. Trommelschlägelfinger. Uhrglasnägel haben eine kolbenartige Form und sind stark konvex vergrößert. Gemeinsam mit rundlich, aufgetriebenen Fingerendgliedern spricht man von Trommelschlägelfingern, diese Veränderungen treten im Rahmen von Lungenerkrankungen, zyanotischen Herzerkrankungen oder Eisenmangel auf.

Bei der **Palpation** wird eine seitengleiche Thoraxexkursion (von hinten unterhalb der Scapula) untersucht sowie die Stabilität in zwei Ebenen. Bei der Untersuchung des

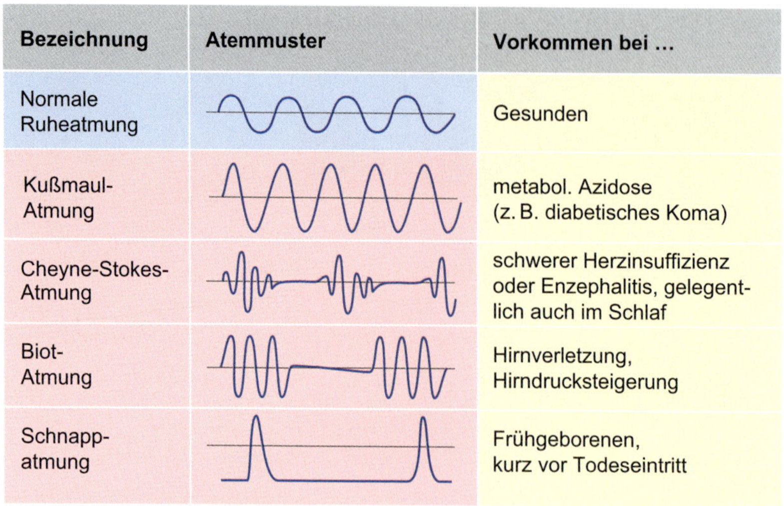

Abb. 10.23 Grafische Darstellung der Atemmuster [L190]

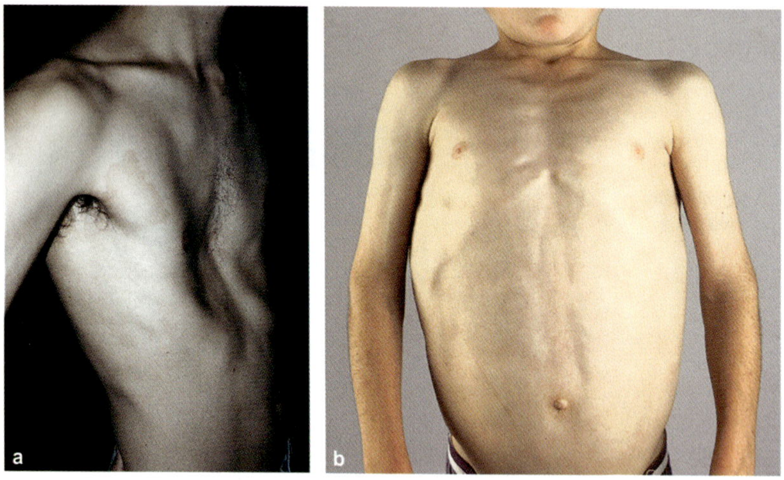

Abb. 10.24 Thoraxformen
a) Trichterbrust [M537]
b) Fassthorax [T409]

Stimmfremitus werden beide Hände jeweils links und rechts auf Höhe der 8. bis 10. Rippe in der Scapularlinie aufgelegt und der Patient dazu aufgefordert mit tiefer Stimme „99" zu sagen (➤ Abb. 10.25). Dabei wird die Schallweiterleitung der Lunge beurteilt und es können so Rückschlüsse auf die Dichte des Lungengewebes gezogen werden. Verstärkt ist der Fremitus beim Vorliegen von pulmonalen Infiltrationen (z. B. Lobärpneumonie, Stauungslunge) und abgeschwächt erscheint er bei Flüssigkeiten oder Luft im Pleuraspalt (z. B. Pneumothorax, Pleuraerguss).

Die Lungengrenzen bzw. die Atemverschieblichkeit der Lunge bestimmt man mit der **Perkussion.** Dabei wird so lange perkutiert, bis ein Schallwechsel eintritt, dies führt man während der tiefen Inspiration und während der tiefen Exspiration durch, dazu muss der Patient genau angeleitet werden. Physiologisch ist dabei eine Breite von ca. zwei bis drei Querfingern, wobei die rechte Lunge häufig einen Zentimeter höher steht aufgrund der Lage der Leber. Die indirekte Perkussion wird von kranial nach kaudal durchgeführt, mit vier Punkten im Seitenvergleich am Rücken, die Oberlappen werden auf der vorderen Seite untersucht. Physiologisch zeigt sich ein sonorer Klopfschall, pathologisch ein gedämpfter oder hypersonorer Klopfschall.

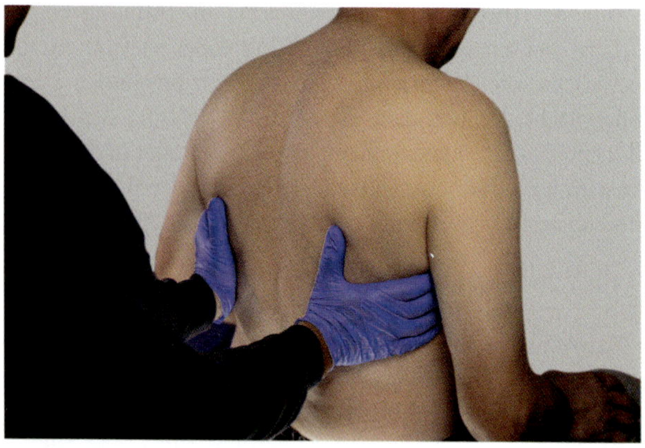

Abb. 10.25 Durchführung des Stimmfremitus [T1284]

Bei der **Auskultation** wird der Patient angewiesen, durch den Mund tief ein- und auszuatmen (➤ Abb. 10.26). Zu

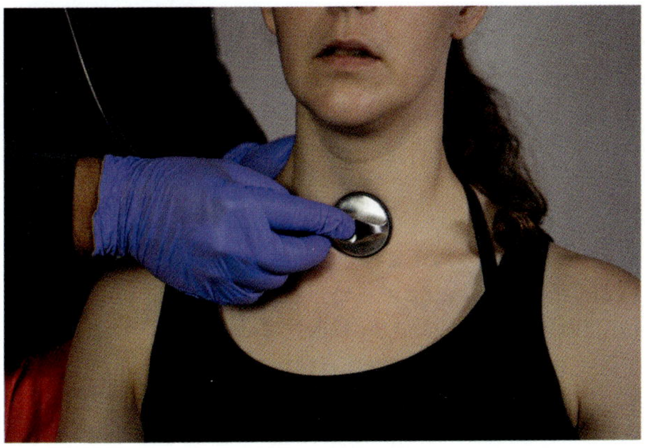

Abb. 10.26 Auskultation Trachea [T1284]

den physiologischen Atemgeräuschen gehört das vesikuläre Atemgeräusch, das niederfrequent und leise klingt und nur während der Inspiration und zu Beginn der Exspirationsphase hörbar ist. Ein bronchiales Atemgeräusch ist über der Trachea und den großen Bronchien hörbar, es ist ein hochfrequentes und lautes Geräusch, das in der Exspiration länger zu hören ist als während der Inspiration.

Beginnend an der vorderen Thoraxwand werden die Lungenlappen beurteilt und an der Fossa jugularis die Trachea auskultiert (➢ Tab. 10.4). An der hinteren Thoraxwand sollte in mindestens vier Auskultationspunkten im Seitenvergleich in der mittleren Skapularlinie über den gesamten Atemzyklus auskultiert werden. Zusätzlich ist der Recessus costodiaphragmaticus in der Axillarlinie (ggf. abgeschwächtes Geräusch bzw. Giemen und Brummen) abzuhören. Weiter kranial kann dort auf der rechten Seite der Mittellappen abgehört werden und auf der linken Seite die Lingula.

Abschließend wird die **Bronchophonie** überprüft, bei der das Stethoskop im Seitenvergleich auf die hintere Thoraxwand gelegt wird und der Patient soll im Flüsterton „66" sagen. Normalerweise sind hier keine Geräusche hörbar, im Rahmen einer Pneumonie oder Atelektasen ist das aber möglich.

Tab. 10.4 Pathologische Auskultationsbefunde

Nebengeräusche	Ursachen
Exspiratorischer Stridor	Intrathorakale Obstruktion (z. B. Asthma)
Inspiratorischer Stridor	Partieller Verschluss von Larynx/ Trachea (z. B. Krupp, Struma, Fremdkörper)
Giemen	Verengte Luftwege (z. B. COPD, Asthma)
Brummen	Sekrete in den größeren Luftwegen (z. B. Bronchitis)
Pfeifen	Partieller Verschluss eines Bronchus durch (z. B. Aspiration)
Grobblasige Rasselgeräusche	Herzinsuffizienz, Pneumonie
Mittelblasige Atemgeräusche	Bronchitis
Feinblasige Rasselgeräusche	Lungenödem
Pleurareiben	Knarrendes Geräusch bei z. B. Pleuritis

Ist ein Asthmaanfall nicht zu therapieren, kann die Ursache eine Vocal Cord Dysfunction (VCD) sein, auch Exercise-Inducible Laryngeal Obstruction (EILO). Die Prävalenz liegt bei ca. 3–5 % bei Asthmatikern. Es handelt sich um eine paradoxe, intermittierende Schließbewegung der Stimmlippen. Durch die unterschiedliche Anfallsdauer ist die Festlegung dieser Differenzialdiagnose deutlich erschwert. Die typischen Medikamente für einen Asthmaanfall sind hier leider wirkungslos. Ist den Patienten die Erkrankung bekannt, so haben sie die richtigen Atemtechniken gelernt, um für ein Sistieren der Symptome zu sorgen.

10.3 Untersuchung des Abdomens

10.3.1 Grundlagen

Die **Bauchhöhle** (Cavitas abdominalis) unterteilt sich, auf Höhe des Colon transversum in Ober- und Unterbauch. In der Cavitas abdominalis liegt die **Peritonealhöhle** (Cavitas peritonealis), die mit dem Bauchfell (Peritoneum) ausgekleidet ist. Das Peritoneum unterteilt sich in ein parietales Blatt, das die Bauchwand auskleidet und in ein viszerales Blatt, das die Bauchorgane umgibt. Die vom viszeralen Blatt umschlossenen Bauchorgane sind an sog. Mesenterien befestigt, die als Peritonealduplikaturen die Leitungsbahnen enthalten. In dieser Peritonealhöhle liegen der Ösophagus (Pars abdominalis), der Magen (Gaster), ein Teil des Duodenums, das Jejenum, das Ileum, das Zäkum und der Appendix vermiformis, das Colon transversum und sigmoideum, die Leber, die Gallenblase, die Milz, der Uterus mit den Adnexen. Die Bauchhöhle unterteilt sich neben der Peritonealhöhle in weitere Räume, wie den retroperitonealen und den subperitonealen Raum. Im retroperitonealen Bereich (Spatum retroperitoneale) an der Rückwand der Bauchhöhle, aber nicht mit Peritoneum bedeckt, liegen die Nieren und Nebennieren, das Pankreas, der größte Teil des Duodenums, Colon ascendens und descendens, die Ureter, das erste Drittel des Rectums, die Vena cava inferior und die Aorta abdominalis (➢ Abb. 10.27). Der Subperitonealraum (Spatum subperitoneale) liegt unterhalb des parietalen Blattes des Peritoneums. Dort befinden sich die Harnblase, der untere Teil des Rektums, die Prostata und Bläschendrüsen (beim Mann) und der Cervix uteri sowie die Vagina (bei der Frau).

Das **große Bauchnetz** (Omentum majus) ist eine schürzenförmige Peritonealduplikatur, die vom Magen, über die Eingeweide herunterhängt. Eine wichtige Rolle spielt es in der Immunabwehr, außerdem schützt es die Organe

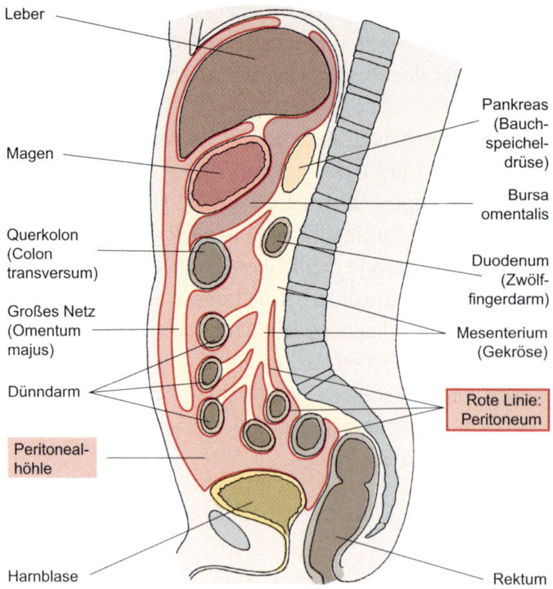

Abb. 10.27 Übersicht der Organe in der Bauchhöhle von lateral [L190]

mechanisch und isoliert sie thermisch, zudem resorbiert es Peritonealflüssigkeit. Es gibt auch ein **kleines Bauchnetz** (Omentum minus), das die Leber mit dem Magen und dem Duodenum verbindet. Das Omentum minus bildet einen Recessus, die Bursa omentalis. Die Bursa omentalis ist der größte Spaltraum des Körpers und befindet zwischen Magen und Pankreas, hier können sich Tumoren ansiedeln (Peritonealkarzinosen). Ein weiterer Raum ist der Excavatio rectouterina **(Douglas-Raum)** zwischen Rektum und Uterus. Er stellt den tiefsten Punkt der weiblichen Peritonealhöhle dar. Beim Mann ist es der Excavatio rectovesicalis und dieser liegt zwischen Rektum und Harnblase. Im Recessus duodenalis superior und inferior an der Flexura dudenojejunalis kommt es am häufigsten zur Einklemmung von Dünndarmschlingen (Hernien), die sog. Treitz-Hernien.

Die Bauchorgane werden über die **Aorta abdominalis** versorgt. Von kranial nach kaudal ergeben sich folgende Abgänge der Aorta:

- A. phrenica inferior
- Truncus coeliacus → Teile des Magens, Teile des Duodenums, Leber, Gallenblase, Teile des Pankreas und Milz
- A. suprarenalis media, inferior, superior
- A. mesenterica superior → Teile des Pankreas, Teile des Duodenums, Jejenum, Ileum und das Colon bis zur linken Colonflexur
- A. renalis dextra/sinistra
- A. ovarica (Frau)/A. testicularis (Mann) dextra/sinistra
- Aa. lumbales
- A. mesenterica inferior → Colon descendens/sigmoideum, Rectum und den oberen Analkanal
- A. sacralis mediana

MERKE

Durch natürlich vorkommende Anastomosen (Verbindungen zwischen Gefäßen) kann z. B. ein Mesenterialinfarkt verhindert werden, da das Blut durch die Anastomosen den Verschluss „umgehen" kann – beispielsweise die Riolan-Anastomose zwischen A. colica media (aus A. mesenterica superior) und A. colica sinistra (aus A. mesenterica inferior).

In die Pfortader (Vena portae hepatis) fließt das sauerstoffarme und nährstoffreiche Blut aller Verdauungsorgane und der Milz (Ausnahme das untere Rektum) zusammen und dann durch die Leber. So können die aufgenommenen Nährstoffe dem Körper zur Verfügung gestellt werden und Gifte in der Leber eliminiert werden.

MERKE

Beispielsweise im Rahmen einer Leberzirrhose kann es zum Rückstau des Blutes in das Venensystem des Bauchraums kommen. Das Blut kann dann über Umgehungsgefäße in die Hohlvene fließen (portokavale Anastomosen). Gerade im Rahmen dieses Rückstaus können spezifische Symptome sichtbar werden, z. B. Caput medusae (➤ Abb. 10.28).

Magen (Gaster)

Der **Magen** dient der Zwischenspeicherung und Zerkleinerung der Nahrung. Neben der Abtötung von Mikroorganismen, die mit der Nahrung aufgenommen worden sind, wird im Magen u. a. der sog. Intrinsic Factor gebildet, der zum Transport von Vitamin B_{12} im Duodenum notwendig ist.

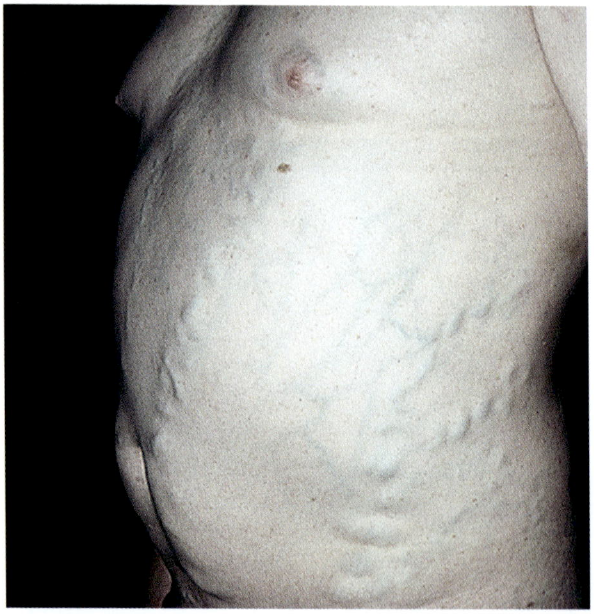

Abb. 10.28 Caput medusae [M537]

10

Außerdem werden hier Botenstoffe und Hormone ausgeschüttet, die zur Regulation der Magensäure nötig sind.

MERKE

Ein **Ulcus ventriculi** (Magenulkus) ist ein Substanzdefekt, der in den meisten Fällen durch den Helicobacter pylori ausgelöst wird, aber auch Ibuprofen oder gesteigerte Magensäureproduktion kann ursächlich sein. Kommt es zu einer Perforation des Magens können Nachbarorgane geschädigt werden oder eine Peritonitis als Folgeerkrankung entstehen. Außerdem ist eine Zerstörung von Magenarterien möglich und eine damit verbundene Blutung.

Der Magen gliedert sich, beginnend mit dem Mageneingang (Cardia) in einen Hauptteil, mit dem Fundus und dem Corpus gastricus sowie dem Magenausgang, dem Antrum pyloricum und dem Canalis pyloricus. Vom Mageneingang zum Magenausgang ziehen zwei Kurvaturen, die dem Magen ihr typisches Aussehen geben. Die Curvatura minor und die Curvatura major, wobei Erstere nach rechts ausgerichtet ist und Letztere nach links konvex.

Wie oben beschrieben, kann es im Rahmen einer Leberzirrhose zu einer **portalen Hypertonie** kommen, die über die Verbindung der V. gastrica sinistra zu den Ösophagusvenen, die über die V. azygos mit der V. cava superior verbunden sind, portokavale Anastomosen ausbilden. Die dadurch erweiterten Ösophagusvenen (Ösophagusvarizen) können platzen und zu starken intraluminalen Blutungen führen.

Darm

Der **Darm** transportiert und zerkleinert die Nahrung. Der Dünndarm ist für die Verdauung und Resorption von Nährstoffen zuständig, während der Dickdarm die unverdauten Bestandteile eindickt. Weitere Funktionen sind u. a. die Immunabwehr, die Zwischenspeicherung und Ausscheidung des Stuhls.

Der Dünndarm ist 4–6 m lang und gliedert sich in den Zwölffingerdarm (Duodenum), den Leerdarm (Jejenum) und den Krummdarm (Ileum).

Im Duodenum befinden sich zwei Mündungen. Die Papilla duodeni minor, die den Ausgang des Ductus pancreaticus accessorius (des Pankreas) darstellt und die Papilla duodeni major (Papilla Vateri), die den gemeinsamen Ausführungsgang des Ductus pancreaticus (Pankreas) und des Ductus choledochus (Gallenblase) bildet.

Das Ileum endet an der Ileozökalklappe, an dem sich der Blinddarm (Zäkum) anschließt, dieser bildet den ersten Abschnitt des Dickdarms (Colon). Am Zäkum befindet sich der Wurmfortsatz (Appendix vermiformis). Die Lage des Appendix vermiformis kann sehr unterschiedlich sein. Am häufigsten liegt der Appendix retrozökal (ca. 64 %) oder absteigend (ca. 31 %), die große Anzahl an Appendizitiszeichen ist durch diese Lageanomalien begründet. Nach dem Zäkum folgt das Colon ascendens, das Colon transversum, das Colon descendens und das Colon sigmoideum sowie der Mastdarm (Rektum) und der Canalis analis (Analkanal).

Leber (Hepar)

Die **Leber** liegt im rechten Oberbauch und nimmt dort den größten Teil ein. Aufgrund ihrer Verwachsungen mit dem Zwerchfell ist ihre Lage atemabhängig. Der untere Rand (bei normaler Größe) ist bis zur rechten Medioklavikularlinie vom Rippenbogen gedeckt. Die Leber ist das zentrale Stoffwechselorgan und die größte Drüse des Körpers. Neben der Speicherung von Nährstoffen und Entgiftung, produziert sie Galle (exokrin) und Plasmaproteine, die für die Gerinnung, den onkotischen Druck und den Hormonhaushalt von zentraler Bedeutung sind. Veränderung der Größe, aber auch der Beschaffenheit, können auf Erkrankungen hinweisen (z. B. Leberverfettung, Hepatitis, Leberzirrhose).

Anatomisch lässt sich die Leber in einen rechten Leberlappen (Lobus hepatis dexter) und in einen linken Leberlappen (Lobus hepatis sinister) teilen sowie in den Lobus quadratus und caudatus. Am rechten Leberlappen befindet sich eine konkave Stelle, an der die Gallenblase (Vesicae biliaris) angelagert ist. Die Lebertrias (Ductus hepaticus communis, die A. hepatica propria und die V. portae hepatis) treten an der sog. **Leberpforte** aus. Durch die Leitungsbahnen der Leber lässt sie sich in acht funktionelle Segmente gliedern. Die Segmente I–IV gehören entsprechend ihrer Blutversorgung zum linken Teil, die Segmente V–VIII zum rechten Lappen. Die Segmente haben eine große Bedeutung in der Viszeralchirurgie, da einzelne Segmente (bei z. B. Befall mit Metastasen) entfernt werden können, ohne eine komplette Resektion durchführen zu müssen.

Gallenblase (Vesicae biliaris) und Gallenwege

Die **Gallenblase** befindet sich auf Höhe der 9. Rippe und ist an der Unterseite der Leber eingebettet. In ihr wird die durch die Leber produzierte Galle gespeichert. Sie teilt sich in einen Körper (Corpus vesicae biliaris) mit einem Fundus (Fundus vesicae biliaris), den Halsabschnitt (Collum vesicae biliaris) und in den Ausführungsgang (Ductus cysticus). Bei einer Cholestase kommt es zum Stau der Galleflüssigkeit in die Gallengänge. Die Ursache hier kann in der Leber selbst liegen, bei z. B. Leberzirrhose, aber auch extrahepatisch durch z. B. einen Gallenstein oder einen Tumor. Durch den Rückstau kann es zu einer Entzündung der Bauchspeicheldrüse kommen, aber auch zu einem posthepatischen Ikterus. Als Folge einer Cholezystolithiasis kann sich die Gallenblase ebenfalls entzünden (Cholezystitis).

PRAXISTIPP

Durch die sensorische Innervation des N. phrenicus können Erkrankungen der Leber oder Entzündungen der Gallenblase (Cholezystitis) Schmerzen in die rechte Schulter auslösen.

Bauchspeicheldrüse (Pankreas)

Das **Pankreas** liegt quer im Oberbauch retroperitoneal zwischen dem Magen, der Aorta und der Vena cava inferior, ungefähr auf der Höhe des 1. bis 2. Lendenwirbels. Es ist eine exokrine und endokrine Drüse, die Verdauungsenzyme produziert und Hormone ausschüttet (z. B. Insulin). Das Pankreas gliedert sich in den Kopf (Caput pancreatis), den Hals (Collum pancreatis), den Körper (Corpus pancreatis) und in den Schwanz (Cauda pancreatis). In der Regel hat er zwei Ausführungsgänge, der Ductus pancreaticus ist der Hauptausführungsgang und schließt sich kurz vor der Mündung im Duodenum mit dem Ductus choledochus zusammen. Der zweite Ausführungsgang ist der Ductus pancreaticus accessorius und mündet meist über den Ausgang des Ductus pancreaticus in das Duodenum.

PRAXISTIPP

Im Rahmen einer Pankreatitis kann der Patient über gürtelförmige Schmerzen klagen, diese können allerdings auch bei einer Herpes-zoster-Infektion auftreten. Um hier zu differenzieren, ist es sinnvoll nach evtl. schon aufgetretenen Hauteffloreszenzen (pathologische Hautveränderungen) zu schauen, die im Rahmen einer Herpes-zoster-Infektion auftreten können. Eine weitere diagnostische Maßnahme, ist die Palpation. Bei einer akuten Pankreatitis kann ein prall-elastischer Bauch (Gummibauch) vorhanden sein, der durch die Reizung des Peritoneums zustande kommt.

Milz (Splen)

Die **Milz** liegt in Atemmittellage in Höhe der 9. bis 11. Rippe. Sie ist ein sekundär lymphatisches Organ und neben der Immunabwehr für den Abbau der Erythrozyten zuständig, außerdem werden dort Lymphozyten gespeichert. Normalerweise ist die Milz nur tastbar, wenn sie vergrößert ist. Im Rahmen einer Milzruptur und einer eventuellen Splenektomie wird immer versucht, einen Teil der Milz zu erhalten, da sonst das Risiko deutlich höher ist, an Infektionen zu erkranken.

10

Nieren (Ren) und Nebennieren (Glandulae suprarenales)

Die **Nieren** bilden zusammen mit den ableitenden Harnwegen das Harnsystem. Sie liegen im Bereich des 12. Brustwirbels (oberer Pol) bis zum 3. Lendenwirbel (unterer Pol), das Nierenhilum befindet sich ungefähr auf der Höhe des 2. Lendenwirbels. Die Niere ist neben der Ausscheidung des Harns auch für die Regulation des Flüssigkeits-, Elektrolyt- und Säuren-Basen-Haushaltes verantwortlich. Die endokrine Funktion bezieht sich auf die Bildung von Renin, Erythropoetin und Calcitriol. Medial zwischen den beiden Polen der Niere liegt das Hilum, welches die Ein- und Austrittspforte der Leitungsbahnen ist. Die Niere gliedert sich in die Rinde (Cortex renalis) und das Mark (Medulla renalis). Das Mark ist in Markpyramiden unterteilt. Das Nierenbeckenkelchsystem gliedert sich in die Nierenkelche und das Nierenbecken, die den Harn aus den Markpyramiden bis in den Harnleiter weiterleiten. Die Niere hat drei Hüllen, die Organkapsel (Capsula fibrosa) besteht aus Bindewebe, daran schließt sich die Fettkapsel (Capsula adiposa) an, den Fasziensack bildet die Fascia renalis.

MERKE

Bei Schmerzen in der Leiste muss an an eine Erkrankung der Niere gedacht werden! Dies liegt an der Nähe der Niere zum N. iliohypogastricus und dem N. ilioinguinalis.

Die Nebenniere ist eine Hormondrüse. In der Nebennierenrinde werden Glukokortikoide (Kortison, Kortisol), Mineralkortikoide (Aldosteron) und Androgene (Dehydroepiandrosteron, DHEA) produziert. Im Nebennierenmark entstehen die Katecholamine Adrenalin und Noradrenalin.

Harnleiter (Ureter)

Der **Harnleiter** verbindet die Niere mit der Harnblase. Er teilt sich in drei Abschnitte – Pars abdominalis im Retroperitonealraum, Pars pelvica im kleinen Becken und Pars intramuralis beim Durchqueren der Harnblasenwand. Der Harn muss auf dem Weg in die Harnblase drei Engstellen passieren:

1. **Ureterenge:** Übergang vom Nierenbecken in den Ureter
2. **Ureterenge:** Überkreuzung der Vasa iliaca
3. **Ureterenge:** Durchtritt in die Harnblasenwand

Anschließend an den Ureter liegt die Harnblase (Vesica urinaria) in der Beckenhöhle (Cavitas pelvis). Sie liegt subperitoneal und hat ein Fassungsvermögen von 500–1500 ml. Der Corpus vesicae zeigt mit der Spitze (Apex vesicae) nach oben und dem Blasengrund (Fundus vesicae) nach unten an dem sich die Harnröhre (Urethra) anschließt. Die Urethra ist bei Mann und Frau unterschiedlich ausgeprägt. Aufgrund der kurzen Urethra bei der Frau (3–5 cm) kommt es dort häufiger zu einer Zystitis (Harnblaseninfektion) als beim Mann, dessen Urethra anatomisch länger ist (ca. 20 cm).

Männliche Geschlechtsorgane

Die **männlichen Geschlechtsorgane** gliedern sich in äußere und innere Geschlechtsorgane.

Die **äußeren** Geschlechtsorgane stellen das Sexualorgan des Mannes dar. Dazu gehören das Glied (Penis), die Harnröhre (Urethra masculina) und der Hodensack (Skrotum). Die **inneren** Geschlechtsorgane sind für die Fortpflanzung wichtig:

Die **Hoden** (Testes) bilden die Samenzellen und die Geschlechtshormone (Testosteron). Die Samenzellen werden in den Nebenhoden (Epididymis) gespeichert und bei Bedarf durch den Samenleiter (Ductus deferens) weitertransportiert. Der Samenstrang (Funiculus spermaticus) ist ein Bündel aus dem Ductus deferens, Gefäßen und Nerven, der durch den Leistenkanal (Canalis inguinalis) verläuft. Das Sekret des Ejakulats bilden die Geschlechtsdrüsen, die Vorsteherdrüse (Prostata), die Bläschendrüsen (Glandula vesiculosa) und die Cowper-Drüsen (Glandula bulbourethralis).

Weibliche Geschlechtsorgane

Wie die männlichen Geschlechtsorgane, gliedern sich die **weiblichen Geschlechtsorgane** ebenfalls in **äußere** und **innere** Geschlechtsorgane. Die äußeren Geschlechtsorgane werden als Vulva zusammengefasst und bestehen aus: dem Schamberg (Mons pubis), den großen und den kleinen Schamlippen (Labia majora/minora pudendi), dem Kitzler (Klitoris), dem Scheidenvorhof (Vestibulum vaginae) mit den Scheidenvorhofdrüsen (Glandula vestibulares majores/minores). Zu den inneren Geschlechtsorganen gehören die Scheide (Vagina), der Gebärmutterhals (Cervix uteri), die Gebärmutter (Uterus), die paarig angelegten Adnexen, die sich aus dem Eileiter (Tuba uterina) und den Eierstöcken (Ovarien) zusammensetzen. In den Eierstöcken werden die Eizellen und das Hormon Östrogen sowie Progesteron produziert. Die Eileiter nehmen die Eizelle auf, dort wird sie auch befruchtet, bevor sie in den Uterus wandert und sich dort einnistet.

10.3.2 Ablauf der Untersuchung

Die **abdominelle** Untersuchung des Patienten sollte im Liegen erfolgen, mit an der Seite angelegten Armen.

Vor der **körperlichen** Untersuchung sind u. a. anamnestisch folgende Fakten interessant: Probleme oder Besonderheiten beim Wasserlassen (vermindert oder vermehrt; bestimmter Geruch oder Farbe; Schmerzen); Stuhlgang (Farbe; Konsistenz, Beimengungen wie Blut); bei Schmerzen (Art der Schmerzen, Dauer der Schmerzen; Umstände der Schmerzen und Lokalisation).

Bei der **Anamnese** oder bei der **Inspektion** kann auch ein bestimmter Mundgeruch des Patienten auffallen (Foeter ex ore, ➤ Kap. 10.1.1).

Zunächst ergibt es Sinn, sich einen Gesamtüberblick über das Abdomen zu verschaffen und die Bauchform einzuordnen. Bei nicht adipösen Patienten ist der Bauch im Liegen eher konkav (nach innen gewölbt) geformt. Auf Raumforderungen und Aszites ist ebenfalls zu achten. Das Hautkolorit wird im ➤ Kap. 11 noch einmal thematisiert, aber hier können z. B. Blässe, Ikterus oder Hämatome sowie Verfärbungen, die grünlich-bräunlich erscheinen, und um den Bauchnabel (Cullen-Zeichen) oder an den der Flanke (Grey-Turner-Zeichen) vorhanden sein. Sie sind Zeichen einer peripankreatischen Koagulationsnekrose. Die Haut sollte auf Effloreszenzen untersucht werden, die Hinweise auf eine Allergie geben können. Operationsnarben (z. B. nach Appendektomie), Dehnungsstreifen oder Hernien sind ggf. auch sichtbar.

PRAXISTIPP

Die Hernienuntersuchung in der Leiste sollte am stehenden Patienten durchgeführt werden, da sich im Liegen Vorwölbungen zurückschieben können. Sollte nicht direkt eine Vorwölbung erkennbar sein, kann das Husten oder das Pressen des Patienten evtl. Hernien sichtbar machen. Die ganze Leistenregion sollte abgetastet und dabei auf Druckempfindlichkeit und Schmerzen geachtet werden sowie die Beschaffenheit der Hernie an sich. So kann ebenfalls die Größe des Bruches bestimmt werden. Die Lokalisation und die Größe der Bruchpforte können nach der **Aachener Klassifikation** eingeschätzt werden.

Es wird die Lage der Leistenhernie bestimmt (medial, lateral, kombiniert und Schenkelhernie) sowie die Größe der Bruchpforte (Bruchpforte der Kategorie I: < 1,5 cm; Kategorie II: 1,5–3 cm; Kategorie III: Bruchpforte > 3 cm).

Palpation des Leistenkanals: Mit dem Zeigefinger der rechten oder linken Hand (je nach Lokalisation der Hernie) vom Skrotum aus (Haut wird über den Finger gestülpt) Aufsuchen des Leistenkanals. Eventuell tastbarer Bruchsack, wenn dieser nicht tastbar ist, den Patienten bitten, zu husten (➤ Abb. 10.29).

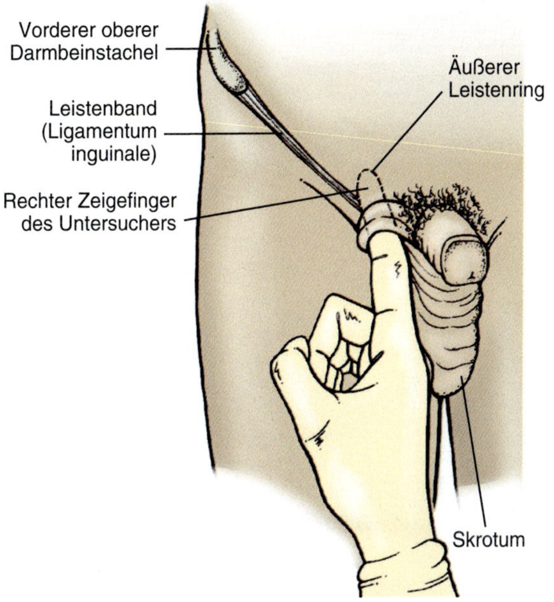

Abb. 10.29 Untersuchung Leistenhernie [G1174]

Bei der Inspektion sollte ebenfalls auf Pulsationen geachtet werden und auch ein Blick auf die Nägel ergibt hier Sinn, da es im Rahmen von Nierenversagen oder einer Colitis ulcerosa zu einer trüben, weißen Verfärbung der Fingernägel kommen kann (➤ Kap. 11).

Im Rahmen von Lebererkrankungen können am Patienten „Leberzeichen" sichtbar sein. Unter diese Zeichen fallen der Ikterus, der generalisiert am Körper ersichtlich wird oder auch zunächst lokal an den Skleren oder den Schleimhäuten auffällt. Eine Lackzunge (glatt, glänzende Zunge) entsteht durch eine Abnahme der Zungenpapillen im Rahmen einer Leberzirrhose, sie kann aber auch im Rahmen eines Vitamin-B_{12}-Mangels auftreten (➤ Abb. 10.30).

Ein weiteres Symptom ist das Caput medusae in der Nabelregion, das vom Erscheinungsbild Varizen ähnelt und die Hautvenen aufgrund portaler Hypertonie deutlich sichtbar werden lässt. Spider naevi sehen aus wie kleine Sterne, zu sehen ist zentral ein Gefäß, von dem kleine kapilläre Blutgefäße nach außen ziehen (spinnenbeinähnlich) (➤ Abb. 10.31). Spider naevi können z. B. an der Brustwand und dem Gesicht auftreten. Auch kann eine Bauchglatze auftreten, bei der die Bauchbehaarung und die angrenzende Schambehaarung eher der weiblichen Behaarung entsprechen, dies entsteht durch einen erhöhten Östrogenspiegel bei einer Leberzirrhose. Bei manifesten Lebererkrankungen besteht zusätzlich eine erhöhte Blutungsneigung, da die Leber einen Teil der Gerinnungsfaktoren bildet.

Nach der Inspektion sollte zunächst die **Auskultation** erfolgen, da eine Palpation vermehrte Darmgeräusche auslösen kann und somit die eigentliche Frequenz der Darmgeräusche verändert. Die Auskultation erfolgt über vier Quadranten (linker/rechter Oberbauch und linker/rechter Unterbauch).

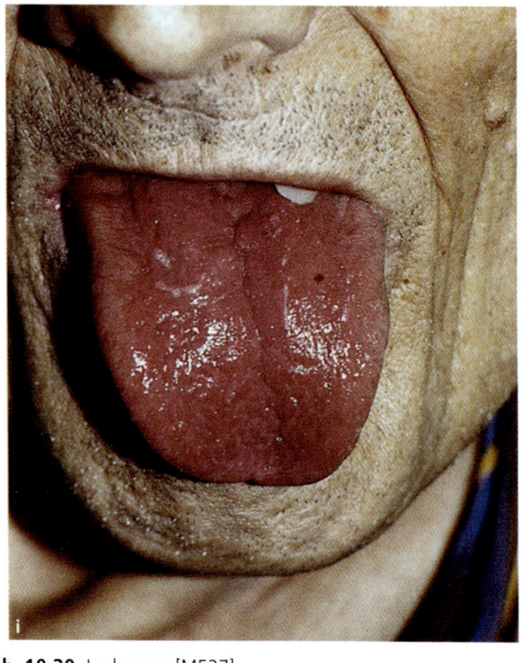

Abb. 10.30 Lackzunge [M537]

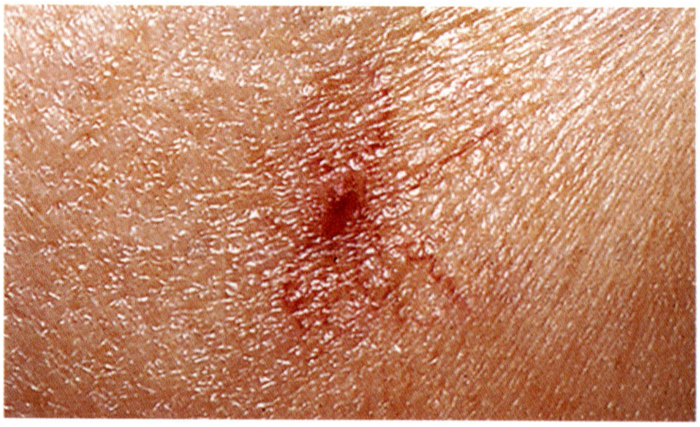

Abb. 10.31 Spider naevi [M537]

Das Stethoskop sollte so aufgelegt werden, dass Darmgeräusche gut hörbar und beurteilbar sind. Im Normalfall sind alle 5–10 Sekunden glucksende, gurgelnde Geräusche zu hören. Pathologisch sind u. a. vermehrte Darmgeräusche (Hyperperistaltik), die z. B. durch eine Gastritis entstehen. Sind aber dagegen gar keine Darmgeräusche über 3 Minuten auskultierbar (Grabstille), spricht dies für einen paralytischen Ileus. Ein mechanischer Ileus fällt durch hochfrequente, metallisch plätschernde Geräusche auf. Strömungsgeräusche können im Rahmen einer Nierenarterienstenose hörbar sein.

Zu Beginn der **Perkussion** kann der Bauch mit den Fingerspitzen sanft beklopft werden, entstehen dabei Schmerzen, liegt eine peritonitische Reizung vor. Die anschließende Perkussion erfolgt, wie die Auskultation, über alle vier Quadranten. Ein tympanitischer Klopfschall (hohler Klang, er klingt so, wie wenn man mit dem Finger auf die aufgeblasene Wange klopft) entsteht über luftgefüllten Darmschlingen und hilft bei der Quantifizierung des Luftgehaltes. Ist der Luftgehalt in den Darmschlingen vermehrt, so entsteht ein meteoristischer Klopfschall z. B. bei Blähungen. Denn je höher die Wandspannung ist, desto hochfrequenter ist der Perkussionsschall. Ein gedämpfter Klopfschall kommt v. a. über den kompakten Organen, wie Milz oder Tumoren und bei der Vergrößerung dieser vor.

Der normale Befund bei einer Palpation ist das weiche Abdomen ohne jegliche Schmerzen oder Auffälligkeiten. Sollte der Patient in der Anamnese Schmerzen geäußert haben, ist es sinnvoll im schmerzarmen Areal mit der Palpation zu beginnen. Unter Ankündigung wird zunächst oberflächlich palpiert, um dann in allen vier Quadranten mit beiden Händen übereinander tief zu palpieren. Sollte am Unterbauch ein prallelastischer Tumor palpiert werden, sollte eine stark gefüllte Harnblase in Betracht gezogen werden.

Untersuchung spezifischer Organe

Nieren

Bei der spezifischen Untersuchung der **Nieren,** ist es am einfachsten, dies am stehenden oder sitzenden Patienten durchzuführen. Nacheinander wird dann in beiden Flanken der Bereich auf Nierenhöhe beklopft. Äußert der Patient Schmerzen, kann die flache Hand untergelegt werden und sanft auf den Handrücken geklopft werden. Schmerzen in der Nierengegend können unterschiedliche Ursachen haben. Zum Beispiel eine Entzündung des Nierenbeckens (Pyelonephritis) oder eine Nephrotose, dabei kommt es zur Absenkung der Niere durch fehlende Stabilität der Fettkapsel (z. B. bei Magersucht), wodurch der Harnleiter abknicken und es zu einem Harnrückstau kommen kann. Des Weiteren können Schmerzen ohne Provokation vorhanden sein, die im Rahmen eines Niereninfarkts auftreten. Dieser entsteht durch einen Verschluss der Nierenarterien (Endarterien).

Milz

Die **Milz** ist normalerweise nicht palpabel, aufgrund ihrer Position unter den Rippen. Ist die Milz dennoch palpabel kann eine Splenomegalie der Grund sein. Die Vergrößerung der Milz kann unterschiedliche Ursachen haben. Neben der Leberzirrhose können auch infektiöse Ursachen einer Milzvergrößerung zugrunde liegen, wie z. B. Tuberkulose, HIV oder eine Malaria-Infektion. Bei einer Milzvergrößerung können neben der eigentlichen Vergrößerung an sich, auch Symptome auftreten, die durch die Nachbarschaftsbeziehungen entstehen. Dazu gehören Übelkeit, Völlegefühl oder diffuse Oberbauchbeschwerden. Die Palpation der Milz ist ähnlich der Palpation der Leber. Der Patient liegt in Rückenlage auf der Untersuchungsliege. Die linke Hand des Untersuchers liegt dabei unter dem Patienten auf Höhe der Milz, die rechte Hand wird unterhalb der linken Rippe platziert und daraufhin der Patient darum gebeten, tief einzuatmen, damit die Milz tiefer tritt. Das gleiche Vorgehen gilt für die Rechtseitenlage, wobei die linke Hand ein Widerlager bildet.

Appendix

Bei einer Entzündung der **Appendix vermiformis** (Appendizitis), ist bei der Ursache an Erreger sowie eine Verlegung des Darmlumens durch Verwachsungen, Kotsteine oder durch schlecht verdaute Lebensmittel zu denken. Eine Appendizitis beginnt meist unspezifisch mit Übelkeit, Erbrechen und Oberbauchschmerzen. Im weiteren Verlauf kann anhand spezifischer Untersuchungspunkte die Diagnose der Appendizitis spezifiziert werden (➤ Abb. 10.32).

- **Blumberg-Zeichen:** Langsames Eindrücken des linken Unterbauchs und schnelles Loslassen des Druckpunktes führt zu einem scharfen Schmerz im rechten Unterbauch (kontralateraler Loslassschmerz).
- **Lanz-Test:** Gedanklich wird eine Linie zwischen den beiden Spinae iliacae anteriores superiores gezogen und diese in drei Drittel eingeteilt. Der Untersuchungspunkt befindet sich zwischen dem ersten und zweiten Drittel von rechts (aus Patientensicht). Kommt es beim Drücken des Punktes zu Schmerzen, dann ist der Lanz-Test als positiv zu werten.
- **McBurney:** Auch hier wird gedanklich eine Linie gezogen, zwischen dem Bauchnabel und der Spina iliaca anterior superior der rechten Seite (aus Patientensicht). Der Untersuchungspunkt befindet sich zwischen dem ersten und zweiten Drittel beginnend von der Spina iliaca anterior superior. Wie bei dem Lanz-Punkt beschrieben, ist McBurney positiv, wenn es bei der Palpation zu Schmerzen kommt.
- **Psoas-Dehnungsschmerz:** Er entsteht durch die Reizung des Musculus psoas major am entzündeten Appendix, gerade wenn er retrozökal liegt. Um den Schmerz auszulösen, wird das rechte Bein im Hüftgelenk gegen einen Widerstand (Hand des Untersuchers) gebeugt.
- **Rovsing-Zeichen:** Ist eine durch das Ausstreichen des Colons gegen den Uhrzeigersinn entstehende Reizung des Appendix, die zu Schmerzen führt.

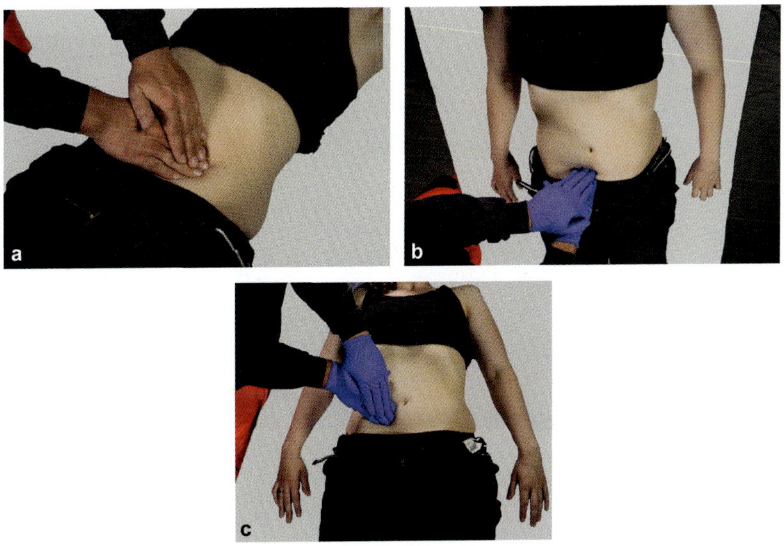

Abb. 10.32 Spezifische Untersuchungspunkte im Rahmen der Untersuchung des Appendix [T1284]
a) Blumberg-Zeichen
b) Lanz-Test
c) McBurney

10

Leber

Die Palpation des Leberrandes erfolgt mit beiden Händen beginnend im rechten Unterbauch, aber mindestens drei bis fünf Querfingerbreit unterhalb des rechten Rippenbogens. Unter der Anleitung der Exspiration wird das Abdomen tief eingedrückt und der Patient anschließend um die Inspiration gebeten, dabei rutscht der Leberrand über die Fingerspitzen. Danach mit der Hand nach oben wandern, in aller Regel befindet sich der Leberrand zwei bis drei Zentimeter unter dem Rippenbogen (➤ Abb. 10.33). Pathologien bestehen hier, wenn sich der Leberrand abgerundet anfühlt oder derb und ungleichmäßig, sowie Schmerzhaftigkeit oder eine Vergrößerung von mehr als drei Zentimetern über den Rippenbogen hinaus. Charakteristisch für eine akute Cholezystitis ist ein positives **Murphy-Zeichen,** das bei der Untersuchung auffallen kann. Dabei wird medial der Medioklavikularlinie palpiert und der Patient darum gebeten, eine tiefe Inspiration durchzuführen – durch die entstehenden Schmerzen unterbricht der Patient die Inspiration. Bei einem Verschluss des Ductus hepaticus z. B. durch einen Tumor, ist die Gallenblase prall-elastisch ohne Druckdolenz **(Curvoisier-Zeichen)** tastbar, außerdem kann der Patient begleitend einen Ikterus haben. Ein typischer Symptomkomplex ist die **Charcot-Trias** (gleicher Name bei Kleinhirnläsionen), die bei einer akuten Cholangitis (Entzündung der Gallenwege) auftritt. Sie besteht aus rechtsseitigen Oberbauchschmerzen, Fieber mit Schüttelfrost und einem begleitenden Ikterus.

Die Lebergröße wird durch die Perkussion und die Kratzauskultation quantifiziert (Normalgröße 7–12,5 cm) und ermöglicht einen Rückschluss auf krankheitsbedingte Lebervergrößerungen:

- **Perkussion:** Perkussion in der Medioklavikularlinie, beginnend im rechten Unterbauch nach kranial (Abschwächung des Perkussionsschalls über der Leber, Leberdämpfung)
- **Kratzauskultation:** Benötigt wird hierfür ein Stethoskop, das parallel während des Kratzens mit einem Spatel, auf das Xiphoid gelegt wird. Mit dem Spatel wird dann vorsichtig entlang der Medioklavikularlinie gekratzt. Über Lebergewebe werden die Kratzgeräusche besser fortgeleitet (➤ Abb. 10.34).

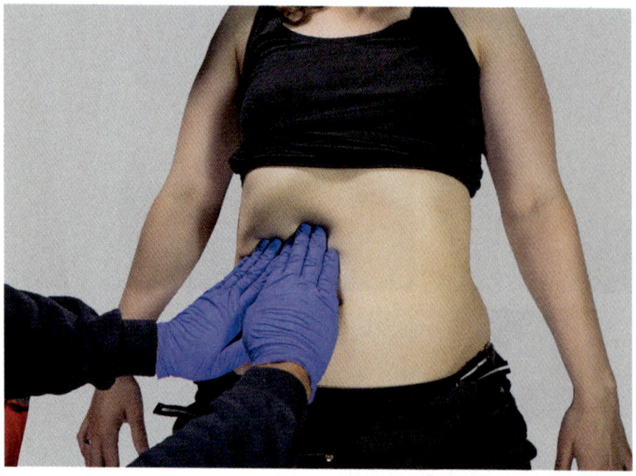

Abb. 10.33 Palpation der Leber [T1284]

Aszites

Zunächst erfolgt die Perkussion des Abdomens in Rückenlage, beginnend am Bauchnabel hin zur Flanke. Durch die auf der Aszites schwimmenden Darmschlingen entsteht ein meteoristischer Klopfschall. Danach erfolgt eine Wiederholung in Seitenlage, es kommt zur Verschiebung der Dämpfungsgrenzen, da die Darmschlingen seitlich oben schwimmen. Das **Undulationsphänomen** (Wellenbewegung) entsteht bei einer Menge größer als zwei Liter Flüssigkeit im Abdomen. Die Hand wird seitlich an das Abdomen gehalten und mit den Fingern wird auf der Gegenseite gegen das Abdomen geklopft. Dabei kann man an der Hand, die an der Flanke liegt, die Fortleitung der Wellen spüren. Die Aussagekraft ist aber eingeschränkt bei adipösen Patienten.

MERKE

Ergänzend kann z. B. in der Allgemeinmedizin die digital-rektale Untersuchung durchgeführt werden. Ein Untersuchungspunkt ist dabei die Prostata. Diese kann sehr gut untersucht werden, da die Wand zwischen Rektum und Prostata sehr dünn ist.

Bei Frischblut am Stuhl, kann an Hämorrhoiden gedacht werden. Sie sind krankhafte Erweiterungen der Schwellkörper des Analkanals (Corpus cavernosum recti). Blutungen von Hämorrhoiden sind arterielle Blutungen, da der Schwellkörper des Analkanals überwiegend durch die A. rectalis superior gespeist wird.

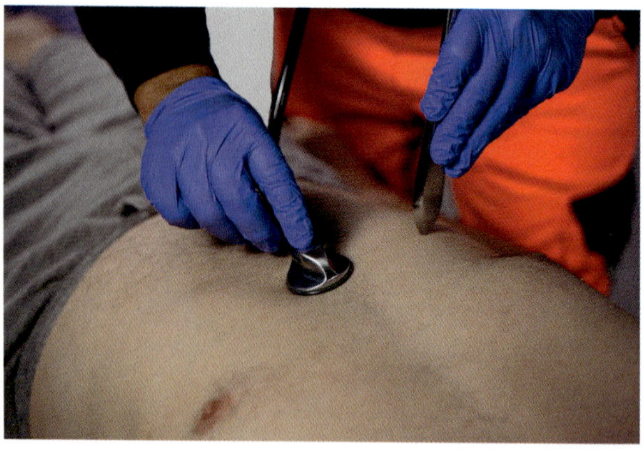

Abb. 10.34 Kratzauskultation [T1284]

10.4 Untersuchung der Gefäße und des Lymphsystems

10.4.1 Grundlagen

Zur körperlichen Untersuchung gehört die Erhebung des tastbaren Pulses. Die Erhebung des sog. **Pulsstatus** erfolgt an den arteriellen Gefäßen, da man sie gut aufgrund ihrer oberflächlichen Lage tasten und somit die Herzleistung sowie Pulsparameter beurteilen kann. Möchte man den Pulsstatus an mehreren Stellen am Körper untersuchen, so empfiehlt es sich, kranial zu beginnen und sich nach kaudal vorzuarbeiten. Die Palpation des Pulses ist immer im Seitenvergleich zu beurteilen. Erweitern kann man diese Untersuchung durch angiologische Aspekte.

Der Puls kann nach verschiedenen Aspekten beurteilt werden:

- Frequenz: < 60 Schläge pro Minute gilt als bradykard (bei Sportlern oder bei der Einnahme von Betablockern durchaus normal); Frequenzen von > 100 Schlägen pro Minute als tachykard.
- Regelmäßigkeit: Ist der Puls rhythmisch oder arrhythmisch?
- Qualität: Hart tastbar (kann für einen hohen arteriellen Druck sprechen); weich tastbar (evtl. ein niedrigerer arterieller Druck).

Zusätzlich sollten auch der Hautturgor, die Hauttemperatur und der Feuchtigkeitszustand der Haut überprüft werden sowie auf prominente Halsvenen, Pulsationen, periphere Ödeme und Wunden, v. a. der unteren Extremitäten, geachtet werden. Die Nagelbettprobe (Rekapillarisierungszeit) kann direkt mit erhoben werden. Auf den Nagel sollte ein moderater Druck ausgeübt werden, bis sich das darunterliegende Gewebe abblasst, danach wird der Nagel losgelassen. Die Rekapillarisierungszeit sollte unter zwei Sekunden betragen. Im Rahmen von Hypotensionen ist die Rekapillarisierungszeit häufig verlängert, eingeschränkt ist die Aussage bei kalten Extremitäten. Ein sichtbarer Kapillarpuls kann ein Hinweis auf eine große Blutdruckamplitude sein, wie sie bei einer Aorteninsuffizienz vorkommt.

Wie das Gefäßsystem des Körpers ist auch das Lymphsystem ein weit verzweigtes System, das den Körper durchzieht. Es filtriert die Lymphe und dient als sekundär lymphatisches Organ der Infektionsabwehr. Die Lymphknoten (Nodes lymphoideus) sind einzeln oder als Gruppe entlang der Lymphgefäße angeordnet. In ihnen befinden sich B- und T-Lymphozyten und Makrophagen, die Viren, Bakterien und entartete Zellen sowie Fremdbestandteile phagozytieren.

Vor Beginn der Untersuchung, sollte der Patient nach Begleitsymptomen gefragt werden. Zu denen zählen Fieber, Hautveränderungen, Verletzungen oder Schmerzen in der Nähe von Lymphknoten. Auch ist eine sog. B-Symptomatik wichtig, wie z. B. Gewichtsverlust, Nachtschweiß.

MERKE

Die B-Symptomatik ist eine unspezifische Begleitsymptomatik, die durch eine Symptomtrias von Fieber, Nachtschweiß und Gewichtsverlust gekennzeichnet ist. Sie können einzeln auftreten oder als Symptomkomplex. Ursprünglich kommt die Nomenklatur aus einer Klassifikation für maligne Lymphome. Man verwendet den Begriff der B-Symptome allerdings auch bei anderen infektiösen, malignen und rheumatologischen Erkrankungen.

Außerdem sind Aspekte wie vorangegangene Reisen, Impfungen, die Einnahme von Drogen, das Sexualverhalten oder Kontakt mit Tieren relevant.

Eine Schwellung von Lymphknoten kann durch Infektionen hervorgerufen werden oder deutet auf eine maligne Erkrankung hin. Lymphknoten sind normalerweise nicht sicht- oder tastbar, jeder Lymphknoten mit einem solchen Charakteristikum gilt als vergrößert.

10.4.2 Ablauf der Untersuchung

Pulsstatus

Unter den oben genannten Aspekten, sollte zunächst der Puls der **A. radialis** beurteilt und somit klassifiziert werden:

Vom Kopf beginnend können folgende Gefäße im Seitenvergleich überprüft werden:

- Aa. temporales superficiales: Palpation im Schläfenbereich
- Aa. carotides: Palpation lateral des Schildknorpels

PRAXISTIPP

Niemals die Carotiden massieren, da durch die Massage ein Vagusreiz ausgelöst wird. Ebenfalls nie beide Carotiden gleichzeitig komprimieren, da dies zu einer Synkope führen kann.

- Aa. Axillares: Palpation mittlere Axillarlinie
- Aa. Brachiales: Palpation Sulcus bicipitalis medialis (Weichteilrinne, die seitlich des M. biceps brachii liegt)
- Aa. Radiales: Palpation Handgelenk radial
- Aa. Ulnares: Palpation Handgelenk ulnar
- Aorta abdominalis: Palpation mit beiden Händen oberhalb des Bauchnabels
- Aa. Femorales: Palpation mittleres Leistendrittel
- Aa. Popliteae: Palpation von vorn mit beiden Händen; bei entspannter, angewinkelter Lage des Beins in die Kniekehle fassen
- Aa. tibiales posteriores: Palpation dorsal des Innenknöchels

- Aa. dorsales pedis: Palpation am mittleren Fußrücken, zwischen dem 1. und 2. Strahl der Fußknochen

Bei der Auskultation wird das Stethoskop locker auf das Hautareal des zu untersuchenden Gefäßes gelegt. Die Auskultation wird genau wie die Palpation, im Seitenvergleich durchgeführt an der A. carotis, Aorta abdominalis und der A. femoralis. Pathologisch sind hier Strömungsgeräusche, die z. B. auf eine Gefäßstenose hindeuten können.

Darüber hinaus können Teilaspekte der angiologischen Untersuchung durchgeführt werden. Bei der Inspektion z. B. der unteren Extremitäten ist es wichtig zu überprüfen, ob die Oberfläche der Haut intakt ist. Bestimmte Läsionen lassen Rückschlüsse auf eine fehlerhafte Durchblutung oder Erkrankung des Gefäßsystems zu. Hierbei geht es um Substanzdefekte der Haut, Ulzerationen, Gangräne oder Nekrosen. Rote Stränge entlang eines Venenverlaufs können auf eine Thrombophlebitis hinweisen (➤ Abb. 10.35), die durch eine Entzündung der oberflächlichen Venen entsteht. In diesen Gefäßen kann sich dann als Folge eine Thrombose bilden. Eine Thrombophlebitis kann z. B. durch eine Venenverweilkanüle entstehen.

Auch die **Nagelverdickung** z. B. im Rahmen einer **pAVK** kann hier hervorstechen oder **Koilonychie** beim **Raynaud-Syndrom**, dabei sinkt der Nagel muldenförmig in der Länge ein und die Nägel sind brüchiger. Bei Patienten mit entsprechenden Vorerkrankungen kann an den unteren Extremitäten auch eine **Varikosis** auffallen. Bei einer Varikosis handelt es sich um erweiterte Oberflächenvenen, die sich geschlängelt und deutlich sichtbar darstellen. Die Ursachen können vielfältig sein. Unter anderen kann es aber die Folge von langer stehender Tätigkeit, einer Rechtsherzinsuffizienz, einer chronisch venösen Insuffizienz oder einer tiefen Venenthrombose sein. Auch Ödeme lassen sich gut quantifizieren und einordnen. Ödeme, die im Rahmen einer Herzinsuffizienz entstehen, sind gut eindrückbar und die dadurch entstandene Delle ist persistierend, v. a. sind hier die Beine und Knöchel betroffen, hier fallen aber keine ödematösen Zehen auf (Untersuchung mit dem **Stemmer-Zeichen**).

PRAXISTIPP

Stemmer-Zeichen: Anheben einer Hautfalte an den Zehen (nicht der große Zeh). Ist das Anheben einer Hautfalte nicht möglich, dann ist das Stemmer-Zeichen positiv. Dies ist z. B. bei einem Lymphödem der Fall und bietet die Möglichkeit zwischen einem Lymphödem und dem hydrostatischen Ödem zu unterscheiden.

Bei einem Myxödem ist das Ödem schlecht eindrückbar und auch bleibt keine Delle zurück. Das Ödem ist vorwiegend im Gesicht oder über den Fußknöcheln sichtbar und kann die Folge einer Hypothyreose sein (➤ Abb. 10.36).

Die chronisch venöse Insuffizienz (CVI) (➤ Abb. 10.37) tritt als Folge z. B. einer Varikosis auf und betrifft die Venen der unteren Extremitäten. Folgende Hautveränderungen sind dann begleitend sichtbar: Corona phlebectatica paraplantaris, Atrophie blanche, Purpura jaune d´ocre, Ekzeme, Ödeme und als letztes Stadium das Ulcus cruris venosum (➤ Kap. 11).

Eine weitere Erkrankung, die das venöse System der unteren Extremitäten betrifft, ist die tiefe Beinvenenthrombose. Dabei handelt sich um eine Stenose oder einen Embolus in den tiefen Beinvenen. Die Ursachen hierfür werden in der **Virchow-Trias** zusammengefasst.

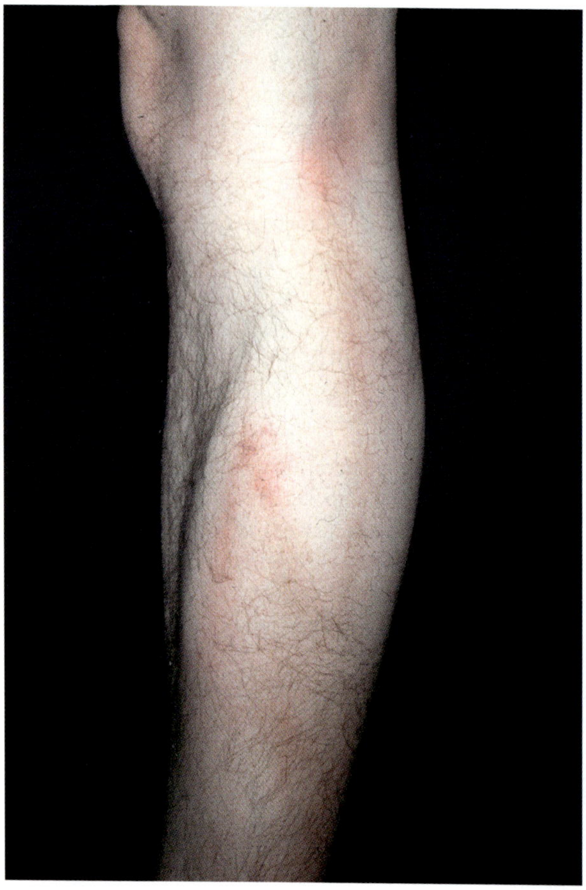

Abb. 10.35 Thrombophlebitis [G1003-002]

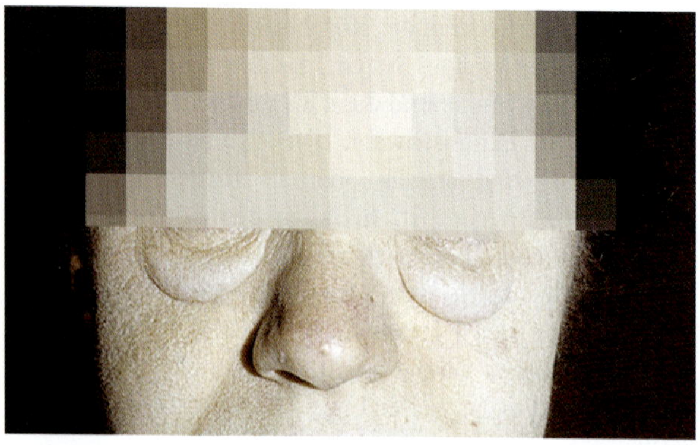

Abb. 10.36 Myxödem [M537]

10

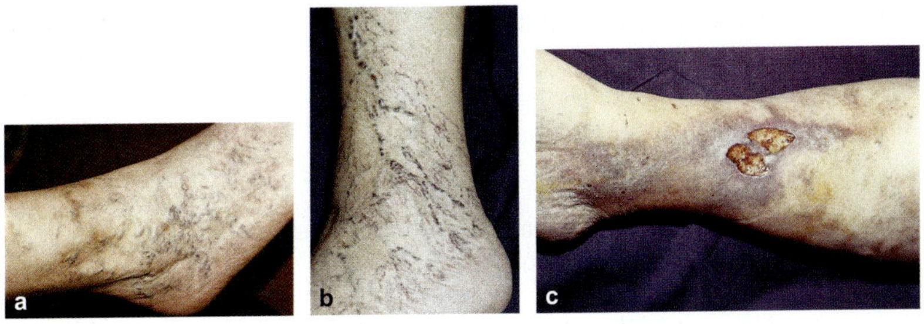

Abb. 10.37 Hautveränderungen im Rahmen einer CVI [M537]
a) Corona phlebectatica paraplantaris
b) Beinvarikosis
c) Ulcus cruris venosum

MERKE

Virchow-Trias:
- Gefäßendothelschaden
- Verminderte Strömungsgeschwindigkeit des Blutes
- Veränderte Blutzusammensetzung (Hyperkoagulabilität, Thrombophilie)

Symptome der tiefen Venenthrombose (TVT) können Schmerzen, Zyanose, Schwellung (typische Trias), Überwärmung und Spannungsgefühl sein. Bei der Hochlagerung kommt es zur Besserung der Schmerzsymptomatik. Zur Untersuchung (➤ Abb. 10.38) und Diagnostik können folgende Zeichen überprüft werden:
- **Meyer-Zeichen:** Durch Druck an der Innenseite des Unterschenkels kommt es zu Schmerzen.
- **Payr-Zeichen:** Schmerzen beim Druck auf die Fußsohle
- **Homans-Zeichen:** Wadenschmerzen beim Anheben des Fußes Richtung Tibia

Zu den Erkrankungen des peripheren arteriellen Systems gehört die pAVK, die periphere arterielle Verschlusskrankheit. Dabei handelt es sich um eine Durchblutungsstörung, aufgrund einer Stenose oder eines Verschlusses der peripheren Arterien, in den meisten Fällen bedingt durch eine Atherosklerose. Die Patienten klagen über Schmerzen und Claudicatio intermittens **(Schaufensterkrankheit).** Sie ist dadurch gekennzeichnet, dass Patienten nach einer bestimmten Gehstrecke aufgrund von Schmerzen hinken bzw. stehen bleiben. Meistens vergehen die Symptome nach kurzen Gehpausen. Weitere Symptome sind Blässe, Kälte, abgeschwächter oder fehlender Puls. Des Weiteren kann es zu Sensibilitätsstörungen, Atrophie, Mykosen, Ulzera und Nekrosen kommen.

Im Rahmen der körperlichen Untersuchung können Strömungsgeräusche um die A. femoralis hörbar sein.

MERKE

Ratschow-Lagerungsprobe: Der Patient legt sich auf den Rücken aufs Bett, Sofa o. Ä., dann hebt er beide Beine Richtung Decke und kreist ca. 10 Minuten mit den Füßen. Wenn der Patient aufgrund Schmerzen aufhört oder beim Herunterlagern der Beine eine verzögerte Blutfüllung eintritt, ist dies ein Zeichen der Durchblutungsstörung.

Erweiterte apparative Untersuchung:

Ankle-Brachial-Index (ABI, Knöchel-Arm-Index): Mittels Kombination aus Blutdruckmessung und Doppler-Sonografie berechnet. Der Quotient dient der Beurteilung der pAVK. Werte zwischen 1,0–1,4 gelten als Normalbefunde, Werte von 0,8–0,9 geben Hinweis auf das Vorliegen einer pAVK. Werte > 1,4 geben Hinweis auf eine Mönckeberg-Sklerose, wie sie bei Diabetikern vorkommt.

ACHTUNG

Bei Diabetikern (Typ 2) liegen u. a. aufgrund der Mönckeberg-Sklerose häufiger höhere Blutdruckwerte vor (Pseudohypertonie).

Abzugrenzen ist der akute arterielle Verschluss der unteren Extremitäten, der eine Minderversorgung des anschließenden Versorgungsgebietes mit sich führt. Die Klinik des akuten arteriellen Verschlusses wird durch 6 Ps nach Pratt beschrieben:
- Paleness (Blässe)
- Paraesthesia (Missempfindungen)
- Pulselessness (kein tastbarer Puls)

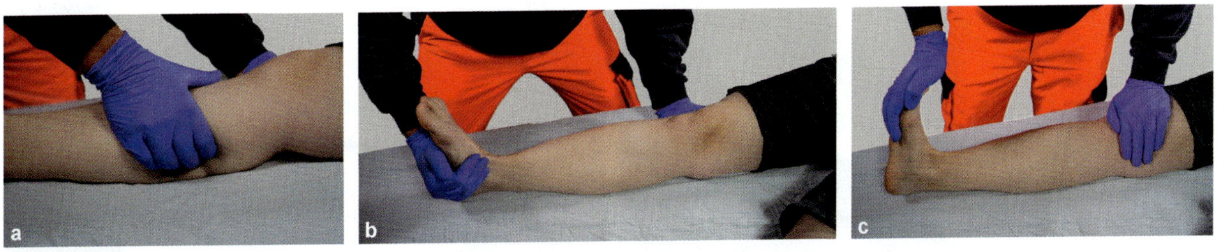

Abb. 10.38 Untersuchung bei tiefer Beinvenenthrombose [T1284]
a) Meyer-Zeichen
b) Payr-Zeichen
c) Homans-Zeichen

- Paralysis (Lähmung/Bewegungsstörungen)
- Prostration (Schock)
- Pain (Schmerz)

MERKE

Durch die Tieflagerung der entsprechenden Extremität kann es zur Besserung der Schmerzsymptomatik kommen.

PRAXISTIPP

Allen-Test bei Verdacht u. a. auf das Raynaud-Syndrom (➤ Kap. 11.5.1; ➤ Abb. 10.39): Der Test dient der Überprüfung der Versorgung der A. ulnaris und der A. radialis sowie von Kollateralgefäßen des Arcus palmaris profundus.

1. Synchrones Abdrücken der A. radialis und A. ulnaris.
2. Der Patient soll die Faust 20-mal öffnen und schließen.
3. Druck von der A. ulnaris nehmen, Druck auf die A. radialis weiter ausüben.
4. Beobachtung der Reperfusion.
5. Für die A. radialis Schritt 1. und 2. wiederholen.
6. Öffnen der A. radialis, Druck weiterhin auf die A. ulnaris.

Pathologisch ist hier eine verlängerte Reperfusion oder eine ausbleibende Füllung der Langfinger.

Weiter wird der Test vor der Punktion der A. radialis im Rahmen der Herzkatheteruntersuchung durchgeführt sowie bei dem Verdacht auf eine pAVK und vor Gefäßpunktionen an dieser Stelle.

Lymphknotenstatus

Wie oben beschrieben sind unauffällige Lymphknoten weder sichtbar noch tastbar. Bei der **Inspektion**, können aber Symptome auftreten, die auf Erkrankungen dieser hinweisen. Dies können Schwellungen und Rötungen sein. Rote Streifen, die von der peripheren Eintrittspforte ausgehen, sind als Symptome einer Lymphangitis zu werten. Weitere Befunde können ulzerierende Lymphknoten, Fisteln und Lymphödeme sein.

Die **Palpation** der Lymphknoten erfolgt im direkten Seitenvergleich und wird wie folgt beurteilt: Anzahl der tastbaren Lymphknoten, Größe, Verschieblichkeit (normalerweise gut verschieblich), Konsistenz und Druckdolenz. Gleichzeitig sollten auch die Leber und die Milz untersucht werden, um evtl. Vergrößerungen zu erkennen und Rückschlüsse auf Infektionen zu ziehen.

Bei der Untersuchung sollte geschaut werden, ob es sich um ein lokales oder generalisiertes Ereignis handelt.

Orte der Lymphknotenuntersuchung (➤ Abb. 10.40):

- Nuchal/okipital: im Nacken
- Retro- und präaurikulär: vor dem Ohreingang
- Sub- und retromandibulär; submental: Kieferwinkel; unter dem Kinn gelegen
- Zervikal: hinter und vor dem M. Sternocleidomastoideus
- Supra- und infraklavikulär
- Axilla: anteriore und posteriore Axilla sowie zentral in der Axilla
- Brachial
- Inguinalregion: unterhalb des Leistenbandes

Bei nicht palpablen und tiefergelegenen Lymphknoten kann ergänzend eine Sonographie, ein CT oder MRT durchgeführt werden.

Entzündete Lymphknoten weisen eine tastbare Größe über einen Zentimeter auf, sie sind gut verschieblich und haben eher eine weiche Konsistenz, beim Betasten sind sie druckdolent. Sie entstehen innerhalb von wenigen Tagen und bilden sich im Verlauf von ca. zwei bis drei Wochen zurück. Bei malignen Erkrankungen hingegen, fühlen sich die Lymphknoten eher derb an, weisen keine Druckdolenz auf und sind auch

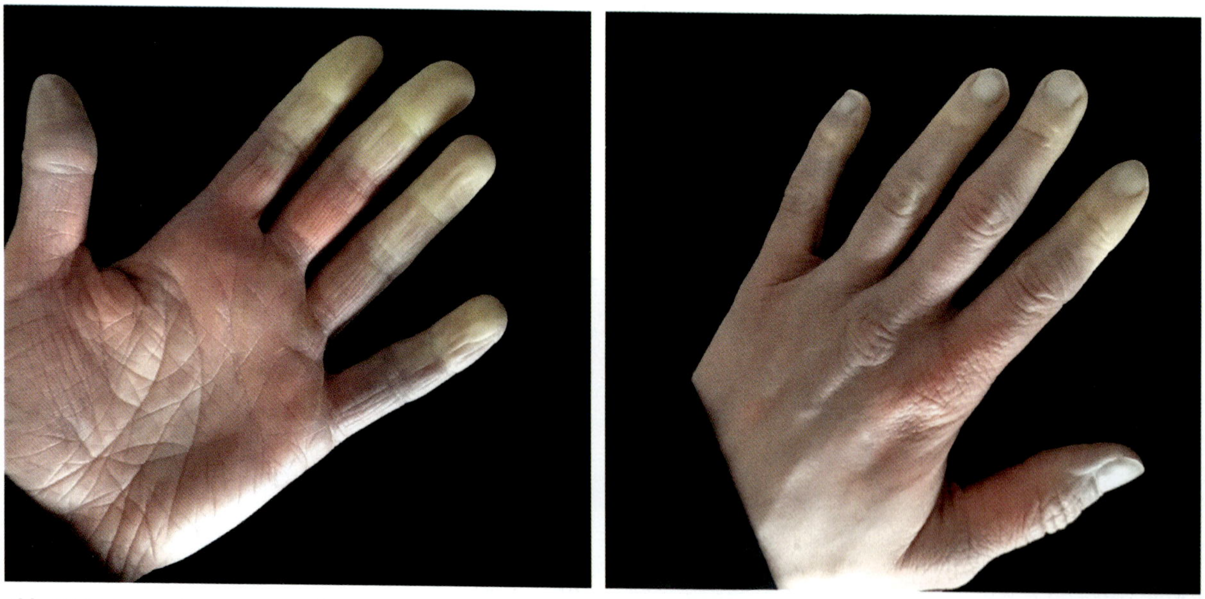

Abb. 10.39 Raynaud-Syndrom [T1284]

10

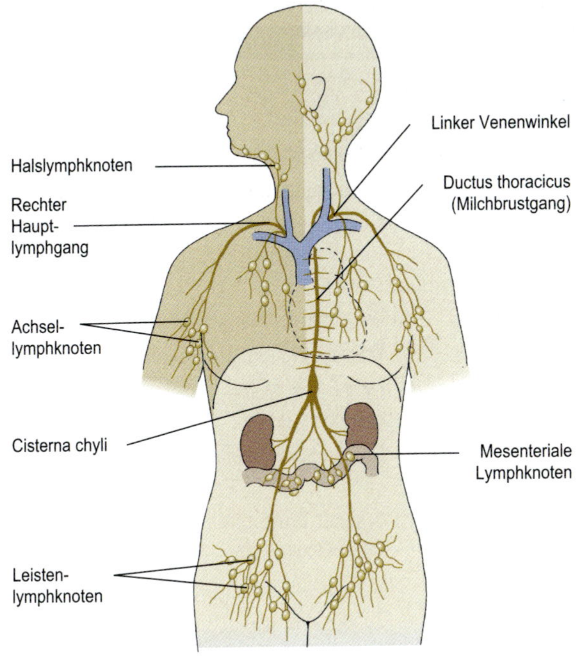

Abb. 10.40 Schematische Darstellung der Lage der Lymphknoten [L190]

nicht verschieblich. Sie wachsen langsam und bilden sich nicht zurück. Im Verlauf kommt es dann zum Befall weiterer Lymphknoten.

10.5 Neurologische Untersuchung

Die Neurologie ist ein sehr facettenreiches und großes Fachgebiet. Aufgrund der Dimensionen können hier nur Teile der Anatomie und der neurologischen Untersuchungen abgebildet werden.

10.5.1 Grundlagen

Das **Gehirn** und das **Rückenmark** bilden das **zentrale Nervensystem.** Das Gehirn lässt sich anhand der embryonalen Entwicklung in drei verschiedene Sektionen unterteilen. Der ersten Sektion **(Rautenhirn)** gehört das Myelencephalon (Medulla oblongata) an, sie bildet das verlängerte Mark und das Steuerzentrum für die Atmung, den Kreislauf und die Schutzreflexe. Weiter gehört zur ersten Sektion das Metencephalon (Hinterhirn), welches aus dem Pons (Brücke) und dem Cerebellum (Kleinhirn) besteht. Die Funktion des Pons richtet sich nach den Kerngebieten, dazu zählen u. a. Erlernen und Korrigieren von Bewegungen und das Richtungshören. Das Cerebellum übernimmt die Funktion z. B. bei der Kontrolle des Muskeltonus oder den Bewegungsentwürfen, aber es spielt auch eine Rolle bei der Erhaltung des Gleichgewichts oder der Koordination von Bewegungsabläufen.

Die nächste Sektion bildet das **Mittelhirn** (Mesencephalon). Neben der Weiterleitung von Informationen zum Kleinhirn (z. B. geplante Bewegungen), übernimmt es die Steuerung von Bewegungen. Im Mittelhirn findet neben vielen Verschaltungen (Hörbahnen) auch die Weiterleitung von Informationen oder Tätigkeiten statt, auch die Modulation der Extrapyramidalmotorik ist hier angesiedelt.

Der letzten Sektion **(Vorderhirn)** gehören das Diencephalon (Zwischenhirn) und das Telencephalon (Endhirn/Großhirn) an. Das Zwischenhirn verschaltet und filtert Informationen, die aus den Sinnesorganen oder anderen Hirnzentren kommen und leitet sie dann ans Großhirn weiter. Außerdem werden sensorische Informationen verarbeitet und der zirkadiane Rhythmus reguliert. Es stellt das oberste Regulationsorgan des vegetativen und endokrinen Systems dar. Das Großhirn lässt sich je nach Gliederung (innere und äußere) auch in seine Funktionen aufteilen. Neben höheren kognitiven Prozessen liegen hier das limbische System und auch die Motorik, außerdem ist hier die Sensorik verankert.

Mit dem **Zwischenhirn** ist die Hypophyse (Hirnanhangsdrüse) verbunden. Sie ist ein endokrines Organ und gliedert sich in die Adenohypophyse und die Neurohypophyse. Die Adenohypophyse produziert glandotrope (Wirkung an endokrine Drüsen) und nichtglandotrope Hormone (wirken direkt am Zielorgan). Zu den glandotropen Hormonen gehören:

- Adrenokortikotropes Hormon (ACTH) → Steigerung der Biosynthese von Kortisol in der Nebennierenrinde.
- Luteinisierendes Hormon (LH) → ist Bestandteil der Hypothalamus-Hypophysen-Gonaden-Achse und sorgt für die Androgenproduktion.
- Follikelstimulierendes Hormon (FSH) → ist ebenfalls Bestandteil der zuvor genannten Achse und wirkt je nach Konzentration auf geschlechtsspezifische Vorgänge wie die Spermatogenese oder die Follikelreifung.
- Thyreoideastimulierendes Hormon (TSH) → stimuliert die Produktion von Schilddrüsenhormonen.

Zu den nichtglandotropen Hormonen gehören die Wachstumshormone wie Growth Hormone (GH), Somatotropin und somatotropes Hormon (STH). Sie beeinflussen das Körperwachstum und bestimmte Stoffwechselprozesse. Des Weiteren wird Prolaktin ausgeschüttet, das v. a. in der Schwangerschaft an der Brustdrüsendifferenzierung sowie der Milchproduktion beteiligt ist.

In der Neurohypophyse wird das Hormon Oxytocin gebildet, das eine zentrale Rolle im Rahmen der Schwangerschaft spielt. So sorgt es beispielsweise für die Kontraktion des Uterus unter der Geburt und regt die Milchsekretion in den Brustdrüsen an. Beim Mann spielt Oxytocin eine Rolle im Rahmen der Ejakulation. Ein weiteres Hormon der Neurohypophyse ist das antidiuretische Hormon (ADH oder Vasopressin). Seine Wirkung hat Einfluss auf die Regulation des Flüssigkeitshaushalts.

Das Rückenmark stellt die Verbindung zwischen dem Gehirn und dem peripheren Nervensystem dar. Es liegt im Wirbelkanal der Wirbelsäule. In ihm findet auch eine eigenständige Verschaltung von Informationen statt, die sog. spinalen Reflexe. Aus dem Rückenmark ziehen die Spinalnerven sowie die Hirnnerven III.–XII (➤ Abb. 10.41).

Insgesamt gibt es zwölf Hirnnerven (➤ Tab. 10.5). Sie entspringen aus den sog. Hirnnervenkernen. Sie sind mit römischen Ziffern durchnummeriert, nach der Reihenfolge ihres Austritts. Die Faserqualität ist entweder sensibel, sensorisch, motorisch oder gemischt.

Einige Spinalnerven bilden den sog. Plexus wie den Plexus cervicalis (C1–C5); Plexus brachialis (C5–Th1), Plexus lumbalis (Th12–L5) und Plexus sacralis (L4–S5).

10.5.2 Ablauf der Untersuchung

Die Untersuchung sollte nach einem roten Faden ablaufen, damit evtl. Auffälligkeiten nicht übersehen werden und bestimmte Symptome, gerade im Anfangsstadium einer Erkrankung, in einen Gesamtkontext gesetzt werden können. Ein neurologischer Status sollte immer komplett erhoben und dann ggf. den Symptomen entsprechend präzisiert werden. Ein Beispiel: Der Patient klagt über eine Missempfindung des rechten kleinen Fingers und der Hälfte des Ringfingers, die dem kleinen Finger zugewandt ist. Hier wird ein neurologischer Status erhoben und dann auf den rechten Arm präzisiert.

Tab. 10.5 Funktion der Hirnnerven

Hirnnerv	Funktion	Faserqualität
I. N. olfactorius	Riechen	Sensorisch
II. N. opticus	Sehen	Sensorisch
III. N. oculomotorius	Augenmuskulatur	Motorisch
IV. N. trochlearis	Augenmuskulatur	Motorisch
V. N. trigeminus	Sensibilität des Gesichts/Kaumuskulatur	Gemischt
VI. N. abducens	Augenmuskulatur	Motorisch
VII. N. facialis	Mimische Muskulatur	Gemischt
VIII. N. vestibulocochlearis	Gehör- und Gleichgewichtsapparat	Sensorisch
IX. N. glossopharyngeus	Geschmacksapparat	Gemischt
X. N. vagus	Schlund, Brust- und Baucheingeweide	Gemischt
XI. N. accessorius	Nackenmuskulatur	Motorisch
XII. N. hypoglossus	Zungenmuskulatur	Motorisch

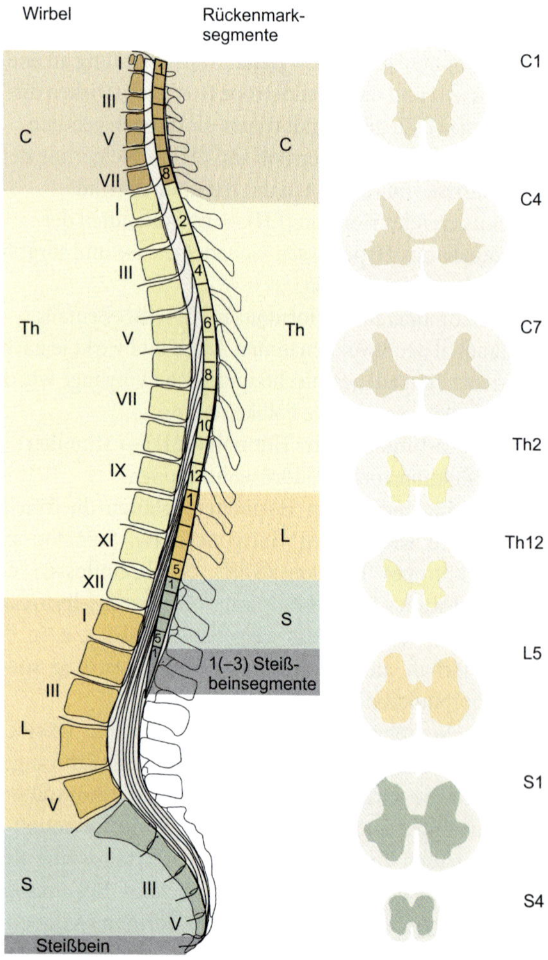

Abb. 10.41 Rückenmark und Spinalnerven [L190]

Neurologische Auffälligkeiten können z. B. durch einen Sturz bedingt sein, hierfür bekommen wir Hinweise durch Prellmarken, Narben und evtl. sogar Liquoraustritt. Neben der Mimik, mit der uns der Patient auch zeigt, dass er evtl. Schmerzen hat, kann eine schlaffe Mimik ersichtlich sein, die aufgrund von Muskelerkrankungen entsteht. Weiterhin können spontane, zuckende Bewegungen, unabhängig von der mimischen Muskulatur, im Rahmen einer Parkinson-Erkrankung auftreten. Weiter kann übermäßiges Grimassieren (Chorea Huntington oder psychogen) oder können Tics ersichtlich werden.

- **Hyperkinesien:** Übermäßige, unwillkürliche Bewegungen; sie können am ganzen Körper vorkommen und treten v. a. bei Erkrankungen des extrapyramidalen Systems auf (z. B. bei der Gabe von bestimmten Psychopharmaka).
- **Tic:** Rasche und kurze unwillkürliche Bewegungen (häufig im Gesicht), aber auch vokale Äußerungen, die im Rahmen des Gilles-de-la-Tourette-Syndroms auftreten können.
- **Chorea:** Meist distal vorkommende plötzliche Bewegungen, die bei zielgerichteter Bewegung oder Stress zunehmen.
- **Dystonie:** Länger andauernde und langsame Muskelkontraktionen oder Bewegungen z. B. bei einem Schreib- oder Lidkrampf.

- **Myoklonien:** Kurze, arrhythmische Zuckungen der Muskulatur, die mit oder ohne Bewegungen einhergehen, physiologisch ist die Zuckung beim Einschlafen, pathologisch bei vielen neurologischen Erkrankungen.
- **Tremor:**
  - Ruhetremor: Verstärkung bei kognitiven Aufgaben, abklingend bei Zielbewegungen (Wasserglas greifen) → Parkinson-Tremor
  - Aktionstremor:
    - Haltetremor: bei z. B. nach vorn ausgestreckten Armen mit den Handinnenflächen nach unten → physiologischer oder essenzieller Tremor
    - Intentionstremor: Finger-Nase-Versuch/Knie-Hacke-Versuch → zerebraler Tremor

Patienten mit einer Schonhaltung des Halses können evtl. an einem zervikalen Bandscheibenvorfall leiden. Neben der vorangegangenen Inspektion des Kopfes wird der Kopf an mehreren Stellen der Kalotte beklopft. Bei einem lokal auftretenden Klopfschmerz spricht dies für dort stattfindende Knochenprozesse, ist der Klopfschmerz eher diffus kann das ein Hinweis für eine Meningitis sein. Gleichzeitig sollten auch die Nervenaustrittsstellen des N. trigeminus palpiert werden. Diese befinden sich am Foramen mentale, infraorbitale und supraorbitale (➤ Abb. 10.42).

Sind diese bei der Palpation schmerzhaft, kann an folgende Erkrankungen gedacht werden: Kraniale Drucksteigerung, Meningitis, Sinusitis oder eine Trigeminusneuralgie.

Eine Untersuchung der Halswirbelsäule sollte bei Schmerzen oder Einschränkungen vorsichtig vorgenommen werden. Es ist dabei besonders wichtig ein HWS-Trauma auszuschließen, bevor die Untersuchung erfolgt.

Die Bewegung sollte aktiv (durch den Patienten selbst) und passiv (durch den Untersucher) durchgeführt werden. Dabei sind die Reklination, die Inklination und Rotation durchzuführen. Hinweise auf Pathologien ergeben Muskelsteifigkeit und Paresen der Hals- und Nackenmuskulatur. Bei

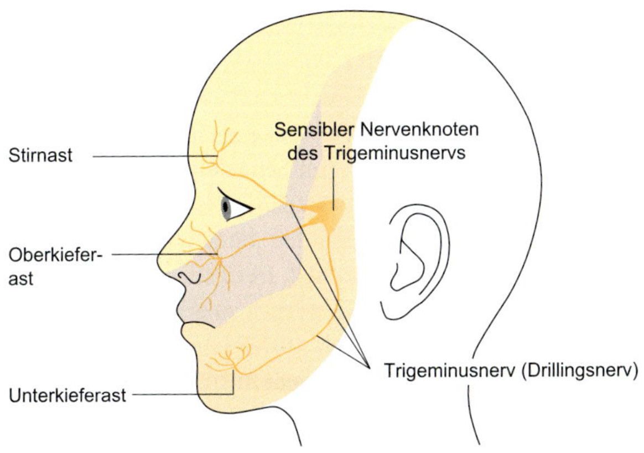

Abb. 10.42 Trigeminusaustrittsorte und Innervation [L143]

Hinweisen auf Nackensteifigkeit sollte nach Hinweisen für eine Meningitis gesucht werden. Die weiteren Untersuchungen sollten nicht aktiv durch den Patienten, sondern passiv durch den Untersucher durchgeführt werden. Der Patient sollte entspannt auf dem Rücken liegen. Der Normalbefund beinhaltet neben der fehlenden Nackensteifigkeit auch keine Hinweise auf Meningismus, der Kopf sollte frei beweglich sein, außerdem ist der Patient schmerzfrei und bewegt sich nicht aktiv gegen die durchgeführten Bewegungen des Untersuchers. Pathologisch hingegen sind Schmerzen bei der Bewegung durch reflektorische muskuläre Anspannung, eine verminderte Beugung, Ausweichbewegungen und evtl. Kopfschmerzen. Das Brudzinski-Zeichen beschreibt das zusätzliche Anwinkeln der Beine bei einer Inklination des Kopfes durch den Untersucher. Das Anwinkeln der Beine soll den dadurch entstandenen Reiz (Dehnung der Nerven/Hirnhäute) entlasten und spricht neben der Meningitis auch für eine Subarachnoidalblutung. Weitere Nervendehnungszeichen geben zusätzliche Hinweise:

- **Kernig-Zeichen** (am liegenden Patienten): Die Hüfte und das Knie werden in eine 90°-Position gebracht. Die Hüfte bleibt in einer 90°-Position, während das Knie langsam gestreckt wird. Das Zeichen ist positiv, wenn der Patient hierbei Schmerzen äußert.
- **Lasègue-Zeichen** (Rückenlage): die Beine sind gestreckt und der Untersucher beugt das Bein in der Hüfte (70°), bei gestrecktem Knie. Hierbei tritt ein Dehnungsschmerz auf, besonders in der ischiokruralen Muskulatur/L5–S1 – das Zeichen ist positiv (➤ Abb. 10.43).

PRAXISTIPP

Das Lasègue-Zeichen sowie das umgekehrte Lasègue-Zeichen fallen bei Ischialgie, Bandscheibenvorfall und einer Subarachnoidalblutung auch oftmals positiv aus!

- **Umgekehrtes Lasègue-Zeichen** (Seitenlage, auch in Bauchlage möglich): Der Fuß wird Richtung Gesäß bewegt, sodass die Hüfte überstreckt wird. Hierbei kommt es ebenfalls zum Dehnungsschmerz auf Höhe L3/L4 – das Zeichen ist positiv.
- **Bragard-Zeichen:** Der Test wird bei positivem Lasègue-Zeichen durchgeführt. Dabei wird das Bein abgesenkt bzw. in seine Ursprungsstellung zurückgebracht, bis der Schmerz nachlässt; zusätzlich wird noch eine Dorsalextension des Fußes durchgeführt, wobei der Schmerz wieder zunimmt – das Zeichen ist positiv.
- **Lhermitte-Zeichen:** Bei einer chronischen meningealen Reizung, aber auch bei multipler Sklerose. Dabei löst die passive Beugung des Kopfes Kribbelparästhesien und Dysästhesien aus, die von der Wirbelsäule in die oberen Extremitäten ausstrahlen können.

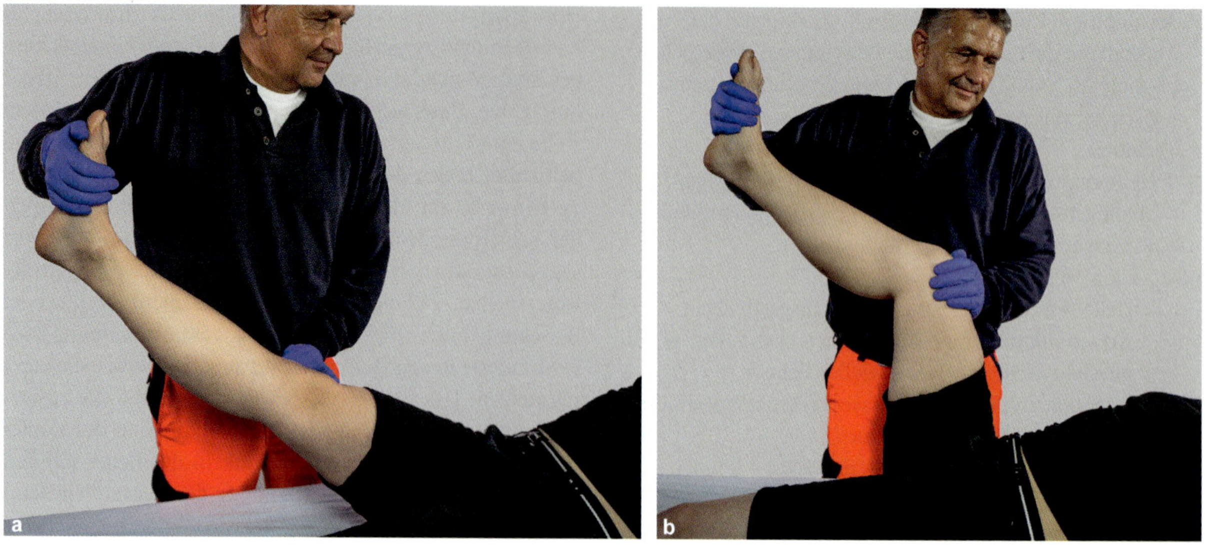

Abb. 10.43 Nervendehnungszeichen [T1284]
a) Lasègue-Zeichen
b) Kernig-Zeichen

Untersuchung der Hirnnerven

Störungen der Hirnnervenfunktion können verschiedene Ursachen haben und mit mehr oder minder aufwendigen Untersuchungen quantifiziert werden. Einige Untersuchungen sind in der Notfallmedizin durch fehlende Materialien nicht immer durchführbar, aber mit einigen zusätzlichen Fragen können evtl. Läsionen oder Erkrankungen der Hirnnerven ermittelt werden.

- **I. N. olfactorius:** In der Klinik wäre hier ein Riechtest möglich, da dies vor Ort nicht immer durchzuführen ist, kann der Patient darum gebeten werden, sein Geruchsvermögen der letzten Tage, Stunden oder kurz vor dem Ereignis selbst einzuschätzen (z. B. anhand des Geruchs von Kaffee). Hier kann eine Anosmie imponieren, bei der starke Gerüche nicht differenziert werden können. Ursache hierfür können u. a. ein SHT, Infektionen, Parkinson oder ein Frontalhirntumor sein.
- **II. N. opticus:** Zunächst kann hier eine Visusprüfung erfolgen. Der Patient wird darum gebeten, z. B. aus einer Zeitung laut vorzulesen; kann der Patient durch eine Visusverminderung den Text nicht lesen, wird dem Patienten eine zufällige Anzahl von Fingern gezeigt, in einer Entfernung von einem Meter. Die Finger werden dann etappenweise immer näher an den Patienten heranbewegt, bis er etwas erkennt. Bei einer sehr starken Visuseinschränkung fällt sogar das Lokalisieren von Lichtquellen schwer. Eine suchende Kopfbewegung weist auf eine Visusminderung oder einen zentralen Gesichtsfeldausfall hin. Die Untersuchung des Gesichtsfeldes erfolgt über die Fingerperimetrie. Der Untersucher stellt sich in ca. einem Meter Entfernung vom Patienten hin und streckt dabei die Arme seitlich vom Körper weg, sodass sich die Hände am Rand des Gesichtsfeldes befinden (dabei kann man sich an seinem eigenen Gesichtsfeld orientieren). Der Patient deckt eines seiner Augen ab und fixiert die Augen des Untersuchers. Nun bewegt der Untersucher seine Finger in verschiedenen Quadranten (rechts oben/unten und links oben/unten), beginnend von außen nach innen. Der Patient soll äußern, wo er Bewegungen wahrnimmt (➤ Abb. 10.44). Diese Untersuchung wird wiederholt, wobei der Patient dann sein anderes Auge zuhält.

Gesichtsfeldausfälle (Skotom)

Bei einem Gesichtsfeldausfall handelt es sich um einen Sehverlust in einem bestimmten Bereich des Gesichtsfeldes (➤ Abb. 10.45). Das Fehlen des Sehvermögens des linken Auges deutet auf eine Läsion des N. opticus auf derselben Seite hin. Eine Läsion des rechten Tractus opticus kennzeichnet sich durch einen Ausfall der Gesichtsfeldhälfte beider Augen – in diesem Fall die linken Gesichtsfeldhälften. Kommt es bei dieser Sehstörung zu der Aussparung der Fovea centralis (Sehgrube), kann dies durch eine Sehrindenläsion verursacht sein. Bei einer zentralen Chiasmaläsion kommt es zu einem Ausfall beider Gesichtsfeldhälften bitemporal, dies nennt man auch Scheuklappenblindheit. Der Patient ist nicht mehr in der Lage, einen visuellen Eindruck zu erhalten. Eine Quadrantenanopsie beschreibt den Ausfall eines Quadranten des Gesichtsfeldes in unterschiedlichem Ausmaß, wie es bei einer Läsion der Sehstrahlung vorkommt.

III. N. oculomotorius: Pupillenbeurteilung im Seitenvergleich nach Form und Größe. Im Normalbefund sind sie rund, isokor und mittelweit (ca. 2–5 mm im Durchschnitt). Die Pupille wird spontan und unter Lichtreaktion beurteilt.

Weiter wird die indirekte (konsensuelle) Lichtreaktion überprüft, bei der in die andere Pupille hineingeleuchtet und die Reaktion der nicht beleuchteten Pupille beurteilt wird. Bei einer Störung des N. oculomotorius kommt es zu einer trägen oder ausbleibenden Verengung der Pupillen auf die Untersuchung durch direktes und indirektes Licht. Weiter kann es wie nachfolgend beschrieben zu einem hängenden Augenlid kommen. Erweitert werden kann die Untersuchung noch durch eine Konvergenzreaktion der Pupille. Dabei wird der Zeigefinger oder die Pupillenleuchte in ca. 50 cm Entfernung medial vor das Gesicht des Patienten gehalten. Nun soll er das Objekt fixieren und dieses wird gleichzeitig näher an den Patienten herangeführt. Dabei sollte eine typische Konvergenzreaktion auftreten, die durch eine Adduktion und Verengung der Pupillen gekennzeichnet ist.

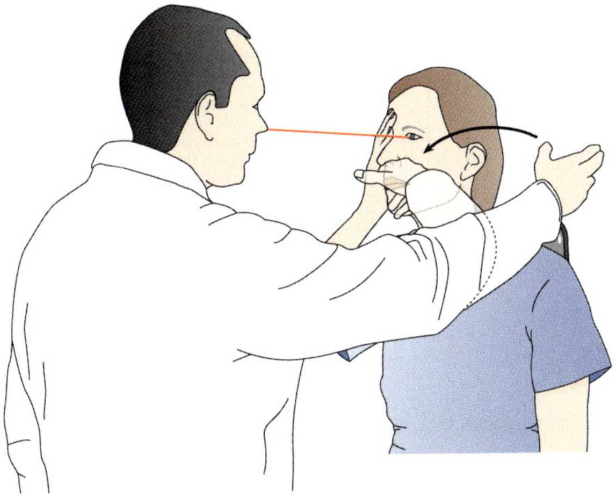

Abb. 10.44 Untersuchung des Gesichtsfelds [L231]

Pupillenstatus

Bei einer asymmetrischen Pupille mit einer Differenz kleiner als 1 Millimeter und einer intakten Reaktion auf Licht und Konvergenz kann man von einer physiologischen Anisokorie ausgehen, diese kann anhand älterer Fotos verglichen werden. Bei beidseitigem Auftreten einer starken Vergrößerung (Mydriasis) und areaktiven Pupillen, kann die Ursache eine Intoxikation mit u. a. Barbituraten, Amphetaminen oder Atropin sein, aber auch ein globales Hirnödem kann die Ursache sein. Ist hingegen eine Lichtreaktion vorhanden, kann es auch eine physiologische Reaktion des Sympathikus auf beispielsweise Stress sein. Stark verengte Pupillen (Miosis) beeinträchtigen die Beurteilbarkeit der Lichtreaktion. Eine Miosis kann im Rahmen von Intoxikationen mit Opiaten oder Organophosphaten sowie einer Läsion des Pons vorkommen. Im Alter ist die Miosis durchaus physiologisch (➤ Abb. 10.46).

Die Ptosis bezeichnet das einseitige Herunterhängen des oberen Augenlids. Eine leichte Ptosis in Kombination mit einer Miosis des entsprechenden Auges, aber regelrechter Reaktion auf Lichteinfall (Zunahme der Anisokorie im Dunkeln) kann zentrale sowie periphere Ursachen haben. Darunter fällt neben einer zentralen Ischämie auch ein Tumor oder Multiple Sklerose, aber auch Plexusschäden gehören zu den möglichen Auslösern, ebenso wie eine Carotisdissektion oder Cluster-Kopfschmerz.

MERKE

Beim Cluster-Kopfschmerz kommt es auf der Seite des Kopfschmerzes zu einem inkompletten Horner-Syndrom, das durch eine Ptosis und/oder Miosis gekennzeichnet ist.

Linkes Auge	Rechtes Auge	Gesichtsfeldausfall	Ursache
	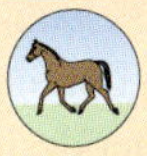	Blindheit (Amaurose) eines Auges ipsilateral	Läsion des linken Sehnervs
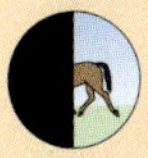	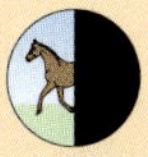	Bitemporale (heteronyme) Hemianopsie	Zentrale Chiasmaläsion
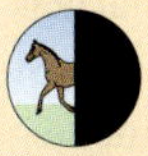	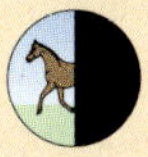	Homonyme Hemianopsie nach rechts	Läsion des linken Tractus opticus
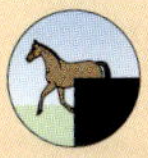	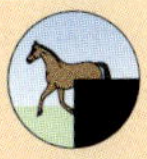	Obere/untere Quadrantenanopsie rechts (unterschiedliches Ausmaß)	Läsion der linken Sehstrahlung
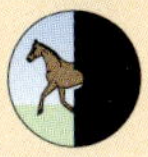	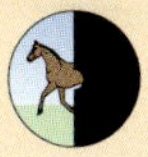	Homonyme Hemianopsie kontralateral mit Aussparung der Fovea	Läsion der Sehrinde

a

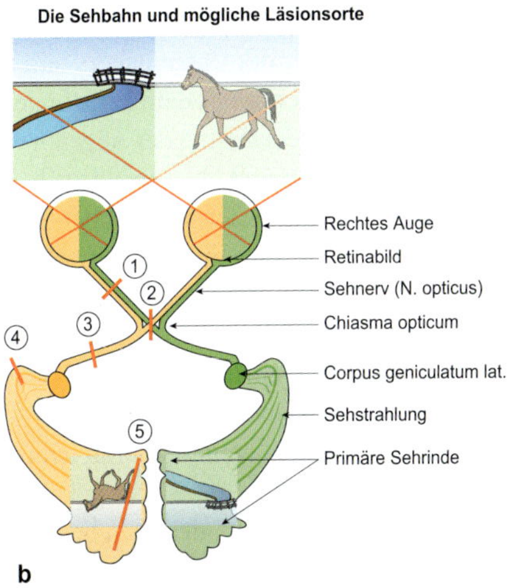

b

Abb. 10.45 Gesichtsfeld und Sehbahn [L143]
a) Gesichtsfeldausfälle und mögliche Ursachen
b) Verlauf der Sehbahn und mögliche Läsionsorte

Phänomen/Diagnose	Pupillen spontan	Lichtreaktion	Erkrankungen (Beispiele)
Physiologische Anisokorie	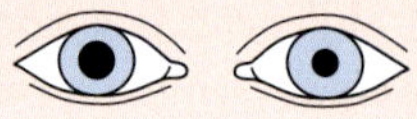	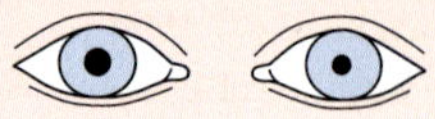	
Efferente Pupillenstörung bei Okulomotoriusparese	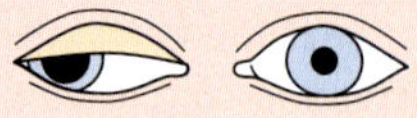	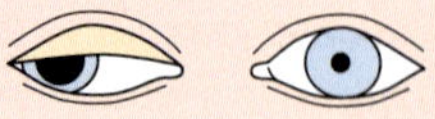	Bei Tumor, Hirninfarkt auf der ipsilateralen Seite
Horner-Syndrom	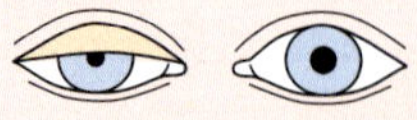	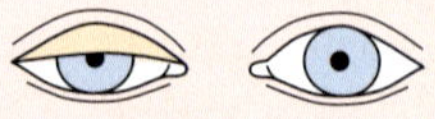	Bei Karotisdissektion, Plexusläsion, multipler Sklerose, Pancoast-Tumor, Ischämie und Tumor
Primäre beidseitige Miosis	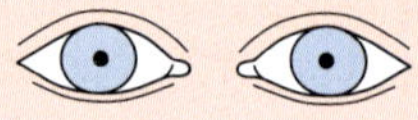	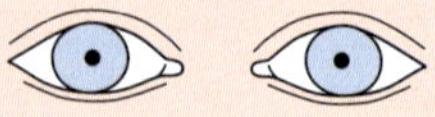	Opiatintoxikation, kann aber auch physiologisch im Alter sein
Pupillotonie (Adie-Pupille)	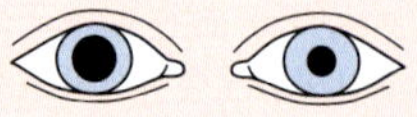	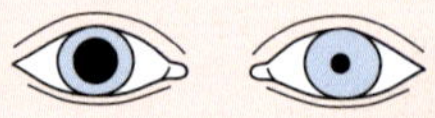	Im Rahmen des Adie-Syndroms
Starre Mydriasis	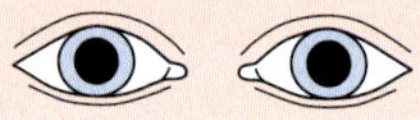	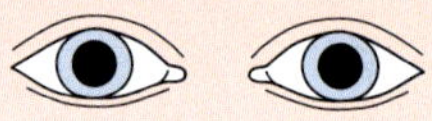	Bei einem Hirnödem, mit Einklemmung; Intoxikation mit Barbituraten

Abb. 10.46 Pupillenveränderungen und mögliche Ursachen [L143]

Ist neben der Ptosis die Pupille erweitert und reaktionslos und zusätzlich der Augapfel des entsprechenden Auges nach unten-außen stehend, sind dies Hinweise auf eine Okulomotoriusparese oder eine Kompression des Nervs im Rahmen von Blutungen, Hirninfarkt, Schwellung. Durch den erhöhten Hirndruck sind die Patienten meistens komatös.

- **III. N. oculomotorius, IV. N. trochlearis, VI. N. abducens:** Bei der Überprüfung der Augenmotorik soll der Patient dem Finger des Untersuchers rein mit den Augen folgen (das Kinn kann mit dem Zeigefinger bei Bedarf fixiert werden). Beurteilung der Augenbewegung nach rechts, links, unten und oben sowie nach schräg unten links und rechts und nach schräg oben links und rechts kann damit erfolgen. Pathologisch erscheint hier das Nichtfolgen oder inadäquates Folgen eines Auges. Sieht der Patient Doppelbilder, kann das an einer Augenmuskelparese liegen, aber auch an Mystenia gravis oder multipler Sklerose. Ein Nystagmus im Rahmen der Untersuchung kann ebenfalls auffallen und kommt häufig bei Patienten mit Schwindel vor.
- **V. N. trigeminus:** Neben der oben beschriebenen Palpation der Austrittsstellen des N. trigeminus kann ergänzend die Sensibilität untersucht werden. Dabei werden die Stirn, die Wange und das Kinn (beidseitig) mit einem Gegenstand oder dem Finger berührt. Treten Sensibilitätsstörungen auf, so kann dies für eine Läsion des N. trigeminus sprechen. Der Kornealreflex kann ebenfalls im Rahmen der Untersuchung überprüft werden. Dabei wird die Kornea mit einem Wattestäbchen lateral einseitig berührt. Bei einer ungestörten Innervation des Nervs kommt es zu einem seitengleichen Lidschluss. Ein Ast des Trigeminus (N. mandibularis) innerviert zudem den M. masseter, den Muskel, der für den Schluss des Kiefers zuständig ist. Ein Masseterreflex kann ausgelöst werden, indem der Untersucher seinen Daumen/Zeigerfinger auf den leicht geöffneten Unterkiefer des Patienten legt und mit dem Reflexhammer leicht auf den Finger schlägt. Eine beidseitige Masseterkontraktion ist physiologisch.
- **VII. N. facialis:** Bei der Untersuchung des N. facialis soll der Patient mimische Bewegungen ausführen u. a. Stirnrunzeln, Augen schließen, Nase rümpfen, Zähne zeigen und die Wangen aufblasen. Bei einer **Fazialisparese** kommt es zur Lähmung der mimischen Muskulatur.

Gesichtslähmungen

Gesichtslähmungen kommen häufig einseitig vor und eher selten beidseitig. Bei der einseitigen Fazialisparese kann man zwischen einer zentralen und peripheren Parese unterscheiden.

Eine zentrale Fazialisparese (auch faziale Parese) ist die Folge einer Blutung, eines Schlaganfalls oder auch eines Hirntumors, begleitet wird die Fazialisparese teilweise von Symptomen wie einer schweren Zunge oder einer Parese von Extremitäten. Bei Patienten mit einer zentralen Parese sind der gleichzeitige Lidschluss und das Stirnrunzeln noch möglich, bei einer peripheren Fazialisparese hingegen nicht mehr. Der Grund ist eine Läsion des N. facialis unterschiedlicher Ursachen – z. B. entzündliche Prozesse wie eine Neuroborreliose, Zoster oticus oder Traumata (insbesondere Felsenbeinfraktur).

- **VII. N. vestibulocochlearis:** Bei einer uneingeschränkten Funktion des Nervs, gibt der Patient keine Auffälligkeiten des Gehörs an. Um dies zu überprüfen, kann man mit den Fingern vor dem linken und rechten Ohr reiben oder in der Nähe des Patientenohrs flüstern, während er sich das kontralaterale Ohr zuhält. Pathologisch wäre hier u. a. eine Hyperakusis (Geräuschüberempfindlichkeit). Ein Tumor hingegen, der auf den Nerv drückt, kann Schwerhörigkeit verursachen. Ergänzend könnte hier noch ein Rinne- und Weber-Test durchgeführt werden (➤ Kap. 10.1.1). Dies beleuchtet v. a. den cochleären Anteil des Nervs. Um den vestibulären Anteil zu prüfen, gibt es einige Möglichkeiten. Zunächst ist eine Anamnese im Rahmen des Schwindels wichtig. Hier kann der Patient gefragt werden, ob der Schwindel „gerichtet“ (systematisch) ist, das heißt, dass eine Bewegungsillusion der Umwelt vorliegt, die durch eine Dissoziation von vestibulären und visuellen Informationen verursacht wird. Hierzu zählt der Dreh- und Schwankschwindel, der durch Anamnese exploriert werden kann. Der Schwankschwindel tritt häufig mit einer Gang- und Standunsicherheit sowie einer Fallneigung auf. Die Patienten können zudem über Taumel, Benommenheit und ein Betrunkenheitsgefühl berichten. Bei dieser Art des Schwindels liegt oft eine zentrale Ursache zugrunde, wie eine Läsion des Hirnstamms oder des Kleinhirns, aber auch entzündliche Prozesse im Gehirn können dazu führen. Im Rahmen des Drehschwindels liegt die Ursache im vestibulären Bereich, z. B. der benigne paroxysmale Lagerungsschwindel (PBLS) oder der Morbus Menière sowie eine Neuropathia vestibularis. Der „ungerichtete“ Schwindel, der i. d. R. ohne gerichtete Bewegungsillusionen einhergeht, kann ebenfalls zentrale und periphere Ursachen haben. Als periphervestibuläre Ursache ist z. B. eine bilaterale Vestibulopathie zu nennen, als zentralvestibuläre Ursachen können auch eine vestibuläre Migräne sowie unerwünschte Arzneimittelnebenwirkungen in Betracht gezogen werden. Aber auch nichtvestibuläre Störungen können Ursachen für einen „ungerichteten“ Schwindel sein. Hierzu gehören kardiovaskuläre und psychogene Ursachen, okulomotorische Störungen und Ursachen im Rahmen des funktionellen HWS-Syndroms. Die Patienten berichten über ein Unsicherheits- und Benommenheitsgefühl.

MERKE

Bei der Exploration von Schwindel muss genau differenziert werden, um welche Art Schwindel es sich handelt. Dies entscheidet darüber, in welche Fachabteilung (HNO oder Neurologie) der Patient gebracht werden soll. Im Zweifel sollte der Neurologie der Vorzug gegeben werden.

- **IV. N. glossopharyngeus, X. N. vagus:** Bei Problematiken des N. vagus können Heiserkeit und eine eher nasale Sprache auffallen. Für die Überprüfung des N. glossopharyngeus wird der Pharynx inspiziert. Hierbei wird das Gaumensegel betrachtet, zunächst unbewegt und danach, wenn der Patient „Aaahhh“ sagt. Bei einer Parese des Nervs ist ein sog. Kulissenphänomen zu erkennen, bei dem die Uvula zur gesunden Seite steht und das Gaumensegel auf der erkrankten Seite gerade und tiefer erscheint, weswegen es ein asymmetrisches Erscheinungsbild ergibt (➤ Abb. 10.47).
- **XI. N. accessorius:** Bei einer Läsion des Nervs kommt es zum Funktionsausfall des M. sternocleidomastoideus und des M. trapezius, weswegen der Patient die Schultern nicht gegen einen Widerstand heben kann. Bei einem Ausfall des M. trapezius, stehen Schultern erkennbar ab und ein Schiefhals imponiert bei einem Ausfall des M. sternocleidomastoideus, außerdem ist die Kopfdrehung gegen einen Widerstand auf die Gegenseite nicht möglich (➤ Abb. 10.48). Ursache hierfür kann z. B. eine Entfernung von Lymphknoten sein.
- **XII. N. hypoglossus:** Bei einer Hypoglossusparese kommt es zu einer Abweichung beim Herausstrecken der Zunge, sodass die Zunge sich eher zur linken oder rechten Seite neigt und nicht gerade heraus (➤ Abb. 10.49). Im Umkehrschluss wird der Patient im Rahmen der Untersuchung darum gebeten, die Zunge herauszustrecken und sie dann nach links und rechts zu bewegen.

Untersuchung der Motorik

Zunächst wird sich ein Überblick über die Muskeltrophik verschafft. Pathologisch sind hier Atrophien in paretischen

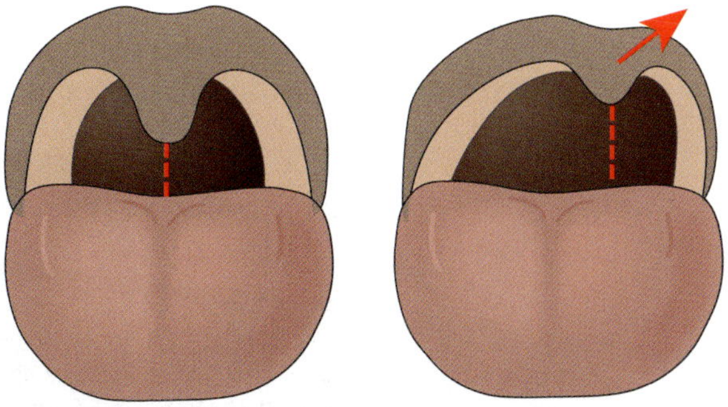

Abb. 10.47 Kulissenphänomen bei einer Parese des N. glossopharyngeus [L231]

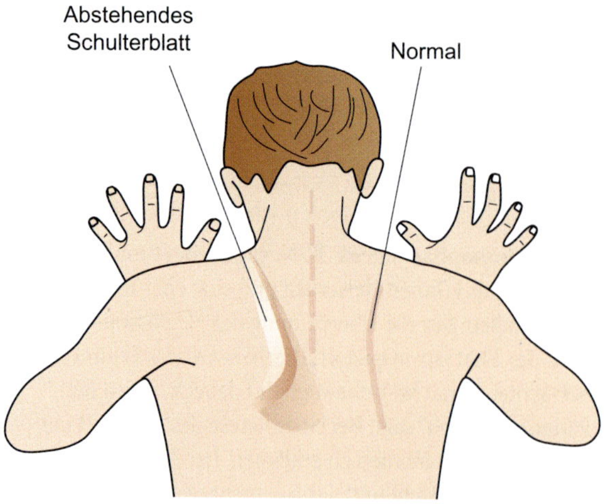

Abb. 10.48 Abstehende Schultern (Scapula alata) [L143]

Regionen, aber auch Kontrakturen, Fehlhaltungen oder Myoklonien. Danach wird der Muskeltonus untersucht. Hierbei soll der Patient wiederholt Hand-, Ellenbogen-, Knie- und das Hüftgelenk durchbewegen. Es ist auf die Muskelarbeit und die Beweglichkeit der Gelenke zu achten. Eine weniger ausgeprägte Beweglichkeit kann für eine Nervenläsion, für unterschiedliche Muskelerkrankungen oder auch für eine zentrale Läsion sprechen. Außerdem können hier artikuläre Bewegungsstörungen auffallen oder der Patient äußert Schmerzen. Bei der passiven Untersuchung des Muskeltonus kommt es bei Spastiken zu einem sog. Taschenmesserphänomen. Dabei ist zu Beginn der Untersuchung ein Widerstand zu spüren, der abrupt nachlässt, wie beim Einklappen eines Taschenmessers. Zur Veränderung des Muskeltonus kann es bei einer Parkinson-Erkrankung kommen. Es herrscht eine gesteigerte Grundspannung der Muskulatur, die sich bei passiver Bewegung bemerkbar macht, wobei die Muskelspannung zwischenzeitlich ruckartig nachgibt. Diese Bewegungsstörung nennt man Rigor und ist vom Rigor mortis (Totenstarre) abzugrenzen. Bei Demenz-Erkrankungen kann es zu einem unwillkürlichen Gegenhalten bei passiven Bewegungen mit immer schneller werdender Frequenz kommen.

Kraftprüfung

Dabei werden die wichtigsten Muskelgruppen an den Armen und Beinen überprüft. Dies wird durchgeführt, indem der Patient die Muskeln aktiv gegen einen Widerstand anspannt. Als Beispiele seien hier genannt die Ab- und Adduktion im Schulter- und Hüftgelenk, die Extension und Flexion der Handgelenke sowie im Hüftgelenk oder auch im Kniegelenk. So soll die Kraft im Verlauf der Widerstandsprüfung beurteilt werden, um Hinweisen auf einen Kraftverlust mit der Zeit nachzugehen. Für einen guten Vergleich sollte dies im Seitenvergleich beurteilt werden.

Identifikation von Paresen

Armhalteversuch

Der Patient soll beide Arme nach vorn strecken (evtl. Unterstützung durch den Untersucher) und die Handinnenflächen zur Decke richten und dann die Augen schließen. Hier wäre es normal, wenn der Patient die Handinnenflächen nach oben gerichtet lässt und kein Arm absinkt. Durch eine latente Parese, also Paresen, die zwar vorhanden, aber noch nicht eindeutig in Erscheinung getreten sind, kann es aber zum Absinken der Arme kommen oder die Handinnenflächen drehen sich nach unten. Dies kann evtl. auch festgestellt werden bei erhaltener Kraft im Kreuzgriff. Um psychogene Paresen auszuschließen, kann zusätzlich darum gebeten werden, bei geöffneten und geschlossenen Augen beide Zeigefinger zueinander zu führen. Bei einer Parese gelingt dies nicht.

Beinhalteversuch

Ähnlich wie beim Armhalteversuch soll versucht werden, die Beine auf gleicher Höhe zu halten. Die Beine sind im Hüft- und Kniegelenk gebeugt, aber berühren sich nicht, die Augen sind dabei geschlossen. Das Absinken eines Beins kann für eine latente Parese sprechen.

Einteilung der Lähmung

Die Lähmung wird über ihren Schweregrad eingeteilt. Eine unvollständige Lähmung (= Parese) stellt eine Kraftminderung dar (Kraftgrad 1–4 möglich, ➤ Tab. 10.6). Eine komplette Lähmung ist eine Plegie und hat den Kraftgrad 0. Weiter lässt sich nach den betroffenen Gebieten einteilen. Ist nur eine Extremität betroffen, z. B. bei einer Plexusläsion,

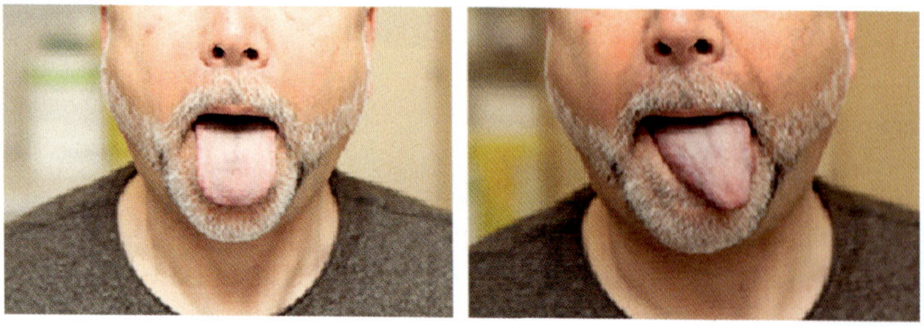

Abb. 10.49 Hypoglossusparese [T1285]

Tab. 10.6 Klassifizierung der Muskelkraft

Kraftgrad	
0	Keine Muskelaktivität/Plegie
1	Sichtbare Aktivität ohne Bewegungseffekt
2	Bewegung ohne Einfluss der Schwerkraft
3	Bewegung gegen die Schwerkraft möglich
4	Bewegung gegen einen Widerstand, aber nicht die volle Kraft
5	Normale Kraft

spricht man von einer Monoparese/-plegie. Im Rahmen eines Schlaganfalls kann es zu einer Hemiparese/-plegie, also zur Lähmung einer Körperhälfte, kommen. Die Paraparese/-plegie kann durch eine Querschnittslähmung verursacht sein und beschreibt die Lähmung der unteren Extremitäten. Eine Tetraparese/-plegie, die Lähmung aller Extremitäten, kann beim Guillain-Barré-Syndrom (Immunreaktion gegen Bestandteile von Nerven) oder einem Trauma auftreten.

Zentrale Paresen und periphere Läsionen lassen sich vom Verteilungsmuster unterscheiden. Bei einer zentralen Parese durch einen Schlaganfall oder multiple Sklerose ist die Parese regional bis halbseitig oder beidseitig vorhanden. Bei der peripheren Parese (Neuropathie, Nervenverletzungen, Wurzelkompressionssyndrom) entspricht die Verteilung genau dem Versorgungsgebiet des Nervs.

Reflexe

Nicht bei jedem Menschen sind Reflexe gleich gut auslösbar. Prinzipiell lassen sich die Reflexe häufig nur vermindert auslösen. Um das Auslösen eines Reflexes zu erleichtern, kann eine sog. Bahnung durchgeführt werden. Eine Bahnung ist ein zusätzlicher Erregungsprozess, der dafür sorgt, dass der eigentliche Erregungsprozess (Reflex) gesteigert wird. Bei den oberen Extremitäten kann der Patient darum gebeten werden, während der Untersuchung die Zähne zusammenzubeißen oder bei der Reflexuntersuchung der unteren Extremitäten den **Jendrassik-Handgriff** durchzuführen. Hier werden die Arme angewinkelt und die Hände ineinander verschränkt und sollen dann auseinandergezogen werden. Zum Testen der Muskeleigenreflexe ist der Patient in eine entspannte Haltung zu bringen (Liegen oder Sitzen). Mithilfe eines kurzen, federnden Schlages aus dem Handgelenk mit dem Reflexhammer auf die entsprechende Sehne, kann ein Reflex ausgelöst werden. Folgende Reflexe können bei dieser Untersuchung im Seitenvergleich getestet werden: Bizepssehnenreflex, Trizepssehnenreflex, Patellarsehnenreflex und Achillessehnenreflex (➤ Abb. 10.50), Radiusperiostreflex, Tibialis-posterior-Reflex, Trömner- oder Masseterreflex. All diese Reflexe zählen zu den physiologischen Eigenreflexen.

An den oberen Extremitäten kann der Bizeps- und Trizepssehnenreflex ausgelöst werden. Dazu wird der zu untersuchende Arm leicht angewinkelt und die Bizepssehne aufgesucht, dann wird der Reflexhammer mit einem federnden Schlag auf den eigenen Finger oder direkt auf die Sehne geschlagen (nicht fest). Dies sorgt für eine Beugung im Ellenbogengelenk. Beim Trizepssehnenreflex wird der Arm im Ellenbogen um 90° gebeugt und die Trizepssehne aufgesucht (über dem Olecranon). Auch hier wird der Reflex durch einen federnden Schlag ausgelöst, es kommt zu einer Streckung des Ellenbogengelenks. Eine gesteigerte Reflexantwort deutet auf eine Schädigung im zentralen Nervensystem hin (z. B. Schlaganfall). Eine verminderte Reflexantwort kann durch eine periphere Nervenschädigung verursacht sein.

Am Rumpf kann man die Kontraktion der Bauchmuskulatur durch eine leichte Berührung mit dem spitzen Ende des Reflexhammers von medial nach lateral an drei verschiedenen Stellen auslösen (physiologischer Fremdreflex). Dieses ist aber erschwert bei älteren Menschen oder bei adipösen Patienten. Fehlen des Reflexes einseitig spricht für eine Läsion der Pyramidenbahnen.

An den unteren Extremitäten ist zum einen der **Patellarsehnenreflex** beurteilbar, der durch einen Schlag auf die Quadrizepssehne unterhalb der Patella ausgelöst werden kann. Dabei sitzt der Patient mit gebeugten hängenden Beinen auf dem Bett oder dem Sofa. Es kommt zu einer Streckung im Kniegelenk. Beim Achillessehnenreflex wird das zu untersuchende Bein des Patienten schräg über den Unterschenkel des anderen Beins gelegt und leicht am Knie fixiert. Hierbei kommt es zu einer Plantarflexion des Fußes, wenn die Achillessehne beklopft wird. Pathologien liegen den gleichen Ursachen zugrunde wie bei den Reflexen der oberen Extremitäten. In der Summe geben uns Reflexe so einen Einblick in den Funktionszustand des peripheren/zentralen Nervensystems.

Weiter kann der **Babinski-Reflex** Auskunft über mögliche Schäden der Pyramidalbahnen geben. Die spitze Seite des Reflexhammers wird leicht an der Sohle des Fußes von der Ferse lateral bis zu den Zehen mittelkräftig entlanggeführt. Normalerweise kommt es zu einer Plantarflexion aller Zehen. Der Test fällt positiv aus, wenn der große Zeh nach dorsal extendiert und die restlichen Zehen gespreizt nach plantar flexieren.

Koordination

Koordinationsstörungen haben viele Ursachen, dazu zählen Störungen der Tiefensensibilität, Kleinhirnstörungen oder Paresen. Begleitende Symptome der Kleinhirnstörung: Bewegungsauffälligkeiten (Dysdiadochokinese, Dysmetrie, Ataxie), reduzierter Muskeltonus und die nach Charcot benannte Trias aus Intentionstremor, Nystagmus und mühsamem abgehacktem Sprechen.

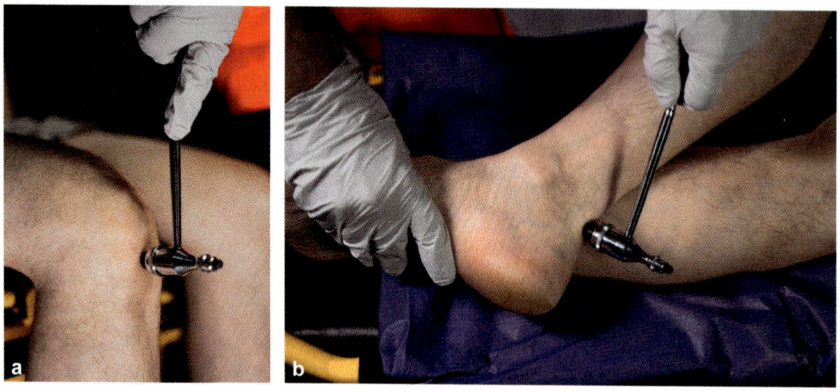

Abb. 10.50 Beispiele für Reflexprüfung an den Sehnen [T1284]
a) Patellarsehne
b) Achillessehne

Zur Untersuchung der Koordination ist der **Finger-Nase-Versuch** möglich. Dabei soll der Patient versuchen mit dem Zeigefinger der seitlich ausgestreckten Arme seine Nasenspitze zu berühren, dabei soll er die Augen geschlossen halten. Analog kann das für die unteren Extremitäten durchgeführt werden mittels Knie-Hacke-Versuch. Der Patient soll mit geschlossenen Augen zunächst eines der Beine anheben und dann mit der Ferse vom Knie bis zum Fuß des anderen Beins entlangfahren (entlang des Schienbeins) und dann wieder zurück. Der gleiche Ablauf erfolgt mit dem anderen Bein zum Seitenvergleich.

Sensibilität

Die **Sensibilitätsuntersuchung** ist eine nicht sehr zuverlässige Untersuchung, da die Empfindungen sehr subjektiv geprägt sind. Die Durchführung der Sensibilitätsprüfung ist zunächst orientierend und je nach Auffälligkeiten erweiterbar. Dabei wird an allen Extremitäten, am Hals und am Rumpf im Seitenvergleich, die Vorder- und Rückseite sowie am oberen und unteren Ende die Sensibilität geprüft. Folgende Qualitäten soll der Patient unterscheiden: Kalt, warm, spitz, stumpf und die Lage der eigenen Körperglieder (Propriozeption), die am besten am großen Zeh durchgeführt wird. Die Lokalisation sollte vom Patienten genau beschrieben werden können. Eine Anästhesie liegt beim Ausfall der sensiblen Afferenzen vor, eine Hypästhesie bei der Verminderung aller Empfindungsqualitäten.

Veränderung der Wahrnehmung können Ursache unterschiedlicher Krankheitsbilder und in verschiedenen Qualitäten ausgeprägt sein. Die **Allodynie** beschreibt die schmerzhafte Wahrnehmung von sich kurz hintereinander wiederholenden Berührungen, die aber stagnieren, sobald die Berührung länger anhält. Als **Dysästhesie** wird die unangenehme Missempfindung eines normalen Reizes beschrieben. Parästhesien sind spontane subjektiv empfundene und unangenehme sensible Empfindungen wie Kribbeln oder Brennen. Eine Neuralgie ist durch einen reißenden, ziehenden oder brennenden Schmerz beschrieben, der sich einzelnen Nerven oder Plexus zuordnen lässt. Kausalgie ist ein Brennschmerz, der sich eher dumpf anfühlt und wellenförmig steigert und wieder abnimmt (trophische Störungen).

Die Verteilung von Sensibilitätsstörungen können bestimmten Erkrankungen zugeordnet werden. Periphere Sensibilitätsstörungen treten häufig in einem Versorgungsgebiet des Nervs auf, z. B. beim Studentenellenbogen (➤ Kap. 10.7). Durch Läsionen der Nervenwurzel können Sensibilitätsstörungen im Bereich der zugehörigen Dermatome auftreten (➤ Abb. 10.51).

Im Rahmen der Polyneuropathie werden die Gebiete der Sensibilitätsstörungen handschuh-bzw. sockenförmig beschrieben. Störungen, die aus dem Bereich des Spinalganges kommen, manifestieren sich kaudal des entsprechenden Abschnittes (Querschnittslähmung). Bei einem Schlaganfall ist die Störung halbseitig ausgeprägt.

Gang- und Standprüfung

Um das Gangbild gut beurteilen zu können, ist es sinnvoll, den Patienten ein paar Meter auf und ab gehen zu lassen.

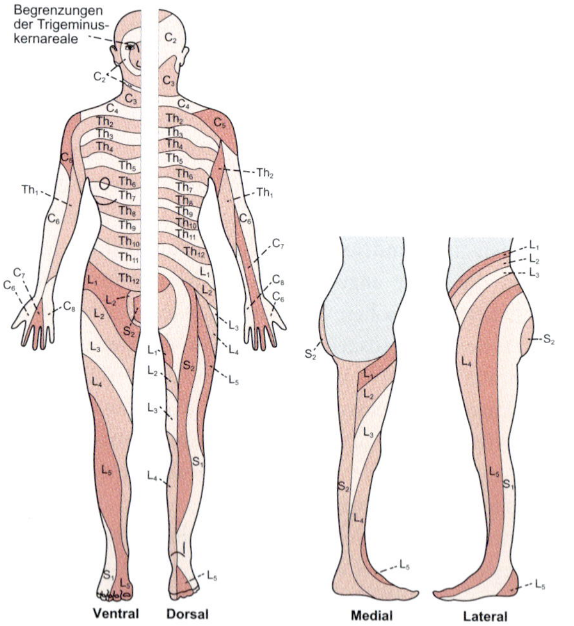

Abb. 10.51 Schematische Darstellung der Dermatome [L231]

Folgende Gangstörungen können hier auffallen:

- Standunsicherheit, Abweichungen zur Seite → Lagerungsschwindel, Neuritis vestibularis, Morbus Menière
- Breiter Gang, schwankend und unsicher, evtl. übermäßige Armbewegungen → Alkoholkrankheit, MS
- Unsicherer, breiter, schwankender und mühevoller Gang → u. a. Vitamin-B_{12}-Mangel oder MS
- Streckstellung von Bein und Fuß, bei Schritten weit ausholend → Hemiparese bei Schlaganfall
- Nach vorn gebeugte Körperhaltung, langsame und kleine Schritte, eher schlurfender Gang → Morbus Parkinson

Weiter kann der Patient aufgefordert werden, soweit dies möglich ist, auf den Hacken zu gehen sowie auf den Zehenspitzen und den sog. Seiltänzergang (einen Fuß direkt vor den anderen) durchzuführen (➢ Abb. 10.52). Hier kann der Patient evtl. Gleichgewichtsstörungen zeigen. Durch eine periphere Parese, die verursacht wird durch eine Läsion im Wirbelkörper L5/S1 kann der Hacken-/Zehenspitzengang nicht möglich sein.

Zusätzlich soll der Patient versuchen auf einem Bein zu stehen, um Hinweise auf eine Fallneigung zu ermitteln. Weiter kann der Romberg-Stehversuch durchgeführt werden. Der Patient steht gerade, die Füße berühren sich. Die Arme sind nach vorn ausgestreckt und die Handinnenflächen schauen nach oben, die Finger sind gespreizt. Ergänzend wird der Test einmal mit geöffneten Augen und dann mit geschlossenen Augen durchgeführt. Normalerweise ist dies für den Patienten für mindestens 20 Sekunden ohne schwankende Bewegungen möglich. Kommt es hier aber zu schwankenden Bewegungen oder einer Fallneigung, spricht dies für eine Ataxie in Rahmen von Kleinhirnschädigungen, einer vestibulären Störung oder Schädigungen im Bereich der Rückenmarksnerven oder in den Beinen. Weiter kann der Unterberger-Tretversuch durchgeführt werden. Bei diesem Test soll der Patient mindestens 50 Schritte (mit deutlich angehobenen Oberschenkeln) auf einer Stelle treten – und dies bei geschlossenen Augen und nach vorn gestreckten Armen. Eine reproduzierbare Abweichung nach links oder rechts kann ihre Ursache in einer Störung des Innenohrs haben und Folge einer Erkrankung des Kleinhirns sein. Ein nicht richtungsdefiniertes Schwanken kann bei einer Polyneuropathie auftreten. Eine Fallneigung nach vorn kann z. B. bei Morbus Parkinson auftreten.

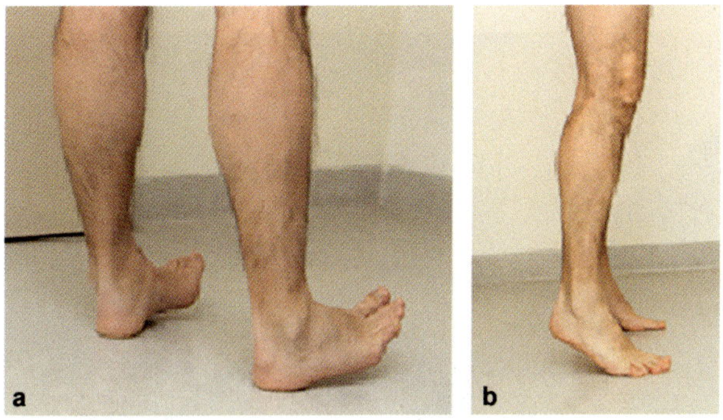

Abb. 10.52 Gangprüfung [T1285]
a) Hackengang
b) Zehenspitzengang

10.6 Rheumatologische Untersuchung

10.6.1 Grundlagen

Die Rheumatologie ist ein breit gefächertes Fach, mit mannigfaltigen Symptomen und Erkrankungen (➢ Tab. 10.7). Im klinischen Sprachgebrauch spricht man auch von den Erkrankungen des rheumatischen Formenkreises. Sie sind gekennzeichnet durch Schmerzen und Funktionseinschränkungen des Stütz- und Bewegungsapparates. Die rheumatischen Erkrankungen unterliegen multifaktoriellen Prozessen. Die Hauptkomponente ist eine autoimmunologische Reaktion, bei der T-Zellen, B-Zellen und Makrophagen das körpereigene Gewebe angreifen. Die rheumatischen

Tab. 10.7 Rheumatoide Erkrankungen

Erkrankung	Definition
Rheumatoide Arthritis	Chronisch-entzündliche Autoimmunerkrankung, die häufig in Schüben verläuft und die Gelenke betrifft
Reaktive Arthritis	Gelenkentzündung als Folge einer vorangegangenen Infektion des Gastrointestinaltrakts oder des Urogenitaltrakts
Psoriasis-Arthritis	Gelenkentzündung (vorwiegend Hände, Füße, Wirbelsäule) im Zusammenhang mit einer Schuppenflechte
Spondylitis ankylosaris (Morbus Bechterew)	Chronisch-entzündliche Erkrankung, die zu einer vollkommenen Versteifung der Wirbelsäule führen kann
Vaskulitiden	Chronisch-entzündliche Prozesse an den Gefäßen (kann jeweils kleine, mittlere und große Gefäße betreffen)
Systemischer Lupus erythematodes (Kollagenosen)	Chronisch-entzündliche Prozesse, die zu Schäden an den Gefäßbindegeweben führen und insgesamt systemisch wirken
Sjögren-Syndrom	Chronisch-entzündlicher Prozess, der Speichel- und Tränendrüsen betrifft
Arthrose	Nicht-entzündlicher Prozess der Degeneration des Gelenkknorpels
Weichteilrheuma	Betrifft nichtknöcherne Strukturen und wird, wenn es generalisiert den Körper betrifft, Fibromyalgie-Syndrom genannt
Gicht	s. o.
Löfgren-Syndrom	Akute Sarkoidose mit Symptomtrias: Erythema nodosum, Polyarthritis, Lymphadenopathie

Erkrankungen werden nach ihrer Pathogenese eingeteilt. Zu den entzündlich-rheumatischen Erkrankungen gehören die **entzündlichen Arthritiden** (rheumatische Arthritis, Spondylitis ankylosaris), die **Vaskulitiden** (die nach der Größe der Gefäße klassifiziert werden) und die **Kollagenosen** (systemischer Lupus erythematodes, Sjögren-Syndrom). Zu den degenerativen rheumatischen Erkrankungen zählt die **Arthrose,** außerdem können Weichteile betroffen sein, wie bei der **Fibromyalgie.** Zuletzt gibt es noch die metabolischen rheumatischen Erkrankungen, zu der die Gicht gehört.

Die Anamnese und die körperliche Untersuchung sind sehr wichtig, da die Ausprägung der Symptome der Hauptindikator ist.

10.6.2 Ablauf der Untersuchung

Anamnese

Wie in diesem Kapitel schon erwähnt, ist die **B-Symptomatik** (Fieber, Nachtschweiß, Gewichtsverlust), neben ihrer Bedeutung für Malignität, auch ein Indikator für Kollagenosen oder die Vaskulitiden. Ernährungsgewohnheiten können einen Hinweis auf Gicht geben, dazu zählt z. B. eine purinreiche Ernährung (Fleisch, Innereien, Wurst etc.)

MERKE

Beim Abbau von Purinen entsteht Harnsäure, die Salze der Harnsäure setzen sich dann in den Gelenken ab und es entsteht die typische Gichtsymptomatik.

Die Patienten berichten über in der Nacht auftretenden Ruheschmerz, der sich häufig in dem Großzehengelenk, aber auch im Sprunggelenk, der Fußwurzel, dem Knie und den Hand- und Fingergelenken wiederfindet. Lokal finden sich Entzündungszeichen, mit einem Erguss. Die Symptome klingen meist nach ein paar Tagen ab.

Auch vorangegangene Infektionen des Urogenitaltrakts oder des Magen-Darm-Trakts spielen eine Rolle, da sie eine reaktive Arthritis nach sich ziehen können. Bei degenerativen Veränderungen der Gelenke im Rahmen einer Arthrose, sollte an eine übermäßige Beanspruchung der Gelenke durch Sport oder den Beruf gedacht werden. Weiter sollte eine Familienanamnese erfolgen, da z. B. das Gen für die Spondylarthritiden vererbt werden kann (z. B. Morbus Bechterew oder Psoriasis).

Körperliche Untersuchung

Da im Rahmen der Erkrankungen des rheumatischen Formenkreises viele Organsysteme betroffen sein können, müssen einzelne Symptome im Kontext mit anderen Befunden gesehen werden und Untersuchungen der verschiedenen Organsysteme erfolgen.

Viele rheumatische Erkrankungen manifestieren sich durch eine Hautveränderung wie z. B. Erytheme, Petechien oder Schuppenflechte. Bei der Inspektion der Haut kann im Gesicht ein Schmetterlingserythem ersichtlich sein (➤ Abb. 10.53) – dies spricht für einen systemischen Lupus erythematodes.

Weitere Erytheme sind das Erythema migrans bei Borrelienarthritis und das Erythema nodosum (Entzündung des Unterhautfettgewebes an der Vorderseite der Tibia mit der Ausbildung von Papeln) z. B. beim Löfgren-Syndrom. Eine Psoriasis-Arthritis kann sich in Form einer Schuppenflechte zeigen und petechiale Einblutung im Rahmen der Kollagenosen oder Vaskulitiden (➤ Abb. 10.54). Auch Entzündungen unterschiedlicher Partien des Auges sind mögliche Zeichen einer rheumatischen Erkrankung z. B. Uveitis bei den Spondylarthritiden. Ulzerationen der Mundschleimhaut, die für den Patienten häufig schmerzhaft sind, können in Rahmen mit

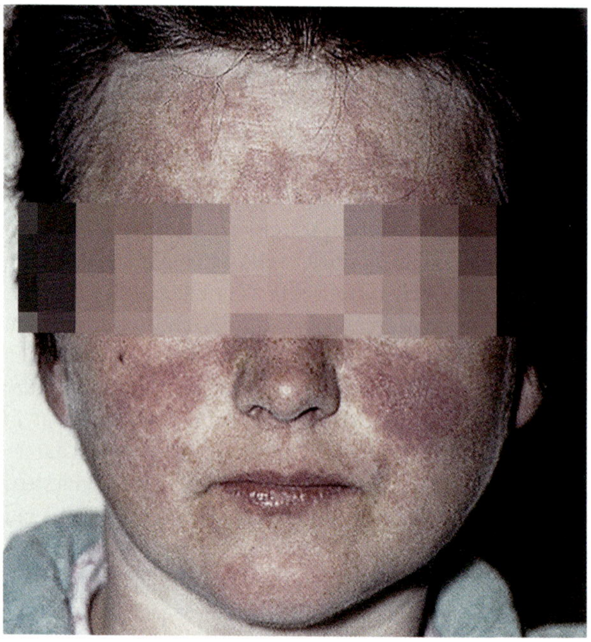

Abb. 10.53 Schmetterlingserythem [M537]

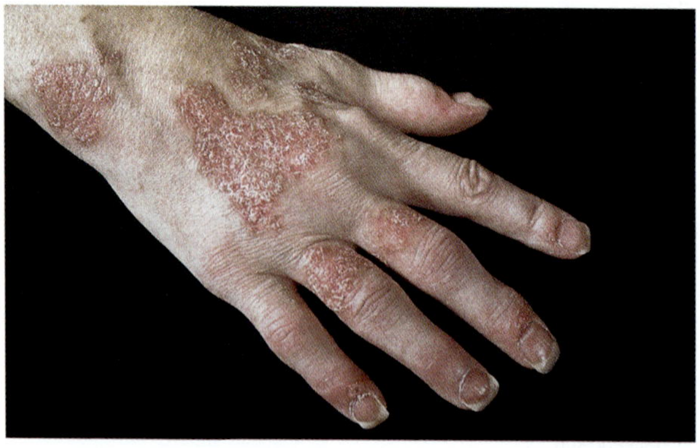

Abb. 10.54 Schuppenflechte [M537]

anderen Symptomen bei z. B. systemischer Lupus erythematodes oder im Rahmen der reaktiven Arthritis erkennbar sein.

Palpation

Bei der Palpation sollte bei allen Gelenken auf Schmerzen, Überwärmung, Rötungen oder Schwellungen geachtet werden – als Zeichen eines entzündlichen Prozesses im oder am Gelenk.

Zu überprüfen sind das Schultergelenk, das Ellenbogengelenk und die Fingergelenke (➤ Abb. 10.55). Gleichzeitig sollten die Gelenke entsprechend ihres Bewegungsumfanges passiv und aktiv bewegt werden. Folgende pathologische Untersuchungsergebnisse können vorliegen und auf Erkrankungen des rheumatischen Formenkreises hindeuten:

- **Schulter:**
  - Beidseitige Schmerzen der Schultermuskulatur → Polymyalgia rheumatica (Alter > 50)
  - Einseitige Schmerzen des Gelenkes ohne Entzündung → Arthrose
- **Ellenbogen:**
  - Schwellung über dem Olecranon (➤ Abb. 10.56) → rheumatoide Arthritis, Arthritis urica
- **Handgelenk:**
  - Stellung des Handgelenks z. B. Radialabweichung oder Bajonettstellung → Arthritis
- **Finger:**
  - Schmerzen beim Gaenslen-Handgriff (diagnostischer Händedruck) durch Querkompression der Fingergrundgelenke → rheumatoide Arthritis
  - Form und Stellung der Fingermittel- und Fingerendgelenke: Ulnardeviation, Knopfloch- oder Schwanenhalsdeformation sowie Rheumaknoten → Rheumatoide Arthritis (➤ Abb. 10.57)
  - Wucherungen an den Mittel- und Endgelenken → Arthrose
- **Hüfte:**
  - Schmerzen bei der Palpation des Oberschenkels, dem Trochanter major und der Glutealmuskulatur → Polymyalgia rheumatica.
  - Verminderung der Innenrotation des Hüftgelenks → Coxarthrose.
  - Hüftbeugerkontrakturen können mittels Thomas-Handgriff diagnostiziert werden und sprechen für einen Morbus Bechterew.

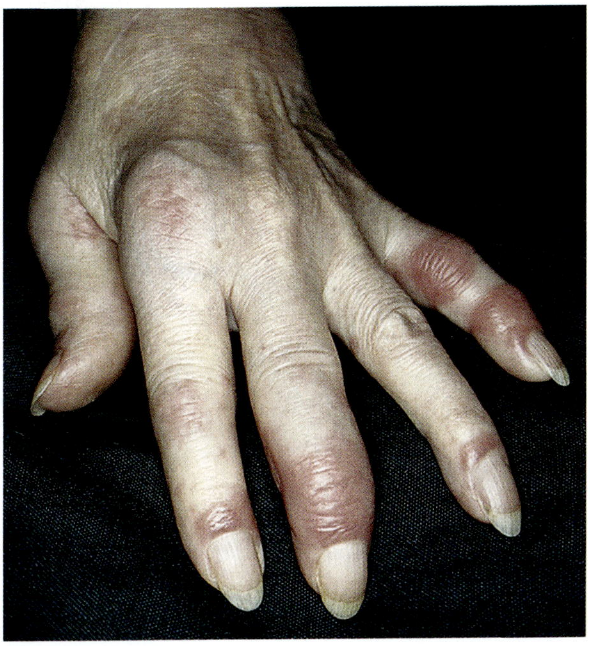

Abb. 10.55 Rheumatoide Arthritis an der Hand [M537]

MERKE

Thomas-Handgriff: Der Patient liegt auf dem Bett oder Sofa, das nicht betroffene Bein wird in der Hüfte maximal gebeugt, bis der Patient fast flach mit dem Rücken auf der Liege liegt. Eine Hüftbeugerkontraktur liegt vor, wenn das Bein, das gerade liegt, von der Liegefläche abhebt (➤ Abb. 10.58).

- **Kniegelenk:**
  - Baker-Zyste (➤ Kap. 10.7)

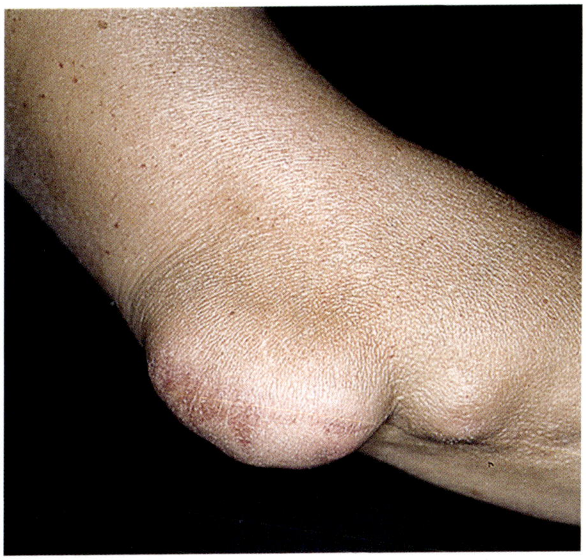

Abb. 10.56 Schwellung Olecranon [M537]

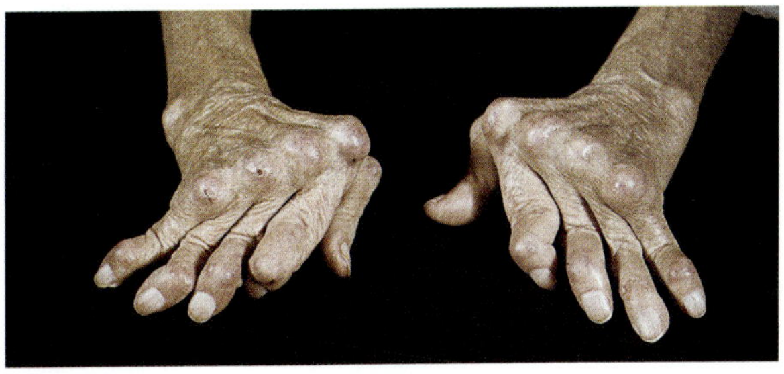

Abb. 10.57 Arthritis der Finger [M537]

- **Wirbelsäule:**
  - Vorgehen (➤ Kap. 10.7)
  - Palpation von Weichteilen wie Schulter und Nacken, neben der Wirbelsäule, Lendenwirbelbereich
    - Myogelosen: Verhärtungen der Muskulatur
    - Schmerzpunkte am Übergang von Muskel und Sehnen → Fibromyalgie (➤ Abb. 10.59)

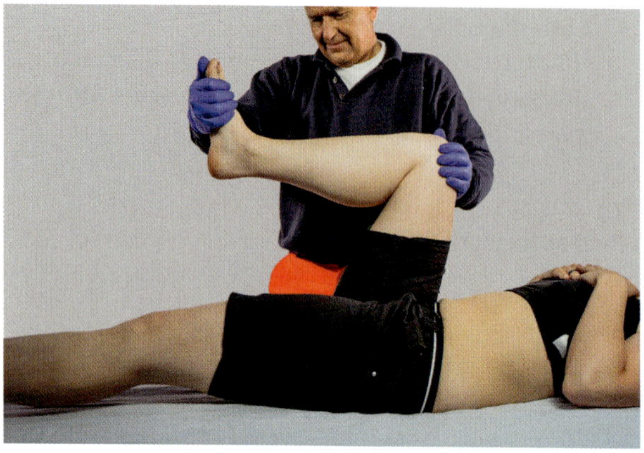

Abb. 10.58 Durchführung des Thomas-Handgriffs [T1284]

  - Atembreite: Patient atmet fokussiert tief ein und aus → eingeschränkte Thoraxausdehnung → Morbus Bechterew und Spondylarthritiden
  - Lasègue-Zeichen, umgekehrtes Lasègue-Zeichen (➤ Kap. 10.5).

MERKE

Erweiterung der Untersuchung durch die Messung nach Ott und Schober, Kinn-Jugulum-Abstand, Hinterhaupt-Wand-Abstand (vergrößert bei Morbus Bechterew) (➤ Abb. 10.60).

Weitere Diagnostik durch ergänzende bildgebende Verfahren wie Röntgen, MRT und Sonografie können erfolgen. Relevante laborchemische Werte sind aufgrund der zumeist entzündlichen Prozesse der CRP, Blutsenkungsgeschwindigkeit und die Anzahl der Leukozyten. Weiter erfolgt die Antikörperdiagnostik. Zu den eher unspezifischen Antikörpern gehören die antinukleären Antikörper (ANA) oder der Rheumafaktor, außerdem gibt es eine große Anzahl an spezifischen Antikörpern zu Erkrankungen des rheumatischen Formkreises, die der übersichtshalber weggelassen wurden.

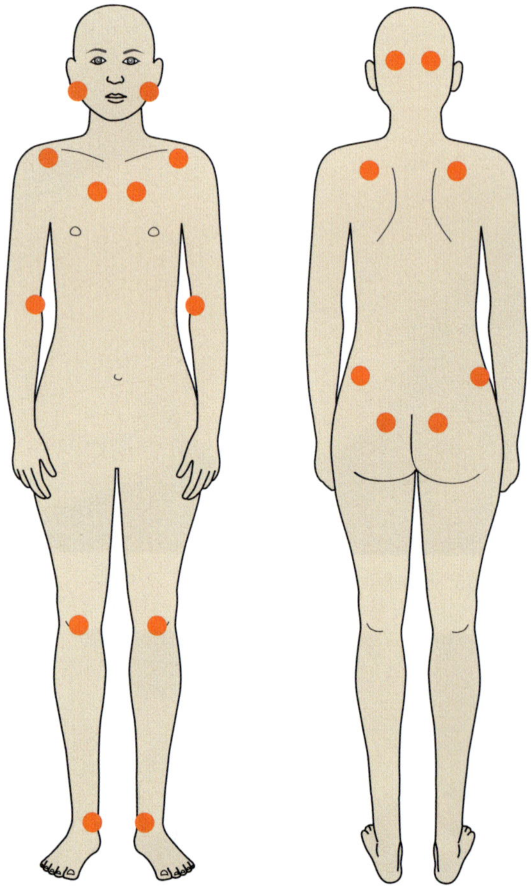

Abb. 10.59 Schmerzpunkte bei Fibromyalgie [M1166]

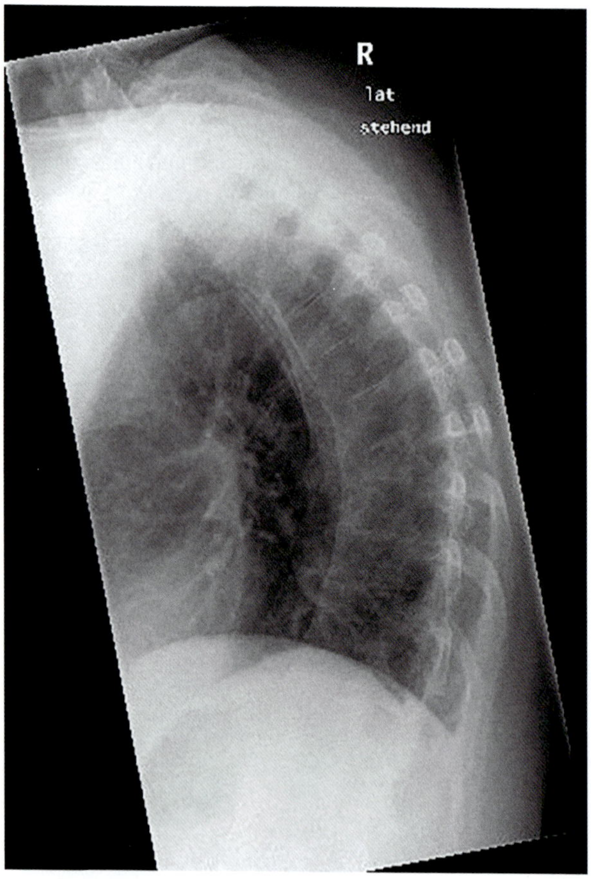

Abb. 10.60 Röntgenbild Morbus Bechterew [M1166]

Eine Tabelle mit den klinischen Unterschieden zwischen Arthritis und Arthrose findet sich im ➤ Kap. 11.5 → Extremitäten.

10.7 Orthopädische/unfallchirurgische Untersuchung

Durch den komplexen und vielschichtigen Aufbau des Bewegungsapparates mit Muskeln, Sehnen, Knochen und Gelenken sowie deren Zusammenspiel, kann hier die Anatomie nicht vollständig beschrieben werden und muss ggf. durch ergänzende Lektüre komplettiert werden.

Trotzdem sind einige Aspekte wichtig für die Untersuchung und das Verständnis.

10.7.1 Grundlagen

Die unterschiedlichen Gelenke des Körpers haben unterschiedliche Bewegungsausmaße. Die Bewegung kann durch den Patienten selbst aktiv ausgeführt werden oder durch den Untersucher passiv. Die passive Beweglichkeitsprüfung wird unter Zuhilfenahme eines Winkelmessers mit der Neutral-Null-Methode durchgeführt. Dabei gibt es unterschiedliche Bewegungsausmaße. Sie werden in drei Winkeln, in einer bestimmten Reihenfolge angegeben. Die physiologische Nullstellung des Gelenks wird mit einem Winkel von 0 Grad angegeben (➤ Abb. 10.61), eine Verschiebung der „Null" nach links oder rechts beschreibt eine Bewegungseinschränkung (der Patient steht mit nach vorn gerichtetem Blick und herunterhängenden Armen, die Daumen nach vorn gerichtet und Füße nebeneinander). Der andere Winkel beschreibt die maximale Auslenkung vom Körper weg und der letzte Winkel die maximale Auslenkung zum Körper hin. Die Winkel sind international genormt und können so klassifiziert werden.

Folgende Bewegungsausmaße können in drei Ebenen (Sagittalebene, Frontalebene und Transversalebene) ausgeführt werden:

In der Sagittalebene können Extension, Flexion, Inklination, Reklination, Anteversion und die Retroversion ausgeführt werden. In der Frontalebene können Abduktion, Adduktion, Inversion, Eversion und die Elevation ausgeführt werden und zu guter Letzt können in der Transversalebene die Innen- und Außenrotation durchgeführt werden (➤ Abb. 10.62).

Je beweglicher und freier ein Gelenk ist, desto mehr Bewegungen in diesen Ebenen sind möglich.
Beispiel: Hüfte

- Abduktion 40°/Neutral-Null 0°/Adduktion 30°
- Extension 10°/0°/Flexion 130°
- Bei gebeugter Hüfte: Außenrotation 40–50°/0°/Innenrotation 35°
- Bei gestreckter Hüfte: Außenrotation 30–40°/0°/Innenrotation 40°

Durch unterschiedliche Erkrankungen und Verletzungen kann es zur Einschränkung der Bewegungsausmaße kommen. Hier kann die Neutral-Null-Methode u. a. Hinweise auf Achsenabweichungen, asymmetrische Beweglichkeit oder Luxationen geben.

Viele Krankheitsbilder der Orthopädie lassen sich durch detaillierte Beschreibungen zum Verlauf und den Begleitbeschwerden gut einordnen.

Die Schmerzanamnese sollte durch folgende Aspekte vervollständigt werden: Tageszeit, Schmerzen als Folge von bestimmten Bewegungen oder Unfällen, Provokation durch Kälte, Wärme oder Medikamente, Schwellungen oder Funktionsdefizite der Region. Bei der Schmerzausstrahlung sollte an Schmerzprojektion durch Muskelverspannungen sowie nervale Projektion gedacht werden.

Die Schmerzformen lassen sich zum einen in permanenten Schmerz einordnen, der unabhängig von Ruhe und Bewegung ist (Dauer- oder Nachtschmerz). Dies lässt Rückschlüsse auf Entzündungen oder Tumoren zu. Zum anderen steht der aktive Schmerz, der durch Bewegungen ausgelöst wird und spricht dafür, dass die Schmerzen durch Muskeln oder Sehnen ausgelöst werden. Passive, durch den Untersucher durchgeführte, Bewegungen können vom Patienten als schmerzfrei beschrieben werden, wohingegen aktive Bewegungen trotzdem schmerzhaft sind. Durch die Schmerzen und die damit verbundene Angst, wird der Patient eine Schonhaltung einnehmen, um dem Schmerz damit aus dem Wege zu gehen. Es kann zur Tonussteigerung der Muskulatur kommen und dadurch zu einem vermehrten Schmerzempfinden, wobei es dann zu einem Hartspann kommt.

10.7.2 Ablauf der Untersuchung

Um sich einen allgemeinen Überblick zu verschaffen, folgt eine kurze Einführung und danach die verschiedenen Strukturen des Bewegungsapparats mit dafür gesonderten Untersuchungstechniken.

Sollte der Patient sich gerade in Bewegung befinden, so können schon direkte Rückschlüsse auf das Gangbild (evtl. Hinken) und den Bewegungsablauf (Bewegungsdefizit) gezogen werden. Für bestimmte Untersuchungen muss sich der Patient entkleiden. Auch beim Entkleiden kann man bei einem gesunden Patienten einen flüssigen Bewegungsablauf beobachten. Das Gesamterscheinungsbild wird durch Körpergröße und Körperproportionen sowie durch die Körperhaltung des Patienten vervollständigt (Schonhaltung, Schulterstand, Skoliose etc.). Die Muskulatur kann in Bezug auf Asymmetrie oder Hinweise auf eine Atrophie sowie die Haut (Narben, Entzündungszeichen, Verfärbungen oder Hämatome) begutachtet werden.

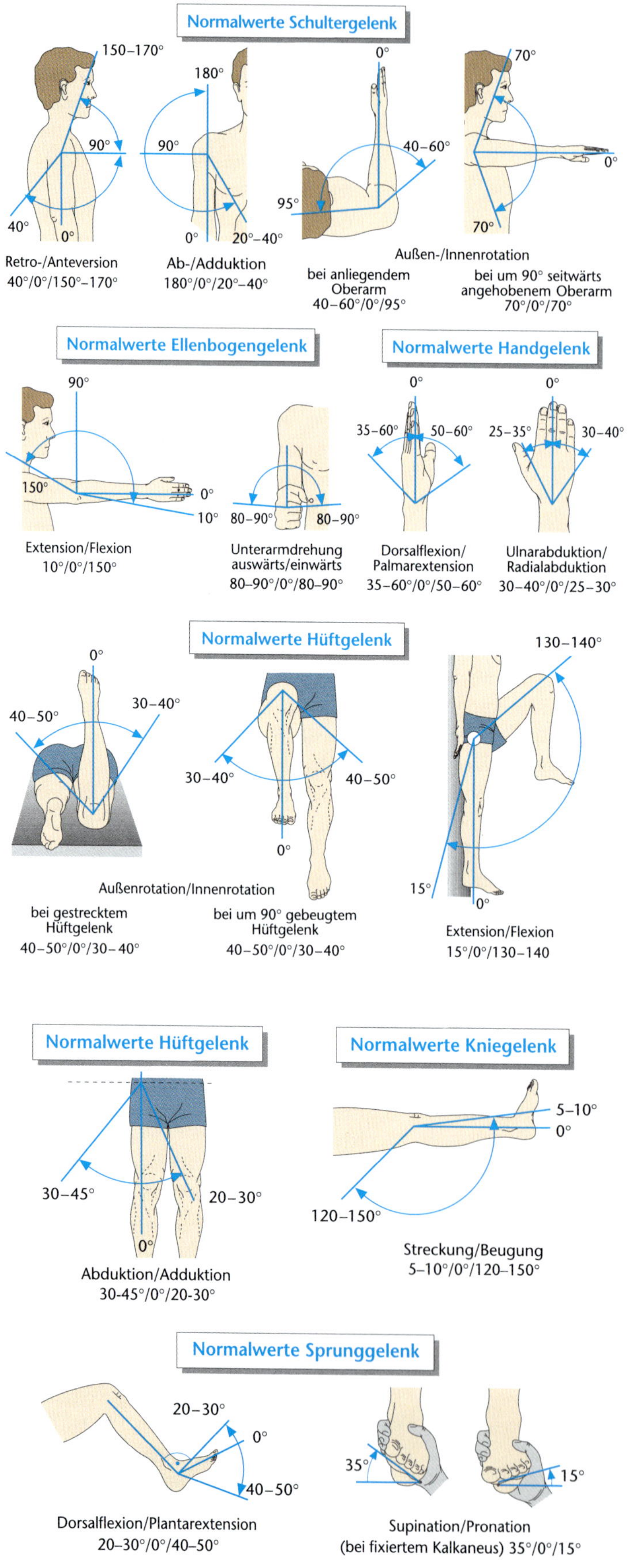

Abb. 10.61 Beispiele für Neutral-Null [L106]

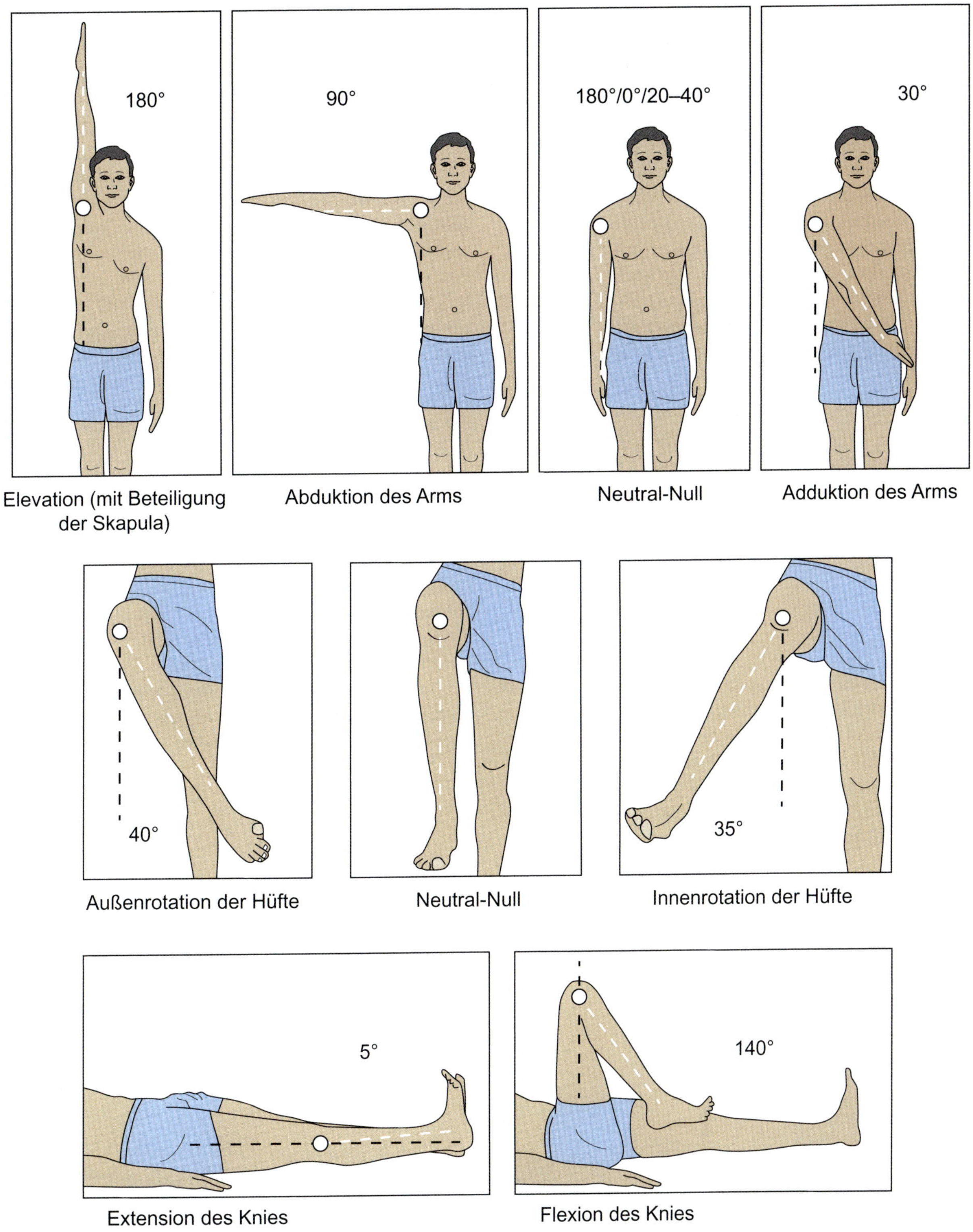

Abb. 10.62 Die verschiedenen Bewegungsrichtungen [L143]

Durch die Palpation können Rückschlüsse auf das Gewebe gezogen werden. Eine weiche Beschaffenheit spricht eher für Ödeme, Hämatome und Hyperplasien, eine prall-elastische Struktur für straffe Hämatome, Zysten und Gelenkergüsse und harte Strukturen für knorpelige oder knöcherne Strukturen. Weiter können Schwellungen oder Überwärmung als Zeichen eines entzündlichen Vorgangs auffallen.

Bewegungsschmerz kann durch unterschiedliche Komponenten verursacht werden. Eine arthrogene Ursache liegt vor, wenn Schmerzen bei einer passiven Bewegung der Gelenke vorliegen, ohne dass die Muskeln angespannt werden. An eine tendogene oder myogene Komponente sollte gedacht werden, wenn eine Muskelspannung gegen einen Widerstand ausgeführt wird, ohne dass das Gelenk beteiligt ist.

MERKE

Ergänzt wird die Untersuchung des Bewegungsapparates klinisch noch durch eine Umfangs- und Längenmessung der unteren und oberen Extremitäten (➤ Abb. 10.63). Die Werte können je nach Patienten und Körperbau unterschiedlich sein und sollten immer im Seitenvergleich betrachtet werden, um dementsprechend Pathologien zu verifizieren.

Schulter

Die **Schultern** zeigen bei der Inspektion eine Symmetrie. Ist ein Schulterschiefstand zu sehen, kann dieser durch eine Skoliose verursacht sein. Die Stellung der Schulterblätter kann ergänzend durch die Anteversion und Elevation der Arme beurteilt werden. Bei abstehenden, flügelartigen Schulterblättern kann die Ursache eine Scapula alata sein, die auf eine Nervenschädigung hindeutet, z. B. N. thoracicus longus, der den M. serratus anterior innerviert.

Schmerzhafte Palpation des Akromioclaviculargelenks oder des Processus coracoideus können auf Bandverletzungen (Lig. Acromioclaviculare; Lig. Coracoclaviculare) hindeuten und so Hinweise auf eine Schultereckgelenkssprengung im Rahmen eines Sturzes auf die Schulter geben. Bei einer kompletten Ruptur beider Bänder entsteht das sog. Klaviertastenphänomen, bei dem das seitliche Ende des Schlüsselbeins nach oben absteht und sich wie eine Klaviertaste nach unten drücken lässt (➤ Abb. 10.64).

Beim subacrominalen Impingement (Einklemmung von Sehnen, Kapselanteilen) kann es zu Druckschmerzhaftigkeit des Tuberculum majus bei Rotation des Armes kommen. Das Impingementsyndrom kann bei langer oder anstrengender Überkopfarbeit entstehen. Der Patient wird hierbei auch berichten, dass es für ihn äußerst schmerzhaft sei, auf der betroffenen Armseite zu liegen. Der Painful-Arc-Test kann noch weitere Hinweise liefern. Dabei soll der Patient den Arm abduzieren und beschreibt Schmerzen bei einer Abduktion von 70° bis 120°, die darüber hinaus > 120° wieder sistieren (➤ Abb. 10.65).

Ellenbogen

Die **Ellenbogenkonturen** sind am besten im gebeugten Zustand (90°) zu begutachten. Zeichen für Erkrankungen können Schwellungen, Rötungen oder Ergüsse sein. Die Palpation sollte ebenfalls im gebeugten Zustand durchgeführt werden. Druckschmerzen, Überwärmung und Schwellung an der Bursa olecrani auf Höhe des Olecranons sind Folge eines permanenten Aufstützens (Studentenellenbogen) des Ellenbogens und können auch im Rahmen von Gicht oder rheu-

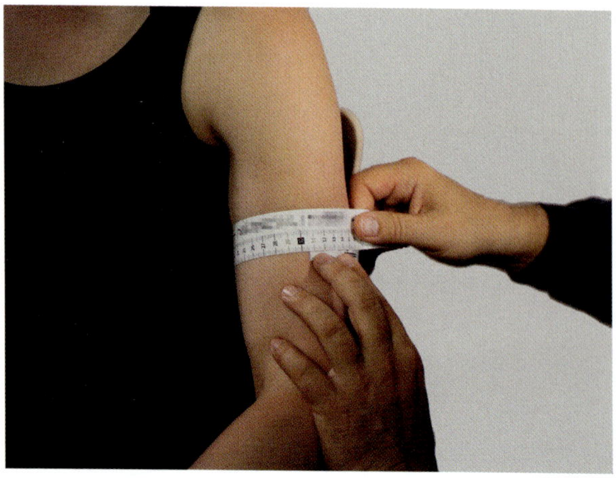

Abb. 10.63 Messung von Armumfang und -länge [T1284]

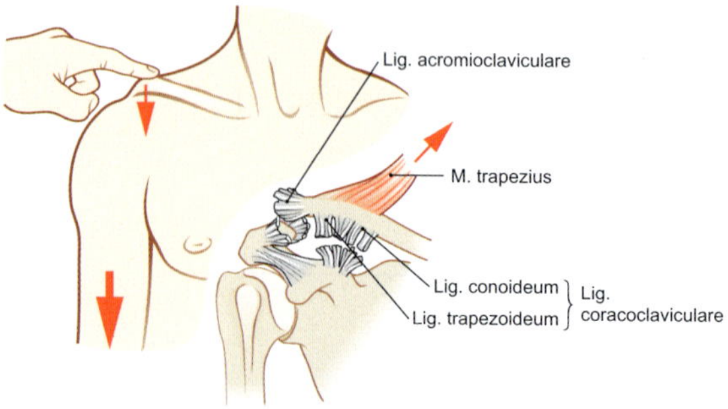

Abb. 10.64 Klaviertastenphänomen [L126]

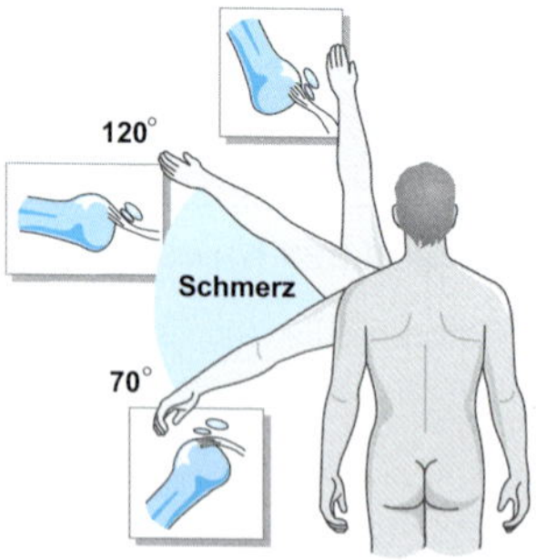

Abb. 10.65 Painful-Arc-Test [L157]

matischen Erkrankungen auftreten. Im Sulcus nervi ulnaris verläuft der N. ulnaris. Durch die Lage und den Verlauf ist er anfällig für Druck- und Zugtraumata (Musikantenknochen), die zu Missempfindungen führen können. Es kann zur Lähmung einzelner Handmuskeln kommen oder zu einer Anästhesie/Parästhesie der ulnaren Hälfte des Ringfingers und des kleinen Fingers (➢ Abb. 10.66).

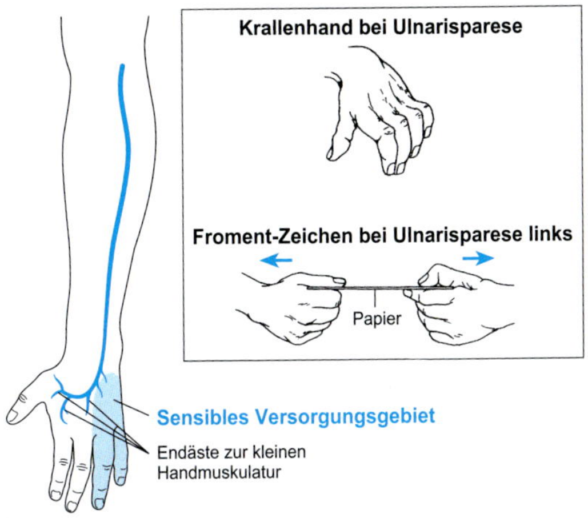

Abb. 10.66 Lokalisation der Anästhesien bei Läsionen des N. ulnaris, Krallenhand und Froment-Zeichen [L106]

Hand

Auffälligkeiten der Handinnen- und -außenfläche können Hinweise auf umweltbedingte Expositionen geben (➢ Abb. 10.67). Hautveränderungen wie z. B. Schwielen stammen eher von äußeren Einflüssen (z. B. berufliche Tätigkeit). Veränderungen des Handrückens deuten eher auf endogene Einflüsse hin (Neurodermitis, Psoriasis). Die Haltung bzw. die Stellung der Hand und der Finger können ebenfalls gut in eine Beurteilung einbezogen werden. Eine Streckhaltung oder eine Beugestellung liefern Hinweise auf eine Verletzung der Gegensehnen z. B. im Rahmen einer Schnittverletzung. Bei Nervenläsionen kann die Hand eine bestimmte Morphologie zeigen. Eine **Fallhand** kann bei einer N.-radialis-Parese (z. B. im Rahmen eines Alkoholrausches → Parkbanklähmung) auftreten, eine Schwurhand bei einer N.-medianus-Parese (z. B. bei Humerus-/Unterarmfrakturen) und eine **Krallhand** bei einer N.-ulnaris-Parese (z. B. wie bei oben beschriebener Schädigung des Nervs im Sulcus ulnaris; ➢ Abb. 10.68).

Bei einer Parese des N. medianus bzw. N. ulnaris kann es zusätzlich zur Atrophie des M. tenar oder des Hypothenarus kommen. Im Bereich der Fingergelenke können Schwellungen auftreten, die Hinweise auf eine Arthrose bzw. Arthritis geben (siehe rheumatologische Untersuchung).

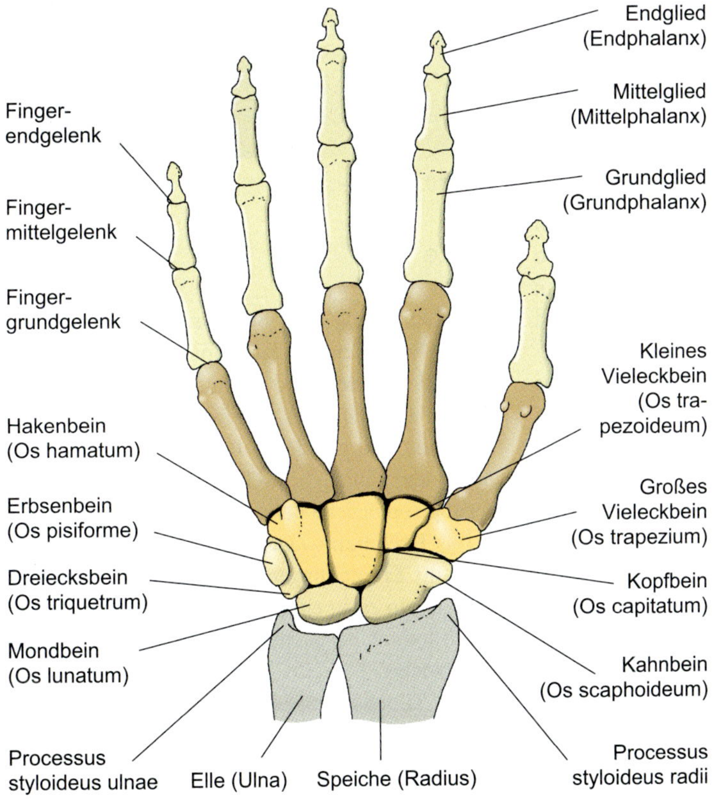

Abb. 10.67 Handskelett der Hohlhand [L190]

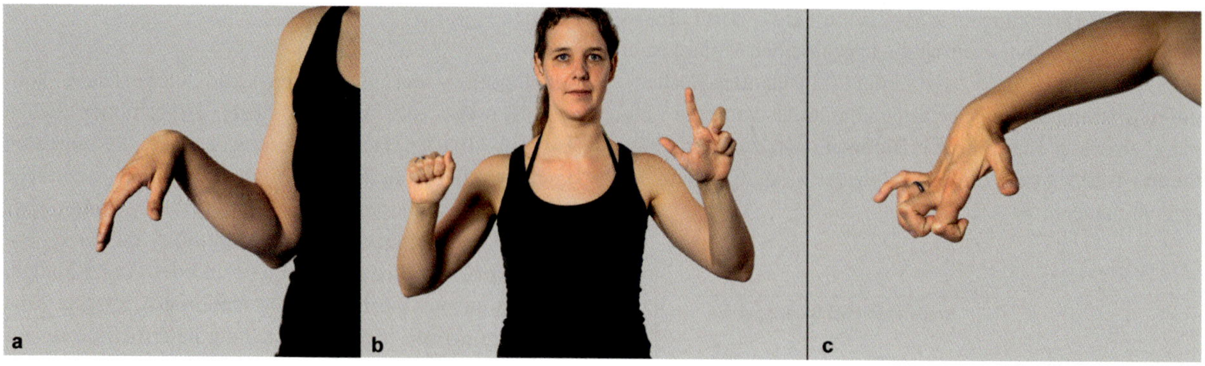

Abb. 10.68 Morphologien bei Nervenläsionen [T1284]
a) Fallhand
b) Schwurhand
c) Krallhand

Im Rahmen von Frakturen treten Druckschmerzen am Processus styloideus radii (Distales Ende des Radius) oder Processus styloideus ulnae auf.

MERKE
Erweitert werden kann die Untersuchung klinisch um die Funktionsprüfung, bei der untersucht wird, ob der Grobgriff, Präzisionsgriff, Ersatzgriff oder komplexe Griffe (Schreibgriff) ausführbar sind. Weiter kann der Faustschluss untersucht werden.

Im Rahmen der Diagnostik eines **Karpaltunnelsyndroms** können verschiedene Tests durchgeführt werden. Hier sei nur ein kleiner Ausschnitt beschrieben. Beim Hoffmann-Tinel-Test wird das Gebiet über dem Karpaltunnel mehrmals beklopft, sollte ein Karpaltunnelsyndrom vorliegen, so kommt es zu einer Missempfindung (einschlafendes Gefühl) im Gebiet, das vom N. medianus versorgt wird. Im Rahmen des Phalen-Tests beugt der Patient die Hände im Handgelenk um 90° und legt die Handrücken aneinander, außerdem sind die Arme dabei angehoben und im Ellenbogen gebeugt (Dauer mindestens eine Minute; ➤ Abb. 10.69). Kommt es dabei zu Missempfindungen im Medianusversorgungsgebiet, dann ist dies ein Anzeichen für ein (beginnendes) Karpaltunnelsyndrom.

Zu einer Ruptur des ulnaren Seitenbandes kommt es häufig im Rahmen von sportlichen Aktivitäten oder Traumata, bei denen der Daumen durch den Unfallmechanismus abgespreizt und überdehnt wird (Skidaumen). Zur Prüfung der Stabilität des ulnaren Seitenbandes am Daumen wird der Mittelhandknochen des Daumens fixiert, dabei liegt der eigene Daumen auf der radialen Seite des Daumengrundgelenks, das Daumengrundglied wird mit der anderen Hand fixiert. Danach wird der Daumen um ca. 10° gebeugt und man versucht das Daumengrundgelenk radialwärts aufzuklappen, ist das Aufklappen möglich, so kann man von einer Ruptur des Bandes ausgehen (➤ Abb. 10.70).

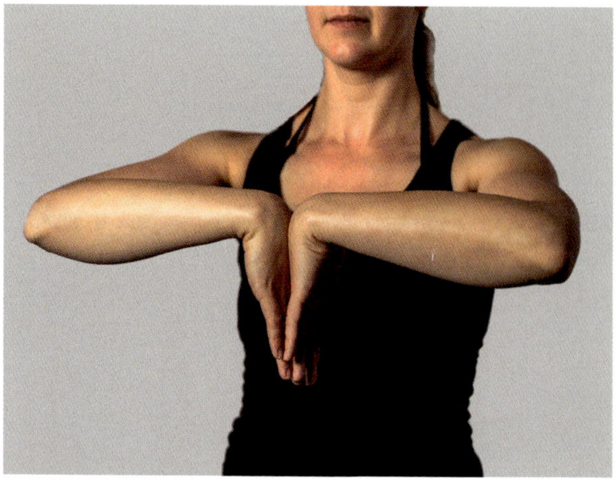

Abb. 10.69 Phalen-Test [T1284]

Hüfte

Die Beurteilung des Beckenstandes erfolgt anhand der Beckenlinie (Cristae iliacae im Seitenvergleich). Hier kann ein **Beckenschiefstand** ersichtlich sein.

Bei Abtasten des Beckenkamms, der Trochanteren (majores) und gerade im Bereich der Leiste (Untersuchung Abdomen) können Schwellungen, Schmerzen oder Raumforderungen mögliche Befunde sein.

Das **Drehmann-Zeichen** ist ein eher unspezifisches Zeichen für Erkrankungen im Hüftgelenk. Positiv ist das Zeichen, wenn es zu einer zunehmenden Außenrotation in der Hüfte kommt, bei passiver Beugung im Hüftgelenk durch den Untersucher.

Eine Glutealinsuffizienz kann im Rahmen einer Hüftgelenksluxation auftreten. Man bittet den stehenden Patienten, ein Bein anzuheben. Normal wäre ein waagerechter Beckenstand, pathologisch hingegen, wenn das Becken zur gesunden Seite absinkt. Das Trendelenburg-Zeichen ist dann positiv (➤ Abb. 10.71).

10

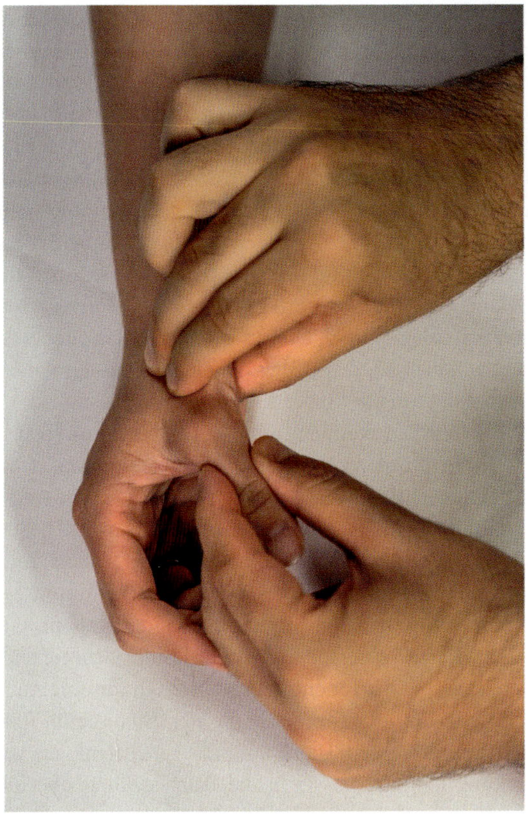

Abb. 10.70 Prüfung des ulnaren Seitenbandes des Daumens [T1284]

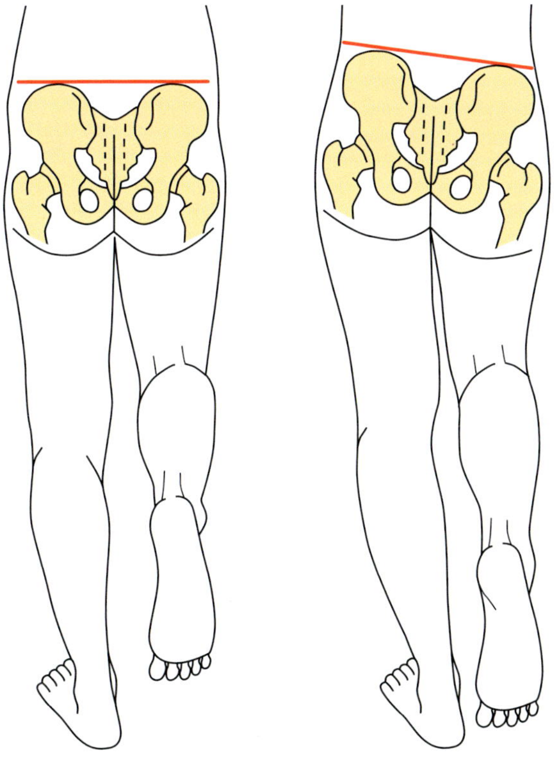

Abb. 10.71 Trendelenburg-Zeichen [L143]

Knie

Bei einer normalen Beinachse berühren sich die Femurkondylen und die Innenknöchel des Fußes. Man spricht von O-Beinen (Varusstellung), wenn sich die Femurkondylen nicht berühren und von X-Beinen (Valgusstellung), wenn sich die Innenknöchel nicht berühren (➢ Abb. 10.72). Hinweise auf Erkrankungen der Patella kann ein Fehlstand oder eine Seitenabweichung sein.

Die Femurkondylen und die Tibia sind normalerweise schmerzlos tastbar. Im Gelenkspalt kann ein Kniegelenkserguss tastbar sein, der mit dem Test der **tanzenden Patella** überprüft werden kann. Dazu streicht man vom unteren Teil des Oberschenkels (Recessus suprapatellaris) nach distal aus und belässt die Hand oberhalb der Patella, mit der anderen Hand drückt man auf die Patella. Ist ein federnder Widerstand zu spüren, so spricht man von der tanzenden Patella (➢ Abb. 10.73).

Auf Höhe der Patella kann diese direkt nach Auffälligkeiten untersucht werden. Solche sind z. B. tastbare Krepitation, Fehlstellung oder Schmerzen bei der seitlichen Verschiebung. Bei der Palpation der Kniekehle (bei 90° gebeugtem Knie) kann eine Schwellung tastbar sein, die sog. Baker-Zyste, die u. a. durch eine Läsion des medialen Meniskus entstehen kann, aber auch durch rheumatoide Arthritis oder durch Arthrose bedingte Umbauprozesse.

Die Stabilität der Seitenbänder (z. B. nach lokalen Traumata) können durch den **Valgus- und Varusstresstest** überprüft werden. Der Test wird einmal in 0° und einmal bei 20–30° gebeugtem Knie durchgeführt, mit einer Hand wird dabei der Unterschenkel fixiert. Um das mediale Seitenband zu prüfen, wird von lateral Druck auf das Knie ausgeübt →

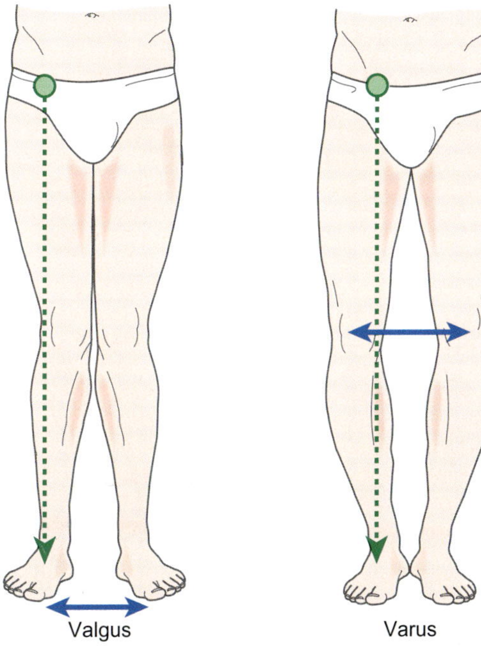

Abb. 10.72 Valgus- und Varusstellung der Beine [G1191]

Valgusstresstest. Der Test ist positiv, wenn es zu einem medialen Aufklappen kommt. Das laterale Seitenband wird durch den Varusstresstest überprüft, indem Druck auf das Knie von medial ausgeübt wird. Der Test ist positiv bei vermehrter lateraler Aufklappbarkeit (➤ Abb. 10.74).

Der vordere und mittlere Schubladentest dient der Stabilitätsprüfung der Kreuzbänder. Beim vorderen **Schubladentest** wird das Bein im Hüftgelenk um ca. 45° gebeugt und im Kniegelenk um 90°, in dieser Stellung kann der Fuß auf der Liege abgestellt und mit dem Gesäß des Untersuchers fixiert werden. Danach wird mit beiden Händen das Kniegelenk umfasst, sodass die Zeigefinger in der Kniekehle liegen und die Daumen links und rechts neben der Patella. Nun wird der Tibiakopf nach vorn gezogen (vorsichtig). Stellt sich hier eine vermehrte Verschieblichkeit dar, so spricht das für eine Instabilität des vorderen Kreuzbandes. Der gleiche Ablauf gilt für den hinteren Schubladentest, nur wird diesmal der Tibiakopf nach hinten geschoben. Hier spricht eine höhere Verschieblichkeit für eine Läsion des hinteren Kreuzbandes. Ein bisschen präziser ist der **Lachmann-Test.** Das Kniegelenk des Patienten wird um 20° gebeugt und darunter das angewinkelte Knie des Untersuchers geschoben. Mit der einen Hand wird dann der Femur fixiert und mit der anderen Hand die Tibia nach vorn gezogen. Normalerweise ist ein harter Anschlag spürbar, fehlt aber der Anschlag oder er fühlt sich eher weich an, deutet dies auf eine Läsion des vorderen Kreuzbandes hin (➤ Abb. 10.75).

Die Menisken können mit dem **Steinmann-Test** auf Verletzungen untersucht werden. Bei Steinmann I wird mit der einen Hand das Knie fixiert, mit der anderen die Ferse umfasst. Knie- und Hüftgelenk sind um 90° gebeugt. Nun wird von der Ferse ausgehend eine passive Innen- und Außenrotation des Knies durchgeführt. Kommt es zu Schmerzen im medialen Gelenkspalt bei der Außenrotation spricht dies für eine Innenmeniskusläsion. Schmerzen im Gelenkspalt bei der Innenrotation sprechen für eine Außenmeniskusläsion. Ergänzend kann der Steinmann-Test II durchgeführt werden. Dabei wird das Kniegelenk aus voller Streckung langsam passiv in die Beugestellung überführt. Es entstehen Schmerzen am Gelenkspalt, die von vorn nach hinten wandern und so auf eine Meniskusläsion hindeuten (➤ Abb. 10.76).

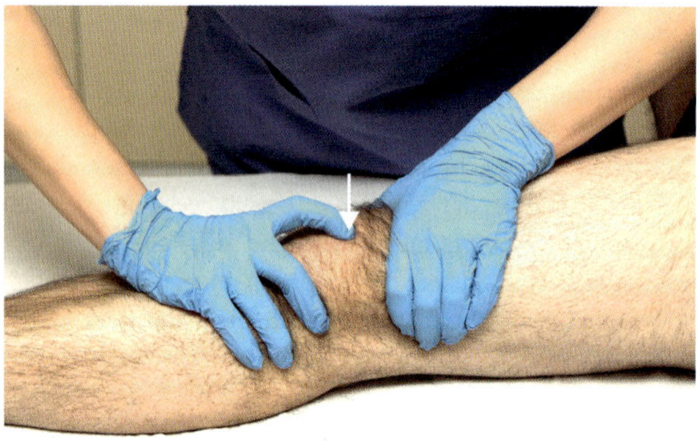

Abb. 10.73 Tanzende Patella [T1285]

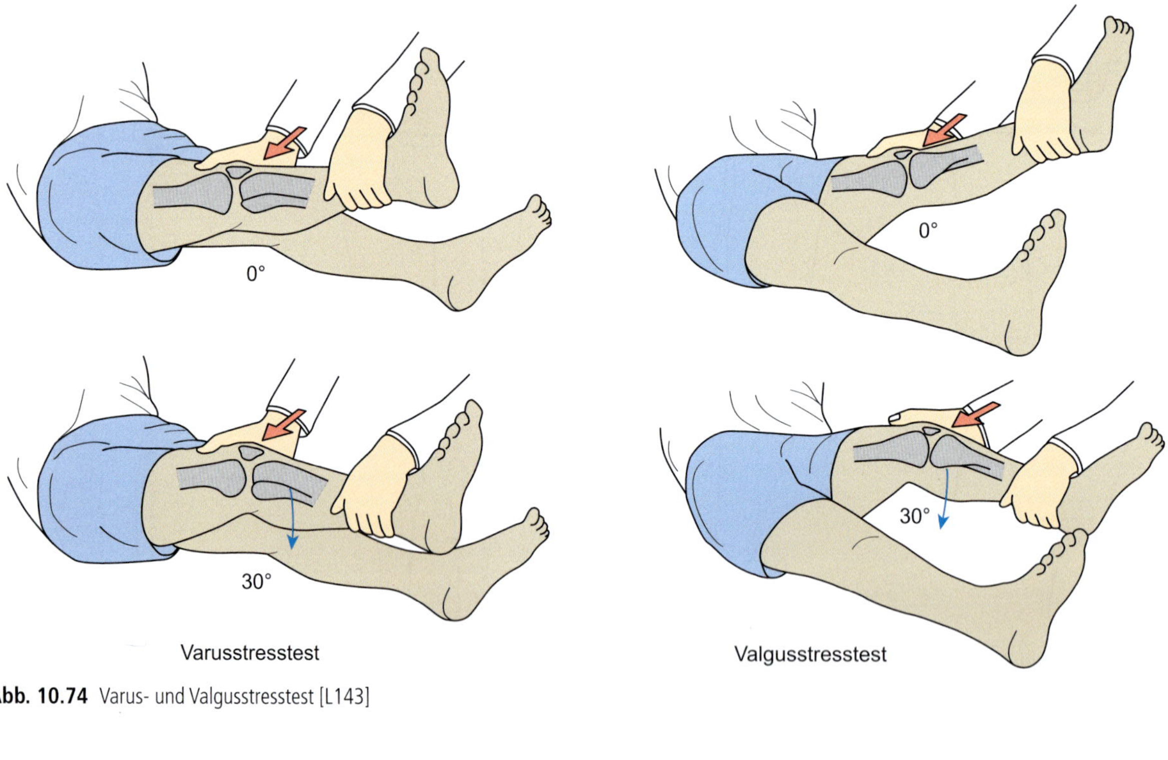

Abb. 10.74 Varus- und Valgusstresstest [L143]

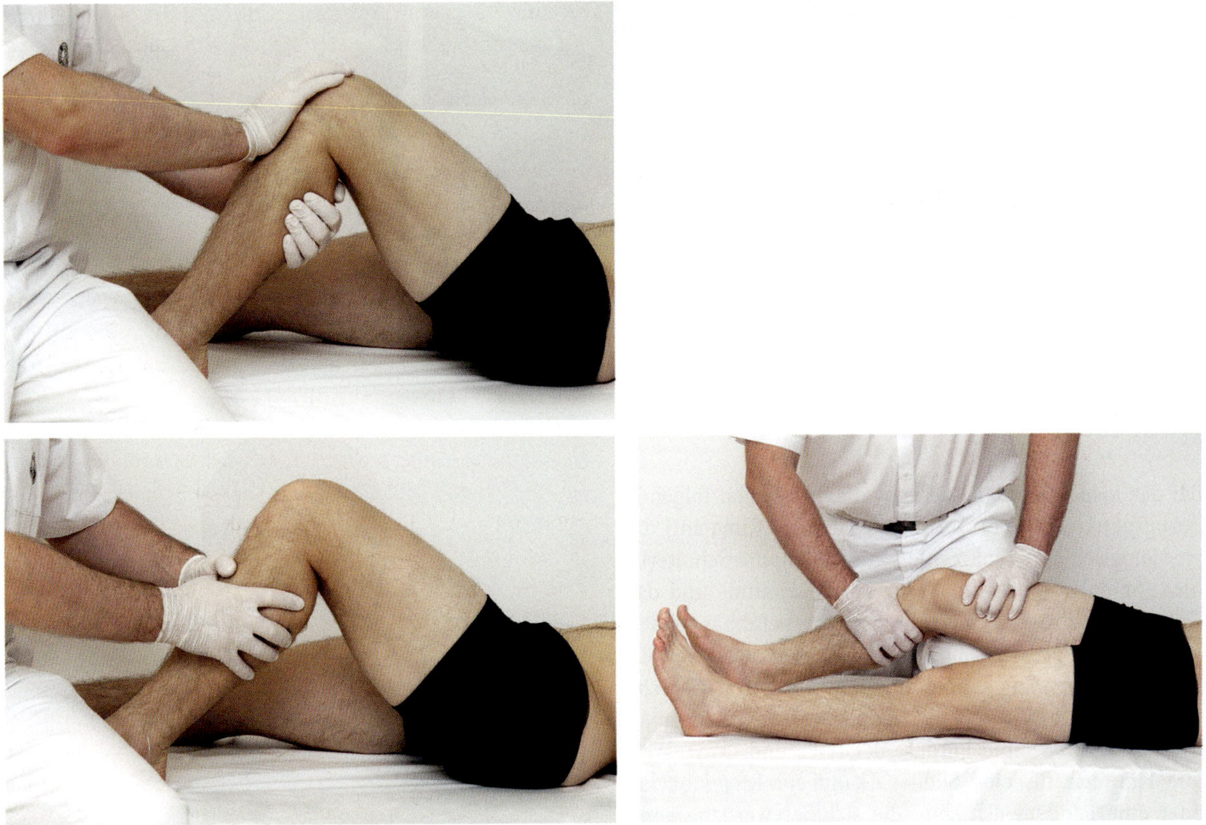

Abb. 10.75 Schubladentest (oben) und Lachmann-Test (unten) [T816]

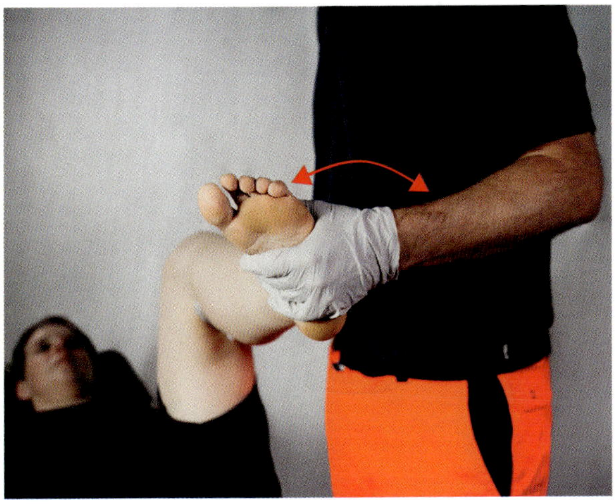

Abb. 10.76 Steinmann-Test I und II [T1284]

Fuß

Hinweise auf mögliche Erkrankungen des Fußes können während des Ganges des Patienten ersichtlich werden. Zu sehen ist evtl. ein sog. Entlastungshinken oder ein vermindertes Abrollen des Fußes.

Bei der Palpation beginnt man am besten mit dem vorderen Spalt des oberen Sprunggelenks (OSG) in Neutralstellung und bei Dorsalextension des Fußes. Ein Druckschmerz kann auf einen Gelenkschaden unterhalb des Außenknöchels hinweisen. Bei Druckschmerzen oberhalb des Außenknöchels kann das ein Anzeichen für eine Außenbandläsion sein oder eine Fraktur. Die Außenbänder können untersucht werden, indem man den Unterschenkel fixiert und mit der anderen Hand die Ferse nach vorn drückt (Schubladentest des Fußes, ➤ Abb. 10.77c). Eine erhöhte Verschieblichkeit spricht für einen Außenbandriss (Läsion des Lig. talofibualris anterius als Teil des lateralen Bandapparates). Auch beim Fuß ist eine vermehrte Aufklappbarkeit Anzeichen für Verletzungen. Hier ist es wichtig den Unterschenkel sprunggelenksnah zu fixieren und durch Bewegung des Rückfußes alle physiologischen Bewegungsmöglichkeiten durchzugehen. Bei Bewegung des Fußes nach außen würde beispielsweise eine mediale Aufklappbarkeit durch Läsionen am Lig. deltoideum nach Innenrotationstraumata auffallen. Läsionen am Lig. talofibulare oder am Lig. Fibulocalcaneare führen dann zu lateraler Aufklappbarkeit (➤ Abb. 10.77).

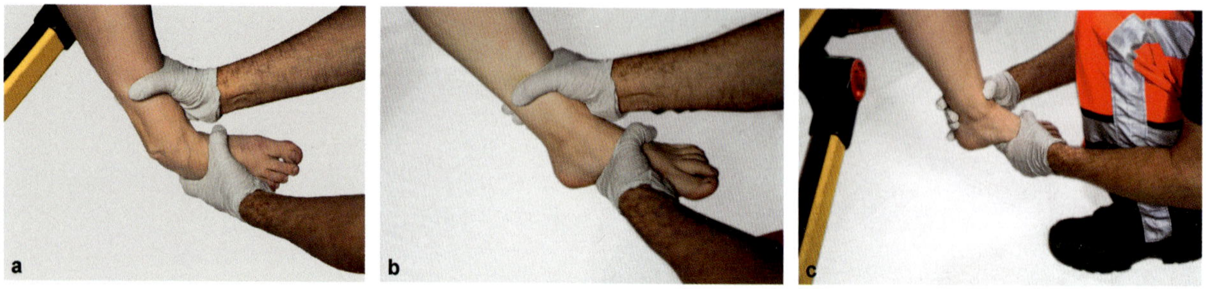

Abb. 10.77 Untersuchung des Fußes [T1284]
a) und b) Inversion/Eversion des unteren Sprunggelenks
c) Untersuchung des Bandapparates

Wirbelsäule

Bei der Inspektion der Rückensymmetrie helfen folgende Bezugspunkte, die Dornfortsätze C7 bis S1 (Rima ani) die physiologisch eine senkrechte Linie bilden; die Schulterlinien (Spina scapulae) im Bezug zur Beckenlinie und das Taillendreieck zwischen Taille und den herabhängenden Armen. Eine Lotabweichung kann auf eine Skoliose hinweisen. Im gleichen Zug kann die Haltung und physiologische Krümmung der Wirbelsäule begutachtet werden (normal: Kyphose der BWS und Lordose der HWS und LWS). Weitere Hinweise für eine Skoliose kann ein Rippenbuckel oder eine Lendenwulst sein, die sichtbar werden, wenn der Patient sich nach vorn beugt, bei aneinander stehenden Füßen, durchgestreckten Knien und herabhängenden Armen. Ein normaler Befund wären hier symmetrische Rippenbögen.

Aufgrund einer Osteoporose kann ein sog. **Tannenbaumphänomen** sichtbar sein. Dies erkennt man an vermehrten Hautfalten im Taillendreieck durch eine Wirbelsäulenverkürzung, die bei Osteoporose auftreten kann (➤ Abb. 10.78).

Die Dornfortsätze werden von kranial nach kaudal palpiert und beklopft. Hier sollten die Palpation und das Klopfen schmerzlos sein. Auffällig wären hingegen Druckschmerz und Verspannungen. Kann ein Klopfschmerz genau lokalisiert werden, ist das ein Hinweis auf Tumoren, Wirbelkörperfrakturen oder Spondylitis; ein diffuser Klopfschmerz kann ein Hinweis auf Osteoporose sein. Ist eine Stufenbildung zu spüren, spricht dies u. a. für eine Spondylolisthese (Wanderung des Wirbels nach ventral).

Ebenfalls zu palpieren, ist die Muskulatur, die evtl. druckschmerzhaft sein kann oder Muskelverhärtungen oder Knötchen aufweist.

Insgesamt lässt sich aber sagen, dass die Beweglichkeit der Wirbelsäule abhängig von der Muskelspannung und dem Trainingszustand des Patienten und weniger ein Zeichen des Verschleißes ist.

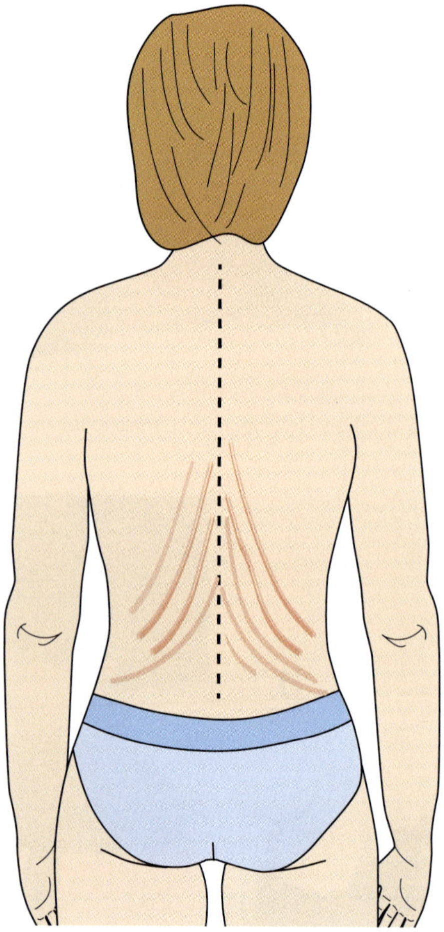

Abb. 10.78 Tannenbaumphänomen [L143]

MERKE

Schober: Maß für die Beweglichkeit der Lendenwirbelsäule
- Aufsuchen des LWK 5; Markierung mit einem Punkt
- 10 cm in kraniale Richtung messen und mit einem Punkt markieren
- Patient beugt sich nach vorn; Messung von LWK 5 zum markierten Punkt:
  - Bei nach vorn gebeugtem Patienten ist die Differenz > 4 cm physiologisch.

- Patient beugt sich nach hinten; Messung von LWK 5 und dem markierten Punkt:
  - Bei nach hinten gebeugtem Patienten sind die markierten Punkte > 2 cm näher beieinander.
- Verringerung der Abstände bei degenerativen Wirbelsäulenerkrankungen (Morbus Bechterew)

Ott: Maß für die Beweglichkeit der Brustwirbelsäule

- Markierung des HWK 7
- Markierung eines Punktes 30 cm kaudal vom HWK 7
- Gleiches Prozedere wie bei Schober
  - Bei nach vorn gebeugtem Patienten ist die Differenz > 2 cm.
  - Bei nach hinten gebeugtem Patienten sind die markierten Punkte 1–2 cm näher beieinander.
- Verringerung der Abstände bei degenerativen Wirbelsäulenerkrankungen (Morbus Bechterew) (➤ Abb. 10.79)

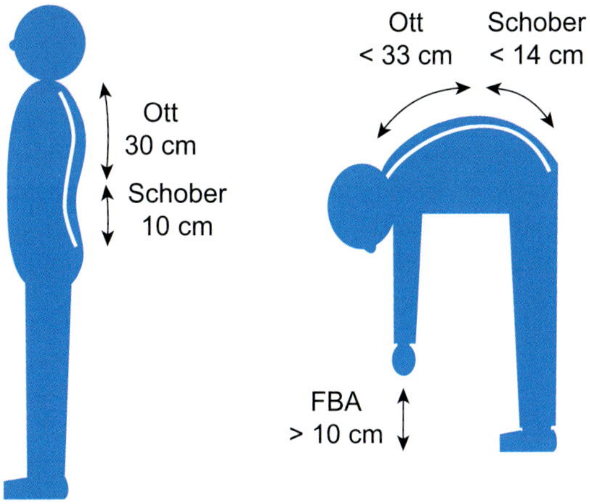

Abb. 10.79 Schober- und Ott-Zeichen [L143]

10.8 Spezielle Patientengruppen

10.8.1 Patienten mit psychiatrischen Erkrankungen

Psychiatrische Erkrankungen werden fast ausschließlich durch die Anamnese erfasst und bieten wie viele andere Erkrankungen ein weites Spektrum.

Unter anderem sind folgende Einteilungen in der Psychiatrie relevant: Antriebsstörungen, Apathie, erhöhte Ermüdbarkeit, Unruhe und Gedächtnisstörungen. Dies sind Symptome eines organischen Psychosyndroms. Angst- und Zwangsstörungen gehören eher zu den neurotischen Syndromen, Psychosen entstehen durch Störungen des zentralen Nervensystems mit Halluzinationen und Wahnvorstellungen, wie sie bei der Schizophrenie oder den Alkoholpsychosen vorkommen.

Zur Ersteinschätzung des Patienten gehören das Auftreten, der Allgemeinzustand und das Verhalten. Gedanklich kann man dabei folgende Aspekte abarbeiten:

- Ersteindruck: Ist der Patient gepflegt? Achtet er auf sein äußeres Erscheinungsbild?
- Kleidung: Ist die Kleidung sauber? Gibt es einen auffälligen Kleidungsstil?
- Alter: Erscheint der Patient älter oder jünger als sein wirkliches Alter?
- Körperhaltung, Gesichtsausdruck, Augenkontakt
- Motorik: Ist der Patient unruhig, fahrig, verlangsamt oder zeigt er Tics?
- Psychomotorik: Zeigt sich der Patient eher gehemmt, ruhig, redselig?
- Auftreten: Freundlich, interessiert, aggressiv, misstrauisch
- Verhalten: Führt der Patient evtl. Selbstgespräche?

Um die Orientierung des Patienten einzuschätzen, bietet es sich an, zu überprüfen, ob der Patient zu Zeit, Ort, Situation und zu seiner eigenen Person orientiert ist. Bei Patienten mit Desorientiertheit lässt sich sagen, dass der Aspekt des Bewusstseins über die eigene Person am längsten erhalten bleibt. Meist ist die zeitliche Orientierung als Erstes betroffen und dann die örtliche Orientierung. Bei Patienten, die hingegen örtlich und zeitlich orientiert sind, aber ihren eigenen Namen nicht wissen, liegt häufig ein psychiatrisches Problem zugrunde. Ist der Patient sediert, sollte die Bewusstseinslage eingeordnet werden. Bei einem wachen Patienten kann dann weiter die Aufmerksamkeit geprüft werden, indem man ihn den eigenen Namen rückwärts buchstabieren lässt.

Die Stimmung und Affektivität können mit folgenden inhaltlichen Aspekten beim Patienten erfragt werden: Stimmung, aktuelle Gefühlslage, Angst in bestimmten Situationen sowie die Häufigkeit von Traurigkeit, Antriebslosigkeit, Entmutigung, Spaß und Freude im Alltag, Appetit, Schlaf, Konzentration und Gedächtnis.

Ein weiterer Aspekt der neuropsychologischen Untersuchung ist die Sprache. Diese wird in verschiedenen Ebenen getestet. Zunächst einmal geht es um den Redefluss an sich, um das Sprachtempo, die Wortfindung und die Grammatik. Störungen der Sprachproduktion können Hinweise auf eine motorische Aphasie geben. In der nächsten Ebene geht es um das Verständnis. Der Patient wird aufgefordert, eine Aufgabe zu erfüllen – z. B. ein Stück Papier in die Hand zu nehmen, es zu falten und auf den Boden fallen zu lassen. Außerdem soll der Patient Gegenstände benennen, die ihm gezeigt werden z. B. Kugelschreiber, Uhr, Brille etc. Ist dem Patienten dies nicht möglich, z. B. durch eine amnestische Aphasie aufgrund einer temporoparietalen Läsion, oder zeigt der Patient eine Aphasie mit Neologismen (Brinne statt Brille) oder benutzt er andere Wörter für das gezeigte Objekt (Fernrohr statt Brille), liegen erste Anzeichen einer Schizophrenie vor. Zuletzt soll der Patient einen Satz wiederholen, z. B.: „In Wildeshausen und in der Umgebung ist die Natur schön." Pathologisch ist hier das Auslassen von Wörtern oder eine geänderte Reihenfolge sowie Artikulationsfehler, die für eine Dysarthrie sprechen.

Bei der Prüfung des Gedächtnisses wird das Kurzzeit- und Langzeitgedächtnis überprüft. Nennen Sie dem Patienten drei Begriffe, einen Gegenstand, einen geografischen Namen und einen abstrakten Begriff. Der Patient soll diese Begriffe direkt und einmal nach drei Minuten wiedergeben. Das Langzeitgedächtnis wird kontrolliert, indem z. B. nach einem vergangenen Geschehen gefragt wird, z. B.: „Wo fand die letzte Weltmeisterschaft im Fußball statt oder wer war der vorletzte Bundeskanzler?" Bei Störungen des Gedächtnisses oder falschen Antworten deutet dies auf eine amnestische Störung hin, die im Rahmen eines Korsakow-Syndroms oder anderen hirnorganischen Störungen auftritt. Zur Erfassung von kognitiven Störungen kann der Mini-Mental-Status-Test herangezogen werden.

Er dient der Diagnostik einer Demenz und dem Assessment des Schweregrads und des Verlaufs der Erkrankung. Die Durchführung ist einfach und schnell (ca. 10–15 min). Es werden ein Testbogen (Internet), eine Uhr, Stifte und Papier benötigt. Vorher sollte eruiert werden, ob der/die Betroffene gut sehen und hören kann und ob eventuell Hilfsmittel benötigt werden. Schwerpunktmäßig werden im Rahmen des MMST folgende Punkte abgearbeitet:

- **Orientierung (zeitlich und räumlich)**
  - Datum, Jahr, Monat, Tag.
  - Ort (z. B. aktuelle Örtlichkeit, Land, Bundesland, Praxis, Stockwerk).
- **Aufnahmefähigkeit**
  - Wiederholen von 3 genannten Begriffen (z. B. Zitrone, Schlüssel, Ball), diese dürfen durch den Untersucher bis zu 5-mal wiederholt werden.
- **Aufmerksamkeit und Rechnen**
  - Von 100 in 7er-Schritten rückwärts zählen (es reichen 5 Schritte)
- **Gedächtnis**
  - Wiederholung der Begriffe aus der Aufgabe zur Aufnahmefähigkeit
- **Sprache**
  - 2 Gegenstände benennen
  - 1 Satz nachsprechen.
- **Ausführen eines dreiteiligen Befehls**
  - „Nehmen Sie das Blatt in die Hand. Falten Sie dieses Blatt in der Mitte und legen Sie es auf den Boden."
- **Lesen und Ausführen**
  - Die Aufgabe „Schließen Sie die Augen" lesen und ausführen lassen.
- **Schreiben**
  - Einen durch den Patienten ausgewählten Satz schreiben lassen (mehr Punkte gibt es, wenn dieser ein Subjektiv und ein Verb enthält und dieser Satz einen Sinn ergibt).
- **Konstruktive Praxis**
  - Der Patient soll eine vorgegebene Figur (sich überschneidende fünfeckige Figuren) nachzeichnen.

Zu den unterschiedlichen Aufgabenbereichen wird eine bestimmte Punktzahl vergeben und ausgewertet. Insgesamt können 30 Punkte erreicht werden. Zur Einteilung der Demenzschwere werden in der Literatur teilweise unterschiedliche Angaben gemacht. Bei einem Wert zwischen 25 und 30 Punkten liegen keine kognitiven Einschränkungen vor. Wohingegen eine Punktzahl < 25 für eine leichte Demenz spricht. Bei einer Punktzahl < 22 liegt eine moderate Demenz vor, bei noch geringeren Punktzahlen kann weiter in eine erhebliche (< 16 Punkte) oder eine schwere Demenz (< 9 Punkte) unterschieden werden. Der Test eignet sich zwar gut zur Diagnostik einer Demenz, aber nicht für die Unterscheidung der unterschiedlichen Demenzformen (Alzheimer-Krankheit, vaskuläre Demenz, Morbus Pick etc.).

Für die Überprüfung der höheren kognitiven Fähigkeiten gibt es mehrere Möglichkeiten, dazu zählt u. a. der Clock-Completion-Test (➤ Abb. 10.80).

Außerdem kann man den Patienten Sprichwörter erklären lassen, um Rückschlüsse auf das abstrakte Denken zu ziehen. Beim logischen Denken soll der Patient erklären, was eine Orange und eine Zitrone gemeinsam haben. Versteht er den Sinn des Sprichworts nicht oder die logischen Zusammenhänge werden verkannt, kann dies ein Hinweis auf eine Psychose oder Schizophrenie sein.

Ergebnis im Uhrentest	Uhrentest 11:10 Uhr
Normal	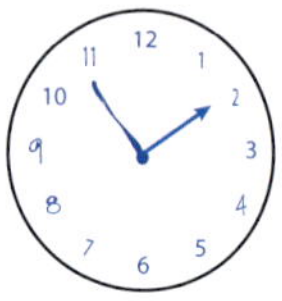
Leichte Demenz	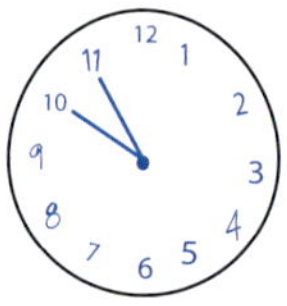
Mittelgradige Demenz	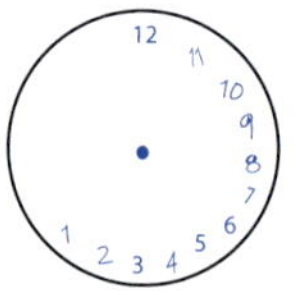
Schwere Demenz	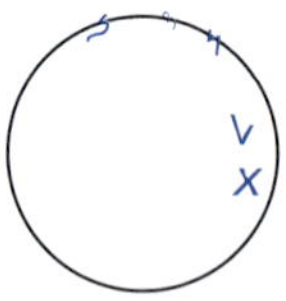

Abb. 10.80 Clock-Completion-Test [L143]

10.8.2 Schwangere Patientinnen und gynäkologische Erkrankungen

Gerade die gynäkologischen Erkrankungen und die schwangeren Patientinnen stellen die Berufsgruppen der Notfallmedizin immer wieder vor große Herausforderungen. Was ist physiologisch und was ist pathologisch? Dieses Kapitel soll hier einen kleinen Überblick geben.

Die schwangere Patientin

Bei der Inspektion können neben der Veränderung der Größenzunahme des Bauches auch andere Veränderungen auffallen. Im Rahmen der Schwangerschaft kann ein sog. Chloasma gravidarum auftreten. Hier handelt es sich um eine Hyperpigmentierung der Haut, die durch in der Schwangerschaft geänderte Hormonkonstellationen (v. a. Östrogen) entsteht. Diese Veränderung ist als Normalbefund zu werten. Pathologisch hingegen ist ein auffallendes Gesichtsödem, das für eine Präeklampsie sprechen kann. Eine Blässe der Konjunktiven oder der Mundschleimhaut kann auf eine Schwangerschaftsanämie hindeuten. Auch Haarausfall ist möglich, der eher generalisiert ist. Ein lokaler Haarausfall ist nicht durch die Schwangerschaft verursacht.

Auch das Gewicht ändert sich durch das Wachstum des Fötus. Eine Gewichtsabnahme im 1. Trimenon kann durch eine ausgeprägte Hyperemesis gravidarum zustande kommen.

Auch die Vitalparameter einer Schwangeren ändern sich. Im 1. und 2. Trimenon ist der Blutdruck eher niedrig, da sich das Herzzeitvolumen erhöht und der Gefäßwiderstand abnimmt. Der diastolische Druck kann dabei um 10–15 mmHg abfallen. Eine Zunahme des Blutdrucks vor der 20. SSW beruht auf einer chronischen Hypertonie, die vermutlich schon vor der Schwangerschaft bestand. Ein erhöhter Blutdruck nach der 20. SSW ist als schwangerschaftsinduzierte Hypertonie zu werten.

Hypertensive Erkrankungen

Zu den hypertensiven Erkrankungen in der Schwangerschaft gehören der oben genannte schwangerschaftsinduzierte Hypertonus (SIH), die Proteinurie, die Präeklampsie und die Eklampsie. Präeklampsie und Eklampsie können sich aus einem SIH entwickeln. Risikofaktoren sind u. a. Erstgebärende, Mehrlingsschwangerschaft, Diabetes mellitus, positive Familienanamnese und schon ein vor der Schwangerschaft bestehender Hypertonus. Patientinnen mit einer Präeklampsie zeigen neben dem Hypertonus ggf. Ödeme und zusätzlich neurologische Symptome, wie Kopfschmerzen, Somnolenz und Sehstörungen sowie eine Proteinurie. Weiter kann es zu Nieren- und Lebereinschränkungen sowie zu einem Lungenödem kommen. Bei der Eklampsie handelt es sich um einen tonisch-klonischen Krampfanfall im Rahmen der Präeklampsie, der auf keine anderen Ursachen zurückzuführen ist. Eine Sonderform stellt das sog. HELLP-Syndrom dar, einer Trias aus Hämolyse (**H**emolysis), Erhöhung der Leberenzyme (**El**evated **L**iver Enzymes) und Thrombozytopenie (**L**ow **P**latelets). Folgende Symptome können im Rahmen der Erkrankung auftreten: rechtsseitige Oberbauchschmerzen (Leitsymptom), Hypertonus, Proteinurie (Hypertonus und Proteinurie können auch fehlen), ggf. neurologische Symptome.

Zwischenzeitliche niedrige Blutdrücke in Abhängigkeit von der Lage der Schwangeren geben Hinweise auf ein Vena-cava-Kompressionssyndrom. Neben dem Blutdruck passt sich auch der Puls an. Eine Erhöhung des Pulses um 10–15 Schläge pro Minute ist normal.

Die Untersuchung von Lunge und Herz erfolgt wie in den oberen Abschnitten beschrieben. Hier sei aber gesagt, dass Progesteron auch eine Wirkung als Atemstimulans hat und so zu einer Erhöhung des Atemzugvolumens führt; es kann durch die fortgeschrittene Schwangerschaft zu einer Schwangerschaftsdyspnoe kommen. Weiterhin kommt es zur Veränderung der Lage der Herzspitze und dem damit verbundenen Ertasten des Herzspitzenstoßes, da gerade im 3. Trimenon das Zwerchfell das Herz weiter nach kranial schiebt. Auch die Herztöne können sich aufgrund des erhöhten Herzzeitvolumens verändern.

Das Abdomen zeigt bei der Inspektion häufig eine Linea nigra, eine bräunlich-schwarze Pigmentierung als Mittellinie des Abdomens. Ursache ist hier eine Erhöhung der melanozytenstimulierenden Hormone. Striae distensae sind ein Zeichen für eine starke Gewichts- bzw. Volumenzunahme des Bauches.

Ab der 24. SSW sind bei der Palpation Kindsbewegungen zu spüren sowie unregelmäßige Kontraktionen ab der 33. SSW, diese sind aber nicht immer spürbar. Pathologisch sind fehlende Kindsbewegungen oder starke Uteruskontraktionen vor der 33. SSW.

Die Lage des Ungeborenen kann durch unterschiedliche Handgriffe – die sog. Leopold-Handgriffe – von außen palpiert werden (➤ Abb. 10.81).

- **1. Leopold-Handgriff** für den Fundusstand: Mit den Handkanten wird das Abdomen über dem Fundus eingedrückt und so die Höhe des Fundus bestimmt. Grob kann man sich folgende Einteilung merken:
  - 12. SSW → Höhe Symphyse
  - 24. SSW → Höhe Bauchnabel
  - 36. SSW → auf Höhe des Rippenbogens
  - 40. SSW → 1 bis 2 Querfinger unter dem Rippenbogen
- **2. Leopold-Handgriff** zur Untersuchung der Lage/Stellung: Hierbei soll die Ausrichtung des kindlichen Rückens mit den Handflächen ertastet werden. Das Kind befindet sich in der 1. Stellung, wenn der Rücken aus mütterlicher Sicht links liegt; die 2. Stellung beschreibt den tastbaren Rücken auf der rechten Seite.

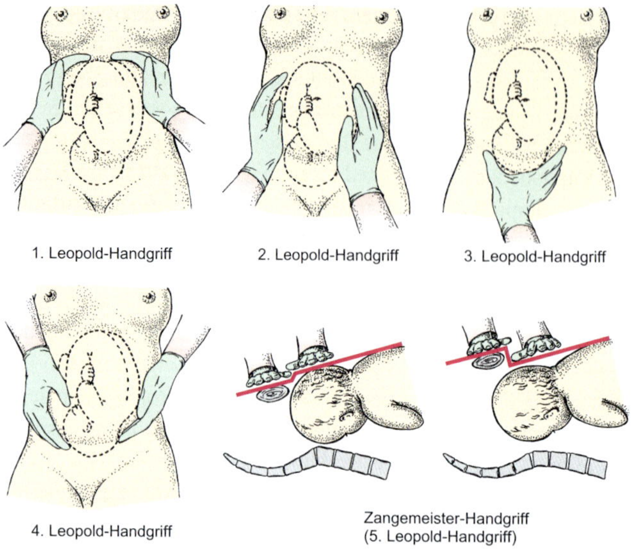

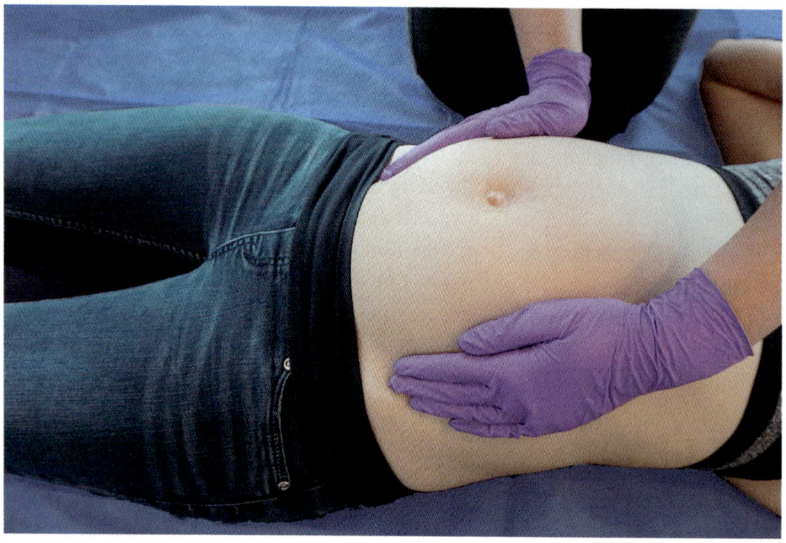

Abb. 10.81 Leopold-Handgriffe [L234, M1166]

- **3. Leopold-Handgriff** (vorangehender Kindsteil): Er dient dazu, um herauszufinden, welcher Körperteil des Kindes über der Symphyse liegt: Ertasten des Kopfes (hart und rund) oder des Steißes (weich und unregelmäßig) mit ausgestrecktem Daumen und gespreiztem Finger oberhalb des Beckengangs.
- **4. Leopold-Handgriff** (Höhenstand): Beurteilung der Höhe des vorangehenden Kindsteils. Mit den Fingern von kranial kommend, wird der Abstand zwischen vorangehendem Kindsteil und Beckeneingang eingeschätzt.
- **5. Leopold-Handgriff/Zangemeister-Handgriff** (Stellung Kopf zu Symphyse): Er erfolgt erst bei stattgefundenem Blasensprung unter der Geburt. Dabei wird eine Hand auf die Symphyse gelegt und die andere auf den Kopf des Kindes. Ist eine zum Kind abfallende Stufe zu erkennen, herrscht vermutlich kein Missverhältnis zwischen kindlichem Kopf und Becken. Steht der Kopf aber höher als die Symphyse, kann der Kopf relativ zu groß für das Becken sein.

Um die SSW zu identifizieren, wird der 1. Leopold-Handgriff genutzt. Ist der **Fundusstand** validiert, wird mit einem Maßband von der Symphyse bis zum oberen Ende des Fundus gemessen. Ab der 20. SSW entsprechen die gemessenen Zentimeter ungefähr der SSW (➤ Tab. 10.8).

Tab. 10.8 Fundusstand

Fundusstand	SSW
Zwischen Symphyse und Bauchnabel	20. SSW
Höhe Bauchnabel	24. SSW
Zwischen Bauchnabel und Xiphoid	32. SSW
Rippenbogen	36. SSW
2 Querfinger unter dem Rippenbogen	40. SSW (=ET)

PRAXISTIPP

Man kann den Fundusstand grob auch mit der Querfingerbreite bestimmen (➤ Abb. 10.82).

Wenn der gemessene Fundusstand nicht der SSW entspricht, ist dies bei einem Fundushochstand (> 2 cm) ein Hinweis auf eine Mehrlingsschwangerschaft, bei einem Fundustiefstand (< 2 cm) könnte dies auf einen zurückgehaltenen Abort, eine Querlage des Fötus oder eine Wachstumsverzögerung hindeuten.

Die Auskultation der kindlichen Herztöne wurde durch das CTG ersetzt. Prinzipiell hängt die Möglichkeit der Auskultation von der Kindslage ab. Ist diese bestimmt (Leopold-Handgriff) können auch Herztöne auskultiert werden. Die Herztöne sind ab der 20. SSW hörbar.

Geburt

Ein Zeichen für die Geburt können Vorwehen und Senkwehen sein. Genauso wie die Lageänderung des Kindes, wenn der Kopf des Fötus in das Becken rutscht und sich der Fundus 3–4 Wochen vor der Geburt absenkt.

Es gibt verschiedene **Arten von Wehen,** die in der Schwangerschaft auftreten.

- Schwangerschaftswehen sind unregelmäßige Kontraktionen in hoher Frequenz und geringerer Stärke, dazwischen treten Kontraktionen mit einer höheren Stärke auf.
- Senkwehen sind ebenfalls unregelmäßige Kontraktionen, die ca. 3–4 Wochen vor der Geburt auftreten. Sie führen dazu, dass der Kopf des Fötus ins Becken rutscht.
- Vorwehen sorgen für die richtige Position des Kindskopfes kurz vor der Geburt.
- Eröffnungswehen sind regelmäßige Wehen, die wirksam sind und zu Beginn alle 10 Minuten auftreten und deren Abstand sich im Geburtsverlauf auf alle 2–3 Minuten verringert. Sie dienen der Eröffnung des Muttermundes.
- Austrittswehen (Austreibungswehen) sind regelmäßige Wehen, die alle 2–3 Minuten auftreten, kräftig sind und nach der Eröffnung des Muttermundes weiter zunehmen.
- Presswehen sind Austreibungswehen, die durch das Pressen der Gebärenden unterstützt werden.
- Nachgeburtswehen sorgen für die Austreibung der Plazenta.
- Nachwehen sind lokale Kontraktionen, die Blutungen stillen sollen.

Der Geburtsfortschritt stagniert, wenn zu wenige Wehen auftreten oder wenn die Wehen zu schwach oder zu kurz sind.

Schlussendlich lässt sich die Geburt in eine Eröffnungsphase, Austritts-/Austreibungsphase und Nachgeburtsphase einteilen. Die Eröffnungsphase ist die Phase von Beginn der Geburt bis zur vollständigen Eröffnung des Muttermundes auf 10 Zentimeter. Diese Phase dauert bei Erstgebärenden ca. 6–9 Stunden, bei Zweitgebärenden ist diese deutlich kürzer. Der Muttermund sollte sich ca. 1 Zentimeter pro Stunde öffnen. In der Regel tritt ein rechtzeitiger Blasensprung auf. Die innere Drehung des Kindskopfes erfolgt automatisch. Die Austreibungsphase ist die Zeit zwischen vollständiger Muttermundöffnung bis zur Entbindung des Kindes. Die Nachgeburtsperiode ist die Phase zwischen der Abnabelung des Kindes und der Plazentaablösung (➤ Abb. 10.83).

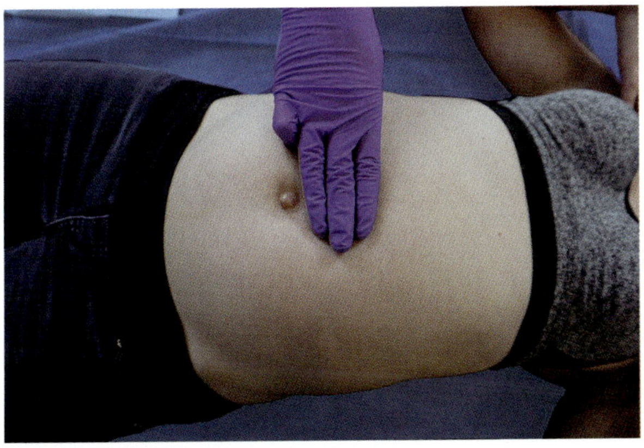

Abb. 10.82 Bestimmung Fundusstand anhand der Querfingerbreite bei einer Schwangeren [T1284]

Gynäkologischer Beratungsanlass

Da hier eine Untersuchung prinzipiell schwierig ist, kommt der Anamnese eine große Bedeutung zu. Dabei kann nach folgenden Aspekten gefragt werden:

- Ort, Länge, Stärke und Qualität in Bezug auf den Zyklus und ob die Beschwerden bei Bewegung oder in Ruhe besser oder schlechter werden
- Regelmäßigkeit des Zyklus und Blutungscharakter
- Art der Verhütung
- Störungen beim Wasserlassen oder Stuhlgang
- Anzahl der Geburten, Aborte, EUG, Abtreibungen
- Gynäkologische Operationen
- Entzündungen des kleinen Beckens
- Schmerzen beim Geschlechtsverkehr
- Brustbeschwerden
- Brennen, Jucken, unangenehmer Geruch des Intimbereichs oder des Ausflusses

MERKE

Patientinnen mit Postmenopausenblutungen sollten in einer Gynäkologie vorgestellt werden, da die Ursache für die Blutung ein Karzinom sein kann.

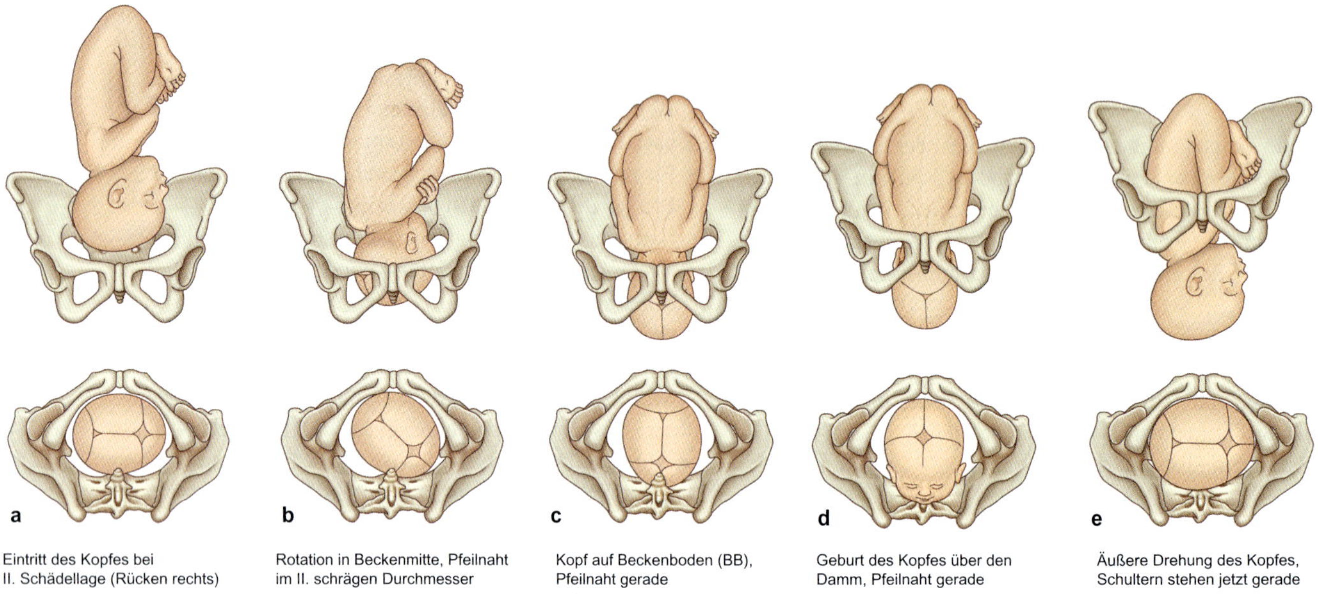

Abb. 10.83 Geburtsmechanik der Spontangeburt [L234]

Extrauteringravidität (EUG)

Bei einer EUG spricht man von einer Schwangerschaft außerhalb der Gebärmutterhöhle. Mögliche Lokalisationen sind die Tuben (am häufigsten), die Ovarien oder das Abdomen (Letztere eher selten; ➤ Abb. 10.84). Es kann zu einer Fehleinnistung durch Verwachsungen kommen z. B. nach Operationen, Adnexitis oder Endometriose. Die Symptome reichen hier von einer uterinen Blutung mit uncharakteristischen Bauchschmerzen bis hin zu einem akuten Abdomen bei der Ruptur eines Eileiters. Typisch für eine EUG ist ein zunehmender Schmerz am Unterbauch. Teilweise kommt es zum Ausbleiben der Monatsblutung. Patientinnen, die davon häufig betroffen sind, haben einen Kinderwunsch und sind abdominell voroperiert. Laborchemisch kann ein erhöhter HCG-Wert festgestellt werden.

Endometriose, Salpingitis

Eine weitere gynäkologische Erkrankung ist die immer häufiger entdeckte **Endometriose**. Dabei tritt gebärmutterähnliches Gewebe außerhalb der Gebärmutterschleimhaut auf.

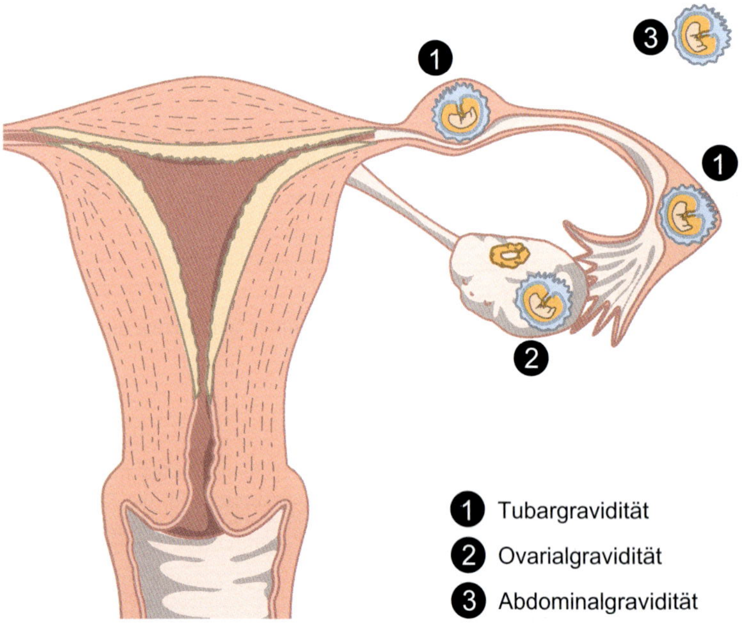

Abb. 10.84 Mögliche Lokalisationen der EUG [L138]

Mögliche Herde sind an der Uteruswand oder den Eileitern zu finden sowie an den Ovarien, am Peritoneum oder im Douglas-Raum. Seltener sind Endometrioseherde in der Blase, im Gehirn, in der Lunge oder im Darm lokalisiert. Da sich die Herde ebenfalls hormonabhängig verändern, kommt es zu zyklusabhängigen Beschwerden. Vor der Periode kommt es dann zu zunehmenden Schmerzen, die mit dem Einsetzen der Periode wieder abnehmen. Die Schmerzen können teils sehr stark sein und sind evtl. nicht genau einzuordnen, da die Endometrioseherde nicht tastbar sind. Die letztendliche Diagnosestellung ist unter der Laparoskopie möglich, bei denen die kleinen Knötchen oder mit dunklem Blut gefüllten Zysten zu erkennen sind.

Eine weitere gynäkologische Erkrankung ist die **Salpingitis.** Dabei handelt es sich um eine aufsteigende bakterielle Entzündung des Eileiters. Diese Erkrankung stellt eine wichtige Differenzialdiagnose zur Appendizitis dar. Es kommt nämlich durch die enge Beziehung zum Appendix vermiformis zu ähnlichen Symptomen.

10.9 Urologische Patienten

Im Allgemeinen kann anamnestisch bei dieser Patientengruppe nach Auffälligkeiten beim Wasserlassen gefragt werden. Dies können Aspekte wie verzögerte oder verlängerte Miktion sein, aber auch eher tröpfelnde Urinausscheidung. Ursache können bei Männern Prostataerkrankungen wie etwa eine Hyperplasie sein. Weiter kann unter Berücksichtigung der Intimsphäre und der Notwendigkeit nach Ejakulations- und Erektionsstörungen gefragt werden. Im Rahmen der infektiösen Erkrankungen des Urogenitaltrakts sind Aspekte wie Schmerzen/Brennen beim Wasserlassen (Dysurie) sowie häufiger Harndrang (Pollakisurie), aber auch abnormaler Ausfluss zu berücksichtigen.

Zu den notfallmedizinischen Aspekten mit höherer Relevanz gehören komplizierte Harnwegsinfekte (HWI), Urolithiasis, Pyelonephritis und Hodentorsion. Aber auch die Phimose, Paraphimose und der Priapismus sind nicht außer Acht zu lassen.

Harnwegsinfektionen sind bei Frauen deutlich häufiger, da die Urethra kürzer als beim Mann ist und der Weg für Keime dadurch erleichtert wird. Ein Harnwegsinfekt bei Männern bedarf der Abklärung. Bei Patienten mit liegendem Dauerkatheter ist die Anzahl von Keimen häufig erhöht. Das erschwert die Behandlung, da es selten Sinn macht, solche Patienten dauerhaft mit Antibiotika zu behandeln.

Bei der **Urolithiasis** handelt es sich um eine Kronkrementbildung in den Strukturen der Harnwege. Die Nierenkolik ist der häufigste urologische Notfall. Die Einklemmung wird begleitet durch kolikartige Schmerzen, die durch Muskelkontraktionen und den erhöhten intraurethralen Druck durch den Harnstau entstehen. Je nach Lokalisation des „Steins" kommt es zu unterschiedlichen Lokalisationen des Schmerzes. Steine, die nahe der Nieren liegen, verursachen eher Flankenschmerzen. Steine, die näher an der Blase lokalisiert sind, sorgen für Schmerzen in der Leiste, den Hoden, im Penis und den Schamlippen. Bei einer kompletten Verlegung des Lumens ist die Gefahr der Entstehung einer Pyelonephritis bis hin zur Urosepsis möglich.

Die **Pyelonephritis** ist eine Entzündung des Nierenbeckens, von der Frauen deutlich häufiger betroffen sind als Männer. Sie kann als komplizierter (z. B. bei Harnstauung) oder unkomplizierter HWI verlaufen. Betroffene Patienten berichten über Flankenschmerzen, begleitet von Übelkeit und Erbrechen, sowie schwerem Krankheitsgefühl mit Fieber und Schüttelfrost. In der körperlichen Untersuchung lassen sich klopfschmerzhafte Nierenlager feststellen.

Eine **Hodentorsion** tritt häufig bei Kindern (vor dem 2. Lebensjahr) auf, kann aber auch Erwachsene (häufig zwischen 15. Und 20. Lebensjahr) spontan oder traumatisch bedingt betreffen. Sie ist gekennzeichnet durch plötzlich einsetzende stärkste Schmerzen im Hoden und/oder im Leistenbereich. Eine skrotale Schwellung kann je nach Dauer der Torsion zusätzlich zu sehen sein. Der Hoden dreht sich um seine Längsachse und durch die Torsion des Samenstrangs und der darin enthaltenen A. testicularis ist die Durchblutung eingeschränkt. Es kommt zu einem anoxischen Schaden, der nach sechs Stunden irreversibel ist.

Die **Phimose** ist eine angeborene oder auch erworbene Verengung der Vorhautöffnung. Dabei unterscheidet man zwischen einer relativen und absoluten Phimose. Die relative Phimose ist durch eine mögliche, aber erschwerte Reposition der Vorhaut gekennzeichnet. Bei einer absoluten Phimose ist eine Reposition nicht möglich. Die **Paraphimose** imponiert durch eine nicht reponierbare Vorhaut, die hinter der Glans liegt. Durch diese Einengung kommt es zur Nekrosen, wodurch die Glans bläulich bis schwarz erscheinen kann. Häufiger kommen die Paraphimosen bei Patienten mit liegenden Dauerkathetern vor. Sie haben nicht selten ein Ödem durch die Provokation des Dauerkatheters. Daher gilt: Wenn ein Katheter gelegt wurde, muss auch die Vorhaut wieder nach vorn reponiert werden. Die Paraphimose stellt einen urologischen Notfall dar.

PRAXISTIPP

Bei gestörtem Wasserlassen oder Infektionen des Urogenitaltrakts muss an eine Vorhautverengung (Phimose) gedacht werden!

Der **Priapismus** ist eine schmerzhafte Dauererektion über mehr als zwei Stunden. Unbehandelt führt sie durch die hypoxische Schädigung des Schwellkörpergewebes zum Verlust der Erektionsfähigkeit. Ursächlich können neben Medikamenten wie PDE-5-Hemmern und Psychopharmaka auch Drogen (Amphetamine, Kokain) oder Traumata, Gerinnungsstörungen und die Sichelzellanämie sein. Wichtig ist hier die Anamnese zu den vorher genannten Ursachen. Die weitere Diagnostik erfolgt in der Klinik mittels BGA aus dem Schwellkörper und ggf. einer Doppler-Sonografie. Der Priapismus wird in einen Low-Flow- und High-Flow-Priapismus eingeteilt. Beim Low-Flow-Priapismus erfolgt die Therapie klinisch durch eine Punktion der Corpora cavernosa. Beim High-Flow-Priapismus ist eine Therapie meist nicht notwendig.

Patienten, die über Fieber begleitet von Schmerzen, Schwellungen und Rötungen des Skrotums berichten, können eventuell an einer **Epididymitis** erkrankt sein. Dabei handelt es sich um eine akute Nebenhodenentzündung, die bei einer septischen Streuung auch zur Infektion des Hodens (Orchitis) führen kann. Zur Unterscheidung gegenüber der Hodentorsion wird das Skrotum angehoben. Wenn der Schmerz weiter persistiert, ist das **Prehn-Zeichen** negativ und es könnte sich um eine Hodentorsion handeln. Sistiert der Schmerz hingegen, so ist das Prehn-Zeichen positiv und erlaubt den Verdacht auf eine Orchitis/Epididymitis.

Weitere diagnostische und bildgebende Maßnahmen können u. a. Urinuntersuchung und Blutentnahme sein. Hier werden z. B. Entzündungs- und Nierenfunktionsparameter kontrolliert. Außerdem kann je nach Erkrankung eine Urodynamik, wie der Uroflow (Harnstrahlgeschwindigkeit und -kraft) und die Zystometrie (Sensitivität der Harnblase und Detrusorfunktion bei der Füllung der Blase), durchgeführt werden. Weiter kann eine sonografische Untersuchung erfolgen oder eine Ausscheidungsurografie (AUG) bzw. eine Miktionszystourethrografie (MCU) veranlasst werden.

LITERATUR

AWMF-S2k-Leitlinie. Riech- und Schmeckstörungen. Deutsche Gesellschaft für Hals-Nasen-Ohren-Heilkunde, Kopf- und Hals-Chirurgie e.V. (Hrsg.). AWMF-Registernummer 017-050

Bähr M, Frotscher M. Neurologisch-topische Diagnostik; 10. A. Stuttgart: Thieme 2014

Braun J, Preuss R. Klinikleitfaden Intensivmedizin. 11. A. München: Elsevier Urban & Fischer, 2021

David C et al. Complications Associated With Nitrate Use in Patients Presenting With Acute Pulmonary Edema and Concomitant Moderate or Severe Aortic Stenosis. In: Ann Emerg Med, 2015; 66(4): 355–362.e1

Füeßl H, Middeke M. Duale Reihe. Anamnese und klinische Untersuchung. 6. A. Stuttgart: Thieme, 2018

Gruber G, Hansch A. Blickdiagnosen Innere Medizin. München: Elsevier Urban & Fischer, 2019

Gürkov R. Basics Hals-Nasen-Ohren-Heilkunde. 6. A. München: Elsevier Urban & Fischer, 2022

Hammes C, Heinrich E, Lingenfelder T. Basics Urologie. 5. A. München: Elsevier Urban & Fischer, 2022

Herold G. Innere Medizin 2021. Berlin, Boston: De Gruyter, 2021

Jahn M, Löwe F. EKG für Rettungsdienst und Notfallmedizin. München: Elsevier Urban & Fischer, 2019

Kassumeh S, Reindl-Schwaighofer R. Basics Nephrologie und Rheumatologie. München: Elsevier Urban & Fischer, 2017

Kochen, Michael M. Duale Reihe. Allgemeinmedizin und Familienmedizin. 5. A. Stuttgart: Thieme, 2017

Marischler C. Basics Endokrinologie. 3. A. München: Elsevier Urban & Fischer, 2020

McGee S. Evidence-Based Physical Diagnosis; 5th ed. Elsevier, 2022

NAEMT (Hrsg.). Advanced Medical Life Support. Präklinisches und klinisches Notfallmanagement. München: Elsevier Urban & Fischer, 2013

Pinto M. Basics Neurologie. 6. A. München: Elsevier Urban & Fischer, 2019

Pjontek R et al. Heidelberger Standarduntersuchung. 3. A. Heidelberg: Projekt Heidelberger Klinische Standards HeiCuMed, 2016

Pschyrembel W. Pschyrembel Klinisches Wörterbuch. 266., aktual. A. Hg. v. der Pschyrembel-Redaktion des Verlages. Berlin, Boston: De Gruyter, 2014

Rüther W, Lohmann CH. Orthopädie und Unfallchirurgie. 20. A. München: Elsevier Urban & Fischer, 2014

Waschke J et al. Kurzlehrbuch Anatomie. München: Elsevier Urban & Fischer, 2017

Weber S. Basics Gynäkologie und Geburtshilfe. 7. A. München: Elsevier Urban & Fischer, 2020

KAPITEL

11

Marie-Christin Schmertmann

Blickdiagnostik

Die Blickdiagnostik ermöglicht das Erkennen von verschiedensten Erkrankungen. Sie hilft bei der Einschätzung sichtbarer Symptome und ist mit Erfahrung assoziiert. Bestimmte Symptome, die blickdiagnostisch auffallen, sind oft begleitende Merkmale für internistische Erkrankungen.

In diesem Kapitel werden die „wichtigsten" Inhalte zur Blickdiagnostik vermittelt. Im Anhang der jeweiligen Teilgebiete findet sich eine Übersicht zu den visuellen Symptomen und der möglichen Diagnose. In den nun folgenden Abschnitten werden verschiedene Körperregionen beleuchtet und nahezu immer den gleichen Aspekten zugeordnet: **Zyanose**, **Blässe, Ikterus, Rötung, Hyperpigmentierung** und **schwarze Verfärbungen** sowie andere **optische Veränderungen** der jeweiligen Region.

Zyanose

Die Zyanose beschreibt eine **bläuliche Hautverfärbung**. Sie entsteht durch desoxygeniertes Blut, das durch die Haut hindurch dunkler erscheint. Unterschieden wird in eine periphere und eine zentrale Zyanose. Die periphere Zyanose ist durch eine periphere Minderperfusion verursacht, wie sie bei einem Schock, als Symptom bei Kälte oder bei einer Herzinsuffizienz auftritt. Sie kommt ebenfalls bei der Ausschöpfung der Kompensationsmechanismen des Körpers bei Erkrankungen vor, die zu einer zentralen Zyanose führen. Die Zyanosen entstehen durch eine unzureichende Oxygenierung des Blutes in der Lunge. Zur Unterscheidung, ob es sich um eine zentrale oder periphere Zyanose handelt, hilft die Betrachtung der Zunge. Bei einer zentralen Zyanose erscheint diese bläulich, bei einer peripheren ist das i. d. R. nicht der Fall. Diese Erkrankungen stellen natürlich nicht die einzigen Ursachen einer Blaufärbung dar.

Blässe

Die häufigste Ursache von Blässe ist die **mangelnde Durchblutung** der Haut, z. B. im Rahmen des Schocks, durch wenig Lichtexposition oder durch Mangelernährung. Aber auch eine **Hypopigmentierung** kommt dafür in Betracht.

Ikterus

Der Ikterus, oder auch die **Gelbsucht**, ist ein Zeichen für ein **erhöhtes Serumbilirubin**. Ursache hierfür ist die eingeschränkte Funktionalität der Leber, die das Bilirubin nicht mehr in ausreichender Menge abbauen kann. Dabei lagert sich Bilirubin ab und verursacht die typische Gelbfärbung der Haut, der Schleimhäute und der Skleren. Der Sklerenikterus ist als Erstes sichtbar, da dieser schon bei einem Serumbilirubinwert von > 2 mg/dl entsteht. Der Ikterus der Haut tritt typischerweise bei einem Serumbilirubinwert von > 3 mg/dl auf. Die Ursachen eines Ikterus können nicht nur direkt in der Leber liegen, sondern auch prä- und posthepatisch sein.

Rötung

Eine **vermehrte Durchblutung** der Haut ist als Rötung sichtbar. Dabei kommt es zur Erweiterung der Blutkapillaren im Gewebe und somit zu einer erhöhten Blutzufuhr und dem darin enthaltenen roten Blutfarbstoff Hämoglobin. Hautrötungen können lokal, aber auch generalisiert auftreten.

Pigmentveränderungen der Haut

Ebenfalls lokal oder generalisiert kann eine Hyperpigmentierung auftreten. Dabei kommt es zu einer **vermehrten Verfärbung der Haut** durch eine gesteigerte Produktion von Melanin in den Melanozyten. Hier können auch andere Erkrankungen zu diesem Erscheinungsbild führen.

Die **Schwarzfärbung** der Haut hat individuelle Ursachen und wird im Folgenden explizit zur jeweiligen Körperregion beschrieben.

11.1 Kopf/Hals

11.1.1 Blaufärbung/Zyanose

COPD, Lungenfibrose, Mitralklappenstenose

Eine **Gesichtszyanose** (➤ Abb. 11.1) v. a. der Lippen und Wangen in Kombination mit hervorgetretenen Blutgefäßen der Bindehaut, ist Zeichen einer **COPD** (Chronic Obstructive Pulmonary Disease) oder eines Lungenemphysems. Kommt es neben der Gesichtszyanose auch zu einer Akrozyanose, im Zusammenhang mit Trommelschlägelfingern oder Uhrglasnägeln, spricht dies für eine **Lungenfibrose**. Weitere

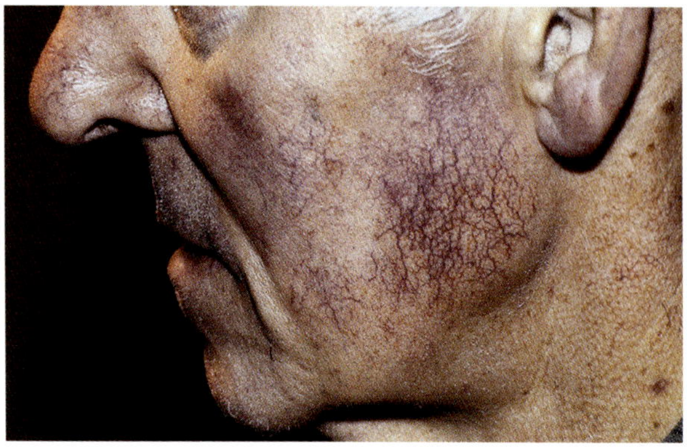

Abb. 11.1 Gesichtszyanose [M537]

Ursachen für eine Zyanose können kardial bedingt sein, beispielsweise bei einer **Mitralklappenstenose** in deren Rahmen eine persistierende rot-zyanotische Verfärbung der Wangen auffällt, das sog. **Facies mitralis,** oder bei einer chronisch-ischämischen Herzerkrankung in Kombination mit sichtbaren Gefäßerweiterungen (Teleangiektasien) im Gesicht.

MERKE

Gerade Zyanosen im Kopf- und Halsbereich sprechen für Erkrankungen der Lungen und des Lungenkreislaufs und haben daher in der Notfallversorgung eine besondere Relevanz.

11.1.2 Haut- und Schleimhautblässe

Anämie

Die Hauptursache für eine ausgeprägte **Haut- und Schleimhautblässe** ist oft eine **Anämie**. Differenzialdiagnostisch ist die **renale Anämie** zu nennen. Die Lippen erscheinen weißlich, wobei die Haut im Gesicht eher grau-blass aussieht. Da der renalen Anämie eine **Nierenerkrankung** zugrunde liegt, kommt das schmutzige Aussehen der Haut durch die Ablagerung der im Urin vorkommenden Stoffwechselendprodukte (Urochrome) zustande.

Aortenklappenstenose

Ein blasses Gesicht in Kombination mit normal wirkenden Schleimhäuten tritt bei einer **Aortenklappenstenose** auf.

ACHTUNG

Da Patienten mit einer Aortenklappenstenose sich häufig aufgrund ihrer geringen Belastbarkeit schonen, bleiben die Symptome lange unentdeckt. Werden die Patienten symptomatisch, haben sie eine schlechte Prognose.

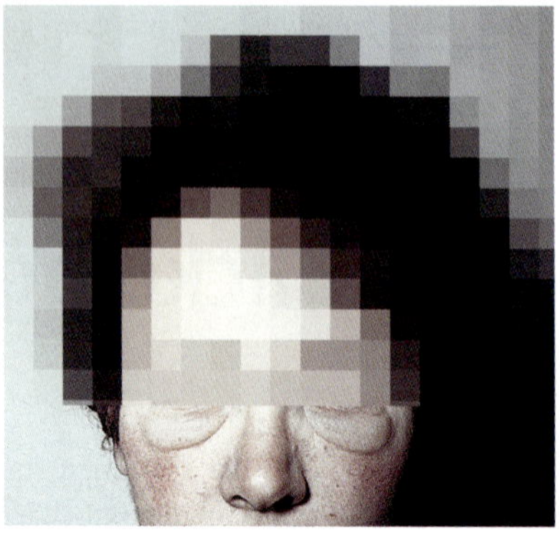

Abb. 11.2 Myxödem [M537]

Hypothyreose

Blässe mit gleichzeitig auftretendem **Myxödem** (teigig geschwollene Haut, ➤ Kap. 11.1.6) ist als Zeichen einer Hypothyreose zu werten (➤ Abb. 11.2).

11.1.3 Ikterus (Gelbfärbung der Haut)

Dem **Ikterus** liegt häufig eine Leberzirrhose zugrunde. Da er generalisiert am Körper auftritt, wird er an den anderen Strukturen nicht mehr beschrieben. Abzugrenzen vom Ikterus ist eine eher gelblich orange Färbung der Haut, die sich durch eine erhöhte Aufnahme von Beta-Carotin (Karotten) erklären lässt. Hierbei handelt es sich um den **Pseudoikterus**, der aber keinen pathologischen Wert hat.

MERKE

Patienten mit einem Pseudoikterus können durch die entsprechende Anamnese und Gelbfärbung der Haut, aber unauffällige Skleren identifiziert werden.

11.1.4 Rötung

Morbus Crohn, Pankreatitis, Morbus Cushing

Rötungen können bei einer Vielzahl von Erkrankungen auftreten. Gerötete Augen (bedingt durch eine Augenentzündung) in Kombination mit einer Rötung des Gesichts, in Form einer Dermatose, stellt ein extraintestinales Symptom des **Morbus Crohn** (chronisch-entzündliche Darmerkrankung) dar. Eine weitere Ursache für gerötete Augen ist z. B. die Konjunktivitis, die durch eine Schwellung der Konjunktiva und verstärkte Gefäßzeichnung sichtbar ist. Zarte Gesichtsrötungen, die auf die Wangen begrenzt sind und im Gesamtbild mit einem schwerkranken Menschen stehen, treten beispielsweise bei einer **akuten Pankreatitis** auf. Hier ist der auslösende Faktor die Ausschüttung von vasodilatatorischen Substanzen.

Diese Blickdiagnose ist immer im Zusammenhang mit den weiteren Symptomen, wie gürtelförmige Schmerzen, zu deuten.

Eher fleckenförmige Rötungen, v. a. am Hals, treten bei einer **Erythema fluctuans** (Rötung, grobflächig) auf, die durch Stresssituationen oder hohe emotionale Belastung hervorgerufen werden. Sie sind aber nur von kurzer Dauer und bilden sich schnell wieder zurück. Auch eher zu den vorübergehenden Hauterscheinungen gehört das kleinfleckige Exanthem (Hautausschlag) im Zusammenhang mit Lymphknotenschwellungen beim Pfeiffer-Drüsenfieber (infektiöse Mononukleose), ausgelöst durch das Epstein-Barr-Virus. Eine Rötung bei vorliegendem Vollmondgesicht ist Zeichen eines Symptomkomplexes des **Morbus Cushing,** der zu den endokrinologischen Erkrankungen gehört (➤ Abb. 11.3). Aufgrund einer erhöhten Produktion von ACTH (adrenokortikotropes Hormon) und einer darauffolgenden vermehrten Produktion von Kortikosteroiden in der Nebennierenrinde, kommt es zu einer verstärkten hormonellen Wirkung am Zielgewebe.

MERKE
Morbus Cushing ist eine Krankheit, die durch ein Adenom (ca. 80% der Fälle) des Hypophysenvorderlappens hervorgerufen wird.

Systemischer Lupus erythematodes

Der **systemische Lupus erythematodes** aus dem rheumatischen Formkreis fällt durch ein Schmetterlingserythem in Form einer Gesichtsrötung auf.

Eher unproblematisch sind die Gesichtsrötungen bei einer moderaten bestehenden Allergie, wie es häufig in der Frühjahrssaison der Fall ist. Manchen Patienten ist dies nicht bekannt.

MERKE
Der systemische Lupus erythematodes gehört zu der Gruppe der Kollagenosen und ist eine chronisch-entzündliche Autoimmunerkrankung. Bei den Kollagenosen richtet sich das Immunsystem gegen körpereigene Bindegewebszellen.

11.1.5 Pigmentveränderungen der Haut

Chloasma gravidarum, Photodermatose, Dyschromie

Eine **Gesichtshyperpigmentierung** kann im Rahmen der Schwangerschaft auftreten, das **Chloasma gravidarum** (➤ Kap. 10.8.2). Die **Photodermatose** (Dermatose = Hauterkrankung) entsteht durch die Anwendung von beispielsweise Gesichtscremes kurz vor einer Sonnenexposition. Dabei kommt es in den Bereichen, die mit der Creme behandelt wurden, zu einer Hyperpigmentierung. Stellen, die nicht direkt der Exposition ausgesetzt waren, bleiben hell.

Die **Dyschromie** ist eine Veränderung der Hautfarbe, die nicht durch Melaninpigmente verursacht wird. Hier kommt es zur Einlagerung anderer Substanzen, die endogene wie auch exogene Ursachen haben. Zu den exogenen Faktoren gehört die Einnahme von **Amiodaron,** die zu einer metallisch

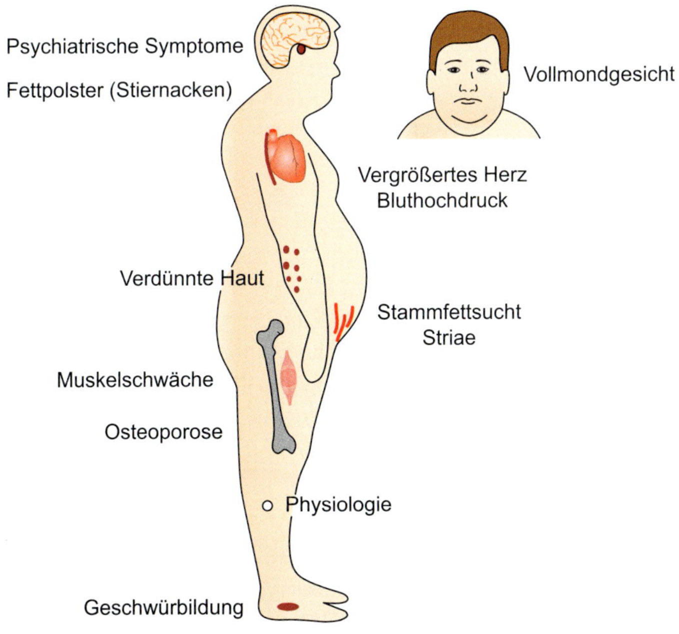

Abb. 11.3 Vollmondgesicht bei Morbus Cushing [L143]

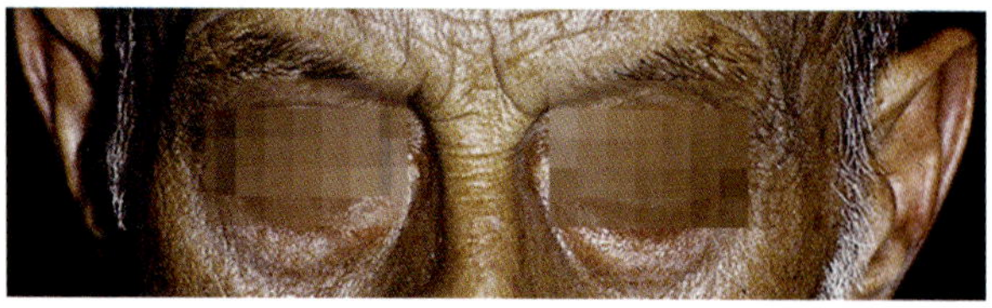

Abb. 11.4 Hyperpigmentierung bei Amiodaron [M537]

graugelben Verfärbung der Haut führt (u. a. Ablagerung von Lipofuszin; ➢ Abb. 11.4). Bronzefarben erscheint die Haut bei einer länger andauernden Exposition durch Arsen. Wird **Blei** in den Körper aufgenommen, beispielsweise über den Verdauungstrakt, so ist eine aschgraue Hautblässe zu erkennen und eine Verfärbung des Zahnfleisches. Begleitet werden diese Hautveränderungen durch gastrointestinale Symptome, aber auch durch Nierenversagen und Gelenkschmerzen.

Schwarzfärbung der Haut

Eine eher schiefergraue Farbe nehmen sowohl Haut als auch Schleimhäute bei einer **Argyrose** an. Sie entsteht durch eine **Ablagerung** von **Silberkomplexen** (z. B. bei Mitarbeitern in Silber verarbeitenden Fabriken). Eine grauschwarze Haut ist bei **Quecksilberexposition** zu finden, das früher z. B. in Bleichcremes verwendet wurde (heute verboten).

11.1.6 Formveränderungen des Kopf-/Halsbereichs

Schilddrüsenerkrankungen

Zu sichtbaren Formenveränderungen des Halses kommt es bei einer **Struma** (Schilddrüsenvergrößerung). Sie ist Ausdruck einer Hyperplasie des Schilddrüsengewebes. Bei einer ausgeprägten Struma kann es auch zu Halsvenenstauungen kommen. Durch die starke Vergrößerung entsteht zudem möglicherweise Dyspnoe. Die Stoffwechselerkrankung **Morbus Basedow** führt meist zu einer hyperthyreoten Stoffwechsellage, die bei starker Ausprägung in einem **Exophthalmus** mündet, bei dem der Bulbus des Auges aus der Augenhöhle hervortritt (➢ Abb. 11.5).

Bei einer **hypothyreoten** Stoffwechsellage tritt unbehandelt häufig eine **teigig-ödematöse Gesichtsschwellung** auf, das sog. Myxödem. Es entsteht durch eine Ablagerung von Glykosaminoglykanen in Haut-, Unterhaut- und Muskelgewebe. Ursächlich hierfür ist vermutlich ein verminderter Abbau dieses Produkts durch ein Mangel an Schilddrüsenhormonen.

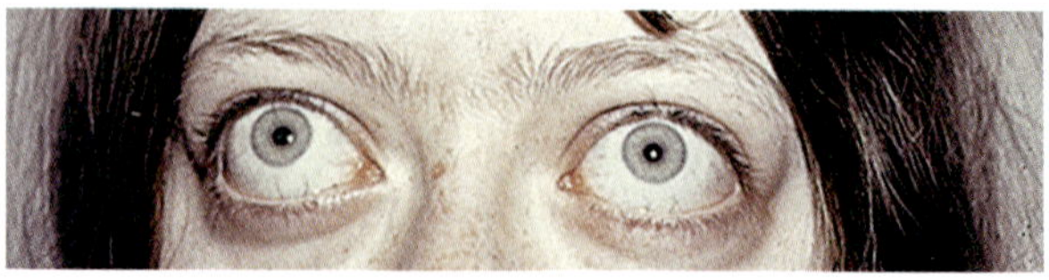

Abb. 11.5 Exophthalmus [M537]

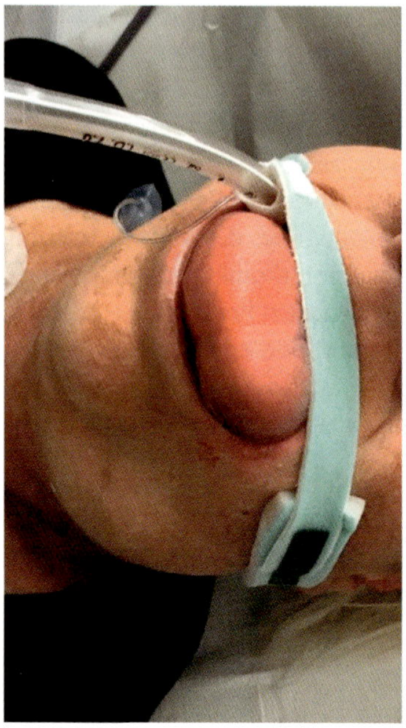

Abb. 11.6 Angioödem [T1284]

Quincke-Ödem

Das **Quincke-Ödem** oder auch Angioödem (angioneurotisches Ödem, ➢ Abb. 11.6) kann bei Patienten unter der Einnahme von ACE-Hemmern auftreten, seltener auch unter der Verabreichung von AT_1-Blockern (Sartane). Durch die Hemmung von ACE (Angiotensin Converting Enzym) im Renin-Angiotensin-Aldosteron-System kommt es gleichzeitig zu einer Hemmung des Bradykinin-Abbauenzyms, zeitlich gefolgt von einer Steigerung des Bradykinins, die für eine erhöhte Gefäßpermeabilität verantwortlich ist und so für einen Flüssigkeitsshift in Dermis, Subkutis und Submukosa sorgt. Das Angioödem kann noch Monate, sogar Jahre nach dem Beginn der kontinuierlichen Einnahme auftreten. Es entstehen starke Schwellungen im Bereich der Lippen, der Augenlider, der Zunge oder des Rachens. Die Schwellung des Rachens ist bei einer starken Ausprägung von außen ersichtlich.

MERKE
In der Regel tritt beim ACE-Hemmer-induzierten Angioödem kein Juckreiz oder Urtikaria auf. Beim Vorliegen von Urtikaria würde dies gegen die Diagnose sprechen.

Lungenemphysem

Eine beidseitig auffallende **Schwellung** in den **Supraclaviculargruben** (Emphysemkissen) ist ein Symptom, das im Rahmen eines **Lungenemphysems** auftritt.

Ovarialkarzinom

Bei Frauen in der Postmenopause kann es durch hormonbildende Tumoren, polyzystische Ovarien oder auch medikamenteninduziert zu einem **Hirsutismus** kommen (➤ Abb. 11.7). Dabei wandelt sich z. B. die kaum sichtbare Oberkörperbehaarung in dunkleres, dickeres Haar um, das eher dem Behaarungsmuster des Mannes gleicht. Ursache ist ein erhöhter Androgenspiegel, der durch die genannten Faktoren beeinflusst wird. Androgene kommen bei beiden Geschlechtern vor, aber sorgen je nach Konzentration für die Ausprägung geschlechterspezifischer Merkmale.

Nephrotisches Syndrom

Als erstes Anzeichen eines nephrotischen Syndroms, einmal abgesehen von den Symptomen der renalen Grunderkrankung selbst, prägt sich ein **Lidödem** aus, das sich im weiteren Verlauf auf das Gesicht ausbreitet. Durch den massiven Proteinverlust über die Nieren sinkt der kolloidosmotische Druck, der die Ausbildung von Ödemen begünstigt, da die Flüssigkeit nicht mehr ausreichend rückresorbiert werden kann. Anders als bei Ödemen, die durch eine Herzinsuffizienz entstehen, folgen diese Ödeme nicht der Schwerkraft (➤ Tab. 11.1).

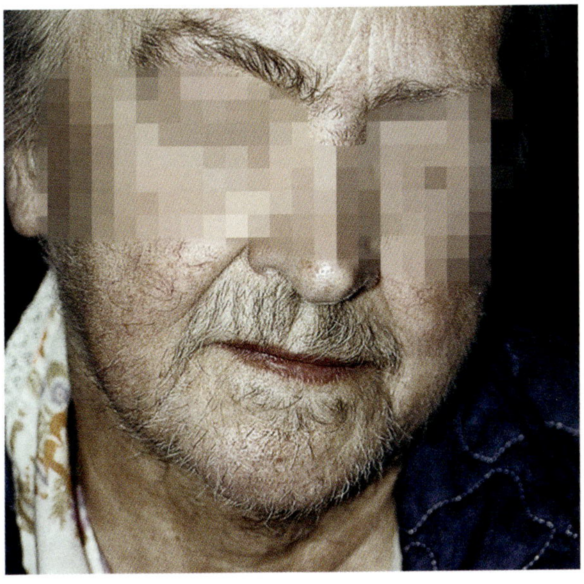

Abb. 11.7 Hirsutismus [M537]

Tab. 11.1 Visuelle Symptome und dazugehörige Diagnosen

Visuelles Symptom	Diagnose
Blaufärbung, Zyanose	• COPD • Lungenfibrose • Mitralklappenstenose • Koronare Herzkrankheit
Weißfärbung, Blässe	• Anämie • Renale Anämie • Aortenklappenstenose • Hypothyreose
Gelbfärbung, Ikterus	• Lebererkrankungen, z. B. Leberzirrhose • Erhöhte Beta-Carotin-Aufnahme
Rötung	• Morbus Crohn • Akute Pankreatitis • Erythema fluctuans • Morbus Cushing • Systemischer Lupus erythematodes • Allergie
Pigmentveränderungen	• Chloasma gravidarum • Photodermatose • Dyschromie • Argyrose
Formveränderung	• Hypertyhreose • Morbus Basedow • Quincke-Ödem • Lungenemphysem • Hirsutismus • Nephrotisches Syndrom

11.2 Augen

11.2.1 Gelbfärbung

Hyperlipoproteinämie

Blickdiagnostische Befunde des Lids sind z. B. **Xanthelasmen.** Hierbei handelt es sich um gelbliche, flache Plaques, die bei **Hyperlipoproteinämien** auftreten. Sie sind beidseits am Oberlid und dem nasalen Lidwinkel zu sehen.

Weiter können sich am Lid Abszesse und Ekzeme oder ein Erysipel bilden.

MERKE
Die Hyperlipoproteinämie ist eine Fettstoffwechselstörung, bei der die Lipoproteine sowie Cholesterin und Triglyzeride erhöht sind.

Blepharitis

Eine Entzündung des Augenlids ist ebenso möglich (Blepharitis), die neben einer Rötung auch durch fettige Beläge gekennzeichnet ist. Die Ursachen für die Blepharitis sind vielseitig und können u.a. durch einen Sekretionsstau der Meibom-Drüse, aber auch durch Infektionen ausgelöst werden.

11.2.2 Rötung

Morbus Bechterew, Sjögren-Syndrom, Infektion, Hypertonus

Das typische rote Auge tritt bei **Konjunktivitis, Keratitis, Iritis** und **Iridozyklitis** auf. Die Iridozyklitis entsteht durch eine lokale chemische Reizung, kann aber auch durch systemische Erkrankungen wie **Morbus Bechterew** (rheumatische Erkrankung), dem **Sjögren-Syndrom** (chronisch-entzündliche Autoimmunerkrankung) oder bei Morbus Crohn auftreten. Ursache der Keratitis sind v. a. bakterielle, virale oder auch mykotische **Infektionen.** Die Pathogenese der nichtinfektiösen Konjunktivitis ist variabel und kann toxische, autoimmune oder reizbedingte Ursachen haben. Ein Beispiel ist das okuläre Pemphigoid (➤ Abb. 11.8), es tritt als Leitsymptom beim Sjögren-Syndrom auf und wird in Kombination mit einem trockenen Mund als Sicca-Syndrom bezeichnet. Es kommt zu einer weiter voranschreitenden Vernarbung der Bindehaut, dadurch schrumpft diese und infolgedessen klappen die Augenlider nach innen und es kommt zu weiteren Läsionen der Hornhaut. Dieser progrediente Verlauf führt später zur Erblindung.

Das rote Auge tritt aber auch als Symptom im Rahmen eines **Hypertonus** auf oder ist die Folge eines Glaukoms.

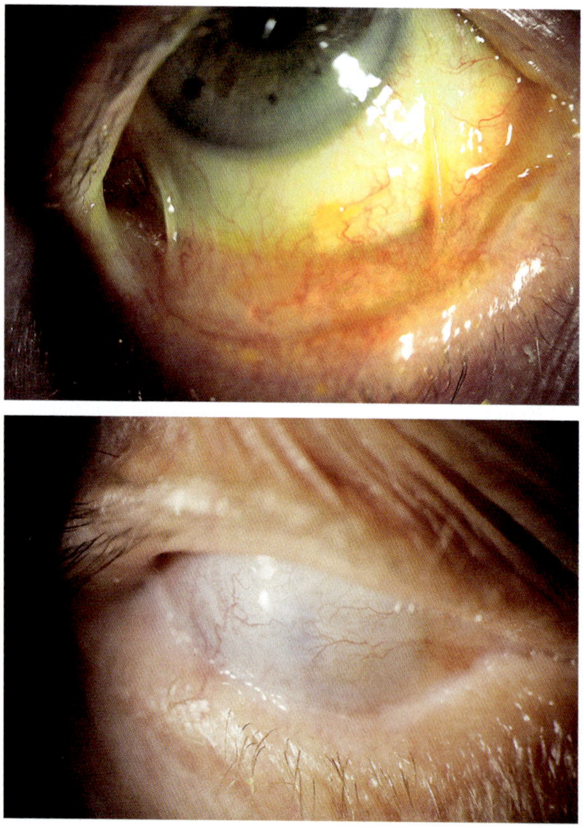

Abb. 11.8 Okuläres Pemphigoid [oben: E282; unten: E426]

11.2.3 Pigmentveränderungen der Haut

Melanosis oculi (Melanose), Bindehautmelanom

Auch Hyperpigmentierungen der Bindehaut können vorkommen. Die **Melanosis oculi** ist hierbei als gutartig zu werten, sie kommt häufiger bei Menschen mit dunkler Hautfarbe vor und stellt sich als eine diffus angeordnete Pigmentierung dar, die i. d. R. Bezug zur Iris hat. Sie kann bläulich bis schiefergrau, aber auch braun erscheinen. Vorsicht ist hingegen bei einem **Bindehautmelanom** (➤ Abb. 11.9) geboten, das aus einer primär erworbenen Melanose hervorgeht. Hierbei handelt es sich um einen malignen Tumor der Bindehaut.

Pterygium conjunctivae (Bindehautwucherung)

Das **Flügelfell** (Pterygium conjunctivae) ist eine **Wucherung der Bindehaut** mit einem gefäßhaltigen und einem gefäßlosen Anteil. Insgesamt wirkt es eher gelblich und gallertartig. Es kann sich auf die Cornea ausdehnen und zur Beeinträchtigung der Sehkraft führen. Ursächlich ist eine starke Sonnenexposition.

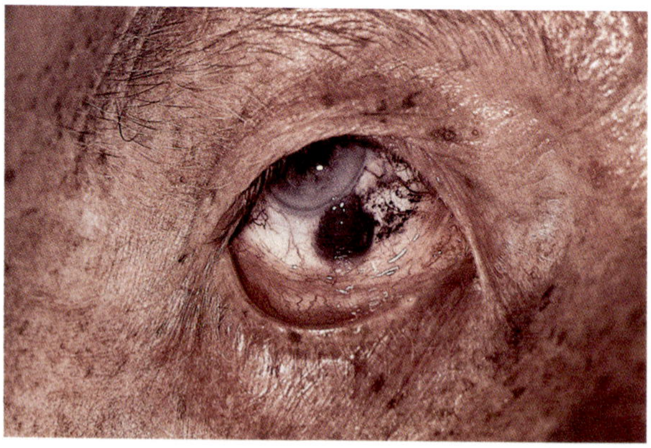

Abb. 11.9 Melanom des Auges [M537]

Morbus Wilson (Kupferspeicherkrankheit)

Als grünbrauner Ring stellt sich bei Morbus Wilson der **Kayser-Fleischer-Kornealring** dar, der durch **Kupferablagerungen** entsteht (➤ Abb. 11.10). Er ist ein diagnostisch wichtiges Zeichen für die Kupferspeicherkrankheit. Neben Ablagerung von Kupfer in der Kornea, lagert sich Kupfer auch in anderen Organen wie der Leber und im ZNS ab. Ursächlich für die pathologisch hohe Konzentration an Kupfer im Serum ist eine Dysfunktion des Wilson-Proteins.

11.2.4 Weißfärbung

Hyperlipoproteinämie

Der **Arcus senilis** oder auch **Arcus lipoides corneae** ist eine ringförmige, weißliche gräuliche oder gelbliche **Einlagerung um die Cornea** (➤ Abb. 11.11). Man vermutet, dass er ein Zeichen des degenerativen Alterungsprozesses ist. Aber auch bei Fettstoffwechselstörungen unter jüngeren Patienten ist das Symptom anzutreffen.

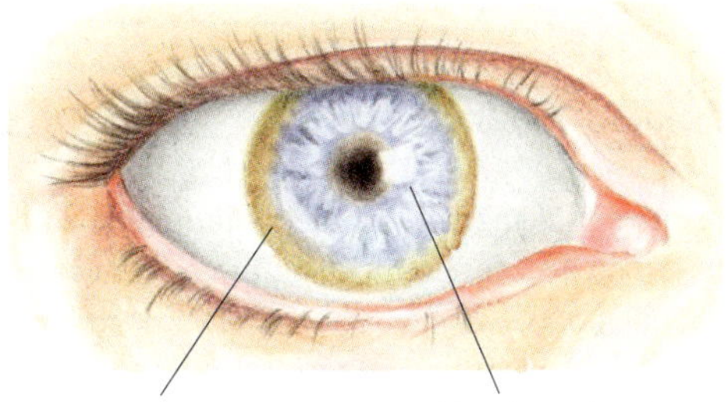

Abb. 11.10 Kayser-Fleischer-Kornealring [L143]

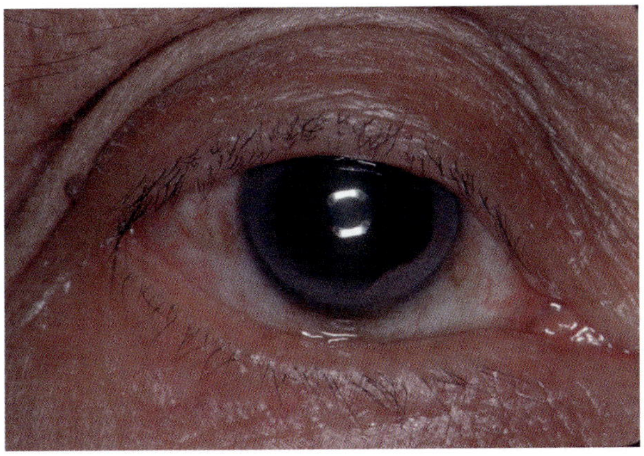

Abb. 11.11 Arcus senilis [G1174]

Katarakt (Linsentrübung)

Die **Katarakt** (Linsentrübung) kann nicht nur auf **degenerative Linsenveränderungen** im Alter zurückzuführen sein, sondern ist auch ein Symptom von Stoffwechselstörungen, Medikamentennebenwirkungen oder kongenitalen Infektionen (➤ Tab. 11.2). Die Trübung entsteht dadurch, dass das Licht nicht mehr ungehindert auf die Netzhaut fallen kann.

11.3 Schleimhäute

11.3.1 Mundschleimhautveränderungen

Viel zu oft vernachlässigt, aber doch sehr wichtig, ist die Untersuchung von Mundschleimhaut und Zunge (➤ Tab. 11.3).

Aphthen (Läsionen der Mundschleimhaut)

Zu den häufigsten Befunden der Mundschleimhaut gehören die **Aphthen** (➤ Abb. 11.12). Es handelt sich um **Läsionen der Mundschleimhaut,** die multifaktorielle Ursachen haben. Optisch sind rundlich bis ovale Schleimhautulzerationen

Tab. 11.2 Visuelle Symptome und dazugehörige Diagnosen

Visuelles Symptom	Diagnose
Gelbfärbung	• Hyperlipoproteinämien • Blepharitis
Rötung	• Morbus Bechterew • Sjögren-Syndrom/Sicca-Syndrom • Morbus Crohn • Infekte • Glaukom • Hypertonus
Pigmentveränderungen	• Bindehautmelanom • Melanosis oculi • Pterygium conjunctivae • Morbus Wilson
Weißfärbung	• Hyperlipoproteinämie • Katarakt

Tab. 11.3 Mundschleimhautveränderungen

Visuelles Symptom	Diagnose
Gelbfärbung	• Aphthen
Weißfärbung	• Mundsoor • Leukoplakie
Rötung	• Hepatitis B und D • Pemphigus vulgaris
Pigmentveränderungen	• Morbus Addison

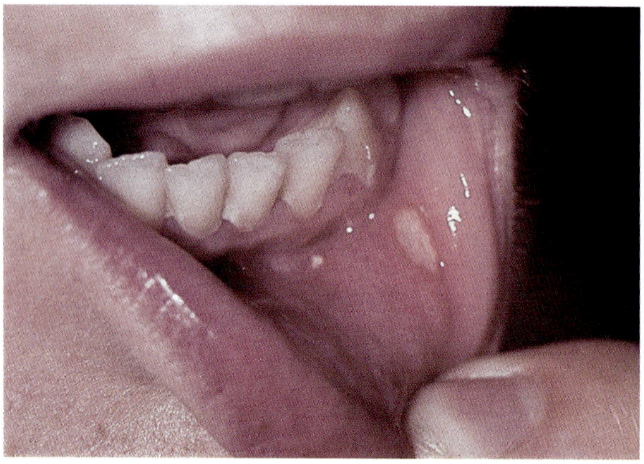

Abb. 11.12 Aphthen [M537]

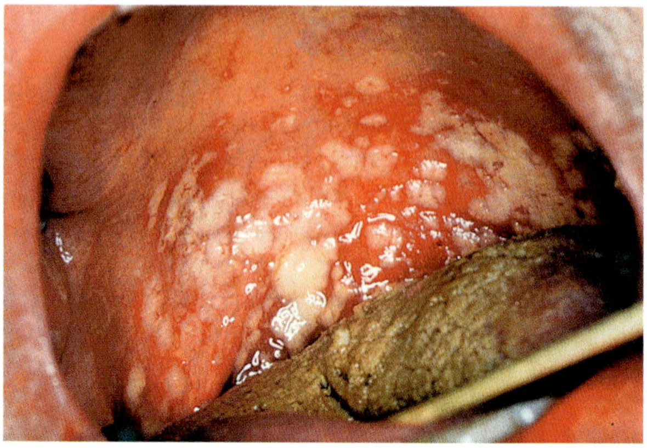

Abb. 11.13 Mundsoor [G157]

auffallend, die kraterförmig vertieft und mit einem gelblichen Grund belegt sind. Sie sind für den Patienten sehr schmerzhaft. Ihre Einteilung erfolgt aufgrund ihrer jeweiligen Größe und der auch damit verbundenen Abheilung in einen Minor- und Major-Typ. Aphthen treten häufig als Begleitsymptom einer Infektion auf.

Mundsoor

Eine weitere Infektionskrankheit ist der **Mundsoor** (➢ Abb. 11.13). Dies ist eine häufige **Pilzinfektion der Mund- und Rachenschleimhaut** durch Candida albicans, die v. a. Immungeschwächte oder Patienten unter Strahlen- bzw. Antibiotikatherapie betrifft. Der Belag auf Mundschleimhaut und Zunge ist quarkähnlich, fest haftend, aber abstreifbar. Er hat eine weißliche Farbe und hebt sich dadurch deutlich von der geröteten Mundschleimhaut ab.

Hepatitis B und D

Assoziiert mit Hepatitis B und D ist der **Lichen ruber planus.** Es handelt sich um eine nichtinfektiöse Erkrankung der Haut, bei der flache, **gerötete Papeln** auftreten, die sich konfluierend (zusammenfließend) darstellen. Die Papeln weisen typischerweise eine weißliche Streifung auf **(Wickham-Streifung).** Diese entzündliche Veränderung der Haut kann auch an den Handgelenken, Kniebeugen, Unterschenkeln und dem Rücken auftreten.

Morbus Addison

Durch die **generalisierten Hautveränderungen** bei **Morbus Addison** (primäre Nebennierenrindeninsuffizienz) kommt es auch im Mund zu einer stellenweisen Hyperpigmentierung. Bei einer sekundären **Nebennierenrindeninsuffizienz** ist die Haut eher abgeblasst.

Pemphigus vulgaris (blasenbildene Autoimmundermatose)

Der **Pemphigus vulgaris** ist beschrieben als eine Autoimmunerkrankung, die mit **Erosion** und **Ulzeration** der Mundschleimhaut einhergeht, in einigen Fällen bilden sich **Blasen.** Durch diese Erkrankung kommt es bei mechanischer Reizung zum Ablösen der Epidermis, da IgG-Autoantikörper körpereigene Proteine angreifen und dies zu einem Kontaktverlust der Schichten führt, wodurch in der Folge Erosionen und Ulzerationen entstehen.

Leukoplakie (Enanthem)

Als fakultative Präkanzerose ist die **Leukoplakie** zu werten, die nicht nur an der Mundschleimhaut, sondern auch auf der Zunge zu sehen sein kann (➢ Abb. 11.14). Erkennbar ist dies als ein **verdicktes, weißlich anhaftendes Enanthem** (Hautausschlag der Schleimhaut), das sich nicht nur optisch vom Soor abhebt, sondern im Gegensatz dazu auch nicht abstreifbar ist. Diese Veränderungen sprechen für eine dysplastische und keratorische Umwandlung des Schleimhautgewebes.

11.3.2 Zungenveränderungen

Ein **weißlich-gelblicher Belag** ist bei vielen Patienten zu sehen und gehört i. d. R. zu einem **Normalbefund.**

In ➢ Tab. 11.4 sind die visuellen Symptome und Diagnosen der Zungenveränderungen aufgezeigt.

Scharlach, Rechtsherzinsuffizienz

Bei der Untersuchung des Mundraums können auch hier Anzeichen für bestimmte internistische Erkrankungen gefunden werden. Zum Beispiel die Erdbeer- oder **Himbeerzunge,**

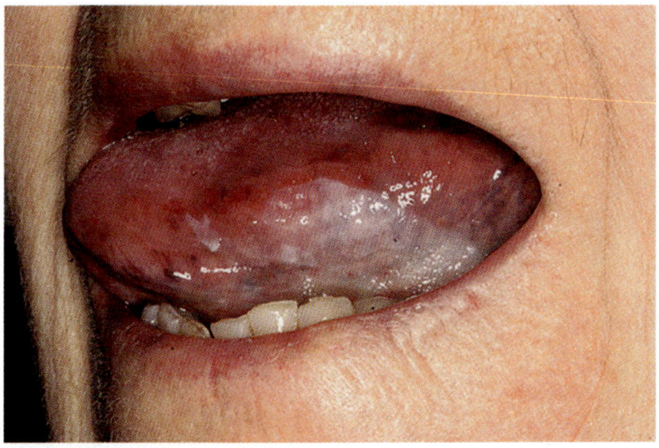

Abb. 11.14 Leukoplakie [P133]

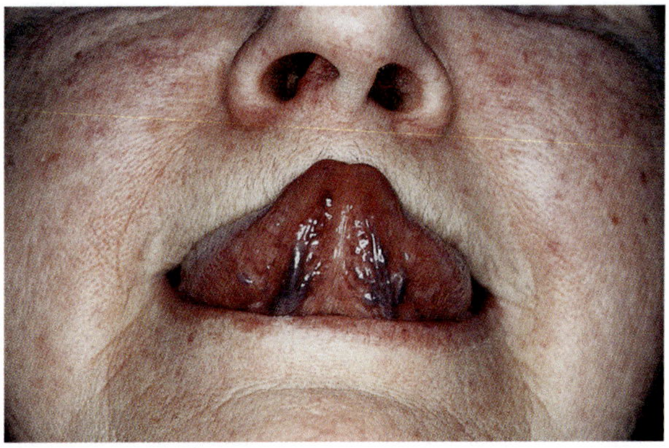

Abb. 11.15 Gefüllte Unterzungenvene [M537]

Tab. 11.4 Zungenveränderungen

Visuelles Symptom	Diagnose
Rötung	Scharlach
Weißfärbung	HIV-Infektion
Gelbfärbung	Typhus
Formveränderung	• Rechtsherzinsuffizienz • Angioödem
Formveränderung	• Hypothyreose • Amyloidose • Akromegalie • Leberzirrhose • Vitamin-B_{12}-Mangel • Eisenmangel • Lingua geographica • Exsikkose • Urämie

die bei **Scharlach** auftritt. Die Zunge ist rot und leicht geschwollen. Sinn macht es auch, unter die Zunge zu schauen, bei einer **chronischen Rechtsherzinsuffizienz** kann man dort eine **stark gefüllte Unterzungenvene** erkennen (➤ Abb. 11.15).

Vergrößerte Zunge

Eine **vergrößerte Zunge** an sich kann Symptom einer **allergischen Reaktion** sein oder auch bei einem **Angioödem** auftreten. Weiter kann es ein Hinweis auf eine **Hypothyreose** oder **Amyloidose** (Erkrankung durch Proteinfehlfaltungen) sein. Auch bei der **Akromegalie** kommt es zur deutlichen Vergrößerung der Zunge. Eine gute Einschätzung der Zungengröße ist manchmal nicht einfach, aber eindeutig, wenn der Mund nicht mehr geschlossen werden kann und die Zunge deutlich hervortritt.

Haarleukoplakie

Eine **orale Haarleukoplakie** tritt bei Patienten mit einer **HIV-Infektion** auf, diese Erkrankung gehört nicht zu den AIDS-definierenden Erkrankungen, ist aber typisch (➤ Abb. 11.14). Ausgelöst wird die Pathologie bei diesen immungeschwächten Patienten durch das **Epstein-Barr-Virus.** Zu erkennen ist es an den nicht abstreifbaren Belägen am seitlichen Zungenrand, die weißlich erscheinen.

Typhus

Eher **gelblich graue Beläge** finden sich bei Patienten, die an **Typhus** (Infektionskrankheit) erkrankt sind. Hierbei ist der Belag eher zentriert auf der Zunge. Dieses Symptom tritt während des Krankheitsgipfels in der zweiten bis dritten Krankheitswoche auf.

Lackzunge

Eine **glatte, lackartige Zunge** ist eines der Leberzeichen bei einer **Leberzirrhose**. Durch die Atrophie von Zungenpapillen verliert die Zunge ihre typische raue Struktur. Diese Art von Veränderung kann aber auch bei einem **Vitamin-B_{12}-Mangel** oder einem **Eisenmangel** auftreten.

Lingua geographica (Landkartenzunge)

Eine Veränderung mit eher geringem Krankheitswert ist die **Lingua geographica** (➤ Abb. 11.16). Hierbei handelt es sich um eine **chronisch-entzündliche Erkrankung** der **Schleimhaut**

11

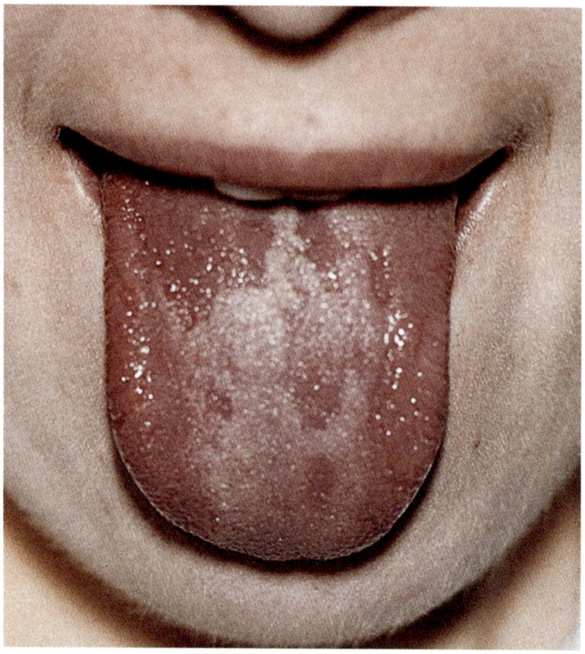

Abb. 11.16 Lingua geographica [M537]

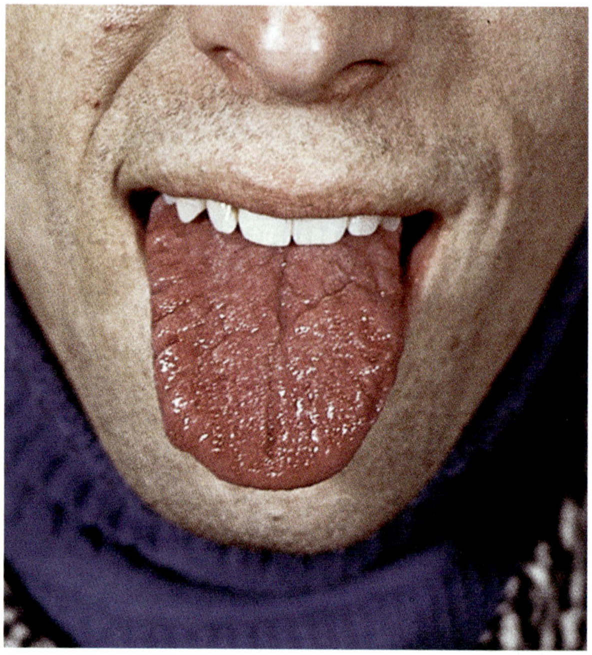

Abb. 11.17 Faltenzunge [M537]

der **Zunge,** bei der **gerötete, ulzeröse Inseln** auftreten, die einen weißen Rand besitzen. Durch ihre Konfluenz und die fortwährende Veränderung entsteht das landkartenartige Aussehen.

Glanzlose, trockene Zunge

Häufig fällt eine **glanzlose** und **trockene Zunge** bei Patienten mit **Exsikkose** oder **Urämie** auf, bei älteren Patienten tritt manchmal eine Faltenzunge in Erscheinung, die aber nicht unbedingt Krankheitswert hat (➤ Abb. 11.17). Optisch zu erkennen sind **tiefe Längsfurchen** in der Mitte der Zunge, zu der **Querfurchen** seitlich verlaufen.

11.4 Rumpf

11.4.1 Blaufärbung

Pankreatitis

Blaufärbungen am Rumpf sprechen nicht immer für **Zyanosen.** An der Flanke können sich **Hämatome** ausbilden, die für eine Koagulopathie sprechen. **Grünbraune** oder **bläuliche livide Einblutungen** im gleichen Bereich (Grey-Turner-Zeichen) geben Hinweise auf eine **akute Pankreatitis.** Ein weiteres Merkmal ist das **Cullen-Zeichen,** das durch eine **periumbilikale (um den Bauchnabel) Einblutung** ins Fettgewebe sichtbar wird (➤ Abb. 11.18). Die visuellen Zeichen entstehen durch eine Autodigestion des Organs. Durch die Freisetzung von Pankreasenzymen kommt es in den beschriebenen Bereichen zur Einblutung ins Fettgewebe.

11.4.2 Pigmentveränderungen

Morbus Addison, Hashimoto-Thyreoiditis

Flächenhafte **Hypo-** oder **Depigmentierungen (Vitiligo)** können in Verbindung mit Immunopathien auftreten (z. B. bei Hashimoto-Thyreoiditis, Morbus Addison; ➤ Abb. 11.19). Diese **weißen Hautareale** sind deutlich abgegrenzt, aber unregelmäßig und können am Thorax, aber auch an den Händen und im Gesicht auftreten. Sie sind häufig im Zusammenhang mit vorheriger mechanischer Reizung der Haut **(Köbner-Phänomen)** zu sehen.

Striae distensae (Dehnungsstreifen)

Ein physiologisches Phänomen können **Dehnungsstreifen** sein, die rosa oder weißlich erscheinen (Striae cutis distensae). Sie sind während oder nach einer **Schwangerschaft** zu erkennen oder im Rahmen der **Adipositas.**

11

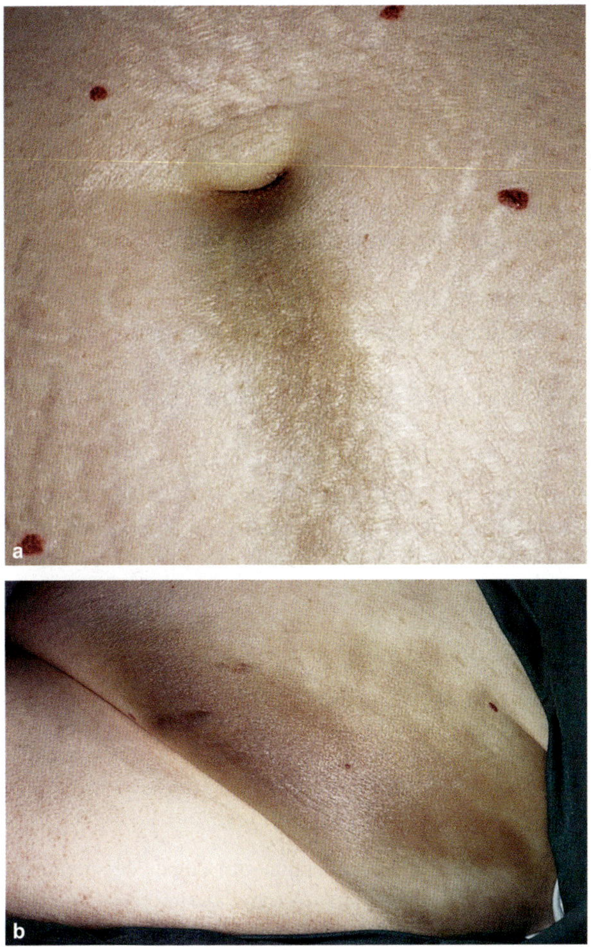

Abb. 11.18 [M537]
a) Cullen-Zeichen
b) Grey-Turner-Zeichen

11.4.3 Ikterus

Cholangitis

Neben einem **Ikterus** kann eine **Melanose** der Haut bei einer **Cholangitis** (primär biliär) auftreten. Aufgrund einer autoimmunen Reaktion kommt es zu einer Entzündung der kleinen Gallengänge. Durch einen Rückstau der Gallenflüssigkeit in die Leber führt dies zu einer Leberfibrosierung und zur Zirrhose, die dann zu einem **Ikterus** führt. Von dieser Erkrankung sind besonders Frauen im Alter um die 50 Jahre betroffen.

Cirrhose cardiaque (kardiale Leberzirrhose)

Die **Cirrhose cardiaque** ist ein Symptom der **Rechtsherzinsuffizienz**. Durch das Rückwärtsversagen der rechten Herzhälfte und dem daraus resultierenden Rückstau des Blutes in das venöse System kommt es zur sog. Stauungsleber. Dies hat möglicherweise Aszites und Ikterus zur Folge. Das Rückwärtsversagen hat auch Auswirkungen auf andere Organe wie die Milz.

11.4.4 Rötung

Exantheme

Hautrötungen am Körperstamm sind auch als **Exantheme** zu werten, die bei Masern und Scharlach vorkommen. Bei **Masern** sind die Exantheme eher **großflächig,** bilden teilweise **Konfluenzen** (Zusammenfließen von Effloreszenzen) und dehnen sich über den ganzen Körper aus. Neben den

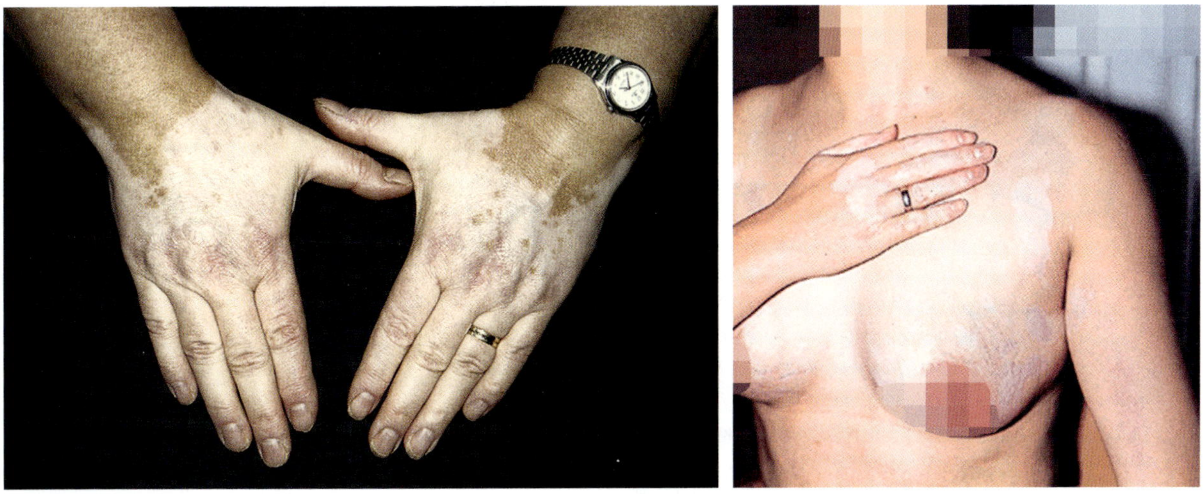

Abb. 11.19 Vitiligo [M537]

Hautveränderungen treten Lymphknotenschwellungen und Fieber auf. Bei **Scharlach** sind die Exantheme **kleinflächig** und **knotig,** diese nehmen im weiteren Verlauf eine **scharlachrote Farbe** an. Die Ausprägung ist gerade in den Gelenkbeugen besonders stark. In der Regel besteht kein Juckreiz. Weitere Symptome sind eine himbeerfarbene Zunge und ein Exanthem am Gaumen. Bei **Röteln** treten **kleinflächige,** eher **hellrote** Exantheme auf, die nicht konfluieren. Die Effloreszenzen beginnen hinter dem Ohr und breiten sich vom Rumpf auf die Extremitäten aus. Bei **Windpocken** (Varizellen) sind **verschiedene Stadien der Exantheme** nebeneinander zu erkennen. Bei der primären Hautveränderung treten Papeln und Bläschen auf, deren Inhalt mit der Zeit eintrübt. In weiteren Phasen verkrusten diese (Heubner-Sternenkarte). Diese Phasen entstehen durch Schübe während der Infektion. Die Hautveränderungen beginnen an der Haargrenze und breiten sich dann kaudal weiter aus. Begleitet werden diese Exantheme von einem starken Juckreiz (➤ Abb. 11.20).

PRAXISTIPP

Hier sollte auch an therapiebedingte Hautveränderungen gedacht werden, wie ein Arzneimittelexanthem!

Infolge einer Windpocken-Infektion (Varizella-Zoster-Virus) kann das Virus in den Gliazellen der Spinalganglien persistieren und bei einer Immunschwäche wieder reaktiviert werden. Dies zeigt sich durch **dermatombezogene bandartige Exantheme**, die unilateral meist im thorakalen Bereich auftreten. Begleitet werden diese durch zum Teil konfluierende knotig-fleckige Bläschen, die bei Berührung Schmerzen und Parästhesien verursachen.

Reaktive Arthritis

Ergänzend zur in ➤ Kap. 10 beschriebenen **reaktiven Arthritis**, die durch Infektionen im Bereich des Urogenital- oder Gastrointestinaltrakts ausgelöst wird, können zusätzlich **Erytheme** und **sekundäre Effloreszenzen** auftreten mit Verlust der Epidermis an der Eichel, außerdem kommt es zu einer Urethritis und Konjunktivitis bzw. Iritis. Häufig sind diese Symptome noch unter dem Synonym Reiter-Syndrom beschrieben, das aber nicht verwendet werden sollte, da es nach Hans Reiter benannt ist, der sich im Nationalsozialismus an den Verbrechen des Holocausts beteiligt hatte.

11.4.5 Pigmentveränderungen der Haut

HIV- und AIDS-assoziierte Hautveränderungen

Durch das geschwächte Immunsystem bei **HIV-Infizierten** kommt es zu einer Vielzahl von Infektionskrankheiten anderer Genese.

MERKE

HIV (humanes Immundefizienz-Virus) befällt bestimmte T-Lymphozyten, wodurch ein Teil der zellulären Immunabwehr außer Kraft gesetzt wird. AIDS (Acquired Immune Deficiency Syndrome) ist das dritte Stadium der HIV-Infektion, das durch bestimmte assoziierte Erkrankungen gekennzeichnet ist.

Dazu gehört z. B. eine Infektion mit einem der humanen Herpesvirus-Subtypen. In diesem Zusammenhang kann eines der häufigsten AIDS-definierenden **Malignome** auftreten, das sog. **Kaposi-Sarkom**. Es finden sich multiple, ovale, schmerzhafte Tumoren auf der Haut und den Schleimhäuten, die wie Knötchen erscheinen und eine braune Farbe aufweisen. Im weiteren Verlauf befallen sie dann die Organe. Diese Erkrankung kann auch nicht-AIDS-assoziiert auftreten.

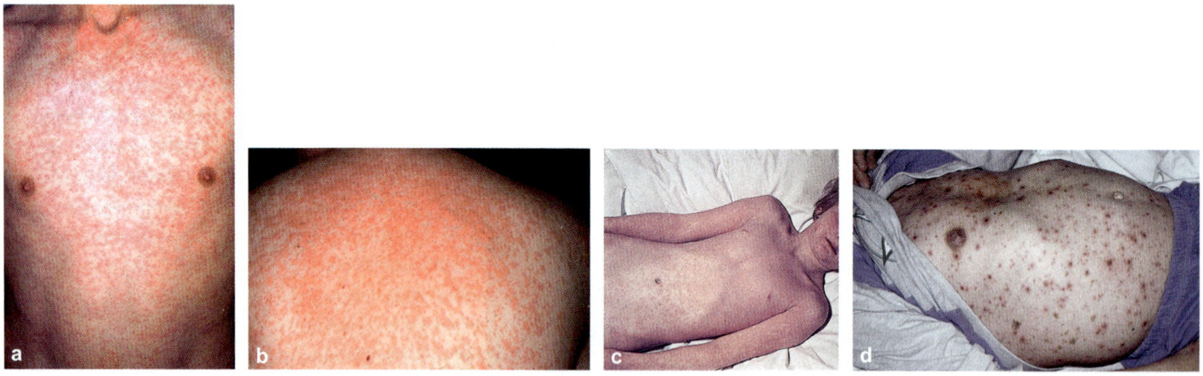

Abb. 11.20
a) Masern [M123]
b) Scharlach [M1281]
c) Röteln [M1281]
d) Varizellen [M537]

MERKE

- HIV-assoziierte Erkrankungen sind u. a.:
  - Herpes zoster (Gürtelrose)
  - Idiopathische thrombozytopenische Purpura (Einblutungen der Haut ohne erkennbare Ursache)
  - Orale Haarleukoplakie
  - Candidose (Pilzinfektion)
  - Listeriose (Infektion durch Listerien)
- AIDS-assoziierte Erkrankungen sind u. a.:
  - Zerebrale Toxoplasmose (Zoonose)
  - Chronisch intestinale Kryptosporidiose (Infektion durch Protozoen)
  - Kryptokokkose (Infektion durch Hefepilz)
  - Progressive mulitfokale Leukenzephalopathie (Infektion mit JC-Viren)

Muttermale (Naevi)

Eher dunkel imponieren auf der Haut **Muttermale (Naevi),** die in unterschiedlicher Anzahl und Ausprägung vorkommen. In der Regel sind dies **gutartige Hautfehlbildungen**. Ein Beispiel wären hier die melanozytären Nävi, die bei nahezu jedem Menschen auftreten. Differenzialdiagnostisch sollte an ein malignes Melanom gedacht werden (➤ Abb. 11.21). Zur Klassifizierung kann die **ABCDE-Regel** angewandt werden. Sie gilt als Kriterium für die Malignität, wird aber nicht bei jedem Melanom erfüllt.

ABCDE-Regel:

- **A** für Asymmetrie
- **B** für Begrenzung: unregelmäßig/unscharf

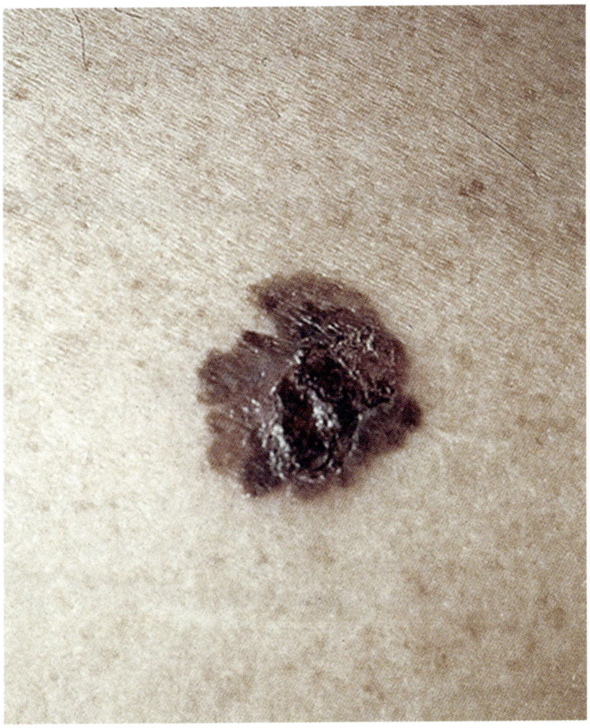

Abb. 11.21 Melanom [M537]

- **C** für Color/Farbveränderung: unregelmäßig; schwarz, grau, rot, abgeblasst
- **D** für Durchmesser: > 5 mm oder Größenzunahme bei Kontrollen
- **E** für Erhabenheit: Epithelschäden; Veränderungen in den letzten 3 Monaten

Der Verdacht auf eine Malignität liegt vor, wenn mehrere Kriterien erfüllt werden.

11.4.6 Formveränderungen

Osteoporose

Unabhängig von den Hautveränderungen können noch andere optische Veränderungen am Thorax ersichtlich werden. Hier sei noch einmal auf das **Tannenbaumphänomen** bei Osteoporose hingewiesen (➤ Kap. 10.7).

Hyperlipoproteinämie

Ein häufiges Erscheinungsbild sind isoliert stehende, kleine **gelbe Papeln** (Xanthoma eruptivum), die v. a. an Rücken und Gesäß zu finden sind. Sie sind Symptom einer **Hypertriglyzeridämie** im Rahmen der **Dyslipidämien** und sprechen für zu hohe Triglyzeridwerte im Blut.

Cushing-Syndrom, Morbus Cushing

In der Sparte der endokrinologischen Erkrankungen gibt es das **Cushing-Syndrom** (➤ Abb. 11.22), dessen Symptome durch einen Hypercortisolismus hervorgerufen werden. In den meisten Fällen wird das Cushing-Syndrom durch eine Langzeittherapie mit Glukokortikoiden ausgelöst. Neben **Striae cutis distensae** (Dehnungsstreifen) sind Hautverdünnung und **Stammfettsucht** zu beobachten. Die Extremitäten erscheinen durch die Muskelatrophie sehr grazil. Außerdem haben die Patienten begleitend ein **Vollmondgesicht** und einen Stiernacken. Als Langzeitfolge leiden die Patienten häufig unter Osteoporose. Beim **Morbus Cushing** liegt eine andere Ätiologie vor, der Hypercortisolismus ist hier durch ein Adenom des Hypophysenvorderlappens begründet.

Leberzirrhose

Eine **Gynäkomastie** tritt bei Männern auf. Hierbei handelt sich um eine Vergrößerung der männlichen Brust und entsteht durch einen **erhöhten Östrogenspiegel** im Blut bei **Leberzirrhose,** der erhöhte Spiegel entsteht durch einen verminderten Östrogenabbau in der Leber. Aber auch bei Adipositas kann eine Gynäkomastie auftreten, hierbei wird

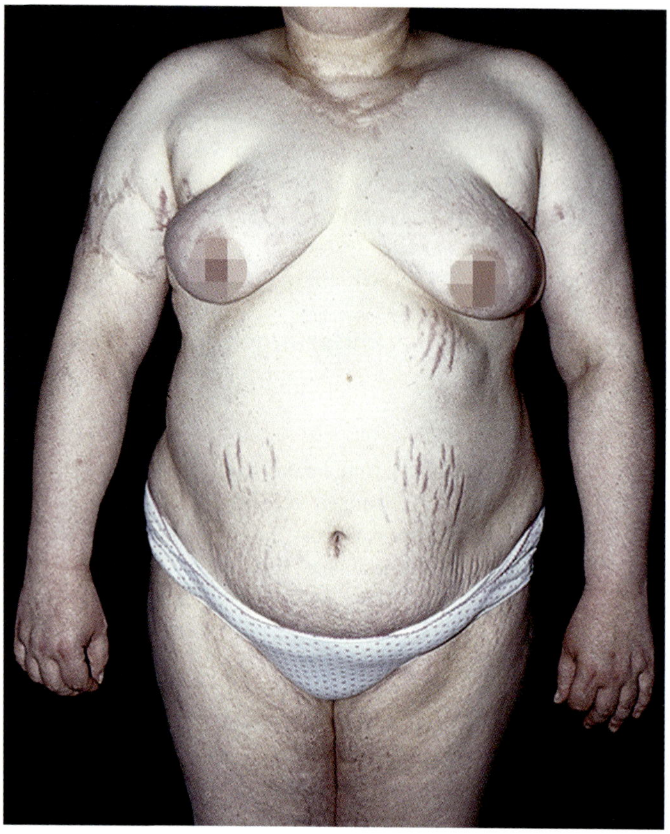

Abb. 11.22 Cushing-Syndrom [M537]

im Fettgewebe vermehrt Aromatase gebildet, die Testosteron zu Östradiol umwandelt. Weitere Anzeichen im Rahmen der Lebererkrankungen sind in ➤ Kap. 10.3 nachzulesen.

Herz- und Nierenversagen

Die **Anasarka** ist ein **lagerungsabhängiges Ödem,** das infolge von **Herz**- oder **Nierenversagen** auftritt. Prognostisch schreibt man ihr einen eher ungünstigen Verlauf zu. In diesem Sinne sollte bei bettlägerigen Patienten mit ausgeprägten Ödemen auch Anasarka in Betracht gezogen werden. Gut zu erkennen ist es durch die deutlich zu sehenden Einschnürungen eines Hosengummis, die über normale Abdrücke durch einen Hosenbund hinausgehen.

11.5 Extremitäten

11.5.1 Obere Extremitäten (Rötung)

Pruritis

Der **Pruritis (Juckreiz)** kann durch **rote Kratzspuren** auffallen (➤ Abb. 11.23). Ursachen für den unangenehmen Juckreiz sind zahlreiche Erkrankungen aus dem Bereich der Dermatologie, aber auch internistische Erkrankungen sind Auslöser dieses Leitsymptoms. Die Kratzspuren können sowohl an den Armen auftreten, aber auch andere Körperregionen betreffen.

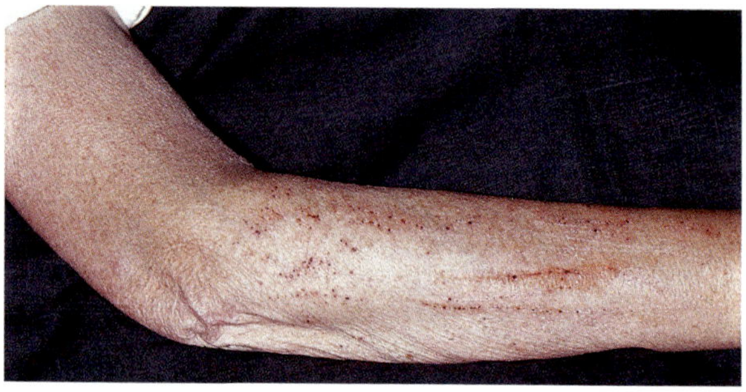

Abb. 11.23 Pruritus [M537]

- Diabetes mellitus: Rückbildung der Talgdrüsen und damit verbundene trockene Haut.
- Allergisches Kontaktekzem.
- Medikamente wie ACE-Hemmer: Der Juckreiz entsteht durch den Anstieg des Bradykinins.
- Infektionen wie Krätze (Scabies).
- Chronische Lebererkrankungen und primär biliäre Cholangitis.
- Chronische Niereninsuffizienz (urämischer Pruritus).
- Eisenmangelanämie verursacht trockene Haut.
- Pruritus senilis: Verlust der Talgdrüsen im Alter.

Vaskulopathie, infektiöse Endokarditis

Nicht unüblich im Alter ist auch die **Purpura senilis.** Es handelt sich um **Hautunterblutungen**, die anfänglich rot erscheinen und danach braun werden. Ursache ist eine erworbene Vaskulopathie (z. B. bei Einnahme von Kortikoiden), bei der es zu einer erhöhten Fragilität der Kapillaren kommt.

Eine **Purpura,** die an den Hand- und Fußflächen auftreten kann, kann Bezug auf eine **infektiöse Endokarditis** haben. Die Purpura ist i. d. R. schmerzlos und entsteht durch Mikroembolien kleiner Gefäße, die infolgedessen in die Dermis einbluten können. Ebenfalls ein Zeichen der infektiösen Endokarditis sind **Osler-Knötchen**. Dabei handelt es sich um **schmerzhafte bläulich rote Papeln**, die an den Finger- und Zehenbeeren entstehen. Ursache hierfür sind Immunkomplex-Vaskulitiden oder wie oben genannt, kardial bedingte Embolien. In diesem Bereich kann es zusätzlich zu Pruritus und Parästhesien kommen.

Infektion mit humanen Papillomaviren

Eher weniger gefährlich sind **Warzen** (Verruca vulgaris). Aufgrund einer **Virusinfektion** mit dem humanen Papillomavirus kommt es zu gutartigen Tumoren auf der Haut.

Weißfärbung

Raynaud-Syndrom

Eine **Weißfärbung** der Finger tritt beim sekundären **Raynaud-Syndrom** auf (➤ Abb. 10.39). Es gibt einen typischen Verlauf in drei Phasen. Die ischämische Phase mit Abblassen eines oder mehrerer Finger, dann die hypoxische Phase mit einer Blaufärbung **(Akrozyanose)** und die Phase der Hyperämie bei Wiedererwärmung der Finger mit einer **roten Färbung.**

PRAXISTIPP

Eine Akrozyanose ist normal bei Kindern, die sich länger im kälteren Wasser des Freibads aufhalten.

MERKE

Das Raynaud-Syndrom lässt sich in ein primäres Syndrom (idiopathisch) und in ein sekundäres Syndrom (andere Systemerkrankungen) einteilen. Beim primären Raynaud-Syndrom kommt es zu einem Vasospasmus, wohingegen beim sekundären Raynaud-Syndrom organische Veränderungen der kleinen Arterien stattfinden (z. B. bei Kollagenosen).

11.5.2 Formveränderungen der Extremitäten

Akromegalie

Die **Akromegalie** (➤ Abb. 11.24) entsteht durch ein **Adenom des Hypophysenvorderlappens,** das zur Folge hat, dass ungebremst Wachstumshormone ausgeschüttet werden, die bei jüngeren Patienten mit noch nicht geschlossener Epiphysenfuge zu einem übermäßigen Längenwachstum führt (Gigantismus). Bei Erwachsenen mit geschlossenen Epiphysenfugen kommt es hingegen zu einem Wachstum der Akren sowie der inneren Organe und des Schädels. Die Auswirkungen auf die inneren Organe sind nicht sichtbar, aber die Akromegalie verändert bei Erwachsenen v. a. Finger, Zehen, Nase und Kinn, außerdem kommt es zu Veränderungen der Weichteile.

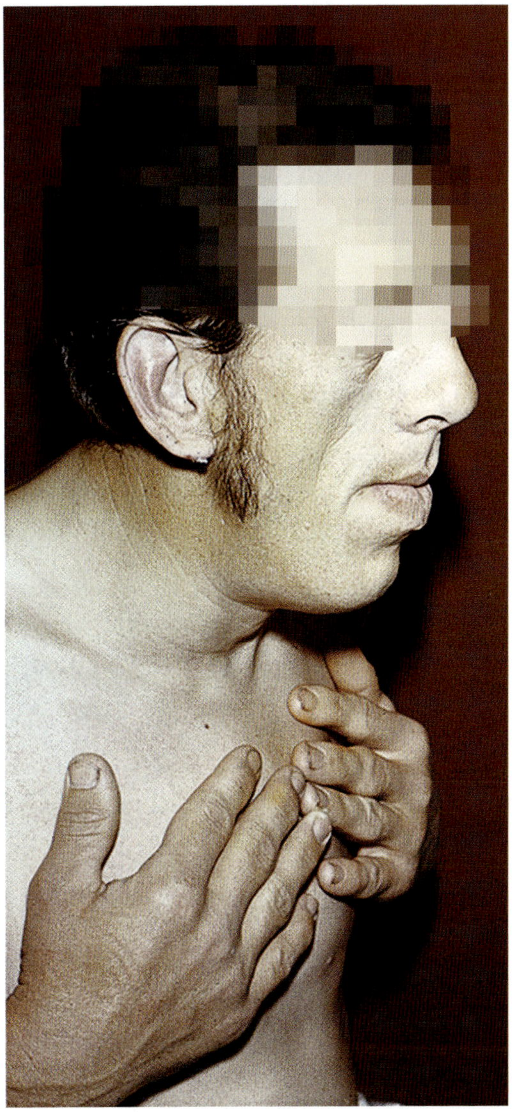

Abb. 11.24 Akromegalie [M537]

Gicht

Weitere Veränderungen der Hand in Form einer **knotigen Verdickung des Knorpelgewebes durch Ablagerung von** Urat, die v. a. in Gelenknähe vorkommt, wie es bei Gicht der Fall ist, den sog. **Gichttophi.**

11.5.3 Hände und Nägel

Viele Allgemeinerkrankungen, Infektionsfaktoren oder exogene Einflüsse manifestieren sich an den Händen und Fingernägeln (> Abb. 11.25).

Zyanotischer Herzfehler, Lungenerkrankungen

Die **Uhrglasnägel** haben eine **kolbenartige Form** und eine **stark konvexe Vergrößerung**. Gemeinsam mit **rundlich, aufgetriebenen Fingerendgliedern** spricht man von **Trommelschlägelfingern.** Sie treten bei Lungenerkrankungen und zyanotischen Herzfehlern auf, dies liegt an der chronischen Hypoxie. Ein manifester Eisenmangel kann ebenfalls dazu führen, seltener tritt dieses Symptom im Rahmen von chronisch-entzündlichen Darmerkrankungen oder bei Leberzirrhose auf.

Psoriasis vulgaris (Schuppenflechte)

Bei der **Psoriasis vulgaris** liegt eine **chronisch-entzündliche Erkrankung der Haut** vor, die sich auch an den Nägeln der Patienten zeigen kann. Hier sind zu nennen:

- **Tüpfelnägel:** Wobei diese nicht getüpfelt sind, sondern es entlang des Nagels überall kleine, punktförmige Grübchen gibt.
- **Ölflecken:** Gelblich braune Tupfen, die scharf begrenzt sind.
- **Onycholyse:** Abhebung der Nagelplatte, meist distal.
- **Krümelnägel:** Wie der Name schon sagt, zerfallen die Finger- und Zehennägel krümelig (Nageldystrophie).

Weitere Nagelveränderungen

Eine **braune Streifung** der Nägel kann durch ein **Melanom,** ein **Hämatom** oder **Pilzbefall** verursacht werden, aber auch systemische Ursachen führen dazu, wie **Morbus Addison** und **Malabsorption** (mangelhafte Aufnahme von Substraten aus dem Darm), oder die Veränderungen sind idiopathisch bei einem dunklen Hauttyp. Im Rahmen der systemischen Erkrankungen kann das **Yellow-Nail-Syndrom** auftreten, eine eher seltene Pathologie, die durch **respiratorische Erkrankungen** und **Lymphödeme** begleitet wird. Ursachen hierfür können Krebserkrankungen, endokrinologische und rheumatologische Erkrankungen sowie Nierenerkrankungen sein. Differenzialdiagnostisch sollte aufgrund der Seltenheit der Erkrankung an eine **Onychomykose** gedacht werden. Hier kommt es aufgrund eines Pilzbefalls zu einer **weißlich-gelblichen** oder **leicht grau erscheinenden Verfärbung** der Nägel. Diese wirken glanzlos und sind bröckelig.

Peripher arterielle Verschlusskrankheit

Krallennägel (Onychogrypose) entstehen bei Durchblutungsstörungen, z. B. bei PAVK (peripher arterielle Verschlusskrankheit), aber auch durch zu enges Schuhwerk. Dies führt zu einer **gelblichen Verfärbung** und zur **Verdickung der Nägel,** die sich zusätzlich krümmen, woher der Name kommt.

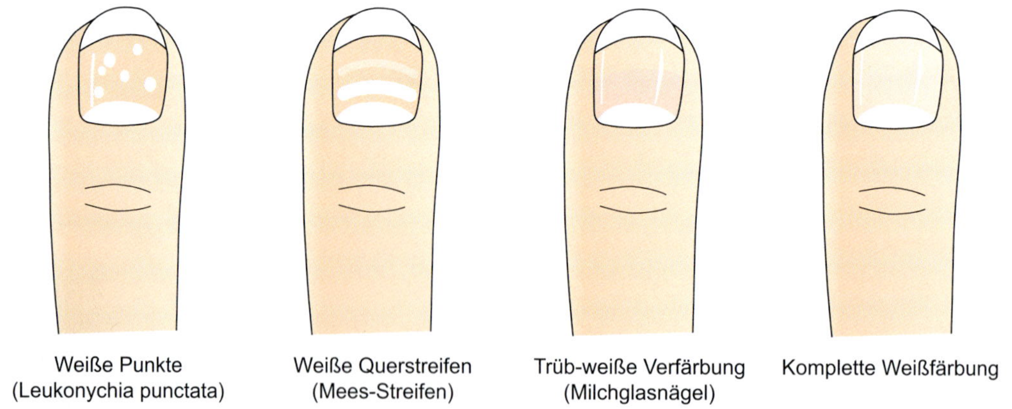

Abb. 11.25 Nagelveränderungen [M537]

Anämie, Morbus Wilson

Eine **bläuliche Verfärbung** aller Nägel tritt in erster Linie bei einer **Zyanose** auf, aber auch bei ausgeprägter **Anämie** oder **Morbus Wilson (Kupferspeicherkrankheit).** Ist ein einziger Nagel betroffen, kann dies auch ein Hämatom sein. Eine lang anhaltende Anämie kann zu einem **Hohlnagel (Koilonychie)** führen.

Weitere Erkrankungen:

- Im Rahmen einer Pseudomonas-Infektion kann es zu einer Grünfärbung der Fingernägel kommen, die vermutlich durch die Bakterien selbst verursacht wird.
- Bei einer Vergiftung mit Arsen und Thallium kommt es zu sog. Mees-Streifen (helle Querstreifung) der Nägel (➤ Abb. 11.25).

Leberzirrhose

Die **Leukonychie** ist eine weiße Verfärbung des Nagels, die lokal und punktförmig durch z. B. Quetschungen entsteht. Eine längs oder quer gestreifte Weißfärbung tritt bei Infektionen auf oder bei schweren Stoffwechselstörungen. Eine komplette Weißfärbung kann angeboren sein und betrifft dann alle Nägel. Einzelne Nägel verfärben sich bei lokal begrenztem Kontakt mit Chemikalien wie Salpetersäure. **Milchglasnägel** sind trüb weiß und treten z. B. in Kombination mit einer Leberzirrhose oder Hypalbuminämie auf (➤ Abb. 11.25).

Handveränderungen

Viele Erkrankungen, ob systemisch oder lokal, können sich zunächst an den Händen manifestieren. Aber sie können auch als einziges Symptom einer Erkrankung auftreten. Ein mögliches Beispiel ist die Arthrose bzw. die Arthritis (➤ Tab. 11.5, ➤ Abb. 11.26). Weitere mögliche Erkrankungen und deren visuelle Symptome sind in ➤ Tab. 11.6 aufgezeigt.

Tab. 11.5 Arthrose versus Arthritis

Klinik	Arthrose	Arthritis (chronisch)	Arthritis (akut)
Schmerz	Abends durch tägliche Belastung	Morgensteifigkeit	Spontan, in Ruhe
Rötung	Keine	Gegebenenfalls	Ja
Überwärmung	Keine	Gegebenenfalls	Ja
Schwellung	Derb	Weich, fluktuierend	Weich, fluktuierend
Typische Lokalisationen	Fingerend- und Fingermittelgelenke, Daumengelenke, belastetes Gelenk	Fingermittel- und Fingergrundgelenke, Handgelenk	/

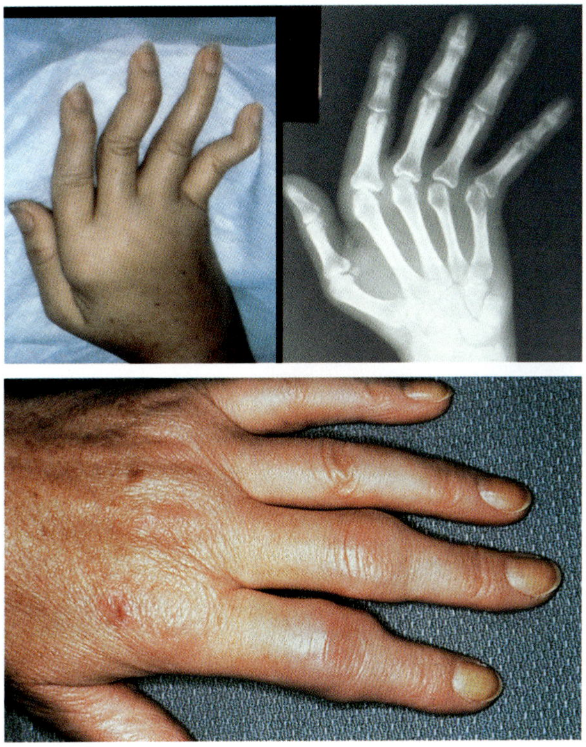

Abb. 11.26 Finger- und Handveränderungen bei Arthritis [G1174]

11.5.4 Untere Extremitäten

Xanthoma

Auch an den unteren Extremitäten sind Symptome einer **Fettstoffwechselstörung** sichtbar. **Xanthoma tendinosum** sind Knoten, die an der Achillessehne zu finden sind. Sie sprechen für eine schwere Hypercholesterinämie mit erhöhtem LDL-Spiegel (➤ Abb. 11.27).

Hautzeichen einer chronischen venösen Insuffizienz

Die chronisch venöse Insuffizienz ist eine Erkrankung der Venen der unteren Extremitäten unterschiedlichster Ätiologie (➤ Abb. 11.28). Die aber wohl häufigste Ursache ist die Varikosis (Krampfaderleiden).

Tab. 11.6 Visuelle Symptome bei Handveränderungen

Visuelles Symptom	Diagnose
Rötung	• Diabetes mellitus • Kontaktekzem • Skabies • Cholangitis • Lebererkrankungen • Chronische Niereninsuffizienz • Eisenmangelanämie • Vaskulopathie • Infektiöse Endokarditis • Virusinfekt (Papillomavirus)
Weißfärbung	• Raynaud-Syndrom
Formveränderung	• Akromegalie • Gicht
Nagelveränderungen	• Zyanotischer Herzfehler • Lungenerkrankungen • Eisenmangelanämie • Psoriasis vulgaris • Melanom • Morbus Addison • Malabsorption • Periphere arterielle Verschlusskrankheit • Morbus Wilson • Pseudomonas-Infektion • Arsen- oder Thallium-Vergiftung

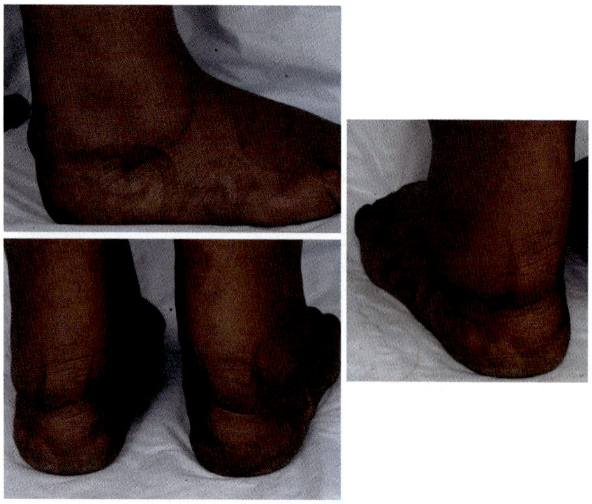

Abb. 11.27 Xanthoma tendinosum [F1122-002]

Zeichen einer chronisch venösen Insuffizienz:

- **Corona phlebectatica paraplantaris:** dunkelblauer variköser Venenkranz am medialen und lateralen Fußrand
- **Atrophie blanche:** Rückbildung des Gewebes mit weißlichen Veränderungen unterschiedlicher Größe
- **Purpura jaune d´ocre:** Hyperpigmentierung (Hämosiderin) der Haut, die bräunlich-gelblich erscheint
- **Ulcus cruris venosum:** scharf begrenzte Ulzeration

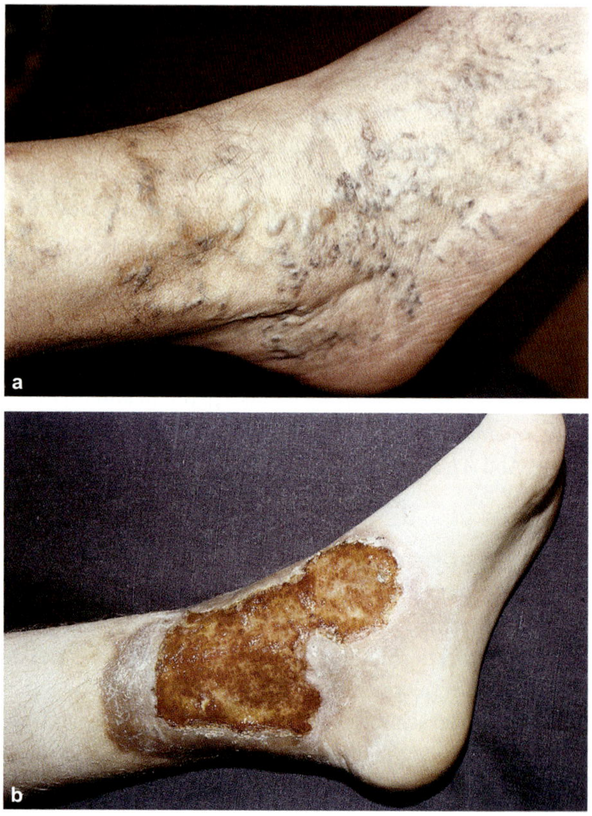

Abb. 11.28 Zeichen einer chronisch venösen Insuffizienz [M537]
a) Corona phlebectatica paraplantaris mit Hyperpigmentierung
b) Ulcus cruris venosum

Cholesterinembolie-Syndrom

Das Cholesterinembolie-Syndrom tritt nach vaskulären Interventionen oder bei Plaquerupturen auf. Durch atherosklerotische Plaques, die sich lösen, kommt es zu einer Embolie von peripheren Gefäßen. Als Symptom tritt dann eine **Livedo racemosa** oder das **Blue-Toe-Syndrom** auf, die bis zur Nekrose führen.

Chronisch-entzündliche Darmerkrankungen

Im Rahmen der chronisch-entzündlichen Darmerkrankungen, v. a. aber bei Morbus Crohn, sind **Pyoderma gangraenosum** ersichtlich. Zu Beginn sind **herdförmige Hautveränderungen** mit einer **blauroten Randzone** und weißlicher Schuppung in der Mitte zusehen (Unterschenkeldermatose; ➤ Abb. 11.29). Im weiteren Verlauf kann es zu einer tiefen Ulzeration mit Nekrosen kommen. Hauptsächlich lokalisiert sind diese an den Streckseiten der unteren Extremitäten. Zusätzlich kann **Erythema nodosum** auftreten. Das sind rote Knoten, die durch eine Entzündung des Unterhautfettgewebes entstehen, sie sind auch eher an den Streckseiten der unteren Extremitäten zu finden.

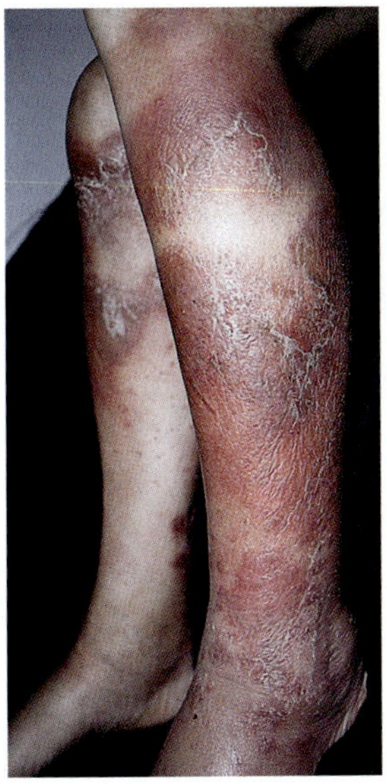

Abb. 11.29 Unterschenkeldermatose [M537]

Vaskulitis

Eine **Vaskulitis** kann in unterschiedlichen Bereichen des Körpers auftreten. Sie ist mit Infektionen assoziiert, z. B. der oberen Atemwege oder Hepatitis, Autoimmunkrankheiten oder Medikamenteneinnahme. Betrifft sie die Haut, sind **Purpura** (Hauteinblutungen) zu erkennen, die mit und ohne Nekrosen einhergehen. Häufig sind die Unterschenkel betroffen.

MERKE

Die Vaskulitis ist ein Sammelbegriff, unter dem die Entzündung verschiedenster Gefäße zusammengefasst wird.

Malum perforans (Ulkus der Fußsohle)

Bei der **Malum perforans** kommt es zu einer schmerzlosen **Ulzeration (Ulkus)** am Fußballen und der Ferse, die beim diabetischen Fußsyndrom auftreten.

Durch eine offene Wunde (z. B. bei einem Malum perforans) im Bein können Bakterien eindringen, die im Bindegewebe eine Entzündung auslösen.

Phlegmonen (Weichteilinfektion) und Erysipel (Hautinfektion)

Bei einer **Weichteilinfektion** mit Staphylokokken und Streptokokken spricht man von **Phlegmonen.** Diese kann auf die Dermis und Subkutis infiltrieren oder sich tief bis zu Faszien und Muskeln ziehen. Abzugrenzen ist sie vom **Erysipel.** Es handelt sich hier zwar ebenfalls um eine bakterielle Infektion, meist mit Streptokokken, aber die Hautzeichen sind entlang der Lymphgefäße und des Interstitiums lokalisiert. Das Erysipel gibt es in unterschiedlichen Varianten, die bis zur Nekrose reichen. Häufig stellt es sich aber als eine scharf begrenzte, starke Rötung dar, die mit einer Schwellung und Überwärmung der Haut einhergeht. Zusätzlich kommt es zu einer Lymphknotenschwellung.

Necrobiosis lipoidica (Hauterkrankung)

Bei über 60 % der Patienten mit einem Diabetes mellitus tritt eine **Necrobiosis lipoidica** auf (➤ Abb. 11.30). Hierbei handelt es sich um eine **granulomatöse Hauterkrankung** mit konfluierenden, rötlichen Plaques, die durch eine Degeneration des Kollagens und einer Anreicherung von Lipiden in der Dermis verursacht wird. Zu finden sind sie an der Streckseite der unteren Extremitäten.

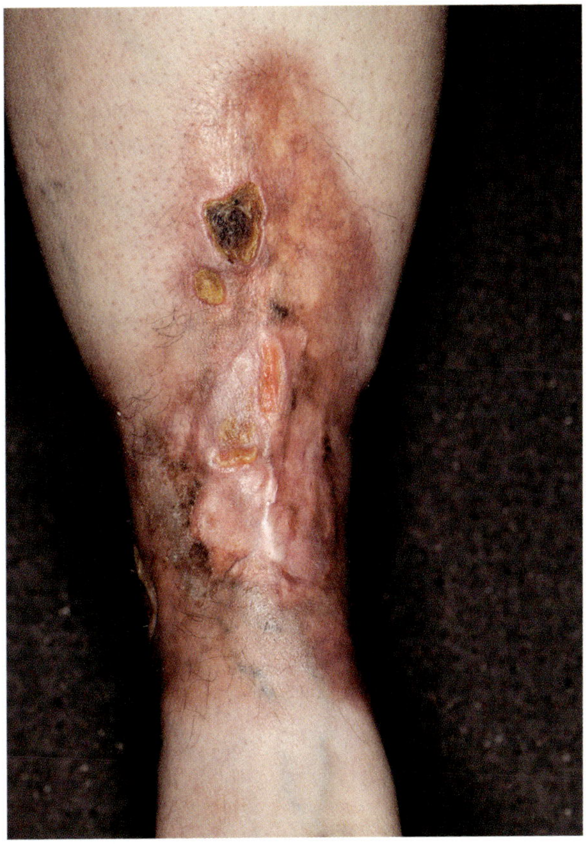

Abb. 11.30 Necrobiosis lipoidica [P580]

Lyme-Borreliose

Ein **Erythema migrans** ist ein **Hautzeichen**, das bei einer durch eine **Zecke** übertragene Infektion mit Borrelia burgdorferi auftritt (➤ Abb. 11.31). Zu sehen ist eine **Wanderröte,** die sich kreisförmig um die Einstichstelle ausbreitet und

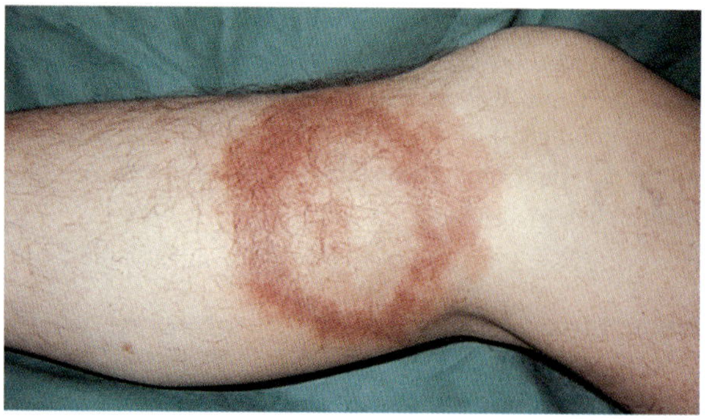

Abb. 11.31 Erythema migrans [G1174]

eine zentrale Abblassung enthält. Sie tritt bei ca. der Hälfte der Patienten mit einer Lyme-Borreliose auf und ist häufig das einzig ersichtliche Symptom.

Gicht

Das **Podagra** ist die Entzündung des Großzehengrundgelenks im Rahmen der **Gicht**, die häufig nur einseitig ist. Hier findet oft die Erstmanifestation statt; sie ist durch eine starke Rötung und weitere Entzündungszeichen gekennzeichnet.

11.5.5 Formveränderung

Lipödem

Zu einer beidseitigen Verdickung im Bereich der Hüften und Oberschenkel kommt es beim Lipödem. Dieses Ödem lässt sich gut differenzieren, da es nicht wegdrückbar ist. Es ist am supramalleolären (über den Innen-/Außenknöchel gelegenen) Bereich lokalisiert und sieht wie ein Fettkragen aus ➤ Tab. 11.7.

Tab. 11.7 Visuelle Symptome und Diagnosen

Visuelles Symptom	Diagnose
Gelbfärbung	• Hyperlipoproteinämie
Blaufärbung	• Cholesterinembolie-Syndrom • Chronisch-entzündliche Darmerkrankungen • Chronisch-venöse Insuffizienz
Rötung	• Vaskulitis • Diabetisches Fußsyndrom • Weichteilinfektion • Lyme-Borreliose • Gicht
Formveränderung	• Lipödem

11.6 Körper generalisiert, Haare und Haarwuchs

Sprue und Anorexia nervosa

Bei Erkrankungen, die sich am ganzen Körper manifestieren, sind immer auch Begleiterscheinungen einzubeziehen. Dies gilt z. B. für die **einheimische Sprue** (Zöliakie). Das Hauptproblem liegt im Bereich des Darms mit chronischem Durchfall. Blickdiagnostisch sind die **Patienten blass und abgemagert,** was an der damit einhergehenden Störung der Aufnahme von Nährstoffen und der Ausbildung einer Anämie liegt. Das Abdomen erscheint nach vorn gewölbt und die Patienten berichten über Bauchschmerzen. Dieses Krankheitsbild ist abzugrenzen von der **Anorexia nervosa** (Magersucht). Hier handelt es sich um eine Verhaltensstörung, die zu einer extremen Abmagerung und einem Nährstoffmangel führt. Weiter können sich äußerlich Symptome zeigen, die eine eventuelle Verdachtsdiagnose unterstützen. An den Fingergelenken können Wunden oder Schwielen zu sehen sein, die auf ein selbstinduziertes Erbrechen hindeuten. Das Erbrechen hat auch häufig zur Folge, dass die Patienten **Mundwinkelrhagaden** (Rhagade = schmaler, spaltförmiger Einriss bis auf die Dermis) haben, die durch Magensäure verursacht sind (➤ Abb. 11.32). Außerdem haben die Patienten oft einen schlechten Zahnstatus. Trockene Haut- und Wund-

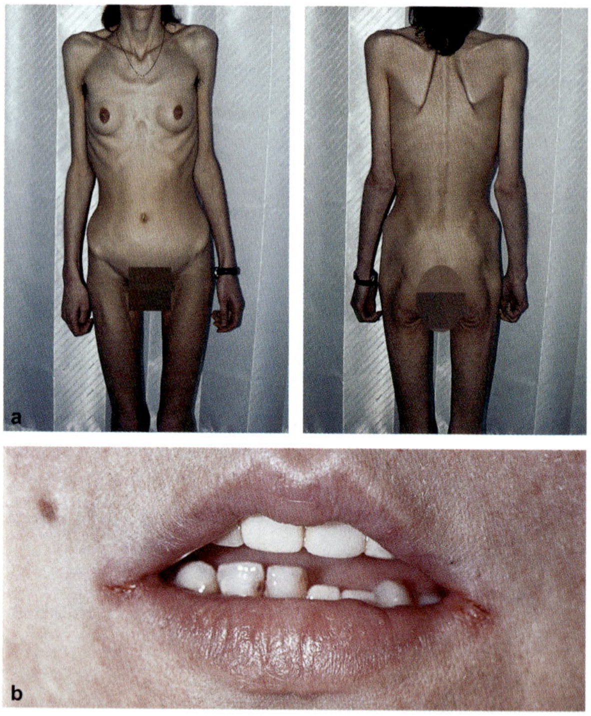

Abb. 11.32 [M537]
a) Anorexia nervosa
b) Mundwinkelrhagaden

heilungsstörungen treten ebenfalls auf. Es kommt außerdem häufig zu einem generalisierten Haarverlust.

11.6.1 Rötung

Arzneimittelexanthem

Generalisierte Rötungen am Körper können Hinweise auf ein akutes **Arzneimittelexanthem** sein. Die Reaktion auf eine Arzneimitteleinnahme ist verzögert. Die Rötungen zeigen sich am Stamm, häufig ist das Gesicht nicht betroffen. Zusätzlich kann ein **Flexurenexanthem** auftreten, mit Exanthemen an Beugungen der Gelenke, im Genital- und Leistenbereich und auch am Gesäß. Das Arzneimittelexanthem ist ein erstes Zeichen für eine Arzneimittelallergie auf das entsprechende Medikament. Medikamente, die diese Reaktion hervorrufen, sind z. B. Antibiotika (Penicillin, Cephalosporine), Antikonvulsiva, Urikostatika (Allopurinol) oder auch Kontrastmittel. Eine gefürchtete, aber seltene Reaktion ist das Stevens-Johnson-Syndrom. Etwa nach ein bis drei Wochen nach der Einnahme treten Ulzerationen und Erosionen an den Augen und dem Mund auf. Im weiteren Verlauf bilden sich großflächige epidermale Nekrosen, die sich ablösen. Sind mehr als 30 % der Hautoberfläche betroffen, spricht man von einer toxischen epidermalen Nekrolyse. Die Prognose bei diesen Patienten fällt ungünstig aus.

11.6.2 Zyanose

Fallot-Tetralogie

Eine **zunehmende Zyanose verschiedenster Ausprägungen** kommt bei der **Fallot-Tetralogie** vor. Sie gehört zu den zyanotischen Herzfehlern. Dabei findet sich ein Ventrikelseptumdefekt, über dem eine rechtsverlagerte „reitende Aorta" liegt, sowie eine begleitende Pulmonalstenose zusätzlich zu einer rechtsventrikulären Hypertrophie. Bestehen die Symptome länger, entsteht eine **chronische Hypoxie** (Trommelschlägelfinger, Uhrglasnägel). Unbehandelte Kinder hocken sich häufig hin, da es dadurch zu einer Erhöhung des Widerstands im Kreislaufsystem und zu einer Verminderung des Rechts-links-Shunts kommt und damit auch zur Abnahme der Zyanose.

11.6.3 Formveränderung

Marfan-Syndrom

Zu einer generalisierten Formveränderung des Körpers kommt es beim **Marfan-Syndrom** (➤ Abb. 11.33). Ursache ist eine Bindegewebserkrankung, die zu multiplen Veränderungen verschiedener Organsysteme führt. Die Patienten haben einen **grazilen Körperbau** mit **ausgeprägten langen Gliedmaßen,** eine Hyperelastizität der Gelenke, einen **länglichen Kopf,** spinnenartige und schmale Finger (Arachnodaktylie), eine Thoraxdeformierung (Trichterbrust) sowie Verformungen der Wirbelsäule. Weiter treten Herzklappenfehler auf und die Erkrankten sind besonders durch Aortendissektionen/-aneurysmen gefährdet.

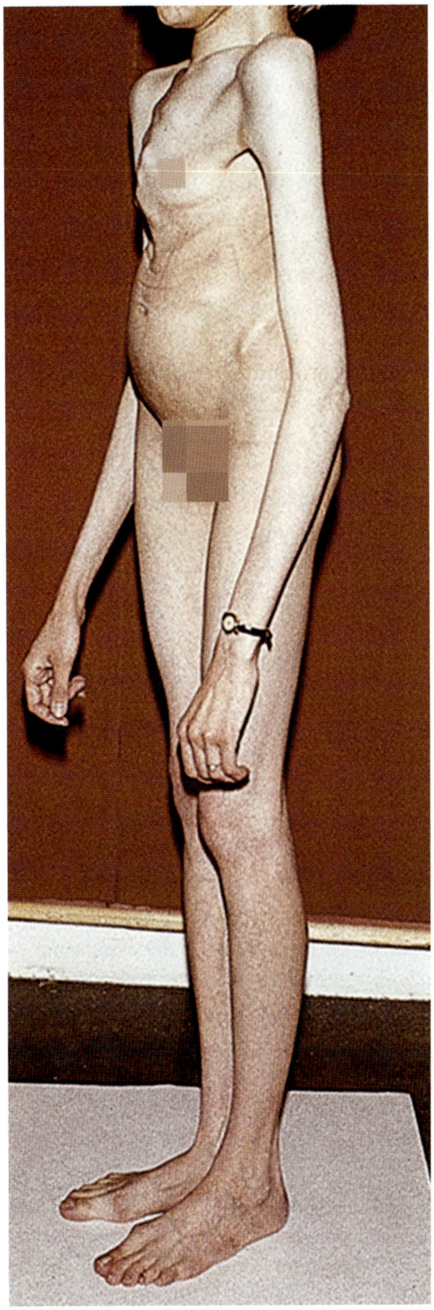

Abb. 11.33 Patient mit Marfan-Syndrom [M537]

Leukämie

Die Leukämie zählt zu den Erkrankungen, die eher generalisiert am Patienten auftreten. Die Thematik der Leukämie ist sehr komplex und je nach Art der Leukämie auch unterschiedlich in ihren Symptomen. Hier soll nur ein grober Überblick gegeben werden.

- **Chronisch lymphatische Leukämie:**
  Chronischer Pruritus und Urtikaria und evtl. begleitende Erkrankungen wie eine Herpes-Zoster-Infektion oder Mykose (Soor)
- **Akute lymphatische und myeloische Leukämie:**
  Lymphknotenschwellung, Zeichen der gestörten Hämatopoese, wie petechiale Einblutungen, Anämie und damit einhergehende Blässe
- **Chronische myeloische Leukämie:**
  Hautinfiltrationen papulös und nodulär, petechiale Einblutungen, Anämie und damit einhergehende Blässe

Behaarung

Eine **Hypertrichose** ist eine vermehrte, generalisierte oder lokale Behaarung, die den Rumpf oder die Augenbrauen betreffen kann, aber auch andere Stellen (> Abb. 11.34). Die Ursache kann erblich bedingt sein, aber auch medikamentös durch z. B. Glukokortikoide. Die Hypertrichose tritt z. B. als Symptom der **Porphyria cutanea tarda** auf. Bei dieser Erkrankung kommt es zu einer Akkumulation von Porphyrinen, durch deren Ablagerungen die Symptome entstehen. Hypertrichose wird vererbt oder erworben. Auslösende Faktoren für diese Erkrankung sind z. B. Alkoholabusus oder auch hormonelle Kontrazeption.

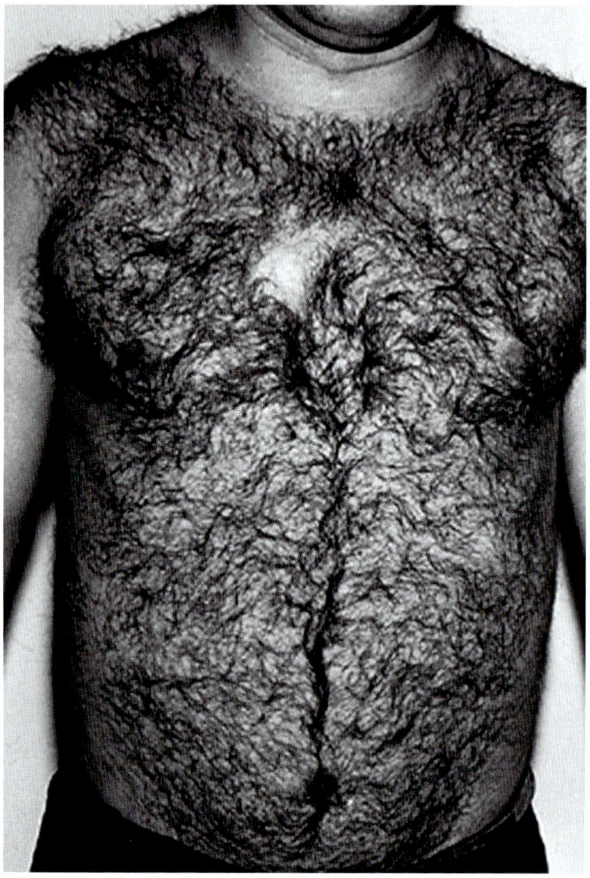

Abb. 11.34 Hypertrichose [M537]

Haarverlust

Ein **Haarausfall** (Alopezie) kann bei vielen Erkrankungen auftreten. Auch exogene Faktoren wie eine Chemotherapie können dazu führen. Der Haarausfall ist diffus, chronisch und wird durch die entsprechende Erkrankung bei Verschlechterung des Allgemeinzustands ausgelöst. Ist der Haarausfall erblich bedingt, spricht man von **Atrichie.** Sie ist durch eine mangelnde Veranlagung der Haarfollikel bedingt.

Zu Haarausfall kann es z. B. bei folgenden Erkrankungen kommen:

- Anorexia nervosa
- Arzneimittelexanthem
- Chemotherapie
- Diabetes mellitus
- Fallot-Tetralogie
- Kollagenosen
- Leukämie
- Marfan-Syndrom
- Porphyria cutanea tarda
- Sprue
- Tuberkulose

LITERATUR

Füeßl H, Middeke M. Duale Reihe. Anamnese und klinische Untersuchung. 6. A. Stuttgart: Thieme, 2018
Gruber G, Hansch A. Blickdiagnosen Innere Medizin. München: Elsevier Urban & Fischer, 2019
Kassumeh S, Reindl-Schwaighofer R. Basics Nephrologie und Rheumatologie. München: Elsevier Urban & Fischer, 2017
Marischler C. Basics Endokrinologie. 3. A. München: Elsevier Urban & Fischer, 2020
Pschyrembel W. Pschyrembel Klinisches Wörterbuch. 266., aktual. A. Hg. v. der Pschyrembel-Redaktion des Verlages. Berlin, Boston: De Gruyter, 2014
Weber S. Basics Gynäkologie und Geburtshilfe. 7. A. München: Elsevier Urban & Fischer, 2020

KAPITEL 12

Matthias Jahn, Michael Praetz, Michael Stanley

Schnelltest und apparative Diagnostik

12.1 Point of Care

Matthias Jahn

Die Durchführung diagnostischer Untersuchungen in der unmittelbaren Nähe zum Ort der Patientenversorgung (z. B. in der Notfallmedizin) bezeichnet man als **Point of Care Testing (POCT)**. Hierbei wird auf ein Zentrallabor verzichtet und die Untersuchung kann von medizinischem Personal durchgeführt werden. Zahlreiche Laborparameter lassen sich dabei mithilfe von verschiedenen Messverfahren schnell und zuverlässig direkt beim Patienten bestimmen. POCT-Geräte können mittlerweile automatisierte Analysen wie z. B. die Blutgasanalyse (BGA) oder Blutbilder durchführen.

12.1.1 Troponin

Das **hochsensitive Troponin (hsTroponin, hs-cTn) als Laborwert** ist ein herzmuskelspezifischer Biomarker und bedeutend für die Infarkt- und Ischämie-Diagnostik.

Im Rahmen der innerklinischen Akutdiagnostik bei einem Nicht-ST-Hebungsinfarkt bzw. Nicht-Okklusiver-Myokardinfarkt (NSTEMI, NOMI) sind die ESC-Leitlinien (European Society of Cardiology) hinsichtlich der Messung des Troponins angepasst bzw. geändert worden. Hier wird deutlich der ESC-0/1-h-Rule-Out-/-In-Algorithmus mithilfe der Bestimmung des **hochsensitiven Troponin** favorisiert. Die Bestimmung des hsTroponins ist eine sog. Klasse-I-Empfehlung. Der Grund für diese Empfehlung ist, dass der negative prädiktive Wert bezüglich eines Myokardinfarkts höher ist, weil hierbei das „Troponin-blinde" Intervall verkürzt werde. Die Erkennungsrate liegt hierbei laut ESC bei 20–40 %. Eine Alternative zum beschriebenen Vorgehen ist der ESC-0/2-h-Rule-Out-/-In-Algorithmus. Der ESC-0/3-h-Rule-Out-/-In-Algorithmus wurde heruntergestuft.

Für die beschrieben hochsensitiven Algorithmen mithilfe der hsTroponin-Bestimmung gelten folgende Aussagen:

- Ausschluss NSTEMI bzw. NOMI bei sehr niedrigen hsTroponin-Werten in der Erstmessung und **keinem** Anstieg in der 1-Stunden-Kontrolle
- NSTEMI (NOMI)-Abklärung bei hohen Ausgangswerten in der Erstmessung und einem Anstieg in der 1-Stunden-Kontrolle

Bei 25 % der Patienten mit einem klinisch weiterhin bestehenden Verdacht auf ein akutes Koronarsyndrom sollte eine dritte Messung nach drei Stunden durchgeführt werden. Die jeweiligen Cut-off-Werte werden durch die Leitlinie in Tabellen detailliert aufgeführt. Zu beachten ist hierbei, dass die jeweiligen Cut-off-Werte von Test zu Test unterschiedlich sind (➤ Tab. 12.1).

Die Biomarker CK, CK-MB, h-FABP und Copeptin werden zur Diagnostik nicht mehr empfohlen!

Für die präklinische Troponinbestimmung gibt es wenige Studien. Immer wieder wird die Frage gestellt, ob dies überhaupt nützlich ist und den Verlauf der Versorgungsstrategie beeinflussen kann. Anhand der aktuellen Datenlage kann die präklinische Bestimmung von Troponin bei Patienten mit Brustschmerz und Ausschluss Myokardinfarkt sinnvoll sein. Die Spezifität ist hierbei hoch, allerdings ist die Sensitivität gering. Die bisherige Schlussfolgerung für den präklinischen Bereich ist: Die Troponinbestimmung sollte nicht dazu führen, den Myokardinfarkt auszuschließen.

MERKE

hsTroponin (hs-cTnT) ng/l:

- Unauffällig: < 14,0
- Observationsbereich: 14,0–50,0
- Pathologisch: > 50,0

MERKE

Innerklinisch (NFA) ergibt sich eine Verkürzung der Diagnostik bei ACS (NSTEMI bzw. NOMI, instabile AP) von bisher 3–6 Stunden auf **1** Stunde durch die Anwendung von hochsensitivem Troponin-I-Test (hs-TnT), sog. 1-h-Algorithmus des ECS. Dies führt zur Entlassung von ca. 40 % der Patienten.

12.1.2 D-Dimere

Mit dem D-Dimer bei der Labordiagnostik werden verschiedene Fibrinspaltprodukte gemessen. Besonders bei **thromboembolischen** Ereignissen (LAE, Thrombose) kann dieser Wert erhöht sein. Aber auch zahlreiche andere Pathologien wie z. B. zahlreiche Schwangerschaftserkrankungen, Infekte, Tumoren oder Wundheilungsstörungen können zu einer Erhöhung des D-Dimer führen. In der Notfallmedizin sollte

Tab. 12.1 Assey-spezifische Cut-off-Levels in ng/l für den 0/1-h- und 0/2-h-ESC-Algorithmus (ESC-Guidelines 2020) [W854-021]

	Sehr niedrig	Niedrig	Keine 1-h-Dynamik	Hoch	1-h-Dynamik
0/1-h-Algorithmus					
hs-cTnT (Elecsys; Roche)	< 5	< 12	< 3	≥ 52	≥ 5
hs-cTnT (Architect; Abbott)	< 4	< 5	< 2	≥ 64	≥ 6
hs-cTnT (Centaur; Siemens)	< 3	< 6	< 3	≥ 120	≥ 12
hs-cTnT (Access; Beckmann Coulter)	< 4	< 5	< 4	≥ 50	≥ 15
hs-cTnT (Clartity; Singulex)	< 1	< 2	< 1	≥ 30	≥ 6
hs-cTnT (Vitros; Clinical Diagnostics)	< 1	< 2	< 1	≥ 40	≥ 4
hs-cTnT (Pathfast; LSI Medience)	< 3	< 4	< 3	≥ 90	≥ 20
hs-cTn T (Triage; Quidel)	< 4	< 5	< 3	≥ 60	≥ 8
0/2-h-Algorithmus					
hs-cTnT (Elecsys; Roche)	< 5	< 14	< 4	≥ 52	≥ 10
hs-cTnT Architect; Abbott)	< 4	< 6	< 2	≥ 64	≥ 15
hscTnT (Centaur; Siemens)	< 3	< 8	< 7	≥ 120	≥ 20
hs-cTnT (Access; Beckmann Coulter)	< 4	< 5	< 5	≥ 50	≥ 20
hs-cTnT (Clartity; Singulex)	< 1	TBD	TBD	≥ 30	TBD
hs-cTnT (Vitros; Clinical Diagnostics)	< 1	TBD	TBD	≥ 40	TBD
hs-cTnT (Pathfast; LSI Medience)	< 3	TBD	TBD	≥ 90	TBD
hs-cTnT (Triage True; Quidel)	< 4			60	

dieser Wert nur bei spezifischen und im Kontext stehenden Fragestellungen (z. B. WELLS-Score bei LAE) erhoben werden. Altersangepasste Grenzwerte scheinen laut Literatur sicher zu sein.

Pathologische Werte bei z. B. LAE:

- D-Dimer > 0,5 mg/l
- Alter > 50: Cut-off = Alter × 0,01 mg/l

MERKE

Als Ausschlussmethode eines thromboembolischen Ereignis ist der D-Dimer Test geeignet. Aufgrund der hohen Anzahl falsch positiver D-Dimer Testergebnisse sollte nach einem positiven Ergebnis, z. B. zur Bestätigung einer LAE, ein bildgebenes Verfahren herangezogen werden.

12.1.3 Drogenschnelltests

Mithilfe von mobilen Schnelltest können Drogen relativ schnell anhand von Speichel, Schweiß oder Urin nachgewiesen werden. Sie finden Anwendung im medizinischen Setting bei der Behandlung von z. B. Drogenintoxikationen. Hierbei werden sog. Drogeneintauchtests für Urin oder Wipetests für Speichel verwendet. Im präklinischen Setting werden Drogenschnelltest i. d. R. durch die Polizei im Rahmen von Verkehrskontrollen durchgeführt. Auch aus forensischen Gründen (Todesfälle) werden Drogenschnelltests durchgeführt. Häufig werden sog. Lateral-Flow-Tests benutzt. Das Prinzip dieser Schnelltests ist das Schlüssel-Schloss-Prinzip. Die Droge kann nachgewiesen werden, wenn sie mit dem passgenauen Antikörper zusammentrifft. Der Test zeigt dann ein positives Ergebnis (➤ Abb. 12.1).

Folgende üblich verbreitete Substanzen können anhand gängiger Drogenschnelltests mit der jeweiligen individuellen Toleranzgrenze (Cut-off) nachgewiesen werden:

- Kokain (300 ng/ml)
- Amphetamine (1000 ng/ml)
- Benzodiazepin (300 ng/ml)
- Morphin/Opiat (2000 ng/ml)
- THC-Cannabinoide (50 ng/ml)
- Methamphetamin (500 ng/ml)
- Methadon (300 ng/ml)

Aber auch z. B. trizyklische Antidepressiva können mittlerweile anhand von Multidrogentauchtests im Urin nachgewiesen werden.

ACHTUNG

Fehlmessungen bzw. fälschlicher Nachweis von Drogen:

- Bei positiven Drogenschnelltests findet immer eine Blutentnahme zum sicheren Nachweis statt.
- Drogentests können nur ein bestimmtes Spektrum von psychoaktiven Substanzen nachweisen.
- Fälschlicher Nachweis von Drogen bei z. B. Konsum von mohnhaltigen Lebensmitteln.
- Bei einer Spanne von 10 bis 50 ng/ml THC positives Testergebnis im Extremfall selbst bei passiv Mitrauchenden möglich.

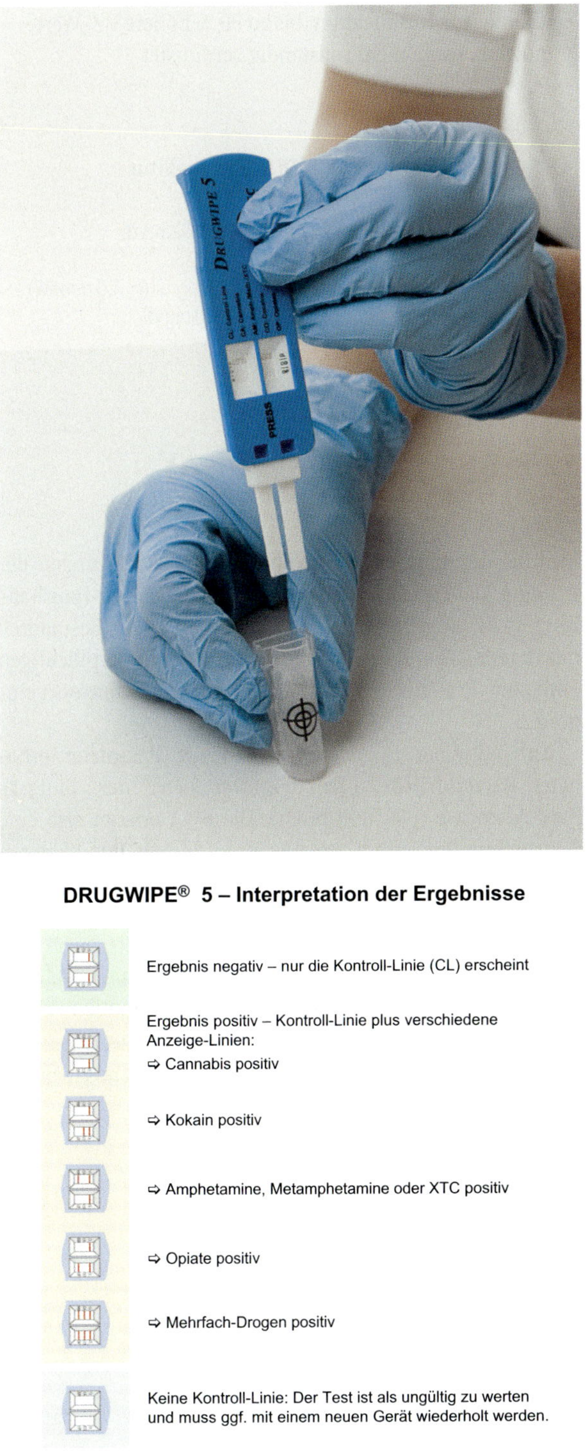

Abb. 12.1 Drugwipetest und Interpretation der Auswertung [V776, J747]

12.1.4 Urinstix

Eine simple Methode zur einfachen und kostengünstigen Urindiagnostik und ersten Hinweisen für einen z. B. bestehenden Harnwegsinfekt (HWI) ist der Urinstreifentest (Urinstix). Zu beachten ist, dass immer der sog. „Mittelstrahlurin“ verwendet wird, um die Messergebnisse nicht zu verfälschen.

Hierbei wird bestimmt:

- pH-Wert: 4,5–8
  - Saurer Urin: z. B. schwere Durchfälle und bei diabetischer Ketoazidose
  - Alkalischer Urin: z. B. bei HWI durch ammoniakbildende Keime
- Nachweis von Protein, Glukose, Erythrozyten, Leukozyten, Nitrit, Ketonkörpern, Urobilinogen

Eine Leukozyturie kann auf einen Infekt der Harnwege oder Niere hinweisen. Ein auffälliger Wert ist aber auch bei z. B. Intoxikationen möglich. Nitrit tritt häufig im Zusammenhang mit einem HWI auf, ist jedoch kein sicherer Beweis und kann chronisch vorhanden sein. Der Nachweis von Erythrozyten kann das Vorliegen von Hämoglobin, Erythrozyten oder Myoglobin bedeuten. Dies kann der Hinweis für mögliche renale oder postrenale Erkrankungen sein (Zystitis, Harnsteine, Tumor, Nephritis). Eine Proteinurie kann bei akuten oder chronischen Nierenerkrankungen vorliegen. Ketone sind möglich bei z. B Stoffwechselerkrankungen, Mangelernährung oder Diabetikern.

MERKE

Hinweise für Harnwegsinfekt anhand Urinstix:

- Nachweis von Leukozyten und Nitrit im Urinsediment oder durch einfache Urinteststreifen
  oder
- Nachweis von nur Nitrit
  oder
- Positiver Nachweis von Leukozyten und Hämoglobin

ACHTUNG

Limitationen Urinstix mittels Teststreifen:

- Nicht selten falsch positive oder negative Ergebnisse.
- Immer in Verbindung mit Klinik beurteilen!
- Optimal ist die Gewinnung einer Probe von Mittelstrahlurin.
- Alternativ: Gewinnung aus dem Katheter bei vorhandenem Blasenkatheter.
- Gegebenenfalls Einmalkatheterisierung.

12.1.5 Schwangerschaftstest

Schwangerschaftstests sind mittlerweile als schnelle Möglichkeit zum Nachweis einer Schwangerschaft weit verbreitet und einfach durchzuführen (➤ Abb. 12.2). Bei allen Schwangerschaftstests zur Heimanwendung wird auf das Vorhandensein des schwangerschaftserhaltenden **Hormon hCG** geprüft. Das Hormon humanes Choriongonadotropin (hCG) kommt im Tropoblastengewebe vor, das vom Fetus oder der Plazenta gebildet wird. Es wird nur während der Schwangerschaft nachgewiesen. Nach Einnistung der befruchteten Eizelle, meist 6–8 Tage vor dem Ausbleiben der Periode, sind winzige

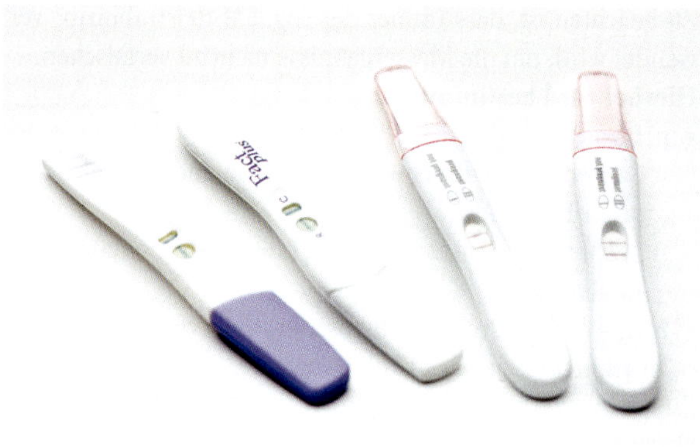

Abb. 12.2 Schwangerschaftsteststreifen [G1206]

Mengen an hCG im Blut und im Urin der Mutter nachweisbar. Die hCG-Konzentration steigt in den ersten Wochen der Schwangerschaft schnell an, sodass sie gut mit einfachen Tests vorhersagbar ist.

MERKE

Positiver Schwangerschaftsnachweis bei Männern:
Bei einigen Arten von Tumoren (Keimzelltumoren) kann anhand eines Schwangerschaftstest ebenfalls das Hormon humanes Choriongonadotropin (hCG) nachgewiesen werden. Einige Arten von Hodentumoren z. B. bilden auch hCG.

12.1.6 Blutzucker

In der Notfallmedizin ist die Blutzuckerbestimmung mit einfach zu bedienenden Geräten möglich und wird regelhaft durchgeführt. Hierbei wird mithilfe von Lanzetten Kapillarblut gewonnen und auf den Teststreifen übertragen.

Hypoglykämie:

- Typische Symptome per Definition ab Blutzuckerspiegel von < 50 mg/dl (2,8 mmol/l)
- Reaktionen auf niedrigen Blutzuckerspiegel variieren individuell und können schon ab Werten < 70 mg/dl (3,9 mmol/l) auftreten

Hyperglykämie:

- BZ-Kontrolle aus Kapillarblut:
  - Nüchternglukosegehalt BZ > 100 mg/dl
  - 2 h postprandial BZ > 140 mg/dl

PRAXISTIPP

Umrechnung mg/dl ↔ mmol/l:

- gemessener Blutzuckerwert in mg/dl × 0,0555 = mmol/l
- gemessener Blutzuckerwert in mmol/l × 18,0182 = mg/dl

Bei der Durchführung der Blutzuckerbestimmung ist auf Folgendes zu achten:

- Blutzuckerkontrollen immer aus Kapillarblut durchführen (höherer Zuckergehalt als bei venösem Blut)
- Alkohol zur Desinfektion: bis zu 30 % höhere BZ-Werte möglich, wenn nicht vollständig verdunstet

MERKE

Diagnostische Kriterien für Diabetes mellitus

- HbA_{1c} ≥ 6,5 % (≥ 48 mmol/l)
- Gelegenheits-Plasmaglukosewert von ≥ 200 mg/dl (≥ 11,1 mmol/l)
- Nüchtern-Plasmaglukosewert von ≥ 126 mg/dl (≥ 7,0 mmol/l)
- OGTT-2-h-Wert im venösen Plasma ≥ 200 mg/dl (≥ 11,1 mmol/l)

12.2 Blutgasanalyse (BGA)

Mithilfe der **Blutgasanalyse (BGA)** werden Störungen der Atmung, des Gasaustauschs und des Säure-Basen-Haushalts festgestellt. Sie gehört deshalb zu einem wichtigen Bestandteil der Diagnostik und Überwachung, v. a. bei intensivpflichtigen Patienten. Präklinisch wird sie eher im Intensivtransport eingesetzt.

Anhand einer BGA werden folgende Parameter erhoben: **Partialdrücke** (Teilkonzentrationen) der Blutgase bzw. Atemgase (pO_2 und pCO_2). Die BGA erlaubt also eine Beurteilung des Gasaustausches in der Lunge. Des Weiteren erlaubt die BGA eine Messung der Konzentration des Säure-Basen-Haushalts (pH-Werte, Standardbikarbonat [HCO_3^-]), der Elektrolyte (NA^+, CA^+, K^+, CL^-), des Laktatspiegels und des Basenüberschusses. Die Normwerte sind altersabhängig. Es wird in Alkalose und Azidose unterschieden.

Einige Geräte können auch den Hämoglobinwert des Blutes bestimmen. Die Entnahme einer BGA erfolgt aus (zentral) venösem, arteriellem oder kapillarem Blut.

MERKE

Indikationen für eine BGA können z. B. sein:

- Beatmete Patienten
- Kardiopulmonale Reanimation (innerklinisch)
- Respiratorisch insuffiziente Patienten
- Patienten mit vermuteter Elektrolytentgleisung

BGA-Parameter (Normwerte „differieren" in der Literatur):

- pH-Wert:
  - Normwert 7,35–7,45
  - Gibt H^+-Ionen-Konzentration im Blut an
  - Niedriger ph-Wert = hohe H^+-Konzentration, hoher ph-Wert = niedrige H^+-Konzentration
  - pH < 7,35 = Azidose, pH > 7,45 = Alkalose
- Kohlendioxidpartialdruck (pCO_2):
  - Gibt Kohlenstoffdioxidpartialdruck im Blut an
  - Normwert 35–45 mmHg, altersunabhängig

  - Abweichungen nach oben möglich (z. B. COPD)
  - Schneller Anstieg kann Zeichen von respiratorischer Erschöpfung sein
- Sauerstoffpartialdruck (pO_2):
  - Gibt Sauerstoffpartialdruck im Blut an
  - Normwert 80–100 mmHg
  - Wert vom Alter abhängig (> 75 Jahre oft Werte < 80 mmHg)
  - Abweichungen nach oben möglich (z. B. chronische Lungenerkrankungen)
- Standardbikarbonat (HCO_3^-):
  - Gibt Konzentration von Bikarbonat im Blut an
  - Normwert 22–26 mmol/l
  - Abweichungen bei metabolischen Störungen
  - Oft erhöht bei langjährigen COPD-Patienten
- Basenüberschuss (Base Excess, BE):
  - Gibt Menge an Basen oder Säuren an, die nötig wären für Ausgleich pH-Wert von 7,4 und Aufrechterhaltung pCO_2 von 40 mmHg und Temperatur 37 °C im Blut → Basenüberschuss/Basenabweichung
  - Normwert −2 bis +2 mmol/l
  - Bei negativem Wert zu wenig Basen im Blut
  - Abweichungen meist Hinweis auf metabolische Störungen
  - Oft erhöht bei Patienten mit langjähriger COPD

Zusammengefasst ergeben sich folgende Erkenntnisse:
- pH-Wert, pO_2 und pCO_2 geben Auskunft über die respiratorische Situation des Patienten.
- pH-Wert, HCO_3^- und BE geben Auskunft über metabolische Situation des Patienten.

MERKE

Interpretation Messwerte:

pH ↑, pCO_2,↑ Bikarbonat ↑ = respiratorisch teilkompensierte metabolische Alkalose

pH ↑, pCO_2,↓ Bikarbonat ↓ = metabolisch teilkompensierte respiratorische Alkalose

pH ↓, pCO_2,↑ Bikarbonat ↑ = metabolisch teilkompensierte respiratorische Azidose

pH ↓, pCO_2,↓ Bikarbonat ↓ = respiratorisch teilkompensierte metabolische Azidose

Unterscheidung metabolische oder respiratorische Ursache für pH-Wert-Verschiebung anhand Base Excess (BE):

pH ↓, pCO_2,↑ BE ↓ = metabolische Azidose

pH ↑, pCO_2,↓ BE ↑ = metabolische Alkalose

ACHTUNG

Besonderheit Laktatazidose:
- Zählt zu den metabolischen Azidosen.
- pCO_2 und BE können noch im Normbereich sein, während der pH-Wert erniedrigt ist.
- Bei einer Laktatazidose ist der Laktatwert erhöht.
- Auch bei normalem pH-Wert aufmerksam sein → Erkennen eventueller Kompensation

12.3 Blutabnahme – Laborwerte

12.3.1 Blutentnahme

Eine Standardmaßnahme in der Notfallmedizin ist die Blutabnahme. Hierbei wird in kleines oder großes Blutbild unterschieden. Eine Blutentnahme sollte wenn möglich grundsätzlich am Morgen durchgeführt werden. Tagesschwankungen einzelner Parameter (z. B. Eisen, Erythrozyten) werden so normiert.

Exkurs Hämatologie (Erkrankungen des Blutes):

Anhand einer Blutentnahme können Erkrankungen des Blutes, der blutbildenden Organe und des Lymphsystems festgestellt werden. Das Blutvolumen des Menschen beträgt ca. 70 ml/kg KG (ca. 4–6 l). Es besteht aus dem Plasma und den festen Bestandteilen. Im Blutplasma sind Elektrolyte, Plasmaproteine, Nährstoffe, Hormone, organische Säuren und Abbauprodukte als wichtigste Bestandteile gelöst. Die **festen Blutbestandteile** werden nach Ihrer Funktion und ihrem Farbcharakter unterschieden:
- Erythrozyten
- Leukozyten
- Thrombozyten

Die einzelnen Blutbestandteile können sowohl mengenmäßig als auch in ihrer Funktion pathologisch verändert sein. Hieraus kann eine Vielzahl an Erkrankungen abgeleitet werden.

Typische Leitsymptome für Erkrankungen des Blutes können z. B. sein: **Abgeschlagenheit/Müdigkeit/Blässe** (Verminderung Erythrozyten bei Anämie), **Infektionsneigung** (Verminderung Leukozyten) oder eine **Blutungsneigung** (Verminderung Thrombozyten oder Gerinnungsfaktoren).

MERKE

Blutentnahme für die Polizei:
- Die Polizei ist bei begründetem Verdacht (z. B. Drogen oder Alkohol im Straßenverkehr) zur Blutentnahme verpflichtet → bei Alkohol kann eine Atemprobe nicht regelhaft ersetzt werden.
- Entnahme muss ärztlich durchgeführt werden.
- Nie Alkohol zur Desinfektion benutzen (Oxycyanat-Tupfer liegen Entnahmebestecken bei).
- Die Entnahmezeit minutengenau dokumentieren.
- Polizei muss als Zeuge anwesend sein.

➤ Tab. 12.2 erklärt die verschiedenen Blutröhrchen und deren Funktion.

12.3.2 Laborwerte

Eine Übersicht der Laborwerte gibt ➤ Tab. 12.3.

Tab. 12.2 Farbcodierung, chemischer Zusatz und typische Laborparameter einzelner Blutröhrchen

Farbkcodierung	Zusatz	Beispielhafte Laborparameter
Rot	Ethylendiamintetraessigsäure (EDTA)	Großes und kleines Blutbild, Blutgruppe, HbA_1
Grün	Natriumcitrat	Gerinnung: aPTT, Quick/INR, Fibrinogen, Antithrombin, D-Dimere
Braun	Polystyrolgranulat, Silikat (Serum) Polystyrolgranulat, Silikat, Polyacrylester-Gel (Serum-Gel)	Klinische Chemie: Na^+, K^+, Ca^{2+}, Cl^-, Kreatinin, Harnstoff, ASAT, ALAT, Bilirubin, Gamma-GT, alkalische Phosphatase, Amylase, Lipase, Myoglobin, CK, CK-MB, Troponin, CRP, TSH
Orange	Lithium-Heparin	Klinische Chemie: Serologie (Blutgruppenbestimmung, Antikörpersuchtest)

Tab. 12.3 Laborwerte (Übersicht)

Biologische Größe/Einheit	Referenzbereich	Hinweise/Einflüsse
Gerinnung		
P-Quick %	70–130	
INR (Internationale Normalisierte Ratio)	Normal (untherapiert): um 1,0 Bei einfachem Risiko: 2,0–3,0 Bei hohem Risiko: bis 4,0	Überwachung Antikoagulation
P-aPTT s	20–35	(Reagenzabhängig), SSW ↓
P-D-Dimer µg/ml	< 0,5	SSW ↑
Blutbild		
B-Leukozyten/µl	3800–10.500	Kinder ↑, SSW ↑, Stress/körperliche Belastung ↑ Leukozytose: > 10.500 Leukopenie: < 3800 (entzündliche Erkrankungen, Leukämie)
B-Erythrozyten Mio./µl	♂: 4,3–5,6 ♀: 4,0–5,4	Kinder ↓, SSW ↓
B-Hämoglobin g/dl	♂: 13–17 ♀: 12–16	Kinder ↓, SSW ↓
B-Hämatokrit %	♂: 42–50 ♀: 38–44	Kinder ↓, SSW ↓
B-Thrombozyten 1,00/µl	140–345	
B-Ery-MCV (Mean Corpuscular Volumen) fl	85–98	Alkoholismus ↑
B-Ery-MCH (Mean Corpuscular Hemoglobin = HBE) pg	28–34	
B-Ery-MCHC (Mean Corpuscular Hemoglobin Concentration) g/dl	31–37	
Serumelektrolyte		
S-Natrium mmol/l	Kinder: 130–145 Erw.: 135–145	
S-Kalium mmol/l	Kinder: 3,2–5,4 Erw.: 3,6–5,0	
S-Kalzium (gesamt) mmol/l	2,2–2,6	
S-Magnesium mmol/l	0,75–1,05	
S-Chlorid mmol/l	97–108	
S-Phosphat mmol/l	Kinder: 1,1–2,0 Erw.: 0,84–1,45	
Nierenfunktion		
S-Harnstoff mg/dl	12–50	Dursten, eiweißreiche Kost ↑
S-Kreatinin mg/dl	♂: bis 1,1 ♀: bis 0,9	Muskelschwund, alte Menschen ↓
S-Cystatin C mg/dl	0,50–0,96	Marker zur Abschätzung der glomulären Filtrationsrate

Tab. 12.3 Laborwerte (Übersicht) (*Forts.*)

Biologische Größe/Einheit	Referenzbereich	Hinweise/Einflüsse
Leberstoffwechsel		
S-Bilirubin gesamt mg/dl	Bis 1,1	Fasten ↑
P-ALT (GPT) U/l	< 45	
P-gGT U/l	< 55	
Herzspezifische Probleme		
S-Troponin T-hs pg/ml	Unauffällig: < 14,0 Observationsbereich: 14,0–50,0 Pathologisch: > 50,0	
P-BNP pg/ml	Bis 100 (400)	
S-NT-pro BNP pg/ml	< 300	
Glukosestoffwechsel		
P-Glukose nüchtern mg/dl	Bis 100	Normal; × 0,0555 = mmol/l
Tumormarker		
S-PSA (Prostata-Ag) ng/ml	Bis 49 J. bis 2,0 (2,5) 50–59 J. bis 3,0 (3,5) < 0,01 nach Prostatektomie	Rektale Untersuchung mit Manipulation = falsch hohe Werte! Bei ungeklärten hohen PSA-Werten > 4 ng/ml Prostatabiopsie empfohlen
Schilddrüse		
S-TSH µU/ml	0,4–4,0	Kinder ↑
S-fT3 pg/ml	2,0–4,4	Kinder ↑
S-fT4 ng/ml	0,93–1,70	

ACHTUNG

Mögliche Beispiele für Fallstricke bei einer Blutentnahme:
- Manche Werte sind postprandial erhöht wie z. B. BZ, Cholesterin, Eisen, Phosphat.
- Bei Plasmaspiegelbestimmung (Drug Monitoring) Zeitpunkt der Blutentnahme nach klinischen Fragestellungen und empfohlenen Intervallen abstimmen (z. B. bei Digitaliseinnahme).

12.4 Präklinische Sonografie

Michael Stanley

Ultraschalldiagnostik ist eine etablierte Untersuchungsmethode in Krankenhäusern und Praxen. Durch die technische Weiterentwicklung der Geräte sind immer mehr Fragestellungen mit Sonografie zu beantworten. Die Geräte sind außerdem über die Jahre immer kleiner und handlicher geworden.

Durch diese Faktoren und die sinkenden Anschaffungspreise hat die Vorhaltung von Ultraschallgeräten im Rettungsdienst zugenommen. Die großen privaten Betreiber der Luftrettung in Deutschland halten auf allen RTH/ITH Ultraschallgeräte vor, einzelne Städte und Landkreise halten diese ebenfalls auf ihren NEF vor, zwei Bundesländer haben flächendeckend Ultraschallgeräte auf allen NEF. Es ist abzusehen, dass die Vorhaltung von Ultraschallgeräten zunimmt.

Grundsätzlich werden Grundlagen der Anatomie und Physiologie des menschlichen Körpers und der einzelnen Organe in diesem Kapitel als bekannt vorausgesetzt. Auch kann in diesem Kapitel die Bedienung der Sonografiegeräte nicht erläutert werden. Der Fokus liegt auf möglichen Untersuchungen, die mit Ultraschall praktischerweise durchgeführt werden können.

12.4.1 POCUS

Traditionell haben Experten einzelne Organsysteme nach bestimmten Fragestellungen elektiv oder semielektiv mit u. a. sehr komplexen Untersuchungsmethoden beantwortet. POCUS, also Point-of-Care-Ultraschall, wird nicht dieselben hochkomplexen Fragestellungen beantworten und Untersuchungsmethoden anwenden können. Dafür soll POCUS am Ort der Versorgung, (Point of Care) und ohne besondere Expertise angewendet werden können, um häufige Fragestellungen zu beantworten. So kann beispielsweise im RTH ein klinisch relevanter Pneumothorax gefunden oder ausgeschlossen werden.

Der Übergang zwischen elektiver Sonografie durch Experten und POCUS durch Versorgende verschwimmt durch die zunehmende Expertise einzelner Anwender und die Zunahme von leistungsfähigen, mobilen Ultraschallgeräten.

Die Untersuchungen, die Rettungsfachpersonal, Personal im Notarztwesen und Pflegefachpersonen mit Ultraschall durchführen, sind üblicherweise typische POCUS-Anwendungen. Häufig wird betont, dass sonografische Untersuchungen sehr anwenderabhängig sind. Das ist zweifellos korrekt, gleichzeitig trifft dies bei anderen Untersuchungsmethoden ebenfalls zu. So ist das korrekte Befunden eines EKGs keinesfalls trivial und Auskultationsbefunde unterliegen keinerlei Qualitätskontrollen im Alltag.

Eine Herausforderung ist es, den Mehrwert durch den Informationsgewinn gegen den Mehraufwand (zeitlich wie personell) abzuwägen.

ACHTUNG

Untersuchung vs. Versorgung: POCUS verlängert die Rhythmusanalyse während der Reanimation.

Im Folgenden werden die Fragestellungen dargestellt, die bei einzelnen Organsystemen mit POCUS beantwortet werden können. Darauffolgend werden die etablierten Untersuchungsprotokolle beschrieben, die aus der sequenziellen Untersuchung der vorher beschriebenen Organsysteme, je nach Fragestellung, bestehen.

Herz

Bei der Untersuchung des Herzens ist darauf zu achten, dass die Sondenorientierung, im Unterschied zu allen anderen Untersuchungsmethoden, spiegelverkehrt ist. Dies kann bei der Orientierung irritierend sein.

Wenn das Herz im Rahmen einer POCUS-Untersuchung betrachtet wird, gibt es nur eine begrenzte Anzahl an Fragestellungen:

- Freie Flüssigkeit um das Herz? Perikarderguss oder Tamponade?
- Pumpt das Herz „normal"? Eine „frei schwingende" Mitralklappe in der PLAX-Darstellung gibt einen Hinweis auf normale Pumpfunktion.
- Vergleichen Sie die rechte und die linke Herzkammer. Der linke Ventrikel sollte größer sein. Gibt es offensichtliche Zeichen einer Rechtsherzbelastung?
- In seltenen Fällen können Sie Thromben im Herzen „tanzen" sehen oder offensichtliche Verletzungen erkennen (Septumperforation).

Zur Untersuchung des Herzens mit Ultraschall werden typischerweise vier Blickwinkel verwendet.

MERKE

Echokardiografie idealerweise mit dem Sektorschallkopf durchführen.

SUBX

Während der Reanimation bietet sich v. a. die subxiphoidale Ansicht (SUBX) an, da das Platzieren der Sonde möglich ist, ohne bei der Durchführung von Herzdruckmassage oder Atemwegsmanagement zu stören. Die Sonde wird unterhalb des Schwertfortsatzes des Brustbeins platziert und dann so angewinkelt, dass der Sondenkopf etwa in Richtung der linken Schulter zeigt und der Sondengriff beinahe parallel zum Abdomen liegt. In der subxiphoidalen Ansicht wird das Herz durch den Leberlappen in der Frontalebene angelotet. Auf dem Bildschirm ist das Herz mit den vier Hohlbereichen zu erkennen. Sondenkopfnah sieht man die Herzspitze, sondenkopffern im Bild sind die Vorhöfe zu erkennen.

In der SUBX-Darstellung sind Herzbeutelergüsse, große Embolien sowie die grobe Pumpfunktion zu beurteilen. In ➤ Abb. 12.3 sind die Kammern und Vorhöfe zu erkennen, dabei ist der Perikarderguss dargestellt, der sich als echoarme Struktur um die Muskulatur zieht.

PLAX

Um die parasternale lange Achse (Parasternal Long Axis – PLAX) einzustellen, wird die Sonde etwa im 90°-Winkel zum Thorax links neben dem Sternum ungefähr in Höhe des 4. Interkostalraums platziert. Der Marker ist dabei auf die rechte Schulter gerichtet, sodass das Herz längs angeschnitten ist (Saggitalebene). Der rechte Ventrikel erscheint sondenkopfnah oberhalb des linken Ventrikels.

In ➤ Abb. 12.4 sehen Sie das Herz in der PLAX-Ansicht. Sondenkopfnah lässt sich ein ein Zentimeter breiter schwarzer (echoarmer) Streifen erkennen, der rechte Ventrikel ist kaum erkennbar.

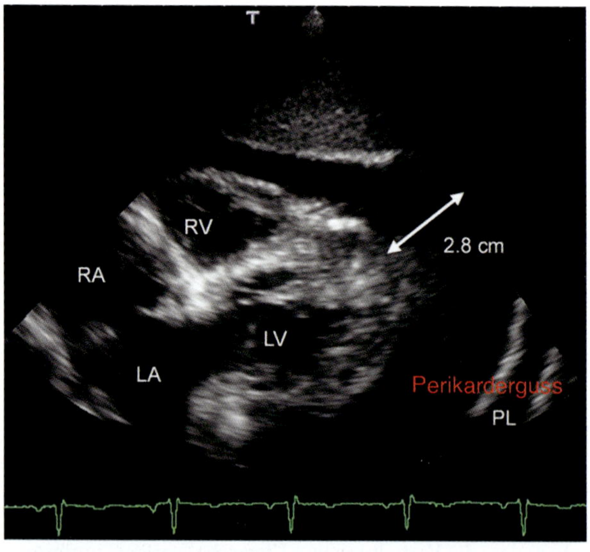

Abb. 12.3 SUBX-Perikarderguss [T576]

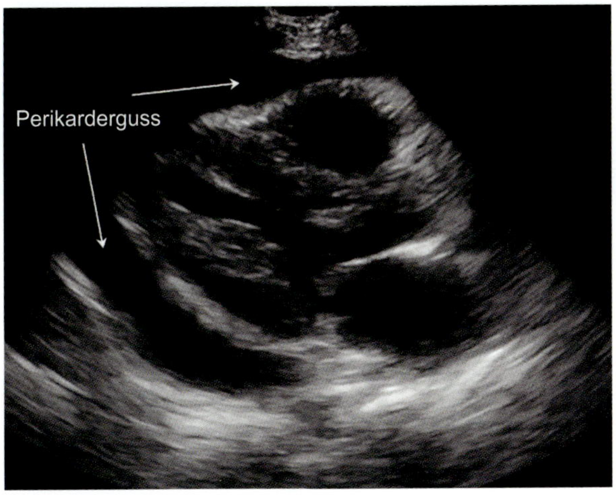

Abb. 12.4 PLAX-Perikarderguss [G1205]

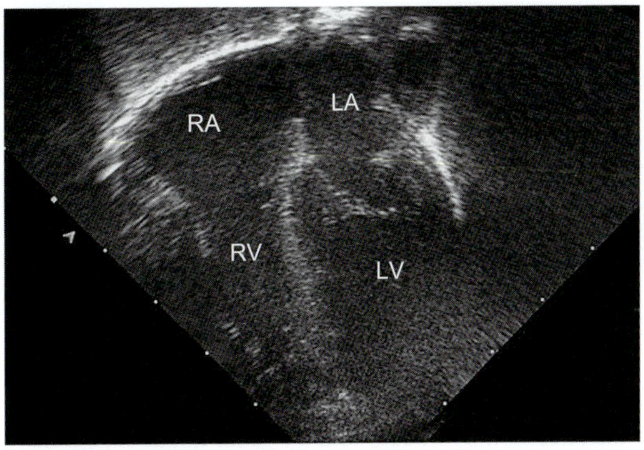

Abb. 12.5 A4C [G949]

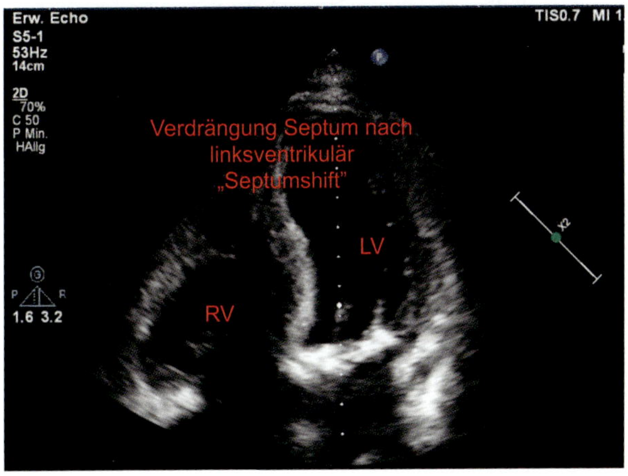

Abb. 12.6 Dilatierter rechter Ventrikel mit Verdrängung Septum nach linksventrikulär (Septumshift) [T1144]

PSAX

Wenn das Herz in der PLAX-Ansicht dargestellt wurde, wird nun die Sonde um ca. 90° in Richtung linke Schulter gedreht. So wird das Herz nun in der kurzen Achse geschnitten (Parasternal Short Axis – PSAX). Hier können besonders Wandbewegungsstörungen erkannt werden.

A4C

Der apikale Vierkammerblick (Apical 4 Chambers – A4C) ist in der Notfallmedizin am schwierigsten zu erlangen, wird aber für fortgeschrittene Untersuchungsmethoden und Messmethoden benötigt. Hilfreich ist es, wenn Patienten sich etwas auf die linke Seite drehen können, so „fällt" das Herz Richtung Thoraxwand, außerdem kann es helfen, wenn die Patienten Atemkommandos befolgen. Unter anderem aus diesen Gründen ist diese Untersuchung auch anspruchsvoller (➢ Abb. 12.5 und ➢ Abb. 12.6).

Lunge

Das Sonografieren der Lunge wurde lange Zeit als sinnlos erachtet, da der hohe Luftgehalt der Lunge keine tiefe Inspektion ermöglicht. Inzwischen ist es Konsens, dass es sinnvolle Untersuchungsmöglichkeiten gibt.

So kann mit der Sonografie ein Pneumothorax mit einer sehr hohen Sensitivität festgestellt werden und klinisch relevante Pneumothoraces können sehr spezifisch ausgeschlossen werden. Dafür wird der Sondenkopf in mehreren Interkostalräumen platziert und nach dem Pleurareiben gesehen, das häufig als Ameisenlaufen beschrieben wird. Es ist ebenfalls möglich, mit dem M-Mode zwischen Lungengleiten und fehlendem Lungengewebe zu unterscheiden oder den Lungenpuls als Beweis des Vorhandenseins von Lungengewebe darzustellen (➢ Abb. 12.7).

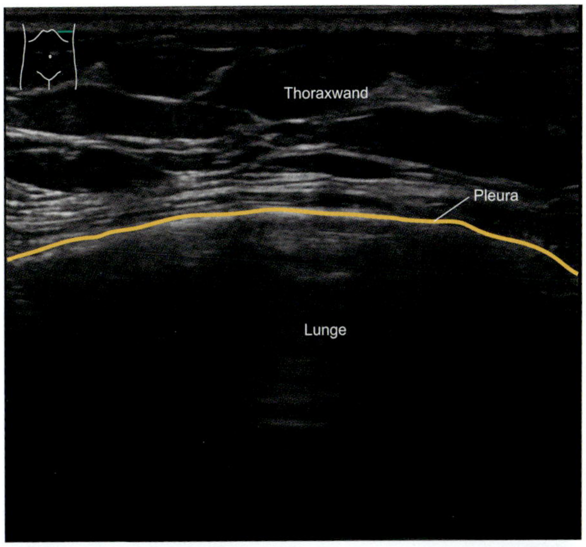

Abb. 12.7 Lunge [T954]

Wenn die Lunge mit Ultraschall untersucht wird, kann gelegentlich eine Art „Schweif" gesehen werden, der in die Tiefe ragt. Diese sog. B-Linien sind physiologisch, wenn es nicht mehr als vier B-Linien pro Interkostalraum sind. Viele B-Linien sprechen für eine „feuchte Lunge", also viel Flüssigkeit im Interstitium oder den Alveolen; somit ist optisch ein Lungenödem dargestellt.

Ebenfalls ist ein Pleuraerguss als echofreie oder echoarme Region zu sehen. So lässt sich in ➤ Abb. 12.8) der Pleuraerguss gut erkennen.

Konsolidiertes Lungengewebe, etwa bei einer Pneumonie, kann ebenfalls erkannt werden. Dafür muss der Verdacht auf eine Pneumonie vorliegen und die ganze Lunge sonografisch abgesucht werden. Sollte das konsolidierte Gewebe an der Thoraxwand liegen, was oft der Fall ist, kann dieses erkannt werden. Sollte die Entzündung jedoch im Lungengewebe ohne Kontakt zur Thoraxwand vorliegen, ist es nicht möglich, dies zu erkennen. Aus diesem Grund eignet sich das Lungensonogramm nicht zum Ausschluss von Pneumonien.

Leber und Galle

Bei der Untersuchung der Leberregion wird im Rahmen von POCUS v.a. nach freier Flüssigkeit in der sog. Morison-Grube gesucht.

Sollte sich freie Flüssigkeit im Abdomen sammeln, befindet sich dieses typischerweise in drei Regionen. Zwischen Leber und Niere sammelt sich die Flüssigkeit im Recessus hepatorenalis – auch Morison-Grube genannt. In ➤ Abb. 12.9 sind Leber und Niere ohne Pathologie dargestellt.

Es ist außerdem mit wenig Aufwand möglich, nach Gallensteinen und Entzündungen der Gallenwege zu suchen (➤ Abb. 12.10).

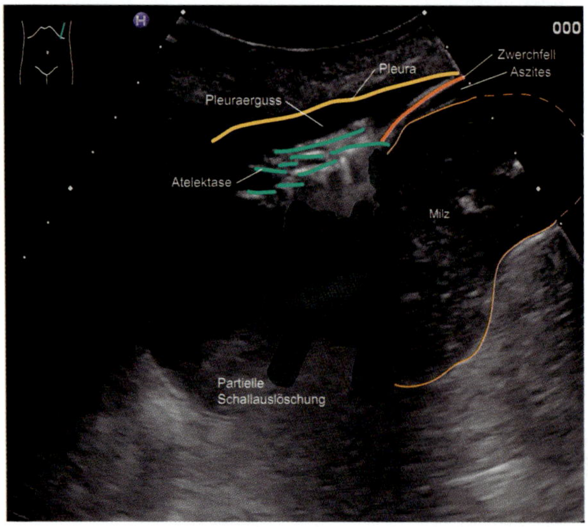

Abb. 12.8 Pleuraerguss [T954]

Milz

Freie Flüssigkeit kann sich in der Koller-Grube zwischen Milz und Niere sammeln. Nach einem generalisierten oder abdominellen Trauma sollte hier nach Flüssigkeit gesucht werden. Um die Koller-Grube darzustellen, ist es wichtig, mit dem Sondenkopf von möglichst weit dorsal zu schallen, die sondenführende Hand des Untersuchers sollte den Boden/die Liege berühren. Achten Sie darauf, nicht nach zu ventral zu schallen, andernfalls stellen Sie möglicherweise den Magen dar, der als flüßigkeitsgefüllter Raum in die Irre führen könnte.

Blase und Niere

Sie können eine Blase gefüllt mit Urin im Ultraschall oberhalb der Symphyse gut darstellen. Dabei lässt sich das Volumen mit Messmethoden oder mit integrierten Rechnungsprogrammen (KI) ausrechnen oder einfach grob abschätzen. Ein akuter Harnverhalt erklärt immer wieder verschlechterte Allgemeinzustände bei Patienten fortgeschrittenen Alters. Gelegentlich lassen sich auch Harnsteine darstellen, dies muss jedoch keinen konkreten Krankheitswert haben.

Um die Blase herum kann sich freie Flüssigkeit (Blut) nach einem Trauma sammeln. Dabei ist es wichtig, in zwei Ebenen die ganze Blase und ihre angrenzenden Bereiche durchzufächern. Bei Frauen ist die Excavatio rectouterina (Douglas-Raum) der tiefste Punkt der Bauchhöhle. Man nimmt an, dass sich hier am ehesten freie Flüssigkeit sammelt.

Beim Mann ist die Excavatio rectovesicalis der tiefste Punkt in der Bauchhöhle und wird auch Proust-Raum genannt.

Wenn Sie die Niere darstellen, lassen sich im Rahmen einer POCUS-Untersuchung ebenfalls pathologische Befunde feststellen. Vor allem können Sie eine Hydronephrose, die Stauungsniere, erkennen (➤ Abb. 12.11). Gelegentlich lassen sich ebenfalls Harnsteine im Nierenkelch darstellen.

Aorta und Vena cava

Die Aorta wird vom Schwertfortsatz bis zur Bifurkation in die A. femoralis untersucht, um eine Aortendissektion zu erkennen. Stellen Sie sicher, dass Sie die Wirbelkörper hinter der Aorta sehen, um nicht versehentlich die Vena cava darzustellen. Messen Sie den Durchmesser der Aorta, von Außenwand zu Außenwand, die Innenwand ist im Falle einer Dissektion schlecht vom Koagel abgrenzbar. Ein Durchmesser > 5 cm muss im Rahmen eines sonst nicht erklärbaren Schockgeschehens bis zum Beweis des Gegenteils als rupturierte Aortendissektion gewertet werden. Gelegentlich lässt sich das falsche Lumen darstellen, mit der Intima innerhalb der Aorta (➤ Abb. 12.12).

Die vollständige Darstellung der Aorta kann wegen gasgefüllter Darmschlingen schwierig sein. Es kann hilfreich sein, mit dem Schallkopf etwas zu „wippen", um die Darmschlingen beiseitezudrücken.

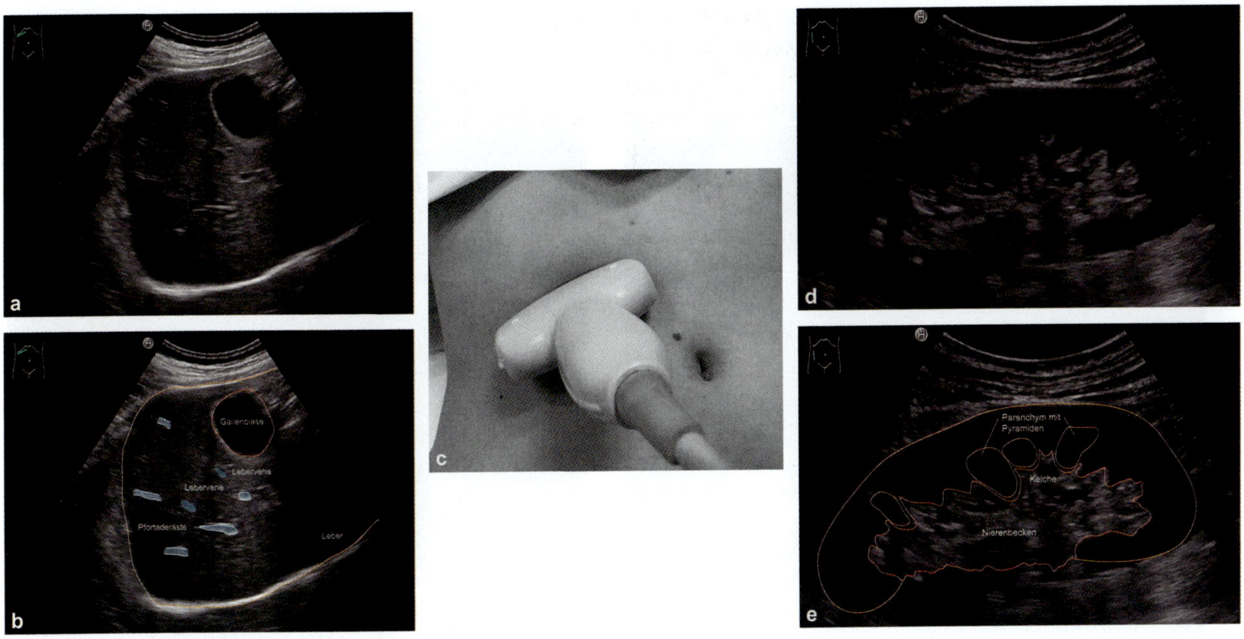

Abb. 12.9 Dargestellt sind Leber und Niere [T954]
a) und b) Leber: subkostaler Schnitt
c) Leber: Schallkopfhaltung subkostaler Schnitt
d) und e) Niere: lateraler Längsschnitt

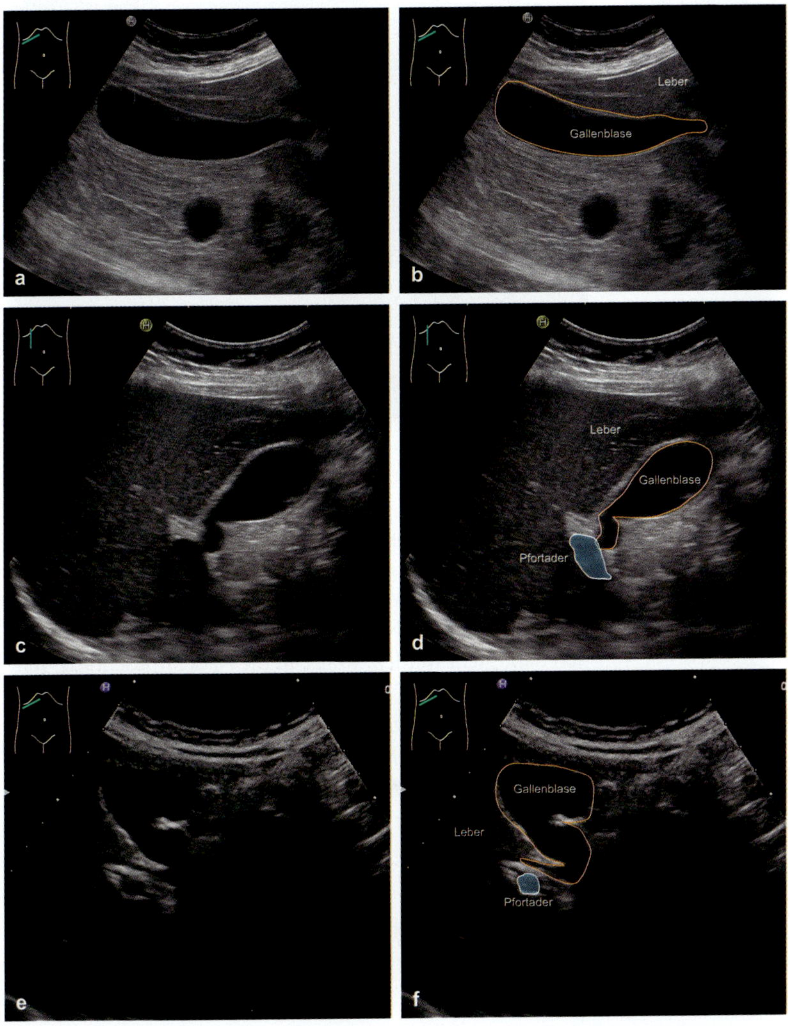

Abb. 12.10 Variationen der Gallenblase. Es sind unzählige Formen möglich. Dargestellt sind die Schallkopfpositionen subkostal (a, b, e, f) sowie der Oberbauchlängsschnitt (c, d). [T954]

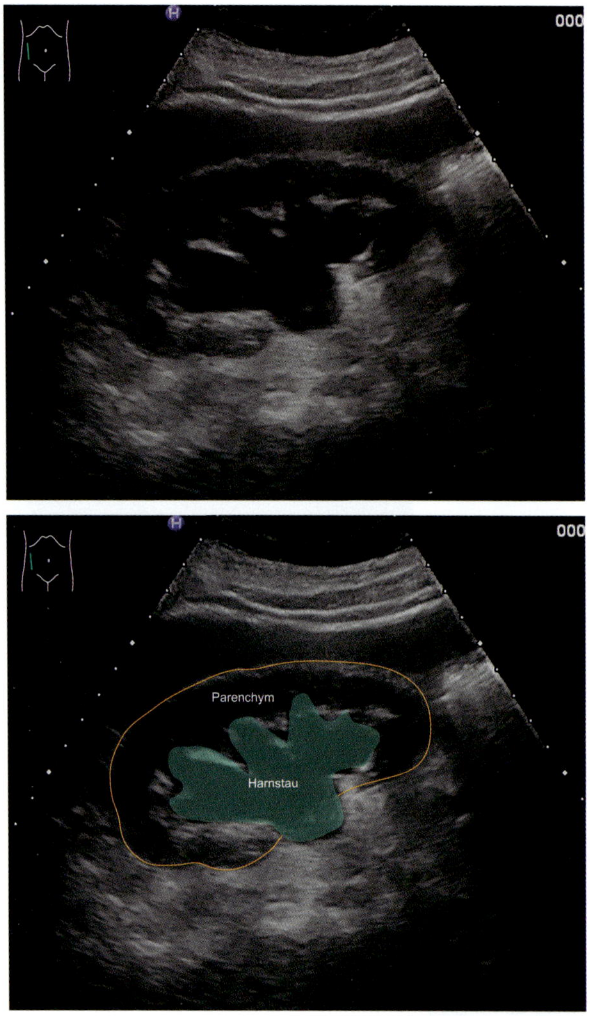

Abb. 12.11 Harnstau (Hydronephrose) – hier ein echofreies, sich fingerförmig in das Parenchym ausdehnendes Nierenbecken [T954]

Wenn Sie die Aorta dargestellt haben, finden Sie rechts der Aorta die Vena cava Inferior (VCI). Stellen Sie die VCI in der langen Achse dar und rutschen Sie mit dem Sondenkopf möglichst kranial bis zum Anschlag des Rippenbogens. Sie können nun die Breite der VCI messen (oder grob abschätzen). Dabei kann mit dieser Untersuchungsmethode allein nicht pauschal eine Pathologie oder Therapieentscheidung abgeleitet werden, aber es gibt einen weiteren Hinweis in der Bildung Ihrer Verdachtsdiagnose und Therapiestrategie. Eine dilatierte VCI kann einen Hinweis auf viel Volumen im venösen Gefäßsystem oder auf eine eingeschränkte Pumpfunktion (global oder Rechtsherz) geben. Eine regelmäßig kollabierende VCI oder eine sehr schmale VCI, die bei Inspiration kollabiert, kann ein Hinweis auf Hypovolämie sein oder einen hyperdynamen Kreislauf (Schock? Sepsis?) sein.

Venen

Die Darstellung von Venen kann hilfreich sein, um einen Vorteil bei der Venenpunktion zu erlangen. So werden auch Venen sichtbar, die etwas tiefer liegen. Die Anlage eines peri-

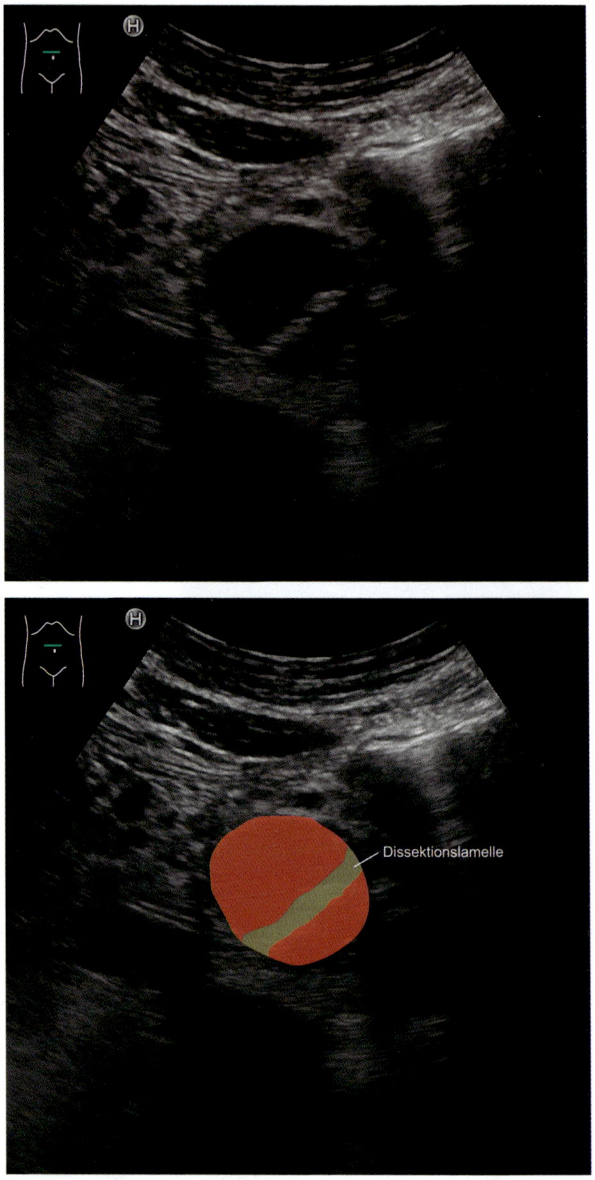

Abb. 12.12 Aortendissektion im Querschnitt: echoreiche Dissektionslamelle mit zwei Lumina (rot) [T954]

phervenösen Zugangs mithilfe der Sonografie kann sowohl „in Plane" wie auch „out of Plane" erfolgen. Bei der In-Plane-Methode wird die Vene in der langen Achse dargestellt. So können sowohl die Nadelspitze als auch die Vene kontinuierlich dargestellt werden, während die Nadel in Richtung Vene vorgeschoben wird. In der Out-of-Plane-Variante stellen Sie die Vene in der kurzen Achse, also im Querschnitt, dar. Hier können Sie nun leicht zwischen der Nadelspitze und dem zu treffenden Gefäß fächern. Nadelspitze und Gefäß können Sie aber nur kurz vor der Punktion gleichzeitig darstellen.

ACHTUNG

Die ultraschallgestützte Venenpunktion sollte nicht zum ersten Mal in einem Notfall angewendet werden!

Eine weitere Untersuchungsmöglichkeit ist die sonografische Darstellung der Beinvenen, um eine Thrombose zu diagnostizieren. Im Idealfall können Sie von der Leiste bis zur Wade an der Vena femoralis entlang einen Thrombus ausschließen. Hierfür stellen Sie die Vena femoralis im Querschnitt (kurze Achse) dar und prüfen, ob Sie die Vene mit Druck auf dem Schallkopf komprimieren können. Eine vollständig komprimierbare Vene schließt einen relevanten Thrombus an der untersuchten Stelle aus.

Ob die Vena femoralis an zwei oder drei Stellen zum Ausschluss einer Thrombose untersucht werden muss, ist nicht abschließend geklärt. Konsens besteht darin, dass eine vollständige Untersuchung der Gefäße von der Leiste bis zur Vena poplitea die größte Sicherheit im Ausschluss einer tiefen Beinvenenthrombose bietet.

Darm

Eine Darstellung des Darms wird häufig nicht in POCUS-Untersuchungen vorgenommen. Bei einem akuten Ileus sind jedoch in der Sonografie typische Anzeichen zu sehen. So kann die pendelnde Peristaltik des Darms beobachtet werden und die vergrößerten Darmschlingen haben klassische kleine Abgrenzungen (Klaviertastenphänomen, ➤ Abb. 12.13).

Bei einem Verdacht auf Ileus kann die sonografische Untersuchung helfen, die Diagnose zu bestätigten.

12.4.2 Untersuchungsprotokolle

Eine ausführliche Untersuchung mit Ultraschall kann viel Zeit in Anspruch nehmen. Um in Situationen mit Zeitdruck

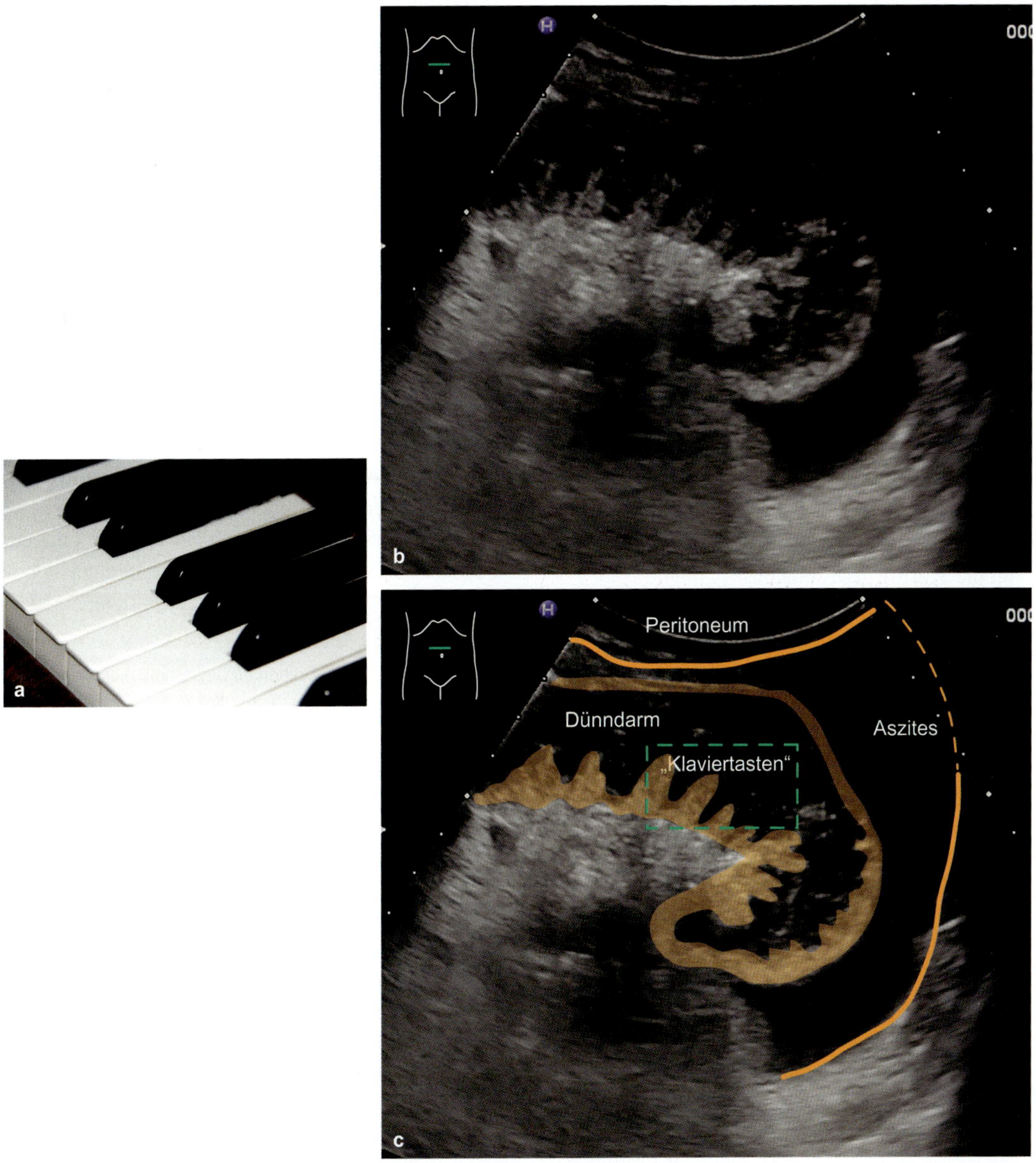

Abb. 12.13 Dünndarmileus – hier mit deutlich dilatierten, flüssigkeitsgefüllten Dünndarmschlingen mit typischem „Klaviertastenphänomen“ [T954]

schnell geeignete POCUS-Untersuchungen durchzuführen, hat es sich etabliert, speziellen Untersuchungsprotokollen zu folgen. Andere in der Versorgung Beteiligte wissen somit auch, was konkret untersucht wurde.

Im Folgenden werden FAST, eFAST, RUSH und FEEL/FATE vorgestellt. Es gibt eine Vielzahl an weiteren Untersuchungsprotokollen sowie Überschneidungen und Ähnlichkeiten zwischen den Untersuchungsabläufen.

Die verschiedenen Protokolle sind – bezogen auf Sensitivität und Spezifität – unterschiedlich intensiv validiert worden. Dabei muss auch immer die Prätestwahrscheinlichkeit beachtet werden, ob die zu untersuchende Person eine gewisse Wahrscheinlichkeit hat, tatsächlich erkrankt oder verletzt zu sein.

FAST/eFAST

Eines der bekanntesten Protokolle ist FAST (**F**ocused **A**ssessment with **S**onography in **T**rauma). Es wird dabei nach freier Flüssigkeit im Abdomen nach Trauma gesucht. Der Fund von freier Flüssigkeit nach Trauma im Abdomen soll als innere Blutung bewertet werden – bis zum Beweis des Gegenteils.

Das eFAST-Protokoll ist im Wesentlichen eine Ergänzung des FAST-Protokolls (**E**xtended **F**ocused **A**ssessment with **S**onography for **T**rauma). Die Lunge wird hier beidseits ebenfalls untersucht, um relevante Pneumothoraces auszuschließen. Häufig kann direkt vor oder nach der Untersuchung der Morison-Grube und der Koller-Grube auch direkt der Übergang von Lunge zu Zwerchfell dargestellt werden und damit ein großer, klinisch relevanter Pneumothorax oder Hämatothorax ausgeschlossen werden. Suchen Sie ventral nach kleineren Pneumothoraces.

Nutzen Sie bei der sonografischen Untersuchung eines Traumapatienten das eFAST-Protokoll. In ➤ Abb. 12.14 ist die eFAST-Untersuchung anhand eines Simulators dargestellt und sie zeigt die Schritte des Protokolls.

MERKE

Durchführung eFAST-Sonografie:

- **Subxiphoidale (SUBX) Darstellung des Herzens:** Platzierung Schallkopf unterhalb des Xiphoids, mit „Blick" auf das Herz. Suchen Sie nach einem Perikarderguss. Schätzen Sie grob ab, ob die linksventrikuläre Pumpfunktion normal oder offensichtlich reduziert ist. Prüfen Sie, ob es offensichtliche Rechtsherzbelastungszeichen gibt.
- **Lungen beidseits ventral** untersuchen.
- **Perihepatische Schnittebene:** Platzierung Schallkopf sagittal in einen der unteren Interkostalräume zur Identifizierung Flüssigkeit im Raum zwischen Leber und Niere (sog. Morison-Grube).
- **Perisplenische Schnittebene:** Platzierung Schallkopf sagittal, leicht posterior in einen der unteren linken Interkostalräume mit Untersuchung des linken Subdiaphragmalraumes zur Identifizierung Milz- oder Nierentrauma (sog. Koller-Grube).
- **Pelvine Schnittebene:** Untersuchung Beckenbereich zum Erkennen von Flüssigkeit im kleinen Becken – sog. Excavatio rectovesicalis (beim Mann, auch Proust-Grube) oder Excavatio rectouterina (bei der Frau, auch Douglas Grube).

PRAXISTIPP

- Bei Traumapatienten liegt der Fokus auf einer raschen Abklärung des Patientenzustands, der Stabilisierung und dem etwaigen Transport.
- Bei der Erstuntersuchung sollen potenziell lebensbedrohliche Verletzungen erkannt werden.
- Die eFAST-Untersuchung kann hierbei ein nützliches Instrument sein.
- Anhand der eFAST-Methode können Blutungen in Körperhöhlen, Pleurahöhlen und dem Perikard diagnostiziert sowie Pneumothoraces erkannt werden.

RUSH

Nutzen Sie das RUSH-Protokoll für Patienten welche aus ungeklärten Gründen hypotensiv sind. RUSH steht für **R**apid **U**ltrasound in **S**hock and **H**ypotension.

Beim RUSH-Protokoll wird das eFAST-Protokoll um weitere Bereiche ergänzt. Zum RUSH-Protokoll gehören alle oben beschriebenen Darstellungen des Herzens, also SUBX, PLAX, PSAX und A4C.

Die Aorta wird vom Schwertfortsatz bis zur Bifurkation untersucht, um eine Aortendissektion zu erkennen. Wenn die Aorta > 5 cm Durchmesser hat, muss eine rupturierte Aortendissektion bis zum Beweis des Gegenteils angenommen werden.

Die Vena cava inferior wird direkt kaudal des Herzens dargestellt, um eine Flüssigkeitstoleranz abzuschätzen und einen Anhalt bezüglich des venösen Rückflusses zu haben.

Das RUSH-Protokoll wird ggf. ergänzt, je nach Verdachtsdiagnose oder Vermutung. Dabei wird zusätzlich nach einer extrauterinen Gravidität oder nach tiefen Beinvenen gesucht.

Mit der Untersuchung der tiefen Beinvenen wird nach Thromben gesucht, die ursächlich für eine Lungenarterienembolie sein könnten. Im Idealfall können Sie von der Leiste bis zur Wade an der Vena femoralis entlang einen Thrombus ausschließen.

FATE/FEEL

Das FATE-Protokoll (**F**ocused **A**ssessed **T**ransthoracic **E**chocardiography) soll eine schnelle Darstellung des Herzens ermöglichen, im Gegensatz zu einer ausführlichen echokardiografischen Untersuchung durch Kardiologen oder Radiologen.

Mit dem FEEL-Protokoll (**F**ocused **E**chocardiographic **E**valuation in **L**ife Support) wird das Herz in der SUBX-Darstellung untersucht, während der Reanimation oder in Periarrest-Situationen. FATE und FEEL sind nicht abschließend definiert.

Im Idealfall zeichnen Sie die kurze Untersuchung auf (Clip), die dann in Ruhe immer wieder begutachtet werden kann, während etwa die Herzdruckmassage oder andere lebensrettende Interventionen fortgeführt werden.

«Focused Assessment with Sonography for Trauma» FAST/eFAST

Centre hospitalier universitaire vaudois
UNIL | Université de Lausanne
J-Y. Meuwly, Dr. med.; P. Frossard; G. Gullo
Universitätsspital • Radiologische Abteilung • 1011 Lausanne, Schweiz

Einleitung

Bei der initialen Abklärung von Traumapatienten liegt die Priorität auf (1) der raschen und genauen Einschätzung des Patientenzustandes, (2) geeigneten Massnahmen zur Reanimation und Stabilisierung sowie (3) dem allfälligen Transport unter bestmöglichen Bedingungen. Bei der Erstuntersuchung sollen potenziell lebensbedrohende Verletzungen erkannt werden. Dabei ist die «FAST-Untersuchung» (**F**ocused **A**ssessment with **S**onography for **T**rauma) ein Instrument erster Wahl. Anhand der FAST-Methode können Blutungen in Körperhöhlen, wie der Peritonealhöhle, den Pleurahöhlen und dem Perikard sicher diagnostiziert werden.

Ziel

Ziel dieses Posters ist es, die Durchführung einer FAST- und einer eFAST-Untersuchung aufzuzeigen (**e**xtended **FAST** = FAST, bei dem zusätzlich der Thorax untersucht wird, um einen allfälligen Pneumothorax zu diagnostizieren).

Material und Methode

Mit Hilfe des Simulators VIMEDIX (CAE Healthcare, Sarasota, USA) werden die Schallkopfpositionen, Schnittebenen und Standardbilder einer FAST- bzw. eFAST-Untersuchung gezeigt. Auf dem Monitor wird simultan zu jedem Ultraschall-Simulatorbild auch das entsprechende anatomische Bild dargestellt.

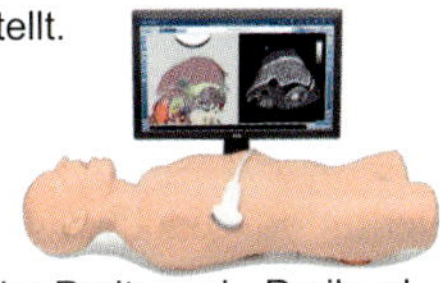

Abbildung 1: Simulator VIMEDIX

FAST und eFAST

Ziel einer FAST-Untersuchung ist es, in der Peritoneal-, Perikard- und Pleurahöhle freie Flüssigkeit zu erkennen. Im Allgemeinen reichen vier Schnitte aus: Perikard, perihepatisch, perisplenisch sowie pelvin. Bei der eFAST-Methode kommt die Untersuchung des anterioren Thorax zur Erfassung eines Pneumothorax hinzu.

Perikard-Schnittebene

Um einen Perikarderguss zu erfassen, muss der Schallkopf in die subxiphoidale Vertiefung platziert werden. Das Herz muss in der Transversal- und Sagittalebene untersucht werden, damit eine Flüssigkeitsansammlung in der Perikardhöhle erkannt werden kann. Ist Flüssigkeit vorhanden, muss die Herztätigkeit analysiert werden, um eine Perikardtamponade auszuschliessen. Wenn durch das subxiphoidale Fenster kein geeignetes Bild möglich ist, kann ein sagittales, parasternales Fenster verwendet werden.

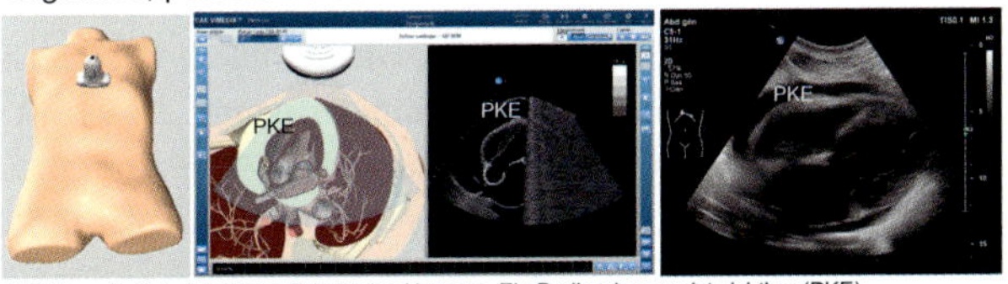

Abbildung 2: Subxiphoidaler Schnitt des Herzens. Ein Perikarderguss ist sichtbar (PKE).

Perihepatische Schnittebene

Der Schallkopf wird sagittal in einen der untern Interkostalräume aufgesetzt. Die Leber dient als akustisches Fenster um Flüssigkeit im Recessus hepatorenalis (Morison-Grube) zu erfassen.

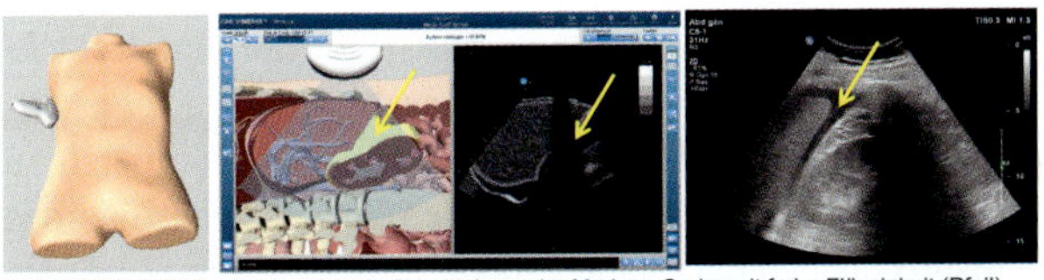

Abbildung 3: Leicht schräge sagittale Schnittebene der Morison-Grube mit freier Flüssigkeit (Pfeil).

In derselben Position wird der Schallkopf in kranialer Richtung verschoben, um die rechte Pleurahöhle zu untersuchen. Ziel ist dabei, den posterioren Recessus costodiaphragmaticus zu identifizieren, um einen allfälligen Pleuraerguss zu erkennen.

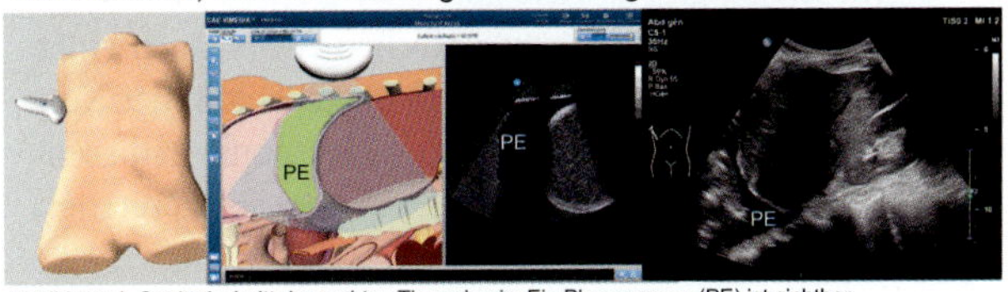

Abbildung 4. Sagittalschnitt der rechten Thoraxbasis. Ein Pleuraerguss (PE) ist sichtbar.

Perisplenische Schnittebene

Der Schallkopf wird sagittal, leicht posterior, in einen unteren linken Interkostalraum aufgesetzt. Der linke Subdiaphragmalraum muss gründlich auf ein allfälliges ein Milz oder Nierentrauma untersucht werden.

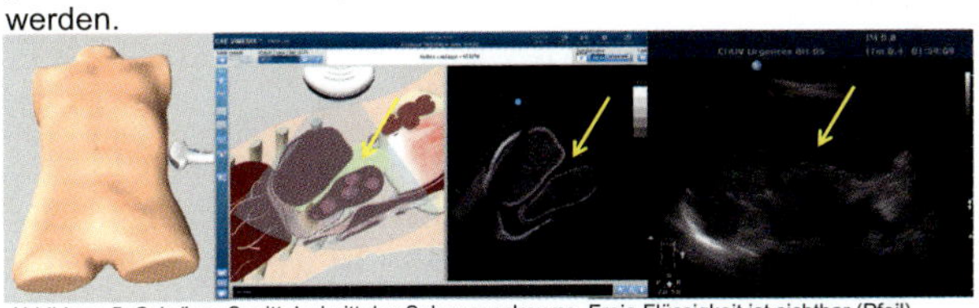

Abbildung 5. Schräger Sagittalschnitt des Splenorenalraums. Freie Flüssigkeit ist sichtbar (Pfeil)

Von dieser Position ausgehend wird der Schallkopf in kranialer Richtung verschoben, um die linke Pleurahöhle zu untersuchen. Auf beiden Seiten müssen überdies die parakolischen Rinnen kontrolliert werden, wenn in den vorhergehenden Schnittebenen keine freie Flüssigkeit festgestellt wurde.

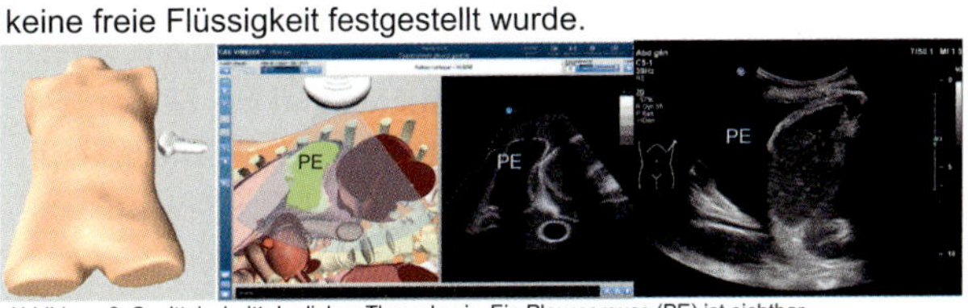

Abbildung 6. Sagittalschnitt der linken Thoraxbasis. Ein Pleuraerguss (PE) ist sichtbar.

Pelvine Schnittebene

Die Untersuchung des Beckenbereichs dient dem Erkennen von Flüssigkeit im Peritonealraum. Eine volle Blase erleichtert das Feststellen freier Flüssigkeit (gegebenenfalls sollte die Harnblase mit Hilfe eines Blasenkatheters gefüllt werden).

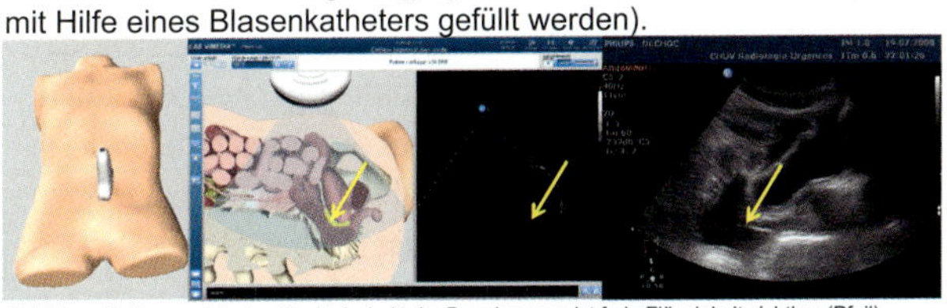

Abbildung 7. Suprapubischer Sagittalschnitt. Im Douglasraum ist freie Flüssigkeit sichtbar (Pfeil).

Untersuchung des anterioren Thorax – eFAST

Bei der Atembewegung gleiten die Pleurablätter normalerweise aufeinander. Ein Pneumothorax (Pneu) trennt die beiden Blätter und versperrt die Sicht auf die viszerale Pleura. Dieses Phänomen ist typischerweise unter dem zweiten und dritten anterioren Interkostalraum zu beobachten. Eine Hochfrequenzsonde erleichtert diese Untersuchung. Sie kann aber jedoch auch mit einem Abdominalschallkopf durchgeführt werden.

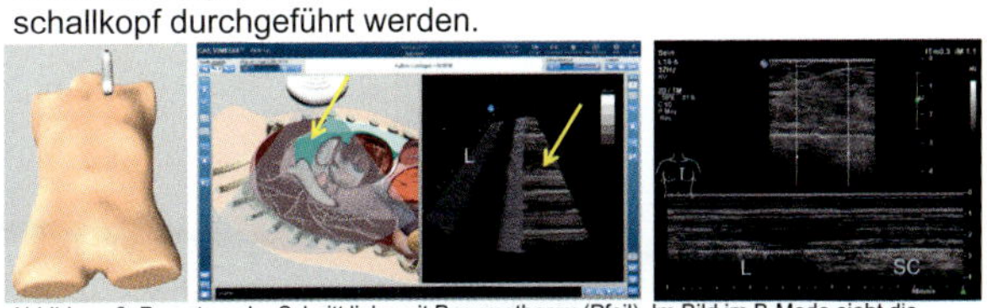

Abbildung 8. Parasternaler Schnitt links mit Pneumothorax (Pfeil). Im Bild im B-Mode sieht die ventilierte Lunge granulär aus (L). Im M-Mode führt der Pneu zu einem «Strichcode-Bild» (SC).

Abb. 12.14 FAST-/eFAST-Training und Darstellung mithilfe eines Simulators [T1289]

12.5 EKG

Matthias Jahn, Michael Praetz

Die EKG-Diagnostik ist ein umfangreiches Themengebiet, sehr komplex und es gibt etliche pathologische EKG-Veränderungen. Hierzu gibt es viele gute EKG-Bücher. Im folgenden Kapitel soll nur auf die wesentlichen Grundlagen einer gründlichen und ausreichenden EKG-Diagnostik in der Notfallmedizin eingegangen werden. Der Schwerpunkt in diesem Kapitel liegt bei der Ableitung, Technik und Interpretation des EKGs. Die grundlegenden anatomischen, physiologischen und pathophysiologischen Kenntnisse werden hierbei vorausgesetzt.

12.5.1 Physiologisches EKG

Das EKG wird in der Einsatzpraxis angefertigt, um Rückschlüsse auf die Herzfunktion und eventuelle Schädigungen des Herzens ziehen zu können. Dabei ist wichtig zu beachten, dass mit dem EKG die elektrische Aktivität des Herzens untersucht wird, über die indirekt Rückschlüsse auf die mechanische Leistungsfähigkeit der Herzfunktion gezogen werden können.

Um sich mit der EKG-Kurve näher zu beschäftigen, eventuelle Veränderungen zu dokumentieren und das EKG in die Diagnostik einzubeziehen, braucht es einige „Vokabeln", mit deren Hilfe sich die Aufzeichnungen des EKGs beschreiben lassen.

12.5.2 Nomenklatur der EKG-Aufzeichnung

Als Erstes gibt es die **isoelektrische Linie**. Sie entspricht der Nulllinie in der EKG-Aufzeichnung ohne jegliche Aktivitäten. Von dieser isoelektrischen Linie kann es Abweichungen nach oben oder nach unten geben. Bei Abweichungen nach oben spricht man von **positiven Ausschlägen,** bei Abweichungen nach unten von **negativen.** Wenn die Abweichung nur nach unten oder oben erfolgt, spricht man von einem **monophasischen Verlauf**. Wenn eine Welle oder Zacke positive und negative Anteile hat, spricht man von einem **biphasischen Verlauf.** Je nachdem, ob der positive Ausschlag an Größe überwiegt oder der negative Ausschlag, nennt man ihn einen biphasischen positiven Ausschlag oder einen biphasischen negativen Ausschlag.

PRAXISTIPP

Manchmal ist es nicht ganz einfach, die isoelektrische Linie zu identifizieren. Hier hilft es, über mehrere Herzschläge hinweg die PQ-Strecken mit einem Lineal zu verbinden und einen Strich einzuzeichnen.

Die Abweichungen der EKG-Aufzeichnung können einen rundlichen Charakter haben, diese Veränderungen heißen **„Wellen"**. Die Veränderungen können aber auch einen eher spitzen, eckigen Charakter haben, die **„Zacken"** genannt werden.

Die erste Welle wird mit dem Buchstaben P gekennzeichnet. Die **P-Welle** stellt die Erregung des rechten und des linken Vorhofs dar. Nach der P-Welle folgt ein kurzes Stück isoelektrische Linie. Diese Linie wird durch die Verzögerung der Überleitung im AV-Knoten erzeugt. In dieser Zeit gibt es keinen Summenvektor, der auf die Ableitung projiziert werden kann, und von daher auch keinen Ausschlag im EKG.

Der **Kammerkomplex** spiegelt die Erregung der beiden Herzkammern im EKG wider. Er setzt sich meist aus mehreren Zacken zusammen und wird deshalb als Komplex bezeichnet. Jede Zacke erhält dabei einen der vorgesehenen Buchstaben Q, R oder S. Die Vergabe der Buchstaben geschieht aber nicht einfach der Reihe nach, sondern ist auch abhängig davon, ob es sich um einen positiven oder einen negativen Ausschlag handelt. Man hat sich darauf geeinigt, dass der erste negative Ausschlag nach einer P-Welle oder – falls diese nicht vorhanden ist – vor einer R-Zacke als **Q-Zacke** bezeichnet wird. Definitionsgemäß muss die Q-Zacke also immer negativ sein. Ein positiver Ausschlag innerhalb des Kammerkomplexes wird immer als **R-Zacke** bezeichnet. Folgt auf die positive R-Zacke eine weitere negative Zacke, so wird sie mit dem Buchstaben S gekennzeichnet. Definitionsgemäß sind **S-Zacken** also ebenfalls grundsätzlich negativ und folgen einem positiven Ausschlag.

MERKE

Q-Zacke = erster negativer Ausschlag innerhalb eines Kammerkomplexes
R-Zacke = positiver Ausschlag innerhalb eines Kammerkomplexes
S-Zacke = negativer Ausschlag, vor dem immer eine R-Zacke stehen muss

Je nach Ableitung sind nicht immer alle Zacken des Kammerkomplexes zu erkennen. Ist dies der Fall, werden nur die Buchstaben vergeben, die auch als Ausschlag zu erkennen sind. So findet man RS-Komplexe, QR-Komplexe oder auch nur einfach R-Zacken für die Kammererregung. Diese Tatsache macht deutlich, dass die Bezeichnung **QRS-Komplex,** die im Alltag gern und unbedacht verwendet wird, gar nicht immer richtig ist, da jede der drei Zacken fehlen kann. Da sich im Kopf des Zuhörers anhand der Buchstaben ein Bild entwickelt, wäre es besser, schlicht von einem **Kammerkomplex** zu sprechen oder die genaue Buchstabenkombination zu verwenden, z. B. RS-Komplex.

In manchen EKG-Ableitungen ist nicht nur eine R-Zacke zu erkennen, sondern manchmal auch zwei. Um diese Tatsache bei einer schriftlichen Befundung dokumentieren zu können, erhalten die nachfolgenden Zacken nicht nur den entsprechenden Buchstaben, sondern werden auch mit einem **hochgestellten Strich** versehen. So würde die zweite R-Zacke in der schriftlichen Befundung als R'-Zacke bezeichnet.

Des Weiteren hat sich in der schriftlichen Dokumentation auch eingebürgert, die **Größe der Zacken** mithilfe der Groß- oder Kleinschreibung zu dokumentieren. So werden nicht so hohe R-Zacken als r-Zacken beschrieben, dabei gibt es keine absoluten Maße, sondern das Verhältnis der Zacken zueinander entscheidet über die Vergabe von Groß- oder Kleinbuchstaben. Das gleiche Prinzip findet sich auch bei den S-Zacken. Weisen sie nur eine geringe Negativität auf, so werden sie als s-Zacken gekennzeichnet. Ist der Ausschlag deutlich negativ, nennt man sie S-Zacke.

Zusammengesetzt für den Kammerkomplex können sich so verschiedene **Buchstabenkombinationen** wie qRs-Komplex, qRS-Komplex oder auch QrS-Komplex finden. Die Unterscheidung mit Groß- und Kleinbuchstaben findet dabei nur beim Kammerkomplex Anwendung. Für die P- und die T-Welle werden nur Großbuchstaben verwendet.

PRAXISTIPP

Die Darstellung der Depolarisation der Herzkammern im EKG sollte besser als Kammerkomplex bezeichnet werden, da nicht in jeder Ableitung eine Q-, R- oder S-Zacke dargestellt wird.

Die Repolarisation der Vorhöfe kann im normalen EKG i. d. R. nicht dargestellt werden. Da die Repolarisation der Vorhöfe im Herzzyklus in die Phase der Depolarisation der Kammern fällt, wird sie normalerweise vom Kammerkomplex überlagert. Lediglich bei höhergradigen AV-Blockierungen oder ausgeprägten Bradykardien ist sie manchmal im EKG als kleine, negative Welle zu erkennen.

Anders verhält es sich mit der **Repolarisation der Kammern,** sie ist im EKG gut zu sehen. Wie weiter oben besprochen, benötigt die Repolarisation wesentlich mehr Zeit als die Depolarisation und folgt auch nicht dem Weg des Reizleitungssystems. Dieser Umstand führt dazu, dass die Repolarisation als größere, positive Welle im Anschluss an die Kammererregung aufgezeichnet wird. Sie wird als **T-Welle** bezeichnet.

Im Anschluss an die T-Welle findet sich manchmal noch eine etwas kleinere Welle. Sie wird als **U-Welle** bezeichnet.

12.5.3 Morphologie des EKGs

Die **Morphologie** des EKGs beschreibt Form und Aussehen der einzelnen Wellen und Zacken. Der Begriff „Morphologie" stammt aus dem Griechischen und bedeutet „Gestalt" oder „Form" (➤ Abb. 12.15).

P-Welle

Die Erregung des Vorhofs nimmt seinen Ursprung im Sinusknoten und breitet sich etwas zeitversetzt zunächst über den rechten

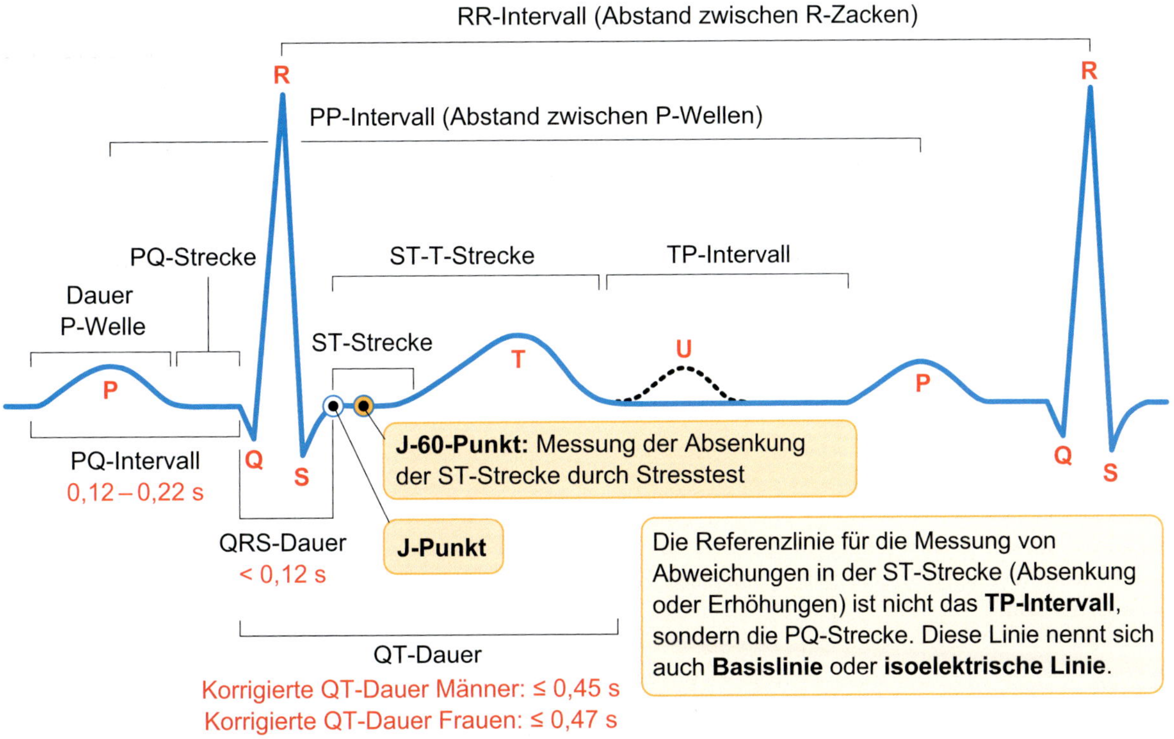

Abb. 12.15 Morphologie des normalen EKGs [L143]

Vorhof und dann über den linken Vorhof aus. Diese beiden Erregungswellen setzen sich zur P-Welle zusammen. Sie spiegelt damit die Vorhoferregung wider und ist die erste Welle vor dem Kammerkomplex. Das erste Drittel zeigt die Erregung des rechten Vorhofs, das letzte Drittel die Erregung des linken Vorhofs. Das mittlere Drittel repräsentiert die Erregung beider Vorhöfe.

- Die P-Welle sollte eine weiche Rundung aufweisen.
- In den Ableitungen I, II, III, aVL und aVF sollte die P-Welle positiv und monophasisch sein.
- In der Ableitung V_1, sollte die P-Welle biphasisch sein, im ersten Drittel positiv und im letzten Drittel negativ. In den restlichen Brustwandableitungen ist die P-Welle positiv.
- Sie sollte nicht länger als 120 ms dauern.
- In den Extremitätenableitungen sollte sie < 2,5 mm sein.
- In den Brustwandableitungen sollte sie < 1,5 mm sein.

Veränderungen der P-Welle können am leichtesten in den Ableitungen II, III, aVF und V_1 beurteilt werden, da die P-Welle hier meist am besten zu erkennen ist.

MERKE

Die Interpretation der P-Welle ist wichtig bei der Beurteilung von:

- Herzrhythmusstörungen
- Vergrößerung (Hypertrophie) der Vorhöfe

Kammerkomplex

Die Entstehung des Kammerkomplexes lässt sich nicht so einfach beschreiben wie die Entstehung der P-Welle im EKG. Dies hängt damit zusammen, dass die Entstehung des Kammerkomplexes im EKG wesentlich komplexere Abläufe in einer 3-D-Struktur mit viel größerer Muskelmasse abbildet. Die Morphologie des Kammerkomplexes ist daher stark von der aufzeichnenden Ableitung abhängig. Die normale **Dauer eines Kammerkomplexes** liegt zwischen 80 und 100 ms und wird vom Beginn der Q- oder R-Zacke bis zum J-Punkt gemessen.

Unter der **Amplitude des Kammerkomplexes** versteht man die Entfernung vom niedrigsten Punkt zum höchsten Punkt des Kammerkomplexes. Sie ist stark abhängig vom Lagetyp des Herzens und der jeweiligen Ableitung. Auch die Entfernung zur Brustwand sowie deren Dicke haben Einfluss auf die Höhe der Amplitude. Es gibt daher kaum starre Normalwerte für die Amplitude.

In den Extremitätenableitungen schwankt die Amplitude zwischen 0,6 und 1,6 mV und liegt im Durchschnitt bei 1 mV. Ist die Amplitude in den Extremitätenableitungen < 0,5 mV, spricht man von einer **Niedervoltage**. In den Brustwandableitungen sollte die Amplitude größer als 0,65 mV, aber kleiner als 3,5 mV sein.

Q-Zacke

Die Q-Zacke ist die **erste negative Zacke des Kammerkomplexes.** Sie muss nicht in jeder Ableitung des EKGs vorhanden sein. Im normalen EKG ist sie nach der P-Welle und vor der R-Zacke zu finden. Sie spiegelt den Beginn der Kammererregung wider und dauert nur wenige Millisekunden. Sie sollte folgende Bedingungen erfüllen:

- Normal in den linksgerichteten Ableitungen I, aVL, V_5 und V_6.
- Dauer < 0,03 ms.
- Die Tiefe der Zacke sollte weniger als 2 mm oder ein Drittel der Höhe der folgenden R-Zacke betragen.

Neben den physiologischen Q-Zacken gibt es auch **pathologische Formen.** Diese sind v. a. bei Patienten mit Herzinfarkt oder Kardiomyopathien zu finden. Um von einem pathologischen Q zu sprechen, müssen folgende Bedingungen erfüllt sein:

- > 40 ms
- > 2 mm Tiefe
- Tiefer als ein Drittel der Höhe der folgenden R-Zacke
- Vorkommen in den Ableitungen V_1 bis V_3

PRAXISTIPP

Die Interpretation der Q-Zacke ist wichtig bei der Beurteilung

- von Zeichen der Rechtsherzbelastung,
- von Hinweisen auf alte Infarkte,
- des Lagetyps.

R-Zacke

Die R-Zacke ist i. d. R. am einfachsten zu erkennen und per Definition **immer positiv.** Sie repräsentiert die gleichzeitige Erregungsweiterleitung über die Tawara-Schenkel der rechten und linken Herzkammer.

In den Brustwandableitungen sollte die Höhe der R-Zacke von V_1 bis V_4 an Höhe zunehmen, um dann von V_5 nach V_6 wieder etwas an Höhe abzunehmen. Der R-S-Umschlag, also der Größenwechsel beider Zacken, erfolgt in V_3 oder V_4. Bei Erwachsenen sollte die R-Zacke in den Extremitätenableitungen < 2,0 mV, in den Brustwandableitungen < 3,0 mV sein. Bei Kindern und schlanken Personen können diese Werte ohne krankhaften Befund überschritten werden.

PRAXISTIPP

Die Interpretation der **R-Zacke** ist wichtig bei der Beurteilung

- des Lagetyps,
- von Schenkelblöcken oder anderer Verzögerungen der Erregungsausbreitung in den Herzkammern,
- von Hinweisen auf eine Vergrößerung der Herzkammern (Hypertrophie),
- von Hinweisen auf alte Infarkte.

S-Zacke

Die S-Zacke ist ein **negativer Ausschlag des Kammerkomplexes,** der **nach einer positiven R-Zacke** folgt. Sie muss nicht in jeder Ableitung vorhanden sein. Die negative S-Zacke stellt die letzte Phase der Depolarisation der Herzkammern dar, die von der Herzspitze in Richtung Herzbasis (Klappenebene) verläuft. Die Dauer der S-Zacke liegt unter 60 ms. Während die Höhe der R-Zacken in den Brustwandableitungen von V_1 bis V_6 zu- und dann wieder abnimmt, nimmt die Tiefe der S-Zacke von V_1 bis V_5 kontinuierlich ab und verschwindet dann in Ableitung V_6.

PRAXISTIPP

Die Interpretation der S-Zacke ist wichtig bei der Beurteilung
- des Lagetyps,
- der Unterscheidung von Schenkelblöcken,
- von Zeichen der Rechtsherzbelastung.

J-Punkt

Der J-Punkt ist definiert als der **Übergangspunkt vom Ende des Kammerkomplexes zum Beginn der ST-Strecke.** Er muss nicht auf der isoelektrischen Linie der EKG-Aufzeichnung liegen.

Physiologisch stellt er den Übergang von der Kammerdepolarisation zur Kammerrepolarisation dar. Er ist daher ein wichtiger Punkt, um die Dauer des Kammerkomplexes zu messen oder ST-Streckenhebungen oder -senkungen auszumessen. Der J-Punkt ist leicht zu erkennen, wenn es einen scharfen Winkel zwischen dem Ende des Kammerkomplexes und dem Beginn der ST-Strecke gibt. Dies ist leider nicht immer der Fall. So kann es durch Verbreiterung des Kammerkomplexes oder Hebungen und Senkungen der ST-Strecke zu bogenförmigen Übergängen kommen. Um hier den Übergang der EKG-Kurve von der vertikalen zur horizontalen Richtung zu identifizieren, kann es helfen, die absteigende R-Zacke oder die aufsteigende S-Zacke mithilfe eines Lineals zu verlängern und eine Tangente einzuzeichnen. Die Strecke zur Anlage des Lineals sollte dazu mindestens 2 mm lang sein.

PRAXISTIPP

Die Kennzeichnung des J-Punkts ist wichtig beim Ausmessen von:
- ST-Streckenhebungen
- ST-Streckensenkungen

T-Welle

Die T-Welle stellt die **Repolarisation der Kammern** im EKG dar und kann große Variationen aufweisen. Für die Ausbreitung der Repolarisationswelle sind zwei große Richtungen vorgegeben. Zum einen beginnt die Repolarisation an den äußeren Zellen der Herzwand und pflanzt sich nach innen fort, zum anderen beginnt die Repolarisation an der Herzspitze und ist dann Richtung Herzbasis (Klappenebene) gerichtet. Dieser Verlauf der Repolarisation führt im EKG dazu, dass die T-Welle die gleiche Ausrichtung wie der vorangehende Kammerkomplex hat. Ist der QRS-Komplex überwiegend positiv, sollte auch die T-Welle positiv ausgerichtet sein. Dieses Verhalten wird in der Fachsprache auch als **Konkordanz** (von lateinisch concordare = übereinstimmen) bezeichnet. Die T-Welle ist daher in den meisten Ableitungen positiv. Lediglich in der Ableitung aVR ist sie im Normalbefund negativ. In den Ableitungen III und V_1 kann sie ebenfalls im Normalbefund negativ sein.

MERKE

Konkordant = übereinstimmend
Kammerkomplex und T-Welle sind konkordant. Das bedeutet, sie weisen beide in die gleiche Richtung.
Diskordant = nicht übereinstimmend
Kammerkomplex und T-Welle sind diskordant. Das bedeutet, sie weisen in entgegengesetzte Richtungen. Dabei kann der Kammerkomplex positiv und die T-Welle negativ sein oder umgekehrt.

Die T-Welle kann nicht nur **monophasisch** sein, sondern auch **biphasisch.** Ist der erste Anteil nach dem Kammerkomplex negativ und das Ende der T-Welle positiv, ist die T-Welle definitionsgemäß noch als **positive T-Welle** zu bezeichnen. Eine genauere Bezeichnung wäre die Beschreibung als biphasische T-Welle mit präterminaler T-Negativierung. Ist das Ende der T-Welle negativ, so wird sie definitionsgemäß als **negative T-Welle** bezeichnet.

Die Begriffe **terminale** (lateinisch terminare = beenden, begrenzen) oder **präterminale T-Negativierung** finden auch bei monophasisch negativen T-Wellen ihre Anwendung (➤ Abb. 12.16).

PRAXISTIPP

Die Interpretation der T-Welle ist wichtig für die Erkennung von:
- Schädigung der Kammermuskulatur
- Elektrolytstörungen

MERKE

Die **normale T-Welle** sollte folgende Bedingungen erfüllen:
- Positiv in den Ableitungen I, II und (III), Höhe ein Viertel bis ein Drittel der R-Zacke
- Positiv in den Ableitungen V_2 bis V_6, Höhe mindestens ein Achtel der R-Zacke
- Asymmetrisch = langsamer Anstieg, schnellerer Abfall

U-Welle

Die U-Welle ist eine **kleine monophasische Welle,** die auf die T-Welle folgt. Sie kann positiv oder negativ sein. Sie ist normalerweise asymmetrisch, wobei der Anstieg steiler, der Abfall flacher erfolgt. Am ehesten ist die U-Welle in den Ableitungen V_2 und V_3 zu finden, da sie dort meist die größte Amplitude aufweist.

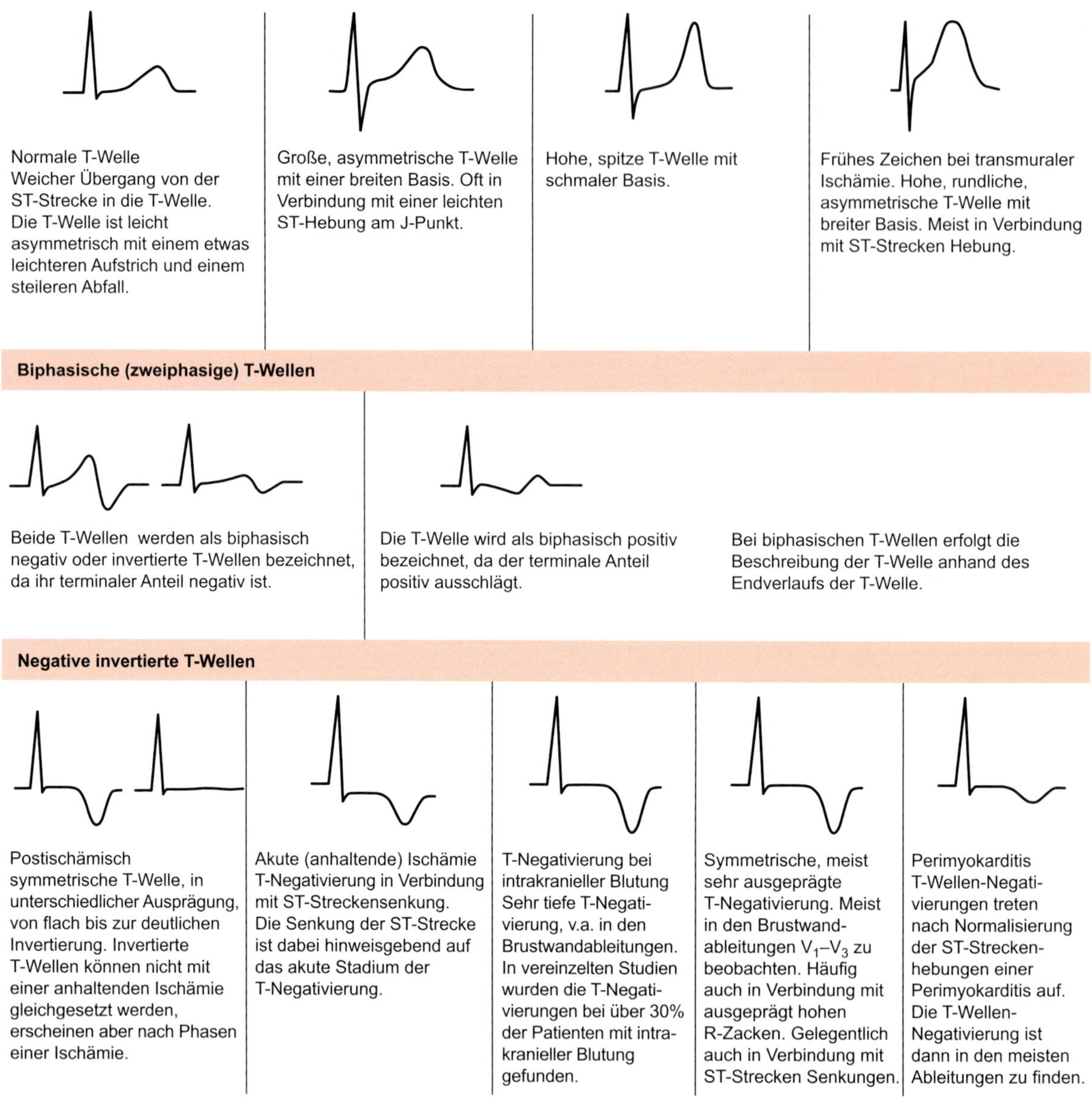

Abb. 12.16 Verschiedene Formen von T-Wellen [L143]

Der Ursprung der U-Welle ist noch nicht vollständig erforscht und verstanden. Es werden drei Theorien diskutiert, die für die Entstehung der Welle verantwortlich sein könnten:

- Repolarisation der Purkinje-Fasern
- Verspätete Repolarisation der sog. M-Zellen des Myokards
- Nachpotenziale durch mechanische Kräfte in der Herzwand

Sie wird häufiger bei Herzfrequenzen < 65 Schlägen/min und bei Hypokaliämien beobachtet. Bei Herzfrequenzen > 95 Schlägen/min ist sie kaum zu finden.

Strecken und Zeiten

Bei der EKG-Auswertung geht es nicht nur darum, die verschiedenen Wellen und Zacken zu identifizieren und ihre Veränderungen zu beschreiben, sondern auch die **zeitlichen Verläufe** genau zu beurteilen. Hierdurch soll festgestellt werden, ob es zu **Veränderungen im Zeitablauf der Herzerregung** kommt. Ausgehend vom jeweiligen Normwert der Erregungszeit, kann man sowohl verzögerte als auch beschleunigte Erregungsausbreitungen finden, die unterschiedliche Ursachen und Auswirkungen haben können.

Zum Ausmessen der Zeiten kann entweder ein EKG-Lineal verwendet werden oder es werden die Millimeterkästchen des EKG-Papiers ausgezählt und die entsprechende Zeit dann berechnet.

Die ausgemessenen Zeiten können in unterschiedlichen Ableitungen unterschiedlich lang erscheinen. Dies hängt mit der Darstellungsart des EKGs zusammen. Zur Befundung gilt die Regel das die Zeiten in allen Ableitungen ausgemessen werden. Die längste gemessene Zeit wird zur Befundung herangezogen. Wird die PQ-Zeit in der Ableitung II mit 0,2 s, in Ableitung aVL mit 0,18 s gemessen, so wird zur Befundung die Zeit aus Ableitung II herangezogen.

MERKE

- Die Zeiten von Intervallen werden in allen zur Verfügung stehenden Ableitungen ausgemessen.
- Zur Befundung wird die längste gemessene Zeit eines bestimmten Intervalls verwendet.

Unter **Strecke** versteht man die **Entfernung** zwischen zwei Punkten. Ein **Intervall** bezeichnet die **Dauer** einer bestimmten Phase im EKG. Deshalb spricht man bei Intervallen auch von **Zeiten.** Bei der Beurteilung des EKGs sind die Begriffe „Strecke" und „Zeit" nicht gleichzusetzen. Die Definition für Beginn und Ende der jeweiligen Entfernung sind häufig unterschiedlich. Die **PQ-Strecke** beginnt am Ende der P-Welle und endet am Beginn der Q-Zacke. Die **PQ-Zeit** beginnt am Anfang der P-Welle und endet am Beginn der Q-Zacke. Dies bedeutet, dass die ausgemessene Entfernung für die PQ-Zeit größer ist als für die PQ-Strecke. Es ist also wichtig, sich die genauen Definitionen zu merken.

MERKE

- **PQ-Strecke:** beginnt am Ende der P-Welle und endet am Beginn der Q-Zacke oder R-Zacke.
- **PQ-Zeit:** beginnt am Anfang der P-Welle und endet am Beginn der Q-Zacke oder R-Zacke.

PQ-Strecke/PR-Strecke

Im deutschsprachigen Raum wird überwiegend die Bezeichnung **PQ-Strecke** verwendet, während im Englischsprachigen eher der Ausdruck „PR-Strecke" gebräuchlich ist. Egal welche Bezeichnung gewählt wird, es geht definitionsgemäß um die **Entfernung vom Ende der P-Welle bis zum Beginn des Kammerkomplexes.** Die PQ-Strecke spiegelt die Überleitung der elektrischen Erregung vom AV-Knoten über das His-Bündel auf die Tawara-Schenkel wider. Sie ist deshalb für die Beurteilung von Überleitungsstörungen von den Vorhöfen auf die Kammern von großer Bedeutung.

Die PQ-Strecke liegt physiologischerweise auf der **isoelektrischen Linie.** Sie wird deshalb auch als Referenzlinie zur Festlegung der isoelektrischen Linie verwendet.

PQ-Zeit/PR-Zeit

Die **PQ-Zeit** repräsentiert die Zeit vom Beginn der Vorhoferregung bis zum Beginn der Depolarisation der Kammern. Sie umfasst damit die Überleitung im AV-Knoten und im His-Bündel.

Die PQ-Zeit kann ausgemessen werden, indem man die Zeit vom Beginn der P-Welle bis zum Beginn des Kammerkomplexes bestimmt. Ihre normale Dauer liegt im Bereich von 0,12 bis 0,2 s (120–200 ms).

PRAXISTIPP

Die Bestimmung der PQ-Zeit ist wichtig bei der Beurteilung von AV-Überleitungsstörungen.

QRS-Zeit

Mit der Dauer der QRS-Zeit wird die Zeit gemessen, die die **Herzkammer zu Depolarisation** benötigt. Die genaue Bestimmung der QRS-Zeit sollte immer in den Brustwandableitungen erfolgen. Auch hier gilt der Grundsatz, die längste QRS-Zeit wird zur Befundung herangezogen.

Der Normalwert für die QRS-Zeit liegt bei 0,06 bis 0,1 s. Verläuft die Erregung der Herzkammern innerhalb dieser Zeitspanne, bezeichnet man die Kammerkomplexe als **schmal.** Die Kammerkomplexe werden als **breit** bezeichnet, wenn die Dauer über 0,12 s liegt. Die **verlängerte QRS-Zeit** ist Hinweis auf eine Störung der Erregungsausbreitung in den Herzkammern. Liegt die Dauer der QRS-Zeit zwischen 0,1 und 0,12 s, spricht man von einem grenzwertigen Befund.

QR-Zeit

Als **oberen Umschlagpunkt** bezeichnet man die Stelle der R-Zacke, von wo aus es nur noch eine absteigende Bewegung in Richtung der isoelektrischen Linie gibt. Die Zeit vom Beginn des Kammerkomplexes bis zu diesem Punkt wird auch als QR-Zeit bezeichnet. Eine andere gebräuchliche Bezeichnung für diese Stelle im EKG ist **oberer Umschlagspunkt.**

Zur Messung wird der obere Umschlagspunkt mithilfe des EKG-Lineals senkrecht auf die isoelektrische Linie übertragen. Dann wird die Dauer vom Beginn des Kammerkomplexes bis zu der Hilfslinie gemessen. In der Ableitung V_1 sollte die QR-Zeit unter 0,03 s liegen in der Ableitung V_6 unter 0,055 s. Sind die Zeiten länger, spricht dies für eine ungleichmäßige Erregungsausbreitung innerhalb der Kammern.

PRAXISTIPP

Die Bestimmung der QRS-Zeit ist wichtig bei der Beurteilung von Folgendem:

- Erregungsleitungsstörungen in der Herzkammer
- Unterscheidung von Schenkelblöcken

ST-Strecke

Die ST-Strecke ist die **Entfernung vom Ende des Kammerkomplexes bis zum Beginn der T-Welle.** Sie sollte physiologischerweise auf der **isoelektrischen Linie** liegen.

Zu diesem Zeitpunkt sind alle Herzmuskelzellen depolarisiert und befinden sich in der Plateauphase des Aktionspotenzials, sodass es zu keinen Spannungsänderungen im EKG kommt. Sauerstoffmangel oder Entzündung einzelner Herzmuskelbereiche können dazu führen, dass diese Phase nicht von allen Zellen zum gleichen Zeitpunkt erreicht wird. Ist dies der Fall, liegen nicht depolarisierte und depolarisierte Bereiche nebeneinander, was zu unterschiedlichen Spannungszuständen und damit zum Stromfluss führt. Da dieser Zustand nicht physiologisch ist, nennt man den entstehenden Strom auch **Verletzungsstrom.** Die entstehenden Spannungsunterschiede sind sehr gering, sodass das Auftreten dieses Verletzungsstroms am ehesten während der ST-Strecke beobachtet werden kann.

Je nach Richtung des Verletzungsstroms führt dies zu einer Absenkung der ST-Strecke **(ST-Streckensenkung)** unter die isoelektrische Linie oder zu einer Anhebung **(ST-Streckenhebung)** über die isoelektrische Linie.

MERKE

Der Verletzungsstrom entsteht in der Phase, in der alle Herzmuskelzellen depolarisiert sein sollten. Ist dies nicht der Fall, kommt es zu Spannungsdifferenzen unterschiedlicher Herzmuskelbereiche und damit zur Entstehung des Verletzungsstroms.

Neben dem nur bei krankhaften Veränderungen auftretenden Verletzungsstrom, können viele andere Ursachen zu einer Veränderung der ST-Strecke führen. So verursacht auch die Störung der Erregungsausbreitung durch die Blockierung eines Tawara-Schenkels Spannungsdifferenzen der unterschiedlichen Herzmuskelbereiche und damit Veränderungen der ST-Strecke.

PRAXISTIPP

Die Beurteilung der ST-Strecke ist wichtig bei der Erkennung von:
- Herzinfarkten
- Durchblutungsstörungen des Herzmuskels
- Entzündungen des Herzens

RR-Intervall

Unter RR-Intervall versteht man die Zeit, die von einer R-Zacke zur nächsten R-Zacke vergeht. Sie entspricht somit der **Dauer einer elektrischen Herzaktion.** Das RR-Intervall wird genutzt, um die Herzschlagfrequenz zu bestimmen und die Regelmäßigkeit des Rhythmus zu beurteilen. Die Dauer des RR-Intervalls ist dabei stark von der Herzschlagfrequenz abhängig. Eine Steigerung der Herzschlagfrequenz ist nur möglich, wenn sich die Dauer jeder einzelnen Herzaktion etwas verkürzt, wodurch die RR-Intervalle kürzer werden.

Mit **Herzfrequenz** wird dabei die Anzahl der Herzaktion während 1 min bezeichnet. Davon zu unterscheiden ist die **Pulsfrequenz,** die als Anzahl der Pulswellen pro Minute definiert ist und durch Tasten des Pulses erfasst wird.

Die Herzschlagfrequenz unterliegt großen Schwankungen und kann nur bis zu einem gewissen Maximalwert ansteigen. Dieser kann über folgende Formel abgeschätzt werden:

$$HF_{max} = 220 - \text{Lebensalter}$$

Bei Personen über dem 40. Lebensjahr wird mit dieser Formel die maximale Herzfrequenz allerdings unterschätzt. Hier eignet sich eine modifizierte Formel von Tanaka (2001) besser:

$$HF_{max} = 207 - 0{,}7 \times \text{Alter in Jahren}$$

Zur Bestimmung misst man den Abstand von einer R-Zacke zur folgenden R-Zacke und vergleicht diesen dann mit dem Abstand zur nächsten, nachfolgenden R-Zacke. Ist der Herzschlag regelmäßig, so sind die RR-Intervalle von gleicher Länge, respektive gleicher Dauer. Teilt man die 60 Sekunden einer Minute durch die Dauer des RR-Intervalls, so erhält man die Herzschlagfrequenz pro Minute.

QT-Zeit

Die QT-Zeit repräsentiert die **Dauer vom Beginn der Kammerdepolarisation bis zum Ende der Kammerrepolarisation** und umfasst damit die gesamte Kammersystole vom Zeitpunkt der isovolumetrischen Kontraktion der Kammern bis zur isovolumetrischen Relaxation.

Sie wird gemessen vom Beginn des Kammerkomplexes bis zum Ende der T-Welle. In einigen Ableitungen ist es schwer, das genaue Ende der T-Welle zu bestimmen, v.a. wenn in ihnen auch noch U-Wellen zu finden sind. Auch Zustände, die zu starken Veränderung des Aussehens der T-Welle führen, können die Bestimmung des Endpunkts der T-Welle erschweren. In solchen Fällen kann man mithilfe des EKG-Lineals eine Hilfslinie vom maximalen Abstieg der T-Welle zur isoelektrischen Linie einzeichnen. Die QT-Zeit wird dann vom Beginn des Kammerkomplexes bis zu diesem Punkt gemessen.

Am ehesten eignen sich die Ableitungen II, V_5 oder V_6 zur Ausmessung des QT-Intervalls. Dabei sollten 5–6 Schläge ausgemessen und der maximale Wert zur Beurteilung genutzt werden.

Die QT-Zeit ist stark abhängig von der Herzfrequenz und gegensätzlich proportional zu dieser. Das bedeutet:
- Steigt die Herzfrequenz, so sinkt die QT-Zeit.
- Sinkt die Herzfrequenz, so steigt die QT-Zeit.

Um diese Tatsache in der Praxis zu berücksichtigen, wird mit der frequenzkorrigierten QT-Zeit (QTc) gearbeitet. Sie kann rechnerisch mithilfe unterschiedlicher Formeln ermittelt werden. Moderne EKG-Geräte führen diese Berechnungen automatisch durch.

Sowohl die Verkürzung der QTc als auch die Verlängerung haben krankhaften Charakter. Eine Verlängerung der QTc über 0,5 s gilt als pathologisch und steigert das Risiko für das Auftreten von bestimmten tachykarden Herzrhythmusstörungen (Torsade-de-pointes-Tachykardie). Auch eine QTc unter 0,35 s wird als krankhaft angesehen. Sie erhöht ebenfalls das Risiko von anfallsweise auftretendem Vorhof- oder Kammerflimmern.

PRAXISTIPP

Als grobe Faustformel gilt: Die QTc sollte kleiner als die Hälfte des RR-Intervalls sein.
Die Beurteilung der QTc ist wichtig bei der Erkennung von
- angeborenen Störungen des Reizleitungssystems,
- unerwünschten Arzneimittelwirkungen,
- Elektrolytstörungen,
- Durchblutungsstörungen des Herzmuskels.

12.6 Ableitung und Technik

Das EKG ist häufig eine der ersten diagnostischen Maßnahmen, gerade bei internistischen Patienten. Besonders in der Notfallmedizin, mit den sich immer wandelnden, manchmal ungünstigen Notfallbedingungen, ist die Gefahr groß, die Sorgfalt gegenüber der Schnelligkeit oder auch Routine zu vernachlässigen. Dies führt dann häufig zu mehr oder minder stark ausgeprägten **Störungen (Artefakten) im EKG-Ausdruck.** Diese behindern die Auswertung des EKGs und können auch zu einer Fehlinterpretation führen, die dann wiederum zu einer falschen Behandlung des Patienten führen kann.

Aber nicht nur der technischen Qualität der EKG-Aufzeichnung kommt eine hohe Bedeutung zu, sondern auch der **Positionierung der EKG-Elektroden.** In einer Untersuchung von Medani waren bei 600 abgeleiteten EKGs nur bei 206 (34 %) die Elektroden richtig platziert. Um die Bedeutung der genauen Positionierung der EKG-Elektroden zu begreifen, ist es wichtig, sich noch einmal vor Augen zu führen, was die EKG-Kurve genau darstellt. Die EKG-Kurve ist die Projektion des Summenvektors der Herzerregung auf eine bestimmte Ableitung. Zur Verdeutlichung soll an dieser Stelle noch einmal der Vergleich des Schattenwurfs eines Objekts auf eine Wand herangezogen werden. Je nach Richtung und Abstand des Objekts zur Wand und zur Lichtquelle verändert sich der Schatten. Er kann größer oder kleiner werden, bestimmte Details können sichtbar werden oder nicht. Genauso verhält es sich mit dem EKG. Durch Veränderung der Elektrodenposition verändert sich zwangsläufig das Bild des EKGs. Nur wenn **definierte Punkte zu Positionierung der Elektroden** verwendet werden, lassen sich EKG-Aufzeichnungen untereinander und im Verlauf vergleichen.

12.6.1 Die unterschiedlichen Ableitungen des EKGs

Um die Spannungsunterschiede des Aktionsstroms messen und aufzeichnen zu können, werden **zwei Messpunkte** benötigt. Diese Messpunkte werden mithilfe von Elektroden, die auf der Körperoberfläche befestigt werden, geschaffen. Mithilfe eines Elektronenpaars, entsprechend einer Ableitung, kann die Ausbreitung des Aktionsstroms aus einem bestimmten „Blickwinkel" betrachtet werden.

Je mehr Ableitungen man im EKG nutzt, desto mehr Blickwinkel stehen für die Beschreibung und Beurteilung der Geschehnisse zur Verfügung. Bei der EKG-Aufzeichnung unterscheidet man Extremitäten- und Brustwandableitungen. Wie der Name schon vermuten lässt, sind die **Extremitätenableitungen** weiter vom Herzen entfernt als die Brustwandableitungen. Dies führt dazu, dass die Ausschläge in den Extremitätenableitungen kleiner dargestellt werden als in den Brustwandableitungen. Detailveränderungen lassen sich daher in den **Brustwandableitungen** meist besser erkennen als in den Extremitätenableitungen, weil sie rein anatomisch dichter am Geschehen sind.

Damit EKG-Aufzeichnungen untereinander vergleichbar sind, müssen die verwendeten Messpunkte definiert und immer wieder reproduzierbar sein.

Extremitätenableitungen nach Einthoven

Die Extremitätenableitungen gehören zum Standard der EKG-Aufzeichnung. Sie entstehen aus den Signalen der Elektroden an den Armen und Beinen.
- **Ableitung I:** Negative Elektrode rechter Arm (rotes Kabel), positive Elektrode linker Arm (gelbes Kabel). Die Ableitungsstrecke verläuft zwischen rechtem und linkem Arm.
- **Ableitung II:** Negative Elektrode rechter Arm (rotes Kabel), positive Elektrode linkes Bein (grünes Kabel). Die Ableitungsstrecke verläuft zwischen rechtem Arm und linkem Bein.
- **Ableitung III:** Negative Elektrode linker Arm (gelbes Kabel), positive Elektrode linkes Bein (grünes Kabel). Die Ableitungsstrecke verläuft zwischen linkem Arm und linkem Bein.

Zusätzlich findet sich noch eine **vierte Elektrode** mit einem schwarzen Kabel am rechten Bein des Patienten. Dieses Kabel dient nur zur Erdung und dem Potenzialausgleich zwischen Patient und Gerät, um eine möglichst artefaktfreie Aufzeichnung der EKG-Kurve zu ermöglichen. Sie kann aufgrund ihrer Funktion eigentlich frei am Körper positioniert werden kann.

Die Messung der Ableitungen nach Einthoven erfolgt **bipolar.** Das bedeutet, dass beide Elektroden „untersuchend", also aktiv an der Messung beteiligt sind. Die EKG-Kurve ist das Ergebnis der Messung beider Elektroden. Die Spannungsänderungen des Aktionsstroms übertragen sich in Form von **Isopotenziallinien** auf die Körperoberfläche des Menschen. Auf dieser Grundlage lassen sich die Charakteristika der Extremitätenableitungen nach Einthoven wie folgt zusammenfassen:
- Die drei Ableitungsstrecken zwischen den Extremitäten bilden ein gleichschenkliges Dreieck.
- Das gleichschenklige Dreieck liegt in der Frontalebene des Körpers.
- Die Messung erfolgt herzfern.
- Die Messung erfolgt bipolar.
- Die Ableitungen zeichnen so die Projektion des Aktionsstroms in der Frontalebene auf.

Brustwandableitung nach Wilson

In den Brustwandableitungen V_1 bis V_6 wird die Erregungsausbreitung in der **Horizontalebene** des Körpers dargestellt. Aufgrund einer Zusammenschaltung der drei farbigen Extremitätenableitungen und Bildung eines virtuellen Minuspols (sog. Wilson-Sammelelektrode in Höhe des AV-Knotens) erfolgt die Projektion des Aktionsstroms auf die jeweilige Brustwandelektrode.

Da bei dieser Form der Aufzeichnung nur eine Elektrode „untersuchend" ist, spricht man auch von **unipolarer Messung.**

Aufgrund der großen Nähe zum Herzen kommt der exakten Positionierung der Elektroden eine große Bedeutung zu.

Die ersten beiden Elektroden **(V_1 und V_2)** werden in den 4. Interkostalraum, direkt links und rechts neben dem Sternum platziert (➤ Abb. 12.17). Gerade beim Erwachsenen, evtl. auch noch mit erhöhtem Body-Mass-Index, ist es oft sehr schwer, den 1. Interkostalraum zu ertasten. Hier liegt die erste Fehlermöglichkeit für eine **Fehlplatzierung der Elektroden.** Die englische Society for Cardiological Science and Technology fordert daher, dass der **4. Interkostalraum** mithilfe einer Verdickung auf dem Sternum, dem Sternalwinkel oder Angulus Ludovici aufgesucht werden soll. Diese Verdickung entsteht durch das Zusammenwachsen von Handgriff (Manubrium sterni) und Körper des Brustbeins (Corpus sterni) und stellt eine quer verlaufende Erhebung da. Sie ist gut zu ertasten, wenn man mit dem Finger vom Jugulum, also dem oberen Rand des Sternums, langsam in der Mitte des Brustbeins fußwärts streift. Ertastet man die Erhebung, lässt man den Finger noch etwas seitlich nach unten direkt neben das Brustbein gleiten. In der dort zu ertastenden Vertiefung befindet sich dann der 2. Interkostalraum. Rutscht man weiter mit dem Finger fußwärts, folgt zunächst die 3. Rippe, danach der 3. Interkostalraum und schließlich die 4. Rippe und darunter der 4. Interkostalraum. Dort soll direkt rechts neben dem Brustbein die Mitte der aktiven Fläche der EKG-Elektrode V_1 platziert werden. Gegenüber auf gleicher Höhe wird die Elektrode V_2 geklebt.

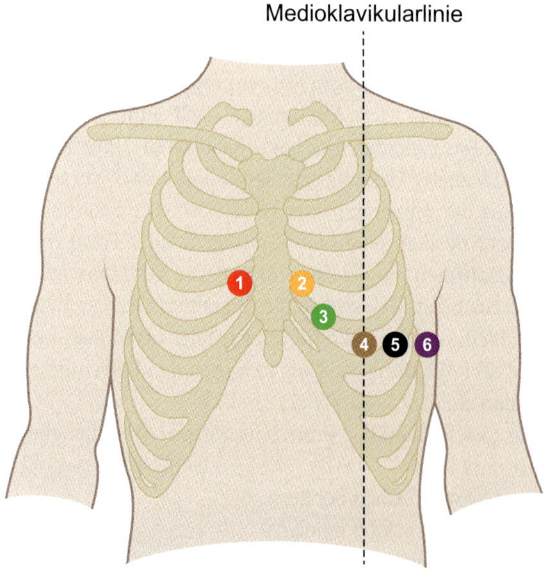

Abb. 12.17 Kleben der Brustwandelektroden [L231]

Als Nächstes wird der **5. Interkostalraum** ertastet. Am Schnittpunkt zwischen einer senkrechten Verbindungslinie, die aus der Mitte des linken Schlüsselbeins fußwärts verläuft (Medioklavikularlinie), und dem 5. Interkostalraum wird die Elektrode $\mathbf{V_4}$ geklebt. Denkt man sich jetzt eine direkte Linie zwischen V_2 und V_4, so wird genau auf der Hälfte die Elektrode $\mathbf{V_3}$ geklebt. Bei zierlichen Personen oder Kindern dürfen die Klebeflächen dabei auch überlappen. Im nächsten Schritt denkt man sich beim liegenden Patienten eine senkrechte Linie von V_4 Richtung Rücken des Patienten. Am Schnittpunkt mit der vorderen Axillarlinie wird die Elektrode $\mathbf{V_5}$ positioniert.

Am Schnittpunkt mit der mittleren Axillarlinie wird schließlich die Elektrode $\mathbf{V_6}$ geklebt. Beide Elektroden bilden dann mit V_4 eine gerade Linie. In der Praxis ist häufig zu beobachten, dass die Elektroden V_5 und V_6, in einem kopfwärts gezogenen Bogen, dem Verlauf des 5. Interkostalraum folgend, geklebt werden. Diese Vorgehensweise findet sich auch in manchen Lehrbüchern, entspricht aber nicht den internationalen Empfehlungen.

Bei Frauen mit großen Brüsten stellt sich in der Praxis häufig die Frage, wohin mit den Elektroden – auf oder unter die Brust? Hier gibt es keine einheitlichen Aussagen, wobei in der Literatur vermehrt „auf die Brust" zu lesen ist. Werden die Elektroden unterhalb der Brust an den Brustansatz geklebt, so verschiebt sich ihre Position meist etwas fußwärts zur eigentlichen Position. Dies bedeutet, dass entsprechend andere Bereiche des Herzens von den Elektroden „beobachtet" werden. Werden die Elektroden auf die Brust geklebt, ist es etwas schwerer, den richtigen Interkostalraum zu ertasten. Des Weiteren vergrößert sich die Entfernung zwischen Herz und Elektrode, sodass auch dies ein verändertes Bild der EKG-Kurve ergeben kann. In der Praxis bewährt es sich, die Elektroden einfach kleben zu lassen, um sie im weiteren Verlauf zu nutzen und so einheitliche und damit vergleichbare EKGs zu erhalten.

Die Charakteristika der Brustwandableitungen nach Wilson lassen sich wie folgt zusammenfassen:

- Die Messung erfolgt herznah.
- Die Messung erfolgt unipolar.
- Die Messung registriert die Projektion des Aktionsstroms in der Horizontalebene.

Extremitätenableitungen nach Goldberger

Durch die Verschaltung von zwei Elektroden als Referenz zu einer dritten, positiven Elektrode entstehen die Ableitungen nach Goldberger. Die Bezeichnungen aVL, aVR und aVF sind

Abkürzungen: aV = „augmented Voltage" (verstärkte Spannung). Der letzte Buchstabe bezeichnet den Ort der positiven Elektrode: aVR – rechter Arm, aVL – linker Arm, aVF – linker Fuß. Bei der Ableitung **aVL** bilden die Elektroden am rechten Arm und am linken Fuß zusammen die indifferente Bezugselektrode. Die Elektrode am linken Arm ist die aktive Messelektrode. Bei der Ableitung **aVF** werden die Elektroden des rechten und des linken Arms zur indifferenten Sammelelektrode zusammengeschaltet, die Elektrode am linken Bein wird zur aktiven Messelektrode. Die dritte Ableitung nach Goldberger, **aVR** wird mithilfe der zusammengeschalteten Elektroden am linken Arm und am linken Fuß als Bezugspunkt und der aktiven Messelektrode am rechten Arm abgeleitet.

Durch die Verwendung der virtuellen Sammelelektrode verändert sich die Ableitungsstrecke der Extremitätenableitungen. Sie bilden jetzt kein gleichschenkliges Dreieck mehr, wie bei den Einthoven Ableitungen, sondern stellen die winkelhalbierenden Linien in dem Einthoven-Dreieck dar. Dadurch ergeben sich drei neue Blickwinkel auf die Ausbreitung des Aktionsstroms.

Die Charakteristika der **Extremitätenableitungen nach Goldberger** sind folgendermaßen zusammengefasst:

- Die Messung erfolgt herzfern.
- Die Messung erfolgt unipolar.
- Die Messung wird verstärkt.
- Die Projektion des Aktionsstroms erfolgt in der Frontalebene.

Cabrera-Kreis

Eine Hilfestellung zu Beurteilung des Aktionsstroms und dessen Projektion auf die Ableitungsebenen ist der Cabrera-Kreis. Hierbei wird ein Kreis um die Schenkel der Ableitungen nach Einthoven und Goldberger gebildet. Durch Parallelverschiebung der Ableitungsstrecken in den Mittelpunkt werden Schnittpunkte auf dem äußeren Kreis gebildet. Die Schnittpunkte definieren jeweils einen „Beobachtungspunkt" für eine bestimmte Region des Herzens. Der Cabrera-Kreis kann dabei helfen, sich die Beziehungen der sechs Extremitätenableitungen zu bestimmten topografischen Bereichen des Herzens zu verdeutlichen. Außerdem hilft er bei der Bestimmung des Lagetyps und vielen Veränderungen der Erregungsausbreitung.

Die einzelnen Schnittpunkte der Beobachter sind der ➤ Abb. 12.18 zu entnehmen. Der Schnittpunkt der Ableitung I markiert die Position des „Beobachters" I auf die Ausbreitung des Aktionsstroms. Seine Position wurde von Cabrera auf dem Kreis mit 0° festgelegt, wobei er den Kreis nicht in 360°, sondern in zwei Hälften teilte. Der unteren Hälfte wies er vom „Beobachter" I, im Uhrzeigersinn ausgehend die Gradzahlen 0° bis 180° zu. Der oberen Hälfte wies er vom „Beobachter" I gegen den Uhrzeigersinn ebenfalls die Gradzahlen 0° bis 180° zu, allerdings mit negativem Vorzeichen.

Von allen so festgelegten „Beobachtern" wird die Ausbreitung des Aktionsstroms in der Frontalebene beobachtet. Mithilfe der Gradzahlen können die genauen „Standpunkte" der „Beobachter" auf dem Kreis definiert werden:

- Beobachter I = 0°
- Beobachter II = +60°

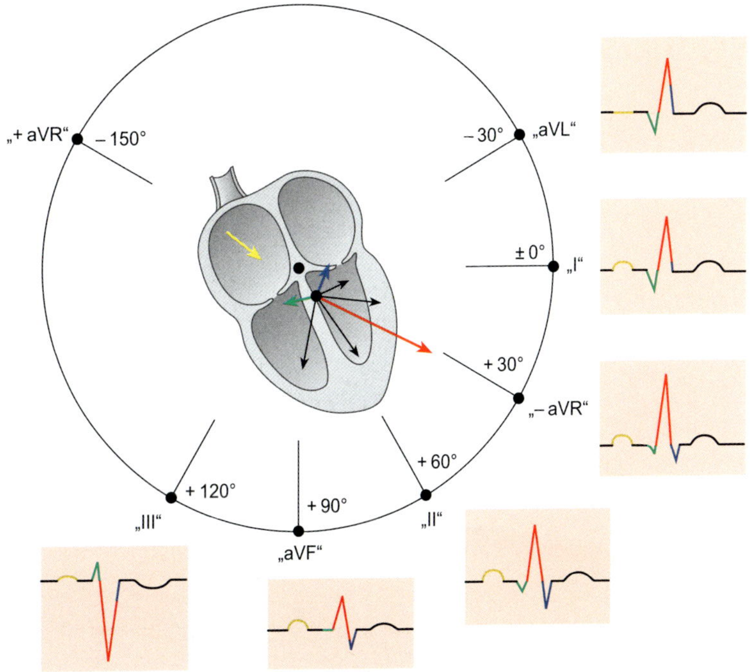

Abb. 12.18 Cabrera-Kreis und die „Beobachter" der einzelnen Extremitätenableitungen [L106]

- Beobachter III = +120°
- Beobachter aVR = −150°
- Beobachter aVL = −30°
- Beobachter aVF = +90°

Um mit dem System arbeiten zu können, gibt es feste Regeln:

1. Wenn der Vektor des Aktionsstroms auf einen „Beobachter“ zeigt, gibt es in der dazugehörigen Ableitung des EKGs einen positiven Ausschlag.
2. Wenn der Vektor des Aktionsstroms vom Standort des „Beobachters“ wegweist, wird im EKG ein negativer Ausschlag aufgezeichnet.
3. Wenn der Vektor des Aktionsstroms direkt auf den Beobachter zu- oder wegläuft, gibt es im EKG den höchsten positiven oder tiefsten negativen Ausschlag.
4. Wenn der Vektor des Aktionsstroms genau senkrecht zur Ableitungsstrecke verläuft, wird im EKG ein ± 0 Ausschlag dargestellt.

Das Prinzip des Cabrera-Kreises kann auch auf die Brustwandableitungen übertragen werden. Hierzu wird der Kreis einfach in die horizontale Ebene gedreht (➤ Abb. 12.19).

Die Ableitungsstrecken der Brustwandableitung liegen dabei zwischen der virtuellen Wilson-Sammelelektrode, die sich im Mittelpunkt des Brustkorbs auf Höhe des 4. Interkostalraums befindet. Das bedeutet, dass die Ableitungsstrecken für V_1 und V_2 horizontal aus dem Körpermittelpunkt zu den Elektroden verlaufen. Da sich die Elektroden V_4 bis V_6 im 5. Interkostalraum befinden, verläuft die Ableitungsstrecke nicht genau horizontal, sondern leicht nach kaudal abgesenkt.

Darstellung der Hauptvektoren mithilfe der Cabrera-Regeln

Der **Hauptvektor der Vorhoferregung** weist vom Sinusknoten nach vorn, links und unten. In der Abbildung ist er als gelber Vektor dargestellt. Das bedeutet, die Beobachter II, aVF und III sehen den Aktionsstrom auf sich zukommen. Nach der **1. Cabrera Regel** bedeutet dies, dass der Ausschlag im EKG positiv sein muss. Aufgrund dieser Regel muss bei ungestörter Erregungsbildung und Erregungsleitung in den Ableitungen (Beobachtern) II und aVF immer eine positive P-Welle vorhanden sein. Gleiches gilt für den Beobachter V_1 in der Horizontalebene. Der Aktionsstrom der Erregung des rechten Vorhofs läuft auf den Beobachter V_1 zu, was nach der 1. Cabrera-Regel zu einem positiven Ausschlag in der EKG-Aufzeichnung führen muss. Dem Aktionsstrom der Erregung des linken Vorhofs schaut der Beobachter in V_1 nach, da sie von ihm weggerichtet verläuft. Dies ergibt einen negativen Ausschlag in der EKG-Aufzeichnung. Dieser ist bei einer Hypertrophie der Vorhöfe besonders deutlich zu erkennen. So entsteht in der Ableitung V_1 das Bild einer biphasischen Vorhoferregung. Nach der **4. Cabrera-Regel** schaut auch die Ableitung aVR der Erregung nach, sodass hier ebenfalls ein negativer Ausschlag zu erwarten ist. Da der Hauptvektor der Vorhoferregung fast senkrecht zur Projektionslinie der Ableitung aVL verläuft, ist die Vorhoferregung hier häufig nicht gut sichtbar.

Beim Beginn der Kammererregung verläuft der **kleine Hauptvektor der Septumerregung** nach vorn, rechts und unten. Er weist also in Richtung des Beobachters III und vom Beobachter aVL weg. Nach der 1. Cabrera-Regel muss

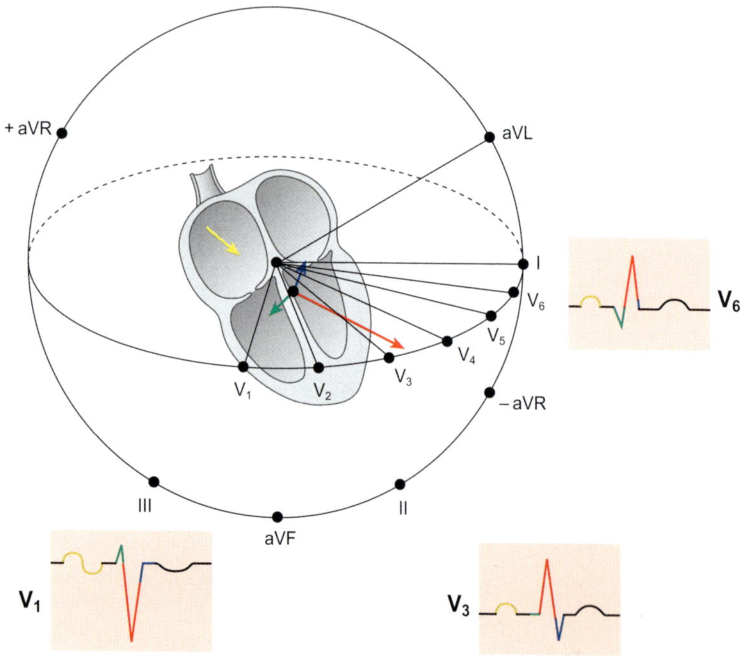

Abb. 12.19 Die Anwendung der Cabrera-Regeln in der Horizontalebene [L106]

es in III einen kleinen positiven Ausschlag geben. Gemäß der **2. Cabrera-Regel** muss in Ableitung aVL ein negativer Ausschlag aufgezeichnet werden. Im dreidimensionalen Herzen läuft die Erregung zu diesem Zeitpunkt auch auf den Beobachter V_1 zu, was nach der 1. Cabrera-Regel ebenfalls zu einem positiven Ausschlag führen muss. Der Beobachter V_6 schaut dieser Anfangserregung der Kammer nach, sodass es nach der 2. Cabrera-Regel einen kleinen negativen Ausschlag geben muss.

Wenn sich die Erregung auf die beiden Kammern ausbreitet, ist schnell der Punkt der **maximalen Erregung** erreicht. Zu diesem Zeitpunkt weist der Hauptvektor nach vorn, links und unten. Das heißt, die Erregung läuft auf die Beobachter II, aVF und III zu. Der 1. Cabrera-Regel folgend, führt dies zu einem positiven Ausschlag in den entsprechenden Ableitungen. Da die Richtung des Summenvektors zu diesem Zeitpunkt am ehesten auf die Ableitung II gerichtet ist, ist hier der höchste Ausschlag zu finden, während die Amplitude in den Ableitungen aVF und III kleiner ist. Nach der 2. Cabrera-Regel muss der Ausschlag in der Ableitung aVR negativ sein. In der horizontalen Ebene führt der nach vorn, links und unten gerichtete Aktionsstrom bei Beobachter V_1 zu negativem Ausschlag, da der Vektor von ihm wegweist. Es wird im EKG eine S-Zacke dargestellt. Auf die Beobachter V_4, V_5 und V_6 läuft der Vektor zu, sodass es hier zu einem positiven Ausschlag, also einer R-Zacke kommt. Während der Endphase der Kammererregung ist der Vektor des Aktionsstroms nach hinten, links und oben gerichtet. Da die Erregung vom Beobachter V_1 wegläuft, ist nach der 2. Cabrera-Regel ein negativer Ausschlag zu erwarten, der im ohnehin schon negativen Ausschlag der Haupterregung aufgeht. Im Beobachter V_6, auf den der Vektor zuläuft, sollte ein positiver Ausschlag zu sehen sein, der aber ebenfalls in dem ohnehin schon positiven Ausschlag der Kammererregung aufgeht. Im Beobachter V_3/V_4 ist der wegweisende Vektor in Form einer S-Zacke zu erkennen.

Auf Grundlage der Cabrera-Regeln gibt es in den **Kammerkomplexen der Brustwandableitungen** einen klassischen Verlauf. In Ableitung V_1 findet sich keine Q-Zacke, der Kammerkomplex beginnt mit einer kleinen R-Zacke, die in Richtung V_3 bis V_4 ständig an Höhe zunimmt. Dieser Zuwachs wird als **R-Progression** bezeichnet. Die S-Zacke ist in V_1 deutlich ausgeprägt und nimmt an Tiefe in Richtung V_3 bis V_4 noch zu, um dann im weiteren Verlauf der Brustwandableitungen wieder kleiner zu werden. In V_6 findet sich dann klassischerweise nur noch eine sehr kleine S-Zacke oder keine S-Zacke mehr im EKG. In Ableitung V_3/V_4 sind R- und S-Zacke gleich groß. Ab hier kommt es zu einer Umkehr der Größe der R- und S-Zacken. Dieser Bereich wird deshalb auch als **Überganszone** (oder R-S-Umschlag) bezeichnet. Wenn die R-Zacke in den vorderen Brustwandableitungen nicht an Größe zunimmt, so wird dies als **gestörte R-Progression** bezeichnet. Dabei kann die Größenzunahme verspätet erfolgen oder völlig fehlen. Die fehlende Größenzunahme wird als **R-Verlust** bezeichnet. Ursachen für eine gestörte R-Progression können ein Vorderwandinfarkt, die Vergrößerung der linken Herzkammer oder eine Blockierung des linken, vorderen Faszikels des Tawara-Schenkels sein. Ein Fortbestehen der S-Zacke in den Ableitungen V_5 bis V_6, die **S-Persistenz,** wird meist durch eine Rechtsherzbelastung verursacht.

Standard-EKG

Das Standard-EKG besteht aus zwölf unterschiedlichen Ableitungen, das mithilfe von zehn Elektroden, die auf der Körperoberfläche positioniert werden, registriert wird.

Es besteht aus den sechs Extremitätenableitungen (I, II, III, aVL, aVF, aVR), die den Aktionsstrom in der Frontalebene aufzeichnen, und den sechs Brustwandableitungen (V_1 bis V_6), die den Aktionsstrom in der Horizontalebene aufzeichnen. Um sich ein möglichst objektives Bild der Ausbreitung des Aktionsstroms am Herzen zu machen, werden alle zwölf Ableitungen benötigt.

Die **Extremitätenableitungen** registrieren das EKG **herzfern.** Die relativ große Entfernung der Elektroden zum Herzen hat den Vorteil, dass das Aufzeichnungsergebnis relativ unabhängig von der Position der Elektronen ist. Solange die Elektroden auf die Extremitäten geklebt werden, verändert sich an der Darstellung des EKGs nichts. Werden die Elektroden aber auf die Schultern, den unteren Rippenbogen oder den Unterleib geklebt, verändert sich die Aufzeichnung des EKG-Bildes. Diese Veränderung kann so weit gehen, dass bestimmte EKG-Veränderungen nicht mehr erkannt werden.

Am Beispiel der grünen Elektrode soll hier kurz verdeutlicht werden, warum eine **korrekte Positionierung** so wichtig ist. Bleibt die grüne Elektrode auf dem Körperstamm, verändert sich der „Blickwinkel" der EKG-Ableitungen II, III und aVF, die alle mithilfe dieser Elektrode abgeleitet werden. Bildlich gesprochen blicken diese Ableitungen von unten auf das Herz, also die Unterwand. Wird die grüne Elektrode am unteren Rippenbogen belassen, wie es beim Monitor-EKG üblich ist, können Veränderungen im unteren Bereich der Herzwand nicht mehr richtig erkannt werden. Dies kann dazu führen, dass ein Infarkt der Unterwand, der klassisch mit ST-Hebungen der Ableitungen II, III, und aVF einhergeht, nicht erkannt wird. Laut Statistischem Bundesamt haben 14 % der Infarktpatienten eine Schädigung in diesem Bereich. In der Praxis bedeutet dies, dass bei falscher Positionierung der Extremitätenableitungen bei jedem siebten Patienten die potenzielle Gefahr besteht, den Infarkt zu übersehen.

Ein weiterer Nachteil der großen Entfernung ist die höhere Störanfälligkeit für herzfremde Muskelpotenziale und die niedrigeren Ausschläge.

Die **Brustwandableitungen** registrieren das EKG **herznah.** Dies hat den Vorteil, dass die Ausschläge der Aufzeichnung groß sind und daher Veränderungen besser erkannt und ausgemessen werden können. Zudem führt die kurze Wegstrecke zu einer geringeren Störanfälligkeit des Signals.

Großer Nachteil der herznahen EKG-Aufzeichnung ist die Positionierung der Elektroden. Um EKGs vergleichbar zu machen, müssen die Elektroden immer gleich platziert werden. Bei **Anlage der Brustwandelektroden** ist es notwendig, sehr sorgfältig zu arbeiten. Nur so kann die Vergleichbarkeit gewährleistet werden. Die Klebeflächen von Standardelektroden haben einen Durchmesser von 3–5 cm. Achtet man beim Kleben der Elektroden nicht darauf, dass das Signal nur über das Zentrum der Elektrode aufgenommen wird, so kann dies schon zu einer Fehlplatzierung von 2 cm führen.

Untersuchungen haben gezeigt, dass eine Verschiebung der Elektrodenposition um 2 cm kopf- oder fußwärts zu einer veränderten EKG-Darstellung führen kann. In diesen Untersuchungen kam es bei jedem fünften Patienten zu signifikanten Veränderungen von Q-Zacken und/oder der ST-Strecke, sodass fälschlicherweise ein Infarkt bzw. kein Infarkt diagnostiziert wurde.

Erweiterte Ableitungen

Je mehr Ableitungen zur Verfügung stehen, desto genauer ist das Bild, das man von der Erregungsausbreitung und etwaiger Störungen bekommen kann.

Für Veränderungen im Bereich der Hinterwand des Herzens oder der rechten Herzkammer ist das EKG nahezu blind.

Durch das Kleben zusätzlicher Elektroden und damit durch die zusätzlichen Ableitungen lässt sich der Blick auf weitere Areale des Herzens ausweiten. Vor dem Hintergrund des eingeschränkten Blickwinkels des Standard-EKGs auf das gesamte Herz wird deutlich, dass sich mit der Erweiterung der Ableitungen falsch negative Befunde reduzieren lassen. Anders formuliert, die Wahrscheinlichkeit eine myokardiale Ischämie zu übersehen, sinkt, wenn der Blick auf das Herz erweitert wird. Diese Zunahme der diagnostischen Sicherheit wird auch als gesteigerte **Sensitivität** bezeichnet.

18-Kanal-EKG

Die sog. **rechtsventrikulären Ableitungen** V_4R bis V_6R blicken direkt auf das rechte Herz. Sie haben die gleichen Referenzpunkte wie die bekannten linksventrikulären Brustwandableitungen V_4 bis V_6, spiegelbildlich auf die rechte Thoraxseite übertragen.

- V_4R = 5. Interkostalraum, rechts in der Medioklavikularlinie (MCL)
- V_5R = zwischen V_4R und V_6R auf der vorderen Axillarlinie (VAL)
- V_6R = 5. Interkostalraum, rechts auf der mittleren Axillarlinie (MAL)

Für den Blick auf die Hinterwand des Herzens werden dann die Ableitungen V_7 bis V_9 geklebt. Deren Ableitungspunkte sind wie folgt definiert:

- V_7 = Höhe V_4, hintere Axillarlinie
- V_8 = Höhe V_4, mittlere Skapularlinie
- V_9 = Höhe V_4, paravertebral

In der Durchführung werden die Kabel V_1, V_2 und V_3 auf die zusätzlichen Ableitungspunkte nach rechts gewechselt. Die Kabel der Elektroden V_4, V_5 und V_6 werden auf die neuen Positionen V_7, V_8 und V_9 geklemmt. Es wird jetzt ein neuer Ausdruck gestartet.

Da das EKG-Gerät nicht erkennen kann, dass die Elektroden ihre Position verändert haben, muss die Beschriftung der Ableitungen manuell erfolgen. An den Extremitätenableitungen hat sich nichts geändert. Deshalb müssen nur die Brustwandableitungen eine neue Beschriftung erhalten. Da das rote Kabel der Elektrode V_1 jetzt an der Elektrode V_4R klemmt, wird diese Ableitung mit V_4R beschriftet. Das gelbe Kabel von V_2 klemmt bei den erweiterten Ableitungen an der Elektrode V_5R, also wird auf dem Ausdruck die Aufzeichnung der zweiten Brustwandableitung mit V_5R beschriftet. Zu guter Letzt wird aus V_3 V_6R. Die gleiche Vorgehensweise wird auch für die Ableitungen der Hinterwand gewählt. Aus V_4 wird V_7, aus V_5 wird V_8 und aus V_6 wird V_9. Die manuelle Kennzeichnung der erweiterten Ableitungen ist sehr wichtig, um Verwechslungen zu vermeiden, und soll deshalb unmittelbar nach dem Ausdruck des EKG-Streifens erfolgen.

Mason-Likar-Ableitung

Die modifizierte Mason-Likar-Ableitung wurde ursprünglich zur Überwachung von Patienten während eines Belastungs-EKGs eingeführt (➤ Abb. 12.20). Dazu werden die Extremi-

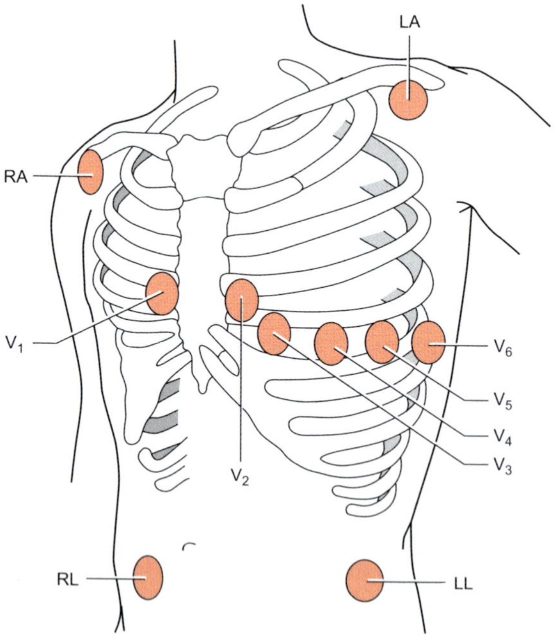

Abb. 12.20 Ableitung nach Mason-Likar [L143]

tätenelektroden auf den Brustkorb des Patienten verlegt. Die rechte und linke Armelektrode wird dabei ca. 2 cm unterhalb des Schlüsselbeins in der Medioklavikularlinie geklebt. Die linke Beinelektrode wurde ursprünglich in der Mitte zwischen Rippenbogen und Beckenkamm in die vordere Axillarlinie geklebt. Häufig findet sich aber auch die Variante, dass die linke Beinelektrode auf den Beckenkamm geklebt wird. Beim **Belastungs-EKG** werden die modifizierten Extremitätenableitungen häufig mit den Standard-Brustwandableitungen kombiniert.

Im Alltag ist die Ableitung nach Mason-Likar überall zu finden. Gerade im Rettungsdienst, auf Intensivstationen und in der Anästhesie werden die **modifizierten Extremitätenableitungen** nach Mason-Likar zur Überwachung der Patienten verwendet. Der Vorteil liegt in der geringeren Bewegungseinschränkung der Patienten und der Ableitung eines stabileren, störungsfreieren Signals.

Lewis-Ableitung

Diese fast vergessene zusätzliche EKG-Ableitung kann hilfreich sein um Vorhofaktivitäten besser beurteilen zu können (➤ Abb. 12.21). Durch diese Ableitung ist die Vorhofaktivität, z. B. zur genaueren Beurteilung von Vorhofflimmern, besser zu sehen. Dazu werden die Elektroden der Extremitätenableitungen anders platziert. Die Ableitungsorte sind:

- Rote Elektrode: rechts parasternal im 2. Interkostalraum oder alternativ direkt auf das Manubrium sterni
- Gelbe Elektrode: rechts parasternal 4. oder 5. Interkostalraum
- Grüne Elektrode: mittlere Axillarlinie am unteren Rippenbogen

Diese Ableitung wird auch S_5-Ableitung genannt. Dabei ist zu beachten, dass alle aufgezeichneten Ableitungen nicht mehr dem Standard-EKG entsprechen und der Ausdruck entsprechend beschriftet werden muss. In der Ableitung I (jetzt beschriftet als S_5) kann man nun am besten die Vorhofaktivität beurteilen. Die Vorhoferregung wird durch die Ableitungsrichtung besonders gut abgebildet.

12.6.2 Technische Aspekte der EKG-Anfertigung

Im Folgenden sollen einige grundlegende technische Aspekte, die bei der Anfertigung des EKGs und dessen Auswertung von Bedeutung sind, besprochen werden.

EKG-Papier

Das EKG ist die Aufzeichnung der Spannungsveränderungen des Aktionsstroms aus verschiedenen Blickwinkeln, übertragen auf den Zeitverlauf. Die Verwendung von Millimeterpapier für den EKG-Ausdruck bietet für die Auswertung viele Vorteile (➤ Abb. 12.22). So kann mithilfe der Millimetereinteilung auf dem EKG-Papier in zwei Richtungen gemessen werden: auf der y-Achse, also von unten nach oben, und auf

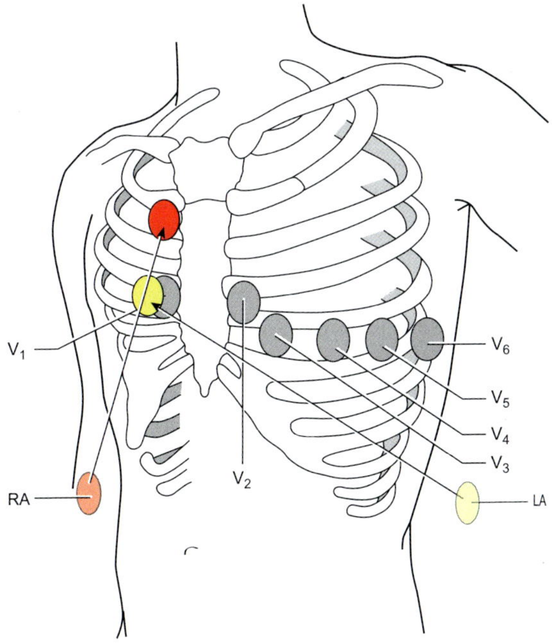

Abb. 12.21 Lewis-Ableitung [M1001]

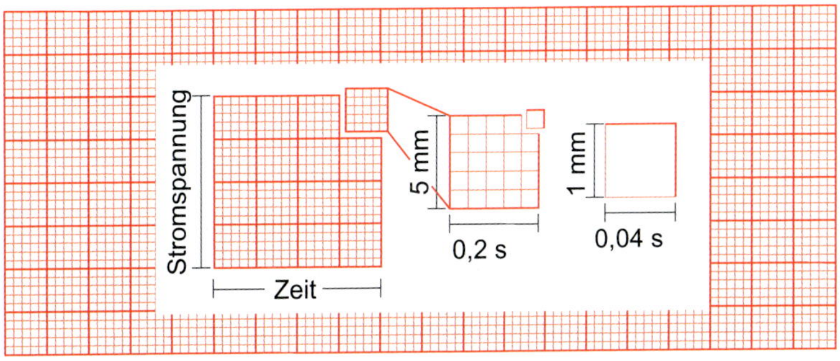

Abb. 12.22 EKG-Papier [L143]

der x-Achse, von links nach rechts. Auf der y-Achse können mithilfe des Millimeterpapiers die Spannungsschwankungen gemessen und in Millivolt umgerechnet werden. Auf der x-Achse können Zeitverläufe gemessen und in Sekunden oder Millisekunden umgerechnet werden. Damit das funktioniert, müssen bestimmte Konventionen für Spannung und Geschwindigkeit eingehalten werden, die im Folgenden besprochen werden.

Messung der Spannung

Soll mithilfe des Millimeterpapiers die Spannung der Wellen und Zacken bestimmt werden, muss als Erstes die Frage der **Eichung** geklärt sein. Bevor Befunde erhoben und Entscheidungen getroffen werden, muss klar sein, wie viel Millimeter auf dem Papier wie viel Millivolt entsprechen. Die notwendige Information hierzu findet sich auf dem EKG-Papier. Entweder werden zu Beginn oder am Ende jeder Ableitung Eichzacken eingedruckt oder die Eichzacken finden sich zumindest zu Beginn einer einzelnen Ableitung.

Die **Eichzacke** ist an ihrer rechteckigen Form zu erkennen. Definitionsgemäß ist die Eichzacke 10 mm hoch und entspricht 1 mV. Dieses ist auch die Standardeinstellung der Eichung der EKG-Geräte. Die EKG-Aufzeichnung kann bei den meisten Geräteherstellern durch Veränderung der Eichung vergrößert oder verkleinert werden. Wie dies auf dem Ausdruck dokumentiert wird, ist durchaus unterschiedlich. Bei einer Verdoppelung der Aufzeichnungsamplitude wird bei einigen EKG-Geräten die Höhe der Eichzacke verdoppelt, sodass dann 20 mm 1 mV entsprechen. Bei anderen Herstellern bleibt die Eichzacke 10 mm hoch und erhält eine Beschriftung, die deutlich macht, dass sie jetzt nur noch 0,5 mV entspricht. Der Effekt ist der gleiche, die EKG-Aufzeichnung wird „vergrößert" auf dem Papier dargestellt. Auch eine Verkleinerung der Amplitude um den Faktor 0,5 ist möglich. Hier gibt es in der Kennzeichnung ebenfalls unterschiedliche Verfahren. Entweder wird die Eichzacke nur 5 mm hoch eingedruckt und entspricht dann 1 mV, oder die Eichzacke wird unverändert mit 10 mm eingedruckt und entspricht dann 2 mV und ist entsprechend beschriftet (➤ Abb. 12.23).

MERKE

Moderne EKG-Geräte bieten die Möglichkeit, die Höhe der Amplitude zu verändern in:

- 0,25 cm/1 mV
- 0,5 cm/1 mV
- 1,0 cm/1 mV
- 2,0 cm/1 mV

Durch die Verstellung der Amplitudenhöhe kann eine bessere Auswertung ermöglicht werden. So geht es bei der Beurteilung von ST-Streckenveränderungen darum, die Hebungen und Senkungen genau auszumessen, um feststellen zu können, ob bestimmte Grenzwerte erreicht oder überschritten

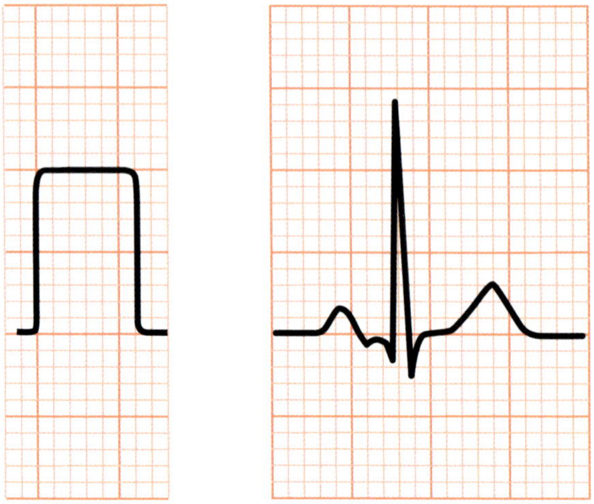

Abb. 12.23 Ordnungsgemäße Kalibrierung eines EKG-Geräts, ein elektrisches Signal von 1 mV (= 10 kleine Kästchen vertikal) produziert einen Ausschlag von exakt 10 mm Höhe (= 10 kleine Kästchen vertikal). [L143]

werden. Um dies mit bloßem Auge möglichst genau durchführen zu können, kann eine Vergrößerung der Darstellung durchaus sinnvoll sein.

Geschwindigkeit

Während der Aufzeichnung wird das Papier mit einer bestimmten Geschwindigkeit unter dem Schreiber hindurchgeschoben. Ist bekannt, wie viel Millimeter pro Sekunde unter dem Schreiber durchlaufen, kann die Millimetereinteilung des Papiers dazu genutzt werden, die Zeiten der Erregungsausbreitung zu bestimmen. **Standardisierte Geschwindigkeiten** für die EKG-Aufzeichnung sind **25 mm/s und 50 mm/s.**

Die Aufzeichnungsgeschwindigkeit 25 mm/s wird meist verwendet, um sog. **Rhythmusstreifen** anzufertigen. Mithilfe der Rhythmusstreifen möchte man über einen längeren Zeitraum die Herzfrequenz auf dem Ausdruck beurteilen, um zu sehen, ob und wenn ja, wie sich der Herzrhythmus verändert. Diese Geschwindigkeit hat den Vorteil, dass mit weniger Papier ein längerer Zeitraum des Herzschlags dokumentiert werden kann. Druckt man den Herzschlag für 1 min aus, so hätte der Streifen eine Länge von 1,5 m. Bei einer Aufzeichnungsgeschwindigkeit von 50 mm/s wäre der Streifen 3 m und damit doppelt so lang.

Die Aufzeichnungsgeschwindigkeit 50 mm/s gilt als Standard für den Ausdruck von 12-Kanal-EKGs. Beim 12-Kanal-EKG geht es weniger um die Beurteilung des Herzrhythmus als vielmehr um die Beurteilung von Veränderungen in der Erregungsausbreitung und Erregungsrückbildung. Hier bietet die schnellere Schreibgeschwindigkeit den Vorteil, dass die einzelnen Wellen und Zacken im Vergleich zu einer Geschwindigkeit von 25 mm/s mehr auseinandergezogen werden und so besser beurteilbar sind. Gerade wenn es um die Bestimmung von Zeiten geht, ist dies bei einer Ableitungsgeschwindigkeit von 50 mm/s viel genauer möglich.

PRAXISTIPP

Auch die Geschwindigkeitseinstellung kann man in der Praxis sinnvoll nutzen. So sind P-Wellen meist besser bei einer Geschwindigkeit von 25 mm/s zu erkennen. Geht es um das Ausmessen von Zeiten, so können diese genauer bei einer Ableitungsgeschwindigkeit von 50 mm/s erfasst werden.

Lagerung des Patienten

Um eine möglichst störungsfreie EKG-Aufzeichnung zu erhalten, sollten möglichst optimale Bedingungen zur Aufzeichnung des EKGs herrschen. Dies ist leider nicht immer ganz einfach, da es vielfältige Störeinflüsse gibt. Das beginnt beim unruhigen, evtl. schmerzgeplagten Patienten, setzt sich über die Lagerungsmöglichkeiten des Patienten fort und endet bei elektrischen Störeinflüssen durch die Umgebung.

Um eine möglichst optimale EKG-Aufzeichnung zu erhalten, werden in einem solchen Fall gern Filtereinstellungen verwendet, die diese Störungen unterdrücken sollen. Im Abschnitt weiter unten wird dargestellt, dass die Verwendung von Filtern negative Auswirkungen auf die Auswertbarkeit des EKGs hat, da sie zu Veränderungen der EKG-Kurve führen kann. Deshalb ist es sinnvoller, zunächst zu versuchen, die Störeinflüsse während der EKG-Aufzeichnung zu minimieren.

Das Standard-Ruhe-EKG wird normalerweise am liegenden Patienten aufgezeichnet, wobei der **Oberkörper leicht erhöht** (30–45°) wird. Hier ergibt sich im Rettungsdienst schon die erste Schwierigkeit. Oft werden die Patienten in sitzender Position angetroffen. Da bei Verdacht auf ein akutes Koronarsyndrom die Zeit drängt, wird dann in dieser Position auch häufig das erste EKG angefertigt. Dieser Umstand hat genauso Einfluss auf das aufgezeichnete EKG wie eine fehlerhafte Positionierung der EKG-Elektroden. Im Sitzen oder im Stehen haben die inneren Organe eine andere Lage im Bezug zur Körperoberfläche als im Liegen. Von daher sollte auch im Rettungsdienst angestrebt werden, das **EKG immer im Liegen** anzufertigen, um eine Vergleichbarkeit zu ermöglichen.

Die Lagerung des Patienten sollte dabei möglichst in einer Umgebung erfolgen, in der wenig Störquellen vorhanden sind. Liegt der Patient in einem Pflegebett, so kann die zum Heben und Senken des Bettes und des Kopfteils eingebaute Elektronik zu feinsten Störungen im EKG führen. Gleiches kann auch durch eine elektrische Wärmedecke oder andere mit Stromquellen verbundene Geräte geschehen. Auch in der Nähe befindliche Mobiltelefone oder Digitalfunkgeräte können durch elektromagnetische Interferenzen Einfluss auf die Qualität der EKG-Aufzeichnung haben. In einer Untersuchung von Baranchuk et al. (2009) führten elektromagnetische Interferenzen bei jedem fünften EKG zu einer Fehlinterpretation, wobei die Ergebnisse auch von der Erfahrung des Personals abhängig waren. **Mobiltelefone oder Handfunkgeräte** sollten deshalb während der Aufzeichnung in größtmöglicher Entfernung zum EKG-Gerät gelagert werden oder ausgeschaltet sein.

Um das **Verwackeln der EKG-Aufzeichnung** zu verhindern, sollte der Patient bequem und entspannt gelagert werden. Hierdurch kann eine unnötige Anspannung der Muskulatur verhindert und so das Muskelzittern minimiert werden. Zu einer bequemen Lagerung gehört, dass Kopf, Arme und Beine entspannt abgelegt werden können. Gerade das entspannte Ablegen der Arme ist z. B. auf den schmalen Tragen im Rettungsdienst, auch wenn sie über seitliche Bügel verfügen, nicht immer möglich. Die gleiche Situation gibt es, wenn der Patient auf einem schmalen Sofa in seiner Wohnung liegt, meist hängt dann ein Arm halb herunter und der andere wird irgendwo oben auf der Rückenlehne abgelegt. In solchen Positionen ist immer eine gewisse Muskelspannung notwendig, um die Arme in Position zu halten. Auch wenn der Patient auf der Trage zu weit nach unten gerutscht ist, stützt er sich automatisch am Fußbügel ab und spannt dadurch die Fuß- und Wadenmuskulatur an und das EKG wird verzittert aufgezeichnet. Ein weiterer Grund für ein **verzittertes EKG** ist ein mögliches **Frösteln,** weil vielleicht die Türen des RTW im Frühjahr oder Winter lange offen standen. Dies kann zu feinem, mit dem bloßen Auge kaum sichtbarem Muskelzittern des Patienten führen und somit auch zu einem verwackelten EKG. Durch die verzitterte Grundlinie des EKGs besteht potenziell die Gefahr einer Fehlinterpretation. So können die feinen Zitterwellen für ein Vorhofflimmern gehalten werden oder die P-Wellen können durch die verwackelte Grundlinie nicht richtig erkannt werden.

Störungen können auch durch **Kleidungsstücke** verursacht werden, wenn sie über die Elektroden rutschen und so möglicherweise den Kontakt zur Haut wieder lösen.

Grundsätzlich sollte der Patient vor Aufzeichnung des EKGs aufgeklärt und um seine Unterstützung gebeten werden. Dabei sollte der Patient aufgefordert werden, den Kopf entspannt zurückzulegen, die Augen zu schließen und nicht zu sprechen, sondern ruhig und gleichmäßig zu atmen sowie Arme und Beine entspannt abzulegen.

Bewegt sich der Patient während der EKG-Aufzeichnung, so führt dies meist zu einem **wellenartigen Wandern der Grundlinie.** Solche Artefakte im EKG machen es unmöglich, die Grundlinie genau zu bestimmen, weshalb Hebungen oder Senkungen der ST-Strecke nicht sicher beurteilt und ausgemessen werden können.

Kleben der Elektroden

Um das Signal des Aktionsstroms überhaupt erfassen zu können, muss es zu einer Verbindung zwischen dem Körper des Patienten und dem EKG-Gerät kommen. Zu diesem

Zweck werden die **Kabel des EKG-Geräts mit Elektroden** verbunden. Am Markt werden verschiedene Formen von EKG-Elektroden angeboten. Im Rettungsdienst werden ausnahmslos **EKG-Klebeelektroden** verwendet. Diese werden als günstige selbstklebende Einwegprodukte hergestellt. Die EKG-Klebeelektroden bestehen aus einer Klebefolie, auf deren Oberseite ein Anschluss für das Kabel des EKG-Geräts zu finden ist und auf der Unterseite ein kleines Schaumstoffkissen, das mit Elektrodengel getränkt ist. Der Anschluss und das Elektrodenkissen sind durch die Klebefolie hindurch miteinander verbunden und stellen die eigentliche Silber-Silberchlorid-Elektrode dar. Das Gelkissen kann zum einen Bewegungsartefakte dämpfen, zum anderen bietet es einen guten elektrischen Übergang zwischen der Haut und der Elektrode. Großer Nachteil dieser schnell anwendbaren Elektroden ist die Gefahr der Austrocknung des Gelkissens. Dies kann bei unsachgemäßer Lagerung innerhalb weniger Tage geschehen. Deshalb empfehlen die meisten Hersteller, die Elektroden nicht schon im Vorfeld an die Kabel des EKG-Geräts anzuschließen, sondern sie bis zum Gebrauch gut verschlossen in der Originalverpackung zu lagern. Durch die Austrocknung des Gelkissens kann sich der Übertragungswiderstand um ein Vielfaches erhöhen und somit die Qualität der EKG-Aufzeichnung negativ beeinflussen.

MERKE

EKG-Elektroden sollen erst unmittelbar vor Gebrauch der Originalpackung entnommen und dann mit den Kabeln verbunden werden. Die EKG-Kabel sollten nicht schon mit Elektroden „geladen" werden, wie es vielfach üblich ist.

Bei **Aufsuchen der richtigen Ableitungspunkte** ist darauf zu achten, dass sich auch wirklich das **Zentrum der Elektrode über dem Ableitungspunkt** befindet und nicht der Rand der Klebefläche. Zur Aufzeichnung der Signale dient lediglich die kleine Fläche der eingelagerten Metallelektrode, die durch das Gelkissen etwas vergrößert wird.

Beim **Aufkleben der Elektrode** sollte nicht von oben auf das Gelkissen gedrückt werden, sondern lediglich der **Kleberand der Elektrode** angepresst werden, dies am besten mit einer streichenden Bewegung. Der Druck auf den Mittelpunkt kann zum Austreten von Flüssigkeit aus dem Gelkissen und zu Lufteischlüssen führen, die negativen Einfluss auf die Qualität des EKGs haben

Filter

Bei der Aufzeichnung des EKGs gibt es viele **Störquellen im Körper** des Patienten und in der Umgebung. Störungen können z. B. Muskelzittern, Bewegungsartefakte, Interferenzen mit Wechselstrom oder andere „Hintergrundgeräusche" sein. Daher sind die Hersteller von EKG-Geräten bemüht, diese Störungen auszuschalten, um ein möglichst klares EKG-Signal aufzeichnen zu können. Alle EKG-Geräte verfügen deshalb über sog. **Filtereinstellungen**.

Eine weitere wichtige Störquelle bei der EKG-Aufzeichnung sind die **EKG-Elektroden** selbst, denn sie reagieren mit der Haut und können eine Spannung von 200–300 mV erzeugen. Im Vergleich zur aufgezeichneten Erregungsausbreitung des Herzens, die bei 0,1–2 mV liegt, bilden sie einen wesentlichen Störeinfluss.

Wenn Sie eine **feine Filtereinstellung** verwenden, dies entspricht bei den meisten Geräten einer Einstellung von 0,05–40 Hz, werden viele der oben aufgeführten Störsignale herausgefiltert. Das EKG sieht schön und gerade aus. Rhythmus und Ausschläge sind dann meist gut zu erkennen.

Verwenden Sie eine **gröbere Einstellung**, bei den meisten Geräten entspricht das der Einstellung 0,05–150 Hz, werden wesentlich mehr elektrische Signale durchgelassen und vom EKG aufgezeichnet. Das bedeutet, Sie finden mehr Informationen im EKG. Dies sind zum einen natürlich eventuelle Störungen, aber auch die eigentliche EKG-Kurve ist unverfälschter.

Da das EKG-Gerät nicht zwischen relevanten und nichtrelevanten Signalen unterscheiden kann, haben die Filtereinstellungen z. B. Auswirkungen auf die Darstellung der ST-Strecke. Wie in ➤ Abb. 12.24 klar zu sehen, kann es bei Verwendung der Filtereinstellung 0,05–40 Hz, zu deutlichen Veränderungen kommen. Das kann dazu führen, dass ein vorhandener Infarkt nicht mehr erkannt werden kann oder dass bei einem nicht vorhandenen Infarkt im EKG trotzdem der Eindruck von ST-Streckenveränderungen entsteht. Je geringfügiger die Veränderung des Aktions- oder Verletzungsstroms, desto größer ist die Wahrscheinlichkeit, dass die Veränderungen im EKG bei einer solchen Filtereinstellung nicht mehr richtig erkannt werden.

Deshalb sollte bei der Beurteilung des EKGs darauf geachtet werden, mit welcher **Filtereinstellung** es aufgezeichnet wurde. Zuverlässig ist eine Infarktdiagnostik nur bei der **Einstellung 0,05–150 Hz** möglich. Sie wird deshalb häufig auch als **diagnostische Filtereinstellung** bezeichnet. Bei der Filtereinstellung 0,05–40 Hz spricht man auch von **Monitormodus,** da das aufgezeichnete EKG eigentlich nur noch zur Rhythmusbeurteilung verwendet werden kann.

MERKE

Die Filtereinstellungen sind ein nützliches Hilfsmittel und können die EKG-Beurteilung unterstützen, wenn man sie bewusst und situationsgerecht einsetzt.

Zur Beurteilung von Herzrhythmusstörungen kann der Monitormodus mit einer Filtereinstellung 0,05–40 Hz sinnvoll sein. Grobe Störungen werden herausgefiltert, P-Wellen, Kammerkomplexe und T-Wellen können evtl. besser erkannt werden.

Zur Diagnose aller anderen EKG-Veränderungen sollte die Filtereinstellung im Diagnosemodus (0,05–150 Hz) verwendet werden. Nur so erhält man eine möglichst unverfälschte EKG-Kurve.

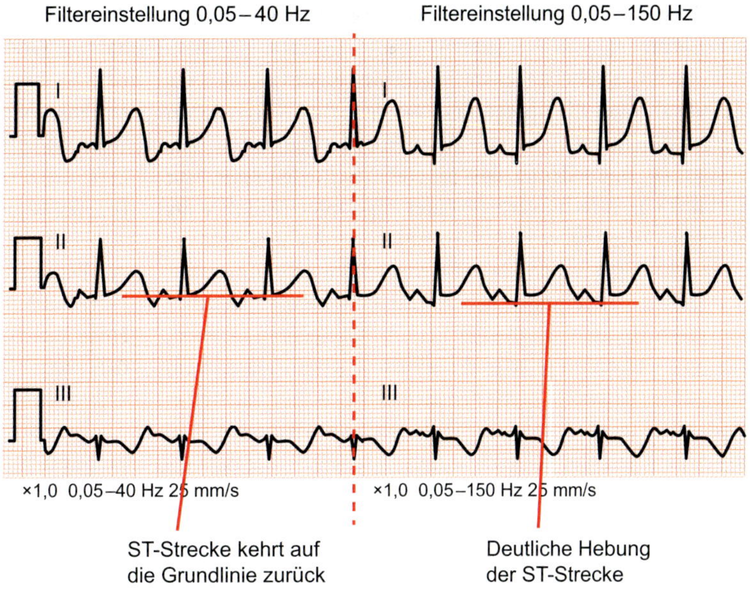

Abb. 12.24 Veränderung der EKG-Kurve durch Filtereinstellungen [L143]

Die Haut

Zur EKG-Aufzeichnung wird die Elektrode mit dem Elektrolytgel auf der Haut platziert. Somit wird die Haut ein wichtiger Bestandteil des „Stromkreises" und kann wesentlichen Einfluss auf die Qualität der EKG-Aufzeichnung haben. Leider hat die Haut des menschlichen Körpers einen **hohen elektrischen Widerstand** und ist damit ein schlechter elektrischer Leiter.

Die äußere Hautschicht **(Epidermis)** besteht aus mehrschichtigen Plattenepithelzellen und wird nicht von Blutgefäßen durchzogen. Nur die tieferen Bereiche der Haut werden durch Blutgefäße versorgt und können sich reproduzieren. Alte abgestorbene Hautzellen werden zur Hautoberfläche hin abgeschoben. Die abgestorbenen Hautzellen bestehen lediglich aus Keratinfasern sowie Zellmembranen und enthalten keine Flüssigkeit mehr. Zudem sind sie mit Schmutz und hauteigenen Fetten durchsetzt. Diese obere Hautschicht ist die Ursache für den hohen Hautwiderstand.

Eine Untersuchung aus dem Jahr 1998 konnte zeigen, dass nur 17 % der teilnehmenden Intensivschwestern und medizinisch-technischen Assistenten die Problematik eines hohen Hautwiderstands während der EKG-Aufzeichnung bekannt war und diese dann Verfahren zur Hautreinigung einsetzten. Auf der anderen Seite gaben 52 % der Befragten an, dass sie oft Artefakte in der EKG-Aufzeichnung hatten. 34 % äußerten, dass dies gelegentlich der Fall sei.

Auch wenn die Reinigung der Haut etwas zusätzliche Zeit in Anspruch nimmt, so kann die Qualität der EKG-Aufzeichnung wesentlich verbessert werden. Im ersten Schritt sollten **Haare gekürzt oder entfernt** werden. Im nächsten Schritt sollte die obere Hautschicht vorbereitet werden. Hierzu sollten keine alkoholischen oder seifenhaltigen Reinigungsmittel eingesetzt werden, da diese die Haut weiter austrocknen können. Durch ein einfaches, aber kräftiges Abreiben der oberen Hautschichten mithilfe einer trockenen Mullkompresse kann der Hautwiderstand deutlich gesenkt werden. Einige Hersteller von EKG-Elektroden bieten spezielle Pads zur Hautreinigung an. Diese Pads haben ähnliche Eigenschaften wie ultrafeines Sandpapier. Durch **3-maliges Abreiben der Hautstelle,** auf der die Elektrode platziert werden soll, kann der Hautwiderstand um über 90 % gesenkt und Störeinflüsse können so minimiert werden.

Der Ausdruck

Bei älteren EKG-Geräten erfolgte der Ausdruck in Echtzeit. Das bedeutet, dass nach Betätigung der Druckfunktion der Ausdruck des EKGs dem entspricht, was zur gleichen Zeit am Herzen passiert. Bei modernen Geräten werden die EKG-Kurven aufgezeichnet, in ein digitales Signal umgewandelt, zwischengespeichert, analysiert und dann ausgedruckt. Bei diesen Ausdrucken werden dann zum Teil auch schon Auswertungen und Befundungen mitgeliefert.

Normalerweise wird das EKG in bestimmten, geordneten Gruppen ausgedruckt. Beim 12-Kanal-EKG ist die **Anordnung von drei oder sechs Ableitungen untereinander** üblich. Dabei sind die Gruppen nach dem Ursprung der Ableitung geordnet.

So werden häufig die Ableitungen I, II und III untereinander angeordnet und gedruckt. Im Anschluss oder darunter folgen die Ableitungen aVR, aVL und aVF in einer Gruppe. Dann folgen die Brustwandableitungen V_1 bis V_6 entweder in zwei Dreiergruppen oder alle untereinander. Einige Geräte drucken unter dem Standard-EKG noch einen Rhythmusstreifen aus, der meist aus der Ableitung II gewonnen wird.

Diese Form des Ausdrucks ist v. a. im angelsächsischen Raum sehr verbreitet.

Je nach Gerätehersteller variieren beim Ausdruck auch die **Zeitabschnitte,** die ausgedruckt werden. Bei älteren Geräten entspricht der Ausdruck meist einer fortlaufenden Aufzeichnung. Das bedeutet, dass die aufgezeichneten Ereignisse von links nach rechts nacheinander abgelaufen sind. Für die untereinander angeordneten Ableitungen gilt dann, dass die Aufzeichnungen in den 3 oder 6 dargestellten Ableitungen zur selben Zeit stattgefunden haben, also die untereinander dargestellten Herzschläge dieselben sind. Bei neueren Geräten, die mit Speicherung der Daten arbeiten, kann es aber auch sein, dass alle zwölf Kanäle den gleichen Zeitraum darstellen und daher in allen Ableitungen die gleichen Herzschläge zu sehen sind. Hier muss man wissen, wie der Hersteller des verwendeten Geräts beim Erstellen der Ausdrucke verfährt, um keine falschen Schlüsse zu ziehen.

Die unterschiedlichen Vorgehensweisen können den einen oder anderen Vorteil bieten, aber auch ungeahnte Stolpersteine enthalten. So variiert bei einigen Herstellern die **Geschwindigkeit des Abdrucks** der EKG-Kurve, obwohl der Drucker mit kontinuierlicher Geschwindigkeit läuft. Ein Beispiel wäre der 12-Kanal-Ausdruck des corpuls3. Er kann so konfiguriert werden, dass die zwölf Standardableitungen mit einer Geschwindigkeit von 25 mm/s ausgedruckt werden. Danach folgt der Ausdruck sog. repräsentativer Schläge. Zur Erzeugung dieser werden die aufgezeichneten EKG-Komplexe auf ihr Aussehen hin überprüft. EKG-Komplexe mit einer ähnlichen Morphologie werden mathematisch gemittelt und anschließend grafisch dargestellt. Die repräsentativen Schläge sollen die Auswertung des EKGs unterstützen.

Die repräsentativen Schläge der zwölf Standardableitungen werden rechnerisch „vergrößert" und dann ausgedruckt. Dies führt dazu, dass der Ausdruck auf dem EKG-Papier einer Vorschubgeschwindigkeit von 50 mm/s entspricht, obwohl das Papier mit nur 25 mm/s aus dem Drucker kommt. Zudem ändert sich bei der Darstellung der repräsentativen Schläge auch noch die Eichung. Sie werden nicht mit einer Eichung von 10 mm/1 mV, sondern mit einer von 10 mm/0,5 mV dargestellt. Wie oben beschrieben, kann dies durchaus Vorteile bieten. Bei Beurteilung von ST-Streckenhebungen oder -senkungen muss man diese Unterschiede nur beachten.

Beim corpuls3 findet sich unter den mit 50 mm/s dargestellten repräsentativen Schlägen dann noch ein Rhythmusstreifen, der mit 25 mm/s dargestellt ist. Hier muss bei der Ermittlung von Zeiten darauf geachtet werden, in welchem Bereich welche Geschwindigkeit verwendet wurde.

12.6.3 Interpretation des Notfall-EKGs: einfache und systematische Auswertung

Das EKG ist ein technisches Hilfsmittel, das zur Beurteilung des Patientenzustands und möglicher Arbeitsdiagnosen eingesetzt wird. Wie in den vorangehenden Abschnitten gezeigt, können vielfältige Veränderungen im EKG auftreten. Daher ist es wichtig, die Informationen systematisch zu erfassen, um **Fixierungsfehler** zu vermeiden. Die angewendete Systematik sollte dabei der Bedrohlichkeit der Auswirkungen auf den Patientenzustand und der möglichen Einflussnahme auf die Beurteilung der EKG-Kurve folgen.

Bei der Auswertung des EKGs sollte man sich bewusst machen, dass es einen Unterschied zwischen der Beschreibung und der Beurteilung von EKG-Veränderungen gibt. Unter **Beschreibung** versteht man das Erkennen und Benennen von objektiven Veränderungen im EKG. Hierzu zählen z. B. das Ausmessen von Zeitverläufen oder Abmessen von Abweichungen der Amplituden im EKG sowie die Beurteilung von morphologischen Veränderungen der einzelnen Komplexe und Wellen.

Im nächsten Schritt geht es darum, die objektiv festgestellten Veränderungen einer oder mehrerer möglicher EKG-Diagnosen zuzuordnen. Hierbei sollte zunächst geprüft werden, ob ein, zwei oder mehrere Kriterien für die eine oder andere Diagnose sprechen. Im nächsten Schritt sollte man dann vor sich selbst begründen, warum welche Diagnose gewählt wurde. So wird die Diagnose nicht nur sicherer, sondern man trainiert sich bei jeder EKG-Interpretation selbst.

Die Autoren empfehlen folgende sechs Fragestellungen zur Interpretation des Notfall-EKGs:

- **1. Schritt:** Wie ist der Patientenzustand?
- **2. Schritt:** Wie ist die technische Qualität des EKGs?
- **3. Schritt:** Gibt es Herzrhythmusstörungen? Müssen diese sofort behandelt werden oder beeinflussen sie die weitere EKG-Bewertung?
- **4. Schritt:** Wie ist der Lagetyp der elektrischen Herzachse im EKG?
- **5. Schritt:** Liegt ein Schenkelblock oder Schrittmacher-EKG vor? Beeinflusst dies die weitere Beurteilung des EKGs?
- **6. Schritt:** Gibt es pathologische Veränderungen der Q-Zacken, ST-Strecken oder T-Wellen?

1. Schritt: Wie ist der Patientenzustand?

Auch wenn es banal klingen mag, wichtigster Grundsatz in der Notfallmedizin ist die **Behandlung des Patientenzustands** und nicht die Behandlung irgendwelcher Werte. In der Praxis ist immer wieder zu beobachten, dass die Köpfe über einem Gerät oder einem EKG-Streifen zusammengesteckt werden, um sich über die Befundung zu unterhalten und der Patient in dieser Zeit keine oder nur wenig Beachtung erfährt. Grundsätzlich sind alle erhobenen Messwerte nur zusätzliche Hilfsmittel in der Patientenversorgung.

Über die Bedrohlichkeit seines Zustands gibt der Patient selbst am besten Auskunft. Hier hilft die einfache, strukturierte Beurteilung des Patienten. Meist kann schon im

Rahmen einer einfachen klinischen Beurteilung anhand des **ABCDE-Schemas** die Bedrohlichkeit des Patientenzustands innerhalb weniger Sekunden abgeschätzt werden.

Der ERC definiert in seinen Leitlinien die sog. **Instabilitätszeichen:**

- Schock: Blässe, Schwitzen, kalte/klamme Extremitäten, Bewusstseinseinschränkungen, Hypotonie (RR systolisch < 90 mmHg)
- Synkope: Bewusstseinsverlust als Folge des reduzierten zerebralen Blutflusses
- Herzversagen: in der Akutphase Lungenödem (Linksherzversagen) und/oder als erhöhter jugularvenöser Druck und Leberstauung (Rechtsherzversagen)
- Myokardischämie: Thoraxschmerz (Angina pectoris), aber auch schmerzfrei und nur durch isolierte Veränderungen im 12-Kanal-EKG erkennbar (stummer Infarkt)

Liegen Instabilitätszeichen vor, so ist i. d. R. eine **umgehende, möglichst kausale Therapie** erforderlich. Sind Herzrhythmusstörungen die Ursache der Instabilität, besteht diese dann aus Kardioversion oder Schrittmachertherapie.

Zudem sollten Sie sich in diesem Schritt noch einmal vergewissern, dass Patient und EKG wirklich zusammengehören. Dies gilt besonders in der Notaufnahme der Klinik, aber auch im Rettungsdienst, wenn z. B. ein Vor-EKG zum Vergleich vorliegt.

MERKE

Instabilitätszeichen oder bedrohliche Symptome laut ERC-Leitlinie, die während der Untersuchung nach dem ABCDE-Schema festgestellt werden und eine sofortige Therapie erforderlich machen, sind:

- **Schock:** Hypotension (systolischer Blutdruck < 90 mmHg), Blässe, Schwitzen, Zentralisation (kalte, klamme Extremitäten), Benommenheit, Verwirrtheit
- **Synkope:** vorübergehender Bewusstseinsverlust aufgrund einer generell verminderten zerebralen Perfusion
- **Myokardischämie:** typischer ischämiebedingter Brustschmerz und/oder Nachweis einer Myokardischämie im 12-Kanal-EKG
- **Herzinsuffizienz:** Lungenödem und/oder gestaute Halsvenen (mit oder ohne periphere Ödeme und Lebervergrößerung)

2. Schritt: Wie ist die technische Qualität des EKGs?

Im nächsten Schritt sollte man sich einen Überblick über die technische Qualität des EKGs verschaffen.

Mit einem ersten Blick über alle Ableitungen verschaffen Sie sich einen Überblick, ob **Artefakte oder Bewegungen der Grundlinie** vorliegen, die die Auswertung und Beurteilung erschweren. Ist dies der Fall, prüfen Sie, ob die Anfertigung eines neuen EKGs unter verbesserten Umgebungsbedingungen zu einer Verbesserung der EKG-Qualität führen kann. Artefakte und Bewegungen der Grundlinie können die Auswertung beträchtlich erschweren und haben das Potenzial der Fehlinterpretation des EKGs. Diese Fehleinschätzungen können durchaus schwerwiegende Folgen für den Patienten haben.

Zweiter Punkt ist die **Prüfung der Aufzeichnungseinstellungen.** Hier vergewissern Sie sich, mit welcher Geschwindigkeit das EKG aufgezeichnet wurde. Nur so können Fehlmessungen für Frequenzen und Zeitverläufe vermieden werden.

Es folgt die **Prüfung der Amplituden- und Filtereinstellung.** Schauen Sie auf die Eichzacke und bedenken Sie, dass die Einstellung der Amplitude wesentlichen Einfluss auf das Ausmessen von Spannungsveränderungen hat. Für ein 12-Kanal-EKG sollte die Filter-Einstellung im Bereich von 0,05–150 Hz liegen. Finden Sie eine Einstellung von 0,05 bis 40 Hz vor, bedenken Sie, dass diese zu Veränderungen der EKG-Kurve führen kann. Veränderungen der ST-Strecke sind evtl. nicht mehr erkennbar.

3. Schritt: Gibt es Herzrhythmusstörungen?

Herzrhythmusstörungen können einen großen Einfluss auf den Patientenzustand und die Beurteilbarkeit des EKGs haben. Deshalb müssen sie möglichst frühzeitig erkannt werden. Dabei gibt es Herzrhythmusstörungen, die auf den ersten Blick zu erfassen sind, wie z. B. eine Asystolie oder Kammerflimmern. Es gibt aber auch eine Reihe von Herzrhythmusstörungen, die nur anhand von Detailveränderungen der EKG-Kurve aufzuspüren sind. Es ist deshalb wichtig, systematisch und strukturiert auf die Suche nach Herzrhythmusstörungen zu gehen. Um dies sicherzustellen, empfiehlt der ERC sechs Schritte zur Beurteilung von Herzrhythmusstörungen. Der Vorteil der Anwendung dieser sechs Schritte liegt in der engen Verknüpfung mit den Behandlungsalgorithmen für Herzrhythmusstörungen der ERC-Leitlinien:

- Ist elektrische Aktivität vorhanden?
- Wie hoch ist die Kammerfrequenz?
- Ist der Kammerkomplex schmal oder breit?
- Ist der Rhythmus regelmäßig oder unregelmäßig?
- Ist Vorhofaktivität erkennbar?
- Steht die Vorhofaktivität in Beziehung zur Kammeraktivität – falls ja, wie?

Ist elektrische Aktivität vorhanden?

Diese Frage erscheint im ersten Blick überflüssig, hat jedoch gerade in Stresssituationen durchaus ihre Berechtigung. Da Sie sich im ersten Schritt im Rahmen der Ersteinschätzung einen Überblick über den Patientenzustand verschafft haben, wissen Sie, ob beim Patienten Lebenszeichen vorliegen oder nicht.

Liegen keine Lebenszeichen vor und findet sich im EKG keine elektrische Aktivität, so spricht dies für eine **Asystolie**. Liegen Lebenszeichen vor und findet sich keine elektrische

Aktivität, so sind technische Probleme bei der EKG-Aufzeichnung vorhanden. Sie können überprüfen, ob sich die fehlende elektrische Aktivität über alle zwölf Ableitungen erstreckt oder lediglich über einen Teil der Ableitungen. Sind nur einige Ableitungen betroffen, so spricht dies für **lose EKG-Elektroden oder Kabeldefekte am Gerät.** Sind alle Ableitungen betroffen, so bleiben als mögliche Ursache lediglich **Kabeldefekte oder Störungen des EKG-Geräts.** Einige Hersteller kennzeichnen fehlende elektrische Aktivität aufgrund von technischen Ursachen durch Darstellung von technisch generierten, meist rechteckigen Zacken, die eindeutig von elektrischen Erregungen des Herzens zu unterscheiden sind.

Ist eine elektrische Aktivität vorhanden, besteht der nächste Schritt in der Abschätzung der Kammerfrequenz.

Wie hoch ist die Kammerfrequenz?

Im nächsten Schritt verschaffen Sie sich einen Überblick über die Kammerfrequenz des Herzens. In Verbindungen mit den Ergebnissen Ihrer Ersteinschätzung sind so Rückschlüsse möglich, ob evtl. extreme Abweichungen der Kammerfrequenz Auswirkungen auf den Patientenzustand haben.

Normalerweise liegt die Herzfrequenz bei 60–100 Schlägen/min. Eine Kammerfrequenz von unter 60 Schlägen/min wird als **Bradykardie** bezeichnet, eine Frequenz von über 100 Schlägen/min als **Tachykardie.** Diese beiden Werte sind wichtig, da sie den Einstieg in die entsprechenden Behandlungsalgorithmen des ERC darstellen.

MERKE

Kammerfrequenz < 60 = Bradykardie
Kammerfrequenz > 100 = Tachykardie

Verlassen Sie sich bei der Beurteilung der Kammerfrequenz nicht auf die angezeigten Werte Ihres EKG-Geräts. Dies gilt insbesondere, wenn der Patient eine ausgeprägte **Arrhythmie** hat. Auch Extrasystolen oder hohe T-Wellen können vom Gerät fehlinterpretiert und als Kammerkomplex mitgezählt werden und so falsche Herzfrequenzen ergeben.

EKG-Geräte errechnen die angezeigte Herzfrequenz aus den RR-Intervallen. Man erkennt dies daran, dass die angezeigte Herzfrequenz bei Patienten mit Arrhythmien in kurzen Abständen ausgeprägt schwankt.

Bei der **Berechnung der Kammerfrequenz** mithilfe der RR-Intervalle wird die Zeit zwischen einer R-Zacke und der nachfolgenden R-Zacke ausgemessen. Im Anschluss werden 60 Sekunden durch den ermittelten Wert des RR-Intervalls dividiert und die Anzahl von Kammererregungen pro Minute ist ermittelt. Bei einem regelmäßigen Herzschlag, der durch gleichmäßige RR-Intervalle definiert ist, ist diese Methode zuverlässig. Je größer die Schwankungen der RR-Intervalle bei einer Arrhythmie sind, desto unzuverlässiger ist diese Methode. Hier müssen längere Zeiträume betrachtet werden, um einen aussagekräftigen Mittelwert zu erhalten.

Auf ähnliche Weise erfolgt die Beurteilung der Herzfrequenz z. B. mithilfe eines **EKG-Lineals.** Je nach Hersteller wird hier ein Mittelwert der Kammerfrequenz aus zwei oder drei RR-Intervallen ermittelt.

Für die Perfusion des Gehirns und der Organe spielt die Regelmäßigkeit des Herzschlags eine etwas untergeordnete Rolle, solange die Pausen zwischen mechanisch aktiven Kammererregungen nicht zu lang sind. Die Windkesselfunktion der Aorta und die elastischen Fasern der großen Arterien können auch bei einer Arrhythmie für einen kontinuierlichen Blutstrom sorgen. Sind die RR-Intervalle größer als 1,5–2 s, so versagt dieser Kompensationsmechanismus und die verminderte Perfusion kann zu einer **Synkope** führen, da die Perfusion des Gehirns nicht mehr ausreichend ist, um den Sauerstoff- und Nährstoffbedarf zu sichern.

Haben Sie kein EKG-Lineal zur Hand, so kann auch das **EKG-Papier** bei der Beurteilung der Herzfrequenz helfen. Das EKG wird auf Millimeterpapier aufgezeichnet. Die kleinsten Einheiten sind Quadrate mit 1 mm Kantenlänge. Zwischen zwei stärker ausgezogenen Linien befinden sich jeweils fünf kleine Quadrate, die Strecke entspricht also 5 mm. Die meisten Hersteller fügen am Rand des EKG-Papiers noch zusätzliche Markierungen zur Hilfestellung ein. Dies können kleine Striche oder Dreiecke sein. Meist finden sich diese Zusatzmarkierungen in einem Abstand von jeweils 75 mm oder 15 größeren Kästchen zu 5 mm. Diese Markierungen können eine wertvolle Hilfe bei der Auswertung der Herzfrequenz darstellen.

Bei einer Registriergeschwindigkeit von 25 mm/s entspricht ein kleines Kästchen (1 mm) einem 25stel einer Sekunde oder als Dezimalzahl ausgedrückt 0,04 s. Die Zeit zwischen zwei stärker ausgezogenen Linien entspricht dann $5 \times 0{,}04 = 0{,}2$ s. Der Abstand zwischen den Markierungen am Rand (75 mm) entspricht dann $75 \times 0{,}04 = 3$ s.

Wird das EKG mit 50 mm/s geschrieben, so verändern sich diese Werte entsprechend. Ein kleines Kästchen entspricht dann einer Zeit von 0,02 s, der Abstand zwischen zwei stärkeren Linien beträgt 0,1 s. Zwischen den Markierungen auf dem Rand beträgt der Zeitabstand dann $75 \times 0{,}02 = 1{,}5$ s.

MERKE

- Aufzeichnungsgeschwindigkeit 25 mm/s: 1 mm = 0,04 s, 5 mm = 0,2 s, 7 mm = 3 s
- Aufzeichnungsgeschwindigkeit 50 mm/s: 1 mm = 0,02 s, 5 mm = 0,1 s, 75 mm = 1,5 s

Auf dieser Grundlage können Sie auch ohne Hilfsmittel schnell die Kammerfrequenz mit zwei einfachen Methoden ermitteln.

12

300er-Regel bei regelmäßiger Kammererregung

Bei einer Schreibgeschwindigkeit von 25 mm/s entspricht ein großes Kästchen (5 mm) 0,2 s. Eine Minute hat 60 Sekunden, somit entsprechen 300 große Kästchen (60 ÷ 0,2 = 300) 1 Minute. Teilen Sie 300 durch die Anzahl der großen Kästchen zwischen zwei R-Zacken, so erhalten Sie die Kammerfrequenz.

Liegt zwischen der ersten und der nachfolgenden R-Zacke ein großes Kästchen, so beträgt die Kammerfrequenz 300 ÷ 1 = 300/min. Liegen zwischen zwei R-Zacken zwei große Kästchen, so beträgt die Kammerfrequenz 300 ÷ 2 = 150/min.

Für die ersten sechs Rechenschritte ergeben sich gerade Werte, die einfach zu merken sind (➤ Abb. 12.25).

In der Praxis kann dieses Verfahren schnell angewendet werden, indem Sie sich im ersten Schritt eine R-Zacke, die auf einer dick ausgezogenen Linie liegt, suchen. Im nächsten Schritt benennen Sie die nachfolgende, dick ausgezogene Linie mit dem Wert 300. Findet sich hier eine R-Zacke, so entspricht die ermittelte Kammerfrequenz 300 Schläge pro Minute. So zählen Sie von einer dick ausgezogenen Linie zur nächsten die Zahlenreihe herunter, also 300, 150, 100, 75, 60, 50. Je nachdem, bei welcher Zahl die nächste R-Zacke folgt, liegt die jeweilige Kammerfrequenz.

Das Verfahren lässt sich auch bei EKGs anwenden, die mit einer Geschwindigkeit von 50 mm/s aufgezeichnet worden sind. Hier liegen zwischen den heruntergezählten Zahlen dann immer zwei dick ausgezogene Linien.

Die Anwendung der 300er-Regel entspricht genau dem Vorgehen des EKG-Geräts. Durch Ausmessen des Zeitabstands zwischen zwei R-Zacken wird die Frequenz errechnet. Damit gelten für diese Methode die gleichen Einschränkungen wie für das EKG-Gerät. Sie ist nur bei regelmäßigen Herzrhythmen zuverlässig. Findet sich eine Arrhythmie oder gehäufte Extrasystolen, so wird das Verfahren ungenau.

6-Sekunden-Regel bei unregelmäßigem Herzrhythmus

Mithilfe der Markierungen auf dem EKG-Papier können Sie schnell eine Zeit von 6 Sekunden identifizieren. Bei einer Schreibgeschwindigkeit von 25 mm/s suchen Sie sich eine der Hilfsmarkierungen am oberen oder unteren Rand des EKG-Papiers (➤ Abb. 12.26). Bis zur nachfolgenden Markierung entspricht die Zeit 3 Sekunden, bei der übernächsten Markierung 6 Sekunden. Nachdem Sie das Zeitfenster von 6 Sekunden auf dem Papier identifiziert haben, zählen Sie einfach die Anzahl der Kammerkomplexe in diesem Bereich und multiplizieren Sie das Ergebnis mit 10. So erhalten Sie

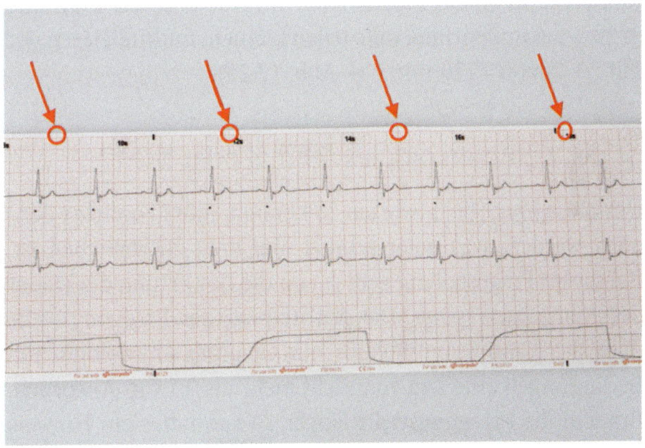

Abb. 12.26 Hilfsmarkierungen am oberen Papierrand können hilfreich bei der Ermittlung der Herzfrequenz sein (rote Pfeile). Bei einer Schreibgeschwindigkeit von 25 mm/s haben die Markierungen einen Abstand von 15 großen Kästchen bzw. 3 s. [O1090]

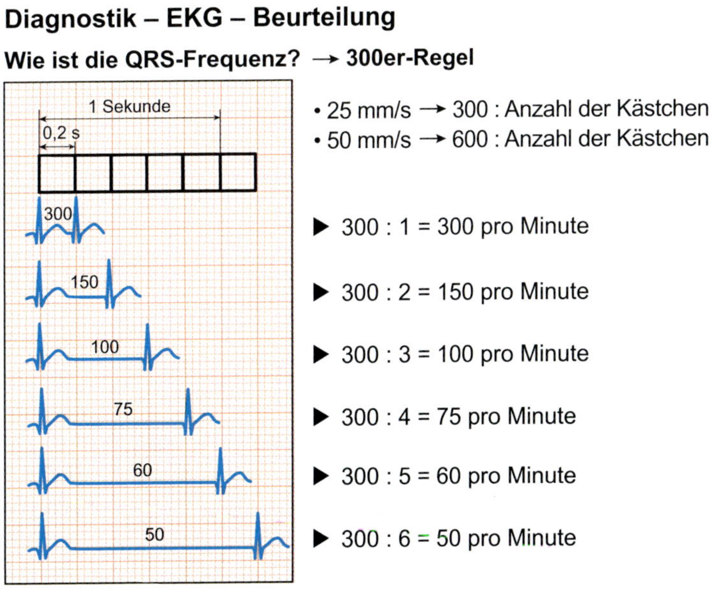

Abb. 12.25 300er-Regel: Schnellmethode zur Einschätzung der Herzfrequenz [L143]

die Kammerfrequenz in 1 Minute, denn 10 × 6 s entsprechen 60 Sekunden, also 1 Minute.

Bei einer Schreibgeschwindigkeit von 50 mm/s brauchen Sie die doppelte Anzahl von Hilfsmarkierungen, um einen 6-Sekunden-Abschnitt zu identifizieren. Die 6 Sekunden finden Sie damit an der vierten Hilfsmarkierung. Dies entspricht einer Strecke von 30 cm. Meist sind die EKG-Ausdrucke nicht so lang, sodass Sie sich in der Praxis oft mit einem Zeitfenster von 3 Sekunden zufriedengeben müssen. Die Anzahl der ausgezählten Kammerkomplexe muss dann mit 20 multipliziert werden, um die Kammerfrequenz pro Minute zu erhalten.

Die 6-Sekunden-Regel ist bei **Arrhythmien** wesentlich genauer. Da eine Arrhythmie auf den ersten Blick nicht immer sicher zu erkennen ist, sollte dies Ihre bevorzugte Methode zur Frequenzbestimmung sein.

Beispielrechnung: Nehmen wir an, Sie zählen 6 QRS-Komplexe in einem 3-Sekunden-Intervall. Da wir 1 Minute in 20 3-Sekunden-Intervalle teilen können, multiplizieren wir mit 20: 20 × 6 = 120/min (➤ Abb. 12.27).

Ist der Kammerkomplex schmal oder breit?

Um diese Frage beantworten zu können, muss zunächst definiert werden, was unter schmal und breit zu verstehen ist. Bei dieser Fragestellung geht es um die Bewertung der Dauer der Kammererregung. Die Ausbreitung der Erregungswelle über die Kammermuskulatur nimmt unter physiologischen Bedingungen eine Zeit von nicht mehr als 0,1 s in Anspruch. Braucht die Erregungswelle länger, so kann dies ein Hinweis auf **Störungen des Erregungsbildungs- und Reizleitungssystems** sein. Die Frage, ob der Kammerkomplex schmal oder breit ist, beantwortet also die Frage nach dem Ursprung und der Weiterleitung der Kammererregung.

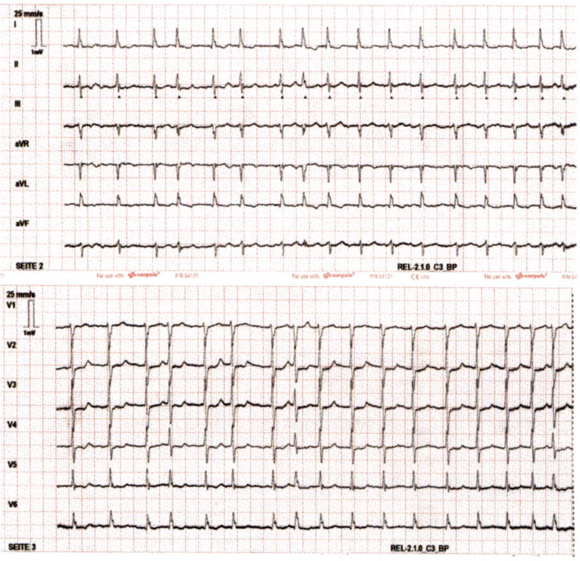

Abb. 12.27 Die Herzfrequenz beträgt ungefähr 120/min [O1090]

Von einem **breiten** und somit krankhaft veränderten **Kammerkomplex** spricht man, wenn die Kammererregung länger als ≥ 0,12 s dauert. Dabei wird die Zeit von Beginn der Q- bzw. R-Zacke bis zum J-Punkt gemessen. Dies kann durch Auszählen der Kästchen des EKG-Papiers oder durch Ausmessen der Dauer mithilfe eines EKG-Lineals erfolgen.

MERKE

Breiter Kammerkomplex: Kammererregung ≥ 0,12 s.
Dies entspricht bei einer Schreibgeschwindigkeit von 25 mm/s 3 kleinen Kästchen, bei 50 mm/s 6 kleinen Kästchen.
Gemessen wird von Beginn der Q- oder R-Zacke bis zum J-Punkt.

Ein **schmaler** und somit normaler **Kammerkomplex** liegt vor, wenn die Kammererregung nicht länger als < 0,12 s dauert. Dies spricht für eine normale Erregungsausbreitung.

Ist der Rhythmus regelmäßig oder unregelmäßig?

Es ist nicht immer ganz einfach zu erkennen, ob ein Herzrhythmus regelmäßig oder unregelmäßig ist. Bei sehr schnellen oder sehr niedrigen Herzfrequenzen kann es schwer sein, die Regelmäßigkeit mit einem einfachen Blick zu erfassen. Zudem können Herzrhythmusstörungen nur phasenweise zu erkennen sein. Dies verdeutlicht, dass ein **Erkennen von Arrhythmien** auf dem Monitor nicht gelingen kann.

Der erste Schritt, um die Frage des Rhythmus sicher beantworten zu können, ist daher die **Anfertigung eines EKG-Streifens** von ausreichender Länge. Im nächsten Schritt sollten Sie sich ausreichend Zeit nehmen und den Ausdruck in Ruhe betrachten. Während des Betrachtens gibt es drei Möglichkeiten, Ihre Wahrnehmungen zu unterstützen und zu objektivieren:

- Eine schnelle und einfache Methode ist die **Verwendung eines Stücks Papier.** Legen Sie das Papier so auf eine Ableitung der EKG-Aufzeichnung, dass die Spitzen der R-Zacken gerade noch unter dem Papier hervorragen und der Rest der Kammerkomplexe durch das Papier verdeckt wird. Markieren Sie durch einen kleinen Strich auf dem Papier die erste R-Zacke. Genauso setzen Sie eine Markierung für die nachfolgende R-Zacke auf dem Papier. Sie haben nun das erste RR-Intervall ermittelt. Verschieben Sie das Blatt Papier nach rechts, bis die erste Markierung auf der nächsten R-Zacke zu liegen kommt. Ist der Rhythmus regelmäßig, sollte die nachfolgende R-Zacke unter der zweiten Markierung liegen. Ist dies nicht der Fall, ist der Rhythmus unregelmäßig. So können Sie schnell alle RR-Intervalle auf ihre Regelmäßigkeit überprüfen.
- Das gleiche Verfahren kann durch **Verwendung eines EKG-Zirkels** angewendet werden (➤ Abb. 12.28). Setzen Sie dabei die Nadel des ersten Schenkels auf die Spitze einer R-Zacke und die Nadel des zweiten Schenkels auf die nachfolgende R-Zacke. Drehen Sie den ersten Schenkel

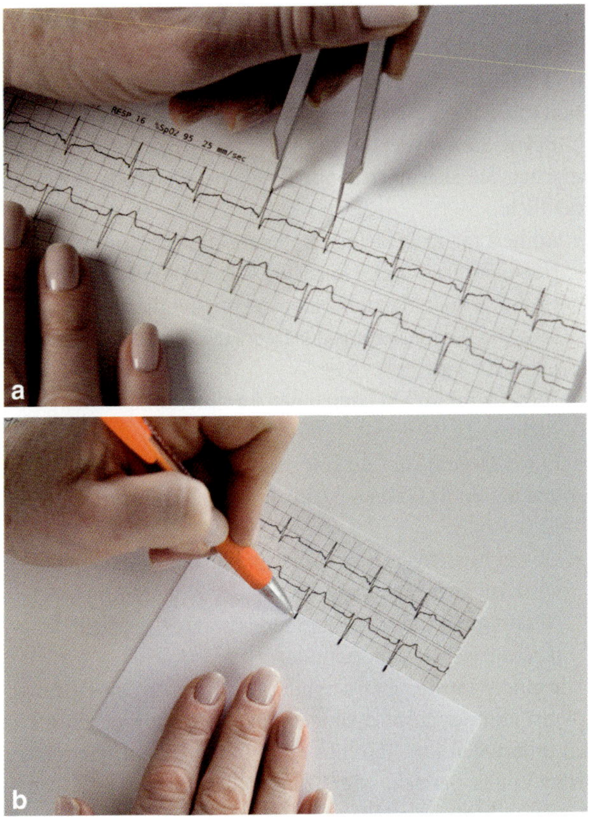

Abb. 12.28 Überprüfung des Kammerrhythmus mittels Zirkel (a) sowie Stift und Papier (b) [G781]

jetzt um 180° um den zweiten Schenkel. Nach dieser Drehung sollte unter der Spitze des ehemals ersten Schenkels eine R-Zacke liegen. Ist dies der Fall, ist der Kammerrhythmus regelmäßig. Wenn nicht, ist der Kammerrhythmus unregelmäßig.

- Das dritte Verfahren stellt die aussagekräftigste Beurteilung des Kammerrhythmus dar. Hierzu messen Sie mithilfe eines EKG-Lineals die Zeiten zwischen den jeweiligen RR-Intervallen aus und notieren diese auf dem EKG-Papier. Im nächsten Schritt vergleichen Sie die ausgemessenen Zeiten miteinander. Der Vorteil dieser Methode liegt v. a. darin, dass sich wiederholende Veränderungen in der Rhythmik erkennbar werden. So können sich die RR-Abstände im rhythmischen Wechsel verlängern oder verkürzen. Solche Veränderungen sind mit den einfacheren Verfahren nicht so schnell zu erkennen.

Mithilfe des letzten Verfahrens können folgende Fragen beantwortet werden:

- Ist der Herzrhythmus völlig unregelmäßig ohne ein erkennbares Muster im RR-Intervall?
- Ist der Grundrhythmus regelmäßig mit zwischenzeitlich auftretenden Unregelmäßigkeiten?
- Liegt eine zyklisch wiederkehrende Veränderung des RR-Intervalls vor?

Die Beantwortung dieser Fragen hat wesentlichen Einfluss auf die weitere Beurteilung des EKGs.

Sind die Kammerkomplexe vom Aussehen her gleich, die RR-Intervalle aber völlig unregelmäßig, so liegt mit hoher Wahrscheinlichkeit ein **Vorhofflimmern** vor.

Ist der Grundrhythmus regelmäßig mit zwischenzeitlich auftretenden Unregelmäßigkeiten, so kann dies durch **Extrasystolen** verursacht sein. Die Extrasystolen können dabei ihren Ursprung in den Vorhöfen oder in den Kammern haben. Dies ist am Aussehen der Extraschläge zu erkennen. Als Faustformel kann gelten, dass Extrasystolen der Vorhöfe das gleiche Aussehen wie die anderen Kammerkomplexe haben, sie fallen nur in unregelmäßigen Abständen in den Rhythmus ein. Extrasystolen der Kammern haben ein völlig anderes Erscheinungsbild. Sie sind i. d. R. größer und breiter als die normalen Kammerkomplexe und auf einen Blick erkennbar. Liegen **dauerhafte oder phasenweise Schenkelblockierungen** vor, kann diese Faustformel nicht angewendet werden.

Liegen zyklische Veränderungen der RR-Intervalle vor, so müssen im weiteren Verlauf die P-Wellen sorgfältig analysiert werden, da Blockierungen des AV-Knotens zu solchen Veränderungen führen können.

Ist Vorhofaktivität erkennbar?

Das Erkennen von Vorhofaktivitäten kann durchaus eine große Herausforderung darstellen. Dies kann zum einen daran liegen, dass tatsächlich keine Vorhoferregungen vorhanden sind, zum anderen daran, dass diese aufgrund von Überlagerungen durch Kammerkomplexe oder T-Wellen nicht zu erkennen sind. Auch hohe Herzfrequenzen erschweren die Erkennung von Vorhofaktivität.

Im ersten Schritt geht es darum, **P-Wellen** zu identifizieren. Am besten eignen sich die Ableitungen II, III, aVF und V_1. Bei einer Schreibgeschwindigkeit von 25 mm/s sind P-Wellen meist leichter zu erkennen als bei 50 mm/s.

Im zweiten Schritt bestimmen Sie die Frequenz und die Regelmäßigkeit der P-Wellen. Das Vorgehen ist dabei das gleiche wie bei der Bestimmung von Kammerfrequenz und Kammerrhythmus.

Haben Sie P-Wellen identifiziert, sollten Sie sich im weiteren Verlauf mit ihrer **Morphologie** beschäftigen. In den Ableitungen II und aVF sollten P-Wellen positiv sein. Sind die P-Wellen in diesen Ableitungen negativ, spricht dies für eine rückläufige Erregung der Vorhöfe. Die Erregung kann dann ihren Ursprung im Bereich des AV-Knotens haben.

Vorhofaktivitäten mit hohen Frequenzen werden als **Vorhofflattern** oder **Vorhofflimmern** bezeichnet. Beim Vorhofflattern liegt die Frequenz oftmals zwischen 240 und 300 Erregungen/min. Im EKG ist es meist an seiner typischen Form schnell zu erkennen. Die Intervalle zwischen den Kammerkomplexen sehen dabei aus wie ein Sägeblatt. Besteht der Verdacht auf ein Vorhofflattern, sollte die Frequenz der

Flatterwellen bestimmt werden. Meist gibt es regelmäßige Überleitungen auf die Kammer von 3 : 1 oder 2 : 1, wobei die 2 : 1-Überleitung häufiger anzutreffen ist. Das heißt, dass jede dritte bzw. jede zweite Vorhoferregung auf die Kammer übergeleitet wird, sodass regelmäßige Kammerfrequenzen von 70–150 Schlägen/min zu finden sind.

Beim Vorhofflimmern liegt die Frequenz der Erregungen bei 350–500/min. Diese hohen Frequenzen führen dazu, dass Vorhoferregungen im EKG schwer zu erkennen sind. Am besten gelingt dies in den Ableitungen V_1, III und aVF. Die Überleitung auf die Kammern erfolgt absolut unregelmäßig. Diese absolute Arrhythmie ist auch das zuverlässigste Merkmal im EKG.

Steht die Vorhofaktivität in Beziehung zur Kammeraktivität – falls ja, wie?

Zu sicheren Beurteilung benötigen Sie auch hier einen langen EKG-Streifen. Folgende Fragen müssen beantwortet werden:

- Folgt jeder P-Welle ein Kammerkomplex?
- Geht jedem Kammerkomplex eine P-Welle voran?
- Wie verhalten sich die PQ-Zeiten?

Wenn das Verhältnis P-Welle zu Kammerkomplex 1 : 1 ist und die PQ-Zeiten alle die gleiche Dauer aufweisen, liegt eine normale Überleitung zwischen Vorhöfen und Kammer vor.

Bei einigen pathologischen Veränderungen kann die Erregung ihren Ursprung in den Kammern haben und rückwärtsgerichtet (retrograd) über den AV-Knoten auf die Vorhöfe übergeleitet werden. In einem solchen Fall sind die P-Wellen kurz nach den Kammerkomplexen sichtbar und in den Ableitungen II, III und aVF negativ.

Am wichtigsten ist die Beantwortung dieser Fragen zur Beurteilung von AV-Blöcken. Hier kann es zu periodischen Veränderungen der Abstände oder zum Ausfall einer Beziehung zwischen Vorhof und Kammeraktivität kommen.

4. Schritt: Wie ist der Lagetyp der elektrischen Herzachse im EKG?

Die Frage, ob und wenn ja, wann die elektrische Herzachse im EKG bestimmt werden soll, wird in Fachkreisen unterschiedlich bewertet. Dies gilt besonders für den Bereich des Rettungsdienstes. Da es eine Reihe von krankhaften Veränderungen gibt, die mit einer Veränderung des Lagetyps einhergehen und der Lagetyp zudem Einfluss auf das Aussehen der einzelnen EKG-Ableitungen hat, sind die Autoren der Auffassung, dass sie möglichst früh erfolgen sollte.

Unter Anwendung der vier Cabrera-Regeln ist die Bestimmung des Lagetyps schnell zu bewältigen. Die Grundlagen und die vier Cabrera-Regeln sind schon am Anfang des Kapitels besprochen worden.

Unter dem **Lagetyp** oder der elektrischen Herzachse versteht man die Richtung des Hauptvektors des Aktionsstroms der Kammererregung zum Zeitpunkt des größten Betrags. Er wird mithilfe der sechs Extremitätenableitungen ermittelt und stellt somit die Richtung des Aktionsstroms in der Frontalebene dar.

Bevor Sie mit der Bestimmung des Lagetyps fortfahren, machen Sie sich noch einmal vier grundlegende Aussagen deutlich:

- Addiert man alle kleinen Depolarisationsvektoren der Herzkammern (unter Berücksichtigung von Richtung und Größe), erhält man den Hauptvektor, der die Hauptrichtung des Aktionsstroms der Depolarisation der Herzkammern anzeigt.
- Dieser wird im EKG durch den Kammerkomplex dargestellt.
- Eine Erregung, die auf eine positive Elektrode zuläuft, erzeugt im EKG einen positiven Ausschlag auf dem EKG-Papier.
- Ob ein Ausschlag als überwiegend positiv bezeichnet wird, ist davon abhängig, ob sich der größere Anteil der Gesamtamplitude des Kammerkomplexes oberhalb der isoelektrischen Linie befindet.

Für eine schnelle, aber vereinfachte Übersicht im Rettungsdienst kann es ausreichen, den Lagetyp in nur vier Bereiche zu unterteilen (➤ Tab. 12.4). Hierzu wird der Kreis um das Herz in vier Bereiche oder „Tortenstücke“ unterteilt. Normalerweise liegt die **elektrische Herzachse** aus Patientensicht im linken unteren Viertel. Daher wird dieser Bereich auch als „Normalbereich“ bezeichnet. Liegt die elektrische Herzachse im oberen linken Viertel, so spricht man von einem **Linkstyp**. Bei Lage der Herzachse im rechten unteren Viertel spricht man von einem **Rechtstyp**. Liegt die Herzachse im oberen rechten Viertel, so nennt man dies einen **stark überdrehten Rechtstyp.**

Tab. 12.4 Schnelle Lagetypenbestimmung mithilfe von „zwei“ EKG-Ableitungen (I und aVF)

Herzachse	Normal	Links	Rechts	Extrem rechts
Ableitung I QRS-Richtung	Positiv	Positiv	Negativ	Negativ
Ableitung aVF QRS-Richtung	Positiv	Negativ	Positiv	Negativ

Schaut man sich den Cabrera-Kreis genauer an, so können zwischen den nebeneinanderliegenden Ableitungen weitere Bereiche gebildet werden (➤ Abb. 12.29). Die einzelnen Bereiche können mithilfe der den Ableitungen zugeordneten Gradzahlen genau beschrieben und somit benannt werden. Diese Namen bezeichnen dann auch den Lagetyp, der in sechs Bereiche eingeteilt wird:

- Linkstyp: von aVL (−30°) bis I (± 0)
- Indifferenztyp: von −aVR (+30°) bis II (+60°)
- Steiltyp: von II (+60°) bis aVF (+90°)

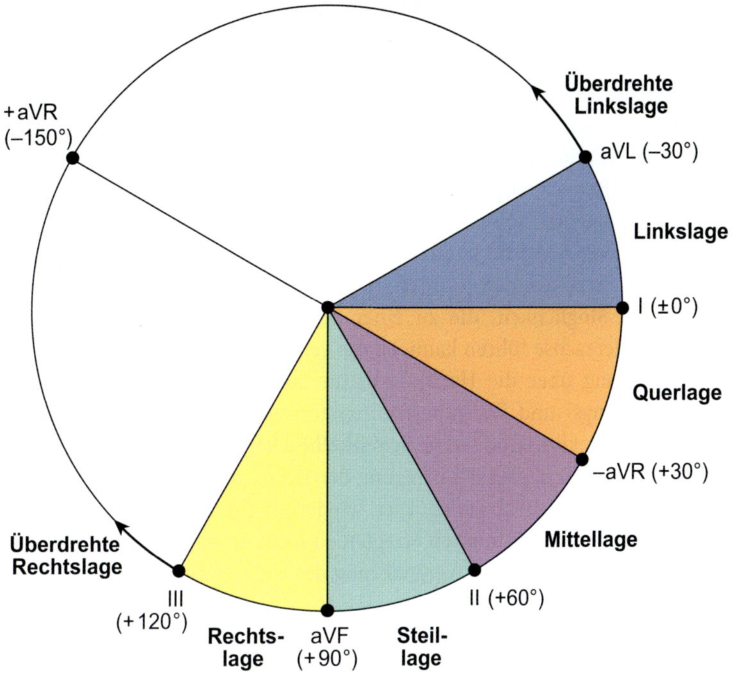

Abb. 12.29 Lagetypen im Cabrera-Kreis [L106]

- Rechtstyp: von aVF (+90°) bis III (+120°)
- Überdrehter Linkstyp: QRS-Vektor weist über –30° hinaus
- Überdrehter Rechtstyp: QRS-Vektor weist über +120° hinaus

Mit dieser Einteilung kann eine genauere Beurteilung des Lagetyps anhand folgender Vorgehensweise durchgeführt werden:

1. Die größte R-Zacke in den Extremitätenableitungen suchen (ohne Q- und S-Zacke).
2. Die zweitgrößte R-Zacke in den Extremitätenableitungen suchen.
3. Jeweils auf die Ableitungsachsen im Cabrera-Kreis eintragen.
4. Die beiden markierten Ableitungen „rahmen" das „Tortenstück" des betreffenden Cabrera-Segments ein (➤ Abb. 12.29).

Eine weitere Möglichkeit zur Beurteilung des Lagetyps ist die Betrachtung der Einthoven-Ableitungen I, II und II. In der ➤ Tab. 12.5 sind die geltenden Regeln und dabei ermittelten Lagetypen dargestellt.

Klinische Bedeutung von Lagetypveränderungen

Bei der anatomischen und der elektrischen Herzachse handelt es sich um zwei unabhängig voneinander zu betrachtende Achsen. Die **anatomische Herzachse** wird durch die strukturelle Form des Herzens gebildet und verläuft in Richtung der Kammerscheidewand. Die **elektrische Herzachse** leitet sich aus dem Summenvektor des Aktionsstroms der Herzerregung zum Zeitpunkt des höchsten Potenzials ab.

Tab. 12.5 Lagetypbestimmung anhand der Ableitungen I, II und III in Bezug auf QRS-Typ

	I	II	III
Überdrehter Linkstyp	+	–	–
Linkstyp	+	+	
Indifferenztyp	+	+	+ (I > III)
Steiltyp	+	+	+ (III > I)
Rechtstyp	–	+	+
Überdrehter Rechtstyp	–	–	+

Dies bedeutet, dass die elektrische Herzachse von der Struktur des Herzens beeinflusst werden kann, denn der Hauptvektor ist abhängig vom Verhältnis nicht erregter zu erregter Muskelmasse. Diese kann indirekt durch anatomische Veränderungen der Herzstruktur beeinflusst werden. Beim gesunden Menschen liegen die anatomische Herzachse und die elektrische Herzachse in etwa übereinander und verlaufen in dieselbe Richtung. Verändert sich die anatomische Lage des Herzens im Thorax, z. B. durch den Zwerchfellhochstand bei fortgeschrittener Schwangerschaft, ändert sich auch die elektrische Herzachse. Durch den Zwerchfellhochstand wird das Herz etwas nach links oben verlagert, sodass sich bei Schwangeren im EKG häufig ein Linkstyp oder überdrehter Linkstyp finden lässt.

Nimmt die Muskelmasse einer Herzkammer aufgrund von starker Beanspruchung zu **(Hypertrophie),** so wendet sich die elektrische Herzachse in diese Richtung. Ursache dafür ist der steigende Spannungsunterschied zwischen nicht erregten und erregten Muskelbereichen, der ebenfalls zunehmen muss, wenn die Muskelmasse zunimmt.

Nimmt die Muskelmasse einer Kammer ab, z. B. aufgrund eines großen Infarkts, wendet sich die elektrische Herzachse von diesem Bereich weg. Dies hängt mit der verringerten Muskelmasse und der damit einhergehenden, erniedrigten Spannungsdifferenz zwischen erregten und nicht erregten Muskelbereichen zusammen.

Eine dritte Möglichkeit, die zu einer Veränderung der elektrischen Herzachse führen kann, ist die veränderte Erregungsausbreitung über die Herzmuskulatur aufgrund von Erregungsbildungs- und Erregungsleitungsstörungen. Ursache hierfür sind klassischerweise **Schenkelblöcke.** Schenkelblöcke führen dazu, dass die Erregung der Herzkammern ausweichende Wege gehen muss. Dies wiederum führt zu einem veränderten Verhältnis von erregten zu nicht erregten Bereichen und damit zu einer Veränderung des elektrischen Hauptvektors.

Die Beispiele machen deutlich, dass der Lagetyp im klinischen Zusammenhang mit kardialen Erkrankungen stehen kann. Die Bestimmung des Lagetyps kann somit ein Puzzleteilchen in der Gesamtbeurteilung des Patienten darstellen und die Bildung einer Arbeitshypothese unterstützen.

Physiologisch bewegt sich die elektrische Herzachse vom Kindes- bis zum Erwachsenenalter entgegen dem Uhrzeigersinn vom Rechtstyp zum Linkstyp. Dies ist zum einen durch die anatomische Lage im Thorax zu erklären, zum anderen durch Veränderungen der Muskelmassen der Herzkammern aufgrund sich ändernder Druckverhältnisse vom Kindes- zum Erwachsenenalter.

Eine **Abweichung der Herzachse nach rechts** kann folgende Ursachen haben:

- Normal im kindlichen EKG
- Normal beim vertikal ausgerichteten Herz (großer, schlanker Patient)
- Dextrokardie (spiegelverkehrte Lage des Herzens im Thorax)
- Thoraxveränderungen wie Emphysemthorax oder Kyphoskoliose
- Rechtsherzbelastung (z. B. Lungenembolie)
- COPD
- Hypertrophie des rechten Herzens
- Infarkt der Seitenwand (lateraler Myokardinfarkt)
- Linksposteriorer Hemiblock
- Hyperkaliämie
- Intoxikation mit Natriumkanalblockern
- Vorhofseptumdefekt

Eine **Abweichung der Herzachse nach links** kann folgende Ursachen haben:

- Normal beim horizontal ausgerichteten Herz (kleine, adipöse Patienten; Schwangere)
- Hypertonie
- Hypertrophie des linken Herzens
- Inferiorer Infarkt
- Linksanteriorer Hemiblock
- Linksschenkelblock

Indikation für ein 12-Kanal-EKG

Leider gibt es von den Fachgesellschaften keine klaren Empfehlungen, welche Patienten von einem frühen 12-Kanal-EKG profitieren. Einigkeit herrscht darüber, dass Patienten mit Symptomen, die für einen **frischen STEMI** (okklusiver Myokardinfarkt, OMI) sprechen, innerhalb von 10 Minuten nach medizinischem Erstkontakt ein 12-Kanal-EKG erhalten sollen. Eine große Herausforderung stellt dabei die Tatsache dar, dass sich im Schnitt 25 % der Patienten mit okklusivem Myokardinfarkt ohne eine eindeutige klinische Symptomatik präsentieren. Dabei steigt der Anteil der Patienten mit unspezifischer Symptomatik im Alter an und liegt bei den über 80-Jährigen bei bis zu 50 %. In Studien konnte nachgewiesen werden, dass die Sterblichkeit bei Patienten mit atypischer Symptomatik gegenüber Patienten mit klassischer Symptomatik deutlich erhöht ist. Ziel muss es daher sein, auch bei Patienten mit unspezifischen Symptomen frühzeitig ein 12-Kanal-EKG anzufertigen.

Damit nicht bei jedem Patienten sofort ein 12-Kanal-EKG angefertigt werden muss und somit wertvolle Ressourcen verschwendet werden, muss abgeschätzt werden, welche Patienten mit hoher Wahrscheinlichkeit von dieser diagnostischen Maßnahme profitieren. Im Jahr 2012 wurde hierzu von Glickman et al. ein Triage-Algorithmus für Notaufnahmen entwickelt, der auch im Bereich der Präklinik zum Einsatz kommen kann. Der in ➢ Abb. 12.30 dargestellte Algorithmus hat eine Sensitivität von 91,9 % und eine Spezifität von76,2 %. Der positive Vorhersagewert liegt bei 0,67 %, der negative Vorhersagewert bei 99,98 %.

Zusätzlich sollte bei folgenden Patientengruppen ebenfalls frühzeitig ein **12-Kanal-EKG** angefertigt werden:

- ROSC nach Reanimation
- Alle Arten von bradykarden oder tachykarden Herzrhythmusstörungen
- Ausgelöster, implantierter Defibrillator
- Stromunfall mit Nieder- oder Hochspannung
- Intoxikationen mit z. B. Kokain oder trizyklischen Antidepressiva

MERKE

Ein präklinisches 12-Kanal-EKG sollte immer dann angefertigt werden, wenn erwartet wird, dass sich aus den erhobenen Befunden Konsequenzen für die Versorgungsstrategie ergeben.

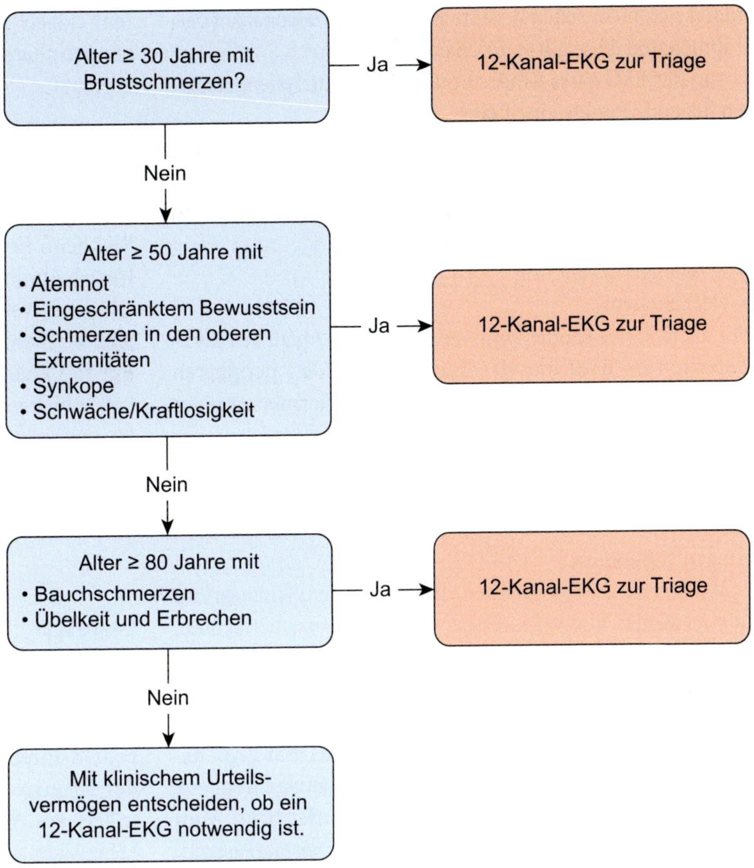

Abb. 12.30 Regel zur Priorisierung der Anfertigung eines frühzeitigen 12-Kanal-EKGs in der Notaufnahme [L143]

12.7 EKG-Interpretation bei pädiatrischen Patienten

Technisch wird das EKG bei Kindern genauso geklebt wie bei Erwachsenen. Bei kleinen Kindern empfiehlt es sich, Kinderelektroden zu nehmen, da ansonsten aufgrund des kleinen Brustkorbs kein verlässliches EKG geschrieben werden kann.

Sowohl angeborene Herzfehler als auch vaskuläre und pulmonale Erkrankungen betreffen bei Kindern primär oder sekundär überwiegend den rechten Ventrikel. Deshalb ist es sinnvoll, den rechten Ventrikel im EKG genauer zu beurteilen als dies gewöhnlich bei Erwachsenen getan wird. Bei Kindern gehören die Elektrodenpositionen V_3R und V_4R zum normalen Standard-EKG dazu und sollten auch im Rettungsdienst genutzt werden, wenn ein großes EKG bei einem Kind geschrieben wird (➤ Abb. 12.31). Im Jugendalter verlieren sie an Bedeutung, denn hier liegt mehr und mehr ein Erwachsenen-EKG vor.

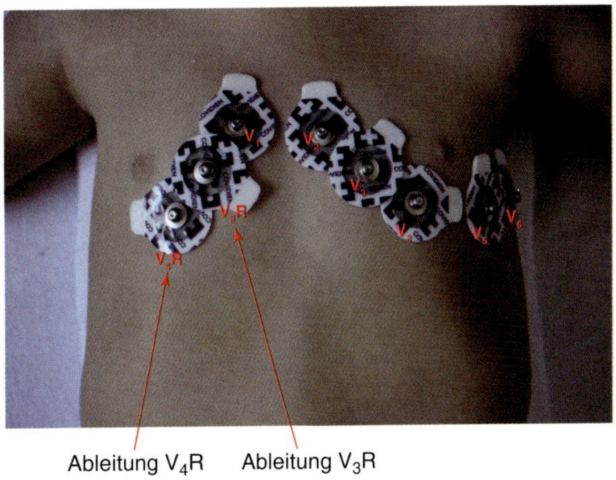

Abb. 12.31 Elektrodenposition V_3R und V_4R (modifizierte Ableitung rechts bei 4 Monate altem Säugling) [M1001]

Die Analyse des pädiatrischen EKGs gelingt mit einem systematischen Ansatz am besten. Ähnlich wie bei Erwachsenen ist die Gefahr, etwas zu übersehen, dadurch geringer.

Für die Interpretation des Erwachsenen-EKGs in der Notfallsituation existieren verschiedene Hilfsmittel, u. a. die **sechs Fragen der EKG-Interpretation** des ERC. In gewisser Weise können die sechs Fragen auch bei der Analyse des kindlichen EKG helfen – v. a. wenn es darum geht, Arrhythmien zu erkennen und zu klassifizieren. Bei den Erwachsenen kann man die sechs Fragen der EKG-Interpretation noch durch eine siebte Frage (Suche nach Hinweisen für eine Myokardischämie) ergänzen. Bei Kindern spielen Myokardischämien jedoch eine untergeordnete Rolle im Vergleich zu Erwachsenen. Dafür finden sich nicht selten dezente Hinweise auf Myokardhypertrophien und diese gilt es zu erkennen.

Um das EKG eines Kindes umfassend zu analysieren, spielen folgende Punkte eine Rolle:

- Herzfrequenz
- Herzrhythmus
- Lagetyp
- Erregungsausbreitung
- Erregungsrückbildung
- Herzfrequenz

Vor allem kleine Kinder kompensieren einen Abfall des Herzzeitvolumens über die Herzfrequenz und den peripheren Widerstand. Dies ist ein Grund, warum der Normbereich der Herzfrequenz bei Kindern groß ist.

Eine Übersicht über Normwerte der Herzfrequenz bietet ➢ Tab. 12.6. Außerdem können Kinderlineale oder andere Merkhilfen zum Nachschlagen am Einsatzort Fehleinschätzungen verhindern.

Wichtig ist, die Herzfrequenz immer vor dem Hintergrund des restlichen klinischen Patientenzustands zu betrachten. Ein rosiges Baby mit einer Herzfrequenz von 100/min, das Spontanmotorik zeigt und bei der Untersuchung altersentsprechend interagiert, ist nicht vital bedroht. Ein graues, marmoriertes Kind mit schlaffem Muskeltonus und Vigilanzminderung im selben Alter und mit derselben Herzfrequenz kompensiert einen Schockzustand nur unzureichend. Hier kann die Herzfrequenz, gemessen am Kreislaufzustand, pathologisch niedrig sein.

In manchen Situationen ist es von Bedeutung, nicht nur die Pulsfrequenz über den SpO_2-Sensor abzuleiten, sondern auch eine Herzfrequenz über das EKG zu messen. Manche Herzrhythmusstörungen verursachen ein peripheres Pulsdefizit. Das heißt, dass nicht jede elektrische Herzaktion einen peripheren Pulsschlag verursacht. Bei Kindern kann dies im Rahmen von tachykarden Herzrhythmusstörungen mit extrem hohen Frequenzen vorkommen. Bei Erwachsenen ist ein peripheres Pulsdefizit klassisch bei der Tachyarrhythmia absoluta.

Tab. 12.6 Normwerte der Herzfrequenz bei Kindern

Alter	Herzfrequenz
1 Monat	104–180/min
2–5 Monate	99–183/min
9 Monate	94–170/min
2 Jahre	83–149/min
4 Jahre	73–131/min
5–8 Jahre	62–115/min
8–12 Jahre	55–110/min
14 Jahre	54–101/min

Anmerkung: Die genannten Normwerte stellen eine Zusammenfassung von Daten aus verschiedenen Veröffentlichungen dar (Rijnbeek et al. 2001, Kamphuis et al. 2018, Palhares et al. 2017). Ältere Daten von Davignon aus dem Jahr 1979 bilden noch oft die Grundlage für Nachschlagewerte oder elektronische Rechner und Applikationen. Aufgrund der anderen Messmethoden heutzutage sind daher Diskrepanzen zu den hier genannten Normwerten möglich.

Herzrhythmus

Wie beim Erwachsenen, so ist auch beim Kind der normale Herzrhythmus ein Sinusrhythmus: Vor jedem QRS-Komplex ist eine P-Welle, auf jede P-Welle folgt ein QRS-Komplex. Eine Sinusarrhythmie ist bei Kindern jedoch ein regelhaft beobachtetes Phänomen, das bis ins junge Erwachsenenalter auftritt. Abhängig von der Atmung ändert sich die Herzfrequenz (respiratorische Sinusarrhythmie). Vermittelt wird diese Variabilität der Herzfrequenz über Fasern des N. vagus aus dem Herzen und der Lunge. Sie kann durch tiefe Atemzüge provoziert werden.

Lagetyp

Der Lagetyp beschreibt die elektrische Herzachse und kann am QRS-Komplex abgelesen werden. In den ersten drei Lebensjahren besteht eine physiologische Rechtsverlagerung des Lagetyps. Dies ist auf die Dominanz des rechten Ventrikels am Anfang des Lebens zurückzuführen. Im ersten Lebensjahr sind daher ein Rechts- oder ein Steiltyp die Regel, danach liegt meistens ein Steil- oder Indifferenztyp vor.

Noch genauer kann die elektrische Herzachse mit der QRS-Vektorlage im Cabrera-Kreis angegeben werden. Manche EKG-Geräte in der Klinik geben diesen Wert als Zahl in Grad an.

Für die präklinische Notfallsituation sind extreme Abweichungen des Lagetyps von der Norm relevant. Denn ein Vor-EKG ist hier selten vorhanden, um eine akute Lagetypabweichung festzustellen. Ab dem dritten Lebensjahr hat sich der Lagetyp dem eines Erwachsenen angeglichen. Lagetypveränderungen können z. B. bei rechtsventrikulärer Hypertrophie (Rechtstyp) oder linksventrikulärer Hypertrophie (Linkstyp) auftreten.

MERKE

Ein Linkstyp bei einem Kleinkind ist pathologisch, ebenso wie ein überdrehter Rechts- oder Linkstyp in jeglicher Altersstufe. Bei älteren Kindern und Jugendlichen mit Rechtstyp sollte nach weiteren Zeichen einer Rechtsherzhypertrophie gesucht werden.

12.7.1 Erregungsausbreitung und Erregungsrückbildung

Der Ablauf des Herzzyklus ist bei Kindern aller Altersklassen identisch zu dem des Erwachsenen. Beim Aussehen und der

Dauer der Erregungsausbreitung und -rückbildung existieren jedoch teilweise Unterschiede zu Erwachsenen. Sie sind zum Teil altersabhängig und können zu Fehldiagnosen führen. Beispielsweise finden sich T-Negativierungen in V_1 bis V_4 bei Kindern als Normalbefund, ohne dass eine KHK oder eine Myokardhypertrophie vorliegt.

Ein Problem stellt die große Bandbreite an Normwerten dar. Bei Kindern werden Messgrößen oft zusätzlich in Perzentilen angegeben. Als normal gilt, was zwischen der 2. und 98. Perzentile liegt. 2. Perzentile heißt, dass nur 2 % der Altersgruppe einen niedrigeren Wert haben. Bei der 98. Perzentile haben 98 % einen niedrigeren Wert. Wenn Kinder von ihrer bisherigen Perzentile abweichen, beispielsweise beim Gewicht, spricht dies für eine pathologische Entwicklung. Die Perzentilen für verschiedene Messgrößen wie Gewicht und Größe sind hinten im gelben U-Heft abgedruckt. Hier werden vom Kinderarzt oft auch die bisherigen Werte in ein Diagramm eingetragen. Ein Blick hierauf kann bei jeglicher Art von Kindernotfällen lohnenswert sein.

Perzentilen werden festgelegt nach Untersuchung großer Kollektive aus der Normalbevölkerung. Auch für Messwerte im EKG wurden solche Studien angefertigt. Sie sind jedoch nicht Gegenstand des Kapitels, da eine feine Unterscheidung von normal und unnormal anhand von Perzentilen für das Notfall-EKG nicht praktikabel erscheint.

Im Folgenden werden die pädiatrischen Besonderheiten der Erregungsausbreitung im Vorhof, im Ventrikel und die ventrikuläre Repolarisation genauer beschrieben und ungefähre Normwerte angegeben.

P-Welle

Die P-Welle ist am besten in Ableitung II und V_1 zu beurteilen. Sie ist bei Kindern maximal ca. 0,1 s lang und im ersten Lebensjahr i. d. R. < 0,08 s. Eine Verlängerung der P-Wellen-Dauer kann für eine linksatriale Hypertrophie sprechen, wie beim Erwachsenen auch. Ist die P-Welle höher als 0,3 mV (= 3 mm), könnte eine Hypertrophie des rechten Vorhofs vorliegen.

Die elektrische Achse kann nicht nur für den QRS-Komplex, sondern auch für die P-Welle ermittelt werden. Wenn ein Sinusrhythmus vorliegt, fließt der elektrische Strom vom Sinusknoten aus über die Vorhöfe. Dieser liegt im oberen hinteren Bereich des rechten Vorhofs. Deshalb ist die P-Welle in Ableitung I, II, III, aVF und aVL positiv. Die P-Achse liegt normalerweise zwischen 0° und +90°.

PQ-Intervall

Die PQ-Strecke ist bei Kindern deutlich kürzer als bei Erwachsenen. Ihre Dauer hängt vom Alter und von der Herzfrequenz ab: Ist die Herzfrequenz schneller, zeigt sich ein kürzeres PQ-Intervall. Wie in allen anderen Bereichen auch, existieren hierfür alters- und frequenzadaptierte Normwerte. Grob kann gesagt werden, dass die PQ-Zeit bei Kindern bis 0,1 s normal ist und sich mit der Zeit, spätestens beim Jugendlichen, auf 0,15 s verlängert.

Erst- und zweitgradige AV-Blöcke sind bei Kindern nicht selten. In der Regel handelt es sich um passagere Phänomene ohne Krankheitswert. Sie kommen öfter im Schlaf vor. Etwa 10 % der Kinder zeigen asymptomatische Phasen mit einem zweitgradigen AV-Block Typ Mobitz 1 im Langzeit-EKG, ohne an einer Herzerkrankung zu leiden. Bei jugendlichen Sportlern kommt es sogar bei bis zu 20 % zu solchen Veränderungen, die selbstlimitierend sind. Jedoch kommen sie beispielsweise auch nach Herz-OPs oder bei angeborenen Herzfehlern vor. Ein drittgradiger AV-Block beim Neugeborenen kann auftreten, wenn dessen Mutter unter Lupus leidet. Die Ursachen hierfür sind multifaktoriell, transplazentar übertragene Autoantikörper spielen hierbei eine Rolle.

Wichtig ist bei der Beurteilung der AV-Überleitung, die Klinik und die Anamnese in die Beurteilung einzubeziehen, um den Normalbefund von einer krankhaften Herzrhythmusstörung zu unterscheiden. Liegt in der Notfallsituation ein dauerhafter AV-Block vor, der sich nicht selbst limitiert, ist dies primär als pathologisch anzusehen.

MERKE

Ein ungewöhnlich kurzes PQ-Intervall kann Hinweis auf eine Präexzitation bei WPW-Syndrom sein. Eine PQ-Zeit von < 0,08 s jenseits des ersten Lebensjahres kann hier als Grenzwert angesehen werden.

QRS-Komplex

Da Kinder weniger Herzmuskelmasse als Erwachsene besitzen, breitet sich die Erregung in den Herzkammern schneller aus als bei Erwachsenen. Sichtbar wird dies durch eine kürzere Dauer des QRS-Komplexes. Insgesamt gilt, dass eine QRS-Dauer von 0,1 s erst ab einem Alter von 8 Jahren als oberer Grenzwert des Normalbereichs gilt. Kleinere Kinder haben i. d. R. eine QRS-Dauer von 0,05–0,09 s. Überschreiten die gemessenen Werte diese Grenzen deutlich, handelt es sich um eine Verbreiterung der QRS-Komplexe. Ab dem Jugendalter gelten die Grenzwerte für Erwachsene.

Im Säuglings- und Kleinkindalter bis ungefähr zum dritten Lebensjahr sehen die Brustwandableitungen oftmals auf den ersten Blick aus, als läge eine biventrikuläre Herzmuskelhypertrophie vor, denn die QRS-Komplexe haben in diesem Alter bei vielen Kindern eine sehr hohe Amplitude. Hierbei handelt es sich jedoch um einen altersentsprechenden Normalbefund.

T-Welle, QT-Zeit und ST-Strecke

Die T-Welle zeigt bei kleinen Kindern einen der markantesten EKG-Unterschiede zum Erwachsenen: Bis ins Jugendalter hinein sind T-Negativierungen in den rechtspräkordialen Ableitungen (V_1, V_3R, V_4R) normal, während sie bei Erwachsenen beispielsweise Hinweise auf eine ischämische Herzerkrankung liefern.

Bei der Geburt zeigen die Brustwandableitungen ein positives T in den rechtspräkordialen Ableitungen. In den ersten sieben Tagen nach der Geburt verlagert sich die elektrische T-Achse und die T-Wellen werden negativ. Bleibt diese Veränderung in der Neugeborenenphase aus und sind die T-Wellen in diesem Alter weiter positiv, handelt es sich um einen pathologischen Befund.

Die Bandbreite an Normalbefunden kann auch in Bezug auf die T-Wellen zu Unsicherheiten bei der genauen Einordnung von EKG-Befunden führen. Generell gilt, dass T-Negativierungen in den linkspräkordialen Ableitungen V_5 und V_6 immer pathologisch sind. Bei kleinen Kindern können negative T-Wellen in V_4R bis V_4 vorliegen. Diese werden in zeitlicher Reihenfolge in V_3, V_2 und V_1 mit der Zeit positiv. Etwa die Hälfte aller 3- bis 5-Jährigen hat negative T-Wellen in V_2. Im Alter von 8–12 Jahren sind dies nur noch 5–10 %. In den Ableitungen V_4R bis V_1 können T-Negativierungen noch bis ins Jugendalter sichtbar sein.

MERKE

Ein positives T in V_1 gilt bei Kindern bis zum 8. Lebensjahr primär als pathologisch und bedarf einer Abklärung. Es ist ein Zeichen für eine Rechtsherzhypertrophie, die echokardiografisch ausgeschlossen oder bestätigt werden kann.

Das QT-Intervall wird bei Kindern wie auch bei Erwachsenen auf die Herzfrequenz bezogen, da es sich abhängig von der Herzfrequenz verlängert oder verkürzt. Bei Kindern wie bei Erwachsenen gilt ein oberes Limit von 0,44 s. Nur in den ersten sechs Lebensmonaten gilt ein oberer Normwert von 0,49 s. Höhere Werte können immer noch im Normbereich liegen, erfordern jedoch eine genauere Betrachtung. Auch hier spielen Klinik und Anamnese wieder eine wichtige Rolle. Liegt neben einer verlängerten QTc-Zeit eine Vorgeschichte mit Synkopen oder Fällen des plötzlichen Herztods in der Familie vor, sollte ein angeborenes Long-QT-Syndrom kinderkardiologisch ausgeschlossen werden.

Wie beim Erwachsenen auch, liegt die ST-Strecke bei Kindern auf der isoelektrischen Linie. Es finden sich gelegentlich vermeintliche ST-Senkungen oder -Hebungen, die jedoch keine Pathologie repräsentieren.

➤ Tab. 12.7 fasst die Unterschiede zwischen dem EKG des Kindes und des Erwachsenen zusammen.

Tab. 12.7 Grundlegende Unterschiede des pädiatrischen EKGs zum EKG des Erwachsenen

P-Welle, PQ-Strecke	• P-Welle kürzer, maximal 0,1 s • P-Welle bei Säuglingen höher (bis 0,3 mV) • PQ-Zeit kürzer (maximal 0,1 s), bei Jugendlichen allmählich Verlängerung • Asymptomatische, intermittierende AV-Blöcke z. B. im Schlaf möglich
QRS-Komplex	• Maximale QRS-Dauer kürzer: < 8 Jahre 0,05–0,09 s; > 8 Jahre 0,1 s • Bei Säuglingen und Kleinkindern oft hohe QRS-Amplitude ohne Krankheitswert • QRS-Achse nach rechts verlagert • Respiratorische Arrhythmie häufiger
ST-Strecke, T-Welle, QT-Zeit	• T-Negativierungen in den rechtspräkordialen Ableitungen als Normalbefund • Positives T in V_1 nur in der ersten Lebenswoche • Nicht pathologische ST-Streckenveränderungen (z. B. physiologische J-Punkt-Absenkung, frühe Repolarisation) • QTc-Zeit beim Säugling bis 0,49 s normal, danach Erwachsenengrenzwert (0,44 s)

12.7.2 Strukturierte Interpretation des pädiatrischen EKGs

Das EKG sollte man präklinisch immer anhand eines Papierausdrucks auswerten, wenngleich das Monitor-EKG einem bereits erste Hinweise auf grobe Veränderungen liefern kann. Die sechs Fragen, die man für die EKG-Interpretation beim Erwachsenen zu Hilfe nehmen kann, können für das pädiatrische EKG abgewandelt und um eine weitere Frage ergänzt werden (s. Praxistipp).

PRAXISTIPP

Die sieben Fragen der pädiatrischen EKG-Diagnostik

1. Sind QRS-Komplexe erkennbar?
2. Wie hoch ist die Frequenz der QRS-Komplexe?
3. Sind die QRS-Komplexe breit oder schmal?
4. Sind die QRS-Komplexe regelmäßig oder unregelmäßig?
5. Sind P-Wellen vorhanden?
6. Welches Verhältnis besteht zwischen P-Wellen und QRS-Komplexen?
7. Gibt es Hinweise auf eine Myokardhypertrophie?

Kardiale Notfälle äußern sich bei Kindern häufig durch Oxygenierungsstörungen, C-Problematiken und/oder klassische Herzinsuffizienzzeichen, wie sie auch beim Erwachsenen zu beobachten sind. Das EKG ist hierbei nur im Kontext mit dem klinischen Zustand eines Kindes nützlich. Für die Interpretation braucht man ausreichende Kenntnisse und Erfahrung um Pathologien im EKG zu erkennen.

12.8 Noninvasive Messverfahren

Matthias Jahn

12.8.1 Kapnografie und Kapnometrie

Als invasivstes Monitoring zur Überwachung einer Beatmung und als Verifizierung der Tubuslage (sicherstes Verfahren) ist die **Kapnografie/-metrie** ein nicht verzichtbares Messverfahren.

Bei der Kapnometrie wird der **CO_2-Partialdruck** in der Ausatmeluft über den gesamten Atemzyklus bestimmt. Bei der Kapnografie werden die Veränderungen des pCO_2 während des Atemzyklus grafisch anhand einer Kurve dargestellt (➤ Abb. 12.32). Der Messvorgang selbst kann anhand der Infrarotspektroskopie, der Massenspektroskopie, der Raman-Spektroskopie oder der Kalorimetrie erfolgen. Die Infrarotspektroskopie, die bereits 1943 von Luft beschrieben wurde, ist das am häufigsten verwendete Verfahren. Hierbei wird Infrarotlicht proportional zur Menge der CO_2-Moleküle im Atemgas absorbiert. Verglichen wird dies mit der Absorption eines kohlendioxidfreien Gases. Gemessen wird dann der prozentuale Anteil bzw. der Partialdruck des Kohlendioxids (gemäß dem Lambert-Beer-Gesetz). Der Normwert CO_2-Partialdruck liegt bei 33–43 mmHg und bei Messung der Konzentration bei 4,3–5,7 Vol.-%.

Es werden zwei Messverfahren unterschieden:

- **Hauptstromverfahren (Mainstream)**
- **Nebenstromverfahren (Sidestream)**

Beim Hauptstromverfahren ist die Messküvette im Schlauchsystem integriert bzw. wird zwischengeschaltet ➤ Abb. 12.33. Hierbei wird die gesamte Luftmenge in die Berechnung einbezogen. Beim Nebenstromverfahren wird über einen Aufsatz am Beatmungsschlauch kontinuierlich eine kleine Menge Luft abgesaugt und zum Detektor geleitet. Das Hauptstromverfahren ist hierbei die sicherste Variante einer CO_2-Messung.

Mittlerweile ist die Bestimmung des CO_2-Gehalts auch bei spontan atmenden Patienten mit speziellen Sauerstoffbrillen/Nasenkanülen (Microstream™-System) oder CO_2-Adaptern für Nasenbrillen möglich. Hierbei werden aus zusätzlichen „Prongs" via Seitenstromverfahren $EtCO_2$-Proben zur Messung entnommen.

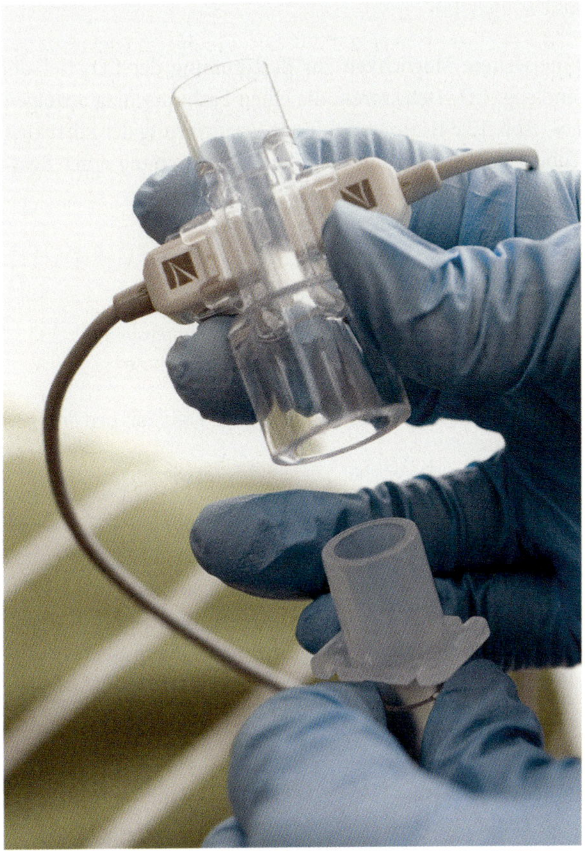

Abb. 12.33 Anschließen eines Messsensors – hier als Hauptstromverfahren [J747]

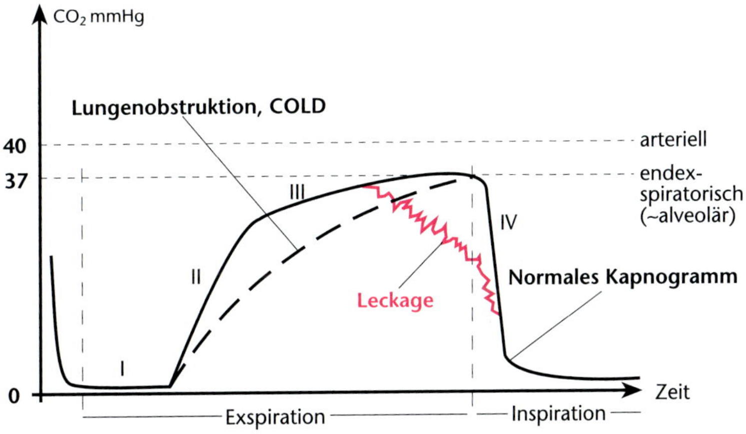

Abb. 12.32 Physiologisches Kapnogramm [A400-157]
I = Totraum: kein Anstieg der CO_2-Konzentration
II = Mischluft: zunehmende Entleerung der Alveolen, steiler Anstieg
III = langsam ansteigendes (alveoläres) Plateau, Entleerung von Gas aus Alveolen
IV = Inspiration: rascher Abfall auf Nulllinie

MERKE
- Die Kapnometrie erlaubt eine Einschätzung von:
  - CO_2-Produktion in der Zelle (Metabolismus)
  - Gastransport im Blut (Kreislauf)
  - Funktion von Gasaustausch, Ventilation und Atemmechanik
- Der endexspiratorische Kohlenstoffdioxidpartialdruck ($p_{et}CO_2$) gilt als nichtinvasiver Schätzwert des entsprechenden Partialdrucks im arteriellen Blut (p_aCO_2)

Eine weitere Möglichkeit zur Bestimmung des CO_2-Gehalts sind sog. CO_2-Detektoren, die einen Farbumschlag anzeigen (➤ Abb. 12.34). Sie sind nur zur Verifizierung der korrekten Tubuslage geeignet und nicht zur Überwachung einer Beatmung (Monitoring).

MERKE
Einsatzgebiete der Kapnografie/-metrie:
- Überwachung der Beatmung und der Beatmungsgeräte
- Standardüberwachung in der postoperativen Phase
- Verifizierung der „korrekten" Tubuslage
- Überprüfung der Funktion der Lunge, des Kreislaufs und des Zellmetabolismus
- Überprüfung/Überwachung der Effektivität von Thoraxkompressionen während der Reanimation

In ➤ Abb. 12.35 sind verschiedene „pathologische" CO_2-Kurven dargestellt. Bei einer z. B. unzureichenden Narkose mit Zwischenatmung des Patienten sieht man einen deutlichen Einfall (Inspiration) in der Plateauphase der CO_2-Kurve. Bei einer Obstruktion kann man einen deutlich langsamen haifischflossenartigen Anstieg der CO_2-Kurve beobachten. Bei einer Leckage z. B. ist das Kapnogramm vorzeitig abgebrochen.

12.8.2 Pulsoxymetrie

Die Pulsoxymetrie ist ein noninvasives Messverfahren. Hierbei wird die Sauerstoffsättigung als Parameter der Oxygenie-

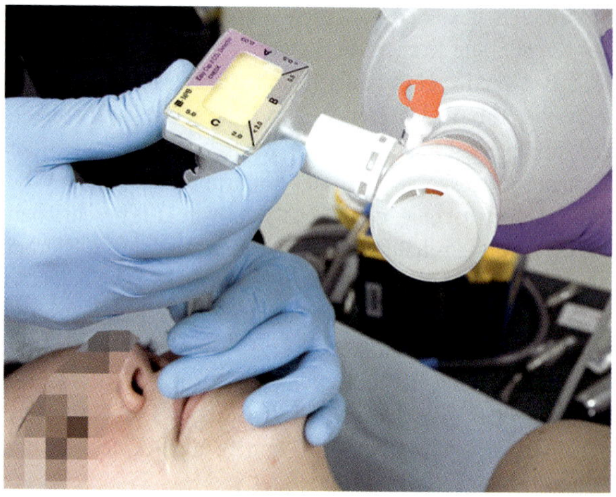

Abb. 12.34 Kolorimetrischer Detektor zur Messung des endexspiratorischen Kohlendioxids ($etCO_2$), verbunden mit dem Endotrachealtubus [E429]

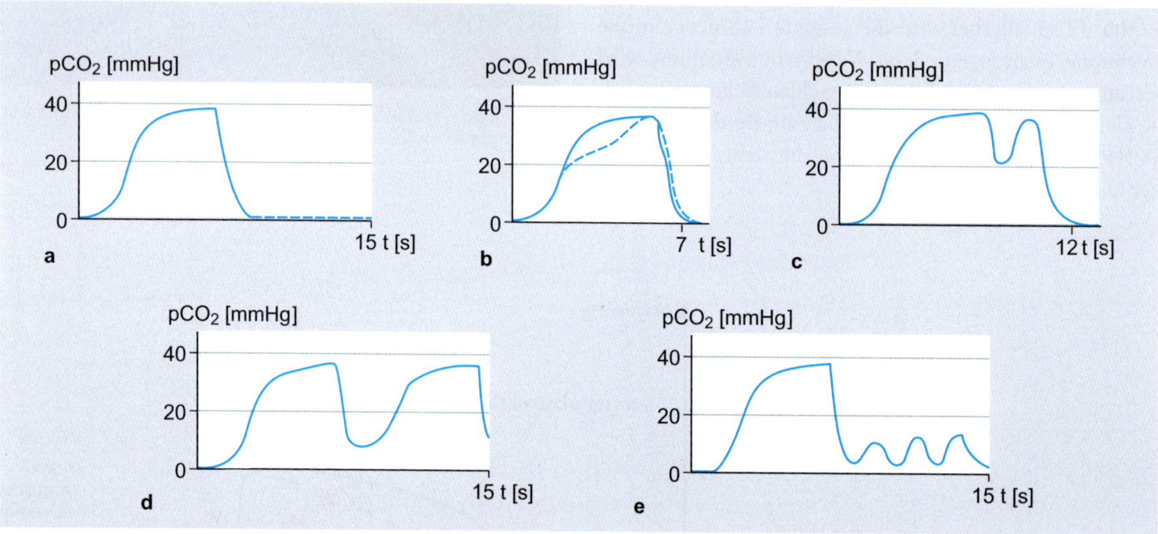

Abb. 12.35 Pathologische CO_2-Kurven [L126]
Kapnogramme unter verschiedenen klinischen Bedingungen:
a) Diskonnektion des Beatmungssystems
b) Kurvenverlauf bei Obstruktion (gestrichelte Linie) im Vergleich zum normalen Kapnogramm
c) Spontane Atemzüge während maschineller Beatmung (Dazwischenatmen)
d) Rückatmung im Atemsystem mit Anstieg der Grundlinie des Kapnogramms
e) Normaler Atemzug, gefolgt von Hecheln, das wegen der hohen Frequenz nicht dem alveolären Gas entspricht

rung und die Pulsfrequenz ermittelt. 1935 wurde das optische Messprinzip erstmals von Karl Matthes beschrieben. Optische Empfänger wurden erst in den 1970er-Jahren entwickelt. In Deutschland kam 1976 die sog. Photoplethysmografie zur Anwendung. Die Bestimmung der Sauerstoffsättigung erfolgt technisch anhand der unterschiedlichen Lichtabsorption von oxygeniertem (HbO_2) und desoxygeniertem Hämoglobin (Hb). Oxygeniertes Hämoglobin hat bei optischen Wellenlängen einen deutlich anderen Absorptionsverlauf als desoxygeniertes Hämoglobin. Im Sensor des Pulsoxymeters (➢ Abb. 12.36) befinden sich zwei monochromatische Leuchtdioden (LED), die Licht mit den Wellenlängen 660 nm und 940 nm aussenden und nach Bestrahlung des perfundierten Gewebes in einem Detektor messen. Hierbei wird nicht absorbiertes Licht in ein elektrisches Signal umgewandelt. Die Stärke des Signals ist direkt proportional zur arteriellen Sauerstoffsättigung. Gemessen wird nur die Absorption des pulsierenden Blutes, da nur der pulsatile Anteil für die Messung der Sättigung notwendig ist (→ **Pulsoxymeter**). Es erfolgt nur eine Relativwertmessung, da z. B. die Haut Einfluss auf die optische Absorption hat. Die ermittelte Sauerstoffsättigung wird als funktionelle bzw. partielle Sauerstoffsättigung (S_pO_2) bezeichnet.

Es gilt folgende Formel:

$$SpO_2 = HbO_2 \div HbO_2 + Hb$$

Abweichungen zur blutig (BGA) gemessenen Sauerstoffsättigung (S_aO_2) sind bei normalen Sättigungsbereichen gering. Die Sauerstoffbindungskurve (➢ Abb. 12.37) zeigt anhand einer S-förmigen Kurve grafisch die Beziehung zwischen der Sauerstoffsättigung (S_pO_2) und dem Sauerstoffpartialdruck (p_aO_2) an. Hierbei ist zu beachten, dass ein starker Abfall des Sauerstoffpartialdrucks primär nur zu einem leichten Abfall der Sauerstoffsättigung führt. Bei weiter fallenden Sauerstoffpartialdrücken reduziert sich die Sauerstoffsättigung dann drastisch.

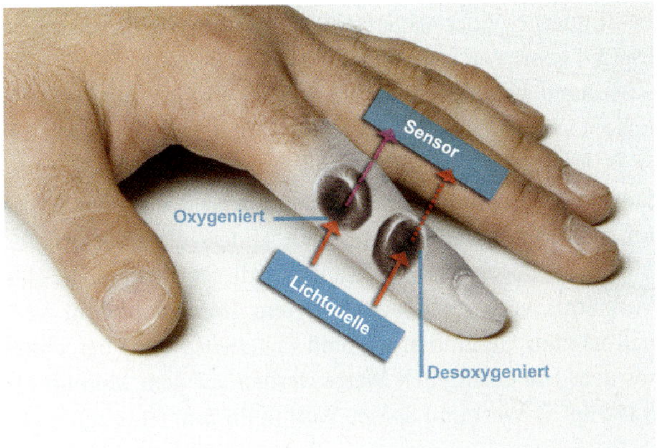

Abb. 12.36 Messprinzip eines Pulsoxymeters [J747]

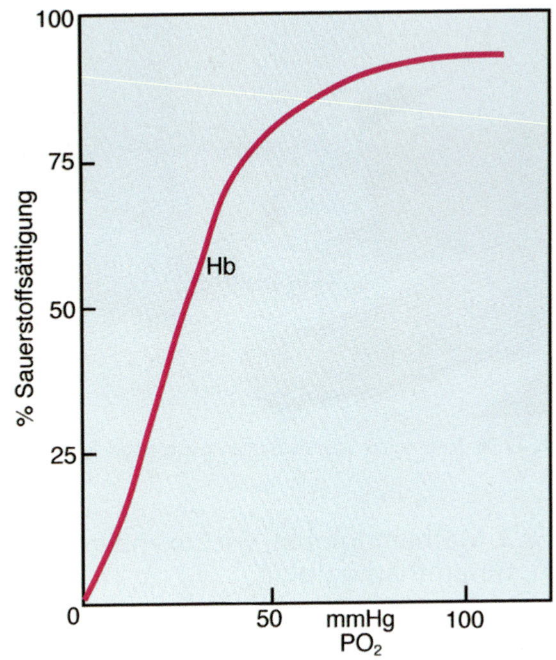

Abb. 12.37 Sauerstoffbindungskurve [L108]

MERKE

Die Pulsoxymetrie erfasst nur kurz- und mittelfristig Trends (Verbesserung oder Verschlechterung der Sauerstoffsättigung). Anstieg und Abfall der Sauerstoffsättigung werden mit zeitlicher Verzögerung angezeigt. Der angezeigte Wert ist zusammen mit dem Patientenzustand zu beurteilen (Ventilation, Diffusion, Zirkulation, Sauerstoffbindung).

ACHTUNG

Mess- und Interpretationsfehler bei der Pulsoxymetrie

- Falsch niedrige Werte bei Nagellack (Farben Blau, Grün, Schwarz) → roter und purpurfarbener Nagellack ohne Auswirkung auf die Messung.
- Bewegungsartefakte führen zu verfälschten oder ausbleibenden Werten.
- Fehlerhafte oder ausbleibende Werte bei Durchblutungsstörungen wie z. B. Schock, Kreislaufstillstand oder Unterkühlung.
- Falsch hohe Werte bei Carboxyhämoglobin (Kohlenmonoxidvergiftung) und Methämoglobin (Intoxikationen mit z. B. Nitroglyzerin, Stickstoffmonoxid, Sulfonamiden).
- Falsch niedrige Werte bei Therapie mit Methylenblau bei Intoxikation mit Methämoglobinbildnern.
- Keine Messung des Hämoglobingehalts im Blut, bei schweren Anämien Sättigung des verbliebenen Hämoglobins gut, aber dennoch Sauerstoffmangel → fehlende Transportkapazität bei reduziertem Hämoglobingehalt.

Zur Messung der Sauerstoffsättigung gibt es eine Anzahl von Geräten. Am häufigsten werden Fingerclips verwendet (➢ Abb. 12.38). Bei Kleinkindern oder Säuglingen findet man häufig Einwegklebesensoren.

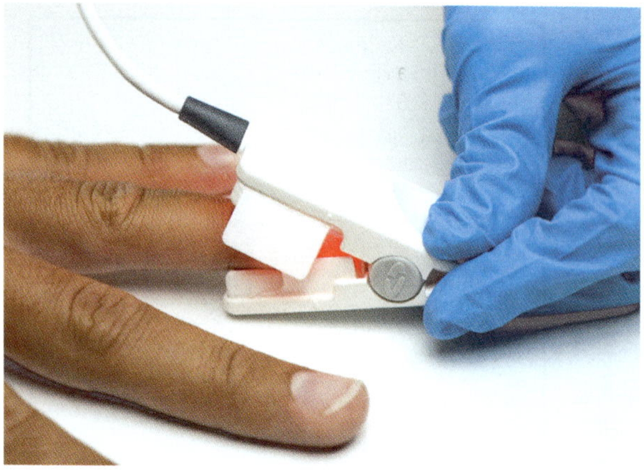

Abb. 12.38 Messung der Sauerstoffsättigung über Fingerclip [J747]

12.8.3 Methämoglobin, Carboxyhämoglobin, Gesamthämoglobin

Neuere Messtechnologien (z. B. Masimo SET – oder Masimo Rainbow SET™) ermöglichen mittlerweile die Messung von zusätzlichen Parametern mithilfe von Fingermesssensoren (➤ Abb. 12.39). Dazu gehören unter anderem Carboxyhämoglobin (SpCO), Methämoglobin (SpMet) und Gesamthämoglobin (SpHb). Die Masimo Rainbow SET™ Technologie z. B. kann diese verschiedenen Messparameter abbilden.

Weitere mögliche Parameter können zusätzlich mit dem Masimo SET / Rainbow SET™ (Masimo SET® Measure -trough Motion and LOW Perfusion™_Pulsoxymetrie) abgebildet werden.
Hierzu gehören:

- Sauerstoffsättigung (S_pO_2) und Pulsfrequenz
- Perfusionsindex (Pi)
- Plethysmografievariabilitätsindex (PVI®)
- Oxygen Content (SpOC™)
- Oxygen Reserve Index (ORi™)
- Akustische Atemfrequenz (RRa®)
- Atemfrequenz über Pleth (RRp™)

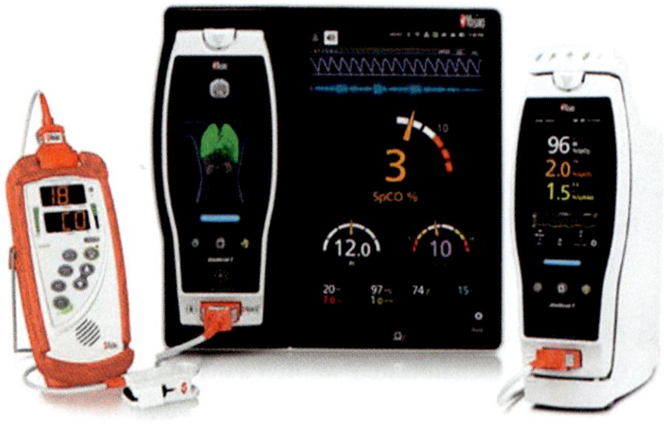

Abb. 12.39 Masimo Rainbow SET™ [V823]

Methämoglobin

Der Methämoglobinspiegel kann im Blut anhand eines Masimo Rainbow Sensors ermittelt werden. Durch erhöhte Methämoglobinwerte wird die Sauerstoffversorgung des Gewebes beeinträchtigt und führt als Symptom zur sog. Methämoglobinämie. Methämoglobin kann als Unterform von Hämoglobin weniger Sauerstoff binden. Verschiedenste Medikamente wie z. B. Lidocain, Sulfonamide oder Nitrate können zu dieser Beeinträchtigung führen. Auch bei Vergiftungen mit Oxidationsmitteln wie Nitrite und Wasserstoffperoxid kann Methämoglobin gebildet werden. Wie bei der S_pO_2-Messung wird anhand eines Messsensors am Finger der Methämoglobinwert ermittelt. Die Werte werden in Prozent angegeben.

MERKE

Symptomatik je nach Methämoglobinspiegel:

- < 15 %: keine Symptome
- 15–20 %: Kopfschmerzen und Benommenheit
- 20–40 %: Übelkeit, Zyanose
- 45–70 %: Krampfanfälle, Konfusion
- 70 %: Tod

Bereits ab Werten von 30 % verändert sich die Farbe des Blutes (schokoladenähnlich).

Carboxyhämoglobin

Als Nebenprodukt einer unvollständigen Verbrennung von kohlenstoffhaltigem Material entsteht Kohlenmonoxid (CO). Kohlenmonoxid ist farb- und geruchlos und deshalb ein Gas, das aufgrund dieser Eigenschaft tödlich ist. Als CO-Quellen gelten Heizquellen (z. B. Grill), Autoabgase, defekte Öfen, Zigarettenrauch, Lösungsmittel (Methylenchlorid). Brände zählen zu den klassischen CO-Quellen. Zugenommen hat auch die CO-Exposition in unzureichend belüfteten „Shisha-Bars". CO-Messgeräte für Feuerwehr- oder Rettungsdienstpersonal sind mittlerweile flächendeckend als Eigenschutz und Warngerät vorhanden. Anhand der Puls-CO-Oxymetrie kann als noninvasive Messmethode (via Fingerclip/Klebesensor) kontinuierlich oder als SpotCheck-Messung Kohlenmonoxid (SpCO) gemessen werden.

Anhand von Leuchtdioden (LEDs) werden unterschiedliche Lichtwellenlängen durch die geeigneten Messstellen (z. B. Finger, Zeh) gesendet und von einem Detektor empfangen. Dieser wandelt das Licht in ein elektronisches Signal um. Da sauerstoffgesättigtes Blut anders als ungesättigtes Blut Licht absorbiert, kann anhand dieser Technologie das Verhältnis von sauerstoffgesättigtem Hämoglobin im Verhältnis zum Gesamthämoglobin (arterielles Blut) berechnet werden. Die ermittelten Werte werden auf dem Monitor als S_pO_2, SpCO-Wert und SpMet-Wert in Prozent (%) angezeigt.

MERKE

SpCO- und SpMet-Messung

- Messungen der Werte stützen sich auf Mehrwellenlängen-Kalibrierungsgleichungen.
- Der Prozentsatz an Carboxyhämoglobin und Methämoglobin (arteriell) wird anhand dieser Messung berechnet.

ACHTUNG

Qualität der Messung – Fehlerquellen

Das Messergebnis ist abhängig von Folgendem:

- Korrekter Sensorauswahl und Applikation des Sensors
- Ausreichender Durchblutung der Messstelle (siehe Perfusionsindex)
- Umgebungslicht, dem der Sensor ausgesetzt ist
- Bewegungsartefakte
- Nagellack/künstliche Fingernägel

Wirkung von Kohlenmonoxid in ppm gemessen

- 35 ppm: Kopfschmerzen, Schwindel innerhalb von 6–8 h
- 100 ppm: leichte Kopfschmerzen in 2–3 h
- 200 ppm: leichte Kopfschmerzen innerhalb von 2–3 h, Urteilsvermögen ↓
- 400 ppm: starke Kopfschmerzen innerhalb 1–2 h
- 800 ppm: Schwindel, Übelkeit, Krämpfe innerhalb von 45 min, Bewusstlosigkeit
- 1600 ppm: Kopfschmerzen, HF ↑, Schwindel, Übelkeit innerhalb 20 min, Tod < 2 h
- 3200 ppm: Kopfschmerzen, Schwindel, Übelkeit in 5–10 min, Tod < 30 min
- 6400 ppm: Kopfschmerzen, Schwindel in 1–2 min, Krampfanfälle, Apnoe, Tod < 20 min
- 12.800 ppm: Bewusstlosigkeit nach 2–3 Atemzügen, Tod < 3 min

MERKE

Die Konzentration von CO-Hb kann bei Rauchern „chronisch" erhöht sein und zwischen 1–5 % liegen.

LITERATUR

Aarts GWA, van der Wulp K, Camaro C. Pre-hospital point-of-care troponinmeasurement: a clinical example of its additional value. In: Neth Heart J, 2020; 28: 514–519

Crawford F et al. D-dimer test for excluding the diagnosis of pulmonary embolism. In: Cochrane Database Syst Rev, 2016; 2016(8): CD010864

Elsevier GmbH, Menche N. Pflege Heute, 7. A. München: Elsevier Urban & Fischer, 2019

Flake F, Runggaldier K. Arbeitstechniken A–Z für den Rettungsdienst. 2. A. München: Elsevier Urban & Fischer, 2012

Fleischmann T, Hohenstein C. Klinische Notfallmedizin – Band 2 Skills. 1. A. München: Elsevier Urban & Fischer, 2021

Frimmel M. Klinische Notfälle griffbereit. 3. A. Stuttgart: Schattauer, 2017

Gesenhues S, Breetholt A, Weltermann B. Praxisleitfaden Allgemeinmedizin. 8. A. München: Elsevier Urban & Fischer, 2017

Gross S, Haus E, Grimminger HV. Innere Medizin. 5. A. München: Haus und Groß, 1999

Hillinger P et al. DFP/CME: Biomarker beim akuten Koronarsyndrom – Biomarkers in acute coronary syndrome. In: Journal für Kardiologie – Austrian Journal of Cardiology, 2021; 28(5–6): 146–152

Jahn M, Löwe F. EKG für Rettungsdienst und Notfallmedizin. 1. A. München: Elsevier Urban & Fischer, 2019

Löwe F, Jahn M. Checklisten Rettungsdienst. 2. A. München: Elsevier Urban & Fischer, 2022

Luxem J, Runggaldier K, Karutz H, Flake F. Notfallsanitäter Heute. 6. A. München: Elsevier Urban & Fischer, 2016

Niehaus J. Praxishandbuch Sonografie. München: Elsevier Urban & Fischer, 2018

Stopyra JP. Point-of-Care Troponin Testing during Ambulance Transport to Detect Acute Myocardial Infarction. In: Prehosp Emerg Care, 2020; 24(6): 751–759

Thiele H et al. Kommentar zu den 2020er Leitlinien der Europäischen Gesellschaft für Kardiologie (ESC) zum Management des akuten Koronarsyndroms bei Patienten ohne persistierende ST-Strecken-Hebung. In: Kardiologe, 2021; 15: 19–31

www.aerzteblatt.de/archiv/14660/Drogenschnelltests-Qual-der-Wahl-bei-einer-Fuelle-von-Produkten (letzter Zugriff: 1. Juni 2022)

www.drugcom.de/drogenlexikon/buchstabe-d/drogentest/ (letzter Zugriff: 1. Juni 2022)

www.kardiologie.org/esc-kongress-2020/nstemi-update-2020- -das-hat-sich-in-den-neuen-leitlinien-geaende/18331800 (letzter Zugriff: 1. Juni 2022)

www.masimo.de (letzter Zugriff: 1. Juni 2022)

www.zoll.com/-/media/public-site/products/e-series/9650-1211-08-reve.ashx (letzter Zugriff: 1. Juni 2022)

KAPITEL

13 Scores, Formeln und Merkhilfen in der Notfallmedizin

Matthias Jahn

In den letzten 20 Jahren haben validierte Scores, z. B. zur Risikostratifizierung oder Differenzialdiagnostik von intensivmedizinischen Patienten, wesentlich an Relevanz gewonnen und sind feste Bestandteile bei der Behandlung von Patienten in den unterschiedlichen Fachdisziplinen. Innerklinisch helfen sie, Patienten einheitlich und strukturiert zu untersuchen und dienen u. a. als Entscheidungshilfe in der weiteren Behandlung. Auch präklinisch sind Scores wichtige Tools zur Einschätzung oder Versorgung von Patienten. Der bekannteste und sicherlich weltweit eingesetzte Score ist die Glasgow Coma Scale (GCS). Merkhilfen sind bei der Versorgung von Notfallpatienten wichtig, v. a. im Rahmen der Differenzialdiagnostik. Formeln sind u. U. nützliches Hintergrundwissen. Sie sind allerdings in vielen Bereichen der Notfallmedizin fester Bestandteil. Im folgenden Kapitel werden die gebräuchlichsten, aber auch nicht so gebräuchlichen Scores, Formeln und Merkhilfen vorgestellt und erläutert.

13.1 Scores

13.1.1 Neurologie/Neurochirurgie

Die neurologische Untersuchung ist bei der Versorgung von Verletzten oder Erkrankten in der präklinischen und innerklinischen Medizin ein fester Bestandteil. Für die zügige Bewertung und Einschätzung des Bewusstseinsgrades oder des neurologischen Status existieren viele Schemata. Das bekannteste und am meisten angewendete Bewertungsschemata für z. B. die Einschätzung der Schwere eines Schädel-Hirn-Traumas ist die Glasgow Coma Scale. Viele weitere Scores wurden entwickelt oder modifiziert um das umfangreiche Themengebiet der „Neurologischen Untersuchung" abzudecken. Bei der Versorgung von z. B. Schlaganfallpatienten gab es in den letzten Jahren einige Veränderungen. Das Zeitfenster für eine Intervention bei Schlaganfallpatienten hat sich z. B. auf bis zu 24 Stunden ausgedehnt. Dies erfordert in der prähospitalen Phase eine gute Selektierung und Identifizierung von Patienten. Nur eine gründliche neurologische Untersuchung kann dies gewährleisten. Patienten mit Verschlüssen großer Gefäße (Large Vessel Occlusion, LVO) profitieren von evtl. längeren Transportphasen in geeignete Schwerpunktkliniken mit der Möglichkeit einer endovaskulären Intervention (mechanische Thrombektomie). Eine Transportzeit von bis zu 20 Minuten zu einer hoch spezialisierten Stroke Unit unter gleichzeitiger Umfahrung eines Klinikums mit „normaler" Stroke Unit ist laut aktueller Guidelines akzeptabel.

Glasgow Coma Scale (GCS)

Die **Glasgow Coma Scale (GCS)** wurde 1974 von Graham Teasdale und Bryan J. Jennett, zwei Neurochirurgen der Universität Glasgow (Schottland), entwickelt und publiziert (➤ Tab. 13.1).

Die GCS ist wegen ihrer guten Validität und Reliabilität international weit verbreitet. Ursprünglich war die GCS für die erste Evaluierung des Bewusstseinszustandes eines nicht sedierten Patienten mit Schädel-Hirn-Trauma (SHT) am Unfallort gedacht. Mittlerweile ist sie ein fester Bestandteil

Tab. 13.1 Glasgow Coma Scale [F210-010]

Untersuchung	Ergebnis	Punkte
Augen öffnen	Spontan	4
	Auf Aufforderung	3
	Auf Schmerzreiz	2
	Keine Reaktion	1
Verbale Reaktion auf Ansprache	Kommunikationsfähig, orientiert	5
	Kommunikationsfähig, desorientiert	4
	Inadäquate Äußerung (Wortsalat)	3
	Unverständliche Laute	2
	Keine Reaktion	1
Reaktion auf Schmerzreiz	Auf Aufforderung	6
	Gezielt	5
	Normale Beugeabwehr	4
	Beugesynergismen	3
	Strecksynergismen	2
	Keine	1

zur Bewertung des Bewusstseins bei Patienten in der präklinischen und innerklinischen Versorgungsphase. Primär findet sie Verwendung bei der Einschätzung der Schwere eines SHT, wird aber auch in der Neurologie oder Intensivmedizin eingesetzt. Besonders in der frühen Akutphase ist die GCS die beste und schnellste Methode, um das Reaktionsniveau eines Patienten zu evaluieren. Ein Nachteil ergibt sich allerdings durch die starke Abhängigkeit des Gesamtscores von motorischen und verbalen Fähigkeiten des Patienten. Aufgrund dieser Tatsache und der nur sehr groben Skalierung können manche Patientengruppen unterschätzt werden (z.B. Locked-in-Patienten). In anderen Scoring-Systemen wie z. B. **der Mainz Emergency Evaluation Score (MEES)** oder der **Apache II Score** ist die GCS auch ein fester Bestandteil.

Die GCS wird in drei Rubriken eingeteilt, für die jeweils Punkte vergeben werden:

- Augenöffnung
- Verbale Kommunikation (beste Sprachantwort)
- Motorische (Bewegungs-)Reaktion

Der Punktewert der GSC errechnet sich aus der Summe der Einzelwerte. Die maximale Punktzahl ist 15 (volles Bewusstsein), die minimale Punktzahl (Tod oder tiefes Koma) ist 3 Punkte. Liegt die Punktzahl bei 8 oder weniger, ist von einer sehr schweren Hirnschädigung bzw. Verletzung oder von einer lebensbedrohlichen Störung der Atmung auszugehen. Wichtig ist hierbei zu beachten, dass immer der **maximal mögliche Wert** vergeben wird. Ein rascher Abfall der GCS um 2 oder mehr Punkte kann auch ein Hinweis auf eine zerebrale Einklemmung sein.

Die Stellen der physischen Stimulation zur Beurteilung der einzelnen Rubriken sind klar definiert. Die Technik der physischen Stimulation wurde in der originalen GCS-Beschreibung von 1974 noch nicht genau definiert, ist aber im Verlauf genauer beschrieben worden.

Die Reihenfolge der Stimulation besteht zunächst aus dem **Druck auf die Fingerspitzen** und Beurteilung der Untersuchung „Augen öffnen". Als Alternative ist auch ein Druck seitlich auf die Finger möglich. Werden die Augen nach dem Druck auf die Fingerspitzen nicht spontan geöffnet, sind als zentrale Stimulationspunkte der **Musculus trapezius** oder das **Foramen supraorbitale** empfohlen. Eine Faustsimulation des Sternums sollte aufgrund von möglichen Hautschäden und einer ungenauen bzw. schwierigen Beurteilung der GCS nicht durchgeführt werden. In ➤ Abb. 13.1 sind die empfohlenen Stellen der physischen Stimulation zusammenfassend dargestellt. Weitere Informationen und Demonstrationsvideos sind unter www.glasgowcomascale.org zu finden.

Limitierende Faktoren sind bei der Bewertung der einzelnen Rubriken zu beachten:

- Wenn der Patient die Augen (z. B. lokale Schwellung) nicht öffnen kann, ist das Kriterium **„Augen öffnen"** nicht verwertbar.
- Das Kriterium **„beste Sprachantwort"** ist nicht immer verwertbar und muss bei intubierten Patienten oder anderen verfälschenden Einflüssen wie z. B. einer vorbestehenden Aphasie dokumentiert werden.
- Bei einer Lähmung wie z. B. einer Hemiparese auf der rechten Körperseite des Patienten und spontaner uneingeschränkter Bewegung auf der linken Seite erhält der Patient die **volle** Punktzahl für das Kriterium **„Motorik"**. Bei anderen verfälschenden Einflüssen kann diese Rubrik evtl. gar nicht beurteilt werden.

Die Schwere eines SHT wird anhand des erhobenen Punktewertes der GCS eingeteilt. Unterteilt wird hierbei in:

- Leichtes SHT (14–15 Punkte)
- Mittelschweres SHT (9–13 Punkte)
- Schweres SHT (3–8 Punkte)

Bei Kindern < 36 Monaten ist die GCS aufgrund der fehlenden verbalen Kommunikationsfähigkeit nur eingeschränkt einsetzbar. Hier ist die **Pädriatische Glasgow Coma Scale** (➤ Tab. 13.2) anzuwenden. Die Pädiatrische Glasgow Coma Scale wurde 1988 von D. A. Simpson und R. L. Reilly publiziert und basiert auf einer Modifikation der GCS unter Berücksichtigung der eingeschränkten Kommunikationsmöglichkeiten mit Kindern.

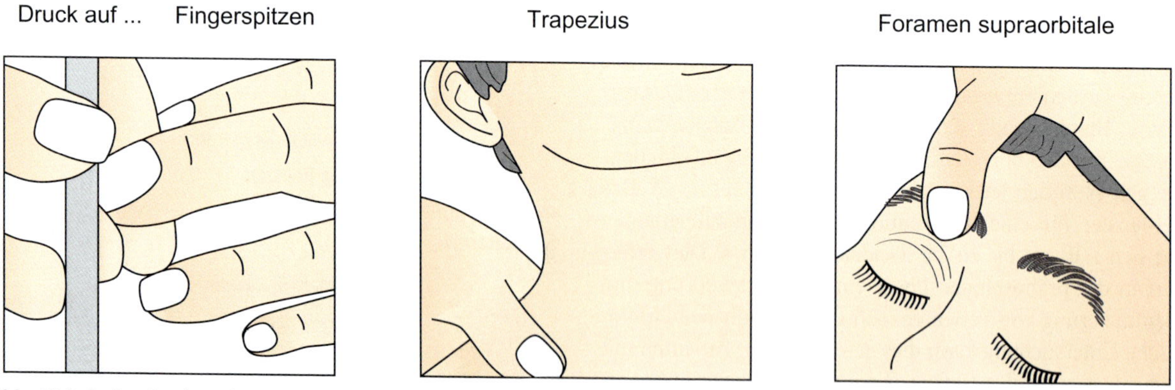

Abb. 13.1 Stellen der physischen Stimulation zur Beurteilung der GCS [L143]

Tab. 13.2 Pädiatrische Glasgow Coma Scale [H290-001]

	< 1 Jahr	> 1 Jahr	Punkte	
Augen öffnen	Spontan	Spontan	4	
	Auf Schreien	Auf Aufforderung	3	
	Auf Schmerzreiz	Auf Schmerzreiz	2	
	Nicht	Nicht	1	
Schmerzreiz (beste motorische Antwort)	Abwehr	Abwehr	6	
	Lokalisiert Schmerz	Lokalisiert Schmerz	5	
	Beugung, normal	Beugung, wegziehen	4	
	Dekortikationsstarre	Dekortikationsstarre	3	
	Streckung	Streckung	2	
	Keine	Keine	1	
	0–23 Monate	**2–5 Jahre**	**> 5 Jahre**	
Reaktion auf Ansprache (beste verbale Antwort)	Grinst/schreit	Worte, Phrasen	Spricht orientiert	5
	Weint	Unpassende Worte	Spricht desorientiert	4
	Unangepasstes Weinen/Schreien	Weint/schreit	Unpassende Worte	3
	Stöhnt/wimmert	Stöhnen	Unverständliche Laute	2
	Keine	Keine	Keine	1

MERKE

Der erhobene GCS-Wert in der frühen Phase der Versorgung, z. B. eines SHT, dient als Ausgangswert. Es muss sichergestellt werden, dass die initiale GCS erhoben **und** dokumentiert wird. Die Schwere eines SHT wird durch den primär erhobenen Wert nicht abgebildet, da auch systemische Ursachen (Hypoxie, Hypotension, Hypoglykämie, Alkohol etc.) den Bewusstseinsgrad beeinflussen können. Eine regelmäßige Reevaluation nach der Korrektur dieser Faktoren gibt einen ersten Hinweis auf die Schwere der Hirnschädigung.

Alternativen zur Beurteilung des Bewusstseinsgrades:

- **AVPU**- oder auch deutsch **WASB**-Schema
  - **A**lert: Patient ist wach und ansprechbar – **W**ach
  - **V**erbal Stimuli: Patient reagiert nur auf laute Ansprache – Reaktion auf **A**nsprache
  - **P**ainful Stimuli: Patient reagiert nur auf Schmerzreiz – Reaktion auf **S**chmerzreiz
  - **U**nresponsive: Patient ist bewusstlos – **B**ewusstlos
- Einfache Quantifizierung der Bewusstseinsstörung (z. B. Somnolenz, Stupor, Koma) oder detaillierte klinische Beschreibung der Koma-Formen
- Eppendorf-Cologne Scale (ECS)
- Frankfurter Glasgow Coma Scale (F-GCS)

ACHTUNG

Abhängig vom Lebensalter wird bei der Beurteilung der Pädiatrischen GCS teils nur eine reduzierte Maximalpunktzahl erwartet. Eine Verlaufsdokumentation ist hierbei entscheidend, weshalb der Maximalpunktewert eine nur begrenzte Bedeutung hat (➤ Tab. 13.4).

GCS Pupils Score (GCS-P)

Die Glasgow Coma Scale liefert nur einen klinischen Index für die „allgemeine" akute Beeinträchtigung der Gehirnfunktion oder dem sog. Bewusstseinsstatus. Bei der Entwicklung der GCS wurden ursprünglich die Merkmale einer fokalen Dysfunktion wie Hirnstammzeichen nicht berücksichtigt und sollten daher separat bewertet werden. Als eine weitere Strategie zur Beurteilung der Schwere eines Schädel-Hirn-Traumatas unter Einbeziehung der Hirnstammfunktion wurde der **GCS Pupils Score (GCS-P)** entwickelt. Die Einbeziehung der **Pupillenreaktivität (Pupil Reactivity Score, PRS;** ➤ Tab. 13.3) in Kombination mit dem GCS-Score wurde anhand der beiden größten Datensätze (IMPACT und CRASH) mit Informationen von 15.900 Patienten untersucht. Hierbei ergab sich eine durchweg kontinuierliche Beziehung (Outcome) zwischen GCS und GCS-P. Eine Beeinträchtigung der Pupillenreaktivität (➤ Tab. 13.4) war mit einer erhöhten Sterblichkeit verbunden. Mit ansteigendem Alter erhöht sich die Mortalität deutlich (> 86 Jahre = 77 %).

Pupil Reactivity Score (PRS)

Beispiel: Die errechnete GCS bei einem Patienten mit SHT beträgt 8 Punkte. Der Pupil Reactivity Score wird mit 2 Punkten bewertet. Der GCS-P beträgt in diesem Fall **6 Punkte** (GCS [8] – PRS [2]).

Tab. 13.3 Pupil Reactivity Score (PRS)

Fehlende Lichtreaktion der Pupillen	Pupil Reactivity Score
Beide Pupillen	2
Eine Pupille	1
Keine (Lichtreaktion vorhanden)	0
Berechnung GSC-P: GCS-P = GCS – PRS	

Tab. 13.4 Maximalpunktzahl Pädiatrische GSC anhand des Lebensalters

Altersgruppe	Erwartete Maximalpunktzahl
0–6 Monate	9
> 6–12 Monate	11
> 1–2 Jahre	12
> 2–5 Jahre	13
> 5 Jahre	14

Frankfurter GCS

Als weiterer Score zur Beurteilung des Ausmaßes einer Bewusstseinsstörung bei Schädel-Hirn-Traumata-Patienten wurde die **Frankfurter Glasgow Coma Scale** (F-GCS; ➢ Tab. 13.5) entwickelt. Dieser weiterentwickelte und adaptierte Score berücksichtigt zusätzliche Kategorien, wie z. B. die Pupillo- und Okulomotorik, und ist deshalb auch gleichzeitig für Kinder nutzbar. Ein Einsatz bei „sonstigen" Bewusstseinsstörungen ist grundsätzlich möglich, sollte aber mit Vorsicht bewertet werden.

Der Schweregrad der Bewusstseinsstörung wird anhand der Summierung der vergebenen Punkte bestimmt. Der Maximalwert beträgt 19 Punkte (GCS: 15 Punkte); der Minimalwert 3 Punkte (➢ Tab. 13.6).

Tab. 13.6 Vergleich Punktezahl GCS und F-GCS

	GCS	F-GCS
Leichtes SHT	13–15 Punkte	17–19 Punkte
Mittelschweres SHT	9–12 Punkte	12–15 Punkte
Schweres SHT	8 oder weniger Punkte	11 oder weniger Punkte

Eppendorf-Cologne Scale

Die **Eppendorf-Cologne Scale** (ECS; ➢ Tab. 13.7) wurde in Anlehnung an die GCS für Traumapatienten entwickelt und anhand von Verletzungsmustern von Patienten aus dem Traumaregister der Deutschen Gesellschaft für Unfallchirurgie (DGU) erstellt. Anhand dreier einfacher klinischer Parameter (Pupillenaktivität, Pupillengröße und motorische Antwort) wird die Schweregradeinteilung mit Punkteverteilung vorgenommen (0 bis 2 bzw. 3 Punkte) und ist eine mögliche Alternative zur klassischen GCS. Auch bei diesem Score wird anhand der drei klinischen Kriterien der summative Wert errechnet. Das Minimum liegt bei 0 Punkten (nor-

Tab. 13.7 Eppendorf-Cologne Scale (ECS) (Hoffmann 2012)

Punktewert	Pupillenreaktivität	Pupillengröße	Motorische Antwort
0	Schnell	Normal	Normal
1	Verlangsamt	Anisokorie	Spezifisch
2	-	Beidseitig dilatiert	Unspezifisch
3	Keine	–	Keine

Tab. 13.5 Frankfurter GCs (Hinkelbein und Genzwürker 2016)

Punkte	1. Verbale Antwort 1–24 Monate	1. Verbale Antwort > 24 Monate	2. Motorische Antwort	3. Augen öffnen	4. Augensymptome (bis zum 12. Lj.)
6	x	x	Greift gezielt auf Aufforderung, befolgt andere motorische Aufforderungen prompt	x	x
5	Fixiert, verfolgt, erkennt, lacht	Spricht verständlich, ist orientiert	Gezielte Abwehr eines Schmerzreizes möglich	x	x
4	Fixiert, verfolgt inkonstant, erkennt nicht sicher, lacht nicht situationsbedingt	Ist verwirrt, spricht unzusammenhängend, ist orientiert	Ungezielte Beugebewegungen auf Schmerzreize	Spontan	Konjugierte Augenbewegungen möglich, Lichtreaktion der Pupillen auslösbar
3	Nur zeitweise erweckbar, trinkt und isst nicht	Antwortet inadäquat, Wortsalat	Ungezielte Beugebewegungen auf Schmerzreize an den Armen, Strecktendenz an den Beinen (Dekortikationshaltung)	Nach Aufforderung	Puppenaugenphänomen auslösbar, dabei konjugierte Bulbusbewegungen
2	Bedrohreflex (ab 4/12 Mon.) nicht sicher auslösbar, ist motorisch unruhig, jedoch nicht erweckbar	Unverständliche Laute	Extension aller vier Extremitäten auf Schmerzreize (Dezerebrationshaltung)	Auf Schmerzreiz	Divergenzstellung der Bulbi, besonders bei Auslösen des Puppenaugenphänomens oder Kaltspülung des äußeren Gehörgangs, Ausbleiben der Augenbewegungen hierbei
1	Tief komatös, kein Kontakt zur Umwelt, keine visuell, akustisch oder sensorisch ausgelöste motorische Reizbeantwortung	Keine verbalen Äußerungen	Keine motorische Antwort auf Schmerzreize	Keine Reaktion	Keine spontanen Augenbewegungen, weite lichtstarre Pupillen

maler Patient), das Maximum bei 8 Punkten. Ein höherer Wert beschreibt also im Gegensatz zur GCS einen kritischen Zustand. Die ECS ist allerdings wenig etabliert. In einer prospektiv durchgeführten Studie mit Analyse von 17.616 schwer verletzten Traumapatienten anhand des DGU Registers im Zeitraum von 2012–2013 wurde allerdings festgestellt, dass die ECS genauere prognostische Werte für das Outcome der Patientengruppe mit Schädel-Hirn-Trauma liefert als die GCS. Ein ECS Wert von 8 Punkten war hierbei mit einer 25-fach erhöhten Mortalitätsrate assoziiert.

Innsbrucker Koma-Skala (IKS)

Ein weiteres Scoring-System zur Bewertung der Bewusstseinslage bzw. Komatiefe ist die sog. **Innsbrucker Koma-Skala** (IKS; ➤ Tab. 13.8). Durch F. Gerstenbrand wurde diese Koma-Skala im Jahr 1984 publiziert und ist hauptsächlich in Österreich verbreitet. Die Berechnung der IKS ist relativ komplex und laut Autoren zur Überwachung des Krankheitsverlaufes von Patienten, die auf einer neurologischen Intensivstation betreut werden, besonders hilfreich. Die IKS ist differenzierter als die klassische GCS. Insgesamt werden bei der IKS acht verschiedene Kriterien beurteilt, wobei die im Gegensatz zur GCS zusätzlich erfasste **Pupillomotorik** und **Bulbusstellung** laut Fachliteratur kritisch betrachtet werden. Je niedriger die Punktezahl, umso tiefer das Koma. Insgesamt sind minimal 0 Punkte zu erreichen, als maximale Punktezahl können 23 erreicht werden.

Tab. 13.8 Innsbrucker Koma-Skala (IKS) (Gerstenbrand und Hackl 1984)

Merkmal	Punktewert	Bedeutung
Reaktion auf akustische Reize	3 2 1 0	Zuwendung Besser als Streckreaktion Streckreaktion Keine Reaktion
Reaktion auf Schmerz	3 2 1 0	Gerichtete Abwehr Besser als Streckreaktion Streckreaktion Keine Reaktion
Körperhaltung, -bewegung	3 2 1 0	Normal Besser als Streckreaktion Streckreaktion Schlaff
Augen öffnen	3 2 1 0	Spontan Auf akustischen Reiz Auf Schmerzreiz Fehlend
Pupillenweite	3 2 1 0	Normal Verengt Erweitert Weit
Pupillenreaktion	3 2 1 0	Ausgiebig Unausgiebig Spur Fehlend
Bulbusstellung und -bewegung	3 2 1 0	Optisches folgen Bulbus pendeln Divergent, fixiert
Orale Automatismen	2 1 0	Spontan Auf äußere Reize Keine

Edinburgh-2 Coma Scale (E2C S)

Die bisher wenig etablierte und vom Ansatz her mit der GCS vergleichbare **Edinburgh-2 Coma Scale** (E2C S; ➤ Tab. 13.9) ist eine Skala zur Quantifizierung der Komatiefe. Mithilfe dieser Skala soll der Zustand des Patienten reproduzierbar objektiviert werden bzw. soll der Verlauf von Patienten nach SHT oder neurochirurgischen Eingriffen erfasst werden. Die Skala zielt darauf ab, die bestmögliche Antwort auf einen maximalen Reiz zu erfassen. Anhand von drei Abschnitten werden sowohl kognitive als auch motorische Funktionen beschrieben und Punkte (0–9) vergeben. Das schlechteste Ergebnis (9 Punkte) liegt vor, wenn beim Auslösen eines starken Schmerzreizes keine Antwort erzielt wird. Das beste Ergebnis liegt vor (0 Punkte), wenn der Patient das aktuelle Datum als auch sein korrektes Alter angeben kann.

Canadian CT Head Rule (CCHR, Kanadische CT-Indikation bei Kopfverletzungen)

Bei leichteren Kopfverletzungen mit einer GCS von 13–15 Punkten werden oftmals aufgrund nicht eindeutiger bzw. in Ermangelung klarer Kriterien CT-Aufnahmen zum Ausschluss einer intrakraniellen Blutung durchgeführt. Dies bedeutet für die innerklinische Praxis eine hohe Sicherheit, ist

Tab. 13.9 Edinburgh-2 Coma Scale (Sugiura 1983)

Stimulus	Reizantwort	Score-Wert
Zwei Fragen: • Aktueller Monat? • Aktuelles Alter?	Beide Antworten korrekt Eine Antwort korrekt Keine Antwort korrekt	0 1 2
Zwei Aufforderungen: • Hände schließen und öffnen • Augen schließen und öffnen	Beide Aufforderungen korrekt Eine Aufforderung korrekt Keine Aufforderung korrekt	3 4 5
Schmerzreiz	Lokalisation Flexion Extension Keine Reaktion	6 7 8 9

aber sehr teuer und geht für Patienten mit einer hohen Strahlenbelastung einher. Ein durch Ian Stiell et al. entwickelter diagnostischer Kriterienkatalog, die sog. **Canadian CT Head Rule,** soll eine adäquate Risikoabschätzung bei Patienten mit leichten Schädelhirntraumata ermöglichen. Fünf Hauptkriterien erwiesen sich in einer entsprechend durchgeführten Studie an zehn großen kanadischen Notfallzentren als zu 100 % sensitive Prädiktoren für eine weitere neurochirurgische oder neurologische Intervention.

Die Canadian CT Head Rule und alle weiteren gängigen internationalen und nationalen Leitlinien, Richtlinien und Entscheidungsregeln zeigen: Ein strukturiertes Vorgehen nach „harten" Kriterien bei der Entscheidungsfindung, trotz zum Teil erheblicher Unterschiede bei der Bildgebung, ist bei Patienten mit leichten Schädel-Hirn-Traumata möglich (➢ Tab. 13.10).

PRAXISTIPP

Weitere Leitlinien, Richtlinien und Entscheidungsregeln zum diagnostischen Vorgehen bei Erwachsenen mit Verdacht auf leichtes Schädel-Hirn-Trauma:

- Leitlinie Deutsche Gesellschaft für Neurochirurgie
- Leitlinie Deutsche Gesellschaft für Neurologie
- New Orleans Criteria (NOC)
- CHIP Prediction Rule
- NICE Guideline
- ACEP Clinical Policy

MERKE

Nicht anwendbar ist die Canadian CT Rule bei den Befunden:

- GCS < 13
- Alter < 16
- Antikoagulation bzw. Gerinnungsstörung
- Offensichtliche offene Schädelfraktur
- Kein traumatischer Unfallhergang

Tab. 13.10 Canadian CT Head Rule (Stiell 2001)

Diagnostische Kriterien für Entscheidung CT bei leichteren Kopfverletzungen
Hohe Risikofaktoren für eine neurochirurgische Intervention sind: • Das Nichterreichen einer GCS von 15 innerhalb von 2 Stunden • Der Verdacht auf eine offene Schädelfraktur • Jeder Hinweis auf eine Schädelbasisfraktur • Mindestens zweimaliges Erbrechen • Alter > 65 Jahre
Mittlere Risikofaktoren als Nebenkriterium für intrakranielle Läsion im CCT oder als Hilfe zum weiteren Vorgehen sind: • Retrograde Amnesie von > 30 Minuten • Gefährlicher Verletzungshergang

ABCD²-Score – Risikoabschätzung Schlaganfall nach TIA

Zur Risikoabschätzung eines Schlaganfalls nach transitorisch ischämischen Attacken (TIA) innerhalb von 48 Stunden dient als prognostisches Instrument der **ABCD²-Score** (➢ Tab. 13.11). Fünf unabhängige Risikofaktoren (Alter, Blutdruck bei Erstuntersuchung, klinische Symptome, Dauer der Symptome und Diabetes mellitus) werden hierbei bestimmt und die jeweils vergebenen Punkte addiert. Es können als Maximum 7 Punkte erreicht werden. Ein geringes 2-Tages-Risiko für einen Schlaganfall besteht bei einer Gesamtpunktzahl von 0–3 (Risiko bei 1 %). Der ABCD²-Score dient als innerklinisches Instrument und wurde bereits für eine bessere Voraussagewahrscheinlichkeit modifiziert. Bei den modifizierten Scores (ABCD²-I-Score, ABCD³-I-Score) sind z. B. die Ergebnisse der Bildgebung des Gehirns und der Karotiden erfasst.

National Institutes of Health Stroke Scale (NIHSS)

Die National Institutes of Health Stroke Scale (NIHHS; ➢ Tab. 13.12) dient bei der neurologischen Untersuchung als Scoring-System zur Beurteilung eines akuten Schlaganfalls (Stroke). Für die Indikationsstellung medikamentöser Therapieoptionen wird sie als Grundlage herangezogen. Aufgrund des Umfanges für die Präklinik ist sie aber eher nicht geeignet. Bei längeren Transportzeiten in ruralen Bereichen einiger Länder kann dieser Score für die Entscheidung aber durchaus relevant sein.

Tab. 13.11 ABCD²-Scoring-System zur Risikoabschätzung eines Schlaganfalls nach TIA; innerhalb von 48 Stunden (modifiziert nach Rothwell et al. 2005)

Risikofaktoren	Punkte
A = Alter ≥ 60 Jahre	1
B = Blutdruck: initial Blutdruck syst. ≥ 140 oder diast. ≥ 90	1
C = Clinical Features (Symptome): • Einseitige Schwäche (Parese) • Sprachstörung, z. B. Aphasie (ohne Parese) • Andere Symptome	 2 1 0
D = Dauer der Symptome: • ≥ 60 min • 10–59 min • < 10 min	 2 1 0
D = Diabetes mellitus	1
• Hohes 2-Tages-Risiko: Gesamtpunktezahl 6–7 (8,1 %) • Mäßiges 2-Tages-Risiko: Gesamtpunktezahl 4–5 (Risiko bei 4,1 %) • Geringes 2-Tages-Risiko: Gesamtpunktezahl 0–3 (Risiko bei 1 %)	

Tab. 13.12 National Institutes of Health Stroke Scale (NIHSS) (Brott 1989)

Parameter	Befund	Punktewert
Bewusstseinslage/Vigilanz	• Wach • Somnolent • Soporös • Komatös	0–3 Punkte
Bewusstseinsgrad/Orientierung	Fragen nach dem aktuellen Monat und dem Alter des Patienten: • Beide Fragen richtig beantwortet • Eine Frage richtig beantwortet • Keine Frage richtig beantwortet	0–2 Punkte
Bewusstseinsgrad/Befehle befolgen von Aufforderungen	• Aufforderung, die Augen und die nicht paretische Hand zu öffnen und zu schließen	0–2 Punkte
Okulomotorik	• Normalbefund • Partielle Blickparese • Forcierte Blickdeviation • Abweichung oder komplette Blickparese beider Augen	0–2 Punkte
Gesichtsfeldtestung aller Quadranten	• Keine Einschränkung • Partielle Hemianopsie • Komplette Hemianopsie • Bilaterale Hemianopsie	0–3 Punkte
Fazialisparese/Motorik des Gesichtes	• Normal-gering • Partiell • Vollständig	0–3 Punkte
Motorik der Arme (links und rechts separat untersucht und berechnet)	• Kein Absinken • Absinken • Anheben gegen Schwerkraft möglich • Kein Anheben gegen Schwerkraft • Keine Bewegung	0–4 Punkte
Motorik der Beine (links und rechts separat untersucht und berechnet)	• Kein Absinken • Absinken • Anheben gegen Schwerkraft möglich • Kein Anheben gegen Schwerkraft • Keine Bewegung	0–4 Punkte
Ataxie der Extremitäten	• Fehlend • In einer Extremität vorhanden • In zwei Extremitäten vorhanden	0–2 Punkte
Sensibilität (Hypästhesie, Parästhesie, Hyperästhesie)	• Kein Sensibilitätsverlust • Leichter bis mittelschwerer Sensibilitätsverlust • Schwerer bis vollständiger Sensibilitätsverlust	0–2 Punkte
Sprache (Dysphasie und Aphasie)	• Normal, keine Aphasie • Leichte bis mittelschwere Aphasie • Schwere Aphasie • Stumm, globale Aphasie	0–3 Punkte
Dysarthrie und Anarthrie	• Normal • Leicht bis mittelschwer • Schwer bzw. anarthrisch	0–2 Punkte
Auslöschung und Nichtbeachtung neurologischer Neglect (Hemineglect, Hemiakinesie, Asomatognosie, sensorischer Neglect, visuell-räumlicher Neglect)	• Keine Abnormalität • Visuelle, taktile, auditive oder personenbezogene Abnormalitäten • Schwere halbseitige Unaufmerksamkeit bzw. kein Erkennen der eigenen Hand oder Orientierung nur zu einer Seite des Raums	0–2 Punkte
Auswertung: 0 Punkte = kein Schlaganfall 1–4 Punkte = leichter Schlaganfall 5–15 Punkte = mäßiger Schlaganfall 15–20 Punkte = mäßiger/schwerer Schlaganfall 21–42 Punkte = schwerwiegender Schlaganfall		

Bei der Untersuchung werden maximal 42 Punkte vergeben. Je höher die Punktzahl (Score), desto ausgedehnter ist hierbei der Schlaganfall. Bei einem NIHSS-Score über 6 Punkten und unter 22 Punkten ist eine systemische Lysetherapie bei Schlaganfallpatienten, deren Beginn der Symptome nicht länger als 4,5 Stunden zurückliegt, indiziert. Eine Gefäßdarstellung sollte bei klinischem Verdacht auf einen proximalen intrakraniellen Gefäßprozess (z. B. NIHSS-Score ≥ 6) erfolgen, um eine Indikationsstellung zur endovaskulären Therapie zu ermöglichen.

Cincinnati Stroke Triage Assessment Tool (C-STAT)

Das **Cincinnati Stroke Triage Assessment Tool** (C-STAT; ➤ Tab. 13.13) dient als Entscheidungshilfe bzw. Triage Tool für das weitere Vorgehen bei Schlaganfällen und soll frühzeitig große Gefäßverschlüsse erkennen (LVO, Large Vessel Occlusion).

Tab. 13.13 Cincinnati Stroke Triage Assessment Tool (C-STAT) – Screen for Large Occlusion Strokes (Kothari et al. 1999)

Parameter	Positiver Befund	Punktewert
Konjugierte Blickabweichung/tonische Abweichung der horizontalen Augenposition (➤ Abb. 13.2)	• Blickabweichung ist in eine Richtung beeinträchtigt.	2 Punkte
Bewusstseinsgrad	• Befolgt eine oder mehrere Aufforderungen nicht: – Inkorrekte Antwort auf Frage nach Alter und aktuellem Monat – Augen schließen und öffnen, Hände schließen	1 Punkt
Armschwäche	• Gestreckter Arm (einer oder beide) sinkt/fällt ab (sog. Armdrift) innerhalb von 10 s (Sek.)	1 Punkt
Hohe Wahrscheinlichkeit für einen großen Gefäßverschluss (LVO) bei ≥ 2 Punkten		

Rapid Arterial Occlusion Evaluation Scale (RACE-Scale)

Basierend auf der National Institutes of Health Stroke Scale (NIHSS) wurde die **Rapid Arterial Occlusion Evaluation Scale (RACE)** (➤ Tab. 13.14) als einfaches Hilfsmittel entwickelt, um es auch medizinischem Notfallpersonal in der Präklinik zu ermöglichen, frühzeitig einen Großgefäßverschluss (LVO) zu erkennen.

Folgende Parameter werden erhoben und jeweils mit 0–2 Punkten bewertet:

- Gesichtslähmung
- Arm- und Beinmotorik
- Aphasie und Agnosie
- Abweichungen der Kopf- und Augenbewegungen

Bei einem RACE-Wert von ≥ 5 ist ein Großgefäßverschluss (LVO) sehr wahrscheinlich.

Tab. 13.14 Rapid Arterial Occlusion Evaluation Scale (RACE-Scale) (Pérez de la Ossa et al. 2013)

Test	Befund	Punkte
Faziale Parese	• Nicht vorhanden • Mild • Moderat/Schwer	0 1 2
Armmotorik	• Normal • Moderat • Schwer	0 1 2
Beinmotorik	• Normal • Moderat • Schwer	0 1 2
Abweichung Kopf- und Augenbewegungen	• Nicht vorhanden • Vorhanden • N/A	0 1 2
Aphasie*[1] (bei rechter Hemiparese)	• Führt **beide** Aufforderungen durch • Führt **eine** Aufforderung durch • Führt **keine** Aufforderungen durch	0 1 2
Agnosie*[2] (bei linker Hemiparese)	• Patient registriert Arm und Einschränkung • Patient registriert nicht den Arm oder die Einschränkung • Patient registriert beides nicht	0 1 2

*[1] Aphasie: Aufforderung an den Patienten: 1. „Schließen Sie Ihre Augen!" und 2. „Machen Sie eine Faust!"

*[2] Agnosie: Beurteilung und Evaluation Defizite/Einschränkung:

1. Frage an den Patienten, während der Arm gezeigt wird: „Welcher Arm ist das?"

2. Aufforderung an den Patienten: „Können Sie beide Arme heben und klatschen?"

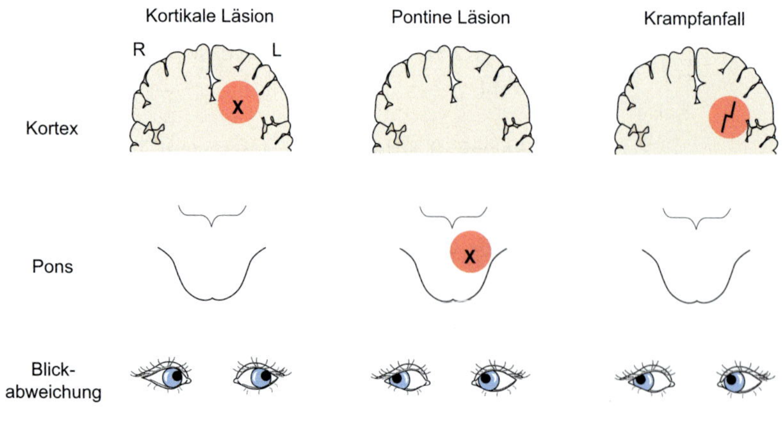

Abb. 13.2 Blickabweichung bei Schlaganfall (Herdblick) [L143]

Los Angeles Motor Scale (LAMS)

Für das Erkennen von proximalen Gefäßverschlüssen (large vessel occlusion, LVO) kann die auch im prähospitalen Bereich validierte **Los Angeles Motor Scale** (LAMS; ➤ Tab. 13.15) angewendet werden. Im Vergleich zu anderen Scales/Scores ist die LAMS prähospital leicht zu bestimmen, da nur drei motorische Qualitäten durch das Fachpersonal evaluiert werden müssen. Bei einem LAMS ≥ 4 kann eine LVO mit hoher Trefferquote (79 % Wahrscheinlichkeit) vorausgesagt werden. Im Gegensatz zu deutlich komplizierteren Scores wie z. B. dem NIHSS-Score ist die LAMS einfacher anzuwenden und vergleichbar in der Vorhersagequalität. Für die Praxis bedeutet dies, dass solche Patienten in ein **Stroke-Zentrum** mit endovaskulärer Interventionsmöglichkeit transportiert werden sollten.

Tab. 13.15 Los Angeles Motor Scale (LAMS) (Llanes et al. 2004)

Untersuchung	Beurteilung	Punktzahl
Faziale Parese	• Ja • Nein	1 0
Griffstärke	• Kein Zugreifen • Schwacher Griff • Normal	2 1 0
Armhalteversuch	• Arm fällt schnell • Arm sinkt langsam • Normal	2 1 0
Bei LAMS ≥ 4: 79 % Wahrscheinlichkeit einer LVO (positiv prädiktiver Wert)		

FABS Score (Stroke Mimics)

Eine große Anzahl von Patienten präsentieren Symptome eines akuten Schlaganfalls. Die Ursache kann aber hierbei eine andere zugrunde liegende Erkrankung sein. Einige Krankheitsbilder wie z.B. ein Krampfanfall können mit ihren Symptomen einen Schlaganfall vortäuschen, sog. **Stroke Mimics (SM)**. Ein möglicher Score, um diese Patienten herauszufiltern, ist die FABS Score (FA2BS2 Score). Die Rate von Fehldiagnosen kann dadurch reduziert werden. Bei mehr als 3 Punkten ist ein Stroce Mimic wahrscheinlich. (➤ Tab. 13.16)

WESTCOPS Score (Identifizierung dissoziativer Anfälle)

Dissoziative Anfälle (ältere und nicht korrekte Bezeichnung „psychogener Anfall") werden oft als epileptische Anfälle gedeutet und auch als solche behandelt. Derartige Anfälle

Tab. 13.16 FABS-Score FABS Score (stroke mimics) (Goyal et al. 2016)

Anamnese	Punktzahl
Fehlende Faszialisparese	1
Alter < 50	1
Artrial Fibrilation (fehlendes Vorhofflimmern)	1
Blutdruck systolisch < 150 mmHg	1
Bekanntes Krampfleiden (Seizure)	1
Isolierte sensorische Defizite ohne **S**chwäche	1

treten häufig in der Öffentlichkeit auf und sind notfallmedizinisch regelmäßig eine Herausforderung (Medikamente sind wirkungslos, Übertherapie etc.). Diese schwer therapierbare psychiatrische Erkrankung kann aber anhand von bestimmten Beobachtungen bzw. Untersuchungsbefunden demaskiert werden. Zur Unterscheidung und Abgrenzung eines epileptischen Anfalls ist der **WESTCOPS Score** (➤ Tab. 13.17) eine gute Möglichkeit, einen dissoziativen Anfall zu identifizieren. Sind ≥ 2 Punkte in der Diagnostik positiv, ist von einem dissoziativen Krampfanfall auszugehen.

MERKE

Differenzialdiagnostik dissoziative Anfälle

Dissoziative Anfälle treten häufig in der Öffentlichkeit auf und dauern meist länger als epileptische Anfälle (> 2 Minuten). Bei der körperlichen Untersuchung finden sich sehr selten Verletzungen. Ein lateraler Zungenbiss, typisch für einen epileptischen Anfall, ist ebenso selten. Die Pupillen reagieren regelrecht, und meist werden die Augen zusammengekniffen. Haben Erwachsene ein Kuscheltier dabei, ist dies ein in der Literatur gut belegter Beweis für einen dissoziativen Anfall.

Tab. 13.17 WESTCOPS Score zur Identifizierung dissoziativer Anfälle [F1091-001]

W	Waxing and Waning	Symptome wechseln in ihrer Intensität
E	Eye Closure	Augen geschlossen, kneifen bei Versuch, sie zu öffnen
S	Side to Side Movement	Kopfschütteln
T	Time	Dauer > 3 min
C	Crying	Lautäußerungen während des Anfalls
O	Out of Phase Movements	Desynchronisierte Bewegungen der Extremitäten
P	Pelvic Thrusting	Hochwerfen des Beckens („Arc de Circle")
S	Soft Toy	Kuscheltier beim erwachsenen Patienten

13.1.2 Trauma

Bei der Versorgung und Behandlung von Patienten mit schweren Verletzungen werden Scores/Scales zu unterschiedlichen Zwecken genutzt. Als Prognosetools z. B. oder zur Beurteilung der Überlebenswahrscheinlichkeit werden sie weltweit eingesetzt. In der nationalen Leitlinie zur Versorgung und Beurteilung von Polytraumatisierten- und schwerverletzten Patienten sind Scales wie z. B. die Abbreviated Injury Scale (AIS) fester Bestandteil.

Injury Severity Score (ISS)

Zur Klassifikation und statistischen Erfassung, aber auch für die Prognose bzw. das Outcome (Überlebenswahrscheinlichkeit) von Mehrfachverletzungen kann als anatomisches Scoring-System der **Injury Severity Score** (ISS; ➤ Tab. 13.19) genutzt werden. Bei der Berechnung wird jeder Einzelverletzung ein sog. **AIS Score (Abbreviated Injury Scale)** (➤ Tab. 13.18) zugeordnet, der den Schweregrad der Verletzung definiert. Auf einer Skala von 1–6 (leicht bis nicht überlebbar) wird hierbei der Schweregrad der Verletzung für die sechs Körperregionen (Kopf oder Hals, Gesicht, Thorax, Abdomen oder Beckenorgane, Extremitäten oder knöchernes Becken, Weichteile bzw. äußerliche Verletzungen) bestimmt. Nur der jeweils höchste AIS-Score wird für jede Körperregion verwendet. Bei der abschließenden Berechnung fließen nur die Punktewerte der drei schwersten Verletzungen ein. Diese werden quadriert und anschließend summiert. Der Summenwert ist dann der **Score-Wert des ISS** (Beispiele für die Berechnung des ISS ➤ Tab. 13.19).

Die Punkte des ISS variieren hierbei von 0–75. Bei einem Polytrauma z. B. beträgt der ISS-Wert > 16 Punkte. Ein AIS von 6 Punkten (nicht überlebbare Verletzung) irgendeiner Region ergibt in der Berechnung des ISS automatisch eine Punktzahl von 75 (= Maximalwert).

Tab. 13.18 Abbreviated Injury Scale (AIS) (Civil et al. 1988)

Punktewert	Schwere der Verletzung im untersuchten Bereich
0	Keine
1	Leichte Verletzungen
2	Mäßige Verletzungen
3	Ernste Verletzungen
4	Schwere Verletzungen
5	Lebensbedrohliche Verletzungen
6	Tödliche Verletzungen

Tab. 13.19 Berechnung Injury Severity Score (ISS) (Baker et al. 1974)

Region	Verletzung	AIS	Quadrat	Drei schwerste Verletzungen
Kopf und Hals	Zerebrale Kontusion	3	9	9
Gesicht	Keine	0	–	–
Thorax	Rippenserienfraktur	4	16	16
Abdomen oder Beckenorgane	Kleine Leberkontusion, Milzruptur	2 5	4 25	– 25
Extremitäten oder knöchernes Becken	Femurfraktur	3	9	–
Weichteile bzw. äußere Verletzungen	Keine	0	–	–
Injury Severity Score (ISS) = Summe der 3 höchsten Werte				50

ACHTUNG

Präklinisch kann der Schweregrad der Verletzungen (z. B. Milzruptur) nur sehr begrenzt erfasst werden. Daher ist die Anwendung des ISS, v. a. im präklinischen Setting, limitiert.

MERKE

Limitation ISS bei der Berechnung:
Multiple Verletzungen einer Körperregion bleiben bei der Berechnung der ISS unberücksichtigt, da nur die jeweils schwerste Verletzung betrachtet wird. Die Verletzungsschwere eines Patienten mit mehreren Verletzungen in nur einer definierten Körperregion wird hierbei nicht adäquat eingestuft. Aufgrund dieser Problematik wurde durch Osler, Baker et al. der **„New injury Severity Score" (NISS)** entwickelt. Hierbei werden die Körperregionen vernachlässigt und bei seiner Berechnung die drei höchsten AIS-Schweregrade des gesamten Körpers mit einbezogen. Analog zur ISS werden die drei Werte zunächst quadriert und dann addiert.

Revised Trauma Score (RTS)

1981 wurde erstmals der **Revised Trauma Score** (RTS; ➤ Tab. 13.20) durch Champion et al. beschrieben, der Score dient zur Beurteilung des Schweregrads eines vorhandenen Traumas anhand physiologischer Variablen. Verunfallte Patienten können hierbei kategorisiert werden, um dann gezielt spezialisierten Traumazentren zugeführt zu werden. Bevorzugt wird der RTS in den USA genutzt.

Zur Berechnung (➤ Tab. 13.21) werden Punkte (1–4) anhand klassifizierter Parameter vergeben:

Tab. 13.20 Revised Trauma Score (RTS) (Champion et al. 1981/1989)

RTS-Punktewert	Korrespondierende Überlebenswahrscheinlichkeit
0	0,027
1	0,071
2	0,172
3	0,361
4	0,605
5	0,807
6	0,919
7	0,969
7,84	0,988

Tab. 13.21 Berechnung Revised Trauma Score (RTS)

GCS	Systolischer Blutdruck [mmHG]	Atemfrequenz [1/min]	Zugeordneter RTS-Punktewert
13–15	> 89	10–29	4
9–12	76–89	> 29	3
6–8	50–75	6–9	2
4–5	1–49	1–5	1
3	0	0	0
Koeffizient: 0,9368	Koeffizient: 0,7326	Koeffizient: 0,2908	

- Glasgow Coma Scale (GCS)
- Systolischer Blutdruck (mmHg)
- Atemfrequenz (1/min)

Die jeweils zugeordnete Punktzahl wird mit einem Koeffizienten multipliziert. Der daraus errechnete Punktewert wird dann aufsummiert. Der minimale RTS-Punktewert beträgt 0, der maximale 7,8408. Je höher der RTS-Punktewert, desto besser ist die Prognose. Ein Wert von (gerundet) mit 8 kennzeichnet hierbei ein leichtes Trauma, ein Wert von 6 ein mittelschweres, ein Wert von 4 ein schweres und ein Wert von < 2 eine lebensgefährliche Verletzung. Patienten mit einem RTS < 4 sollten in einem Traumazentrum behandelt werden.

ACHTUNG

Gegenüber anderen Scoring-Systemen ist die RTS-Berechnung relativ komplex, für die Präklinik ist sie nur sehr eingeschränkt zu verwenden. Ein weiterer Negativpunkt ist die fehlende Berücksichtigung von Alter und Verletzungsmustern als relevante Komorbiditäten.

Berechnung RTS:

Die Punktewerte für GCS, systolischen Blutdruck und Atemfrequenz werden addiert:

$$RTS = 0{,}9368 + 0{,}7326 + 0{,}2908$$

Trauma Injury Severity Score (TRISS)

Zum Abschätzen der Überlebenswahrscheinlichkeit nach einem Trauma kann innerklinisch der **Trauma Injury Severity Score (TRISS)**(➤ Tab. 13.22) benutzt werden. Es müssen neben dem Revised Trauma Score (RTS), dem Injury Severity Score (ISS) und dem Lebensalter in Jahren noch weitere logarithmische Berechnungen durchgeführt werden. Die Berechnung ist daher gegenüber anderen Scoring-Systemen sehr komplex und nicht am Notfallort zu verwenden. Nicht berücksichtigt werden in diesem Score relevante Verletzungsmuster als Komorbidität.

Anhand der Major Trauma Outcome Study (MTOS) Database wurden die TRISS-Koeffizienten (siehe Tabelle) erhoben. Anhand des errechneten RTS-Punktewertes erfolgt anschließend die Abschätzung der Überlebenswahrscheinlichkeit in %.

Berechnung Score:

- P_s (Survival Probability) = 1/(1 + e-b)
- e = Basis des natürlichen Logarithmus
- b = TRISS-Koeffizienten (➤ Tab. 13.22):
  $b = b_0 + (b_1\ RTS) + (b_2\ ISS) + (b_3\ Altersindex)$

Canadian C-Spine Rule

Als Entscheidungshilfe zur Notwendigkeit einer radiologischen Diagnostik bei einem HWS-Beschleunigungstrauma dient die **Canadian C-Spine Rule** (➤ Abb. 13.3) mit Hochrisiko- und Niedrigrisikofaktoren. Voraussetzung zur Anwendung ist hierbei eine GCS von 15 und ein vollorientierter Patient, der kardiopulmonal stabil ist. In der Notfallrettung wird sie teils abgewandelt für die Indikation einer Bewegungseinschränkung angewendet.

NEXUS-Kriterien

Die sog. **NEXUS-Kriterien** (**N**ational **E**mergency **X**-Radiography **U**tilization **S**tudy) sind wie die oben erwähnte Canadian C-Spine Rule eine weitere Entscheidungshilfe, ob eine Bildgebung nach HWS-Trauma erforderlich ist. Die

Tab. 13.22 Trauma Injury Severity Score (TRISS) (Champion et al. 1983/1990)

Art des Traumas	b_0 (konstant)	b_1 (RTS)	b_2 (ISS)	b_3 (Alter)
Stumpf	–0,4499 Alternativ –1,2470	0,8085 Alternativ 0,9544	–0,0835 Alternativ –0,0768	–1,7430 Alternativ –1,9052
Penetrierend	–2,5355 Alternativ –0,6029	0,9934 Alternativ 1,1430	–0,0651 Alternativ –0,1516	–1,1360 Alternativ –2,6676

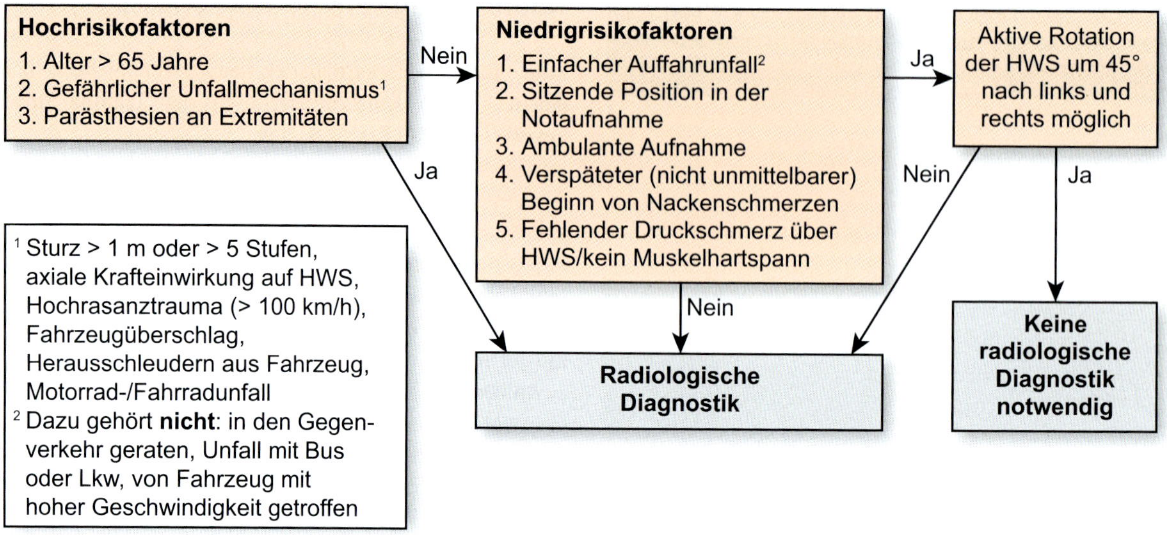

Abb. 13.3 Canadian C-Spine Rule (übersetzt nach Stiell et al. 2001) [P452]

Sensitivität lag in der Originalstudie bei 99,6 %. In der Notfallmedizin, hier besonders im Rettungsdienst, werden diese Kriterien mittlerweile als Entscheidungshilfe für eine notwendige Bewegungseinschränkung verwendet. Die NEXUS-Kriterien bestehen aus fünf Punkten:

- Fehlender Druckschmerz über der Mittellinie der HWS
- Fehlendes fokales neurologisches Defizit
- GCS 15 bzw. normale Vigilanz (wacher und orientierter Patient)
- Fehlende Hinweise für eine Intoxikation
- Keine weiteren ablenkenden schweren Verletzungen

Quebec Task Force (QTF)

Die **Quebec Task Force (QTF)** beschreibt eine international übliche Klassifikation (➤ Tab. 13.23) von fünf verschiedenen Schweregraden der HWS-Distorsion. Im deutschsprachigen Raum findet man modifizierte Klassifikationen in Anlehnung an die QTF (modifiziert nach Spitzer et al. 1995, modifizierte Einteilung nach Erdmann).

Beurteilung Schusswunden – Red Cross Wound Classification

Verletzungsmuster bei Schusswunden können nach den Kriterien der **Red Cross Wound Classification** (➤ Tab. 13.24) eingeteilt werden.

Klassifikation:

Grad 1: $E + X < 10$ mit C0/F0 oder F1 (Low Velocity)
Grad 2: $E + X < 10$ mit C1 oder F2 (High Velocity)
Grad 3: $E + X \geq 10$ mit C1 oder F2

Tab. 13.24 Red Cross Wound Classification (Coupland 1992)

Kriterium	Beschreibung
E	Einschuss (maximaler Durchmesser in cm)
X	Ausschuss (maximaler Durchmesser in cm)
C	Kavitation (fasst die Kavitationshöhle vor dem Débridement zwei Finger? → C0 = nein, C1 = ja)
F	Fraktur → F0 = keine Fraktur, F1 = einfache Fraktur, F2 = Trümmerzone
V	Vitale Struktur (Hirn, Viszera, große Gefäße) → V0 = nicht betroffen, V1 = Dura, Pleura, Peritoneum eröffnet, große Gefäße verletzt
M	Metallische Fremdkörper (Röntgen) → M0 = keine, M1 = einer, M2 = multiple

Tab. 13.23 Quebec Task Force, QTF (übersetzt nach Spitzer et al. 1995, Atlas et al. 1996)

Schweregrad	0	I	II	III	IV
Klinisches Erscheinungsbild	Keine HWS-Beschwerden, keine objektivierbaren Ausfälle	Nur HWS-Beschwerden	I + Muskuloskelettale Befunde	I + Neurologische Befunde	I + HWS-Fraktur oder HWS-Dislokation

Entscheidungshilfe Amputation – Mangled Extremity Severity Score (MESS)

Der **MESS Score** hilft bei der Entscheidung zwischen einer Gliedmaßenrekonstruktion und einer primären Amputation bei schweren Traumata (➤ Tab. 13.25).

Tab. 13.25 Mangled Extremity Severity Score (MESS) (Slauterbeck et al. 1994)

Kategorie	Punkte
Knochen- und Weichteilverletzung	
Niedrige Energie (einfache Fraktur, Low Velocity-Schusswunde)	1
Mittlere Energie (offene oder multiple Frakturen mit starker Dislokation)	2
Hohe Energie (Nahschuss mit Schrot, High Velocity-Schusswunde	3
Hochrasanztrauma (zusätzlich schwere Kontamination, Weichteilavulsion)	4
Extremitätenischämie (doppeltes Scoring für Ischämie > 6 h)	
Keine	0
Gering: Pulse abgeschwächt oder fehlend, ausreichende Perfusion	1
Mäßig: pulslos, Parästhesien, verminderte Kapillarfüllung	2
Fortgeschritten: kühl, motorische Lähmung, asensibel	3
Schock	
Systolischer Druck immer > 90 mmHg	0
Vorübergehende Hypotonie	1
Anhaltende Hypotonie	2
Alter (Jahre)	
< 30	0
30–50	1
> 50	2
Eine Punktzahl von ≥ 7 zeigt einen positiven Vorhersagewert von 100 % für eine Amputation.	

ACHTUNG

Bei v. a. Monotrauma und speziell bei jungen Patienten muss individuell entschieden werden. Häufig kann primär das Outcome bei neurologischen Ausfällen wie Fußheberparese oder asensibler Fußsohle nicht abgeschätzt werden.

13.1.3 Innere Medizin/Kardiologie/Intensivmedizin

Die große Bandbreite von Erkrankungen und klinischer Präsentation in dieser Kategorie erfordern eine gute Untersuchung und Differenzialdiagnostik. Validierte Scores können zur Diagnostik und weiteren Entscheidungen in der Behandlung herangezogen werden. Aber auch als Unterstützung auf der Suche nach einer möglichen Verdachtsdiagnose sind sie äußerst hilfreich.

Wells-Kriterien zur Lungenembolie-Diagnose (Wells-Score)

Bei der Lungenembolie (LE) handelt es sich um einen akuten Verschluss einer Lungenarterie, hervorgerufen durch einen Thrombus oder Embolus (Blutkoagel, Fett, Luft oder Fremdkörper). Ein Thrombus aus dem Einstromgebiet der Vena cava inferior ist hierbei zu 90 % die Hauptursache für eine akute Lungenembolie. Aufgrund häufig unspezifischer Symptome und klinischer Zeichen ist die Diagnose schwierig und viele Lungenembolien werden nicht erkannt. Deutliche klinische Zeichen für den Beweis einer Lungenembolie gibt es nicht. Dies macht es v. a. in der Präklinik schwierig, eine Lungenembolie zu diagnostizieren.

Folgende häufige unspezifische Symptome in unterschiedlicher Ausprägung und wechselnder Kombination sind bei einer Lungenembolie vorhanden:

- Dyspnoe und Tachypnoe (85 % der Fälle)
- Neu aufgetretene atemabhängige Thoraxschmerzen (85 % der Fälle)
- Tachykardie (60 %)
- Angst (60 %)
- Husten bzw. Hämoptysen (50 %)
- Zyanose, Einflussstauung
- Präsynkope und Synkope
- Schock oder Herz-Kreislauf-Stillstand als Erstmanifestation

PRAXISTIPP

Typische klinische Zeichen für den Beweis einer Lungenembolie gibt es nicht. Festgestellte klinische Zeichen und Befunde sind nicht wertlos, denn sie dienen als entscheidende Grundlage für Score-Systeme und bestimmen als Vortestwahrscheinlichkeit das weitere Vorgehen.

Zur Vorhersage der Wahrscheinlichkeit einer Lungenembolie bei hämodynamisch stabilen Patienten (Nicht-Hochrisiko-LE) dient der **Wells-Score** (➤ Tab. 13.26) als Vortestwahrscheinlichkeit. Die alleinige innerklinische Bestimmung der D-Dimere reicht zur Diagnostik nicht aus. Aus der Summe unterschiedlicher klinischer Charakteristika wird ein Punktewert errechnet, und damit die klinische Wahrscheinlichkeit einer LE und somit das weitere Vorgehen bestimmt.

Tab. 13.26 Vereinfachte Wells-Kriterien (Wells-Score) zur Lungenemboliediagnose-Vortestwahrscheinlichkeit (Wells et al. 2001)

Klinische Charakteristik	Punkte
Klinische Zeichen einer tiefen Beinvenenthrombose	3
Lungenembolie wahrscheinlicher als andere Diagnose	3
Frühere Lungenembolie oder tiefe Beinvenenthrombose	1,5
Herzfrequenz > 100/min	1,5
OP oder Immobilisation innerhalb der letzten 4 Wochen	1,5
Hämoptysen	1
Tumorerkrankung (aktiv oder in den vergangenen 6 Monaten)	1
Klinische Wahrscheinlichkeit einer LE: 0–1 Punkte: niedrig (10 %) 2–6 Punkte: mittel (30 %) ≥ 7 Punkte: hoch (65 %)	

ACHTUNG

Einschränkungen:
- Goldstandard der Diagnostik (innerklinisch) ist, besonders bei hämodynamisch instabilen Patienten, die Pulmonalis-Angiografie bzw. ein Angio-CT.
- Der Wells-Score ist für operierte oder stationäre Patienten **nicht** validiert.

Pulmonary Embolism Severity Index (PESI Score, sPESI)

Der **Pulmonary Embolism Severity Index** (PESI; ➤ Tab. 13.27) dient innerklinisch zur Abschätzung des 30-Tage-Mortalitätsrisikos. Zur weiteren Abklärung und Risikoabschätzung sind noch die Bildgebung (Echokardiografie) mit der Suche nach Rechtsherzbelastungszeichen und Biomarker (Troponin, BNP) sinnvoll.

Weitere effektive Assessmenttools für die Diagnostik und Risikostratifizierung einer Lungenarterienembolie (LAE) sind die **PERC-Kriterien (Pulmonary Embolism Rule-out Criteria)** und der **YEARS-Algorithmus.**

Tab. 13.27 Vereinfachter PESI Score (sPESI) (Jiménez et al. 2010)

1 Punkt	30-Tage-Mortalitätsrisiko
Alter > 80 Jahre	sPESI 0 Punkte (1,0 %)
Tumorerkrankung	
Chronische Herzinsuffizienz/chronische Lungenerkrankung	
Puls ≥ 110 min	sPESI ≥ 1 Punkt (10,9 %)
Systolischer Blutdruck < 100 mmHg	
Sauerstoffsättigung < 90 %	

Bei den PERC-Kriterien werden das Alter, die O_2-Sättigung unter Raumluft, die Herzfrequenz, eine beidseitige Unterschenkelschwellung, Hämoptysen, vorangegangene Operationen oder Trauma in den letzten vier Wochen, eine zurückliegende LAE oder tiefe Beinvenenthrombose und die Einnahme von Kontrazeptiva oder eine Hormontherapie eingeschlossen. Die PERC-Kriterien sind kein Risikostratifizierungstool, sondern ein Rule-out Tool, und es müssen alle Fragen mit „nein" beantwortet werden, um eine LAE auszuschließen. Eine weitere Diagnostik zum Ausschluss einer LAE bei Low Risk-Patienten ist dann nicht notwendig. Beim YEARS-Algorithmus werden bei hämodynamisch stabilen Patienten ≥ 18 Jahre die drei meist prädiktivsten Kriterien des Wells-Score (klinische Zeichen einer tiefen Beinvenenthrombose, Hämoptysen, LAE ist wahrscheinlichste Diagnose) und die Frage einer bestehenden Schwangerschaft eingeschlossen. Die Beurteilung der D-Dimere wird hier ebenfalls berücksichtigt.

Marburger Herz-Score

Eigentlich für die hausärztliche Anamnese entwickelt, ist der sog. **Marburger Herz-Score** (➤ Tab. 13.28) eine gute Möglichkeit, anhand einer kurzen Checkliste und gezielten Fragen bei Patienten mit Brustschmerzen, die Wahrscheinlichkeit einer koronaren Herzerkrankung (KHK) als ursächlichen Grund einzuschätzen. Auch im innerklinischen Setting

Tab. 13.28 Marburger Herz-Score (Bösner et al. 2010)

Kriterien	Ja	Nein
Höheres Alter: Männer ≥ 55 Jahren Frauen ≥ 65 Jahren	1 Punkt	0 Punkte
Vermutet der Patient eine Herzerkrankung als Ursache? Beispiele für Fragestellungen bei Patienten ohne bekannte KHK: • „Verstehe ich richtig: Sie vermuten, dass die Beschwerden etwas mit dem Herzen zu tun haben?" • „Kommt der Schmerz vom Herzen?"	1 Punkt	0 Punkte
Sind die Schmerzen abhängig von einer körperlichen Belastung?	1 Punkt	0 Punkte
Sind die Schmerzen durch Palpation reproduzierbar?	0 Punkte	1 Punkt
Ist bereits eine vaskuläre Erkrankung bekannt?	1 Punkt	0 Punkte
Bewertung für die Wahrscheinlichkeit einer KHK: 0/1 Punkte: sehr gering (< 1 %) 2 Punkte: gering (2 %) 3 Punkte: mittel (17 %) 4/5 Punkte: hoch (50 %)		

(z. B. in der Notfallaufnahme) wird dieser Score angewendet. Anhand von fünf rasch zu erfassenden Kriterien bzw. Fragestellungen kann eine schnelle Orientierung erfolgen. Bei einer Punktzahl ≤2 erscheint eine weitere Diagnostik zur Abklärung einer KHK als nicht sinnvoll.

Bei Patienten mit folgenden Kriterien ist dieser Score ein sinnvolles Tool zur Risikobewertung und Einschätzung:

- Brustschmerzen anterior unabhängig von der konkreten Lokalisation oder Ausstrahlung
- Brustschmerzen, die neu aufgetreten oder verändert sind
- Patienten > 18 Jahre
- Bekannte KHK oder keine bekannte KHK in der Vorgeschichte

HEART Score

Als Risikostratifizierungstool für unspezifische Brustschmerzen ist der **HEART Score** (➤ Tab. 13.29) ein einfaches und hilfreiches Tool, um v. a. die Low Risk-Patienten in der Notaufnahme zu identifizieren. Auch in der Präklinik kann dieses nützliche Scoring-Tool, wenn auch nur eingeschränkt (Troponin-Bestimmung), zur besseren Einschätzung und Differenzialdiagnostik genutzt werden. Der HEART Score ist mittlerweile gut validiert, zuverlässig und lässt sich schnell und einfach anwenden.

Tab. 13.29 HEART Score (Risikostratifizierung für Brustschmerz nach Backus et al. 2012)

Anamnese (**H**istory)	Typische Beschwerden Mäßig typisch Atypische Beschwerden	2 1 0
EKG	Signifikante ST-Streckenveränderung Unspezifische Veränderungen, LSB/ Schrittmacher Normal	2 1 0
Alter	> 65 Jahre 45–65 Jahre < 45 Jahre	2 1 0
Risikofaktoren	≥ 3 Risikofaktoren oder bekannte atherosklerotische Vorerkrankung 1 oder 2 Risikofaktoren Keine bekannten Risikofaktoren	2 1 0
Troponin	≥ 3 x oberer Normwert 1–2 x oberer Normwert Im Normalbereich	2 1 0
Summe		
Kardiovaskuläre Risikofaktoren: • Hypercholesterinämie – positive Familienanamnese • Arterieller Hypertonus – Diabetes mellitus • Rauchen – Adipositas (BMI > 30)		

MERKE

Auf der Internetseite www.heartscore.nl sind alle nützlichen Informationen zum HEART Score zu finden, wie z. B. Links zu Smartphone-Applikationen oder Videos mit Anleitungen in unterschiedlichen Sprachen.

Auswertung: Nach Berechnung des HEART Score können drei Patientengruppen unterteilt werden:

- **0–3 Punkte:** Der Patient kann früh entlassen werden und hat ein sehr geringes Risiko (1,6 %) für einen Myokardinfarkt bzw. Major Adverse Cardiac Event (MACE).
- **4–6 Punkte:** Der Patient hat ein Risiko von 13 % für ein MACE und sollte zur weiteren kardiologischen Diagnostik (Suche nach Hinweisen einer koronaren Ischämie) hospitalisiert werden.
- **≥ 7 Punkte:** Der Patient hat ein Risiko von 70 % für ein MACE und muss schnellstmöglich kardiologisch, auch invasiv (z. B. koronare Revaskularisation) behandelt werden.

ACHTUNG

Es gibt von der Europäischen Gesellschaft für Kardiologie (ESC) auch einen HEART Score (www.heartscore.org/en_GB). Dieser Score behandelt aber das kardiovaskuläre Risikoprofil bzw. soll die primäre Prävention von Herz-Kreislauf-Erkrankungen fördern. Es existieren also zwei gleich lautende Scores mit (fast) gleichem Themengebiet!

CHESS (Decision Instrument Syncope), San Francisco Syncope Rule

Für die Risikostratifizierung und Entscheidungshilfe bei Synkopen gibt es kein unumstrittenes Instrument. Etabliert und weit verbreitet ist die San Francisco Syncope Rule, der das Akronym **CHESS** (➤ Tab. 13.30) zugrunde liegt. High-Risk-Synkopen können mit relativ guter Wahrscheinlichkeit identifiziert werden. Die San Francisco Syncope Rule kann das weitere Vorgehen, v. a. in der Notaufnahme,

Tab. 13.30 CHESS, San Francisco Syncope Rule (Decision Instrument Syncope) (Quinn et al. 2006)

C	**C**ongestive Heart Disease	Anamnese oder Vorliegen von Herzinsuffizienz
H	**H**kt < 30 oder **H**B < 10	Hinweis auf Blutung
E	**E**KG-Veränderungen	Nicht näher definiert
S	**S**ystolischer Blutdruck < 90	Einmaliges Messen genügt
S	**S**hortage of Breath (Kurzatmigkeit)	Im zeitlichen Zusammenhang mit der Synkope
Liegt eines der CHESS-Zeichen vor, sollte eine weitere Abklärung erfolgen, die dann i. d. R. stationär stattfindet.		

unterstützen (z. B. die Entscheidung für stationäre Aufnahme). Auch als Entscheidungshilfe, wenn auch eingeschränkt (Labor), kann es im prähospitalen Setting nützlich sein. Als alleiniges Instrument zur Diagnostik einer Synkope ist diese Entscheidungshilfe aber nicht sicher genug.

MERKE

Ab einem Lebensalter von 50–60 Jahren steigt die Wahrscheinlichkeit erheblich an, dass der Synkope eine schwerwiegende Erkrankung zugrunde liegt!

CHA_2DS_2-VASc-Score (Decision Instrument orale Antikoagulation)

Als Risikoklassifikation für Hirnembolien unter Berücksichtigung von sieben Risikofaktoren (Euro Heart Survey on AF) dient der **CHA_2DS_2-VASc-Score** (➤ Tab. 13.31). Ab einem Score von ≥2 ist eine orale Antikoagulation durchzuführen. Für die prähospitale Versorgung kann dieser Score im Rahmen der Anamnese (Vorerkrankungen) und aktueller Medikation nützlich sein. Anhand der errechneten Punktzahl (➤ Tab. 13.32) kann die zu erwartende jährliche Thromboembolie in % vorhergesagt werden.

Tab. 13.31 CHA_2DS_2-VASc-Score (z. B. van den Ham et al. 2015)

C	**C**ongestive Heart Disease (1P)	Anamnese oder Vorliegen von Herzinsuffizienz
H	**H**ypertension (1P)	Vorliegen einer arteriellen Hypertonie
A	**A**ge (2P)	Alter ≥75 Jahre
D	**D**iabetes mellitus (1P)	Vorliegen eines Diabetes mellitus
S	**S**trome (2P)	Stattgehabte TIA oder Schlaganfall = Stroke
V	**V**ascular Disease (1P)	KHK, PAVK, Venenthrombose, Z. n. Myokardinfarkt
A	**A**ge (1P)	Alter 65–74 Jahre
Sc	**S**ex **C**ategory (1P)	Weibliches Geschlecht

Tab. 13.32 Auswertung CHA_2DS_2-VASc-Score

Punkte	Nach der Literatur zu erwartende jährliche Thromboembolie (%)
0	0
1	1,3
2	2,2
3	3,2
4	4,0
5	6,7
6	9,8

MERKE

Der Nutzen einer Antikoagulation (Schlaganfallverhinderung) ist deutlich größer als das intrakranielle Blutungsrisiko! Unter einer Marcumar-Therapie, z. B. INR 2,0–3,0, beträgt das Blutungsrisiko 0,3 %/J. (Jahr). Dies gilt ebenso für neue orale Antikoagulanzien (NOAK).

CRUSADE Bleeding Risk Score

Blutungen im Rahmen eines NSTEMI-ACS sind mit einer schlechteren Prognose verbunden. Ein weiterer Score (Bleeding Score) zur Risikokalkulation einer Blutung bei NSTEMI ist der CRUSADE Bleeding Risk Score mit enthaltenen Parametern zur Risikostratifizierung einer Blutung.

Bei dem **CRUSADE Score** werden acht unterschiedliche Parameter des Patienten beurteilt:

- Hämatokrit
- Kreatinin-Clearance
- Herzfrequenz
- Geschlecht
- Zeichen der Herzinsuffizienz
- Vaskuläre Erkrankungen
- Diabetes mellitus
- Systolischer Blutdruck

Mit zunehmender Punktzahl steigt das Risiko einer Blutung deutlich an. Dieser Score hat eine relativ hohe Genauigkeit.

Grace Score

Bei stationärer Aufnahme von Patienten mit einem akuten Koronarsyndrom (ACS) eignet sich besonders gut der **Grace Score** (www.outcomes-umassmed.org/grace) als Risikoabschätzung. Unter Berücksichtigung von mehreren Risikoparametern (klinische Befunde, Laborwerte, EKG-Veränderungen) wird beim ACS ein Punktewert ermittelt. Liegt das Ergebnis unter 108 Punkten, ist das Risiko der Patienten im Krankenhaus zu versterben <1 % (sog. Low-Risk-Patienten). Bei 109–140 Punkten errechnet sich ein Mortalitätsrisiko von 1–3 %, bei >140 Punkten ist die Sterberate mit >3 % assoziiert. Für **Chest Pain Units** wird der Grace Score von der Deutschen Gesellschaft für Kardiologie zur Risikostratifizierung gefordert.

Acute Aortic Dissection Detection Risk Score

Der **Acute Aortic Dissection Detection Risk Score** (➤ Abb. 13.4) der American Heart Association (AHA) ist ein einfacher Score zur Risikoeinteilung bei akutem Thoraxschmerz anhand dreier einfacher Befunde (Schmerzereignis, Familienanamnese und Untersuchung). Werden hierbei zwei Fragen mit „Ja" beantwortet, sollte schnellst-

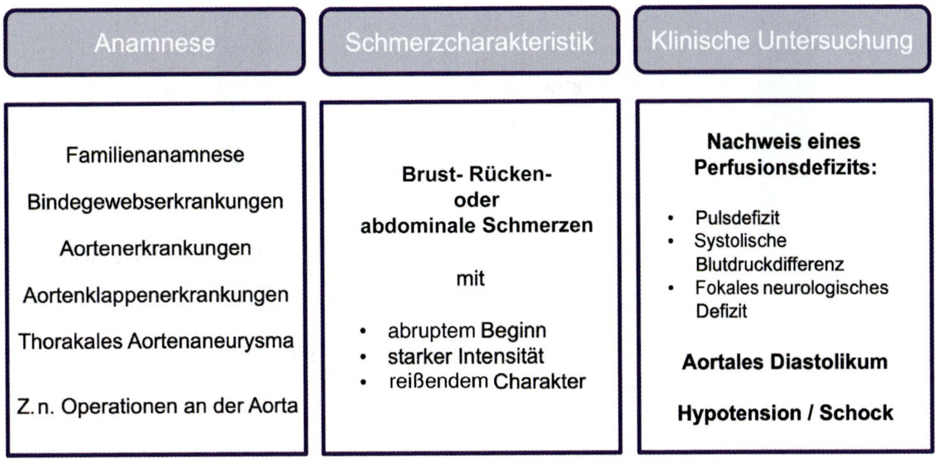

Abb. 13.4 Deutsche Übersetzung des Acute Aortic Dissection Detection Risk Score der AHA [F849-024]

möglich eine Aortendissektion ausgeschlossen werden (computertomografische EKG-getriggerte Angiografie) oder in der Präklinik das richtige Zielkrankenhaus (Herz-Thorax-Chirurgie) ausgewählt werden. Dieser Score ist in Deutschland noch nicht flächendeckend in der Aus- und Fortbildung etabliert. Das **Aortentelefon** des Deutschen Herzzentrums Berlin kann bei Fragen zu Therapie oder Entscheidungsfindung eine nützliche Hilfestellung sein und ist rund um die Uhr besetzt. Die Rufnummer lautet: 030–4593 2007 oder ist über die Website www.dhzb.de unter der Rubrik „Notfall" zu finden.

SOFA Score, qSOFA Score (Sepsis-Beurteilung, Ersteinschätzung Sepsis)

Für die Ersteinschätzung einer Sepsis von Notfallpatienten außerhalb der Intensive Care Unit (ICU) wurde von den Fachgesellschaften (SCCM/ESICM 2016) der **Sepsis-Related Organ Failure Assessment Score (SOFA)** entwickelt. Er dient der objektiven Beschreibung einer Organdysfunktion während der intensivmedizinischen Behandlung (z. B. bei Sepsis) und wurde erstmals von J. L. Vincent et al. 1996 beschrieben.

Es werden insgesamt durch den SOFA Score sechs unterschiedliche Organsysteme (respiratorisches System, kardiovaskuläres System, Leberfunktion, Blutgerinnung, Nierenfunktion und ZNS-Funktion) bestimmt. Hierbei werden Punktewerte (0–4) zugewiesen. Im Rahmen der täglichen Erhebung des SOFA-Scores (24-Stunden-Zeiträume) sind jeweils die schlechtesten Werte für jedes der klassifizierbaren Organsysteme Grundlage der Bewertung. Hierbei erhält ein Organsystem ohne jegliche Dysfunktion 0 Punkte (minimaler Punktewert). Maximal können 24 Punkte vergeben werden.

ACHTUNG

Einschränkungen SOFA Score:
- Metabolische Komata und analgosedierte oder beatmete Patienten unterliegen bei der Klassifizierung der GCS einer Unsicherheit.
- Eine individuelle Prognose ist nicht immer sicher abzuschätzen.

Quick Sepsis-Related Organ Failure Assessment Score (qSOFA): Für den präklinischen Bereich oder auf der Notfallstation kann die vereinfachte = quick oder qSOFA zum Screening von Sepsis verwendet werden. Zu beachten ist hierbei, dass zur Beurteilung auch ein Infektfokus vorliegen muss!

Folgende Kriterien werden bei dem qSOFA Score beurteilt und jeweils mit 1 Punkt bewertet:
- Atemfrequenz $\geq$ 22/min
- Vigilanzminderung
- Systolischer Blutdruck $\leq$ 100 mmHg

Bei $\geq$2 Punkten besteht der dringende Verdacht auf eine Sepsis verbunden mit einer erhöhten Mortalität.

National Early Warning Score (NEWS)

Der **National Early Warning Score (NEWS)** (➤ Abb. 13.5) ist ein Hilfsmittel für Pflegepersonal, um anhand von klinischen Parametern (Atemfrequenz, Blutdruck, Puls, Bewusstsein, Sauerstoffsättigung und Körpertemperatur) frühzeitig Gesundheitsprobleme/Risiken des Patienten festzustellen und einheitliche Maßnahmen einzuleiten. Hierbei werden die Dringlichkeit und Intensität medizinischer Maßnahmen während der Aufnahme und des Aufenthalts erfasst. Empfohlen wird der NEWS für alle Patienten, die älter als 16 Jahre sind. Schwangere werden hierbei nicht einbezogen.

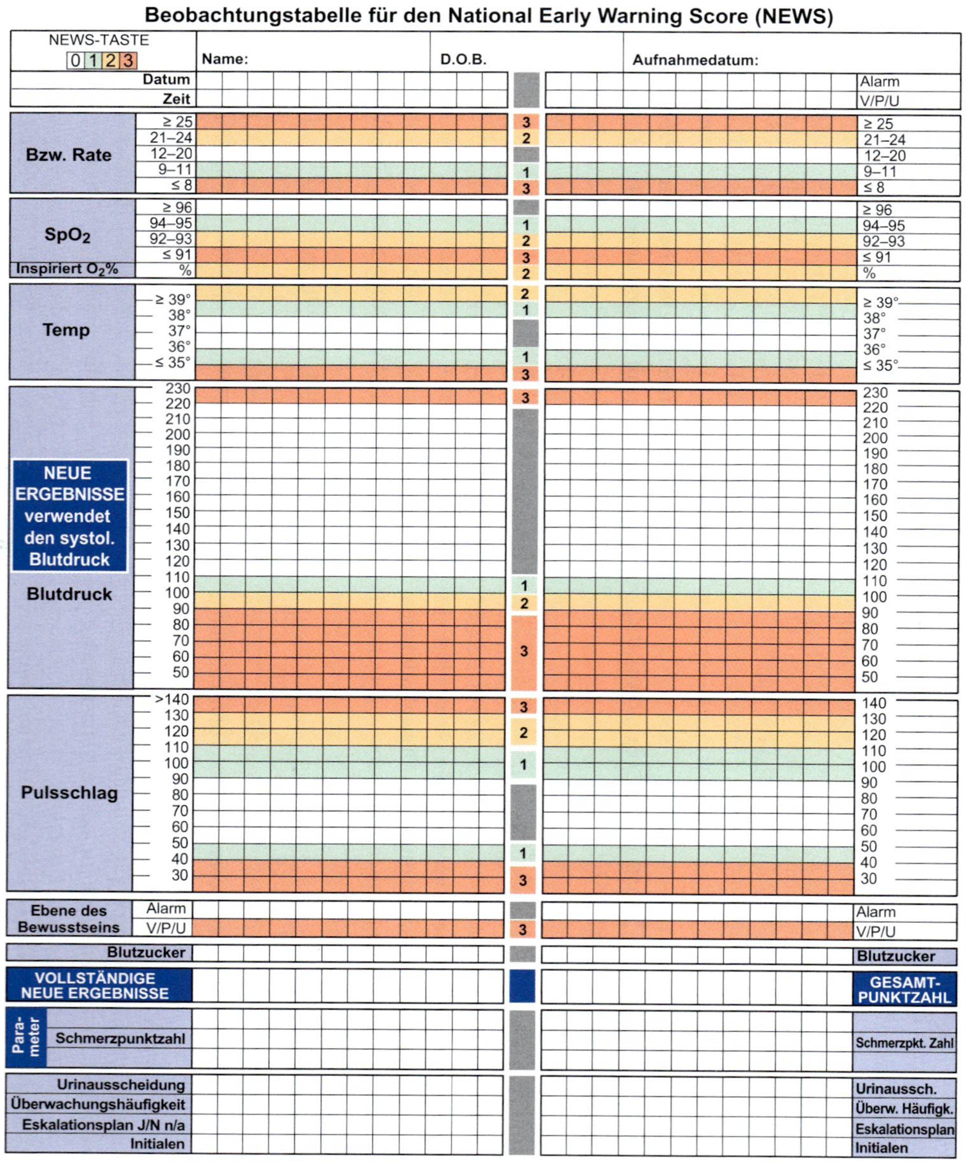

NEUE Punktzahl	Klinisches Risiko	Antwort
Gesamtpunktzahl 0–4	Niedrig	Stationsbasierte Reaktion
Rote Punktzahl Score von 3 in jedem einzelnen Parameter	Niedrig–mittel	Dringende stationäre Reaktion*
Gesamtpunktzahl 5–6	Mittel	Schlüsselschwelle für dringende Maßnahmen*
Gesamtpunktzahl 7 oder mehr	Hoch	Dringende oder Notfall-maßnahmen**

* Reaktion durch einen Arzt oder ein Team mit Kompetenz in der Beurteilung und Behandlung akut kranker Patienten und im Erkennen, wann die Eskalation der Versorgung an ein Intensivpflegeteam angemessen ist.

**Das Reaktionsteam muss auch Personal mit Kenntnissen in der Intensivpflege, einschließlich Atemwegsmanagement, umfassen.

Nationaler Frühwarnwert (NEWS)*

Physiologische Parameter	3	2	1	0	1	2	3
Atemfrequenz	≤ 8		9–11	12–20		21–24	≥ 25
Sauerstoff-sättigungen	≤ 91	92–93	94–95	≥ 96			
Jeder zusätzliche Sauerstoff		Ja		Nein			
Temperatur	≤ 35,0		35,1–36,0	36,1–38,0	38,1–39,0	≥ 39,1	
Systolischer Blutdruck	≤ 90	91–100	101–110	111–219			≥ 220
Pulsschlag	≤ 40		41–50	51–90	91–110	111–130	≥ 131
Ebene des Bewusstseins				A			V.P. oder U

Abb. 13.5 National Early Warning Score (NEWS-2; Royal College of Physicians, UK, 2015) [W1212-001/L143]

Folgende Faktoren sind für die Versorgung und Behandlung jeder Risikogruppe fest definiert:

- Berufsgruppen, welche den Patienten in vorgegebenen Zeitfenstern begutachten müssen.
- Zeitabstände für eine Neubeurteilung des Scores.
- Entscheidung zur Verlegung in eine andere Abteilung (z. B. Intensivstation).

Für alle medizinischen Parameter, die erhoben werden, sind Normalwerte definiert. Je nach Abweichung werden Punkte vergeben und aufaddiert. Bei einer zusätzlichen Sauerstoffgabe wird um 2 Punkte erhöht. Es werden drei unterschiedliche Risikogruppen definiert: niedrig, mittel und hoch. Steigt der Summenwert über 7 Punkte, handelt es sich um ein hohes Risiko. Bei 0 Punkten wird der Score alle zwölf Stunden wiederholt, bei einem Punktewert von 1–4 alle vier bis maximal sechs Stunden.

Der NEWS stellt ein zusätzlich entwickeltes Hilfsmittel bei der Beurteilung von Patienten dar und soll nicht von weiteren pflegerischen Beobachtungen entbinden. Der Score mündet in einem entsprechenden Maßnahmenkatalog. Der Vorteil bei diesem Score ist, dass – je nach Risiko standardisiert – unterschiedliche Fachbereiche des medizinischen Personals mitwirken (z. B. Expertise in speziellen Maßnahmen). Der NEWS wird regelmäßig aktualisiert. Die letzte Aktualisierung erfolgte 2017 (NEWS 2). Seit der Corona-Pandemie wurden auch COVID-19-Patienten integriert. Der Score kann nicht nur im Krankenhaus angewendet werden, sondern ist auch ein gutes Standardtool für die ärztliche Notdienstpraxis oder den Rettungsdienst.

Beispiel für die Anwendung des Scores: Sofortige medizinische Maßnahmen sind indiziert, wenn die Herzfrequenz isoliert unter 40 Schläge pro Minute absinkt.

Vorteile zusammengefasst:

- Einheitliche Entscheidungen
- Qualitätsmanagement (Wirksamkeit von Maßnahmen, Qualität der Versorgung, Ergebnis)
- Planung von menschlichen Ressourcen bzw. Ressourcenschonung

Mottling Score

Bei der Beurteilung von Patienten mit einer schweren Erkrankung und einer fraglichen Sepsis werden häufig die Haut und Gelenke übersehen bzw. nicht ausführlich untersucht. Hier sollte der Fokus v. a. auf einem Erysipel oder einer nekrotisierenden Fasziitis liegen. Risikopatienten sind hier u. a. besonders Diabetiker oder immunsupprimierte Patienten. Ein septischer Fokus in der körperlichen Untersuchung von Patienten mit z. B. überwärmten Extremitäten oder geschwollenen Gelenken sollte differenzialdiagnostisch in Betracht gezogen werden. Bei der Suche nach einem Infektionsherd kann auch das Akronym **LUCCAASS** hilfreich sein, wenn ein Infektionsverdacht besteht und die Ursache zunächst nicht auf den ersten Blick zu finden ist:

- **L**unge: z. B. Pneumonie
- **U**rin: z. B. Harnwegsinfekt, Pyelonephritis
- **C**ardia: z. B. Endokarditis
- **C**entral Nervous System: z. B. Meningitis, Enzephalitis
- **A**bdomen: z. B. Abszess, Cholezystitis
- **A**rthritis: Fokus auf die Gelenke
- **S**pine: z. B. Spondylodiszitis
- **S**kin: z. B. Erysipel, Dekubitus, nekrotisierende Fasziitis

Ein kritischer Patient mit einer Sepsis und Marmorierung (Mottling) bedarf der besonderen Aufmerksamkeit! Die Marmorierung als Zeichen der peripheren Minderperfusion breitet sich von den Beinen aus. Mottling hat eine hohe Spezifität und ist ein deutliches Zeichen einer akuten Verschlechterung des Patienten mit Sepsis. Der **Mottling Score** (➤ Abb. 13.6) ist in fünf verschiedene Stadien unterteilt. Der Score kann bei der Beurteilung der Schwere einer peripheren Minderperfusion hilfreich sein und ist ein Zeichen einer akuten Verschlechterung.

Folgende Merkmale werden zu Beurteilung und Scoring herangezogen:

- **Score 0:** Keine Marmorierung
- **Score 1:** Eine etwa münzgroße Marmorierung über dem Knie
- **Score 2:** Moderat marmorierter Bereich, der die Kniescheibe nicht überschreitet
- **Score 3:** Mild marmorierter Bereich, der die Mitte des Oberschenkels nicht überschreitet
- **Score 4:** Schwer marmorierter Bereich, der die Leistenregion nicht überschreitet
- **Score 5:** Schwerstmarmorierter Bereich, der die Leiste überschreitet

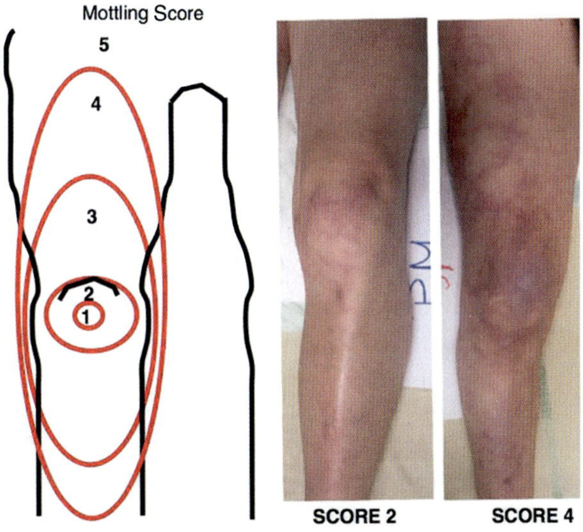

Abb. 13.6 Mottling Score mit Einteilung der verschiedenen Stadien [L143]

Entscheidend ist, dass dieser sehr leicht zu erfassende Score nach sechs Stunden einen stärkeren Prädiktor für die 14-Tages-Mortalität darstellt als z. B. der Laktatspiegel oder die Urinproduktion des Patienten.

Bisher ist dieser Score im Bereich der Notfall- und Intensivmedizin wenig etabliert, obwohl er eine wichtige, zusätzliche Informationsquelle bei Therapieentscheidungen darstellt. Empfehlenswert ist die Integration des Scores bei der Versorgung in Notfallambulanzen und Intensivstationen.

CURB-65-Score und CRB-65-Score (Pneumonie)

Pneumonien können mithilfe einer guten Diagnostik festgestellt werden. Der Auskultationsbefund zusammen mit anderen diagnostischen Befunden ist hierbei bereits ein wesentlich leitender Faktor zur Diagnose. Vor allem zur Diagnosesicherung sind weitere apparative Untersuchungen wie z. B. Labor, Sonografie, Röntgen-Thorax notwendig, welche innerklinisch durchgeführt werden. Die Entscheidung, ob eine stationäre Aufnahme notwendig ist oder eine ambulante Weiterbehandlung ausreicht, wird deshalb höchstwahrscheinlich in der Notaufnahme getroffen werden. Mithilfe des **CURB-65-Score** (➤ Tab. 13.33) kann das medizinische Personal eine Risikostratifizierung objektiv und nicht nur subjektiv vornehmen. Wie auch in anderen Scores oder Instrumenten zur Risikostratifizierung sind der neurologische Status (hier Verwirrtheit, Desorientiertheit), die Atemfrequenz und der Blutdruck wichtige Marker. Eine ambulante Behandlung ist nach der Beurteilung bei 0 Punkten möglich (u. U. auch Erwägung bei 1 Punkt). Ab 2, spätestens bei 3 Punkten sollte der Patient stationär bzw. intensivmedizinisch überwacht oder therapiert werden. Patienten mit einem Score von 0 Punkten haben keine signifikant erhöhte Sterblichkeit. Ab 2 Punkten steigt die Mortalitätsrate deutlich an. Beim **CRB-65-Score** entfällt die Harnstoff-Beurteilung. Vergeben werden dann hier 0–4 Punkte. Die Sensitivität ist hierbei trotzdem mit der des CURB-65-Scores vergleichbar (➤ Kap. 15.3.9).

Tab. 13.33 CURB-65-Index zur Risikostratifizierung bei Pneumonie (nach Lim et al. 2003)

Confusion	Verwirrtheit	1 Punkt
Urea (> 7 mmol/l)	Nierenversagen	1 Punkt
Respiratory Rate	Atemfrequenz > 30/min	1 Punkt
Blood pressure	Blutdruck < 90 mmHg systolisch	1 Punkt
65	Lebensalter > 65 Jahre	1 Punkt

Delirium Detection Score (DDS)

Als **Delir** oder auch veraltet als sog. **Durchgangssyndrom** werden organisch bedingte Psychosyndrome bezeichnet. Das Delir äußert sich als zeitlich und örtliche Desorientiertheit, Halluzinationen, Sinnestäuschung (Verkennung) der Umgebung sowie affektiven und psychomotorischen Störungen. Ein typisches Symptom bei der Beurteilung der Patienten ist die Bewusstseinseintrübung mit teilweise vollständiger Rückbildung. Patienten mit einem Alter über 65 Jahren sind häufiger betroffen als junge Patienten. Delirante Syndrome sind hierbei v. a. in der intensivmedizinischen Behandlung vorzufinden, aber auch in der Präklinik. Stress (z. B. schweres Trauma, Operationen), Volumenmangel, Stoffwechselentgleisungen (Hypo-/Hyperkaliämie), Elektrolytentgleisungen, Enzephalopathie (hepatisch/urämisch), Hypoxie, systemische Infektionen (z. B. Sepsis, Meningitis) sowie Alkohol-, Drogen- und Medikamentenabusus bzw. Medikamentennebenwirkungen sind typische auslösende Faktoren. Aber auch eine individuelle Prädisposition kommt in Frage. Zur objektiven Erfassung und Diagnosestellung dient der **Delirium Detection Score** (DDS; ➤ Tab. 13.34). Zur Berechnung des Scores werden

Tab. 13.34 Delirium Detection Score (DDS) (Otter et al. 2005)

Beschreibung	Punkte
Orientierung	
Orientiert zu Zeit, Ort, eigener Person, Fähigkeit zur Konzentration	0
Nicht sicher orientiert zu Zeit und/oder Ort, Unfähigkeit zur Konzentration	1
Nicht orientiert zu Zeit und/oder Ort	4
Nicht orientiert zu Zeit, Ort und eigener Person	7
Halluzinationen	
Normale Aktivität	0
Gelegentlich leichte Halluzinationen	1
Permanent leichte Halluzinationen	4
Permanent schwere Halluzinationen	7
Agitation	
Normale Aktivität	0
Leicht gesteigerte Aktivität	1
Moderate Unruhe	4
Schwere Unruhe	7
Angst	
Keine	0
Leichte Angst	1
Gelegentlich moderate Angst	4
Akute Panikattacken	7
Schweißausbrüche	
Keine	0
Meist unbemerkt, v. a. an den Händen	1
Schweißperlen auf der Stirn	4
Starkes Schwitzen	7
Der minimale Punktewert der DDS beträgt 5 Punkte, der maximale 35 Punkte. Ein Punktewert von ≤ 5 Punkten wird angestrebt.	

fünf unterschiedliche physiologische Kriterien im Rahmen der Diagnostik (ABCDE-Untersuchung) und Anamnese (SAMPLER/OPQRST) herangezogen:

- Orientierung
- Halluzination
- Agitation
- Angst
- Schweißausbrüche

Verfälschende Einflüsse (Medikamente, Grunderkrankung) sind in der Beurteilung zu beachten. Die Behandlung des Deliriums richtet sich nach dessen Ursache.

MERKE

Exogene Auslöser eines Delirs:

- Stress
- Stoffwechselentgleisungen
- Elektrolytentgleisungen
- Hepatische/urämische Enzephalopathie
- Alkohol-, Drogen- und Medikamentenabusus

Confusion Assessment Method (CAM) – Kurzversion

Zur Differenzierung der verschiedenen Varianten eines Delirs (hyperaktiv oder hypoaktiv) kann als diagnostisches Instrument zur Feststellung eines hypoaktiven Delirs die **Confusion Assessment Method (CAM)** (➤ Tab. 13.35) herangezogen werden. Diese Beurteilung hat eine Sensitivität von 95–100 % und eine Spezifität von 90–95 %.

Nach der Beurteilung mithilfe der **CAM** ist ein Delir anzunehmen, wenn die ersten beiden Merkmale sowie **eines** der Merkmale 3 und 4 positiv beantwortet wurden. Präklinisch kann aufgrund weiterer fehlender innerklinischen Diagnoseinstrumente (Labor, cCT oder EEG) keine abschließende Diagnose eines Delirs gestellt werden. Als einfaches Mittel kann aber zumindest die Verdachtsdiagnose eingegrenzt bzw. abgegrenzt werden.

Tab. 13.35 Beschreibung der Confusion Assessment Method, CAM – Kurzversion (nach Inouye et al.) [F751-003]

Confusion Assessment Method (CAM) Algorithmus*	Beschreibung	Verbale Überprüfung
1 Akuter Beginn und fluktuierender Verlauf	Sind Hinweise für eine akute Veränderung des geistigen Zustands gegenüber seinem Normalverhalten vorhanden? Sind Tagesschwankungen innerhalb der qualitativen oder quantitativen Bewusstseinstrübung feststellbar?	(fremdanamnestische Erhebung) „Haben Sie sich in der letzten Zeit anders gefühlt als sonst?" „Haben Sie Dinge gesehen, die nicht da sind?"
und		
2 Aufmerksamkeitsstörungen	Fällt es dem Patienten schwer, sich zu konzentrieren? Kann er leicht abgelenkt werden?	Den Patienten auffordern, die Wochentage rückwärts aufzusagen. Zum Patienten: „Drücken Sie mir die Hand, wenn ich A sage (ANANASBAUM, ABRAKADABRA oder Ähnliches)." (> Fehler ist positiv)
und entweder		
3 Formale Denkstörungen	Ist das Denken des Patienten sprunghaft, unklar, unlogisch oder durch schnell wechselnde Themen gekennzeichnet?	Ja/Nein-Fragen, z. B.: „Schwimmt ein Stein auf dem Wasser? Wiegt 1 Kilo mehr als 2 Kilo? Kann man mit einem Hammer Nägel in die Wand schlagen?"
oder		
4 Veränderte Bewusstseinslage	Bewusstseinsstörung, jeder Zustand außer wach, von mäßiger Sedierung bis sehr streitlustig	Gemessen an der RASS (Richmond Agitation-Sedation Scale) (➤ Tab. 13.36)

* Die CAM-Langversion ist auf www.deliriumcentral.org verfügbar.

Richmond Agitation-Sedation Scale (RASS)

Der Einsatz von Sedativa oder die Analgosedierung sind präklinisch sowie innerklinisch regelmäßig durchgeführte Maßnahmen. Allerdings wird hierbei die Sedierungstiefe bzw. der Sedierungsgrad oft nur unzureichend und unregelmäßig bestimmt. Für die weitere ggf. intensivmedizinische Behandlung hat diese Beurteilung aber einen hohen Stellenwert, da sich nachweislich bei einer täglichen Unterbrechung der Analgosedierung die Beatmungsdauer, aber auch die Behandlungsdauer, reduziert. Ebenso wird beschrieben, dass sich bei einigen Patienten der Bedarf an Vasokonstriktoren signifikant verringert. Selbstverständlich spielt der Komfort des Patienten eine große Rolle (Erfassung Schmerzniveau und suffiziente Analgesie). Für eine möglichst objektive und reproduzierbare Bestimmung der Sedierungstiefe bzw. des Sedierungsgrades wurde als einfache Möglichkeit die **Richmond Agitation-Sedation Scale** (RASS; ➤ Tab. 13.36) entwickelt. Mithilfe einer 10-stufigen numerischen Skala kann in kurzer Zeit und ohne großen technischen Aufwand die Sedierungstiefe und der Sedierungsgrad bestimmt werden. Eine weitere einfache Möglichkeit zur Beurteilung der Sedierungstiefe ist der **Ramsay-Score** (➤ Tab. 13.37).

Tab. 13.36 Richmond Agitation-Sedation Scale (RASS) (Sessler et al. 2002)

Punkte-wert	Ausdruck	Beschreibung
+4	Sehr streitlustig	Offene Streitlust, gewalttätig, unmittelbare Gefahr für das Personal
+3	Sehr agitiert	Zieht oder entfernt Schläuche oder Katheter, aggressiv
+2	Agitiert	Häufige und ungezielte Bewegung, atmet gegen das Beatmungsgerät
+1	Unruhig	Ängstlich, aber Bewegungen nicht aggressiv oder lebhaft
0	Aufmerksam und ruhig	
–1	Schläfrig	Nicht voll aufmerksam, aber erwacht anhaltend durch Stimme (> 10 s)
–2	Leichte Sedierung	Erwacht kurz mit Augenkontakt durch Stimme (< 10 s)
–3	Mäßige Sedierung	Bewegung oder Augenöffnung durch Stimme (aber keinen Augenkontakt)
–4	Tiefe Sedierung	Keine Reaktion auf Stimme, aber Bewegung oder Augenöffnung durch körperlichen Reiz
–5	Nicht erweckbar	Keine Reaktion auf Stimme oder körperlichen Reiz

Erhebung bzw. Durchführung der RASS: Der Patient wird kurz beobachtet und mithilfe des Scores beurteilt. Ist der Patient wach und ruhig (Score 0 Punkte) oder unruhig, agitiert, streitlustig (Score +1 bis +4 Punkte).

Bei einem nicht wachen Patienten wird dieser laut mit Namen angesprochen und zum Blickkontakt aufgefordert. Die Dauer des Blickkontaktes bestimmt den weiteren Score –1 bis –3. Bei Patienten, die nicht auf Ansprache reagieren, soll der Untersuchende den Patienten an den Schultern schütteln oder einen physischen Schmerzreiz setzen (Score –4 bis –5).

Ramsay-Score

Der **Ramsay-Score** (➤ Tab. 13.37) ist, wie auch die RAS Scale, ein weiteres einfaches Tool zur Beurteilung der Sedierungstiefe. Entwickelt wurde dieser Score vom britischen Neurologen Michael A. E. Ramsay. Eine grobe neurologische/psychologische Beurteilung macht diesen Score zu einem schnell angewendeten Tool.

Cardiac Arrest Survival Score (CRASS)

Das Überleben nach einem Out-of-Hospital Cardiac Arrest (OHCA) mit einem guten neurologischen Outcome ist in Europa und weltweit weiterhin niedrig. Die strukturierte

Tab. 13.37 Ramsay-Score (nach Ramsay et al. 1974)

Score	Beschreibung	Beurteilung
0	Wach, orientiert	Wach
1	Agitiert, unruhig, ängstlich	Zu flach
2	Wach, kooperativ, Beatmungstoleranz	Adäquat
3	Schlafend, aber kooperativ (öffnet Augen auf laute Ansprache oder Berührung)	Adäquat
4	Tiefe Sedierung (öffnet Augen auf laute Ansprache oder Berührung nicht, aber prompte Reaktion auf Schmerzreize)	Adäquat
5	Narkose (träge Schmerzreaktion auf Schmerzreize)	Tief
6	Tiefes Koma (keine Reaktion auf Schmerzreize)	Zu tief

Versorgung eines außerklinischen Herz-Kreislauf-Stillstands hat großen Einfluss auf den neurologischen Outcome dieser Patientengruppe. Aus diesem Grund hat das Deutsche Reanimationsregister zum Qualitätsmanagement des außerklinischen Herz-Kreislauf-Stillstands einen weiteren Score zum Qualitätsmanagement publiziert. Mit dem **Cardiac Arrest Survival Score (CRASS)** (➤ Abb. 13.7) können Teilnehmer des Registers ihre beobachteten Überlebensraten zum Zeitpunkt der Krankenhausentlassung mit dem Vorhersagewert des neuen CRASS Scores vergleichen. Neben dem RACA Score ist nun ein weiterer Score für das Qualitätsmanagement bei einem Herz-Kreislauf-Stillstand vorhanden und wird zur Auswertung im Deutschen Reanimationsregister integriert.

APACHE II Score

Bei der Ermittlung des Schweregrads einer Erkrankung und Vorhersage der Überlebenswahrscheinlichkeit bei Intensivpatienten sind unterschiedliche Scoring-Systeme entwickelt worden. Ein gebräuchliches Scoring-Tool ist hierbei die zweite Version (APACHE II) des 1978 eingeführten APACHE-Verfahrens **(Acute Physiologic Assessment and Chronic Health Evaluation).** Basierend auf 12 physiologischen Parametern (Acute Physiology Score, APS), dem Lebensalter (Age Points, AP) und dem gesundheitlichen Allgemeinzustand (Chronic Health Points, CHS) wird eine Punktevergabe vorgenommen und eine Skala von 0–71 erstellt. Die erforderlichen Daten werden über 24 Stunden gesammelt und hierbei der schlechteste Wert für die Berechnung des Scores herangezogen. Die prognostizierte Entwicklung mittels APACHE II tritt hierbei in 80% aller Fälle ein.

Berechnung APACHE II: (Acute Physiology Score) + (Age Points) + (Chronic Health Points).

Auswertung: 0 Punkte **und** Maximum 71 Punkte (➤ Tab. 13.38).

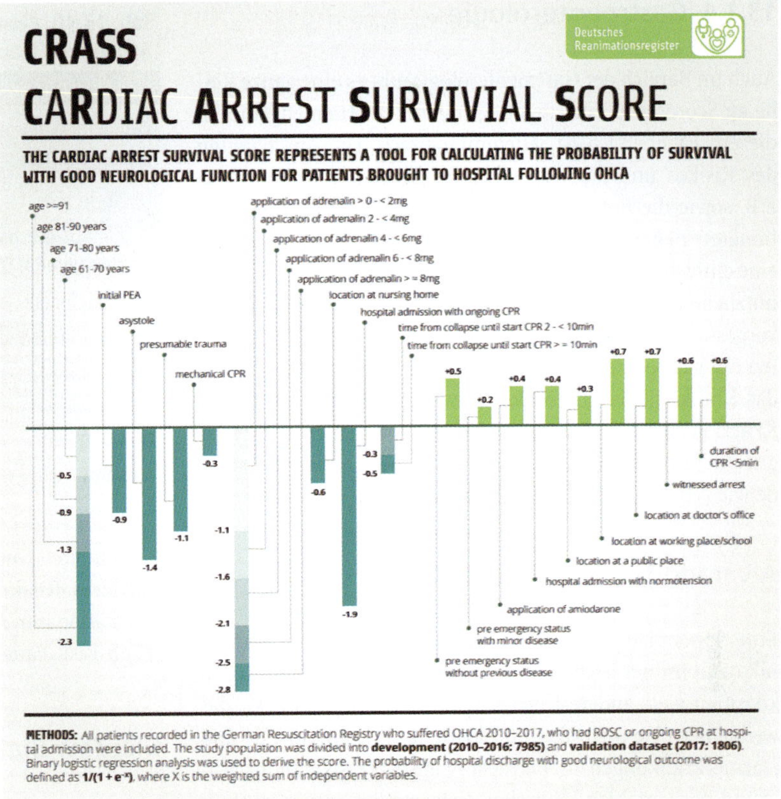

Abb. 13.7 Cardiac Arrest Survival Score [F928-006]

Tab. 13.38 Auswertung APACHE II Score (Knaus et al. 1985)

Erreichte Punktzahl	0–4	5–9	10–14	15–19	20–24	25–29	30–34	> 34
Todesrate	≈ 4%	≈ 8%	≈ 15%	≈ 25%	≈ 40%	≈ 55%	≈ 75%	≈ 85%

Apfel-Score (Übelkeit)

Als Werkzeug zur präoperativen Einschätzung für postoperative Übelkeit und Erbrechen (Postoperative Nausea and Vomiting, PONV) wurde der **Apfel-Score** (➤ Tab. 13.39) entwickelt. Auch zur Abwägung einer präoperativen PONV-Prophylaxe kann dieser Score nützlich sein und eine unnötige Gabe von Antiemetika vermeiden. Anhand von vier Risikofaktoren wird eine medikamentöse Therapieentscheidung zur PONV vereinfacht. Auch eine nicht selektive Gabe von Antiemetika kann dadurch verhindert werden.

Risikofaktoren für PONV:

- Weibliches Geschlecht
- Positive PONV-Anamnese bzw. Reisekrankheit
- Nichtraucher
- Postoperative Verwendung von Opioiden

Tab. 13.39 Apfel-Score (Apfel et al. 1999)

Score (Punktewert)	PONV Rate (%)	Prophylaxe-/Therapieempfehlung
0	10	Keine
1	21	Emetogene Substanzen vermeiden
2	39	Risikopatient für PONV: emetogene Substanzen vermeiden, ggf. Antiemetika-Prophylaxe
3	61	Risikopatient für PONV: emetogene Substanzen vermeiden und Antiemetika-Prophylaxe
4	78	Hochrisikopatient für PONV: emetogene Substanzen vermeiden und Antiemetika-Prophylaxe

13.1.4 Gastroenterologie

Auch im Bereich der Gastroenterologie gibt es eine ganze Reihe an Scores und Entscheidungshilfen. Das Themengebiet in diesem Fachbereich ist sehr umfangreich. Die Abschätzung des Risikos und die Wahrscheinlichkeit einer Appendizitis z. B. sowie die Entscheidung zur ambulanten Kontrolle, stationären Behandlung oder OP ist in der NFA nicht immer eine einfache Beurteilung. Hier kann der Alvarado-Score eine nützliche Hilfestellung sein. Nachfolgend werden zwei Scores vorgestellt mit Krankheitsbildern, die nicht selten bei Patienten mit gastroenterologischen Beschwerden vorkommen. Für das Krankheitsbild Divertikulitis werden die diagnostischen Kriterien nach Laméris et al. vorgestellt. Auch hier ist die Diagnostik nicht immer einfach und kann durch andere Umstände wie z. B. Adipositas verschleiert werden.

Alvarado-Score (Appendizitis)

Eine Appendizitis ist präklinisch aufgrund der variablen Klinik nicht immer leicht zu erkennen. Differenzialdiagnostisch kommen viele andere Ursachen wie z. B. Erkrankungen des weiblichen Genitaltrakts, urologische Erkrankungen und Darmerkrankungen in Betracht. Eine Unterscheidung aufgrund der variablen klinischen Präsentation zwischen einer Appendizitis oder Gastroenteritis ist oft nicht möglich. Eine gute und ausführliche körperliche Untersuchung inklusive Anamnese ist ein wichtiger Bestandteil zur Beurteilung der Differenzialdiagnostik. Innerklinisch ist die Sonografie zur Diagnosefindung ein sicheres Tool und reicht bei auffälliger Darstellung des Appendix aus.

Die wichtigsten klinischen Zeichen einer Appendizitis im Rahmen der körperlichen Untersuchung sind:

- Rovsing-Zeichen (CAVE: nicht mehr empfohlen)
- Blumberg-Zeichen
- Schmerzen am Lanz-Punkt
- Schmerzen am McBurney-Punkt
- Psoas-Zeichen

MERKE

Anamnestische Angaben bei einer Appendizitis (nach Salminen et al. 2015):

- Abdominalschmerzen (nur 50 %!)
- Initial eher kolikartige Schmerzen, dann im Verlauf Dauerschmerzen primär umbilikal
- Wandernde Schmerzen in den rechten Unterbauch
- Appetitlosigkeit
- Nausea und Emesis

Zur Abschätzung des Risikos und der Wahrscheinlichkeit des Vorliegens einer Appendizitis kann innerklinisch der **Alvarado-Score** (➤ Tab. 13.40) benutzt werden. Diese Risikostratifizierung dient dazu, ein **niedriges Risiko** 1–4 Punkte (Low-Risk-Patienten mit ambulanter Kontrolle), **mittleres Risiko** 5–7 Punkte (Intermediate-Risk-Patienten mit stationärer Aufnahme) und **hohes Risiko** 8–10 Punkte (High-Risk-Patienten mit OP-Indikation) zu beurteilen.

Tab. 13.40 Alvarado-Score zur Einschätzung des Risikos einer Appendizitis (nach Ohle et al. 2011, Alvarado 1986)

Aspekt/Diagnostik	Score
Wanderung des Schmerzes	1
Appetitlosigkeit	1
Übelkeit	1
Lokale Abwehrspannung im rechten unteren Quadranten	2
Loslassschmerz	1
Temperaturerhöhung	1
Leukozytose	2
Erhöhung der stabkernigen Granulozyten	1
Gesamt	**10**

Glasgow Blatchford Score (GI-Blutung)

Für die Risikoabschätzung als auch Entscheidungsfindung für eine Entlassung oder stationäre Aufnahme bei Patienten mit einer GI-Blutung eignet sich der **Glasgow Blatchford Score** (GBS, Blatchford et al. 2000) (➤ Tab. 13.41).

Patienten mit Werten zwischen 0–1 können ambulant abgeklärt werden, Werte > 1 haben einen höheren Interventionsbedarf und müssen stationär abgeklärt werden.

Kriterien Divertikulitis nach Laméris et al.

Für das Krankheitsbild **Divertikulitis** gibt es typische diagnostische Kriterien, die der (➤ Tab. 13.42) zu entnehmen sind. 80 % aller Patienten mit Divertikulitis z. B. sind 50 Jahre und älter.

13.1.5 Psychiatrie

Eine große Herausforderung in der täglichen Arbeit im Rettungsdienst oder der Notaufnahme sind sicherlich psychiatrisch erkrankte Patienten. Auch hier gibt es gute Entscheidungshilfen, Fragenkataloge und Screening Instrumente für die Versorgung dieser speziellen Patientengruppe. Besonders unerfahrene Mitarbeiter profitieren von einfachen und konkreten Entscheidungshilfen wie z. B. die **Modified SAD PERSONS Scale** (➤ Tab. 13.43) oder Fragenkataloge wie z. B. der **Fragenkatalog nach Pöldinger** (➤ Tab. 13.44) zur Abschätzung der Suizidalität.

Tab. 13.41 Glasgow Blatchford Score (GBS); modifiziert: BUN durch Harnstoff ersetzt; für die Akuteinschätzung evaluiert (aus Fleischmann, Fälle Klinische Notfallmedizin, 2018)

Parameter	Punkte
Systolischer Blutdruck, mmHg: 100–109 90–99 < 90	 1 2 3
Harnstoff, mg/dl: > 18,2 und < 22,4 ≥ 22,4 und < 28 > 28 und < 70 ≥ 70	 2 3 4 6
Hämoglobin bei Männern, g/dl: 12,0–12,9 10,0–11,9 < 10,0	 1 3 6
Hämoglobin bei Frauen, g/dl: 10–11,9 < 10	 1 6
Weitere Risikofaktoren: Herzfrequenz > 100 Teerstuhl Synkope Lebererkrankung Herzinsuffizienz	 1 1 2 2 2

Tab. 13.42 Wichtige diagnostische Kriterien der Divertikulitis (nach Laméris et al. 2010)

Diagnostische Kriterien	Odds Ratio
Alter (linear bis 50 Jahre)	1,8
Anamnese: Subakuter Beginn Fehlendes Erbrechen	 2,3 9,2
Körperliche Untersuchung: Direkter Druckschmerz nur im linken unteren Quadranten	 13,3
Labor: CRP > 50 mg/l	 4,7
Der positiv prädiktive Wert einer Divertikulitis liegt bei 80 %! wenn drei der vier Kriterien positiv sind. Zu beachten ist, dass beim Fehlen der Symptome eine Divertikulitis nicht ausgeschlossen werden kann (niedriger negativ prädiktiver Wert)!	

Modified SAD PERSONS Scale

1983 wurde durch Patterson et al. eine Merkhilfe mit Hoch-Risikofaktoren für Patienten mit Suizidgedanken entworfen. Die Merkhilfe **SAD PERSONS** soll dem Rettungsdienstpersonal ohne psychiatrische Ausbildung als Entscheidungshilfe dienen, welche Patienten von einer Hospitalisierung profitieren. Für die Anwendung in der Notaufnahme wurde die Scale durch Hockberger und Rothstein modifiziert (➤ Tab. 13.43). Ein Score von 5 oder weniger zeigt an, dass der Patient „sicher" nach Hause entlassen werden kann. Score-Werte über 6 erfordern eine psychiatrische Abklärung. Score-Werte größer als 9 machen eine stationäre Aufnahme in der Psychiatrie notwendig.

Tab. 13.43 Modified SAD PERSONS Scale (modifiziert aus Hockberger, Rothstein, Smith)

MNEMONIC	Charakteristika/klinisches Merkmal	Score
Sex	Männliches Geschlecht	1
Age	Alter < 19 oder > 45	1
Depression or Hopelessness	Neigt zu Depressionen, Konzentrationsschwäche, Appetitlosigkeit, Schlaflosigkeit, Libidoverlust	2
Previous Attempts or Psychiatric Care	Zurückliegende stationäre oder ambulante stationäre Versorgung	1
Excessive Alcohol or Drug Use	Chronischer Alkoholabusus oder Drogenabusus	1
Rational Thinking Loss	Organisches Hirnsyndrom oder Psychose	2
Seperated, widowed or divorced	Isoliert, verwitwet oder geschieden	1
Organized or Serious Attempt	Suizidgedanken oder bereits feste Pläne für Suizid	2
No Social Supports	Fehlende familiäre Bindung, fehlender Freundeskreis, Arbeitslosigkeit, fehlende aktive religiöse Zugehörigkeit	1
Stated Future Intent	Ambivalentes Verhalten, Entschlossenheit für zukünftige Suizidversuche	2
Scoring: Treffen die entsprechenden genannten Charakteristika jeweils zu, wird die jeweilige zugehörige Punktezahl vergeben und addiert. **Score:** < 6 Niedriges Risiko für Suizidgefährdung 6–8 Mittleres Risiko für Suizidgefährdung > 8 Hohes Risiko für Suizidgefährdung		

Fragenkatalog zur Abschätzung der Suizidalität nach Pöldinger

Konkrete Fragen zur Abschätzung der Suizidalität machen es Unerfahrenen einfacher High-Risk-Patienten zu identifizieren. Der Erstkontakt mit gezielten Fragen ist hierbei entscheidend (➤ Tab. 13.44).

Tab. 13.44 Fragenkatalog zur Abschätzung der Suizidalität (nach Pöldinger 1982)

Fragen	Antwort
Haben Sie in der letzten Zeit daran denken müssen, sich das Leben zu nehmen?	Ja
Häufig?	Ja
Haben Sie auch daran denken müssen, ohne es zu wollen? Haben sich Selbstmordgedanken aufgedrängt?	Ja
Haben Sie konkrete Ideen, wie Sie es machen würden?	Ja
Haben Sie Vorbereitungen getroffen?	Ja
Haben Sie schon zu jemanden über Ihre Selbstmordabsichten gesprochen?	Ja
Haben Sie einmal einen Selbstmordversuch unternommen?	Ja
Hat sich in Ihrer Familie oder in Ihrem Freundes- und Bekanntenkreis schon jemand das Leben genommen?	Ja
Halten Sie Ihre Situation für aussichts- oder hoffnungslos?	Ja
Fällt es Ihnen schwer, an etwas anderes als an Ihre Probleme zu denken?	Ja
Haben Sie in letzter Zeit weniger Kontakte zu Ihren Verwandten, Bekannten und Freunden	Ja
Haben Sie noch Interesse daran, was in Ihrem Beruf und in Ihrer Umgebung vorgeht? Interessieren Sie noch Ihre Hobbys?	Nein
Haben Sie jemanden, mit dem Sie offen und vertraulich über Ihre Probleme sprechen können?	Nein
Wohnen Sie zusammen mit Familienmitgliedern oder Bekannten?	Nein
Fühlen Sie sich unter starken familiären oder beruflichen Verpflichtungen stehend?	Nein
Fühlen Sie sich in einer religiösen bzw. weltanschaulichen Gemeinschaft verwurzelt?	Nein
Anzahl entsprechend beantworteter Fragen (Gesamtzahl = max. 16)	
Je mehr Fragen im Sinne der angegebenen Antwort beantwortet werden, umso höher muss das Suizidrisiko eingeschätzt werden.	

13.1.6 Geriatrie

PAINAD (Pain Assessment in Advanced Dementia) – modifizierte Schmerzanamnese bei Demenz

Die englischsprachige entwickelte **PAINAD Scale** (➤ Tab. 13.45) wird international empfohlen, um ein Schmerzassessment durchzuführen bei Personen mit schwerer Demenz, die nicht in der Lage sind, verbal adäquat zu kommunizieren. Schmerzen bei diesem Patientenklientel können sich in Agitiertheit, zunehmender Verwirrtheit und verringerter Mobilität manifestieren. In den fünf Kategorien **Atmung, Lautäußerung, Gesichtsausdruck, Körpersprache und Tröstbarkeit** werden Verhaltensmerkmale eingeschätzt und mit einem Punktewert von 0–2 bewertet. Es können maximal 10 Punkte erreicht werden. Anhand des ermittelten Punktewertes kann der individuelle Beobachtungsverlauf (z. B. Wirkung des Schmerzmittels) abgebildet werden.

Für den deutschsprachigen Raum wurde die PAINAD Scale in die **Beurteilung von Schmerz bei Demenz-Skala (BESD)** (➤ Abb. 13.8) übersetzt (Basler et al. 2006, Schuler et al. 2007).

MERKE

Die Schmerzintensität wird bei der PAINAD/BESD Scale nicht ermittelt.

13.1.7 Pädiatrie

Bei der Versorgung von pädiatrischen Patienten fehlt v. a. bei kritisch kranken Kindern die Routine. Bei Kindern mit Schmerzen, und der Durchführung einer adäquaten Analgesie, besteht häufig Unsicherheit, Angst oder mangelnde Routine. Kinder kommen in dieser Hinsicht oft unterversorgt in die Klinik. Respiratorische Notfälle sind wohl eine der häufigsten Ursachen, die eine Behandlung durch medizinisches Fachpersonal notwendig machen. Auch hier gibt es Fallstricke, wo einfache Scores die Schwere einer Erkrankung, z. B. der Krupp Score, und die Versorgung solcher Krankheitsbilder erleichtern. Exemplarisch sollen hier Möglichkeiten z. B. für das Erkennen des Bedarfs einer suffizienten Schmerztherapie anhand von Skalen vorgestellt werden, aber auch verschiedene Scores und Schemata für die Versorgung von pädiatrischen Patienten.

Neonatal Infant Pain Scale

Einen großen Stellenwert bei der Versorgung von pädiatrischen Patienten hat die suffiziente Schmerztherapie. Kinder, die sich nicht verbalisieren können, haben das höchste Risiko, an nicht erkannten Schmerzzuständen oder einer inadäquaten Schmerztherapie zu leiden. Besonders präklinisch wird bei dieser Patientengruppe die Analgesie aufgrund von mangelnder Routine oder aus Angst vor Komplikationen unzureichend durchgeführt. Eine kindersensible Schmerztherapie sollte daher besondere Berücksichtigung finden.

Signifikante negative Auswirkungen durch Schmerzen und dadurch induzierten Stressreaktionen mit Ausschüttung von Katecholaminen, Hypoxämie und Hypertonie sind:

- Verminderte zerebrale Perfusion für die Dauer von 5–60 Sekunden

Tab. 13.45 PAINAD, Pain Assessment in Advanced Dementia (nach Warden et al. 2003)

Kategorie	0	1	2	Punktewert
Atmung (unabhängig von Vokalisieren)	☐ Normal	☐ Gelegentlich angestrengte Atmung ☐ Kurze Perioden von Hyperventilation	☐ Laute, angestrengte Atmung ☐ Lange Perioden von Hyperventilation ☐ Cheyne-Stokes-Atmung	
Lautäußerung (negatives Vokalisieren)	☐ Kein Vokalisieren	☐ Gelegentliches Stöhnen oder Seufzen ☐ Sprache auf einem niedrigen Niveau mit negativer oder missbilligender Qualität	☐ Wiederholtes beunruhigendes Rufen ☐ Lautes Stöhnen oder Seufzen/Weinen	
Gesichtsausdruck	☐ Lächeln oder ☐ Ohne Ausdruck	☐ Traurig ☐ Ängstlich ☐ Missbilligend	☐ Grimassieren	
Körpersprache	☐ Entspannt	☐ Angespannt ☐ Gestresster Gang ☐ Zappeln/nervös	☐ Starr ☐ Faust fest zusammengezogen, gedrückt ☐ Knie angezogen ☐ Ziehen oder wegdrücken ☐ Schlagen	
Tröstbarkeit	☐ Kein Bedürfnis nach Trost	☐ Abgelenkt oder beruhigt durch Stimme oder Berührung	☐ Nicht in der Lage, getröstet, abgelenkt oder beruhigt zu werden	
Punktewert gesamt:				

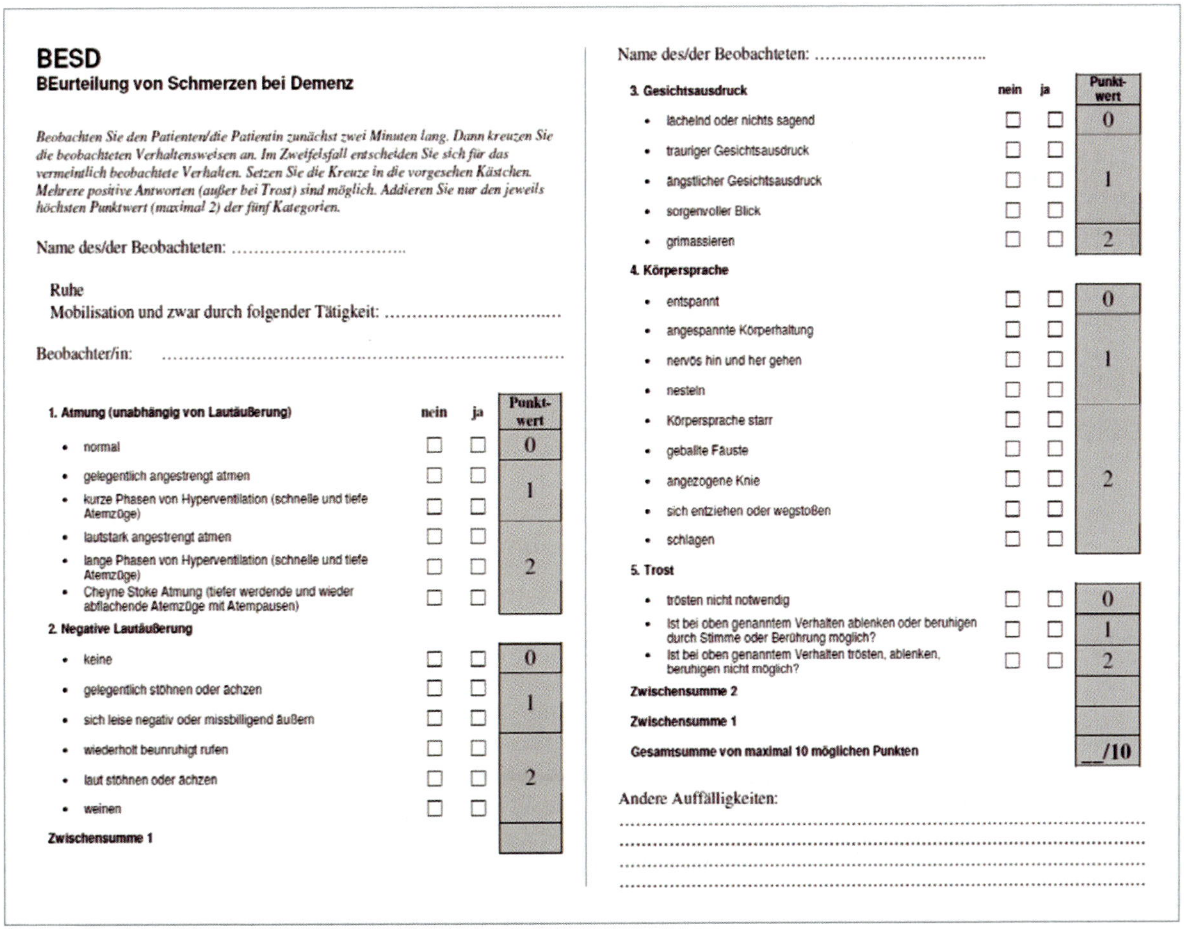

BESD
BEurteilung von Schmerzen bei Demenz

Beobachten Sie den Patienten/die Patientin zunächst zwei Minuten lang. Dann kreuzen Sie die beobachteten Verhaltensweisen an. Im Zweifelsfall entscheiden Sie sich für das vermeintlich beobachtete Verhalten. Setzen Sie die Kreuze in die vorgesehen Kästchen. Mehrere positive Antworten (außer bei Trost) sind möglich. Addieren Sie nur den jeweils höchsten Punktwert (maximal 2) der fünf Kategorien.

Name des/der Beobachteten: ....

Ruhe
Mobilisation und zwar durch folgender Tätigkeit: ....

Beobachter/in: ....

1. Atmung (unabhängig von Lautäußerung)	nein	ja	Punktwert
• normal	☐	☐	0
• gelegentlich angestrengt atmen	☐	☐	1
• kurze Phasen von Hyperventilation (schnelle und tiefe Atemzüge)	☐	☐	
• lautstark angestrengt atmen	☐	☐	2
• lange Phasen von Hyperventilation (schnelle und tiefe Atemzüge)	☐	☐	
• Cheyne Stoke Atmung (tiefer werdende und wieder abflachende Atemzüge mit Atempausen)	☐	☐	
2. Negative Lautäußerung			
• keine	☐	☐	0
• gelegentlich stöhnen oder ächzen	☐	☐	1
• sich leise negativ oder missbilligend äußern	☐	☐	
• wiederholt beunruhigt rufen	☐	☐	2
• laut stöhnen oder ächzen	☐	☐	
• weinen	☐	☐	
Zwischensumme 1			

Name des/der Beobachteten: ....

3. Gesichtsausdruck	nein	ja	Punktwert
• lächelnd oder nichts sagend	☐	☐	0
• trauriger Gesichtsausdruck	☐	☐	1
• ängstlicher Gesichtsausdruck	☐	☐	
• sorgenvoller Blick	☐	☐	
• grimassieren	☐	☐	2
4. Körpersprache			
• entspannt	☐	☐	0
• angespannte Körperhaltung	☐	☐	1
• nervös hin und her gehen	☐	☐	
• nesteln	☐	☐	
• Körpersprache starr	☐	☐	2
• geballte Fäuste	☐	☐	
• angezogene Knie	☐	☐	
• sich entziehen oder wegstoßen	☐	☐	
• schlagen	☐	☐	
5. Trost			
• trösten nicht notwendig	☐	☐	0
• Ist bei oben genanntem Verhalten ablenken oder beruhigen durch Stimme oder Berührung möglich?	☐	☐	1
• Ist bei oben genanntem Verhalten trösten, ablenken, beruhigen nicht möglich?	☐	☐	2
Zwischensumme 2			
Zwischensumme 1			
Gesamtsumme von maximal 10 möglichen Punkten			__/10

Andere Auffälligkeiten:
....

Deutsche Schmerzgesellschaft e. V.

Abb. 13.8 BESD (Beurteilung von Schmerz bei Demenz) [T1290]

Tab. 13.46 Neonatal Infant Pain Scale (NIPS) (Lawrence et al. 1993)

Beobachtung	Bewertung	Punkte
Gesichtsausdruck	Entspannt Grimassieren	0 1
Weinen/schreien	Kein Schreien Wimmern Kraftvolles Schreien	0 1 2
Atmungsmuster	Normal Verändert	0 1
Armbewegung	Entspannt/verhalten Gebeugt/gestreckt	0 1
Beinbewegung	Entspannt/verhalten Gebeugt/gestreckt	0 1
Wachheit/Aufmerksamkeit	Schlafend/wach Unruhig/irritiert	0 1
0–3 Punkte: vermutlich keine Schmerzen 4 oder mehr Punkte: vorliegen von meist therapiebedürftigen Schmerzen		

- Transitorischer Verlust des Hirn-Blutvolumens von 20 %–50 %
- Entwicklungsstörungen bzw. Einschränkungen (kognitiv, verhaltensorientiert)
- Erhöhter Bedarf an Opiaten (Fentanyl, Morphin) bei Säuglingen, welche bereits im Neugeborenenalter operative Eingriffe hatten

Zur Erfassung von Schmerzen bei **nicht beatmeten Früh- und Neugeborenen,** aber auch zur standardisierten Schmerzerkennung dieser Patientengruppe kann die **Neonatal Infant Pain Scale** (NIPS; ➤ Tab. 13.46) angewendet werden. Als relativ einfach zu erhebender Score kann dieser auch zur Effektivität der Schmerztherapie herangezogen werden.

MERKE

Die NIPS gilt nur für **nicht** beatmete Früh- und Neugeborene.

Einschränkungen bei der Bewertung:

- Eine Abgrenzung von Hunger und Stress ist schwierig.
- Verfälschung durch Medikamente oder eine Grunderkrankung.
- Chronische Schmerzen werden unzureichend bzw. wenig berücksichtigt.

Kindliche Unbehagens- und Schmerz-Skala (KUSS)

Eine weitere Skala zur Schmerzbeurteilung bei Kindern unter vier Jahren ist die relativ leicht zu erhebende **Kindliche Unbehagens- und Schmerz-Skala (KUSS).** Entwickelt wurde dieser Score zur standardisierten Erkennung sowie Erfassung von postoperativen Schmerzen in dieser Altersgruppe. Auch die Effektivität der Schmerztherapie kann mithilfe dieser Schmerzbeurteilung evaluiert werden (➤ Tab. 13.47).

Tab. 13.47 Kindliche Unbehagens- und Schmerz-Skala (KUSS) (Büttner et al. 1998)

Beobachtung	Bewertung	Punkte
Weinen	Gar nicht Stöhnen, jammern, wimmern Schreien	0 1 2
Gesichtsausdruck	Entspannt, lächelnd Mund verzerrt Mund und Augen grimassieren	0 1 2
Rumpfhaltung	Neutral Unstet, aufbäumen Krümmen	0 1 2
Beinhaltung	Neutral strampelnd Tretend An den Körper gezogen	0 1 2
Motorische Unruhe	Nicht vorhanden Mäßig Ruhelos	0 1 2
0–3 Punkte: keine relevanten Schmerzen 4 oder mehr Punkte: Vorliegen von therapiebedürftigen postoperativen Schmerzen		

MERKE

Einschränkungen bei der Bewertung:

- Nur für Kinder unter 4 Jahren
- Eine Abgrenzung von Hunger und Stress ist schwierig
- Verfälschung durch Medikamente oder eine Grunderkrankung
- Chronische Schmerzen werden unzureichend bzw. wenig berücksichtigt

PRAXISTIPP

Weitere Hilfen zur Schmerzerfassung sind z. B. die Premature Infant Pain Profile Scale (PIPP), das Neonatal Facial Coding System (NFCS), die Neonatal Pain Agitation Sedation Scale (N-PASS), die COMFORT Scale, die CRIES Scale oder der Berner Schmerzscore (BSN).

Krupp Score

Eine der häufigsten Notfälle mit Atemwegsobstruktion ist die sog. stenosierende Laryngotracheitis. Die Schwere der Erkrankung und daraus abzuleitende Behandlungsstrategien können anhand des **Krupp Score** (➤ Tab. 13.48) oder des **Westley Krupp Score** (➤ Tab. 13.50) beurteilt werden. Das sind die bekanntesten Scores. Aber auch der **modifizierte Taussig Krupp Score** (➤ Tab. 13.49) stellt eine gute Übersicht dar. Der **APGAR-Score,** entwickelt von der amerikanischen Anästhesistin Virgina Apgar (➤ Tab. 13.51), wird seit Jahren von medizinischem Fachpersonal bei der Versorgung von Neugeborenen angewendet und ist sicher am geläufigsten.

Tab. 13.48 Krupp Score (modifiziert nach Downes and Raphaely)

Klinischer Befund		Punktezahl
Hautfarbe	Normal Grau Zyanose in Raumluft Zyanose mit 40 % O_2, Blässe	0 1 2 3+
Luftaustausch in der Lunge	Normal Leicht vermindert Mittelmäßig vermindert Deutlich vermindert	0 1 2 3+
Stridor	Kein Leicht Mittelmäßig Deutlich	0 1 2 3+
Interkostale oder suprasternale Einziehungen	Keine Leichte Mittelmäßige Deutliche	0 1 2 3+
Bewusstsein	Normal Unruhig Lethargie/Apathie	0 1 2+
Diagnose: • Milder Krupp: 0–3 Punkte • Mittelschwerer Krupp: 4–8 Punkte • Schwerer Krupp: 9–14 Punkte		

Tab. 13.49 Modifizierter Taussig Krupp Score (Sparrow et al. 2006)

Klinisches Merkmal	Beurteilung und Punkte
Stridor	Kein: 0 Nur bei Schreien, Anstrengung: 1 In Ruhe: 2 Schwer (beidseitig): 3
Einziehungen	Keine: 0 Nur bei Schreien, Anstrengung: 1 In Ruhe: 2 Schwer (beidseitig): 3
Beurteilung: • Mild: 1–2 Punkte • Moderat: 3–4 Punkte • Schwer: 5–6 Punkte	

Tab. 13.50 Westley Krupp Score (Westley et al. 1978)

Klinisches Merkmal	Beurteilung und Punkte
Bewusstsein	Unbeeinträchtigt, inkl. Schlafen = 0 Desorientiert = 5
Zyanose	Nicht vorhanden = 0 Bei Aufregung = 4 In Ruhe = 5
Stridor	Nicht vorhanden = 0 In Ruhe mit Stethoskop hörbar = 1 In Ruhe ohne Stethoskop hörbar = 2
Ventilation	Normal = 0 Vermindert = 1 Deutlich vermindert = 2
Einziehungen	Nicht vorhanden = 0 Mild = 1 Moderat = 2 Ausgeprägt = 3
Summe der Punkte: • ≤ 2: milder Pseudokrupp • 3–5: moderater Pseudokrupp • 6–11: schwerer Pseudokrupp • ≥ 12: bevorstehende respiratorische Insuffizienz	

APGAR-Score

Zur Beurteilung der Vitalität werden 1,5 und 10 min nach der Geburt/Entbindung folgende Merkmale des Neugeborenen beurteilt:

- **A**ussehen (Hautfarbe)
- **P**uls (Herzfrequenz)
- **G**rimasse (Reflexe bei z. B. Schleimabsaugen)
- **A**ktivität (Muskeltonus)
- **R**espiration (Atmung)

MERKE

In der Literatur finden sich noch andere Übersetzungen für das APGAR-Schema, z. B.: **A**tmung, **P**uls, **G**rundtonus, **A**ussehen, **R**eflexe. Das Scoring ist das gleiche.

Bei einem APGAR-Index (Punktezahl) von 8–10 handelt es sich um ein lebensfrisches Kind; ein Index von 5–7 belegt eine leichte und ein Index von 0–4 eine schwere Depression (➢ Tab. 13.51).

Tab. 13.51 APGAR-Score (Apgar 1953)

Merkmale/ Punkte	0	1	2
Aussehen (Hautfarbe)	Blau, blass	Zentral rosa, peripher blau (Akrozyanose)	Vollständig rosa
Puls (Herzfrequenz)	Nicht wahrnehmbar	< 100/min	> 100/min
Grimasse (Reflexe)	Keine Reaktion	Schrei	Kräftiger Schrei, aktives Wegziehen
Aktivität (Muskeltonus)	Schlaff	Geringe Beugung	Aktive Bewegung
Respiration (Atmung)	Keine	Flach, unregelmäßig	Gut, schreien

13.2 Strukturierte Schnelltests

13.2.1 Neurologie

FAST/BE-FAST

Um eine rasche und einfache Überprüfung der Symptome eines Schlaganfalls zu gewährleisten, wurde der vereinfachte **FAST-Test (Face-Arms-Speech-Test)** mit dem englischen Synonym **fast** = schnell entwickelt und hat sich am weitesten durchgesetzt. Er lässt sich auch gut via Telefon (z. B. Rettungsleitstelle) durchführen. Der FAST-Test hat eine hohe Sensitivität, aber eine niedrige Spezifität.

Weitere Symptome wie Schwindel, Gangunsicherheit, Sehstörungen, Übelkeit etc. müssen immer noch zusätzlich differenzialdiagnostisch befundet werden.

FAST-Test:

- **F** – Face: Den Patienten auffordern, zu lächeln oder zu pfeifen und die Zähne zeigen lassen. Zusätzlich kann man die Stirn runzeln und die Backen aufblasen lassen.
- **A** – Arms: Arme nach vorn heben lassen, die Handflächen dabei nach oben in Supinationsstellung (höherer Muskelaufwand). Im Liegen ca. 45°, im Sitzen um etwa 90° bei geschlossenen Augen halten lassen. Bei einer Parese können die Arme nicht gehoben werden, sinken ab (Armdrift) oder die Handflächen drehen sich nach innen. Der Test lässt sich auch mit den Beinen durchführen, um etwaige Paresen oder Plegien zu erkennen.
- **S** – Speech: Einen einfachen Satz nachsprechen lassen. Die Sprache sollte auf Sprachstörungen (Aphasie, Dysphasie) und Sprechstörungen (Dysarthrie) beurteilt werden. Ist die Sprache klar verständlich und sind die Sätze sinnvoll? Angehörige zur Beurteilung mit einbeziehen.
- **T** – Time: Wie lange bestehen die Auffälligkeiten (zeitlicher Verlauf)? Wann haben die ersten Symptome eingesetzt (möglichst genaue Uhrzeit)?

Der FAST-Test gilt als positiv, sobald ein Kriterium als pathologisch gewertet wurde. Bei Vorliegen eines positiven Befunds „eines" der drei Kriterien (Face, Arms, Speech) liegt die Wahrscheinlichkeit eines Schlaganfalls bei ca. 72 %.

Eine gewisse Anzahl an Schlaganfällen (ca. 14 %) können mit diesem einfachen Test trotzdem übersehen werden. Dies betrifft v. a. den Kleinhirninfarkt mit einhergehenden Bewegungsstörungen, Gleichgewichtsstörungen oder Sehstörungen. Eine sinnvolle Erweiterung ist daher der **BE-FAST-Test** (➤ Abb. 13.9). Hierbei werden noch die Parameter **Balance und Eyemovement** beurteilt:

- **Balance:** Gangunsicherheit, Gangprobleme, Schwäche im Fuß
- **Eyemovement:** Sehstörungen/Sehverlust, Doppelbilder, Unschärfe, Nystagmus

Die entsprechenden Leitlinien sind zu finden unter www.AWMF.org, weitere Informationen unter www.strokeassociation.org.

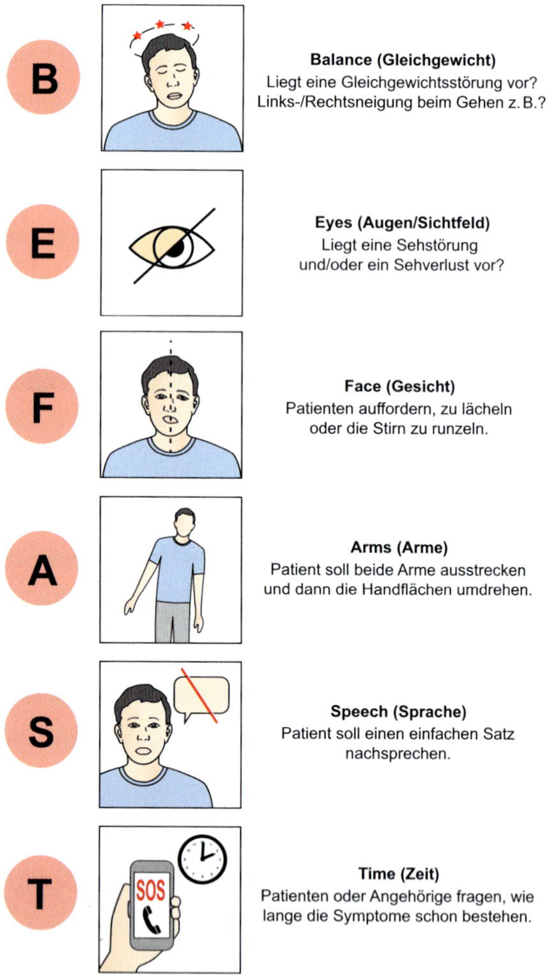

Abb. 13.9 BE-FAST-Test [L143]

Cincinnati Prehospital Stroke Scale (CPSS)

Die sog. **CPSS (Cincinnati Prehospital Stroke Scale)** hat die gleiche Funktion wie der FAST-Test. Hierbei wird die Gesichtslähmung (Symmetrie der Gesichtslähmung, die Sprache und die Motorik der Arme beurteilt.

Durchführung:

- Der Patient wird aufgefordert zu lächeln.
  - Unauffälliger Befund: Mundpartie wird symmetrisch bewegt.
  - Auffälliger Befund: Asymmetrie der Mundpartie, hängender Mundwinkel auf der betroffenen Seite.
- Der Patient wird aufgefordert, mit geschlossenen Augen die Arme gleichzeitig mit den Händen (Supinationsstellung) nach oben und nach vorne zu heben und ca. 10 Sekunden zu halten.
  - Unauffälliger Befund: Arme können ohne Abweichung gehalten werden oder sinken seitengleich ab.
  - Auffälliger Befund: Arm der betroffenen Seite kann nicht angehoben werden oder sinkt ab oder wird einwärts gedreht.
- Der Patient wird aufgefordert einen einfachen Satz nachzusprechen.
  - Unauffälliger Befund: Satz wird flüssig nachgesprochen ohne Wörter zu überspringen, falsch auszusprechen oder zu stocken.
  - Auffälliger Befund: Stockendes Sprechen, übergeht Wörter, Buchstaben oder Silben werden verdreht, Wortsalat, fehlendes Sprechen.

Bei einem oder mehreren erstmalig auffälligen bzw. krankhaften Befunden ist das Untersuchungsergebnis positiv und es besteht eine große Wahrscheinlichkeit für einen Schlaganfall.

MERKE

Es gibt noch eine ganze Reihe anderer Scores zur Beurteilung der Symptome eines Schlaganfalls, z.B. der Los Angeles Prehospital Stroke Screen (LAPSS) oder die 3-Item Stroke Scale (3i-SS).

13.3 Formeln

13.3.1 Notfallmedizin

Formeln bestimmen mittlerweile die alltägliche Praxis in der Versorgung unserer Patienten. Dies betrifft alle Bereiche der Medizin. Besonders in der Notfallmedizin oder der Tätigkeit in der Notfallaufnahme bzw. in den fachspezifischen Bereichen gehören Berechnungen zur täglichen Routine, um anhand der Ergebnisse eine Therapie durchzuführen oder eine adäquate Dokumentation sicherstellen zu können. Einige Formeln, und es gibt etliche, sind so komplex, dass es leicht zu Fehlern in der Berechnung kommen kann. Die wohl bekannteste Formel ist das Berechnen des Sauerstoffinhalts (Volumen) bei Normaldruck, z.B. einer Zwei-Liter-Flasche mit 200 bar angezeigtem Sauerstoffflaschendruck. Die Formel lautet hier: $V_{Gas} = p \times V_{Flasche}$. Der Flascheninhalt beträgt also 400 Liter. Müssen wir jetzt bei z.B. einer Sauerstoffgabe von 8 l/min die Vorratsdauer in Minuten ausrechnen, gilt die Formel: $t = V_{Gas}/V_{Minute}$. Die Flasche reicht mit diesem eingestellten Flow nach unserer Berechnung also 50 Minuten. Diese Formel wird uns am Anfang unserer Karriere sicherlich einmal über den Weg gelaufen sein und ist meist eine erste Frage, welche gern Berufsanfängern gestellt wird. Im folgenden Kapitel werden eine Auswahl von Formeln einzelner Fachbereiche vorgestellt. Einige Formeln werden dem ein oder anderen geläufig sein, andere werden je nach Fachbereich und Arbeitstätigkeit mit unseren Patienten evtl. nicht so häufig angewendet.

Gewicht

Viele Medikamente werden bei der Versorgung von Kindern nach kg KG dosiert. Da Kinder im Gegensatz zu Erwachsenen meist keine Angabe zu ihrem Körpergewicht machen können, helfen einfache Formeln das vermutliche Körpergewicht annähernd zu berechnen.

Körpergewicht 0–12 Monate (Schätzwert)

Formel: $(0{,}5 \times \text{Alter in Monaten}) + 4$.

Körpergewicht Kinder 1–10 Jahre (Schätzwert)

Eine mögliche Formel für die Altersgruppe 1–10 Jahre ist: kg KG $\approx (\text{Alter} + 4) \times 2$.

Entwickelt wurde diese Formel anhand empirischer Daten. Bei der Berechnung berücksichtigt wird das proportional ansteigende Alter/Jahre.

Eine mögliche Alternative ist die sog. Garwood-Formel ($\text{kg/KG} = \text{Alter}/4 + 6$) zur Abschätzung des typischen Körpergewichts von Kindern mit einem Alter bis zu 140 Monaten (ca. 12 Jahre).

ACHTUNG

Einschränkungen in der Anwendung beider Formeln:

- Nur grobe Abschätzung des tatsächlichen Gewichts (individuell deutliche Variationen)
- Zur Dosisfindung allein oftmals nicht ausreichend, sondern nur orientierend
- Bei Kindern unter 1 Jahr oder über 10 Jahren nicht anwendbar
- Garwood-Formel nur bis Lebensalter 140 Monate (12 Jahre) anwendbar

13

Waist-to-Height Ratio (WHtR)

Bei der **Waist-to-Height Ratio** (Taille-zu-Größe-Verhältnis) wird eine Aussage über die Verteilung des Körperfetts und den Zusammenhang der gesundheitlichen Relevanz für Übergewicht gemacht. Die WHtR dient als prognostischer Parameter für kardiovaskuläre Erkrankungen (➤ Tab. 13.52).

Berechnung: WHtR = Bauchumfang (cm) ÷ Körpergröße (cm)

Tab. 13.52 Waist-to-Height Ratio (WHtR)

Alter	Kritischer Bereich
< 40	> 0,5
40–50	0,5–0,6
> 50	> 0,6
Je höher der Wert, desto größer das kardiovaskuläre Risiko!	

Taille-Hüft-Quotient (WHR)

Der **Taille-Hüft-Quotient** (Waist-to-Hip Ratio) dient zur Beurteilung des sog. Viszeralfetts durch Messung des Taillenumfangs (Mitte zwischen unterster Rippe und Beckenkamm) und Hüftumfangs (auf Höhe der Trochanteren). Der gemessene Indexwert kann dann zur Bewertung des Gesundheitsrisikos bei erhöhtem Viszeralfett und der dadurch resultierenden Entwicklung von bestimmten Krankheiten, wie z. B. Typ-2-Diabetes oder Bluthochdruck, beitragen.

Berechnung: WHR = Taillenumfang (cm) ÷ Hüftumfang (cm)

Je höher der Quotient bei der Berechnung, desto höher ist das Risiko für eine Erkrankung. Ein Quotient bei Frauen > 0,85 und bei Männern > 0,9 gilt hierbei laut WHO als Grenzwert (➤ Tab. 13.53).

Tab. 13.53 Waist-to-Hip Ratio Chart

Gesundheitsrisiko	Männer	Frauen
Niedrig	≤ 0,8	≤ 0,95
Mittel	0,81–0,85	0,96–1,0
Hoch	≥ 0,86	≥ 1,0

MERKE

Die Aussagekraft des Quotienten ist aufgrund einer Gewichtszunahme und resultierender gleichmäßiger Verteilung des Fetts limitiert, da sich hierbei der Taille-Hüft-Quotient nicht verändert.

Kennzahlen

Body-Mass-Index (BMI)

Der **Body-Mass-Index (BMI)** ist eine einfache Berechnung einer Maßzahl für die Bewertung des menschlichen Körpergewichts mit Unterteilung in Unter-, Normal- oder Übergewicht anhand der Parameter Gewicht (kg) und Körpergröße (m). Der BMI geht zurück auf den Belgier Adolphe Quételet (1796–1874) als Begründer der modernen Sozialstatistik. Eine einfache Berechnungsformel erlaubt eine grobe Aussage über das Ausmaß von Unter- oder Übergewicht beim Menschen. Bei der Dosierung von z. B. Muskelrelaxanzien oder Opioiden kann diese verwendet werden.

Die Werte von Normalgewichtigen gemäß der Adipositas-Klassifikation der WHO liegen zwischen 18,50 und 24,99 kg/m^2. Ab dem Wert von 30,00 kg/m^2 gelten Übergewichtige als behandlungsbedürftig (WHO 2000).

Berechnung: BMI = Gewicht ÷ $Größe^2$

Beispiel: Bei einer Körpergröße von 1,80 m und einem Gewicht von 88 kg beträgt der BMI 24,4 kg/m^2 (88 kg/[1,80 x 1,80]).

MERKE

Der ideale BMI variiert mit dem Alter und hängt außerdem von körpereigenen Faktoren ab (Anteil Fettgewebe oder der Muskelmasse).

Horovitz-Oxygenierungsindex

Als fiktiver Parameter für die Oxygenierungsfunktion der Lunge dient der **Horovitz-Oxygenierungsindex** zur Beurteilung des transpulmonalen Sauerstoffaustausches.

Zur Bestimmung des Horovitz-Oxygenierungsindex muss der arterielle Sauerstoffpartialdruck (paO_2) mithilfe der Blutgasanalyse (BGA) bestimmt werden und durch die inspiratorische Sauerstofffraktion (FiO_2) dividiert werden.

Berechnung: Horovitz-Oxygenierungsindex = $paO_2 \div FiO_2$

Auswertung:

- Bei Lungengesunden liegt der Wert zwischen 350 und 450 mmHg (altersabhängig).
- Bei Werten < 300 mmHg liegt ein Hinweis auf einen mäßig schweren Lungenschaden (Acute Lung Injury; ALI) vor
- Bei Werten < 200 mmHg ist das Kriterium für einen schweren Lungenschaden (Acute Respiratory Distress Syndrome, ARDS) mit oftmals notwendiger konsekutiver Beatmung erreicht.

ACHTUNG

Der bei der Oxygenierung maßgeblich beeinflussende positiv endexspiratorische Druck (PEEP) wird bei der Berechnung nicht berücksichtigt!

Schockindex

Bei einem Patienten mit potenziellem Schock dient der **Schockindex (SI)** als orientierender Parameter zur Beurteilung der Kreislauffunktion. Der Schockindex ist in der Praxis immer noch weit verbreitet, wurde aber primär zur Beurteilung der Makrozirkulation entwickelt.

Formel: Schockindex (SI) = Herzfrequenz (HF) ÷ Blutdruck systolisch (RRsys)

Auswertung:

- Der Schockindex liegt bei einem Gesunden zwischen 0,4 und 0,7.
- Ein drohender Schock wird diagnostiziert bei einem Quotienten = 1, ein manifester Schock bei einem Quotienten von > 1.

ACHTUNG

Eine zuverlässige Beurteilung des Patienten wird mit der Berechnung des SI nicht erreicht (z. B. Kompensation akuter Blutverlust bis etwa 30 % durch Aktivierung des sympathischen Nervensystems und dadurch Unterschätzung Blutverlust; Verfälschung durch Medikamente). Eine wesentlich größere Bedeutung hat klinisch die Beurteilung der Mikrozirkulation. Die moderne Beurteilung zielt also auf die Beurteilung der Minderperfusion der Gewebe ab.

Blutdruck 1–10 Jahre

Normdruck = 90 + (2 × Alter in Jahren)

Unteres Limit = 70 + (2 × Alter in Jahren)

Errechnung ungefährer Geburtstermin (Naegele-Regel)

Zur Berechnung des ungefähren Geburtstermins wird im Rahmen der Vorsorgeuntersuchungen der Schwangeren u. a. die sog. Naegele-Regel angewendet.

Berechnung: Entbindungstermin = Datum des 1. Tages der letzten Menstruation + 7 Tage – 3 Monate + 1 Jahr ± x

x = Abweichung vom 28-tägigen Zyklus in Tagen.

Beispiel: War der 1. November 2018 der 1. Tag der letzten Regelblutung, und hatte die Frau eine durchschnittliche Zyklusdauer von 30 Tagen, so ist der voraussichtliche Entbindungstermin:

1.11.2018 + 7 Tage = 8.11.2018
8.11.2018 – 3 Monate = 8.8.2018
8.8.2018 + 1 Jahr = 8.8.2019
8.8.2019 + 2 Tage = **10.8.2019**

Die meisten Kinder werden innerhalb von zehn Tagen vor bis zu zehn Tage nach dem erreichten Termin geboren.

Flächenberechnung

Körperoberfläche (grober Schätzwert, Syn. Marino-Formel)

Die Berechnung der Körperoberfläche ist für die Dosierung bestimmter Medikamente (z. B. Zytostatika), physiologischer Parameter oder für die Abschätzung von Hautläsionen (z. B. Verbrennungen) wichtig. Viele andere Formeln sind, gegenüber dieser einfachen Formel, mit gewissen Ungenauigkeiten verfügbar (DuBois-Formel, Mosteller-Formel, Boyd-Formel, Gehan-George-Formel, Haycock-Formel, Jacobson-Formel). Die Formel:

$$\text{Körperoberfläche}\left(\text{KOF}\right) = \text{Körpergröße}\left(\text{G}\right)\text{ in cm} + \text{kg KG} - 60 \div 100$$

ACHTUNG

Einschränkungen:

- Die Formel ist nur für Erwachsene geeignet.
- Reiner Schätzwert, genauere Formeln als Alternative verfügbar.
- Nicht geeignet bei Kindern → hier Verwendung von Nomogrammen.

Verbrannte Körperoberfläche (vKOF) Kopf/Beine bei Kindern, Berechnungsformel < 10 Jahre

Die Abschätzung der verbrannten Körperoberfläche (vKOF) an Kopf und Beinen bei Kindern < 10 Jahren kann mit einer einfachen Formel berechnet werden. Anhand der berechneten Größe kann z. B. die Volumenersatztherapie gezielt gesteuert werden. Die **Neunerregel** oder **Handflächenregel (1 %-Regel)** kann für die Abschätzung der weiteren betroffenen Areale angewendet werden.

$$\text{vKOF Kopf} = 9 + \left(10 - \text{Alter}\right)$$

$$\text{vKOF Bein} = 18 - \left(10 - \text{Alter} \div 2\right)$$

ACHTUNG

Einschränkungen der Berechnungsformel (Schätzwert):

- Nur Faustformel zur groben Abschätzung
- Nur für Kinder < 10 Jahren anwendbar
- Keine Berücksichtigung des Verbrennungsgrads (erhebliche Schwankungen möglich!)
- Neue Therapieempfehlungen für die Volumensubstitution richten sich eher nach Parametern der Körperfunktion (z. B. Herzindex, Urinproduktion, Sauerstoffangebot im Blut oder Gefäßwiderstand)

vKOF Erwachsene – Neunerregel

Bei der Beurteilung und Berechnung der **verbrannten Körperoberfläche (vKOF)** bei Erwachsenen ist die sog. Neunerregel (➤ Abb. 13.10) nach Wallace ein mittlerweile seit Jahren weit verbreitetes Tool. Die Neunerregel wurde ursprünglich entwickelt, um grob die betroffene Körperoberfläche abzuschätzen. Verbrennungen 1. Grades (Erythem) werden hierbei in die Beurteilung nicht einbezogen.

Neunerregel nach Wallace mit jeweiliger prozentualer Zuordnung:

- Kopf mit Hals: 9 %
- Obere Extremitäten: jeweils 9 %

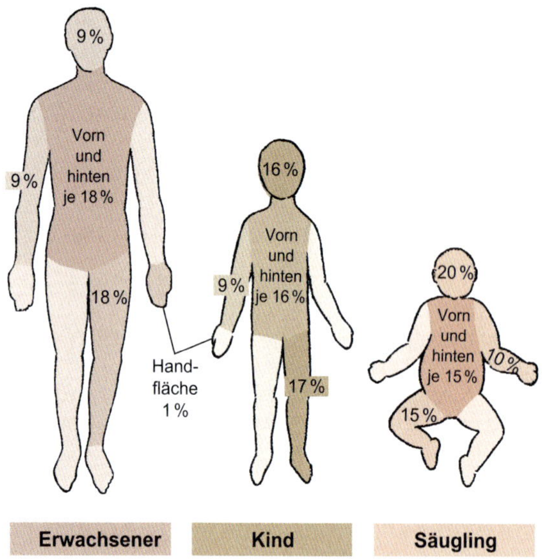

Abb. 13.10 Neunerregel nach Wallace [A300]

- Kompletter Rumpf: 36 %
- Untere Extremitäten: jeweils 18 %
- Genitale: 1 %

MERKE

Bei weniger umfangreichen Flächen (unter 15 % der KOF) oder eckig verteilten Verbrennungen soll laut Regel die Fläche mit der Hand inkl. Finger des Patienten ermessen werden. Bei einer sehr hohen verbrannten KOF kann mit dieser Methode auch die nicht verbrannte Fläche beurteilt werden und von 100 % abgezogen werden.

Lund and Browder Chart (Tabelle)

Zur genaueren Beurteilung der vKOF wurde die **Lund-and-Browder-Tabelle** (➤ Tab. 13.54) entwickelt. Hierbei werden die einzelnen Körperabschnitte noch weiter unterteilt. Weiterhin werden das Alter der Patienten (Kinder und Jugendliche) und die damit einhergehende Verschiebung der Körperproportionen berücksichtigt.

Tab. 13.54 Lund-and-Browder-Tabelle (Lund, Browder 1944)

Verbrennung	1 Jahr	1–4 Jahre	5–9 Jahre	10–bis 14 Jahre	15 Jahre	Erw.	2-A*	2-B*	3*	4*
Kopf	19	17	13	11	9	7				
Hals	2	2	2	2	2	2				
Rumpf (vorn)	13	13	13	13	13	13				
Rumpf (hinten)	13	13	13	13	13	13				
Rechte Gesäßhälfte	2½	2½	2½	2½	2½	2½				
Linke Gesäßhälfte	2½	2½	2½	2½	2½	2½				
Genitalien	1	1	1	1	1	1				
Rechter Oberarm	4	4	4	4	4	4				
Linker Oberarm	4	4	4	4	4	4				
Rechter Unterarm	3	3	3	3	3	3				
Linker Unterarm	3	3	3	3	3	3				
Rechte Hand	2½	2½	2½	2½	2½	2½				
Linke Hand	2½	2½	2½	2½	2½	2½				
Rechter Oberschenkel	5½	6½	8	8½	9	9½				
Linker Oberschenkel	5½	6½	8	8½	9	9½				
Rechter Unterschenkel	5	5	5½	6	6½	7				
Linker Unterschenkel	5	5	5½	6	6½	7				
Rechter Fuß	3½	3½	3½	3½	3½	3½				
Linker Fuß	3½	3½	3½	3½	3½	3½				
Summe:										
Gesamtverbrennung										

* Ausmaß und Schweregrad der Verbrennung in entsprechende Spalte eintragen

Blut

Blutvolumen

Die Berechnung bzw. Abschätzung des Blutvolumens (BV) ist zu Abschätzung des Blutverlustes oder zur gezielten Volumensubstitution (Volumenersatztherapie) erforderlich. Es gibt verschiedene Formeln. Genannt werden soll hier nur die **genaue Schätzformel (Körpergewicht).**

Genaue Schätzformel anhand des Körpergewichts:

♂: BV = 0,041 x kg KG + 1,53

♀: BV = 0,047 x kg KG + 0,86

Körpergröße Kind

Körpergröße Kinder 1–12 Jahre (Schätzwert)

Die Körpergröße ist v. a. innerklinisch wichtig zur Berechnung weiterer Kenngrößen wie z. B. des Body-Mass-Index, der Körperoberfläche oder der glomerulären Filtrationsrate (GFR).

Die Abschätzung der zu erwartenden Körpergröße (cm) in Abhängigkeit vom Alter (Jahre) für Kinder zwischen 1 und 12 Jahren kann mit folgender Formel erhoben werden:

$$G = 75 + A \times 6$$

Ein dreijähriges Kind wäre dann durchschnittlich etwa 93 cm groß (75 + 3 x 6 = 93).

Mittlerweile sind aber gängige Hilfen (längenbasierte Maßbänder) wie z. B. der KINDERSICHER-Infoflip (Broselow®-Farbzonen) oder das Notfalllineal[CE] besser geeignet. Eine Berechnung entfällt hierbei. Farbcodierte Hilfen, wie z. B. der KINDERSICHER-Infoflip, sind international einheitlich.

Tubusgröße Kinder

Tubusgröße in ID (> 2 Jahre)	**Ungeblockt (ohne Cuff):** (Alter : 4) + 4 **Geblockt (mit Cuff):** (Alter : 3) + 4 oder (Alter in Jahren + 16) : 4

Tubuslänge Kinder ab Zahnreihe (altersbasiert)

Formel: Länge (cm) = 10 + Alter (Jahre)

Alternative mit einem Schätzwert bis ca. 20 Jahre: Länge = 12 + Alter/2

ACHTUNG

Einschränkungen:

- Ungeeignet für Neu- und Frühgeborene
- Nur bis zu einem Alter von ca. 12 Jahren geeignet
- Individuelle Unterschiede möglich → immer Lagekontrolle!
- Körpergewicht wird nicht berücksichtigt

Tubuslänge Kinder ab Zahnreihe (gewichtsbasiert)

Formel: Länge (cm) = 7 + kg KG

ACHTUNG

Einschränkungen:

- Ungeeignet für Kinder bis 5 kg
- Individuelle Unterschiede möglich → immer Lagekontrolle!
- Alter wird nicht berücksichtigt

Insertionstiefe Endotrachealtubus Kinder (nasotracheal, sog. Hunyadi-Formeln)

T = Insertionstiefe Endotrachealtubus (cm)

G = Körpergröße in (cm)

Größenbasiert für Kinder zwischen 1 Tag und 8 Jahre: $T = 0{,}14 \times G + 5{,}8$

Größenbasiert für Kinder zwischen 2 Jahre und 20 Jahre: $T = 0{,}15 \times G + 3{,}4$

Allgemein für Kinder ≤ 20 Jahre: $T = 0{,}14 \times G + 6{,}2$

Altersbasiert für Kinder ≤ 20 Jahre: $T = 0{,}92 \times G + 15$

Gewichtsbasiert für Kinder ≤ 80 kg: $T = 0{,}25 \times \text{kg KG} + 14$

ACHTUNG

Einschränkungen:

- Schätzformel, Variationen möglich
- Formeln gelten nur für Kinder zwischen 40 und 180 cm
- Altersbasierte Formeln gelten nur ≤ 20 Jahre
- Gewichtsbasierte Formeln gelten nur ≤ 80 kg

Insertionstiefe Endotrachealtubus Erwachsene, Chula-Formel (orotracheal)

Formel:

- T = Insertionstiefe Endotrachealtubus (cm)
- G = Körpergröße in (cm)
- $T = 4 + G/10$

MERKE

Alternativen für alle Berechnungen der Insertionstiefen Endotrachealtubus:

- Tubusmarkierungen zur Platzierung unter Sicht benutzen
- Auf seitengleiche Belüftung achten
- Bei Kindern: längenbasierte Hilfen nutzen (KINDERSICHER etc.) oder Alter abschätzen

13.3.2 Medical Math: einfache Rechenformeln

Das Beherrschen von einfachen mathematischen Berechnungen und das Herstellen von Dosierungen sind Grundvoraussetzungen in der Notfallmedizin und allgemeines Basiswissen.

Um den alltäglichen Umgang besonders in stressigen Situationen zu erleichtern, sollen nachfolgende Rechenübungen, Beispielrechnungen und Praxistipps eine Hilfestellung sein.

Maßeinheiten

- 1 kg = 1000 g
- 1 g = 1000 mg
- 1 mg = 1000 µg
- 1 l = 1000 ml

Prozentberechnungen (%)

- 100 ml einer 1 %-Lösung enthalten 1 g Wirkstoff (Medikament).
- 100 ml einer 2,5 %-Lösung enthalten 2,5 g Wirkstoff (Medikament).
- 100 ml einer 10 %-Lösung enthalten 10 g Wirkstoff (Medikament).
- 100 ml einer 0,9 %-Lösung enthalten 0,9 g Wirkstoff (Medikament).

Beispiel: 20-prozentige Glukoselösung:

- 100 ml einer 20-prozentigen Glukoselösung enthalten 20 g Glukose.
- 10 ml einer 20-prozentigen Glukoselösung enthalten 2 g Glukose.

Herstellen einer 10-prozentigen Glukoselösung aus einer 20-prozentigen Glukoselösung für die Applikation bei pädiatrischen Patienten:

- 10 ml = 2 g Glukose (G20 %) → verdünnen mit 10 ml NaCl 0,9 % → 20 ml = 2 g Glukose (G10 %) **oder** bei nicht vorgehaltenen 20-ml-Spritzen:
- 5 ml = 1 g Glukose (G20 %) → verdünnen mit 5 ml NaCl 0,9 % → 10 ml = 1 g Glukose (G10 %)

Berechnung für die Medikamentenapplikation

- **VP** – berechnetes Volumen, das dem Patienten verabreicht wird
- **DP** (Dosis Patient) – Medikamentendosis in mg, die der Patient erhalten soll
- **VS** – aufgezogenes Gesamtvolumen in der Spritze in ml
- **DS** (Dosis Spritze) – Gesamtdosis in der Spritze nach Aufziehen des zu verabreichenden Medikaments (z. B. 15 mg Wirkstoff in 3 ml Volumen)

$$VP[ml] = \frac{DP[mg] \times VS[ml]}{DS[mg]}$$

Beispielrechnung:

- Sie planen eine antikonvulsive Therapie mit dem Medikament Midazolam. Sie verwenden hierfür eine Ampulle mit 15 mg Wirkstoff in einem Volumen von 3 ml. Nach lokalem Protokoll soll der Patient 10 mg Midazolam i. n. erhalten.

$$\frac{DP(10mg) \times V(3ml)}{DS(15mg)} = VP(2\,ml)$$

Beispielrechnung mit kg KG:

- In der Notfallmedizin ist es häufig notwendig, Medikamente in Abhängigkeit des Körpergewichts (KG) des Patienten zu dosieren.
- Hier kann die gleiche Formel Anwendung finden mit Ergänzung des Körpergewichts in kg.
- Ein 80 kg Patient soll zur Analgesie 0,5 mg/kg KG empfohlene Menge Esketamin erhalten. Sie ziehen 50 mg/2 ml Esketamin verdünnt mit NaCl 0,9 % auf 10 ml auf. Wie viel ml aus der Spritze müssen Sie dem Patienten anhand der Dosierungsrichtlinie verabreichen?

$$\frac{DP(0{,}5mg) \times 80kg \times V(10ml)}{DS(50mg)} = VP(8\,ml)$$

Beispielrechnung mit zwei unterschiedlichen Maßeinheiten (mg und µg):

- Ein 80-kg-Patient soll zur Analgesie 2 µg/kg KG Fentanyl erhalten. Sie ziehen 0,5 mg/10 ml Fentanyl auf. Wieviel ml aus der Spritze müssen Sie dem Patienten anhand der Dosierungsrichtlinie verabreichen?
- Zunächst muss die Maßeinheit **mg** unter dem Bruchstrich in **µg** umgerechnet werden:

$$\frac{DP(2\mu g / kgKG) \times 80kg \times V(10ml)}{DS(0{,}5mg)} = VP$$

$$\frac{DP(2\mu g / kgKG) \times 80kg \times V(10ml)}{DS(500\mu g)} = VP(3{,}2ml)$$

Beispielrechnung für die Herstellung einer 1 : 100.000-Adrenalin-Mischung für die Gabe „aus der Hand" bei z. B. anaphylaktischer Reaktion:

- 1 mg/ml Adrenalin = 1000 µg
- Eine einfache Möglichkeit zur schnellen Herstellung einer 1 : 100.000-Adrenalin-Mischung ist es, aus 100 ml einer 0,9-prozentigen NaCl-Lösung 1 ml zu entziehen, und durch 1 ml (1 mg) Adrenalin zu ersetzen.
- 100 ml enthalten jetzt 1000 µg Adrenalin. Dies entspricht 10 µg pro ml.

Beispielrechnung für die Herstellung eines Adrenalin-Perfusors (z. B. Suprarenin®) und die entsprechende Flussrateneinstellung in ml/h:

- Dosierungsempfehlung Perfusor für Adrenalin: 0,1–0,4 µg/kg/min
- Einfaches Herstellen einer Adrenalinmischung für den Perfusor: z. B. 5 mg Adrenalin + 45 ml NaCl 0,9 % → 5000 µg Adrenalin in 50 ml Perfusorspritze = 100 µg/1 ml

- Flussrateneinstellung bei einem 80 kg schweren Patienten: 0,1 µg/80 kg/min = 8 µg/min → 8 µg/min × 60 (60 min = 1h) = 480 µg/h → 480 µg ÷ 100 µg = **4,8 ml/h**

13.4 Merkhilfen

13.4.1 Notfallmedizin allgemein

Neurologische Störungen und Bewusstseinsveränderungen

AEIOU-TIPS – SMASHED – SNOT

Für eine strukturierte Anamnese und Suche nach den Ursachen einer neurologischen Störung oder Bewusstseinsveränderung sind folgende Merkhilfen hilfreich:

AEIOU-TIPS: Mögliche Ursachen eines herabgesetzten Bewusstseinszustands

- **A** – Alkohol, Anaphylaxie, akuter Myokardinfarkt
- **E** – Epilepsie, endokrine Störungen, gestörter Elektrolythaushalt
- **I** – Insulin
- **O** – Opiate
- **U** – Urämie
- **T** – Trauma
- **I** – Intrakranielle Pathologie (Infektion, Tumor, Blutung oder Hypertonie)
- **P** – Vergiftung (Poisoning)
- **S** – Krampfanfall (Seizure)

SMASHED: Beurteilung akuter Veränderungen der neurologischen Funktion

- **S** – Substrate (Hyperglykämie? Hypoglykämie? Thiamin?), Sepsis
- **M** – Meningitis und andere ZNS-Infektionen, psychische Erkrankung
- **A** – Alkoholabusus oder -entzug
- **S** – Krampfanfall (Seizure): iktale (aktive) oder postiktale Phase, Stimulanzien, anticholinerge Wirkstoffe, Halluzinogene, Kokain
- **H** – Hypo- oder Hyperthyreose, Hypo- oder Hyperthermie, Hyperkapnie, Hypoxie, Hypo- oder Hypertonie
- **E** – Elektrolyte (Hypo- oder Hypernatriämie, Hyperkalzämie), Enzephalopathie (hepatisch, urämisch oder hypertensiv)
- **D** – Drogen jeglicher Art

SNOT: initiale Beurteilung von Bewusstseinsstörungen

- **S** – Zucker (Sugar), Schlaganfall, Krampfanfall (Seizure)
- **N** – Narkose (CO_2, Opiate)
- **O** – Oxygenierung, Sauerstoff
- **T** – Trauma, Toxine, Temperatur

Toxidrome

Toxidrome sind klinische Symptomgruppen, die sich einer bestimmten Vergiftung zuordnen lassen. In der Tabelle (➤ Tab. 13.55) werden die jeweiligen Toxidrome mit den entsprechenden Symptomen genauer aufgelistet.

Für die Suche nach der Ursache einer Intoxikation kann auch die Merkhilfe **CHAOS** herangezogen werden.

CHAOS:

- **C**holinerg
- **H**ypnotisch/Sedativ
- **A**nticholinerg
- **O**pioid
- **S**ympathomimetisch

Tab. 13.55 Häufige Toxidrome

	Sympathomimetisch	Anticholinerg	Cholinerg	Opioid	Sedativ-hypnotisch
Symptome	• Tachykardie • Hypertonie • Mydriasis • Schwitzen • Agitiertheit • Tremor • Delirium	• Tachykardie • Mydriasis • Agitiertheit • Delirium • Vigilanzminderung • Harnverhalt • Trockene Haut • Hyperthermie	**DUMBELS:** • **D**iarrhö • **U**rin (Harndrang) • **M**iosis • **B**ronchialsekret • **E**mesis • **L**akrimation (Tränenfluss) • **S**alivation/Krampfanfälle	**CPR:** • **C**oma • **P**inpoint Pupils (stecknadelkopfgroße Pupillen) • **R**espiratory Depression (Atemdepression)	• Bewusstseinseintrübung • Normale Vitalzeichen
Mögliche Wirkstoffe	• Kokain • Amphetamin/Metamphetamin • Ephedrin • Monoaminooxidase-Hemmer (MAOH) • Entzug (z. B. Ethylalkohol, Benzodiazepine)	• Antihistaminika • Trizyklische Antidepressiva • Gastrointestinale Antispasmolytika • Rezeptfreie Schlafmittel • Muskelrelaxanzien	• Organophosphate • Carbamate • Nikotin • Pilocarpin • Mestinon • (Pyridostigmin)	• Heroin • Hydromorphon • Fentanyl • Oxycodon • Hydrocodon • Diphenoxylat/Atropin • Tramadol	• Benzodiazepine • Barbiturate • Alkohole • Muskelrelaxanzien • Gamma-Hydroxybutyrat (GHB)

13

VITAMINS TRAP (Hyperkalzämie)

Eine schwere Hyperkalzämie kann unterschiedliche klinische Symptome bewirken. Neben unspezifischen Symptomen, wie z. B. Schwäche, Apathie und Lethargie, gibt es zahlreiche Organmanifestationen.
Für die Suche nach den Ursachen einer Hyperkalzämie kann die Merkhilfe **VITAMINS TRAP** hilfreich sein.

- **V**itamine A und D
- **I**mmobilisation
- **T**hyreotoxikose
- **A**ddison-Erkrankung
- **M**ilch-Alkali-Syndrom
- **I**nflammatorische Darmerkrankung
- **N**eoplasien
- **S**arkoidose
- **T**hiazide und andere Medikamente
- **R**habdomyolyse
- **A**ids
- **P**aget-Krankheit, **p**arenterale Ernährung, **P**arathyreoidea-Erkrankungen

FIND-ME (Ursache Erregungs- und Verwirrtheitszustände)

Bei unklaren Erregungs- und Verwirrtheitszuständen müssen auslösende Erkrankungen in die Differenzialdiagnostik miteinbezogen werden. Ein gutes Tool als Zusammenfassung stellt die **FIND-ME MNEMONIC** dar.

FIND-ME MNEMONIC zur Evaluation der Ursache von Erregungs- und Verwirrtheitszuständen (Moore und Pfaff 2017)**:**

Geriatrie

Funktional:	Psychiatrische Grunderkrankungen (Demenz, Schizophrenie), Schmerz
Intoxikation:	Insbesondere Medikamente
Neurologisch:	Postiktal nach Krampfanfall, Intrakranielle Blutung/Druck
Drogen:	Insbesondere Alkohol, Spice, Methamphetamin
Metabolisch:	Elektrolytentgleisung, Hyper-/Hypoglykämie
Endokrinologisch:	Hyperthyreose

SPLATT – Sturzanamnese bei geriatrischen Patienten

- **S**ymptoms → Welche Symptome sind durch den Sturz ausgelöst?
- **P**revious Falls → Gibt es vorangegangene Stürze? Gibt es eine Häufung in der letzten Zeit?
- **L**ocation of Fall → Wo ist der Patient gestürzt? Die gleiche Stelle wie beim letzten Mal?
- **A**ctivity at Time of Fall → Was hat der Patient gemacht, als es zum Sturz kam?
- **T**ime of Fall → Wann kam es zum Sturz? Gab es eine längere Liegezeit?
- **T**rauma, both physical and psychological → Welche Verletzungen sind durch den Sturz entstanden?

Geriatrische „I"

- **I**mmobilität
- **I**nstabilität
- **I**nkontinenz
- **I**ntellektueller Abbau
- **I**nappetenz (Malnutrition)
- **I**atrogene Schäden
- **I**solation

13.4.2 Innere Medizin/Kardiologie/Neurologie

Herzinsuffizienz – CHAMP/KAMEL

Es gibt unterschiedliche Gründe für eine (akute) Herzinsuffizienz. Merkhilfen wie z. B. **CHAMP** oder **KAMEL** zur Suche nach reversiblen Ursachen einer Herzinsuffizienz machen die Diagnostik einfacher, strukturierter und zielführender.
CHAMP:

- **C**oronarsyndrom (ACS – akut)
- **H**ypertensiver Notfall
- **A**rrhythmie
- **M**echanische Ursache (akut, z. B. Klappenvitium)
- **P**ulmonalarterienembolie

KAMEL:

- Akutes **K**oronarsyndrom
- **A**rrhythmie
- Akute **M**echanische Ursache
- Hypertensive **E**ntgleisung
- **L**ungenarterienembolie

WOBBLER (EKG-Veränderungen, Abklärung Synkope)

Zur Beurteilung relevanter EKG-Veränderungen in Zusammenhang mit einer Synkope ist die Merkhilfe **WOBBLER** eine gute Möglichkeit, die Ursache im Rahmen der Differenzialdiagnostik abzuklären:

- **W**PW – kurzes PR-Intervall? Delta-Welle?
- **O**bstructed AV Pathway (AV Block 2° oder 3°)
- **B**ifaszikulärer Block (RSB + LT, ÜLT, RT)
- **B**rugada-Syndrom
- **L**inksherzhypertrophie

- **E**psilon-Welle (arrhythmogene rechtsventrikuläre Dysplasie/Kardiomyopathie, ARVD)
- **R**epolarisation abnorm (long QT, ST-Hebungen …)

KEIM (reduzierter Allgemeinzustand)

Das Notfallbild **reduzierter Allgemeinzustand** oder **AZ-Verschlechterung** ist ein häufiger Alarmierungsgrund in der Präklinik und ein häufiger Grund für eine stationäre Aufnahme im Krankenhaus.

Die Gründe für einen reduzierten AZ können vielfältig sein. Im Rahmen einer strukturierten Untersuchung und ausführlichen Anamnese kann die Ursache eines reduzierten Allgemeinzustandes gefunden oder eingrenzt werden. KEIM ist eine gute Merkhilfe für die Differenzialdiagnostik und Ursachensuche.

KEIM:
- **K**ardiales Ereignis
- **E**lektrolytstörungen
- **I**nfektion
- **M**edikamente

SHOCKED

SHOCKED ist ein Akronym/MNEMONIC für die Suche nach dem Grund einer Hypotonie und Vigilanzminderung.
- **S**epsis
- **H**ypovolämie/Hämorrhagie
- **O**bstruktion (Lungenembolie), Tamponade, Spannungspneumothorax)
- **C**/**K**ardiogen (Myokardinfarkt, Herzinsuffizienz etc.)
- **E**ndokrin (Hypoglykämie, Addison-Krise (Nebennieren-Unterfunktion), Hypothyreose (Schilddrüsenunterfunktion)
- **D**rugs (Drogen; aber besonders auch neue/geänderte Medikamente? Falsch eingenommen?

LUCCAASS (Erwachsene und Kinder)

LUCCAASS dient als Merkhilfe zur Suche nach Hinweisen für den Grund einer Infektion bei Erwachsenen und Kindern.

LUCCAASS:
- **L**unge: Pneumonie, Luftnot, Husten, gelb-grüner Auswurf?
- **U**rin: Harnwegsinfekt, Pyelonephritis, konzentrierter und trüber Urin? Miktion schmerzhaft?
- **C**ardia: Endokarditis, kardiale Tachykardie, Hypotonie, Rekapillarisierungszeit > 2 s?
- **C**entral Nervous System: Meningitis, Enzephalitis, Kopfschmerzen, Nackensteifigkeit?
- **A**bdomen: Abszess, Cholezystitis, Schmerzen, Abwehrspannung?
- **A**rthritis: Fokus auf die Gelenke, Rötung, Schwellung, Schmerzen der Gelenke?
- **S**pine: Spondylodiszitis, Rücken, Rückenschmerzen (bei Spondylodiszitis)?
- **S**kin: Erysipel, Dekubitus, nekrotisierende Fasziitis, Haut, (infizierte) Wunden, Verletzungen, punktförmige Einblutungen?

FEBRILE (Erwachsene)

FEBRILE ist eine gute Merkhilfe zur Ursache nach unklarem Fieber bei Erwachsenen.

FEBRILE:
- **F**oreign Bodys
- **E**pidermis
- **B**rain, CNS
- **R**enal, Bladder
- **I**ntestinal Trace
- **L**ungs
- **E**mpty Spaces

Arterieller Verschluss

Kennzeichnend für einen arteriellen Verschluss sind die **6 P's** nach Pratt an der betroffenen Extremität:
- **P**ain: plötzlich einsetzender Schmerz
- **P**allor: Blässe, Marmorierungen
- **P**aresthesia: Sensibilitätsstörungen, Taubheit, Kältegefühl
- **P**ulselessness: distal fehlende Pulse
- **P**aralysis: Bewegungsunfähigkeit oder Schwäche
- **P**rostration: Schock bei großen beteiligten Gefäßen

Atemwegsmanagement

Merkhilfen für ein erschwertes bzw. zu erwartendes schwieriges Atemwegsmanagement (Difficult Airway Management) sind eine deutliche Erleichterung besonders in stressigen Situationen. Zu erwartende Schwierigkeiten können schon im Vorfeld abgeklärt werden. In der Anästhesie sind viele Inhalte zur OP-Vorbereitung tägliche Routine und werden z. B. im Anästhesievorgespräch abgeklärt.

ROMAN (Beutel-Masken-Ventilation, BMV):
- **R**adiation
- **O**besity/Obstruction
- **M**ask Seal/Mallampati/Male
- **A**ge > 55
- **N**o Teeth

Merkhilfe RODS beim Einsatz von supraglottischen Atemwegshilfen (Extraglottic Devices, EGD):
- **R**estricted Mouth Opening 3-3-1
- **O**bstruction/Obesity
- **D**isruption/Distorsion
- **S**tiff

Merkhilfe LEMON bei Intubation endotracheal:

- **L**ook: äußerliche Inspektion und Inspektion des Rachens
- **E**valuate: Evaluation der Abmessungen mithilfe der 3 : 3 : 2-Regel:
  - 3 Querfinger zwischen den Schneidezähnen
  - 3 Querfinger von Kinn bis zum Hyoid
  - 2 Querfinger Hyoid bis Thyroid
- **M**allampati I bis IV
- **O**bstruktion der Atemwege: Schwellung (durch Rauchgasinhalation, Verbrennung, Fraktur, Trauma, Fremdkörper, Adipositas)
- **N**eck Mobility: Beweglichkeit der Halswirbelsäule (evtl. beeinträchtigt durch HWS-Verschiebung, Verletzung)

Merkhilfe HEAVEN:

- **H**ypoxemia
- **E**xtremes of Size
- **A**natomic Challenges
- **V**omit/Blood/Fluid
- **E**xsanguination/Anemia
- **N**eck Mobility Issues

Merkhilfe SMART bei chirurgischer Atemwegssicherung:

- **S**urgical (Narben, Verwachsungen)
- **M**ass
- **A**ccess
- **R**adiation
- **T**umor

LITERATUR

Akuter Schlaganfall – Gefäßverschluss: Vereinfachte Skala zur schnellen Diagnose. In: Fortschr Neurol Psychiatr, 2014; 82(06): 305

Albers GW et al. Thrombectomy for stroke at 6 to 16 hours with selection by perfusion imaging. In: N Engl J Med, 2018; 378: 1–11

Alvarado A. A practical score for the early diagnosis of acute appendicitis". Annals of Emergency Medicine.1986, 15 (5): 557–64

Apfel CC et al. A simplified risk score for predicting postoperative nausea and vomiting: conclusions from cross-validations between two centers. In: Anesthesiology, 1999; 91(3): 693–700

Apgar V. A proposal for a new method of evaluation of the newborn infant. In: Current Researches in Anesthesia & Analgesia, 1953;32(4):260-267

Atlas SJ et al. The Quebec Task Force Classification for Spinal Disorders and the Severity, Treatment, and Outcomes of Sciatica and Lumbar Spinal Stenosis. In: Spine, 1996; 21(24): 2885–2892

AWMF-S3-Leitlinie. Analgesie, Sedierung und Delirmanagement in der Intensivmedizin (DAS-Leitlinie 2020) AWMF-Registernummer: 001-012, Stand 31.03.2021

AWMF-S2k-Leitlinie. Behandlung thermischer Verletzungen des Erwachsenen. AWMF-Registernummer 044-001, Stand 01.02.2021

Backus BE. The HEART score for chest pain patients. Dissertation. Utrecht University Repository, 2012

Baker LD, Craner M, Coetzee RH. The diagnosis and management of psychogenic non-epileptic seizures in the UK Armed Forces. In: J R Nav Med Serv, 2014; 100(1): 3–9

Baker SP et al. The Injury Severity Score: a method for describing patients with multiple injuries and evaluating emergency care. In: J Trauma, 1974; 14(3): 187–196

Bösner S et al. Ruling out coronary heart disease in Primary Care. Development and international validation of a simple rule. In: CMAJ, 2010; 182(12): 1295–1300

Brott T et al. Measurements of acute cerebral infarction: a clinical examination scale. In: Stroke, 1989; 20(7): 864–870

Büttner W. et al. Entwicklung eines Fremdbeobachtungsbogens zur Beurteilung des postoperativen Schmerzes bei Säuglingen. In: Anästhesiol Intensivmed Notfallmed Schmerzther 1998; 33(6): 353-361

Campbell JEC, Alson RL. Präklinische Traumatologie. 8. A. Göttingen: Hogrefe, 2018

Champion HR et al. Trauma score. In: Crit Care Med, 1981; 9(9): 672–676

Champion HR, Sacco WJ, Hunt TK. Trauma severity scoring to predict mortality (TRISS). In: World J Surg, 1983; 7(1): 4–11

Champion HR. A Revision of the Trauma Score. In: J Trauma, 1989; 29(5): 623–629

Champion HR. The Major Trauma Outcome Study (MTOS): establishing national norms for trauma care. In: J Trauma, 1990; 30(11): 1356–1365

Church EW at al. Number needed to treat for stroke thrombectomy based on a systematic review and metananlysis. In: Clin Neurology Neurosurg, 2017; 156: 83–84

Civil ID, Schwab CW. The Abbreviated Injury Scale, 1985 Revision: A Condensed Chart For Clinical Use. In: J Trauma, 1988; 28(1):87–90

Coupland RM. The red cross classification of war wounds: The E.X.C.F.V.M. scoring system. In: World J Surg, 1992; 16(5): 910–917

Ewing S et al. S3-Leitlinie der Deutschen Gesellschaft für Pneumologie und Beatmungsmedizin (DGP), der Paul-Ehrlich-Gesellschaft für Chemotherapie (PEG), der Deutschen Gesellschaft für Infektiologie (DGI), der Deutschen Gesellschaft für Internistische Intensivmedizin und Notfallmedizin (DGIIN), der Gesellschaft für Virologie (GfV), des Kompetenznetzwerks CAPNETZ, der Deutschen Gesellschaft für Allgemeinmedizin (DEGAM), der Deutschen Gesellschaft für Geriatrie (DGG), der Deutschen Gesellschaft für Palliativmedizin (DGP), der Österreichischen Gesellschaft für Pneumologie (ÖGP), der Österreichischen Gesellschaft für Infektionskrankheiten und Tropenmedizin (ÖGIT), der Schweizerischen Gesellschaft für Pneumologie (SGP) und der Schweizerischen Gesellschaft für Infektiologie (SGInf). Behandlung von erwachsenen Patienten mit ambulant erworbener Pneumonie, 2021

Goyal N et al. FABS. An Intuitive Tool for Screening of Stroke Mimics in the Emergency Department. In: Stroke, 2016; 47: 2216–2220

Flake F, Hoffmann B. Leitfaden Rettungsdienst. 7. A. München: Elsevier Urban & Fischer, 2021

Fleischmann TH. Fälle Klinische Notfallmedizin – Die 100 wichtigsten Diagnosen. 1. A. München: Elsevier Urban & Fischer, 2018

Fleischmann TH, Hohenstein C. Klinische Notfallmedizin, Band 1 Wissen. München: Elsevier Urban & Fischer, 2020

Gerstenbrand F et al. Die Innsbrucker Koma-Skala: Klinisches Koma-Monitoring. Intensivbehand, 1984; 9(4): 133–144

Herold G. Innere Medizin. Köln: Herold, 2019

Hinkelbein J, Genzwürker H. Formeln und Scores. 2. A. Berlin: Medizinisch Wissenschaftliche Verlagsgesellschaft, 2016

Hockberger RS, Rothstein RJ. Assessment of suicide potential by non-psychiatrics using the SAD PERSONS score. In: J Emerg Med, 1988; 6(2): 99–107

Hockberger RS, Smith M. Depression and suicide ideation. In: Wolfson AB (ed.). Clinical practice of emergency. 4th ed. Philadelphia: Lippincott Williams & Wilkins, 2005 p. 637–639

Hoffman J R et al. Selective cervical spine radiography in blunt trauma: methodology of the National Emergency X-Radiography Utilization Study (NEXUS). In: Annals of emergency medicine, 1998; 32(4): 461–469

Hoffmann M et al.: Introduction of a novel trauma score. In: J Trauma Acute Care Surg, 2012; 73(6): 1607–1613

Hoffmann M et al. Prospective Evaluation of the Eppendorf-cologne scale. In: European Journal of Emergency Medicine, 2017; 24(2): 120–125

Inouye SK et al. Clarifying confusion: The Confusion Assessment Method. A new method for detection of delirium. In: Ann Intern Med, 1990; 113(12): 941–948

Jiménez D et al. Simplification of the pulmonary embolism severity index for prognostication in patients with acute symptomatic pulmonary embolism. In: Arch Intern Med, 2010; 170(15): 1383–1389

Johnson DW. Croup. BMJ Clin Evid. 2014 Sep 29;2014:0321. PMID: 25263284; PMCID: PMC4178284

Johnston SC et al. Validation and refinement of scores to predict very early stroke risk after transient ischemic attack. In: Lancet, 2007; 369: 283–292

Knaus W et al. APACHE II: a severity of disease classification system. In: Crit Care Med, 1985; 13(10): 818–829

Kothari RU et al. Cincinnati Prehospital Stroke Scale: reproducibility and validity. In: Ann Emerg Med, 1999; 33(4): 373–738

Laméris W et al. A clinical decision rule to establish the diagnosis of acute diverticulitis at the emergency department. In: Dis Colon Rectum, 2010; 53(6): 896–904

Lawrence J et al. The development of a tool to assess neonatal pain. In: Neonatal Network : NN. 1993; 12(6):59-66. PMID: 8413140

Lee CM et al. Indices of abdominal obesity are better discriminators of cardiovascular risk factors than BMI: a meta-analysis. In: Journal of Clinical Epidemiology, 2008; 61(7): 646–653

Lim W et al. Defining community acquired pneumonia severity on presentation to hospital: an international derivation and validation study. In: Thorax, 2003, 58 (5); 377 - 382

Llanes JN et al. The Los Angeles Motor Scale (LAMS): a new measure to characterize stroke severity in the field In: Prehosp Emerg Care, 2004; 8(1): 46–50

Long B et al. Practical Considerations in Sepsis Resuscitation. In: J Emerg Med, 2017; 52(4): 472–483

Lund CC, Browder NC. The estimation of areas of burns. Surg Gynecol Obstet, 1944, 79: 352–8.

Menche N (Hrsg.). Pflege Heute. 7. A. München: Elsevier Urban & Fischer, 2019

Nogueira RG et al. Thrombectomy 6 to 24 hours after stroke with a mismatch between deficit and infarct. In: N Engl J Med, 2018; 378: 11–21

Noorian AR et al. Los Angeles Motor Scale to Identify Large Vessel Occlusion. Prehospital Validation and Comparison With Other Screens. In: Stroke, 2018; 49: 565–572

Ohle R et al. The Alvarado score for predicting acute appendicitis: a systematic review. BMC Med, 2011; 9: 139

Otter H et al. Validity and reliability of the DDS for severity of delirium in the ICU. In: Neurocrit Care, 2005; 2(2): 150–158

Pérez de la Ossa N et al. Design and Validation of a Prehospital Stroke Scale to Predict Large Arterial Occlusion – The Rapid Arterial Occlusion Evaluation Scale. In: Stroke, 2013; 45(1): 87–91

Pöldinger W. Erkennung und Beurteilung der Suizidalität. In: Reimer C (Hrsg.). Suizid: Ergebnisse und Therapie. Berlin, Heidelberg: Springer, 1982. S. 13–23

Quinn J et al. Prospective validation of the San Francisco Syncope Rule to predict patients with serious outcomes. In: Ann Emerg Med, 2006; 47(5): 448–454

Ramsay MA et al. Controlled Sedation with Alphaxalone-Alphadolone. In: Br Med J, 1974; 2(5920): 656–659

Rothwell PM. et al. A simple score (ABCD) to identify individuals at high early risk of stroke after transient ischaemic attack. In: Lancet, 2005; 366(9479): 29–36

Royal College of Physicians (2012): National Early Warning Score (NEWS). Standardising the assessment of acuteillness severity in the NHS. London, RCP

Seewald S et al. CaRdiac Arrest Survival Score (CRASS) – A tool to predict good neurological outcome after out-of-hospital-cardiac arrest. In: Resuscitation, 2020; 146: 66–73

Sessler CN et al. The Richmond Agitation-Sedation Scale: validity and reliability in adult intensive care unit patients. In: Am J Respir and Crit Care Med, 2002; 166(10): 1338–1344

Slauterbeck JR et al. Mangled Extremity Severity Score: An Accurate Guide to Treatment of the Severely Injured Upper Extremity. In: J Orthop Trauma, 1994; 8(4): 282–285

Sparrow A et al. Prednisolone versus dexamethasone in croup: a randomised equivalence trial. Archives of Disease in Childhood, 2006; 91:580-583.

Stiell G et al. The Canadian CT Head Rule for patients with minor head injury. In: Lancet, 2001; 357(9266): 1391–1396

Sugiura K et al. The Edinburgh-2 Coma Scale: A New Scale for Assessing Impaired Consciousness. In: Neurosurgery, 1983; 12(4): 411–415

Sushanth A, Rajpreet S, Goldstein LB. BE-FAST (Balance, Eyes, Face, Arm, Speech, Time). In: Stroke, 2017; 48(2): 479–481

Thiele H et al. Kommentar zu den 2020er Leitlinien der Europäischen Gesellschaft für Kardiologie (ESC) zum Management des akuten Koronarsyndroms bei Patienten ohne persistierende ST-Strecken-Hebung. In: Kardiologe, 2021; 15: 19–31

UK Ambulances Services, Clinical Practice Guidelines 2016. Pocket Book (print edition). Class Legal, 2016

van den Ham HA et al. Comparative Performance of ATRIA, CHADS2, and CHA2DS2-VASc Risk Scores Predicting Stroke in Patients With Atrial Fibrillation: Results From a National Primary Care Database. In: J Am Coll Cardiol, 2015; 66(17): 1851–1859

Waist Circumference and Waist-Hip Ratio – Report of a WHO Expert Consultation, Geneva, 8–11 December 2008. Genf: WHO Press, 2011. Aus: https://apps.who.int/iris/bitstream/handle/10665/44583/9789241501491_eng.pdf;jsessionid=3886CF1C9CA15CBDF5D842512DBBA42B?sequence=1 (letzter Zugriff: 1. September 2022)

Warden V, Hurley AC, Volicer L. Development and Psychometric Evaluation of the Pain Assessment in Advanced Dementia (PAINAD) Scale. In: Journal of the American Medical Directors Association, 2003; 4: 9–15

Wells PS, Anderson DR. Excluding Pulmonary Embolism at the Bedside without Diagnostic Imaging: Management of Patients with Suspected Pulmonary Embolism Presenting to the Emergency Department by Using a Simple Clinical Model and d-dimer. In: Ann Intern Med, 2001; 135(2): 98–107

Westley CR, Cotton EK, Brooks JG. Nebulized racemic epinephrine by IPPB for the treatment of croup: a double-blind study. In: Am J Dis Child, 1978; 132: 484–487

Witt et al. A Guide to Pain Assessment and Management in the Neonate. In: Curr Emerg Hosp Med Rep, 2016; 4: 1–10

Zock M et al. Internationale und nationale Leitlinien für die Indikation zur Bildgebung bei Verdacht auf leichtes Schädel-Hirn-Trauma. In: Notfall + Rettungsmedizin, 2011; 14: 275–285

WICHTIGE INTERNETADRESSEN (LETZTER ZUGRIFF: 1. SEPTEMBER 2022)

http://racescale.org

http://stroke.ahajournals.org/content/45/1/87.abstract?sid=b96e-d9e7-329f-4023-a776-666a43126c30

https://dasfoam.org/2019/09/07/heart-score-das-werkzeug-fuer-brustschmerz-in-der-notaufnahme-supported-by-dasfoam/?fbclid=IwAR0

l-bbKuRHGx8TLYQSSdzx4QKVssfYckpGq0t8v2KL-l45k3UGw1RZ3zpMw
https://emcrit.org/ibcc/shock/
https://foam-rd.health.blog/2018/11/10/schlaganfall-lyse-vs-intervention-vs-zeit/
https://neurosurgery.directory/2018/06/07/update-pupil-reactivity-score/
https://thejns.org/view/journals/j-neurosurg/128/6/article-p1612.xml
www.awmf.org/uploads/tx_szleitlinien/030/117l_S1_Zerebrovaskulaere_Erkrankungen_2017-07.pdf
www.awmf.org/uploads/tx_szleitlinien/145-001l_S3_Schmerzassessment-bei-aelteren-Menschen_in-der-vollstationaeren_Altenhilfe_2018-02_1_01.pdf
www.emra.org/emresident/article/prehospital-stroke-alert/
www.glasgowcomascale.org
www.heart.org/idc/groups/ahaecc-public/@wcm/@swa/documents/downloadable/ucm_493391.pdf
http://www.heartscore.nl/
www.heartscore.org/de_DE/access-heartscore
www.jems.com/2016/08/12/a-paradigm-shift-in-ems-evaluation-of-stroke/
www.rcemlearning.co.uk/foamed/heartsperanto-a-common-language-for-chest-pain-risk-stratification/
www.rcplondon.ac.uk/projects/outputs/national-early-warning-score-news-2
www.schmerzgesellschaft.de/fileadmin/pdf/BISAD_1111.pdf
www.stroke.org
www.uni-marburg.de/de/fb20/bereiche/methoden-gesundheit/allgprmed/forschung/diagnostisch/marburger-herz-score
www.youngemaustria.org/data/2018/02/mottling-score-sepsis/

KAPITEL

14 Dokumentation und Übergabe

Claudia Budelmann, David Raphael Winkenbach

14.1 Grundlagen der Dokumentation

Claudia Budelmann

Die sorgfältige Dokumentation eines jedes Einsatzes ist zugleich Pflicht und Sicherheitsnetz für jeden Mitarbeiter des Rettungsdienstes, unabhängig von seiner eigenen Position. Eine sorgfältige Dokumentation dient insbesondere zur Absicherung bei möglichen rechtlichen Auseinandersetzungen, sowohl bei zivilrechtlichen Verfahren als auch bei Strafverfahren. Aber auch für die nachvollziehbare Entwicklung der medizinischen Parameter ist eine sorgfältige Dokumentation unerlässlich.

Die gesetzliche Pflicht zur Dokumentation ergibt sich aus verschiedenen Gesetzen, wie den unterschiedlichen Landesgesetzen (z. B. dem Niedersächsischen Rettungsdienstgesetz [NRettDG]) und insbesondere dem Gesetz zur Verbesserung der Rechte von Patientinnen und Patienten (Patientenrechtegesetz). Vor Einführung dieses Gesetzes hatte die höchstrichterliche Rechtsprechung bereits einige Grundsätze zur Bewertung von Zweifelsfällen entwickelt. Zur Stärkung der Rechte von Patienten wurden diese entwickelten Grundsätze im Jahr 2013 in eine feste gesetzliche Regelung aufgenommen. So wurde das Bürgerliche Gesetzbuch (BGB) um einen eigenen Abschnitt ergänzt, der ausdrückliche Regelungen über den medizinischen Behandlungsvertrag und die bestehenden Rechte und Pflichten der Behandelnden im Rahmen einer medizinischen Behandlung enthält. Auch wurden eigene Regelungen in das 5. Sozialgesetzbuch (SGB V) aufgenommen.

14.2 Rechtssicheres Dokumentieren

14.2.1 Patientenrechtegesetz

Das Patientenrechtegesetz regelt zunächst grundsätzlich die vertragstypischen Pflichten, die sich aus der Begründung eines medizinischen Behandlungsvertrags ergeben. Dabei ist zu bedenken, dass ein Behandlungsvertrag mit dem Einsatzteam bereits dann entsteht, wenn die Leitstelle einen Einsatz für das entsprechende Team vergibt. Ein Behandlungsvertrag entsteht aber auch, wenn ein Rettungsdienstteam mit seinem Einsatzfahrzeug zufällig an einen potenziellen Einsatzort gelangt und dort eigeninitiativ tätig wird. Dabei muss es nicht unbedingt zu konkreten medizinischen Handlungen kommen, es würde vielmehr genügen, wenn die verunfallten Personen beispielsweise angesprochen würden und eine verbale Einschätzung der Lage erfolgt. Für den potenziellen Patienten verhält es sich in einem solchen Fall so, dass berufliche Einsatzkräfte sich seinem gesundheitlichen Problem vor Ort angenommen haben. Dies ist ausschlaggebend für den Beginn eines Behandlungsvertrags. Das Patientenrechtegesetz gewährt nun aufgrund des bestehenden Behandlungsvertrags den Anspruch des Patienten auf die Ableistung der versprochenen, den medizinischen Standards entsprechenden, Behandlung.

Behandlungsfehler

Grundziel des Patientenrechtegesetzes ist es, die Patienten vor möglichen Behandlungsfehlern und deren Folgen zu schützen. Dabei wird ein Behandlungsfehler als „ein Abweichen von dem geschuldeten Pflichtprogramm der Behandlung oder dem Behandlungsmaßstab" definiert. Ein grober Behandlungsfehler ist nach der Definition des Bundesgerichtshofs (BGH) „ein eindeutiger Verstoß gegen bewährte medizinische Behandlungsregeln oder gesicherte medizinische Erkenntnisse und wenn der Fehler objektiv nicht mehr nachvollziehbar ist, da er schlicht nicht unterlaufen darf".

Dabei umfasst der Begriff der „gesicherten medizinischen Erkenntnisse" solche Erkenntnisse, die in Leitlinien, Richtlinien oder anderweitigen ausdrücklichen Handlungsanweisungen festgehalten werden.

Ein Behandlungsfehler kann durch aktives Tun oder Unterlassen begangen werden. Das bedeutet, dass ein Behandlungsfehler beispielsweise dann vorliegt, wenn die Wahl einer fehlerhaften Medikation zu einem gesundheitlichen Schaden des Patienten führt. Genauso kann jedoch die Nichtvornahme einer erforderlichen medizinischen Untersuchung einen Behandlungsfehler darstellen, wenn sich im Nachhinein herausstellt, dass die korrekte Befundung zur Einleitung der richtigen Behandlung geführt hätte. Dies wäre beispielsweise dann der Fall, wenn die Anfertigung eines EKGs zur Befundung einer Herzstörung geführt hätte.

Sofern bei den gesicherten medizinischen Erkenntnissen auf Leitlinien, Richtlinien und anderweitige ausdrückliche Handlungsanweisungen verwiesen wird, ist zu beachten, dass ein Verstoß gegen derartige Handlungsanweisungen nicht grundsätzlich einen Behandlungsfehler begründet. Sofern jedoch ein Patient später einen Behandlungsfehler vermutet und dieser Vorwurf durch ein Zivilgericht überprüft werden muss, werden derartige ausdrückliche Handlungsanweisungen regelmäßig zur Beurteilung der durchgeführten Maßnahmen herangezogen. Wenn also von den bestehenden Leitlinien abgewichen wurde, liegt es für das Zivilgericht zunächst nahe, dass die medizinische Maßnahme nicht korrekt durchgeführt bzw. gewählt wurde. Der Nachweis, dass ein Abweichen von der jeweiligen Handlungsanweisung im Einzelfall geboten war, bleibt natürlich grundsätzlich möglich. Allerdings muss ein solcher Nachweis dann durch den Behandelnden geführt werden. Auf der anderen Seite ist i. d. R. davon auszugehen, dass dem Rettungsdienstmitarbeiter kein Vorwurf gemacht werden kann, wenn er sich an eine ausdrückliche Handlungsanweisung, wie eine Leitlinie, gehalten hat. Dies gilt grundsätzlich auch dann, wenn es alternative Behandlungsmethoden gibt, die in diesem Einzelfall rückwirkend betrachtet günstiger für den Patienten gewesen wären.

MERKE

Das Einhalten von Leitlinien, Richtlinien etc. schützt den Behandelnden grundsätzlich vor rechtlichen Konsequenzen. Ein Verstoß gegen derartige Handlungsanweisungen begründet aber nicht automatisch rechtliche Konsequenzen.

Informations- und Aufklärungspflichten

Ferner wurden durch den Gesetzgeber umfassende Informations- und Aufklärungspflichten in das Patientenrechtegesetz aufgenommen. Der Patient muss daher grundsätzlich darüber informiert werden, welche Schritte unternommen werden sollen. Außerdem muss der Patient von jedem Behandelnden umfassend über alle für die Behandlung wichtigen Umstände aufgeklärt werden. Daher muss ihm z. B. die Diagnose, die voraussichtliche Entwicklung der bestehenden Beschwerden sowie die richtige (leitliniengerechte) Therapie mitgeteilt werden. Dabei muss er auch über mögliche Behandlungsalternativen aufgeklärt werden. Der Patient soll nach dem Willen des Gesetzgebers so in die Lage versetzt werden, als informierter Patient auch tatsächlich selbstbestimmt in einen medizinischen Eingriff einwilligen zu können. Sofern der Patient jedoch nicht umfassend über medizinische Risiken und Behandlungsalternativen aufgeklärt wurde, ist ihm eine solche Entscheidung einfach nicht möglich.

Da es sich bei dem durchschnittlichen Patienten regelmäßig um einen medizinischen Laien handelt, fordert das Gesetz auch eine für ihn verständliche Information. Der Behandelnde darf sich also nicht auf medizinische Fachbegriffe zurückziehen, sondern muss dem Patienten alle Umstände so verständlich erklären, dass dieser in die Lage versetzt wird, die Umstände auch zu verstehen. Dabei muss das Erfassungsvermögen des jeweiligen Patienten berücksichtigt und die Erklärung diesem angepasst werden.

Bei Rettungsdiensteinsätzen ist hinsichtlich der umfassenden Aufklärungspflichten allerdings zu bedenken, dass die Einsätze regelmäßig unter erheblichem Zeitdruck erfolgen. Das Patientenrechtegesetz gilt jedoch für jede Art der Behandlung und hat grundsätzlich eher die regelhafte Behandlung im Krankenhaus als Grundfall betrachtet. Der Umfang der Aufklärungspflichten ist daher immer der aktuellen Situation anzupassen. So muss in einem nicht besonders eilbedürftigen Fall die Aufklärung entsprechend ausführlicher erfolgen als in einer Einsatzsituation, wo jede Minute zählt. Im Einzelfall kann die Pflicht zur Aufklärung daher vollständig entfallen. Dem stehen auch die Regelungen im Patientenrechtegesetz nicht entgegen.

MERKE

Je eiliger die Maßnahme, desto kürzer darf die Aufklärung ausfallen.

Fraglich ist in der Praxis häufig, wen die Pflicht zur Aufklärung trifft. Grundsätzlich hat jeder Behandelnde eine Aufklärungspflicht. Sofern es jedoch ein Kompetenzgefälle gibt, obliegt die Aufklärungspflicht grundsätzlich dem höher Qualifizierten. Das bedeutet für Einsätze, bei denen ein Notarzt beteiligt ist, dass grundsätzlich diesem auch die Pflicht zur umfassenden Aufklärung obliegt. Dies begründet sich darauf, dass im Zweifelsfall auch der Notarzt die Entscheidung zur medizinischen Behandlung trifft.

Einwilligung des Patienten

Aufgrund der umfassenden Aufklärung muss es zur Einwilligung des Patienten in die jeweilige Behandlung kommen. Eine Ausnahme gilt jedoch in Fällen, in denen der Patient nicht in der Lage ist, seine Einwilligung zu erklären, z. B. bei Bewusstlosigkeit, was eine sofortige Behandlung unaufschiebbar macht. In diesem Fall wird berücksichtigt, ob der Patient im wachen Zustand erwartungsgemäß eine Einwilligung erklärt hätte.

Fachliche Qualifikation

Grundvoraussetzung für die Vermeidung von Behandlungsfehlern ist ferner die ausreichende Ausbildung des Einzelnen. Daher müssen medizinisch-fachliche Schulungsmaßnahmen regelmäßig und im erforderlichen Umfang wahrgenommen werden. Auch ausreichende Geräteeinweisungen müssen vor dem Einsatz des technischen Equipments erfolgt sein. Das

Patientenrechtegesetz schreibt vor, dass eine medizinische Behandlung nicht übernommen werden darf, sofern es an der erforderlichen Aus- oder Fortbildung fehlt.

Dokumentation

Das Patientenrecht schreibt in § 630f BGB ausdrücklich vor, dass der Behandelnde verpflichtet ist, eine Patientenakte elektronisch oder in Papierform zu führen. Dabei muss die Dokumentation spätestens unmittelbar nach der Behandlung erfolgen. Ferner muss die Dokumentation sämtliche Behandlungen und diese betreffenden Umstände erfassen.

MERKE

Zur Vermeidung von Behandlungsfehlern

- sind fachliche Standards einzuhalten,
- ist der Patient über die vorzunehmende Behandlung zu informieren (ausnahmsweise entbehrlich, wenn die Behandlung unaufschiebbar),
- besteht eine Aufklärungspflicht (ausnahmsweise entbehrlich, wenn die Behandlung unaufschiebbar), wobei dies die vorrangige Aufgabe des Notarztes ist,
- muss der Patient in die Behandlung einwilligen (ausnahmsweise entbehrlich, wenn die Behandlung unaufschiebbar und mutmaßlicher Wille ist),
- sind **sämtliche** Behandlungen zu dokumentieren!

Daraus ergeben sich folgende Anforderungen für das Rettungsdienstpersonal:

- Fachgerechte Behandlung
- Regelmäßige Fortbildungen
- Erforderliche Geräteeinweisungen müssen erfolgen
- Fachgerechte Reinigung und Desinfektion
- Kein Übernahmeverschulden (Übernahme der Behandlung, obwohl die dafür erforderlichen Kenntnisse, Fähigkeiten und Erfahrungen nicht bestehen)

Folge von Behandlungsfehlern

Als Folge von Behandlungsfehlern ergibt sich eine zivilrechtliche Haftung des Behandelnden. Das bedeutet, dass der Behandelnde (bzw. ggf. der jeweilige Arbeitgeber) für materielle und immaterielle Schäden aufkommen muss, die durch den Behandlungsfehler entstanden sind. Dies können z. B. weitere Behandlungskosten oder Kosten für medizinische Hilfsmittel sein, aber auch ein eingetretener Verdienstausfall oder der Einsatz von Haushaltshilfen muss ggf. ersetzt werden. Auch können dem Patienten Schmerzensgeldzahlungen durch ein Zivilgericht zugesprochen werden.

Grundsätzlich ist in einer zivilrechtlichen Auseinandersetzung der Kläger (hier der Patient) in der Beweispflicht. Das bedeutet, dass der Patient beweisen müsste, dass ein Behandlungsfehler begangen wurde und er durch diesen Behandlungsfehler entsprechend verletzt wurde. In der Praxis stellte das in der Vergangenheit für den Patienten eine erhebliche Hürde dar, da er regelmäßig keinen ausreichenden Einblick in die medizinischen Unterlagen nehmen konnte. Außerdem war der Nachweis, dass ein gesundheitlicher Schaden gerade durch ein einzelnes Fehlverhalten eingetreten sein soll, oftmals schwer zu belegen. Durch das Patientenrechtegesetz wurde dies für den Patienten erheblich erleichtert, indem bestimmte Grundsätze geschaffen wurden.

Grundsätze des Patientenrechtegesetzes

Das Patientenrechtegesetz legt fest, dass alle medizinisch gebotenen Maßnahmen dokumentiert werden müssen. Dabei sind unter den medizinisch gebotenen Maßnahmen sowohl die Untersuchung des Patienten als auch die anschließende Diagnostik und die sich daraus ergebenden notwendigen Behandlungen zu verstehen. Sofern eine Dokumentation einer einzelnen Maßnahme nicht erfolgt ist, wird in einem gerichtlichen Verfahren zunächst angenommen, dass diese Maßnahme nicht vorgenommen wurde! Dabei ist es unerheblich, dass die Maßnahme beispielsweise standardmäßig immer vorgenommen wird und nicht anzunehmen ist, dass es im konkreten Einzelfall anders gehandhabt worden sein könnte. Ohne eine entsprechende Dokumentation gilt die Maßnahme zunächst als nicht vorgenommen.

Sofern der Behandelnde nicht entsprechend aus- oder fortgebildet war, wird zunächst geschlussfolgert, dass gerade auch diese fehlende Befähigung dazu geführt hat, dass die Behandlung fehlerhaft verlaufen ist. Sprich, es ist zunächst unerheblich, ob es sich um eine besonders gefahrgeneigte Behandlung gehandelt hat, die auch einem entsprechend ausgebildeten Behandelnden regelmäßig nicht gelungen wäre. Es kommt vielmehr zuerst allein auf die entsprechende persönliche Befähigung an.

Sobald ein grober Behandlungsfehler festgestellt wurde, wird angenommen, dass dieser auch für den eingetretenen Schaden ursächlich war. Dabei bleiben alternative Ursachen zunächst unberücksichtigt. Dies ist unabhängig davon, ob diese alternativen Ursachen grundsätzlich eher zum Schadenseintritt geführt haben könnten. Dieser Grundsatz gilt insbesondere auch für die fehlende Befunderhebung. So wird grundsätzlich angenommen, dass der Befund, der nicht erhoben wurde, zu einer korrekten Einschätzung der erforderlichen medizinischen Behandlung geführt hätte.

MERKE

- Sofern eine medizinisch gebotene Maßnahme nicht dokumentiert wurde, wird vermutet, dass diese nicht erfolgt ist.
- Bei fehlender Befähigung des Behandelnden wird vermutet, dass diese fehlende Befähigung auch für den Schadenseintritt ursächlich war.
- Bei einem groben Behandlungsfehler wird die Ursächlichkeit für den Schadenseintritt vermutet. Dies gilt auch beim Unterlassen von medizinischer Befunderhebung.

Dabei ist es grundsätzlich möglich, dass der entgegenstehende Beweis bei einem zivilgerichtlichen Verfahren erbracht wird. Dies ist in der Praxis für den Rettungsdienstmitarbeiter jedoch mit erheblichem Aufwand und Unsicherheiten verbunden und in vielen Fällen schlicht nicht möglich.

14.2.2 Strafrechtliche Ahndung

Die korrekte Dokumentation ist aber auch für die Vermeidung von Strafverfahren zum eigenen Nachteil erforderlich. So sollte berücksichtigt werden, dass nahezu jeder medizinische Eingriff eine Körperverletzung im rechtlichen Sinn darstellt. Es handelt sich regelmäßig um einen Eingriff in die körperliche Unversehrtheit des Patienten. Insofern ist es unerheblich, dass der Patient auch zuvor bereits körperliche Probleme hatte, die den Notfalleinsatz erst erforderlich gemacht haben. Durch einen weiteren Eingriff wird der Körper erneut beeinträchtigt. Da dies zumeist durch Eingriffe mittels eines medizinischen Gerätes erfolgt oder durch die Gabe von Medikamenten, ist in einer Vielzahl von Fällen sogar ggf. von einer gefährlichen Körperverletzung auszugehen. Der Straftatbestand der gefährlichen Körperverletzung (§ 224 StGB) schreibt die Ahndung solcher Straftaten mit Freiheitsstrafen von mindestens sechs Monaten bis zu einer Höchstfrist von zehn Jahren Freiheitsstrafe vor. Die Straferwartung ist zunächst völlig unabhängig davon, ob der Eingriff lege artis erfolgte, also den Regeln der ärztlichen Kunst entsprach.

Ein solches Verhalten ist jedoch nur dann strafbar, wenn es auch rechtswidrig erfolgte. Dies ist immer dann nicht der Fall, wenn ein Rechtfertigungsgrund vorliegt. Insbesondere ist hier der Rechtfertigungsgrund der (mutmaßlichen) Einwilligung zu berücksichtigen.

(Mutmaßliche) Einwilligung

Die Einwilligung des Patienten in die (gefährliche) Körperverletzung setzt grundsätzlich eine vorherige Aufklärung über die beabsichtigten Maßnahmen und die möglichen Folgen voraus. Diese müssen für den Patienten entsprechend verständlich und nachvollziehbar dargestellt werden. Sofern der Patient nicht ansprechbar ist oder aufgrund einer psychischen Erkrankung bzw. Intoxikation nicht einwilligungsfähig ist und sofortiges Handeln aus dringenden Gründen erforderlich ist, kann die Einwilligung ggf. vermutet werden. Im Gegensatz zur tatsächlichen Einwilligung, bei der auch in alternative Behandlungsmethoden eingewilligt werden kann, vermag eine Einwilligung ausschließlich für lege artis durchgeführte Heileingriffe vermutet werden.

Bei einer Weigerung des Patienten ist die Einwilligung grundsätzlich nicht ersetzbar. Beispielsweise kann i. d. R. nicht davon ausgegangen werden, dass der Patient nach dem Verlust seines Bewusstseins nunmehr seine Einwilligung mutmaßlich erklären würde. Anders stellt sich das lediglich in Fällen dar, in denen sich zwischen der Weigerung und dem Bewusstseinsverlust gravierende Fakten verändert haben. Dies wäre beispielsweise der Fall, wenn zunächst lediglich körperliche Beeinträchtigungen erwartet wurden (z. B. Narben) und über diese Gefahr aufgeklärt wurde und es aufgrund unerwartet eingetretener Umstände plötzlich zu einer Verschlechterung einer zuvor unerkannten Verletzung kommt, welche nunmehr mit einer Lebensgefahr einhergeht. Hier konnte der Patient aufgrund des zum Zeitpunkt der Weigerung bestehenden Wissens nicht abschätzen, dass seine Verweigerung von medizinischer Hilfe zu einer derartigen Gefahr führt. Bei seiner Abschätzung konnte er als Folge seiner Weigerung lediglich die dauerhafte kosmetische Entstellung durch eine Narbe berücksichtigen. Es erscheint nachvollziehbar, dass ein Patient, der bereit ist, eine Narbe in Kauf zu nehmen, um eine bestimmte medizinische Maßnahme (insbesondere aus religiösen Gründen) zu vermeiden, diese Frage anders entscheiden würde, wenn plötzlich Lebensgefahr besteht. Sofern ein solcher Patient das Bewusstsein verliert, kann die Weigerung im Einzelfall durch eine Mutmaßung ersetzt werden. Dies gilt jedoch nicht, wenn zuvor auch im Falle einer Lebensgefahr die Einwilligung verweigert wurde.

Ähnlich verhält es sich bei Volltrunkenen, Intoxikierten oder psychisch Beeinträchtigten, insbesondere suizidalen Personen, sofern bei diesen im Einzelfall davon auszugehen ist, dass ihnen eine freie Willensbildung nicht möglich ist.

Sofern es zu einem strafrechtlichen Ermittlungsverfahren kommt, sollte bedacht werden, dass in einem solchen Fall regelmäßig die erfolgten Dokumentationen zur Beurteilung der Sachlage durch den zuständigen Staatsanwalt oder im Fall der Anklageerhebung durch den Strafrichter erfordert werden. Für solche Entscheidungen wird zum Ausgleich des fachlichen Defizits sodann regelmäßig ein medizinischer Sachverständiger zur Begutachtung des Behandlungsverlaufs eingesetzt.

In solchen Fällen wird regelmäßig berücksichtigt, ob das Rettungsdienstpersonal nach medizinischen Leitlinien, Richtlinien oder sonstigen ausdrücklichen Handlungsanweisungen gehandelt hat und dies entsprechend dokumentiert wurde. Grundsätzlich stellen medizinische Leitlinien etc. keine Rechtsnormen dar und binden die Rechtsprechung daher nicht. Mithin begründet ein Verstoß gegen derartige ausdrückliche Handlungsanweisungen nicht zwingend ein strafbares Verhalten. Die Befolgung der entsprechenden Leitlinien dürfte jedoch eine Strafbarkeit grundsätzlich ausschließen, da sie i. d. R. eine Konkretisierung der im Verkehr erforderlichen Sorgfalt darstellen. Damit vermag der Vorwurf einer fahrlässigen Straftat gegen den Behandelnden regelmäßig nicht erhoben zu werden. Ferner erfassen gesicherte medizinische

Erkenntnisse die elementaren medizinischen Grundregeln, die im jeweiligen Fachgebiet vorausgesetzt werden.

Auch im Strafverfahren werden Unterlagen benötigt, um die jeweiligen Entscheidungen des Rettungsdienstpersonals beurteilen zu können. Der medizinische Sachverständige benötigt zur Überprüfung der korrekten Diagnoseerstellung eine exakte Dokumentation der Vitalwerte, der weiteren klinischen Untersuchungen und ggf. auch der Anamnese. Nur so kann beispielsweise ausgeschlossen werden, dass eine hilflose Person zurückgelassen wurde. Dafür benötigt der Staatsanwalt eine Dokumentation des Zustands des Patienten beim Verlassen des Einsatzortes.

14.2.3 Medizinische Information

Davon abgesehen ist die korrekte Dokumentation auch für die nachfolgenden Behandler essenziell notwendig. Rechtlich gesehen, befreit man sich hier vor einer möglichen Haftung wegen späterer Fehlbehandlung aufgrund unzureichender Informationen. Auch kann so der weitere Verlauf der begonnenen Behandlung nachvollzogen werden, sodass dies auch dem späteren Nachweis einer fehlenden Ursächlichkeit dient.

14.3 Verbleib des Patienten vor Ort, Transportverweigerung

Voraussetzung für eine wirksame Transportverweigerung ist ein freier Wille des Patienten. Dieser darf nicht durch Trunkenheit, Drogen oder psychische Erkrankung beeinträchtigt sein. Der Patient muss über die Notwendigkeit und Dringlichkeit der medizinischen Maßnahme und den damit verbundenen erforderlichen Transport aufgeklärt werden. Dabei ist ggf. nachhaltig auf den Patienten einzuwirken (z. B. durch Hinzuziehung von Angehörigen). Sofern der Transport unter diesen Voraussetzungen konsequent verweigert wird, ist diese Weigerung des Patienten für das Rettungsdienstpersonal bindend. Diese Weigerung sowie die entsprechende Aufklärung sollten unbedingt dokumentiert werden. Diese Dokumentation sollte möglichst über eine Unterzeichnung des auf Einsatzprotokollen enthaltenen Vordrucks durch den Patienten hinausgehen und auch die Verweigerungsfähigkeit des Patienten umfassen!

Die Unterschrift des Patienten ist für die Weigerung nicht erforderlich, aber aus Beweisgründen zu begrüßen, wie auch die Dokumentation von unabhängigen Zeugen.

Sofern der Patient keinen freien Willen bilden kann (z. B. Trunkenheit, Suizid), ist die Weigerung unbeachtlich. Der Patient ist ggf. trotzdem zu behandeln. Die Behandlung gegen den (beeinträchtigten) Willen des Patienten ist insbesondere dann vorzunehmen, wenn eine vitale Gefährdung vorliegt. Zur Durchführung der Behandlung sind evtl. die Verwaltungsbehörden einzuschalten (PsychKG) oder es ist die Polizei anzufordern. Diese kann dann über die Ausübung des Schutzgewahrsams tätig werden.

Unbedingt zu unterscheiden von der Transportverweigerung ist die Entscheidung durch das Rettungsdienstpersonal, dass kein behandlungsbedürftiger Notfall vorliegt. In der Praxis kommt es regelmäßig zu Einsätzen, in welchen teilweise langzeitig bestehende Erkrankungen nunmehr angeblich sofort behandelt werden müssten oder gar der Transport in ein Krankenhaus über den Rettungsdienst angestrebt wird, um erwartete lange Wartezeiten zu umgehen. Teilweise liegt auch lediglich eine Unwissenheit der Patienten vor. In solchen Fällen ist eine sorgfältige Diagnostik vorzunehmen. In vielen Fällen wurde die Leitstelle durch den Notrufabsetzenden nicht in die Lage versetzt, eine adäquate Beurteilung der Lage vor Ort vorzunehmen. Dem eingesetzten Rettungsdienstpersonal obliegt nun die Aufgabe der umfassenden Diagnostik. Eine solche ist detailliert zu dokumentieren. Sofern sich eine fehlende akute Behandlungsbedürftigkeit ergibt, sollte dieser Umstand dem Patienten mitgeteilt werden. In solchen Fällen ist es nicht erforderlich, dass der Patient die „Transportverweigerung" erklärt, wie in der Praxis oft üblich. Für eine spätere Beweisführung kann eine schriftliche Bestätigung durch den Patienten jedoch hilfreich sein. Es ist daher unbedingt die erfolgte Diagnostik zu dokumentieren. Dabei müssen zwingend die konkreten Vitalwerte etc. erfasst werden, um eine spätere Überprüfung der erfolgten fachlichen Schussfolgerung durch unabhängige Dritte zu ermöglichen. Sodann sollte notiert werden, dass der Patient diese Erklärung verstanden hat und sich mit dem Verbleib einverstanden erklärt.

Diese Erklärung ist jedoch für einen Verbleib des Patienten vor Ort nach Entscheidung durch den Rettungsdienst nicht erforderlich! Eine solche allseits angenommene und durch Patienten behauptete Pflicht zum Transport existiert gesetzlich nicht! Sofern sich der Patient auch nach einer entsprechenden Aufklärung nicht einsichtig zeigt und auf einen Transport besteht, sollte die Dokumentation wie zuvor dargelegt erfolgen. Diese ist dann jedoch auch ausreichend, um einen Transport nicht durchzuführen.

MERKE

Der Rettungswagen ist kein Taxi!

14.4 Umfang und Art der Dokumentation

Für eine rechtssichere Dokumentation sind sämtliche getroffenen Maßnahmen und Feststellungen aufzuführen. Es ist eine viel verbreitete Praxis, dass lediglich die Schlussfolgerungen aus den getätigten Untersuchungen festgehalten werden. Aus den oben dargelegten Gründen ist dies jedoch nicht ausreichend und stellt keine rechtssichere Dokumentation dar! Es sind vielmehr zwingend alle erhobenen Werte aufzuführen. Alle Werte, die in irgendeiner Art und Weise ermittelt wurden, sind schriftlich festzuhalten. Das gilt auch für Werte im Normbereich und für das Fehlen von Verletzungen (z. B. bei Sturzgeschehen). Die Angabe „nicht vital bedroht" ist später nicht nachprüfbar und stellt keine ausreichende Dokumentation dar. Hier sollte immer bedacht werden, dass es einen medizinischen Grund gab, die jeweiligen Werte zu messen. Sobald es einen Grund zur Erhebung gab, sind diese Werte auch so relevant, dass sie schriftlich festgehalten werden müssen.

Ein medizinischer Sachverständiger in einem Strafverfahren kann nur dann prüfen, ob die Einstufung als „nicht vital bedroht" korrekt aufgrund der jeweiligen Befundergebnisse erfolgte, wenn diese auch dokumentiert wurden. Nur wenn Befundwerte festgehalten werden, kommt es nach dem Patientenrechtegesetz nicht zu der Annahme, dass die Befundung nicht erfolgt ist.

Neben den festgestellten Werten sind möglichst auch die daraus getroffenen Diagnosen festzuhalten.

Darüber hinaus ist der jeweilige Einzelfall zu berücksichtigen. So müssen beispielsweise bei einem Sturzgeschehen vermehrte Angaben hinsichtlich der äußerlich festgestellten Verletzungen vermerkt werden, als dies bei einem Herzinfarktpatienten der Fall wäre. Hier sind also insbesondere nicht vorhandene Verletzungen zu dokumentieren.

Zur eigenen Absicherung sollte möglichst auch der Verbleib von persönlichen Gegenständen erfasst werden.

Um eine rechtlich sichere Dokumentation zu gewährleisten, kann grundsätzlich zuverlässig auf die bestehenden Vordrucke verwiesen werden. Sofern diese vollständig und gewissenhaft ausgefüllt werden, ist die Dokumentationspflicht in den allermeisten Fällen bereits ausreichend erfüllt. Selbstverständlich ist dies nicht in jedem Fall vollständig erforderlich. Allerdings bieten die aktuell bekannten gängigen Protokolle eine hinreichende Sicherheit, alle wichtigen Parameter zu erfassen. Etwas anderes gilt lediglich für den Fall der Transportverweigerung (➤ Kap. 14.3).

MERKE

Ein vollständig ausgefülltes Protokoll erfüllt i. d. R. alle Anforderungen an die Dokumentationspflicht. Im Zweifelsfall: besser zu viel ausfüllen als zu wenig!

14.4.1 Person des Dokumentierenden

Es ist gesetzlich nicht geregelt, wer die Dokumentation vornehmen muss. Aus den zuvor dargelegten Gründen hat jeder Behandelnde ein eigenes Interesse an einer guten Dokumentation. Es bietet sich daher auch für das Rettungsdienstpersonal an, in problematischen Fällen eine eigene Dokumentation vorzunehmen, sofern das Einsatzprotokoll nicht selbst, sondern durch den Notarzt geschrieben wurde. Dies kann insbesondere auch zur Gedächtnisunterstützung dienen, wenn es im späteren Verlauf zu Vorwürfen durch den Patienten kommen sollte.

14.4.2 Datenschutz beachten

Dabei ist zu beachten, dass die notierten Angaben personenbezogene Daten und daher schutzwürdig sind. Dies ist insbesondere bei der Aufbewahrung der Unterlagen zu berücksichtigen. Es bietet sich daher an, die Unterlagen gesichert in der Wache aufzubewahren. Sofern das nicht möglich ist, sollte genauestens auf eine ausreichende Anonymisierung der Daten geachtet werden. Hinsichtlich der Aufbewahrungsdauer sollte der zeitliche Ablauf eines Strafverfahrens nicht unterschätzt werden. In besonders problematischen Fällen sollte eine Aufbewahrung bis zur Verjährungsfrist erwogen werden. Diese würde bei einer gefährlichen Körperverletzung grundsätzlich zehn Jahre betragen. (Wobei eine Verlängerung durch Unterbrechungen der Verjährung möglich ist und bei anderen Strafvorwürfen andere Fristen gelten.)

Der Datenschutz ist auch im Einsatz hinsichtlich des Protokolls zu beachten. Die verbreitete Praxis, dass die Dokumentation offen lesbar am Fußende der Patiententrage abgelegt wird, verstößt gegen den Datenschutz des Patienten. Hier ist zumindest ein Schutz gegen unbefugte Einsichtnahme durch Umdrehen des Protokolls zu gewährleisten. Dieser Schutz genügt jedoch nur bei dauerhafter Anwesenheit des Rettungsdienstpersonals.

14.5 Übergabestruktur/Konzepte

David Raphael Winkenbach

Die Patientenübergabe stellt die wohl relevanteste Schnittstelle (➤ Abb. 14.1) zwischen prä- und innerklinischer Versorgung dar und ist essenziell bei jedem Zuständigkeitswechsel im Rettungsdienst. Sie ist richtungsweisend, maßgebend, folgenschwer und deshalb äußerst bedeutsam. Eine

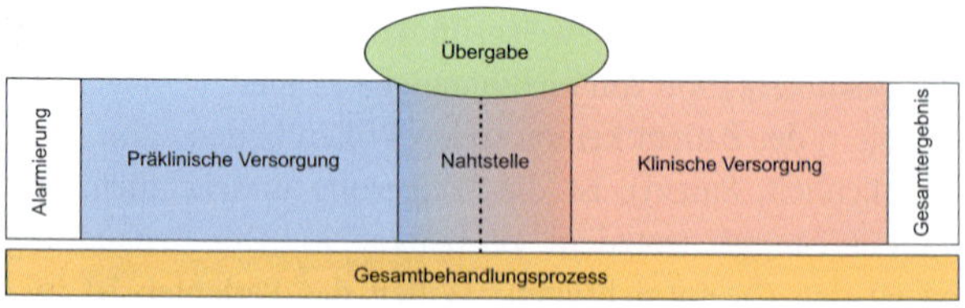

Abb. 14.1 Schnittstelle Übergabe [L143]

geordnete, informatorische Übergabe kann einem Patienten das Leben retten, während eine nachlässige Übergabe, bei der Angaben entfallen sind, eine lebenswichtige Maßnahme möglicherweise verzögert. Dass eben diese Schnittstelle eine große Herausforderung für das beteiligte Personal verkörpert, ist keineswegs verwunderlich, wenn man bedenkt, welche Ansprüche an die Patientenübergabe gestellt werden. Informationen müssen lückenlos, strukturiert und nach Relevanz sortiert weitergegeben, aber auch richtig aufgenommen und verstanden werden. Für das Rettungsdienstpersonal gilt es, eine Patientenübergabe zu gestalten, bei der alle wichtigen Fakten in überschaubarer Zeit und adäquater Formulierung genannt werden. Sprachbarrieren, Informationsfluten, mangelnde Aufmerksamkeit, Fehlinterpretationen, Aufregung oder eine einschüchternde Hierarchie sind nur einige von vielen Hindernissen, die diesen Prozess gefährden können. Um Fehler zu vermeiden, sind gute Kommunikation, ein abgestimmtes Setting sowie eine sachliche Gliederung der übermittelten Angaben wesentliche Elemente.

MERKE

Die Patientenübergabe ist die Nahtstelle zwischen prä- und innerklinischer Versorgung. Sie ist entscheidend für einen optimalen Gesamtbehandlungsprozess. Vor allem werden hier die Weichen für den unmittelbar folgenden Behandlungsansatz gestellt.

14.5.1 Das richtige Umfeld

Eine Patientenübergabe findet an unterschiedlichen Orten, in diversen Konstellationen und verschiedenen Situationen statt. Auch wenn ein größeres Team zur Versorgung von Notfallpatienten oft obligat ist, bieten viele Personen auch immer mehr Möglichkeiten für Störungen oder Fehler. Mit der Brisanz des Falls wächst also die Notwendigkeit, das Umfeld bei einer Übergabe zu optimieren. Weiterhin bedarf es an beiden Seiten der Übergabe hinreichender **Vorbereitung** („prepare").

Die räumliche Umgebung für den Informationsaustausch ist notgedrungen variabel (Schockraum, Rettungswagen, Behandlungszimmer etc.). Das Umfeld wird hierbei so gestaltet, dass Blickkontakt und Akustik nicht gestört werden. Alle erforderlichen Personen sind anwesend („Team komplett – Übergabe"), niemand arbeitet, niemand spricht und die Konzentration ist auf den **Rapport** gelenkt („meet"). Die Kommunikation erfolgt in klarer, sachlicher Sprache und folgt den Regeln des **CRM/TRM** (Crew Ressource Management/Team Ressource Management). Hervorzuheben ist im Kontext einer Patientenübergabe die in ➤ Abb. 14.2 dargestellte Closed Loop Communication.

PRAXISTIPP

Grundsätzlich ist es hilfreich, im Rahmen von Übergabesitutionen auf die Leitsätze des CRM zurückzugreifen.

1. Kenne deine Arbeitsumgebung.
2. **Antizipiere** und plane voraus.
3. Fordere Hilfe an – lieber früh als spät.
4. Übernimm die Führungsrolle oder sei ein gutes Teammitglied.
5. Verteile die Arbeitsbelastung **(10-für-10-Prinzip).**
6. Mobilisiere alle verfügbaren Ressourcen (Personen und Technik).
7. **Kommuniziere sicher und effektiv.**
8. Beachte und verwende alle vorhandenen Informationen.
9. Verhindere und **erkenne Fixierungsfehler.**
10. Habe Zweifel und überprüfe genau (**Double Check**; nie etwas annehmen).
11. Verwende **Merkhilfen** und schlage nach.
12. **Reevaluiere** die Situation immer wieder **(10-für-10-Prinzip).**
13. Achte auf gute Teamarbeit.
14. Lenke deine Aufmerksamkeit bewusst.
15. **Setze Prioritäten dynamisch.**

Durch eine möglichst systematische, nicht ausgeschmückte Darstellung der Fakten, begegnen sich die Beteiligten auf Augenhöhe und menschliche sowie fachliche Barrieren werden überbrückt. Die Übertragung endet mit einer Zusammenfassung des Gesagten. Das Umlagern des Patienten erfolgt nach der Übergabe; der Monitor- und Gerätewechsel findet nach der Umlagerung mit Zustimmung des übernehmenden Teamleiters statt. Insgesamt lässt sich der Übergabeprozess also in vier Schritte unterteilen:

- **Vorbereitung** („prepare")

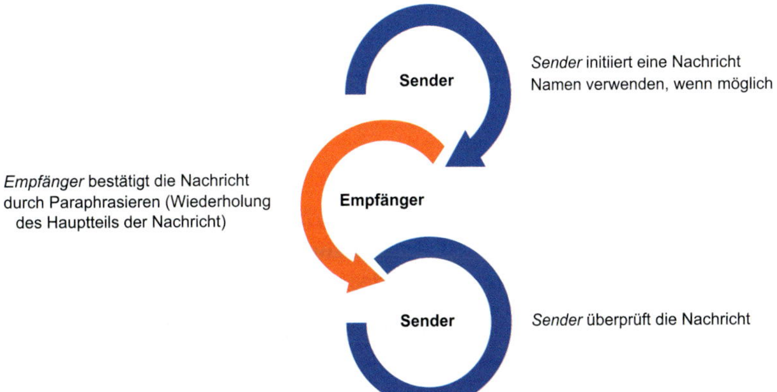

Abb. 14.2 Closed Loop Communication [L143]

- **Begegnung** („meet“)
- **Dialog** („talk“)
- **Zusammenfassung** („sum up“/„summarize“)

MERKE

ABC-Regel

In einigen Bereichen geht der eigentlichen Übergabe eine sog. „5-Sekunden-Visite“ voraus. Primär ist sie ein Werkzeug für Traumapatienten im Schockraum. Dabei wird vom übernehmenden Team eine schnelle Untersuchung mit dem Fokus Atemwege (A), Belüftung (B), Kreislauf (C) durchgeführt, um unmittelbar lebensbedrohliche Situation auszuschließen oder abzuwenden.

Im klinischen Setting gibt es Empfehlungen, welche die Besetzung eines Schockraums vorgeben. Demnach sollte Personal aus verschiedenen Fachbereichen anwesend sein. Der Informationsfluss läuft dabei jedoch immer über einen Teamleiter, unabhängig welchen Fachbereich die übergebene Information betrifft. Häufig tragen die Teammitglieder in Schockräumen Westen oder Armbinden, die ihre jeweilige Funktion anzeigen. Die vorgeschlagene Besetzung eines Schockraums für traumatologische Schwerverletztenversorgung sind in ➤ Tab. 14.1 und ➤ Tab. 14.2 dargestellt.

Für nichttraumatologischen Schockraumpatienten ist eine fixe Besetzung nicht so einfach möglich. Grund dafür sind die vielen verschieden Krankheitsbilder und Notfallsituationen der betroffenen Patienten. Jedenfalls wird bei der Besetzung eines nichttraumatischen Schockraums die Anwesenheit von mindestens einem Notfallmediziner als Fach- bzw. Oberarzt (Teamleiter) sowie mindestens zwei Pflegekräften der Notaufnahme empfohlen. Für die anfängliche Akutphase ist sogar ein zweiter Arzt empfohlen. Dieser sowie weitere etwaig hinzugezogene Kräfte können vom Teamleiter jedoch abgezogen werden, wenn kein Bedarf besteht. Des Weiteren sollte das Schockraumteam um zusätzliche fachliche Expertisen (z. B. Kardiologie, Neurologie, HNO etc.) erweitert werden, wenn die angemeldete Notfallsituation eine Notwendigkeit hierfür anzeigt.

MERKE

Die Besetzung eines nichttraumatischen Schockraums kann variieren und ist oft abhängig von der Anmeldung des Patienten.

Tab. 14.1 Basisteam im Schockraum nach DGU (Weißbuch Schwerverletztenversorgung)

Lokales Traumazentrum (LTZ) – Basisteam	Regionales Traumazentrum (RTZ) – Basisteam	Überregionales Traumazentrum (ÜTZ) – Basisteam
Ärztliche Führungsebene Facharzt für Orthopädie und Unfallchirurgie mit Zusatzweiterbildung Spezielle Unfallchirurgie oder Facharzt für Chirurgie mit Schwerpunkt Unfallchirurgie	Ärztliche Führungsebene Facharzt für Orthopädie und Unfallchirurgie mit Zusatzweiterbildung Spezielle Unfallchirurgie oder Facharzt für Chirurgie mit Schwerpunkt Unfallchirurgie (mindestens die Hälfte der Zeit der vollen Weiterbildungsbefugnis Spezielle Unfallchirurgie)	Ärztliche Führungsebene Facharzt für Orthopädie und Unfallchirurgie mit Zusatzweiterbildung Spezielle Unfallchirurgie oder Facharzt für Chirurgie mit Schwerpunkt Unfallchirurgie (volle Weiterbildungsbefugnis für die Zusatzweiterbildung Spezielle Unfallchirurgie)
1 Facharzt (bzw. Facharztstandard) für Orthopädie und Unfallchirurgie oder Viszeralchirurgie oder Allgemeinchirurgie	1 Facharzt (bzw. Facharztstandard) für Orthopädie und Unfallchirurgie	1 Facharzt (bzw. Facharztstandard) für Orthopädie und Unfallchirurgie
1 Facharzt für Anästhesiologie (bzw. Facharztstandard)	1 Weiterbildungsassistent in Orthopädie und Unfallchirurgie oder in Viszeralchirurgie und/oder Allgemeinchirurgie	1 Weiterbildungsassistent in Orthopädie und Unfallchirurgie oder Weiterbildungsassistent in Viszeralchirurgie oder Allgemeinchirurgie
1 Pflegekraft Notaufnahme	1 Facharzt für Anästhesiologie bzw. Weiterbildungsassistent (bzw. Facharztstandard)	1 Facharzt für Anästhesiologie (bzw. Facharztstandard)
1 Pflegekraft Anästhesiologie	2 Pflegekräfte Notaufnahme	2 Pflegekräfte Notaufnahme
1 medizinisch-technische Radiologiefachkraft (MTRA)	1 Pflegekraft Anästhesiologie	1 Pflegekraft Anästhesiologie
	1 medizinisch-technische Radiologiefachkraft (MTRA)	1 medizinisch-technische Radiologiefachkraft (MTRA)

14.5.2 Übergabestruktur

Ein Großteil der negativen Ereignisse in der Medizin lässt sich auf menschliche Fehler und Unterlassungen zurückführen. Es handelt sich hierbei v. a. um Missverständnisse und Entscheidungsfehler. Diesen „Human Factors“ bietet die Patientenübergabe viel Angriffsfläche. Darum ist es wichtig, ihnen vorzubeugen.

Häufige Fehler, die im Rahmen einer Schnittstellen-Übergabe zwischen Klinik- und Rettungsdienstpersonal passieren, sind:

- **Informationsverlust durch nicht eingehaltene Kommunikationsregeln**
- **Informationsverlust durch Störfaktoren**
- **Nicht priorisierter Informationsfluss und Informationsüberfluss**
- **Unstrukturierte Übergabe**

Tab. 14.2 Erweitertes Schockraumteam nach DGU; Anwesenheit innerhalb 30 Minuten (Weißbuch Schwerverletztenversorgung)

Lokales Traumazentrum (LTZ) – erweitert	Regionales Traumazentrum (RTZ) – erweitert	Überregionales Traumazentrum (ÜTZ) – erweitert
Facharzt für Orthopädie und Unfallchirurgie (Oberarzt)	Facharzt für Orthopädie und Unfallchirurgie mit Zusatzweiterbildung Spezielle Unfallchirurgie oder Facharzt für Chirurgie mit Schwerpunkt Unfallchirurgie (Oberarzt)	Facharzt für Orthopädie und Unfallchirurgie mit Zusatzweiterbildung Spezielle Unfallchirurgie oder Facharzt für Chirurgie mit Schwerpunkt Unfallchirurgie (Oberarzt)
Facharzt für Viszeralchirurgie oder Allgemeinchirurgie (Oberarzt)	Facharzt für Anästhesiologie (Oberarzt)	Facharzt für Anästhesiologie (Oberarzt)
Facharzt für Anästhesiologie (Oberarzt)	Facharzt für Radiologie, wenn keine 24-stündige Anbindung an eine teleradiologische Abteilung mit Genehmigung nach RöV	Facharzt für Neurochirurgie (Oberarzt)
Facharzt für Radiologie (Oberarzt), wenn keine 24-stündige Anbindung an eine teleradiologische Abteilung mit Genehmigung nach RöV	Facharzt für Viszeralchirurgie oder Allgemeinchirurgie (Oberarzt)	Facharzt für Radiologie (Oberarzt) mit Kenntnissen in interventioneller Radiologie
	Facharzt für Neurochirurgie	2 OP-Pflegekräfte
	Facharzt für Gefäßchirurgie	Weitere Rufdienste zur gleichzeitigen Versorgung mehrerer Schwerverletzter
	2 OP-Pflegekräfte	

Akronyme sind ein gutes Hilfsmittel, um in informationsgeladenen, womöglich stressigen Situationen, einen roten Faden zu behalten und nichts zu vergessen. Patientenübergaben sind sehr komplex, sodass eine Merkhilfe zwar sinnvoll ist, aber auch gewisse Hürden mit sich bringt. Die Menge an Daten und die Individualität der Notfälle machen ein „Eins-zu-Eins-Akronym" wie beispielsweise OPQRST (jedem Buchstaben wird eine Bedeutung zugeschrieben) unmöglich. Vielmehr geben Werkzeuge zur Übergabe eher einen Strukturrahmen vor, der angepasst gefüllt werden kann. Schwierig ist, dass innerhalb des vorgegebenen „Rahmens" wiederum Spielraum für Interpretation ist und, dass derselbe Begriff in unterschiedlichen Akronymen andere Bedeutungen haben kann. Instrumente dieser Art brauchen also eine intensive Vorbereitung und ein angemessenes Training. Zusätzlich ist es sowohl für den Übergebenden als auch für den Aufnehmenden in einigen Fällen hilfreich, ein Protokoll oder Notizen zur Hand zu nehmen.

Unabhängig von Hilfsmitteln und Akronymen können zehn wesentliche Bestandteile für eine vollständige Übergabe aggregiert (gesammelt) werden:

- **Identitäten**
- **Patientendaten**
- **Einsatzsituation**
- **Erstbefund**
- **Anamnese**
- **Vitalparameter**
- **Maßnahmen und Verlauf**
- **Zusatzinformationen**
- **Empfehlung und Antizipation**
- **Rückfragen**

Vor der eigentlichen Übergabe sollten die **Identitäten** geklärt sein, das heißt die repräsentativen Personen (Teamleiter) stellen sich dem Rest vor. Name und Funktion sind hier die wesentlichen Informationen. In einigen Konstellationen kann es sein, dass sich eine solche Vorstellung erübrigt, da sich alle Beteiligten bereits kennen oder sich die Informationen erschließen können (z. B. eine Weste mit der Aufschrift „Teamleiter"). Nun startet die patientenbezogene Übergabe, bei der zunächst der Mittelpunkt des Notfalls – die zu versorgende Person – vorgestellt wird. **Patientendaten,** wie Name und Alter werden hier benannt, aber auch die Wohnkonstellation oder einschneidende Vorerkrankungen, die den ganzen Fall umgeben, können bereits hier angeschnitten werden.

„Guten Tag, mein Name ist Max Mustermann, Notfallsanitäter. Wir bringen Frau Lieschen Müller, 83 Jahre, aus einem Pflegeheim; stark demenziell vorerkrankt. Wir wurden um 12:38 Uhr mit dem Verdacht auf ein akutes Koronarsyndrom alarmiert."

Anschließend wird bündig die **Einsatzsituation** beschrieben. Alarmzeit, ursächliche Beschwerden sowie das Umfeld und die Szene werden hier wiedergegeben. Bei Traumata werden zusätzlich der Unfallhergang, Unfallmechanismus und weitere relevante Gegebenheiten (Fundort, Unfallbeteiligte etc.) illustriert. Der **Erstbefund** ist etwas umfangreicher. Hier werden die erste Perzeption (First Look), der erste neurologische Eindruck (WASB/AVPU) und die erste, überblickende Untersuchung (Primary Survey) erläutert. Da die Ersteinschätzung vor Ort in den meisten Fällen nach dem ABCDE-Schema erfolgt, ist es sinnvoll, auch in der Übergabe mit dem gängigen Akronym zu arbeiten. Bei schwerwiegenden Pathophysiologien kommen bereits hier eine Menge an Fakten zusammen. Um die Kommunikation nicht zu überladen, werden nur die signifikanten Informationen und auffällige Befunde angesprochen. Ein freier Atemweg oder unauffälliges Hautkolorit beispielsweise werden nicht erwähnt.

„Wir wurden um 12:18 Uhr alarmiert. Die Patientin war wach, desorientiert und klagte intermittierend über Schmerzen in der Brust. Beim Eintreffen stellten wir eine erhöhte Atemfrequenz bei guter Sättigung fest. Die Patientin war tachykard und bot eine leichte Kaltschweißigkeit. Die Desorientiertheit sei laut Pflegekräften aber normal. Sie beschreiben ein Druckgefühl auf der Brust; es hat heute Morgen begonnen und sei laut Einschätzung der Pfleger schlimmer geworden. Ich konnte die Schmerzen nicht auslösen. An den Beinen konnten wir ausgeprägte Ödeme finden, diese seien neu. Sonst keine Auffälligkeiten im ABCDE."

Angepasst an die Situation folgt nun die **Anamnese** des Patienten. Auch hier gilt: So viel wie nötig, so wenig wie möglich. Eine ausführliche Anamnese ist sehr umfangreich und, sie vollumfänglich mitzuteilen, würde viel Zeit in Anspruch nehmen. Zudem übersteigt die Menge an Angaben, v. a. in Notfallsituationen, oft die Merkkapazitäten. Beispielsweise haben Patienten häufig zahlreiche Vorerkrankungen. In einer zweckorientierten Übergabe wird der Fokus entsprechend nur auf die Krankheiten gelegt, die eine Kausalität zu dem akuten Problem aufweisen, es begründen könnten oder ein Risikofaktor darstellen. Ausführlichere Informationen, die erst im Verlauf einer weiteren Versorgung erforderlich werden, sind im Protokoll notiert und können jederzeit entnommen werden. Ergebnisse einer fokussierten Untersuchung, die in der Ersteinschätzung keinen Platz bekommen haben, aber substanziell für den Fall sind, können hier ebenfalls angeführt werden.

Auch wenn einige **Vitalparameter** im Hergang bereits genannt wurden, werden sie hier noch einmal gesondert in den Mittelpunkt gerückt. Allen Beteiligten wird die Chance gegeben, die Werte isoliert zu bewerten und sie ggf. zu notieren.

„Frau Müller hat Allergien gegen Penicillin und Metamizol. Sie hat u. a. ASS, Lisinopril und Nebivolol in der Vormedikation. Ein ausführlicher Medikamentenplan liegt bei. Sie bringt als Vorerkrankung einen Hypertonus und eine KHK mit. Z.n. PTCA und Stenting der LAD 2011. Weitere hier nicht relevante Vorerkrankungen im Protokoll.

Die Atemfrequenz war 22/min; Herzfrequenz bei 120/min bei unauffälligem 12-Kanal-EKG; Sättigung unter Raumluft 95 %; Blutdruck 110/70 mmHg; Blutzucker 85 mg/dl; Temperatur 36,8 °C."

Nachdem mit den Vitalwerten sämtliche Befunde mitgeteilt wurden, sind nun die Komponenten an der Reihe, auf welche die Versorgenden Einfluss genommen haben. Die **Maßnahmen**, welche beispielsweise durch den Rettungsdienst erfolgt sind, werden aufgezählt. Sollten durch die Handlungen Resultate erzielt worden oder ausgeblieben sein, wird dies an die entsprechende Maßnahme angeknüpft. Weiterhin wird an dieser Stelle beschrieben, wie sich der **Einsatzverlauf** weiter dargestellt hat. Veränderungen, Zwischenfälle oder sonstige Ereignisse werden skizziert, ggf. werden Verlaufskurven der Vitalparameter umrissen. Je nach Brisanz kann dieser Part einen sehr kurzen Teil einnehmen oder einen Schlüsselmoment für die gesamte Übergabe darstellen.

Informationen, die in keinen der bisher angegebenen Themenbereiche passen, aber dennoch unentbehrlich für den Kausalzusammenhang sind, werden anschließend als **Zusatzinformation** angebracht. Sollten Fehler im Behandlungshergang oder der Therapie passiert sein, die von Belang sind, werden sie hier ehrlich gestanden.

Das Team, das den Patienten übernimmt, kann auch nach einer einwandfreien Übergabe die Gesamtsituation noch nicht so gut beurteilen, wie das erstversorgende Team. Im Rahmen einer allgemeinen **Antizipation** werden, wenn nötig, Einschätzungen und **Empfehlungen** zu den sinnvollsten nächsten Schritten mitgeteilt und es wird auf Risiken hingewiesen. Dies erfolgt angepasst an die Situation und beinhaltet meist oberflächliche Maßnahmen oder Therapieschritte („Der Atemweg muss optimiert werden!"). Häufig wird nach einem Zuständigkeitswechsel ein standardisiertes Versorgungsverfahren angewandt, dennoch bieten derartige Hinweise die Möglichkeit, Schwerpunkte zu setzen, die im Verlauf die Versorgungsstruktur beeinflussen können.

„Wir haben Frau Müller einen i. v. Zugang gelegt und darüber 5.000 I. E. Heparin gegeben. Die Kaltschweißigkeit ist im Verlauf zurückgegangen. Der Transport lief unkompliziert und ohne Veränderungen ab. Die Vitalparameter bleiben ähnlich, die Patientin bleibt kardiopulmonal stabil.

Frau Müller besitzt eine Patientenverfügung, in der eine intensivmedizinische Betreuung mit künstlicher Beatmung, sowie Reanimation ausdrücklich abgelehnt wird. Der Sohn, Herr Müller, ist der gesetzliche Vormund der Patientin.

Es gilt aus unserer Sicht nun zunächst die akute Myokardischämie auszuschließen oder zu bestätigen sowie die weiteren Schritte mit dem Vormund zu besprechen.

Gibt es aus dem Team noch Fragen oder Anmerkungen?

– Vielen Dank für die Übernahme."

Abschließend wird dem gesamten Team die Gelegenheit geboten, **Rückfragen** zu stellen. Ziel hierbei ist es, Unklarheiten zu beseitigen, unscharfe Erläuterungen auszubauen oder Anmerkungen zu ergänzen. Es ist nicht unwahrscheinlich, dass trotz Hilfsmittel und angewandter Übergabestruktur Dinge vergessen werden oder es zwischen den Parteien ein Relevanz-Gefälle gibt, welche Informationen welche Wichtigkeit haben. Letztlich ist hier auch das gesamte Team gefragt, das komplette Bild der Übergabe zu illustrieren.

Der gute Ton gebietet es, sich, v. a. in Notfallaufnahmen, nach der Übergabe für die Patientenübernahme zu bedanken, sofern dies nicht die weitere Versorgung stört.

PRAXISTIPP

ABCDE/SAMPLER(S)

Um in einer Patientenübergabe strukturiert, prioritäten- aber auch handlungsorientiert zu kommunizieren, ist es sinnvoll, bereits etablierte Systeme oder Schemata, wie ABCDE oder SAMPLER(S) innerhalb der Übergabe zu nutzen.

14.5.3 Übergabewerkzeuge

Die oben genannten Elemente können teilweise in verschiedenen Merkhilfen zusammengefasst werden. Sie dienen hauptsächlich als roter Faden und können als Grundgerüst an den Patienten und die Notfallsituation angepasst ausgefüllt werden. In komplexen oder dynamischen Einsätzen ist es schwer, alle notwendigen Informationen in passender Reihenfolge zu präsentieren, sodass es gerade hier sinnvoll ist, sich an solche Hilfsmittel zu halten. Wie jedes angewandte Schema müssen aber auch Übergabe-Akronyme trainiert werden, um sie zielgerichtet einzusetzen.

Anforderungen und Funktion

Übergabewerkzeuge dienen dazu, einen möglichst effizienten Übergabevorgang zu realisieren und Sicherheit für die Patientenversorgung zu schaffen. Missverständnisse und Informationsverlust sollen verhindert werden. Eine Merkhilfe ist einfach, aber wirkungsvoll und hilft systematisch dabei, alle Informationen in einer logischen Hierarchie aufzugreifen. Feste Strukturen erleichtern zudem die konzentrierte Weitergabe und ermöglichen eine geordnete Dokumentation.

Ein gutes Übergabewerkzeug zeichnet sich also zunächst dadurch aus, dass es berufsübergreifend und für jeden Ausbildungsstand verständlich ist. Weiterhin sollte es prioritätenorientiert aufgebaut und für sämtliche Patienten-/Notfallbilder einsetzbar sein. Gegenüber Störeinflüssen sollte es durch eine feste Struktur standhalten. Um möglichst überall auf Verständnis zu stoßen, muss es universell für jede Schnittstelle (Präklinik/Klinik) passend sein und Anknüpfungspunkte besitzen, an denen gängige Schemata und Scores eingebracht werden können.

PRAXISTIPP

Für eine präzise Anwendung müssen Patientenübergaben trainiert werden. Bevor das genutzte Schema in einen Automatismus übergeht, kann es helfen, sich stichpunktartig auf eine solche Übergabe vorzubereiteten oder bereits das Protokoll in ähnlicher Art zu gestalten und sich die wichtigen Punkte vorher zu markieren. Beispielhafte Notizen sind in ➤ Abb. 14.3 dargestellt.

Notfallbilder, Einsatzgeschehen, Übergabesituationen und schlussendlich die Patienten selbst sind so einzigartig, dass sich die Übergabe individuell anpassen muss. Schwerpunkte werden je nach Einsatz unterschiedlich gesetzt, und die Teams sind oft genauso verschieden, wie das entgegengebrachte Interesse. Schon die Unterscheidung zwischen internistischen oder traumatischen Einsätzen kann Einfluss auf die Prioritäten oder sogar die Struktur der Patientenübergabe nehmen. Einer Übergabemerkhilfe wird folglich eine enorme Flexibilität abverlangt, was es schwierig macht, eine absolute Struktur festzulegen. Übergabewerkzeuge dienen als generelles Struktur-Konzept und nicht als dogmatische Vorgabe. Verschiedene Merkhilfen gehen auf die flexiblen Schwerpunkte unterschiedlich ein. Eine Zusammenfassung der verschiedenen Übergabe-Akronyme ist in ➤ Tab. 14.3 dargestellt.

MIST (ATMIST, DeMIST, AMBO)

Die verschiedenen Varianten und Erweiterungen der „MIST-Übergabe“ bieten prägnante und schnelle Möglichkeiten, den Einsatz und die dazugehörigen Fakten abzubilden. Das vierteilige Akronym ist v. a. dazu gedacht, Traumapatienten im Schockraum zu präsentieren. Die Buchstaben **M** (Mechanism of Injury/Unfallmechanismus), **I** (Injuries Sustained/Verletzungen), **S** (Signs and Symptoms/Symptome) und **T** (Treatment/Behandlung) stellen eine einfache,

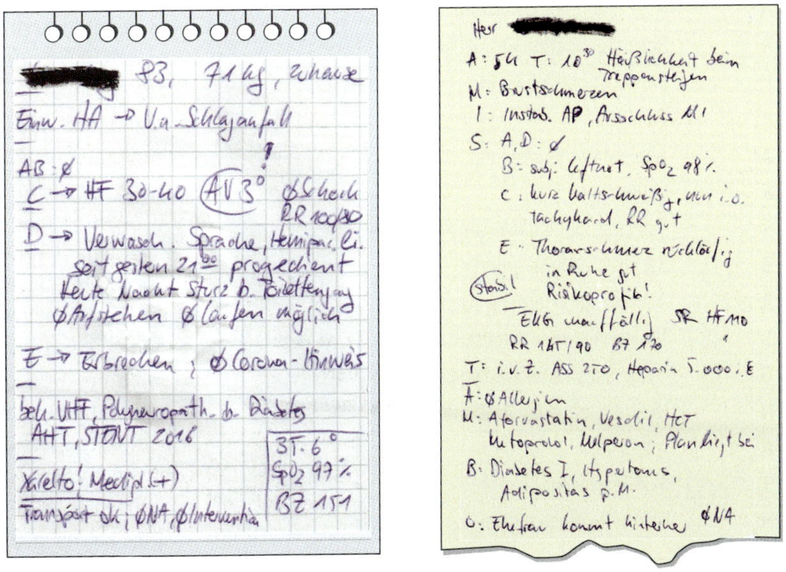

Abb. 14.3 Notizzettel [L143]

Tab. 14.3 Übersicht Übergabeschemata

Akronym	Bedeutung
A	Age/Alter
T	Time/Ereigniszeitpunkt
De	Demographics/Demografie
M	Mechanism of Injury/Unfallmechanismus; Medical Complaints/Beschwerden
I	Injuries Sustained/Verletzungen; Illness/Krankheit
S	Signs and Symptoms/Symptome
T	Treatment/Behandlung
A	Allergies/Allergien
M	Medications/Medikation
B	Backround/Hintergrund
O	Other Information/andere Informationen
H	Hey, it is handover time, an important clinical task
A	Allocate staff for continuity of patient care
N	Nominate participants, time and venue for handover
D	Document by using handover sheet
M	Make sure all participants have arrived
E	Ensure leadership is provided during handover
A	Alert to special patients needs or risks and environmental issues in the ward
N	Notice patient and staff movements and numbers
I	Indentification/Indentifikation
S	Situation
O	Observations/Beobachtungen
B	Backround/Hintergrund
A	Action Plan/Aufgaben
R	Read-back and Responsibility/Wiederholung und Verantwortlichkeiten
S	Situation
B	Backround/Hintergrund
A	Assessment/Einschätzung
R	Recommendation/Empfehlung
I	Introduction/Einführung
P	Patient
A	Assessment/Beurteilung
S	Situation
S	Safety/sicherheitsrelevante Informationen
B	Backround/Hintergrund
A	Actions/durchgeführte Maßnahmen
T	Timing/zeitlicher Verlauf
O	Ownership/Verantwortung
N	Next/anstehenden Maßnahmen
A	Age/Alter
S	Sex/Geschlecht
H	History/Notfallereignis
I	Injury/Verletzungen, Symptome
C	Condition/Zustand
E	Expected for Arrival/erwartete Ankunftszeit

unmissverständliche Variante dar, die wichtigsten Informationen für ein Unfallopfer zu nennen. Ergänzungen wie **A** (Age/Alter), **T** (Time/Ereigniszeitpunkt) und **De** (Demographics/Demografie) zu Beginn, können das Werkzeug weiter aufrüsten.

Hier werden vorab das Alter des Patienten und der Zeitpunkt des Ereignisses genannt. Anschließend wird der Unfallmechanismus beschrieben. Art des Geschehens, Beteiligte und Zahlenwerte, wie Höhe oder Geschwindigkeit, sind hier angebrachte Informationen. Zusätzlich kann begründet werden, warum etwa ein Schockraum ausgelöst wurde. Als nächstes werden neutral die festgestellten Verletzungen genannt. Bei schwer- und kombiniert verletzten Patienten muss u. U. nach Priorität entscheiden werden, welche Verletzungen angegeben werden (so würde bei einem „Polytrauma" nicht jede Schürfwunde erwähnt, die keine Relevanz für mögliche weitere Verletzungen hat). Neben den bereits identifizierten Verletzungen gehören auch weitere, vermutete Verletzungen in diesen Übergabeteil. Um die Symptome strukturiert wiederzugeben, ist es hilfreich, bereits bestehende, bekannte Strukturen zu nutzen. Das Akronym ABCDE bietet sich in diesem Fall an, um als etabliertes Schema Untersuchungsbefunde und Symptome nach Relevanz sortiert aufzuführen. Die vierte Komponente von „MIST" dient als Anhaltspunkt, Angaben zu den durchgeführten Maßnahmen und der Behandlung zu machen. Hierbei kann ebenfalls das ABCDE-Schema hilfreich sein, um die Behandlungsschwerpunkte zu ordnen. Nicht jeder einfache Handgriff findet Platz in der kompakten Zusammenfassung, es gilt die wesentlichen Kernstücke zu nennen, die für die Therapie wichtig sind oder es bereits waren. Entsprechend werden an die Maßnahmen, jeweils der resultierenden Effekte, oder das Ausbleiben dieser, angeknüpft.

Auf das MIST-/ATMIST-Schema können weitere Auskünfte in Form der Buchstaben **„AMBO"** aufgebaut werden. Diese spiegeln wichtige Informationen wider, die jedoch etwas außerhalb der Hauptsache liegen. Der Anhang ergänzt Allergien (**A** = Allergies), Medikation (**M** = Medications), Vorerkrankungen (**B** = Backround) und weitere, nicht näher definierte aber wichtige Informationen (**O** = Other Information). Das Hilfsmittel AMBO ist abgeleitet vom bekannten Anamnesewerkzeug SAMPLER(S) und fasst zunächst die für eine Patientenübergabe wichtigsten Fakten zusammen. Der sehr offene letzte Punkt (O) bietet die Möglichkeit, Teile der ausführlichen Anamnese adaptiert an die Situation hinzuzufügen (z. B. die „letzte Mahlzeit" kurz vor einer Narkose). Eine solche gedrungene Zusammenfassung der Patientengeschichte ist v. a. bei Traumapatienten notwendig, um sich nicht in Kleinigkeiten zu verlieren.

Anstelle von „Injury“ und „Mechanism“ (Verletzung und Mechanismus) können die Buchstaben „MI“ in „MIST“ auch als „Medical Complaints“ und „Illness“ also **Erkrankung** und **Beschwerden** deklariert werden. Mit diesen Bezeichnungen kann das, ursprünglich für Traumapatienten entworfene Konzept, im internistischen Kasus angewendet werden. In dieser Beziehung gewinnt das ergänzende Akronym „AMBO“ zunehmend an Bedeutung. Die dabei beschriebenen Informationen gewichten im nichttraumatischen Kontext deutlich mehr.

SBAR

Das SBAR-Schema ist eines der verbreitetsten Kommunikationswerkzeuge für patientenbezogene Informationsweitergaben. Unter anderem die Weltgesundheitsorganisation (WHO) und die Deutsche Gesellschaft für Anästhesiologie und Intensivmedizin (DGAI) empfehlen aktuell seine Nutzung für innerklinische Übergaben. Die aus vier Teilen bestehende Vorlage ist leicht zu merken und nicht an spezielle Fachbereiche gebunden. Sie ist dadurch universell einsetzbar und bietet eine gute Grundlage für die Vorbereitung und Durchführung einer schnellen, effektiven Patientenübergabe. Die Informationen können situationsgerecht an die Buchstaben adaptiert werden, sodass eine individuelle Projektion des Patienten und dessen Notfallbilds erstellt werden kann. Allerdings erfordert das SBAR-Schema ein gewisses Maß an Vorbereitung und Training, da Inhalte weniger klar definiert, sondern als Bereiche mit gewisser Spannweite vorgegeben sind.

Die Abschnitte **S**ituation, **B**ackground (Hintergrund), **A**ssessment (Einschätzung) und **R**ecommendation (Empfehlung) bilden den Rahmen, in dem die Informationen erfasst werden. Hinter diesen Kopfbegriffen stehen jeweils eine Reihe an Fakten und Daten. Sie sind inhaltlich sortiert und werden als sachliche Zusammenfassung aus den vier Überschriften subsumiert. Der Umfang der Ausführung ist hierbei stark abhängig vom Einsatzgeschehen.

Unter dem Überbegriff **Situation** werden die Gegebenheiten und neutralen Tatsachen der gesamten Einsatzsituation zusammengefasst. Dies beinhaltet zunächst identifizierende Informationen. Es wird sich vorgestellt und sichergestellt, dass der richtige Adressat und das notwendige Team anwesend sind. Weiterhin wird die Patientenidentität eröffnet.

Um den Sachverhalt und ursprünglichen Kontext zu klären, wird das Hauptproblem des Patienten erklärt. In diesem Zusammenhang gehören die Umstände des Einsatzes (Uhrzeit, Alarmierung etc.) ebenfalls zur Situation. Bei Traumapatienten werden Unfallhergang, Unfallmechanismus und weitere Auskünfte zum Verletzungsgeschehen eingeordnet.

Im zweiten Schritt wird der medizinische **Hintergrund** der Situation beleuchtet. Ziel dabei ist es, den Befund der ersten Untersuchung darzustellen und daran adaptiert, die relevante Krankengeschichte zu erläutern. Die Anamnese mit wichtigster Vormedikation und Vorerkrankungen, Allergien und, wenn notwendig, weitere Hintergrundinformationen finden hier Platz. Als Hilfsmittel kann zur strukturierten Darstellung das SAMPLER(S)-Schema genutzt werden. Zusätzlich vermittelt der Übergebende mögliche Problempunkte neben den Hauptbeschwerden.

Um die fachliche Darstellung zu vervollständigen, kommen an dieser Stelle die **Einschätzung** und Bewertung hinzu. In einigen Bereichen wird das Akronym auch mit „Untersuchung“ übersetzt, was in diesem Kontext auf Untersuchungsergebnisse und Werte abzielen soll. In diesem Teil werden Einzelheiten zur ABCDE-Einschätzung, aktuelle Vitalparameter, Punkte der GCS sowie Folgerungen aus technischer und körperlicher Untersuchung genannt. Je nach Kernproblematik können sich hier auch andere Schemata wie z. B. FAST, OPQRST usw. wiederfinden. Akute Maßnahmen, die getroffen worden sind und womöglich Veränderungen mit sich gebracht haben, gehören genauso in diesen Abschnitt. Trends, Entwicklungen und Verläufe der Vitalfunktionen werden weiterführend dargestellt. Sollte der Patient in gewisse Risikobereiche fallen oder sollten „Scores“ grenzüberscheitende Punkte erreichen, werden diese und dessen Entwicklungen unbedingt angeführt (qSOFA/SOFA, APGAR, GCS etc.). Durch den Part „Assessment“ sollte letztendlich immer deutlich werden, in welchem Zustand der Patient sich aktuell befindet und ob er zeitkritisch ist oder nicht.

Abschließend wird der Übergabe der medizinischen Komponenten eine **Empfehlung** im Rahmen einer aktuellen Antizipation angefügt. Der übergebende Part hat bei einer Patientenweitergabe immer einen etwas umfassenderen Eindruck vom Patienten als der Übernehmende. Das gibt ihm die Möglichkeit einer vielschichtigen Einschätzung. Um diese bisherige Interaktion mit dem Patienten zu nutzen, können Gedanken zu dringlichen Maßnahmen und Untersuchungen mitgeteilt und antizipiert werden. Möglicherweise wurde ein Therapieschritt nicht vollständig beendet, muss kontrolliert und optimiert werden oder eine entscheidende Untersuchung fehlt, die richtungsweisend für nächste Schritte ist. Eine zeitliche Vorstellung diesbezüglich kann geäußert werden.

Der letzte Teil der SBAR-Übergabe dient zusätzlich dazu, Missverständnissen vorzubeugen. Im Hinblick darauf erfolgt am Ende eine Rückfrage. Es wird, z. B. durch Wiederholungen, sichergestellt, dass der Empfänger sämtliche Informationen und v. a. Schwerpunkte verstanden hat.

PRAXISTIPP

Vor allem eine **Closed Loop Communication** (➤ Abb. 14.2) hilft grundsätzlich allen Beteiligten sicherzustellen, dass keine Informationen verloren gehen. Dabei wird durch Rückbestätigung gespiegelt, dass eine Information verstanden worden ist.
„Der Atemweg des Patienten ist akut gefährdet!“ – „Verstanden, der Atemweg des Patienten ist akut gefährdet.“

Im Lauf der Zeit haben sich zusätzliche Varianten des SBAR-Schemas gebildet. Diese oft als „Klone“ bezeichneten Abwandlungen ergänzen einzelne Punkte oder heben Aspekte aus den Abschnitten heraus, die sie sonst beinhalteten.

ISBAR z. B. bietet einen zusätzlichen Teil an, um die Übergabe einzuleiten und sich selbst und den Patienten vorzustellen **(Introduction).** Die Identitäten werden hierbei offengelegt und es wird die Möglichkeit geschaffen grundlegende Aufgaben oder Verantwortungen abzuklären. Anschließend folgt wie bereits beschrieben die Informationsweitergabe nach SBAR.

Eine weitere Variante, die einen alleinstehenden Schwerpunkt auf das Verständnis legt, ist **SBARR.** An die bekannten ersten vier Buchstaben wird ein weiteres „R“ gehängt, was im Rahmen der Patientenübergabe die Rückmeldung verkörpert und für **Response** (Antwort/Resonanz) oder **Read back** (Wiederholung) steht. Um im Rahmen des Fehlermanagements sicherzugehen, dass die wiedergegebenen Informationen verstanden wurden, werden diese am Ende der Übergabe noch einmal gespiegelt.

In der Form **SBAR-T** wird der höflichen Verabschiedung des Patienten Platz gegeben. T beschreibt in diesem Fall **Thanks to patients** (Dank).

Das aus den USA stammende SBAR-Schema zur Patientenübergabe wird in vielen Bereichen der Medizin eingesetzt. Ärzte, Rettungsdienst und Pflegepersonal nutzen das Akronym in verschiedenen Situationen. SBAR kommt auf der Straße bei der eiligen Übergabe an den Notarzt ebenso wie bei der Schichtübergabe im Dienstzimmer der Intensivstation zum Einsatz. Aufgrund des vielseitigen und interdisziplinären Anwendungsgebiets präsentieren sich die vier Buchstaben in mannigfaltiger Art. Entsprechend fällt es oft schwer, manche Inhalte kompromisslos an einen Buchstaben zu binden. Während beispielsweise im Rettungsdienst die Maßnahmen ein entscheidender Punkt in der Versorgung sind und die Einschätzung maßgeblich beeinflussen, würden sie zweifelsohne unter dem Buchstaben „A“ übergeben. Liegt nun innerklinisch der Schwerpunkt auf dem Transport eines Patienten, etwa auf eine Intensivstation, so sind die lebensrettenden Maßnahmen, die der Rettungsdienst einmal getroffen hat, eher bei der Krankengeschichte, also bei „B“, einzuordnen und nehmen womöglich deutlich weniger Platz ein. Folglich verschwimmen einige Informationen zwischen den Überschriften oder wechseln ihren Schwerpunkt. Eine Merkhilfe wie das SBAR-Schema ist demnach nie als Dogma zu verstehen. Entscheidend ist eine Struktur, die dem Sender einen roten Faden an die Hand gibt und dem Empfänger hilft diesem zu folgen.

RSVP

Das Übergabeschema RSVP ist das britische Pendant zu SBAR. Die Überbegriffe **Reason** (Grund), **Story** (Vorgeschichte), **Vital Signs** (Vitalfunktionen) und **Plan** lassen sich in ihrem Verständnis und der Ausführung eins zu eins auf das SBAR-Akronym übertragen.

ISOBAR/Hand me an ISOBAR

Die Abkürzung ISOBAR leitet sich von dem bereits erwähnten SBAR-Schema ab. Es teilt die dort beschriebenen Themenbereiche weiter auf und wandelt das Verständnis etwas ab. ISOBAR wird, v. a.in Australien, in sämtlichen prä- und innerklinischen Bereichen eingesetzt. Die Buchstaben werden dabei als **Identification** (Identifikation), **Situation, Observation** (Beobachtung), **Background** (Hintergrund), **Action/ Plan** (Aufgaben/Plan) und **Read-back and Responsibility** (Wiederholung und Verantwortlichkeiten) verstanden.

Nach einer ausdrücklichen **Identifikation** aller Beteiligten und des Patienten wird auch hier die Einsatz- oder Notfallsituation ausgeleuchtet. An dieser Stelle wird v. a. Wert auf den unbeurteilten Sachverhalt und die Hauptbeschwerden gelegt, bei Traumapatienten auf den Unfallhergang etc. Anschließend werden Feststellungen und **Beobachtung**en (der Vitalzeichen) geäußert. Die hier beschriebene Befundung des Patienten erfolgt einerseits als primäre Beobachtung, aber auch als Verlaufsergebnis. Dies kann anhand etablierter Schemata wie ABCDE, AVPU (WASB), FAST, OPQRST usw. erfolgen. Angepasst an den Patienten werden das Monitoring-Ergebnis sowie erhobene Maßnahmen beschrieben. Insgesamt entsteht hier eine Projektion der bisherigen medizinischen Einschätzung des Patienten, die in einer Formulierung der (vermuteten) Haupt- und Nebendiagnosen mündet. Wie beim SBAR-Schema wird ergänzend ein medizinischer **Hintergrund** abgebildet. Hier kann beispielsweise das SAMPLER(S)-Akronym verwendet werden, um Vorerkrankungen und Krankengeschichte zu erläutern. Neben der Anamnese werden in diesem Abschnitt wichtige zusätzliche Informationen genannt. Der Antizipation wird im ISOBAR-Schema ein extra Buchstabe gewidmet. Mit der Expertise und der versierten Einschätzungsfertigkeit, die bis hierhin im Einsatz gewonnen wurde, wird ein **Plan** angeboten. Erforderliche Aktionen werden nach der ABCDE-Hierarchie priorisiert vorgeschlagen und je nach Situation können bereits Aufgaben verteilt werden. Zusätzlich wird auf mögliche Risiken hingewiesen. Ziel ist es, für die Versorgung nach der eigentlichen „Übergabe“ Klarheit zu schaffen und vorab Schwerpunkte zu setzen. Als Teil der Fehlervermeidung schließt das australische Akronym idealerweise mit einer **Wiederholung** der wichtigen Punkte und der Frage nach **Rückfragen** ab. Dies geschieht, um sicherzugehen, dass alles aufgenommen und nichts falsch verstanden oder vergessen wurde. Weiterhin wird vergewissert, dass klar definiert ist, wer die **Verantwortung** ab jetzt übernimmt.

Anknüpfend an das ISOBAR-Übergabeschema wurde ein Merksatz erstellt, der einen roten Faden zur Vorbereitung darstellen soll: **„Hand me an ISOBAR“.**

Er verknüpft die Überbegriffe des ISOBAR-Akronyms mit kleinen weiteren Merksätzen, durch die eine optimale Voraussetzung geschaffen werden soll.

- „**H**ey, it is handover time, an important clinical task."
- „**A**llocate staff for continuity of patient care."
- „**N**ominate participants, time and venue for handover."
- „**D**ocument by using handover sheet."
- „**M**ake sure all participants have arrived."
- „**E**nsure leadership is provided during handover."
- „**A**lert to special patients' needs or risks and environmental issues in the ward."
- „**N**otice patient and staff movements and numbers."

Zunächst unterstützt **HAND** dabei, die nötige Grundlage für die Übergabe zu schaffen. Eine gute Vorbereitung ist für einen so komplexen Prozess essenziell und muss von beiden Seiten (Übergebenden und Übernehmenden) pflichtbewusst betrieben werden. Die Vorbereitung ist hier in vier Phasen unterteilt.

„Hey, jetzt ist die Zeit für eine Übergabe, eine wichtige Maßnahme."

Es wird die Priorität der Übergabe herausgestellt. Der Fokus soll klar sein, um Informationsverschleppungen zu vermeiden. Gerade in der Klinik ist das Personal oft sehr beschäftigt und mit mehreren Aufgaben gleichzeitig betraut. Um effektiv zu sein, muss die Übergabe jedoch als Schlüsselaufgabe angesehen werden.

„Teile das Personal so ein, dass die Patientenfürsorge durchgehend gewährleistet wird."

Es soll verhindert werden, dass der Patient unter der Übergabe leidet. Das Personal muss die (Notfall-)Versorgung des Patienten stets aufrechterhalten. Um diese Kontinuität zu gewährleisten, ohne, dass der Schwerpunkt verschoben wird oder es zu Störungen kommt, ist eine klare Zuweisung des Personals notwendig.

„Benenne die Mitarbeiter, die Zeit und die Örtlichkeit."

Auch mit dieser These wird der Fokus gefestigt. Die Anwesenheit von Schlüsselpersonal, wie z. B. dem Teamleader muss sichergestellt sein. Der Übergabeprozess sollte eine klare Startzeit, einen klaren Ort und eine klare Dauer haben.

„Dokumentiere alles auf einem Übergabedokument."

Um bei der großen Menge an Informationen einem „Overload" und dem damit einhergehenden Informationsverlust vorzubeugen, sollte die verbale Übergabe schriftlich dokumentiert werden. Vorstrukturierte Übergabedokumente erleichtern dieses Vorgehen und können die Übergabe sogar ergänzen.

Der nächste Schritt in Richtung Übergabe ist die grundlegende personelle Organisation.

„Gehe sicher, dass alle Mitarbeiter vor Ort sind."

Für eine hohe Effizienz müssen bei der Informationsweitergabe jeweils die richtigen Adressaten anwesend sein. Es soll also geprüft werden, ob alle wichtigen Teilnehmer eingetroffen sind, bevor der wesentliche Informationsaustausch beginnt. Hierbei liegt es v. a. an den Adressaten, durch Pünktlichkeit Professionalität zu wahren und eine zeitige Übergabe zu ermöglichen.

„Stelle sicher, dass eine Führungsperson bei der Übergabe dabei ist."

Obwohl den Übergaben oft viel Personal beiwohnt und jeder Teilnehmer seine eigene, wichtige Funktion hat, laufen alle Fakten und Informationen zunächst gebündelt über den Teamleiter oder eine Führungsperson. Hier soll v. a. die Verantwortlichkeit klar- und sichergestellt werden.

Im letzten Abschnitt vor der eigentlichen Patientenübergabe ist ein Bewusstsein für die Umgebung und die Umstände zu schaffen. Dieser Teil bedient v. a. klinische Übergaben und weist auch im Rahmen der Antizipation auf spezielle oder beachtenswerte Gegebenheiten hin. Dennoch kann dieser Part auf präklinische oder Schnittpunktübergaben bezogen werden.

„Weise auf spezielle Notwendigkeiten, Risiken und spezielle Bedürfnisse für den Patienten sowie weitere Probleme auf der Station/in der Situation hin."

Hier soll zunächst auf Warnungen sowie auf die Sicherheit (für Patient und Personal) hingewiesen werden. Zusätzlich wird die Aufmerksamkeit auf wichtige Dinge oder Probleme gelenkt, die es zu unterstreichen gilt. Anliegen, die außerhalb der Routine oder des Normalfalls liegen, wird Nachdruck verliehen. Der Adressat soll für die anstehenden Aufgaben gewappnet sein, um möglichst keine „bösen" Überraschungen zu erfahren.

„Beachte mögliche Patientenbewegungen, Personalveränderungen und Zahlen."

Vor allem dieser Teil lässt sich eher auf innerklinische Situationen projektieren. An dieser Stelle sollen (potenziell) anstehende sowie vergangene Abläufe transparent gemacht werden. Anstehende Untersuchungen eines Patienten sollten ebenso klar sein, wie die Wege, die bereits durchlaufen wurden. Anzahl der Patienten und Dynamik in der personellen Besetzung werden zusätzlich bezeichnet, um die Arbeitsbelastung einschätzen zu können, und um diese in Relation mit den zur Verfügung stehenden Ressourcen stellen zu können.

Nach dieser vorbereitenden Phase startet die eigentliche patientenbezogene Übergabe nach ISOBAR.

Das Gesamtkonstrukt aus den beiden beschriebenen Akronymen bildet eine sehr ausführliche Möglichkeit zur Patientenübergabe, in die sich bekannte weitere Schemata etablieren lassen. Die detaillierte Struktur bietet allerdings weniger Spielraum zur Anpassung an alle Bereiche und Aktualitäten, was zu weniger Flexibilität führt.

I-PASS (I-PASS the BATON)

IPASS und die Ergänzung **the BATON** sind ein weiteres Werkzeug zur Patientenübergabe. Das Wortspiel (Ich übergebe das Staffelholz.) soll in intuitiver Form die Behandlungsführung und die dazu notwendigen Informationen weitergeben. Die Methode wurde anfangs im Bereich der Pädiatrie entwickelt und offeriert eine universelle Möglichkeit, Übergaben zu gestalten, sie aber auch auf andere Fachbereiche zu übertragen.

In der ursprünglichen Version stellen sich die Handelnden zunächst selbst vor und leiten die Übergabe ein **(Introduction)**. Direkt im Anschluss wird die Identität des Patienten ergänzt **(Patient).** Unter **Assessment** (Beurteilung) wird nun der Erstbefund vermittelt, bevor die allgemeine **Einsatzsituation** vor Ort beschrieben wird. Das zweite S vermittelt unter dem Überbegriff **Safety** sicherheitsrelevante Zusatzinformationen, die den aktuellen Einsatz betreffen.

Um dieses Grundkonzept weiter auszufüllen, werden durch die weiteren Buchstaben BATON zusätzliche Fakten ergänzt. Zunächst werden unter **Background**, wie in anderen Akronymen auch, die medizinischen Hintergründe und Vorerkrankungen erläutert. Die durchgeführten Maßnahmen werden als nächster Punkt unter **Actions** zusammengefasst. Unter **Timing** wird in diesem Zusammenhang der zeitliche Verlauf verstanden und entsprechend weitergegeben. Am Ende des Schemas wird unter **Ownership** die Verantwortung übergeben und zu guter Letzt die unmittelbar anstehenden Maßnahmen besprochen **(Next)**.

Gerade durch die Erweiterung gibt I-Pass the BATON dem Empfänger alle relevanten Informationen, die notwendig sind. Jedoch verliert das Wortspiel durch seine eigenwillige Gliederung in zehn Komponenten an Chronologie und Deutlichkeit.

ASHICE

Das britische Akronym ASHICE nimmt einen Sonderstatus unter den Übergabeabkürzungen ein. Als einziges Akronym ist ASHICE dazu entworfen worden, eine telefonische Übergabe bzw. Ankündigung zu machen. In vielen Bereichen wird ein Patient vor der eigentlichen, gefolgt von der physischen, Übergabe telefonisch vorangekündigt und besprochen. In diesem Fall würden einige, sonst effiziente Strukturen, zu überladen sein und womöglich den Rahmen des Telefonats sprengen. Das hier beschriebene Werkzeug umfasst alle konstitutiven Fakten und Daten, die für den Empfänger notwendig sind, um zu wissen, was auf ihn zukommt und um sich darauf vorzubereiten.

ASHICE beginnt mit den Patientendaten. Zu Beginn werden das Alter **(Age)** und Geschlecht **(Sex)** des Patienten genannt. Darauf folgt kurz eine Beschreibung des Notfallereignisses **(History)** und die daraus resultierten Verletzungen **(Injury)** oder Symptome. Zusätzlich wird der aktuelle Zustand **(Condition)** des Patienten widergespiegelt. Bereits mit diesen Informationsbausteinen kann sich das empfangende Team ein grobes Bild machen, was für ein Patient und was für eine Situation zu erwarten sind. Entsprechend bietet diese kurze Zusammenfassung die wertvolle Möglichkeit, zielgerichtete Vorbereitungen zu treffen. Um die Gesamtsituation an einen zeitlichen Rahmen zu binden, endet die telefonische Übergabe damit, den Zeitpunkt der erwarteten Ankunft **(Expected for arrival)** zu nennen. Wichtig ist es hierbei, die möglichst exakte Ankunftszeit und keine Dauer des Transports zu benennen. Das hat den Hintergrund, eine bestimmte Uhrzeit festzulegen. Eine Zeitspanne wird oft subjektiv eingeschätzt, wodurch es zur Verzerrung der zeitlichen Erwartung kommen kann, v. a. dann, wenn diese Zeitspanne erneut weitergegeben wird.

ASHICE bringt im Rahmen der Vorankündigung sämtliche relevanten Fakten auf den Punkt. Die Struktur eröffnet die Möglichkeit, frühzeitig per Telefon Patienten vorzustellen, sodass zum richtigen Zeitpunkt zielorientierte Vorbereitungen getroffen werden können. Für eine vollständig ausleuchtende Face-to-Face-Übergabe wird dieses Werkzeug allerdings selten verwendet.

14.5.4 Übergabe von Traumapatienten

Die angeführten Schemata sind vielfältig einsetzbar und nicht immer auf fachspezifische Patientengruppen bezogen. Es gilt also, dass die Struktur, in der sich die meiste Routine wiederfindet, universell verwendet werden kann. Je nach persönlicher Expertise kann aber, abhängig vom Patientenbild, eine angepasste Vorgehensweise gewählt werden.

Internistische und traumatologische Patienten bieten bestimmte Besonderheiten, auf die eingegangen werden muss. Aus Sicht des Rettungsdienstes ist die **Übergabe von Traumapatienten** oft eine Besonderheit, da (schwer) traumatisierte Patienten einen eher geringen Anteil der Einsatzstatistik darstellen. Umso sinnvoller ist es, bei Konfrontationen mit wenig Routine, auf Hilfsmittel, Schemata und Notizen sowie ein intentionales Crew Ressource Management zurückzugreifen. Akronyme, die sich anbieten sind z. B. ATMIST oder SBAR. Eine weitere Herausforderung ist, dass die Patientenübergabe meist im Schockraum und unter Anwesenheit vieler qualifizierter Personen stattfindet; das schüchtert oftmals ein. Während auch dafür gute Vorbereitungen eine tragende Rolle spielen, ist es essenziell, die „Regeln" solcher Konstellationen einzuhalten (➤ Kap. 14.5.1). Für eine aufschlussreiche Abwicklung wird das allerdings von beiden Seiten der Übergabe verlangt. Sollte es zu Problemen oder Schwierigkeiten kommen, kann es hilfreich sein, die Schwerpunkte teamübergreifend zu evaluieren und konstruktive Lösungsvorschläge zu äußern. Eine weitere Besonderheit im traumatischen Kontext ist, dass vor der eigentlichen Übergabe häufig ein kurzer Patientencheck durchgeführt wird (5-Sekunden-Visite). Dieser begründet sich zum einen dadurch, dass sich kritisch verletzte Patienten rasch verändern können, zum anderen durch die Intention, nicht erkannte (Fixierungs-)Fehler frühzeitig zu erkennen. Bei einer derartig vorangestellten Patientenprüfung werden in einfacher Ausführung die Bereiche A (Atemweg), B (Belüftung) und C (Kreislauf) kontrolliert.

14.5.5 Übergabe von internistischen Patienten

Internistische Patienten haben oft eine vielschichtige Pathophysiologie, der nicht selten ein umfangreicher Komplex aus Krankengeschichte, Medikation und Lebensumständen zugrunde liegt. Die Informationen, die übermittelt werden müssen, belaufen sich folglich auf eine Vielzahl. Die Schwierigkeit besteht darin, den Informationsgehalt zu komprimieren, damit alles Wesentliche genannt und alles für den aktuellen Sachverhalt Unerhebliche außen vorgelassen wird. Die Relevanz der Informationen misst sich immer objektiv am vorliegenden Fall, nicht an einer subjektiven Bewertung. So ist z. B. ein neu entdeckter maligner Hirntumor, der den Patienten allgegenwärtig ängstigt und u. U. dessen Leben fordern wird, beim Vorliegen einer anaphylaktischen Reaktion auf Bienengift, keine wesentliche Information, die in der notfallmedizinischen Übergabe an erster Stelle erscheint. Eher bestünde die Gefahr, dass ein solcher Hinweis zu Beginn den Fokus der Patientenübergabe verschieben könnte. Ferner neigt das Gegenüber eines Dialogs oft dazu, unwillkürlich „abzuschalten", sobald die Person merkt, dass der Rapport die Schwelle der Wesentlichkeit überschreitet, obwohl noch bedeutsame Hinweise folgen. Sinnvoller ist es daher, bei der eigentlichen Übergabe wichtige, für die folgenden Maßnahmen notwendige Informationen zu benennen und für weitere Bemerkungen oder Erkenntnisse auf das Protokoll zu verweisen. Den Grad der Angemessenheit zu treffen, ist dabei eine Herausforderung, der es durchaus viel Übung bedarf. Als Merkhilfen bieten sich v. a. diejenigen Schemata an, die für innerklinische Stationsübergaben entwickelt wurden (z. B. SBAR, ISOBAR).

MERKE

Der Gehalt der Übergabe sollte effizient und fokussiert sein. Im Voraus wird daher präzise unterschieden, welche Informationen bedeutsam sind und welche womöglich nicht das aktuelle Notfallbild betreffen.

LITERATUR

Abdellatif A, Bagian JP. Communication during patient hand-overs. Collaborating centre for patient safety solutions. In: WHO, 2007; 33 (7): 439–442; www.jointcommissionjournal.com/article/S1553-7250(07)33128-0/fulltext

Coburn M. et al. BDAktuell-DGAInfo: Qualitätsindikatoren Anästhesiologie 2015. Anästh Intensivmed, 2016; 57: 219–230

Davey N, Cole A. Safe Communication. Design, implement and measure: A guide to improving transfers of care and handover. Quality Improvement Clinic Ltd. 2015. Aus: www.england.nhs.uk/signuptosafety/wp-content/uploads/sites/16/2015/09/safe-comms-design-implmnt-meas.pdf

Deakin CD. Preventable pre-hospital trauma deaths from trauma. In: Pre-hosp Immed Care, 1997; 1: 198–203

Deutsche Gesellschaft für Unfallchirurgie e.V. (DGU): Weißbuch Schwerverletztenversorgung. 3., erweiterte Auflage, 2019

European Trauma Course – The Team Approach, Course Manual Ed. 3.1. Niel/Belgium: European Resuscitation Council VZW. www.erc.edu/courses/european-trauma-course

Gräff I et al. Empfehlungen zum strukturierten Übergabeprozess in der zentralen Notaufnahme. In: Notfall und Rettungsmedizin, 2022; 25: 10–18

Joint Commission Centre for Transforming Healthcare. 2022. www.centerfortransforminghealthcare.org/improvement-topics/hand-off-communications/

Jürgens JJS. Das Kommunikationsmodell SBAR. Köln 2016. Aus: https://d-nb.info/1125557540/34 (letzter Zugriff: 30. Juli 2022)

Unger J. SBAR: Strukturierte Patientenübergabe in der Notaufnahme. 2016. Aus: www.globalems.net/2016/05/10/sbar-strukturierte-patientenubergabe-in-der-notaufnahme (letzter Zugriff: 30. Juli 2022)

von Dossow V, Zwißler B. Empfehlung der Deutschen Gesellschaft für Anästhesiologie und Intensivmedizin: Strukturierte Patientenübergabe in der perioperativen Phase – das SBAR-Konzept. 2022. Aus: www.dgai.de/alle-docman-dokumente/entschliessungen-vereinbarungen/1908-strukturierte-patientenuebergabe-in-der-perioperativen-phase-das-sbar-konzept/file.html (letzter Zugriff: 30. Juli 2022)

KAPITEL

Matthias Jahn, Gunnar Jähnichen, Frank Löwe

15 Differenzialdiagnostik anhand von Leitsymptomen

Die gewissenhafte und qualitativ hochwertige Akutbehandlung von Notfallpatienten basiert auf folgenden Einzelaktivitäten jeder grundlegenden Patientenversorgung:

- Anamnese
- Diagnose
- Therapie

Jeder Mitarbeiter der Notfallmedizin sollte im Rahmen seiner Patientenbehandlung den Anreiz haben, einen höchstdurchgreifenden, therapeutischen Erfolg beim Patienten erzielen zu wollen. Gerade der Bereich der „Diagnosefindung" stellt das Fachpersonal dabei zum Teil noch immer vor eine große Herausforderung und kann zudem gewissen Störfaktoren unterliegen. Einige bedrohliche Erkrankungen weisen identische oder ähnliche Symptome auf, die eine Abgrenzung erschweren und im schlimmsten Fall zu Behandlungsfehlern führen können. Vor allem in der Perakutphase müssen Diagnosen nicht selten sofort gestellt werden. In der Notfallmedizin sind die Einschätzung und Behandlung des Patienten in einer häufig primitiven Umgebung ohne anspruchsvolle Diagnostik- und Behandlungsinstrumente mitunter deutlich erschwert. Dies kann eine rasche, kompetente Diagnosestellung sowie das anschließende zielgerichtete Management und hierdurch nicht zuletzt das Outcome des Patienten maßgeblich beeinflussen. Dies zeigt sehr deutlich, dass die Fähigkeit differenzialdiagnostischen Denkens letztendlich einen großen Anteil der Rekonvaleszenz jedes einzelnen Patienten ausmacht. Aus diesem Grund sollte die Differenzialdiagnose unterschiedlicher Symptome ein essenzieller Bestandteil der Aus- und Weiterbildung des medizinischen Fachpersonals sein. Hierzu gehört auch die Bereitschaft jedes Mitarbeiters zur Teilnahme an regelmäßigen Trainingseinheiten, Fortbildungsveranstaltungen und Lernprozessen, um entsprechende Fachkenntnis zu erlangen und zu festigen. Nur so wird ein Mitarbeiter die Kompetenz erlangen können, vorliegende Befunde zu erkennen und festzuhalten. Diesen Zusammenhang erkannte bereits der deutsche Dichter und Naturforscher Johann Wolfgang von Goethe: „Man sieht nur, was man weiß." Übertragen auf das heutige Leben bedeutet dies nichts anderes, als dass ein großes Hintergrundwissen die Wahrnehmungsfähigkeit des Menschen enorm zu steigern vermag und das Gespür für „das Wesentliche" sensibilisieren kann.

Im folgenden Kapitel werden in der Notfallmedizin häufig anzutreffende Krankheitsbilder in alphabetischer Reihenfolge aufgeführt. Zu jedem einzelnen Notfallbild finden sich neben einer kurzen Wiederholung der Pathophysiologie weitere wichtige Kerninhalte mit Fokus auf die anamnestische und differenzialdiagnostische Herangehensweise. Zusätzliche Abbildungen sollen Inhalte veranschaulichen und Kästen dazu beitragen, auf drohende Probleme bzw. Fallstricke hinzuweisen. Hiermit möchten wir Hilfestellung geben, „Ihren Blick" für das Wesentliche noch einmal zu schärfen. Ebenso möchten wir an dieser Stelle deutlich machen, dass Anamnese, differenzialdiagnostisches Vorgehen sowie die gewissenhafte und strukturierte körperliche Untersuchung zwingende und unerlässliche Bestandteile jeder Patientenbehandlung darstellen, die wie vieles im Leben eines ständigen Trainings bedürfen.

15.1 Abdominalschmerz

Gunnar Jähnichen

Das Abdomen stellt in Bezug auf die Anamnese, Diagnostik und Behandlung von Erkrankungen und damit einhergehenden Schmerzen und anderen Symptomen aus zwei Gründen eine anspruchsvolle Region dar: Einerseits liegt das Abdomen zentral, sozusagen in der Mitte des Körpers, sodass Symptome aus den angrenzenden Körperregionen, insbesondere aus dem Thoraxbereich, in das Abdomen einwirken können und die Abgrenzung der Erkrankungen schwierig sein kann. Andererseits stellt das Abdomen eine übergeordnete Struktur dar, in der sich u. a. Magen, Dünndarm, Dickdarm, Pankreas, Leber, Gallenblase, Milz, Nieren, Gebärmutter und Ovarien befinden. Diese Vielzahl an Organen bedeutet eine große Bandbreite an Möglichkeiten für Erkrankungen und Schmerzen. Hinzu kommt, dass eine Reihe von unterschiedlichen medizinischen Fachrichtungen für die Behandlungen infrage kommt, sodass neben der adäquaten Diagnostik und Behandlung in der Präklinik (und in der Notaufnahme) auch die Frage einer korrekten Zuweisung zu einer Fachabteilung und manchmal auch in ein adäquates Krankenhaus (z. B. Vorhandensein einer urologischen, gynäkologischen Abteilung) wichtig ist.

5–10 % der Behandlungsfälle in einer Notaufnahme und auch im Rettungsdienst haben abdominale Beschwerden, häufig vergesellschaftet mit Schmerzen. Hierbei bleibt nicht selten (ca. 30 %) die Ursache der Schmerzen unklar, ein Großteil der Beschwerden sistiert im Verlauf der ersten Wochen nach Beschwerdebeginn, ohne dass umfangreiche Behandlungen notwendig sind. Auf der anderen Seite muss von einer Mortalität von etwa 5 % in Verbindung mit Abdominalschmerz ausgegangen werden, wobei ältere Patienten in diesem Zusammenhang deutlich öfter betroffen sind.

Dies unterstreicht die Notwendigkeit, sich mit den unterschiedlichen Facetten von Abdominalschmerzen auseinanderzusetzen, um adäquat Anamnese, Diagnostik und Behandlung durchführen zu können.

15.1.1 Ursachen und Diagnosen

Schmerzereignisse im Bereich des Abdomens können vielschichtige Ursachen haben. Der Begriff Abdominalschmerz (Bauchschmerz) wird daher auch für eine ganze Reihe von Schmerzereignissen angewandt. Hierbei kann es sich um leichte Missempfindungen bis hin zu lebensbedrohlich empfundenen Schmerzen von unterschiedlichster Art, Stärke oder Charakter handeln. Pathophysiologisch wichtig ist in Bezug auf Schmerzort und Schmerzart die Unterscheidung von viszeralen und somatischen Schmerzen:

- **Viszeraler Schmerz:**
  - Durch Stimulierung des autonomen Nervensystems
  - Oft dumpfer Schmerz, häufig auch wellenförmig und/oder krampfartig
  - Nicht selten mit vegetativer Begleitsymptomatik
  - Zum Beispiel ausgelöst durch Dehnung von Hohlorganen oder als Kapselschmerz bei Ödemen, Einblutungen oder Abszessen
- **Somatischer Schmerz:**
  - Durch Stimulation peripherer Nerven des parietalen Peritoneums
  - Eher scharfer, stechender, dauerhafter, teils sehr intensiver Schmerz
  - Verbindung mit inflammatorischen Reizen und Infektionszeichen

Ansonsten nennenswert für durch abdominale Erkrankungen ausgelöste Schmerzen ist die Schmerzprojektion, also die Lokalisation von Schmerzen in Körperregionen weit entfernt vom Gebiet der Schmerzauslösung. Als Beispiele hierfür seien Schmerzen im Bereich der rechten Schulter bei Pathologien in der Region der Gallenblase und entsprechend insbesondere der linken Schulter bei Milzruptur genannt. Verantwortlich ist die Nutzung der gleichen Nervenwurzel von afferenten peripheren Nerven aus Organen des Abdomens mit Schmerzfasern aus anderen Körperregionen.

Wie bei Schmerzen in anderen Körperregionen grenzt man akute Abdominalschmerzen von chronischen ab, wobei Schmerzen mit einer Dauer von über drei Monaten als chronisch angesehen werden. Chronische Schmerzen können die Behandlungsstrategien gerade in der Notfallsituation deutlich beeinflussen und bedürfen oftmals keiner erneuten intensiven diagnostischen Abklärung. Hier sollte jedoch unbedingt auf Änderungen der Symptomatik chronischer Beschwerden oder auf neue, bisher nicht bekannte Symptomatik geachtet werden, um eine zusätzliche akute Erkrankung nicht zu übersehen.

Unabhängig von akuten und chronischen Schmerzen gibt es den nicht ganz klar definierten Begriff des **akuten Abdomens.** Grundsätzlich werden hierdurch starke und plötzliche oder im Verlauf von Stunden auftretende abdominale Schmerzen beschrieben, wobei das akute Abdomen durchaus auch ohne Schmerzen vorkommen kann. In jedem Fall bedarf ein akutes Abdomen einer schnellen, umfangreichen Diagnostik in einer spezialisierten Einrichtung und ggf. zügiger chirurgischer Behandlung. Eindrucksvoll ist die Schnelligkeit der Entwicklung einer abdominalen Sepsis bei entsprechenden Pathologien, wenn zu spät adäquat gehandelt wird – mit der bekannten hohen Morbidität und Mortalität.

MERKE

Das **akute Abdomen** stellt ein lebensbedrohliches Krankheitsbild mit hoher Mortalität dar und bedarf zügiger Diagnostik und nachfolgender entsprechender Behandlung.

In Anlehnung an den Begriff des akuten Abdomens kann man **Hochrisikodiagnosen** definieren, die entsprechend dem akuten Abdomen einer raschen intensiven Diagnostik und ggf. chirurgischen Behandlung bedürfen.

Die folgende Liste stellt wichtige **Hochrisikodiagnosen** unterschiedlicher Organe und Symptomatik dar, erhebt dabei aber keinen Anspruch auf Vollständigkeit:

Primär abdominal:
- Ileus (obstruktiv, paralytisch)
- Hohlorganperforation (Magen, unterschiedliche Darmabschnitte, Gallenblase)
- Abszess, Peritonitis, abdominelle Sepsis
- Mesenterialischämie
- Appendizitis
- Akute Cholezystitis
- Akute Pankreatitis
- Inkarzerierte Hernie
- Divertikulitis
- Invagination (z. B. Meckel-Divertikel)
- Rupturiertes Bauchaortenaneurysma
- Milzruptur
- Extrauteringravidität
- Ovarialtorsion
- Rupturierte Ovarialzyste
- Hodentorsion
- Infektion, beginnende Sepsis im Urogenitaltrakt

Extraabdominal:
- Akutes Koronarsyndrom (ACS), Herzinfarkt
- Lungenembolie

- Diverse Intoxikationen (z. B. Medikamente, Drogen, Schwermetalle)
- Ketoazidose
- Urämie
- Porphyrien

Bei der Häufigkeit abdominaler Schmerzen zeigen sich markante altersabhängige Unterschiede. Bei jüngeren Patienten (< 50 Jahren) ist die akute Appendizitis eine häufige Diagnose. Bei Patienten über 50 Jahren finden sich hingegen häufiger Cholezystitiden, Hernien, Divertikulitiden und unterschiedliche Malignome.

In der Anamnese wird immer auch nach Auslandsaufenthalte in jüngerer Zeit gefragt. Dies gilt insbesondere für südliche Regionen und dort erworbene Erkrankungen, die in Mitteleuropa nicht vorkommen. Entsprechend sollten Patienten mit Herkunft aus diesen Regionen nach dem Geburtsort und Zeitpunkt ihres Umzugs nach Mitteleuropa oder Heimatbesuchen befragt werden.

15.1.2 Diagnostisches Vorgehen

Wie bereits bei Schmerzen in anderen Körperregionen beschrieben, kann der erste Blick auf den Patienten und die Situation bereits wertvolle Hinweise auf die mögliche Erkrankung liefern, muss aber dann selbstverständlich durch tiefgreifendere Anamnese und Diagnostik vervollständigt werden. Achten Sie – auch wenn eine reine Schmerzsymptomatik im Bereich des Abdomens vorliegt – bei Ihrer Ersteinschätzung besonders auf extraabdominale Ursachen (z. B. 12-Kanal-EKG und in der Klinik Troponintest zum Ausschluss einer kardialen Symptomatik), um diese nicht zu übersehen bzw. sie ausschließen zu können. Zur Diagnosesicherung ist die Schmerzlokalisierung hilfreich, eine Auswahl mit Zuordnungen und möglichen Ursachen ist in ➤ Tab. 15.1 aufgeführt. Die Lokalisation ist lediglich ein Hinweis, andere Schmerzlokalisationen bzw. diffuse Schmerzen sind möglich, insbesondere bei älteren und/oder immunsupprimierten, aber auch stark adipösen Patienten.

Anamnese

Zur Orientierung und als Basis kann man grundsätzlich auf die bewährten Schemata **OPQRST** und **SAMPLER** zurückgreifen. Allgemeinsymptome wie Tachykardie, Fieber, Schüttelfrost und Atemfrequenz werden in die Beurteilung einbezogen. Dies gilt nicht zuletzt dem frühen Erkennen einer abdominalen Sepsis, die ähnlich einem Myokardinfarkt einer sofortigen Behandlung bedarf, bei bekannt dramatisch hoher Letalität. Entsprechend der verschiedenen möglicherweise betroffenen Organsysteme muss in der Anamnese auch an spezielle Fragen gedacht werden, bei Patientinnen z. B. an

Tab. 15.1 Differenzialdiagnose abdominaler Schmerzen nach Lokalisation (Auswahl)

Schmerzlokalisation	Mögliche Ursachen
Rechter oberer Quadrant	• Cholezystitis • Ulcus ventriculi et duodeni • Gastritis/Duodenitis • Cholezysto- bzw. Choledocholithiasis • Pankreatitis • Leberkapselreizung, z. B. Leberabszess, akute Hepatitis, Rechtsherzversagen, Budd-Chiari-Syndrom • (Segmentale) Darmischämie • Pleuritis oder Pleuropneumonie • Akutes Koronarsyndrom • Zwerchfellhernie • Nierenstein • Rippenfraktur
Epigastrium	• Pankreatitis • Refluxerkrankung • Gastritis/(Duodenitis) • Ulcus ventriculi (et duodeni) • Akutes Koronarsyndrom • Perikarditis • Rupturiertes Aortenaneurysma
Linker oberer Quadrant	• Pankreatitis • Refluxerkrankung • Gastritis • Ulcus ventriculi • Milzinfarkt oder -abszess • (Segmentale) Darmischämie • Pleuritis oder Pleuropneumonie • Akutes Koronarsyndrom • Zwerchfellhernie • Nierenstein • Rippenfraktur
Periumbilikal	• Beginnende Appendizitis • Nabelhernie • Gastroenteritis • Ileus • Rupturiertes Aortenaneurysma • Blasenhochstand bei Harnverhalt
Rechter unterer Quadrant	• Appendizitis • Gastroenteritis/Lymphadenitis (z. B. Yersinien-Infektion) • Gynäkologoisch (z. B. ektope Schwangerschaft, Salpingitis) • Leistenhernie • Chronisch-entzündliche Darmerkrankung • Segmentale Ischämie • Divertikulitis • Hodentorsion • Nephrolithiasis • Psoasabszess
Mittlerer Unterbauch	• Gynäkologische Ursachen • Blasenhochstand bei Harnverhalt • Appendizitis • Divertikulitis

Tab. 15.1 Differenzialdiagnose abdominaler Schmerzen nach Lokalisation (Auswahl) *(Forts.)*

Schmerzlokalisation	Mögliche Ursachen
Linker unterer Quadrant	• Divertikulitis • Leistenhernie • Gynäkologisch (z. B. ektope Schwangerschaft, Salpingitis) • Gastroenteritis • Chronisch-entzündliche Darmerkrankung • Segmentale Ischämie • Hodentorsion • Nephrolithiasis • Psoasabszess
Diffus bzw. ohne klare Lokalisation	• Mesenterialischämie (Embolie: 40–50 %; Thrombose der Mesenterialarterien: 20–25 %; nicht okklusive Ischämie: 15–25 %; Mesenterialvenenthrombose: ca. 5 % u. a.) • Peritonitis • Rupturiertes Aortenaneurysma • Perforiertes Ulkus • Pankreatitis • Ileus • Gastroenteritis • Hämolytisch-urämisches Syndrom • Ketoazidose • Urämie • Hyperkalzämie • Akut hepatische Porphyrie • Intoxikationen, z. B. Blei, Drogen (Kokain u. a.), Pflanzengifte (Pilze u. a.) und Tiergifte (Reptilien u. a.), diverse Medikamente • Andere Infektionen, z. B. Malaria, (Para-)Typhus, Tuberkulose • Familiäres Mittelmeerfieber • Sichelzellkrise • C1-Esterase-Mangel • Colon irritabile • Wirbelsäulenprobleme • Ohne klare Ursache (bis zu 30 % und mehr)

die letzte Regel oder das Wissen um eine Schwangerschaft. Ansonsten sollte eine ausführliche Anamnese in Bezug auf Vorerkrankungen auch in anderen und angrenzenden Körperregionen durchgeführt werden. ➤ Tab. 15.2 stellt die wichtigsten anamnestischen Fragen und ihre Wertung für die weitere Diagnostik- und Behandlungsplanung dar.

Körperliche Untersuchung

Eine strukturierte körperliche Untersuchung spielt eine wichtige Rolle und natürlich sollte in Abhängigkeit vom Patientenzustand eine **fokussierte** (auskunftsfähige Person) körperliche Untersuchung angestrebt werden. Primär sollte auch bei mutmaßlich klarer Schmerzsymptomatik eine Untersuchung der Vitalparameter erfolgen, um evtl. zügig bei Hochrisikodiagnosen (z. B. schwere Blutung, Sepsis) intervenieren zu können. Blickdiagnostisch ist auf eine Schonhaltung zu achten, die Ausdruck für eine ausgeprägte Schmerzsymptomatik z. B. bei Peritonitis, Koliken oder Ischämie sein kann. Bei näherem Betrachten sind Hautveränderungen relevant, z. B. als Zeichen einer Einblutung oder Leberschädigung (Caput medusae). Anschließend gehören eine Palpation, Perkussion und Auskultation aller vier Quadranten zur Vervollständigung der körperlichen Untersuchung.

Auskultation:

- Deutlich hörbare und hochgestellte Peristaltik als Zeichen für einen möglichen mechanischen Ileus
- Fehlende Peristaltik oder nur vereinzelte Geräusche als Zeichen für einen möglichen paralytischen Ileus
- Strömungsgeräusche über Gefäßen (Aorta) als Hinweis für eine Gefäßpathologie

Palpation:

- Feststellung von vergrößerten Organen (z. B. Leber, Milz)
- Lokalisierter Druckschmerz als Hinweis für einen Schmerzort (z. B. rechter Oberbauch)
- Generalisierter Schmerz, Abwehrspannung als Alarmzeichen und Hinweis einer peritonealen Reizung
- Spezifische Tests, z. B. Loslasstests als Anhalt für eine spezifische Pathologie (z. B. Appendizitis)

Perkussion:

- Pralles, luftgefülltes Abdomen als unspezifisches Zeichen diverser Pathologien
- Flüssigkeitswelle als Hinweis für einen Aszites
- Schmerzauslösung bereits bei der Perkussion als Hinweis für eine peritoneale Reizung

Neben der körperlichen Untersuchung des Abdomens sollte zusätzlich eine gründliche Untersuchung der umliegenden Körperregionen erfolgen, insbesondere des Thorax und der Wirbelsäule.

Weitergehende Diagnostik

Da Erkrankungen und Schmerzen im Bereich des Adomens vielfältige Ursachen haben können, ist der Einsatz gezielter weiterer Diagnostik differenzialdiagnostisch unabdingbar. Insbesondere im Bereich der Bildgebung gibt es hier bei zunehmend qualitativ besseren und kleineren Ultraschallgeräten die Möglichkeit eines frühzeitigen Einsatzes in der Notaufnahme oder sogar bereits in der Präklinik.

Bildgebung

In Bezug auf die Bildgebung spielt die Sonografie eine herausragende Rolle. Sie ist im Verlauf der letzten Jahre zum wichtigsten bildgebenden Verfahren für die primäre orientierende Untersuchung bei abdominalen Schmerzen geworden.

Tab. 15.2 Anamnestische Hinweise und ihre Wertung bei abdominalen Schmerzen

Fragen zur akuten Symptomatik und Vorgeschichte	Wertung	Anmerkungen
Seit wann?	Beschwerden < 48 h sind hinweisend auf schweren Verlauf	Cave: Chronischer Schmerz schließt akutes Ereignis nicht aus!
Plötzlicher Beginn?	Hinweis auf Perforation, Ruptur, Ischämie, Kolik	Darmischämie kann vorausgehend auch chronisch bestanden haben (Angina abdominalis).
Stärke des Schmerzes (numerische Rangskala 0–10; 0 = kein Schmerz, 10 = maximaler Schmerz)?	Vermittlung des subjektiven Bedrohungsgefühls und die Übereinstimmung mit der Einschätzung des medizinischen Personals Ist auch wichtig für die Einschätzung zu einer frühen (medikamentösen) Schmerztherapie	Bei der Angabe der Schmerzstärke gilt die Einschätzung des Patienten! Das Vorenthalten von Schmerzmitteln bei akuten abdominalen Beschwerden aus diagnostischen Gründen ist obsolet!
Art des Schmerzes: konstant oder intermittierend?	**Konstant und intensiv:** spricht mehr für parietalen (= somatischen) Schmerz als Zeichen einer inflammatorischen peritonealen Reizung, z. B. nach Ulkusperforation **Intermittierend und kolikartig:** spricht mehr für viszeralen Schmerz, z. B. bei beginnender Appendizitis oder Hohlorgandistension	Eine scharfe Abgrenzung beider Qualitäten ist nicht immer möglich!
Ort und Ausstrahlung des Schmerzes?	Die Lokalisation und Ausstrahlung bzw. der diffuse Schmerz können Hinweise auf die Genese der Beschwerden geben.	
Ist der Schmerz „gewandert"?	Klassisch z. B. bei Appendizitis, die im Oberbauch/periumbilikal beginnen kann und dann in den meist rechten Unterbauch wandert	
Vegetative Begleitsmptomatik wie Übelkeit oder Erbrechen?	Spricht für viszeralen Schmerz	Auftreten der vegetativen Begleitsymptomatik nach Schmerzbeginn ist hinweisend z. B. für einen mechanischen Ileus.
Diarrhö?	Hinweis für infektiöse Gastroenteritis	Kann aber auch bei z. B. Divertikulitis oder bei Tumoren (Wechsel Obstipation/Diarrhö) oder Intoxikationen auftreten
Blut im Stuhl?	Hinweis für primär gastrointestinale Ursache wie Ulkus, Divertikelblutung, Malignom, Ischämie	In Verbindung mit Fieber muss auch an eine Dysenterie gedacht werden.
Fieber?	Hinweis auf Infektion und/oder beginnende Sepsis	Die Ursachen für Fieber bei abdominalen Schmerzen sind vielfältig: Fieber kann primär durch Infektionen im Abdomen (einschl. Becken und Retroperitoneum), aber auch durch Infektherde anderer Lokalisation bedingt sein. Selten ist das Fieber nichtinfektiöser Genese (z. B. Vaskulitis bei Lupus erythematodes).
Blut im Urin?	Hinweis auf Steinleiden, Malignom oder auch Infektion (z. B. Zystitis)	
Bei Frauen: **letzte Regel, Schwangerschaft, Regelabhängigkeit der Schmerzen?**	Möglichkeit der Schwangerschaft Hinweis für Endometriose	Muss bei Frauen im gebärfähigen Alter ausgeschlossen werden
Alter?	Alter ist einer der wesentlichen Risikofaktoren für einen schweren Verlauf bei abdominalen Problemen; das Krankheitsspektrum bei älteren Patienten ist anders als bei jüngeren (s. o.).	**Cave:** Die Symptomatik kann insbesondere Im höheren Alter (> 75 Jahre) larviert sein.
Vorerkrankungen: insbesondere Voroperationen, Gefäßprobleme (inkl. KHK), Gallen-, Nierensteine, Pankreatitis, Divertikulose, Lebererkrankungen, Vorhofflimmern, Infektionskrankheiten, Diabetes mellitus?	Hilft bei der Organzuordnung der Beschwerden, insbesondere ergeben sich Hinweise auf vaskuläre Probleme, z. B. Mesenterialinfarkt bei Vorhofflimmern.	

Tab. 15.2 Anamnestische Hinweise und ihre Wertung bei abdominalen Schmerzen *(Forts.)*

Fragen zur akuten Symptomatik und Vorgeschichte	Wertung	Anmerkungen
Vormedikation: u. a. Immunsuppression, Antibiotika, Antikoagulation?	Immunsupprimierte Patienten haben ein hohes Risiko für einen komplizierten Verlauf. Antibiotikagabe kann in Verbindung mit Diarrhöen hinweisend für Chlostridium-Infektion sein. Antikoagulation muss an Einblutungen denken lassen.	
Auslandsreisen?	Ursachen abdominaler Beschwerden sind regional sehr unterschiedlich, so muss nach Reisen bzw. Herkunft der Patienten je nach Region z. B. auch an Malaria, Sichelzellanämie oder familiäres Mittelmeerfieber gedacht werden.	
Drogen?	Hinweis für z. B. vaskuläres Problem nach Kokain	

Es kann schnell und nichtinvasiv nach freier Flüssigkeit in der Bauchhöhle gesucht und die wichtigsten einzelnen Bauchorgane können beurteilt werden. Einschränkend sei gesagt, dass die Beurteilbarkeit insbesondere durch Adipositas und freie Luft deutlich eingeschränkt sein kann und die Qualität der Aussagekraft der Untersuchung deutlich von der Ausbildung und Erfahrung des Untersuchers abhängt.

Bei Röntgenuntersuchungen steht die CT, insbesondere die Spiral-CT im Vordergrund, die MRT wird in der Akutdiagnostik des Abdomens nur in speziellen Fällen (z. B. Schwangerschaft) und bei besonderen Fragestellungen eingesetzt. Neben der reinen Diagnostik kann die CT auch zur Durchführung von Interventionen, wie z. B. der Anlage von Drainagen oder bei Biopsien eingesetzt werden.

Laboruntersuchungen

Einer schnellstmöglichen Laboruntersuchung kommt bei Abdominalschmerzen eine große Bedeutung zu. Insbesondere auch, weil es für viele Abdominalorgane spezifische Laborparameter gibt, die auf eine wahrscheinliche Pathologie hinweisen. Hier seien als Beispiel typische Veränderungen genannt, die auf eine Cholezystitis hinweisen oder auf eine Pathologie im Bereich des Pankreas. Grundsätzlich hilft die Analyse der Laborparameter, die Ursache für Schmerzen oder andere Beschwerden einzugrenzen. Neben der Basisuntersuchung kann sekundär die Bestimmung spezieller Laborwerte sinnvoll sein.

In der Diagnostik von Ischämien (Darmischämien, Mesenterialinfarkt) hat die Laktatbestimmung große Bedeutung, wenngleich die Sensitivität des Verfahrens unterschiedlich bewertet wird und insbesondere eine zusätzliche Bildgebung sowie der klinische Gesamtbefund des Patienten wichtig sind.

Die wichtigsten Entzündungsparameter stellen weiterhin die Leukozytenzahl und das CRP dar, auch wenn dieses bei vielen Entzündungen teils erst verspätet reagiert und daher insbesondere in der akuten Situation nicht immer zuverlässig ist. Zusätzlich kann die Bestimmung von Procalcitonin daher sinnvoll sein. Bei dringendem Verdacht für eine abdominale Sepsis sollte so früh wie möglich und vor Beginn der antibiotischen Behandlung an die Abnahme von Blutkulturen gedacht werden.

MERKE

Bei Anhalt für eine abdominale Sepsis mit bekannter hoher Letalität und Notwendigkeit einer zügigen Antibiotikabehandlung sollte an die Abnahme von Blutkulturen vor Therapiebeginn gedacht werden. Im präklinischen Bereich im besten Fall bereits am Einsatzort.

Sonstige Diagnostik

In Bezug auf sonstige Diagnostik sei erneut an die zentrale Lage des Abdomens erinnert, insbesondere an die Nähe zum Thorax. Da abdominale Schmerzen das alleinige Symptom eines Myokardinfarkts sein können, sollte die Ableitung eines 12-Kanal-EKGs obligat erfolgen. Ebenfalls kann z. B. Vorhofflimmern die Ursache einer Darmischämie sein. Bei möglicher Verursachung von Oberbauchbeschwerden durch Pathologien im Thoraxbereich und andererseits sichtbaren Pathologien des Abdomens im Thorax (z. B. Thoraxmagen) kann die Durchführung eines Thorax-Röntgenbildes sinnvoll sein.

Schließlich kann in bestimmten akuten abdominalen Notfallsituationen sowohl diagnostisch als auch therapeutisch die Durchführung einer Gastroskopie/Duodenoskopie und seltener einer Rektoskopie/Koloskopie sinnvoll und sogar lebensrettend sein (> Abb. 15.1).

15.1.3 Schmerztherapeutische Konzepte

Abdominale Schmerzen können eine ausgeprägte Stärke entwickeln und eine große Belastung für den Patienten darstellen. Sowohl kolikartige Schmerzen bei Gallen- oder Nierenkolik sowie mechanischem Ileus als auch Vernichtungsschmerzen bei z. B. Pankreatitis oder Mesenterialinfarkt

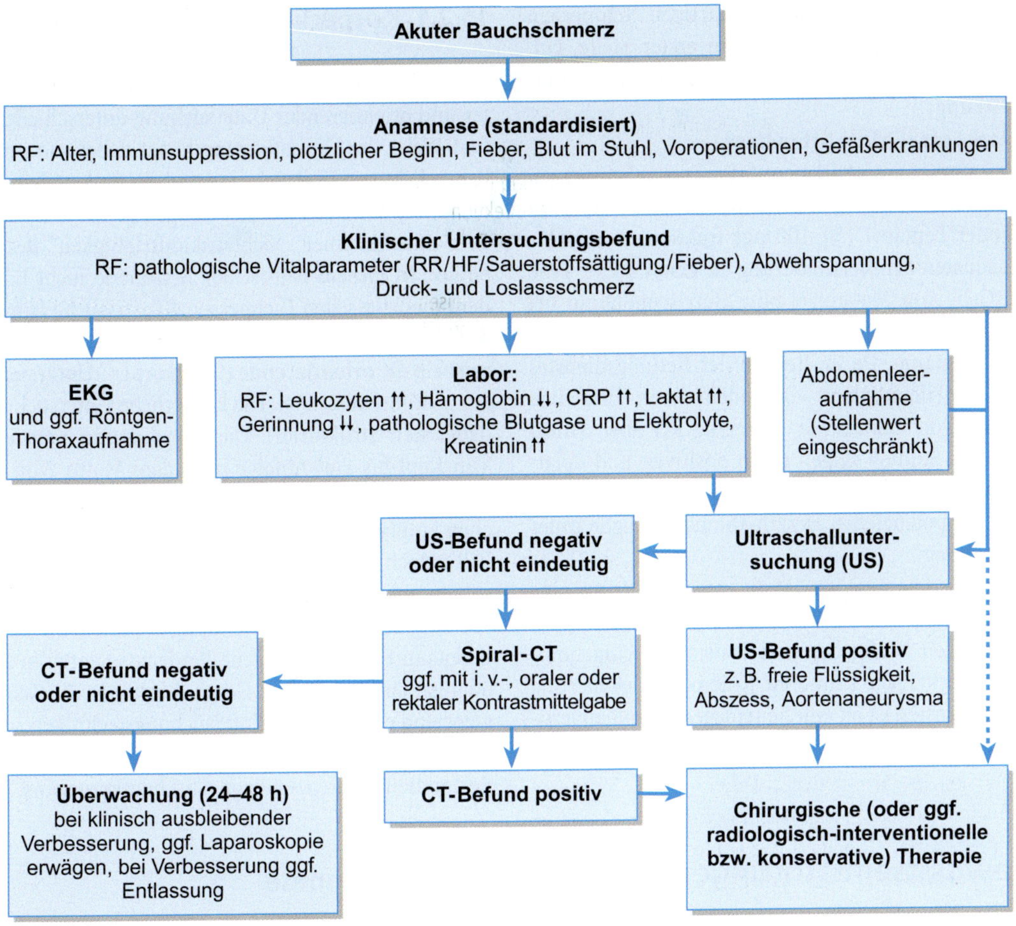

Abb. 15.1 Diagnostischer Algorithmus und Risikostratifizierung bei akuten abdominalen Schmerzen [L235]

bedürfen neben einer raschen kausalen Behandlung einer zügigen und adäquaten Analgesie. Hierbei zeigt die aktuelle Studienlage eindeutig, dass eine frühzeitige Schmerzbehandlung die nachfolgende klinische Einschätzung und das Therapieergebnis nicht einschränkt, andererseits anhaltende Schmerzen das Outcome abdominaler Erkrankungen durchaus verschlechtern können.

MERKE

Eine adäquate Analgesie gehört obligat zur Behandlung von Schmerzzuständen im Bereich des Abdomens. Ein Verzicht auf Schmerzmedikation in diesem Fall sollte nur noch medizinhistorisch eine Bedeutung haben!

Akute Abdominalschmerzen können im Rahmen chronischer abdominaler Erkrankungen (z. B. chronische Pankreatitis, Endometriose) als Schmerzattacken oder Schmerzverstärkung auftreten, daher sollte anamnestisch explizit nach chronischen Erkrankungen oder Vorerkrankungen gefragt werden. Dies hilft bei der Auswahl der Analgetika, andererseits könnte der Patient bereits Analgetika einnehmen oder in der Vergangenheit eingenommen haben, sodass sich hier Therapieoptionen ergeben. Klassische Medikamente zur Behandlung abdominaler Beschwerden sind Metamizol, Opiate (z. B. Morphin, Fentanyl) sowie Spasmolytika, hier insbesondere Butylscopolamin. Erfreulicherweise sind all diese Medikamente i. d. R. sowohl in der Präklinik im Rettungsdienst als auch in der Notfallambulanz vorhanden. Zusätzlich zu reinen Analgetika sollte man je nach Symptomatik auch an den Einsatz von unterstützenden Substanzgruppen wie Laxanzien, Antidiarrhoika, Karminativa (Entblähungsmittel) sowie Kortikosteroide denken, um eine Symptomlinderung zu erreichen.

Grundsätzlich bietet es sich an, die schmerztherapeutische Behandlung nach leichteren und starken Schmerzen einzuteilen:

Leichtere bis mittelstarke Schmerzen

Bei der Behandlung leichter bis mittelstarker insbesondere viszeraler Schmerzen ist eine intravenöse Gabe von Metamizol sinnvoll, wobei i. d. R. initial 1 g fraktioniert oder als Kurzinfusion appliziert wird. Eine zügige Bolusgabe sollte vermieden werden, um eine sonst mögliche Hypotonie zu verhindern. Bei anhaltenden Schmerzen kann zusätzlich eine Opiatgabe fraktioniert in kleinen Dosen erfolgen (z. B. Morphin i. v. fraktioniert 2 mg), ggf. nach

Gabe eines Antiemetikums. Bei kolikartigen Schmerzen steht die Gabe von Butylscopolamin an erster Stelle, ggf. kombiniert mit Metamizol oder einem Opiat bei unzureichender Wirkung.

Akute starke bis stärkste Schmerzen

Bei akuten starken und stärksten abdominalen Schmerzen steht die intravenöse Applikation von Opiaten, z. B. Morphin (5–10 mg) oder Fentanyl (50–100 µg) fraktioniert und bis zu einer adäquaten Schmerzlinderung an erster Stelle. Eine zusätzliche Gabe von Metamizol oder Butylscopolamin bei kolikartigen Schmerzen kann sinnvoll sein und insbesondere auch Opiate einsparen. Da im Bereich des Rettungsdienstes und in der Notfallambulanz vorhanden, kann zusätzlich an den Einsatz von Lidocain (1–1,5mg/kg KG über 5 min) gedacht werden. Studien zeigen einen positiven und opiatsparenden Effekt in Bezug auf Abdominalschmerzen. Die Gabe erfolgt bei potenziellen Herzrhythmusstörungen unter EKG-Überwachung.

Neben den medikamentösen Maßnahmen sollte an eine adäquate Lagerung gedacht werden, die von den Patienten bei starken Schmerzen häufig bereits selbstständig eingenommen wird. In Rückenlage kann eine Knierolle Erleichterung verschaffen, ansonsten ist oft eine Seitenlagerung mit angezogenen Beinen entlastend.

15.2 Bewusstseinsstörungen

Frank Löwe

Die unklare Bewusstseinsstörung stellt aufgrund der Heterogenität möglicher Differenzialdiagnosen präklinisch eine große Herausforderung dar. Im Gegensatz zur klinischen Notfallaufnahme stehen dem Rettungsdienst weitaus weniger diagnostische Tools zur Verfügung. Im Anschluss an ein initiales Vorgehen nach ABCDE („Treat first what kills first!") zum Erkennen und parallelen Behandeln lebensbedrohlicher Zustände, liegt der Fokus bei Patienten mit dem Leitsymptom „Bewusstseinsstörung" deshalb in einer gewissenhaften körperlichen Untersuchung und gezielten Anamnese. Suchen Sie frühzeitig und parallel im Ablauf des ABCDE-Schemas nach möglichen Ursachen der Vigilanzminderung. Anamnese und klinische Untersuchung sind grundlegende Werkzeuge der Diagnosefindung, die Ihnen im weiteren Verlauf hierbei helfen. Insbesondere beim bewusstseinsgestörten Patienten können sie die bisher gesammelten Hinweise aus dem ABCDE-Schema erweitern und wegweisende Informationen zur schnellstmöglichen Festlegung einer wahrscheinlichsten Verdachtsdiagnose und maßgeblichen Therapie des ursächlichen Krankheitsbildes liefern.

15.2.1 Körperliche Untersuchung

In der Notfallmedizin wird hauptsächlich zwischen fokussierter und orientierender Untersuchung unterschieden. Die Art und Weise der Durchführung hängt dabei von unterschiedlichen Faktoren (z. B. Schweregrad des Patientenzustands) ab. Quantitative Bewusstseinsstörungen gehen in aller Regel mit dem Zustand einer „Nichtauskunftsfähigkeit" des Patienten einher. In diesem Fall ist der Betroffene nicht in der Lage, dem medizinischen Fachpersonal verlässliche Hinweise über das Beschwerdeausmaß und dessen Lokalisation zu liefern, weshalb die **orientierende** (Ganzkörper-)**Untersuchung** hier am zielführendsten ist. Die körperliche Untersuchung erfolgt dabei stets strukturiert. Die Beibehaltung einer eingeübten Von-Kopf-bis-Fuß-Abfolge nach dem Motto „Von der Locke bis zur Socke" reduziert dabei das Risiko, ein klinisches Zeichen zu übersehen. Dabei bedeutet dieser Ansatz in diesem Fall jedoch nicht, alles und jedes zu untersuchen! Vielmehr sollten anhand einer solch beispielhaften Systematik Untersuchungsschritte zur Anwendung kommen, die dazu führen, bereits in Betracht gezogene Verdachtsdiagnosen zu festigen oder gar auszuschließen. Gerade hierfür ist die Kenntnis gängiger und empfohlener Untersuchungstechniken sowie deren adäquate Durchführung ein unentbehrlicher und zwingender Bestandteil differenzialdiagnostischen Vorgehens.

15.2.2 Anamnese

Anamnese und klinische Untersuchung bilden die wichtigsten Bausteine der medizinischen Diagnostik. Mehrfache Studien der vergangenen Jahrzehnte zeigten immer wieder, dass bei ungefähr 80 % der Patienten eine korrekte Diagnose allein durch das Anamnesegespräch gestellt werden konnte.

Das Wort „Anamnese" stammt aus dem Griechischen und bedeutet so viel wie „Erinnerung". Genau hierin besteht der zentrale Zweck der Anamnese: Das Erinnern wichtiger Informationen zur Krankengeschichte, zum aktuellen Beschwerdebild sowie über den allgemeinen Gesamtzustand des Patienten. Die Anamnese wird in **Eigen- und Fremdanamnese** unterschieden. Bei der Eigenanamnese kann der Patient Angaben zu seiner Krankheitsgeschichte selbstständig wiedergeben. Ist der Patient in der Vigilanz und somit in der Kommunikationsfähigkeit jedoch eingeschränkt, werden wichtige patientenbezogene Informationen im Rahmen einer Fremdanamnese erhoben werden müssen. Hierzu werden dritte Personen, Betreuer, der behandelnde Arzt oder auch Augenzeugen (z. B. Unfall) befragt. Besondere Aufmerksamkeit ist bei der Anamneseerhebung intoxikierter Patienten geboten. Eine finnische Untersuchung an 51 Patienten zeigte, dass lediglich bei 27 % die eigenanamnestischen Auskünfte zur Art und Menge der eingenommenen Substanzen auch tatsächlich den Ergebnissen der Laboranalysen entsprachen.

Die Interpretation der Eigenanamnese von Patienten mit Medikamenten- oder Subtanzintoxikation sollte deshalb mit entsprechender Vorsicht vorgenommen werden. Nicht selten ist die prähospitale Versorgungsphase die einzige Gelegenheit für eine Fremdanamnese. Nach der initialen Akutversorgung kritisch erkrankter Patienten am Einsatzort erfolgt eine Hospitalisierung, die häufig eine Trennung des Patienten von Angehörigen zur Folge hat. In diesen Situationen ist es von großem Nutzen, Kontaktdaten, Telefonnummern von Angehörigen, Pflegepersonen oder Augenzeugen zu dokumentieren und dem Klinikpersonal zu übergeben, um bei Bedarf die Fremdanamnese zu aktualisieren. Insbesondere bei der notfallmedizinischen Versorgung von nichtentscheidungsfähigen, geriatrischen Patienten ist es sehr wichtig, Informationen von Angehörigen, Pflegepersonen oder Betreuern über den funktionellen Zustand des Patienten vor der akuten Erkrankung sowie etwaig geäußerte Therapiewünsche (z. B. Patientenverfügung) einzuholen, um nicht gewünschte oder medizinisch-ethisch ungerechtfertigte Maßnahmen zu vermeiden. Jeder in der Notfallmedizin Tätige weiß, dass Patienten, Angehörige sowie Dritte in der Akutsituation bei der Anamneseerhebung unvollständige oder missverständliche Auskünfte geben. Dies führt dazu, dass ein etwas später durchgeführtes Anamnesegespräch neue bzw. klärende Erkenntnisse mit sich bringt. Besonders in der Notfallmedizin ist dies ein häufig vorkommendes Phänomen. Es ist daher ratsam, das Anamnesegespräch im Anschluss an die Akutphase zu wiederholen (z. B. nach einigen Stunden). Denken Sie unbedingt daran, alle detaillierten und umfassenden Erkenntnisse Ihrer erhobenen Anamnese im Rahmen der Patientenübergabe zu dokumentieren und an das nachfolgende Personal weiterzugeben. Derartige Informationen sind für den weiteren Behandlungsablauf von großem Nutzen.

MERKE
Bewusstseinsstörungen sind häufig die Folge einer bereits bekannten Vorerkrankung!

15.2.3 Gefährliche und häufigste Ursachen

Bewusstseinsstörungen kommen in der Notfallmedizin häufig vor und erfordern eine gezielte Ursachensuche und zügiges therapeutisches Vorgehen, um irreversible Schäden vom Patienten abzuwenden. Die Ätiologien von Bewusstseinsstörungen sind vielfältig und eine umfangreiche Diagnostik und zielgerichtete Therapie ist im Rettungsdienst nur eingeschränkt möglich, weshalb sich die Maßnahmen häufig auf das Wesentliche reduzieren. Die diagnostischen Schritte richten sich deshalb nach der Häufigkeit möglicher Ursachen. Aufgrund der großen Anzahl möglicher Differenzialdiagnosen sollen im Folgenden lediglich die häufigsten erwähnt werden.

Hypoglykämie

Mit einem Anteil von ca. 88 % gehört die Hypoglykämie zu den häufigsten Akutkomplikationen des Diabetes mellitus und stellt zudem eine der häufigsten Ursachen unklarer Bewusstseinsstörungen dar. Ungefähr 30 % der Diabetiker erleben jährlich eine Hypoglykämie. Beim Typ-I-Diabetes liegt die Mortalität bei ungefähr 3 %. Bisher existiert kein klarer Konsensus über die biochemische Definition der Hypoglykämie. Im Allgemeinen gilt ein Blutzuckerwert von < 70 mg/dl als zu gering. Hypoglykämische Symptome treten bei den meisten Betroffenen erst bei Werten < 50 mg/dl auf, bei „schlecht eingestellten“ Diabetikern häufig auch schon bei Werten weit darüber.

PRAXISTIPP
Bei der Messung des Blutzuckerspiegels können Verschmutzungen oder Zuckerreste an den Fingern die Werte verfälschen! Zur Blutentnahme alternativ das Ohrläppchen wählen, da dieser Bereich für gewöhnlich immer sauber(er) ist.

Die **„schwere Hypoglykämie“** ist definiert als der Bedarf nach Fremdhilfe (z. B. Angehörige, Rettungsdienst) zur Wiederherstellung eines normalen Blutzuckerwertes. Auch bei der **„milden Hypoglykämie“** zeigt der Betroffene Symptome, ist jedoch noch in der Lage, sich selbst zu helfen. Eine Hypoglykämie tritt klassischerweise bei Diabetikern auf und ist meistens das Ergebnis einer akzidentellen oder auch suizidalen Überdosierung von Insulin oder Sulfonylharnstoffen (lange HWZ!), einer diätetischen Ernährungsweise bei Insulintherapie, übermäßigem Alkoholkonsum (Glukoneogenese ↓) oder technischen Defekten von Insulinpumpen, um nur ein paar der vielen möglichen Ursachen aufzuzählen. Bei Nichtdiabetikern sind Unterzuckerungen höchst selten, können aber auch hier z. B. im Rahmen eines Insulinoms oder einer suizidalen exogenen Insulinzufuhr auftreten. Auch bei Organversagen, Infektion oder Sepsis sind Unterzuckerungen möglich, weshalb auch bei Nichtdiabetikern, die eine Bewusstseinsstörung aufweisen, routinemäßig und frühzeitig der Blutzuckerwert kontrolliert werden sollte.

MERKE
Bei akut auftretenden, ursächlich unklaren neurologischen oder psychiatrischen Symptomen immer an eine Hypoglykämie denken und frühzeitig den Blutzuckerspiegel bestimmen!

➢ Tab. 15.3 zeigt die klassischen Symptome einer Hypoglykämie. Diese können in zwei Gruppen eingeteilt werden:
- Autonome Symptome
  - Parasympathikotone Reaktionen
  - Sympathikotone Reaktionen
- Zentralnervöse Symptome (= neuroglukopenische Symptome)

Tab. 15.3 Symptome der Hypoglykämie

Phasen	Klinische Zeichen
Autonome Symptome • Parasympathikotone Reaktionen	• Übelkeit, Erbrechen, Heißhunger, allgemeine körperliche Schwäche
• Sympathikotone Reaktionen	• Tremor, Tachykardie, Diaphorese, Agitation, Hypertonie, Mydriasis, AF ↑
Zentralnervöse Symptome (= neuroglukopenische Symptome)	Kopfschmerzen, Koordinationsstörungen, Somnolenz, endokrines Psychosyndrom (Verstimmung, Reizbarkeit, Konzentrationsschwäche, Verwirrtheit), primitive Automatismen (Greifen, Schmatzen, Grimassieren), Konvulsionen, fokale Zeichen (Hemiplegien, Aphasien, Diplopie), hypoglykämischer Schock, zentrale Atem-u. Kreislaufstörungen

Derartige Symptome können für den Diabetiker erste Warnhinweise sein und ihn auf eine beginnende Hypoglykämie aufmerksam machen. Wichtig zu wissen ist allerdings, dass bei häufigen Hypoglykämien oder schwerer autonomer Neuropathie die eigene Wahrnehmung vermindert sein kann, sodass autonome Warnsymptome häufig nicht mehr rechtzeitig erkannt werden. Auch die regelmäßige Einnahme von Betablockern kann die Symptome einer Hypoglykämie verschleiern.

MERKE

4–10 % aller Hypoglykämien verlaufen unbemerkt! Diabetiker mit einer Krankheitsdauer von mehr als 10 Jahren bei gleichzeitiger Insulintherapie, Neuropathie, Nephropathie oder Alkoholabusus sind besonders gefährdet.

Ist die Bewusstseinsstörung des Patienten auf eine Hypoglykämie zurückzuführen, sollte sich sein Zustand nach intravenöser Verabreichung von Glucose 20 % verbessern und der Patient im weiteren Verlauf zunehmend aufklaren. Ist dies der Fall, gilt es im nächsten Schritt, die Ursache für die Hypoglykämie zu finden. Die **Identifikation der verantwortlichen Ursache** gehört mit zum zentralen Bestandteil der Therapie einer Hypoglykämie, denn sie bestimmt maßgeblich die weitere Vorgehensweise.

Berechnungsfehler bei Ermittlung der Kohlenhydratmenge einer Mahlzeit oder ungewöhnliche körperliche Aktivität können zu **Überdosierungen von Insulin** und nachfolgend zur Hypoglykämie führen. Liegt hier die Ursache der Unterzuckerung, ist die Art des verabreichten Insulins für das weitere Vorgehen relevant. Langwirksame Insuline („Verzögerungsinsuline") bergen aufgrund ihrer deutlich verlängerten Wirkdauer das Risiko, auch noch Stunden nach primär erfolgter Korrektur des Blutzuckerspiegels eine Hypoglykämie auszulösen. In diesem Fall sollte der Patient für eine engmaschige Blutzuckerkontrolle hospitalisiert werden. Bei Anwendung eines kurz wirksamen Insulins kann die Hypoglykämie ausgeglichen und der Patient ggf. ambulant weiterbehandelt werden. Bestimmte orale Antidiabetika, v.a. **Sulfonylharnstoffe,** sind mit einem Hypoglykämierisiko assoziiert. Sie sind in der Lage, die Insulinproduktion der Bauchspeicheldrüse anzuregen, und zwar weitgehend unabhängig vom Blutglukosespiegel. Eine mögliche Nebenwirkung ist auch hier, dass die Insulinproduktion über das Ziel hinausschießen kann. Hypoglykämien bei Diabetikern ohne erkennbare Ursache sollten Ihre volle Aufmerksamkeit haben. Liegen hier Hinweise für mangelnde Compliance, suizidale Handlungen, neue Medikamente oder übermäßigen Alkoholkonsum vor, die zur Hypoglykämie geführt haben? Falls ja, sollte ein Transport angestrebt und der Patient zur weiteren Abklärung einem geeigneten Krankenhaus zugeführt werden.

Schlaganfall: Hirninfarkt, Hirnblutung, Subarachnoidalblutung

Der **Schlaganfall** gehört zu den zweithäufigsten Todesursachen in Deutschland und ist die häufigste Ursache für Invalidität im Erwachsenenalter. Hierzulande erleiden jährlich ungefähr 260.000 Menschen einen Schlaganfall. Per Definition handelt es sich um ein akut einsetzendes neurologisches Defizit (z.B. Hemiparese) auf dem Boden eines thrombotischen bzw. embolischen **Verschlusses eines Gehirngefäßes** oder einer **Blutung des Gehirnparenchyms.** Der häufigste Entstehungsort für thrombotische Ereignisse liegt dabei im Bereich der A. cerebri media. Der Schlaganfall kann, eher selten, aber durchaus mit einer Bewusstseinsstörung einhergehen. Vorwiegend tritt diese bei großen raumfordernden supratentoriellen Infarkten oder bei Infarkten im Bereich des Hirnstammes auf. Die Bewusstseinsstörung ermöglicht es nicht, präklinisch zwischen Hirninfarkt und Hirnblutung zu unterscheiden. Dies ist nur mit bildgebenden Verfahren (z.B. CT) möglich. In der Präklinik wird deshalb von medikamentösen Eingriffen in die Blutgerinnung dringend abgeraten, da das Risiko, bei falscher Diagnosestellung eine Hirnblutung auszulösen, unverhältnismäßig hoch ist und fatale Folgen für den Patienten haben könnte.

ACHTUNG

Vor Lysetherapie kein ASS, kein Heparin und keine i.m. Injektionen verabreichen!

Zeigt ein Patient akute Symptome eines Schlaganfalls, wird dieser schnellstmöglich in eine Klinik mit **Stroke-Unit** transportiert, damit eine CT des Schädels durchgeführt werden kann. Nur so lässt sich ein Hirninfarkt sicher und schnell von einer Hirnblutung unterscheiden. Ein Patient, der einen ischämischen Schlaganfall unter Beteiligung großer Gefäße erleidet, verliert mit jeder Minute ausbleibender Therapie durchschnittlich 1,9 Mio. Neurone, 13,8 Mrd. Synapsen und 12 Kilometer axonale Fasern. Ohne Behandlung verliert das menschliche Gehirn in jeder Stunde so viele Neurone wie bei normaler Alterung in 3,6 Jahren. Die Prinzipien der präklinischen Behandlung erfolgen deshalb nach dem Grundsatz: **Time is brain!**

MERKE

Ungefähr 80 % der Schlaganfälle sind zerebrale Ischämien, 20 % entfallen auf spontane intrazerebrale Blutungen. Prognose: 15–20 % Tod binnen 4 Wochen. Überlebende: ⅓ vollständige Genesung, ⅓ eingeschränkte Selbstständigkeit, ⅓ pflegebedürftig.

Liegt ein Hirninfarkt vor, ist eine **systemische Thrombolyse** zur Rekanalisation des verschlossenen Gefäßes möglich. Jedoch ist die intravenöse Thrombolyse an ein enges Zeitfenster gebunden und kann nur in einem Zeitraum von 4,5 Stunden durchgeführt werden (ECASS-3-Studie). Für Patienten, bei denen die systemische Lysebehandlung nicht möglich ist oder keinen Erfolg brachte, steht mit der **mechanischen Thrombektomie** eine weitere Therapieoption zur Verfügung. Neuere Studien konnten zeigen, dass die mechanische Thrombektomie bei ausgewählten Schlaganfallpatienten auch später als 6 Stunden nach Symptombeginn sicher und hochwirksam ist.

Das **klinische Bild** des Schlaganfalls präsentiert sich durch motorische und/oder sensorische Symptome, die dem Ausfall eines bestimmten Hirnareals zuzuordnen sind. Das Leitsymptom ist häufig die Hemiparese einer Körperhälfte (z. B. rechte Hälfte der Gesichtsmuskulatur, rechter Arm, rechtes Bein). Diese Symptomatik basiert auf der verminderten Funktion im Bereich der linksseitigen Zentralregion. Weiterhin kann es zu Sprach- und Sprechstörungen, Vertigo, Doppelbildern, Schluck-und Feinmotorikstörungen sowie zu Störungen der Pupillo- und Okulomotorik kommen. Ein Patient mit Schlaganfall hat i. d. R. keine Schmerzen. Im Gegensatz hierzu führt eine intrazerebrale Blutung gelegentlich zu Kopfschmerzen. Schmerzen in der paretischen Extremität sind für einen Schlaganfall eher ungewöhnlich und könnten ebenso vertebragen bedingt oder auf Frakturen zurückzuführen sein.

MERKE

Wichtige anamnestische Fragen bei einem Schlaganfall:

- Zeitpunkt des Symptombeginns?
- Zeitlicher Verlauf der Symptomentwicklung?
- Klagt der Patient über Kopfschmerzen?
- Gab oder gibt es Anzeichen für Bewusstseinsstörungen?
- Nimmt der Patient gerinnungshemmende Medikamente ein?
- Vorerkrankungen?

Die Zuordnung einer bestimmten Symptomkonstellation zu einem bestimmten Stromgebiet sowie der Versuch einer Differenzierung zwischen ischämischem und hämorrhagischem Insult, hat hierbei auf die rettungsdienstliche Versorgung keinen Einfluss.

Der Schlaganfall ist ein zeitkritischer Notfall. Eine rechtzeitige Behandlung kann nur erfolgen, wenn die Symptome des Schlaganfalls frühzeitig erkannt werden. Mit dem **FAST-Test** steht dem präklinischen Personal ein Screening-Werkzeug zur Verfügung, um Schlaganfall-Patienten schnell zu identifizieren. FAST ist die Abkürzung für Face, Arm, Speech und Time. Der Test wird folgendermaßen durchgeführt:

- **Face:** Suche nach einer offensichtlichen Fazialisparese
  Bitten Sie den Patienten folgende mimische Bewegungen durchzuführen: Stirn runzeln, Nase rümpfen, Backen aufblasen, Augen schließen, Zähne zeigen.
  Pathologischer Befund: Schwäche oder vollständige Lähmung der mimischen Gesichtsmuskulatur.

PRAXISTIPP

Bei Überprüfung der mimischen Gesichtsmuskulatur machen Sie alle Manöver (Grimassen) selbst vor, um die Untersuchung für den Patienten zu vereinfachen.

- **Arm(-Halte-Versuch):** Suche nach brachialer Parese
  Bitten Sie den Patienten die Augen zu schließen. Nun die Arme in Supinationsstellung mit gespreizten Fingern nach vorn ausstrecken lassen. Die Arme sollen in dieser Position für mind. 10 s gehalten werden.
  Pathologischer Befund: Langsame Pronation, Absinken.
- **Speech:** Überprüfung der Sprache und des Sprachverständnisses
  Sprechen Sie dem Patienten ein Satzbeispiel vor und lassen Sie es wiederholen: „Wenn heute schönes Wetter wäre, würde ich spazieren gehen."
  Pathologischer Befund: Auslassen von Wörtern, Artikulationsfehler, geänderte Reihenfolge
- **Time:** Klärung des Symptombeginns (Lyse-Zeitfenster?)
  Ist eine der drei körperlichen Überprüfungen positiv, liegt mit einer Wahrscheinlichkeit von ca. 72 % eine zerebrale Ischämie vor. Sind alle drei positiv, liegt die Wahrscheinlichkeit bei ungefähr 85 %.

ACHTUNG

Die Symptome eines Schlaganfalls müssen nicht zwangsläufig dauerhaft vorhanden sein. Sie können auch durchaus passager und rezidivierend auftreten.

Die klinischen Anzeichen eines Schlaganfalls sind mitunter komplex und nicht alle können mithilfe des FAST-Testes detektiert werden. Einige Schlaganfallpatienten zeigen die klinischen Merkmale einer Stand- und Gangunsicherheit sowie Sehstörungen. Aus diesen Gründen kann die Untersuchung mit dem **BE-FAST**-Test erweitert werden. Die Buchstaben B und E stehen hierbei stellvertretend für **B**alance und **E**yes:

- **Balance:**
  - Liegen Anzeichen für Gleichgewichtsstörungen vor?
  - Zeigt der Patient eine Fußschwäche?
  - Gibt es Hinweise für eine Gangunsicherheit?
- **Eyes:**
  - Sieht der Patient Doppelbilder?
  - Sieht der Patient nur noch verschwommen?
  - Klagt der Patient über Gesichtsfeldausfälle?

Positive Ergebnisse im BE-FAST-Test können auf eine intrazerebrale Genese bestehender Symptome hindeuten. Sowohl FAST als auch BE-FAST zeigen eine hohe Treffsicherheit bei der Detektion von Schlaganfallpatienten. Eine präklinische Studie von Pickham et al. aus dem Jahr 2018 stellte allerdings fest, dass die Verwendung des BE-FAST-Schemas zu keiner Verbesserung der Erkennung von Schlaganfallpatienten führt.

Hirnblutung (ICB)

Bei der **intrakraniellen Blutung (ICB)** handelt es sich um eine pathologische Blutansammlung innerhalb des Hirngewebes infolge einer Gefäßruptur. Die Ursachen für eine ICB sind mannigfaltig. Sie können als Unfallfolge auftreten oder ohne äußere Einwirkungen. Eine langjährig bestehende Hypertonie, Gefäßmissbildungen, Gerinnungsstörungen können eine ICB begünstigen. Die Mortalität ist hoch und liegt bei ungefähr 30–50 % innerhalb der ersten drei Monate, insbesondere abhängig vom Blutvolumen und der Lokalisation. Anhand des klinischen Bildes ist die ICB nicht zuverlässig vom ischämischen Insult abgrenzbar. Nur eine bildgebende Diagnostik ermöglicht die sichere Differenzierung und sollte deshalb zügig angestrebt werden. Ungefähr 50–60 % aller Blutungen sind hypertensiv bedingt. Ihr Ursprung findet sich häufig in der A. cerebri media. Bezüglich der Symptomatik ist die ICB nicht selten mit Vigilanzstörungen vergesellschaftet. Der Schweregrad der Bewusstseinsstörung und der Begleitsymptomatik hängt dabei von der Ausdehnung und Topografie der Blutung ab. Bei ca. 50 % werden soporöse bis komatöse Zustände beobachtet. Häufige Anzeichen einer intrakraniellen Blutung sind plötzlich, aber zumeist weniger vernichtende Kopfschmerzen, die von Hemiplegie, Hemianopsie und akuten psychischen Ausnahmezuständen begleitet werden. Bewusstseinsstörungen mit progredienter Abnahme des GCS-Scores und Übelkeit – häufig mit Erbrechen, zeigen einen erhöhten Hirndruck an. In diesem Stadium kann es zur Präsentation von epileptischen Anfällen kommen. Ebenso wie beim Schlaganfall können auch hier Seh- (z. B. Diplopie), Sprech- (Dysarthrie) und Sprachstörungen (Aphasie) sowie Paresen oder Plegien auftreten. Befindet sich der Blutungsherd in der hinteren Schädelgrube, verursacht dies Kleinhirn -oder Hirnstammdefizite. Es kommt zu Blickdeviationen oder Ophthalmoplegie und pathologischen Atemmustern. Anzeichen von Meningismus fehlen oder sind eher gering ausgeprägt.

Subarachnoidalblutung (SAB)

Bei der **Subarachnoidalblutung (SAB)** kommt es zur spontanen Blutung in den Subarachnoidalraum (Liquorraum). In ca. 80 % der Fälle liegt die Ursache in einer Blutung aus einem angeborenen oder erworbenen Aneurysma der basalen Hirnarterien. Die A. cerebri anterior als Blutungsquelle ist mit einem Anteil von 40 % dabei am häufigsten betroffen. Ihr folgen die A. carotis interna (30 %), A. cerebri media (20 %), A. basilaris und die Vertebralarterien (10 %). Bei vielen Patienten geht der SAB eine körperliche Anstrengung z. B. in Form von erschwertem Heben oder schwerem Stuhlgang (starkes Pressen) voraus. Die Inzidenz der SAB liegt bei ungefähr 7–8/100.000 pro Jahr. Die 30-Tage-Letalität bei ca. 25–35 %. Am häufigsten betroffen sind Patienten zwischen dem 50. und 60. Lebensjahr. Wesentliche prognostische Faktoren sind das Alter, der Grad der initialen Vigilanzstörung, die Menge des arachnoidalen Blutes sowie die Lokalisation des vorliegenden Aneurysmas. Ein häufiges und klassisches Symptom ist die Angabe eines bisher noch nie erlebten, okzipital betonten **Vernichtungskopfschmerzes** („Donnerschlagkopfschmerz"), der binnen weniger Sekunden sein Maximum erreicht. Bei etwa 20–50 % der Patienten ergeben sich in der Anamnese bereits vorausgegangene Kopfschmerzattacken („Sentinel Headaches"). Der Kopfschmerz wird häufig als diffus und „im ganzen Kopf" empfunden.

MERKE

Bei allen Patienten mit erstmaligen schlimmsten Kopfschmerzen, die innerhalb von 5 Minuten ein Maximum erreichen und mehr als 1 Stunde anhalten, muss eine Subarachnoidalblutung ausgeschlossen werden!

Als ein typisches Symptom gilt die einseitige Okulomotoriusparese mit Mydriasis und Ptosis oder beidseitige Abduzensparese. Weitere Begleitsymptome sind Übelkeit und Erbrechen, Aphasie, Krampfanfälle und Vigilanzstörungen. Ein Meningismus entwickelt sich oft erst nach Stunden und ist bei einem Drittel der Betroffenen gar nicht nachweisbar. Die wichtigste Differenzialdiagnose ist der „benigne Donnerschlagkopfschmerz", dessen Schmerzcharakter dem der SAB sehr ähnlich ist und bei Untersuchung keinerlei Hinweise auf eine intrakranielle Gefäßerkrankung liefert. Ähnlich äußern sich ebenso der orgasmusassoziierte „Thunderclap-Kopfschmerz" sowie gelegentlich sog. gutartige Anstrengungskopfschmerzen. Beide können eine SAB imitieren.

15.3 Dyspnoe

Frank Löwe

15.3.1 Definition

Als Dyspnoe wird die unangenehme, bewusste Wahrnehmung der eigenen Atmung bezeichnet, die meist mit einer Tachypnoe (AF > 20/min) und einer verminderten Sauerstoffsättigung einhergeht (< 95 %). Umgangssprachlich bedeutet Dyspnoe so viel wie Lufthunger, Atemlosigkeit oder Atemnot und bezeichnet eine erschwerte Atemtätigkeit. Die Mechanismen, die dabei zur Wahrnehmung von Dyspnoe als unangenehmer Empfindung führen, sind bis heute nicht abschließend geklärt und Gegenstand der aktuellen Forschung. In der allgemeinen Fachliteratur existieren unterschiedliche Definitionen der Dyspnoe. Die Definition der **American Thoracic Society (ATS)** lautet wie folgt: „Dyspnoe ist ein Begriff für die Beschreibung der subjektiven Wahrnehmung von Atembeschwerden, die sich zusammensetzt aus qualitativ verschiedenen Empfindungen unterschiedlicher Intensität. Die Wahrnehmung hängt ab von Interaktionen zwischen verschiedenen physiologischen, psychologischen, sozialen und Umgebungsfaktoren und kann zu sekundären physiologischen Antworten und Verhaltensänderungen führen."

15.3.2 Epidemiologie

Dyspnoe ist ein häufiges Leit-/und Hauptsymptom von Patienten, die eine Notaufnahme aufsuchen oder den Rettungsdienst alarmieren. In Deutschland werden ca. 5–8 % aller internistischen Notaufnahmepatienten aufgrund einer akuten Luftnot behandelt. Der Anteil der Patienten mit chronischer Dyspnoe beträgt in kardiologischen Facharztpraxen ca. 15–50 %, in pneumologischen Facharztpraxen sogar bis zu 60 %. Im Rettungsdienst sind ungefähr 8–12 % der Einsätze auf das Einsatzstichwort „akute Atemnot" zurückzuführen. Etwa bei der Hälfte dieser Patienten ist eine stationäre Aufnahme erforderlich. Die Krankenhausmortalität liegt im Falle einer Hospitalisierung bei ungefähr 10–12 %.

15.3.3 Graduierung

Da es sich bei der Dyspnoe definitionsgemäß um eine rein subjektive Wahrnehmung handelt, kann der Schweregrad der Beeinträchtigung vom Untersucher nicht erfasst werden. Lediglich die Manifestation von Luftnot kann anhand äußerlich sichtbarer Anzeichen einer veränderten Atmung wie Tachypnoe, Bradypnoe, Orthopnoe usw., die häufig mit einer Dyspnoe einhergehen, festgestellt werden. Die Objektivierung der Dyspnoe kann nur unter Einbeziehung des Patienten erfolgen. In Abhängigkeit von der zugrunde liegenden Ursache stehen unterschiedliche Instrumente zur Schweregradeinteilung einer Dyspnoe zur Verfügung. Bei kardialer Grunderkrankung (z. B. Myokardinfarkt, kardiogener Schock) erfolgt die Einteilung des Schweregrads mithilfe der Skala der **New York Heart Association** (NYHA; ➢ Tab. 15.4).

Bei pulmonal bedingter Dyspnoe (z. B. Lungenarterienembolie, COPD) wird die Graduierung mittels Einteilung des **British Medical Research Councils** vorgenommen (➢ Tab. 15.5).

Weitere Systeme, die sich mit der Skalierung der Dyspnoe beschäftigen sind:

- RPE-Skala nach Borg (**R**atings of **p**erceived **e**xertion)
- Einteilung nach **WHO**
- Dyspnea Differentiation Index **(DDI)**
- Dyspnoe-Skala der American Thoracic Society **(ATS)**
- Shortness of Breath Questionnaire der University of California, San Diego **(UCSD-SOBQ)**

15.3.4 Primary Survey (SSS)

Neben respiratorischen, kardiovaskulären oder kardiopulmonalen Ursachen können ebenso bestimmte **Umwelteinflüsse und Gefahrstoffe** für die Entwicklung einer Dyspnoe verantwortlich sein. Die größte Gefahr geht in diesem Zusammenhang von Dünsten, Dämpfen oder Gasen aus, da sie häufig ohne frühe Warnzeichen ungehindert über die oberen

Tab. 15.4 NYHA-Klassifikation [F761-001]

Stadium	Definition
I	Herzerkrankung ohne Einschränkung der körperlichen Aktivität und ohne Symptome
II	Leichte Einschränkung der körperlichen Aktivität, mittelschwere körperliche Belastung führt zu Symptomen
III	Deutliche Einschränkung, Symptome bei leichter Belastung im täglichen Leben
IV	Symptome der Herzinsuffizienz schon in Ruhe

Tab. 15.5 Modifizierte Medical-Research-Council-Dyspnoe-Skala (mMRC) [F759-007]

Grad	Beschreibung der Luftnot
Grad 0	Dyspnoe nur bei starker körperlicher Belastung
Grad I	Dyspnoe nur beim raschen Gehen oder leichten Anstiegen
Grad II	Langsameres Gehen als Gleichaltrige aufgrund von Dyspnoe oder Stehenbleiben bei normalem Schritttempo
Grad III	Anhalten wegen Dyspnoe nach 100 m Gehen nötig
Grad IV	Dyspnoe beim An-/oder Auskleiden, Verlassen des Hauses wegen Dyspnoe nicht möglich

15

Atemwege in die Lunge gelangen und dort schädigende Reaktionen auslösen. Bei Industrieunfällen (Schwefeldioxid, Schwefelwasserstoff, Phosgen, Chlor), in landwirtschaftlichen Betrieben (Stickstoffdioxid) oder im Privathaushalt (Chloramin) können Gase freigesetzt werden und die Lunge ernsthaft reizen. Derartige Gefahrenquellen stellen nicht nur für den eigentlichen Patienten eine potenzielle Bedrohung, sondern bei entsprechend unachtsamer Herangehensweise ein ebenso hohes Erkrankungsrisiko für das sich annähernde Behandlungsteam dar. Sich selbst sowie weitere Teammitglieder vor potenziellen Gefahren und eventuellen Folgeschäden zu schützen, ist stets Ihr oberstes Ziel im Rahmen der Patientenversorgung. Die Einschätzung möglicher Gefahren muss vor dem Betreten des Einsatzortes bzw. vor dem Patientenkontakt erfolgen. Der Drang, möglichst schnell zu helfen, kann durchaus zu einer Art Tunnelblick führen und birgt das Risiko, bestehende Gefahrenquellen im Umfeld des Patienten nicht wahrzunehmen. Nutzen Sie deshalb bei Annäherung an den Einsatzort konsequent das **Triple-S-Schema** (**S**cene, **S**afety, **S**ituation), um drohende Gefahren früh erkennen und sich möglichst gefahrlos dem Patienten zuwenden zu können.

15.3.5 Ersteinschätzung

Der frühzeitige Kontakt zu medizinischem Fachpersonal und die schnellstmögliche Einleitung einer symptomatischen Initialtherapie sind zur Senkung der Mortalität und Erkrankungsschwere von entscheidender Bedeutung. Zielführend für die Einschätzung des Patientenzustands sind häufig Beobachtung der Atmung, eine strukturierte körperliche Untersuchung und Anamnese. Häufig ergeben sich bereits an dieser Stelle wegweisende differenzialdiagnostische Hinweise auf die zugrunde liegende Ursache. Achten Sie bei Ihrer Ersteinschätzung besonders auf sichtbare Alarmzeichen **(Red Flags)** wie frustrane Atembemühungen bzw. respiratorische Erschöpfung, Einziehungen, ausgeprägte Sprechdyspnoe, schwere Zyanose, Tachypnoe, Einsatz der Atemhilfsmuskulatur und Verwirrtheitszustände. Eine kurze Blickinspektion reicht hierfür bereits aus. Bei allen Patienten mit akuter Luftnot ist die **Erhebung der Vitalparameter** Herzfrequenz, Blutdruck, Körpertemperatur und Sauerstoffsättigung unerlässlich. Eine wichtige Stellung nimmt hierbei die **Erhebung der Atemfrequenz** ein. Sie ermöglicht nicht nur eine Einstufung der Erkrankungsschwere, sondern zeigt zudem eine hohe prognostische Relevanz in Bezug auf die der Dyspnoe zugrunde liegenden Ursache. Eine Atemfrequenz > 25/min gilt als Alarmzeichen für eine schwere Störung und Prädiktor für eine erhöhte Mortalität. Um auch bei vollen Wartebereichen im laufenden Notaufnahmebetrieb einen zeitgerechten Kontakt zu medizinischem Fachpersonal und einer schnellstmöglichen Initialtherapie zu gewährleisten, sollte jede Klink über verlässliche und valide Systeme zur Patienteneinschätzung verfügen. Das American College of Emergency Physicians (ACEP) sowie die Emergency Nurses Association (ENA) empfehlen die Verwendung eines fünfstufigen Triagesystems. Von diesen fünfstufigen Ersteinschätzungssystemen sind der **Emergency Severity Index** (ESI) und das **Manchester Triage System** (MTS) die hierzulande üblichen Score-Systeme mit den meisten Anwendern. Im Vergleich zu vielen anderen Triagesystemen hat sich das Manchester Triage System als das am besten validierte und in klinischen Studien am meisten erforschte System entwickelt. Patienten, die unter akuter Luftnot leiden, werden hier der Dringlichkeitsstufe 1 (rot) oder 2 (orange) zugeordnet und in der Behandlung priorisiert.

15.3.6 Einteilung

Die Einteilung der Dyspnoe kann nach unterschiedlichen Kriterien erfolgen. Für die initiale Vorgehensweise ist v. a. die Einteilung in **akut auftretende** oder **chronische Dyspnoe** entscheidend. Die akute Dyspnoe kann sich innerhalb von Sekunden, wenigen Minuten oder Stunden entwickeln. Ihr Vorliegen hat für die Patienten eine erhebliche prognostische Bedeutung. In der **CHARITEM-Studie** (2012) war die Mortalität von Patienten mit dem Leitsymptom **akute Luftnot** höher als die von Patienten mit Brustschmerz oder Bauchschmerz (9,4 % vs. 0,9 % vs. 5,1 %). Ursachen einer akut auftretenden Luftnot können lebensbedrohliche Zustände sein, die ein rasches diagnostisches und therapeutisches Handeln erfordern. Eine inadäquate Initialtherapie von Dyspnoepatienten erhöht unweigerlich die Mortalität. Zudem sollte schnellstmöglich eine Einschätzung der vorliegenden vitalen Bedrohung erfolgen, um weitere, dringende Behandlungsschritte und ggf. erforderliche invasive Maßnahmen (z. B. invasive Beatmung) rechtzeitig planen und vorbereiten zu können.

15.3.7 Erstmaßnahmen

Die Ermittlung der transkutanen Sauerstoffsättigung zur Beurteilung der Blutoxygenierung mittels **Pulsoxymetrie** kann bei der Objektivierung des Schweregrads der vorliegenden Luftnot unterstützen. Zu beachten ist, dass die Messung der Sauerstoffsättigung gewissen Störfaktoren unterliegen kann (z. B. CO-Vergiftung, unzureichend durchblutete Extremitäten) und erniedrigte O_2-Sättigungswerte bei adaptierten Patienten mit chronischen Lungenerkrankungen mitunter als ausreichend erachtet werden können. Manchen dieser lungenkranken Patienten sind die Ausgangswerte ihrer O_2-Sättigung zum Teil bekannt und können dem medizinischen Personal als Orientierung dienen. Sowohl im Rettungsdienst als auch in der Notaufnahme sollten O_2-Sättigungswerte

< 92 % zunächst als Warnzeichen gewertet werden und zu einer erhöhten Aufmerksamkeit führen. Bei akuter Luftnot ist bereits während des **Primary Survey** (ABCDE-Vorgehensweise) eine **Sauerstofftherapie** einzuleiten. Die von den Betroffenen häufig als äußerst bedrohlich wahrgenommene und quälende Symptomatik kann mit dieser schnell und einfach durchzuführenden Maßnahme in den meisten Fällen schon gelindert werden. Die Wirksamkeit dieser Erstmaßnahme sollte mit einer engmaschigen Überwachung der Sauerstoffsättigung (S_PO_2) überprüft und dokumentiert werden. Die Anreicherung der Inspirationsluft mit Sauerstoff zur Erhöhung des arteriellen Sauerstoffgehaltes kann mit unterschiedlichen Applikationsverfahren erfolgen, die sich hinsichtlich ihrer Effektivität voneinander unterscheiden (➤ Tab. 15.6):

Medizinischer Sauerstoff gehört zur Gruppe der Arzneimittel und besitzt, wie jeder andere Arzneistoff auch, ein gewisses Nebenwirkungsprofil. Die mögliche Sauerstofftoxizität hat in den vergangenen Jahren immer wieder zu kontroversen Diskussionen über Nutzen und Risiken einer zusätzlichen Sauerstoffgabe in der Notfallmedizin geführt und damit zu einer Verunsicherung des medizinischen Fachpersonals beigetragen. Untersuchungen haben jedoch gezeigt, dass schwere Nebenwirkungen vorwiegend dann möglich sind, wenn Sauerstoff in hohen Dosen ($F_iO_2 > 0{,}6$) über einen längeren Zeitraum (≥ 24 h) verabreicht wird und in der Akutsituation somit nicht nachteilig ist. Enthalten Sie aus diesem Grund Patienten mit akuter Luftnot und bestehenden Alarmzeichen (Tachypnoe, Zyanose etc.) nie Sauerstoff vor! Die Versorgungsstrategien zur zusätzlichen Sauerstofftherapie sollten sich deshalb stets an der Einstufung des Patienten im Rahmen der **Ersteinschätzung (First Look)** orientieren. Jeder Patient, der als potenziell kritisch eingestuft wird, sollte zunächst Sauerstoff in der höchstmöglichen Konzentration, z. B. dichtsitzende Gesichtsmaske mit Demandventil oder 15 l/min über eine Sauerstoffmaske mit O_2-Reservoir und Nichtrückatemventil, erhalten. Eine Anpassung der Sauerstofftherapie wird im weiteren Verlauf der Behandlung mithilfe der validen pulsoxymetrisch gemessenen O_2-Sättigung überprüft und ggf. vorgenommen (www.DBRD.de).

Tab. 15.6 Systeme zur Sauerstoffapplikation

Applikator	F_iO_2
Beatmungsmaske mit Demandventil	100 %
Sauerstoffmaske mit O_2-Reservoir	80–90 %
Sauerstoffmaske	40–60 %
Sauerstoffbrille	30–50 %
Nasensonde	24–44 %
Raumluft	21 %

15.3.8 Diagnostisches Vorgehen

Anamnese

Die gezielte Anamnese ist ein oft wegweisendes Instrument, die Differenzialdiagnosen zumindest einzugrenzen, obgleich die korrekte Diagnose allein aufgrund der Anamnese des Patienten nur in ungefähr 50–70 % der Fälle gestellt wird. Greifen Sie zur Orientierung hierzu auf bewährte Schemata wie z. B. die **SAMPLER-Anamnese** zurück. Eine entscheidende Fragestellung ist die Abklärung der Entwicklung der Luftnot (**Onset:** plötzlich/schleichend) und unter welchen Umständen die Luftnot auftritt (**Palliation/Provocation:** während oder nach körperlicher Belastung/in Ruhe). Legen Sie sich nicht voreilig auf eine bekannte Erkrankung oder eine psychogene Genese fest! Identifizieren Sie Begleitbeschwerden wie Schmerzen, insbesondere Thoraxschmerzen oder Synkopen. Zudem erlaubt die Dramatik der Entwicklung (**Time:** Dauer der Beschwerden, Änderungen im Verlauf) Rückschlüsse auf den Schweregrad der Störung und die Notwendigkeit weiterer diagnostischer und therapeutischer Maßnahmen. Richten Sie Ihre Aufmerksamkeit auch auf die Beurteilung der Sprache des Patienten. Schwellungen im Bereich der Epiglottis führen zu einer kloßigen Sprache (z. B. Epiglottitis). Heiserkeit kann als Folge einer Rekurrensparese (N. laryngeus recurrens) auftreten (z. B. Schlaganfall, Schilddrüsenkarzinom). Erkundigen Sie sich stets nach Allergien, Medikation, Regelmäßigkeit der Medikamenteneinnahme sowie nach der Patientenvorgeschichte (z. B. Tumorerkrankungen, kardial), Fieber, Husten und Expektorat (Auswurf). Gelblicher Auswurf weist auf eine Infektion hin, während Hämoptysen eine Reihe weiterer Differenzialdiagnosen wie Lungenarterienembolie, Bronchiektasien oder Tuberkulose zulassen. Weißes oder rosafarbenes, schaumiges Sputum ist für das Lungenödem charakteristisch. Fragen Sie gezielt nach Risikofaktoren wie u. a. Nikotin- und Drogenabusus. Mitunter ergeben sich hierdurch weitere Hinweise auf mögliche Differenzialdiagnosen. Nikotinkonsum erhöht das Risiko für eine Reihe chronischer Erkrankungen wie COPD oder Karzinome. Inhalativer Drogenkonsum kann zum Acute Respiratory Distress Syndrome (ARDS) führen. Eine Überdosierung von Medikamenten wie beispielsweise ASS (Acetylsalicylsäure) oder Opioide können akute Lungenschädigungen hervorrufen.

Körperliche Untersuchung

Um weitere Hinweise zu Begleitsymptomen zu erfassen, die für eine Differenzialdiagnose häufig wegweisend sein können, muss in Ergänzung zur Anamnese eine strukturierte körperliche Untersuchung erfolgen. In Abhängigkeit des Patientenzustands kann die körperliche Untersuchung entweder **fokussiert** (auskunftsfähig) oder **orientierend** (nicht-auskunftsfähig) erfolgen. Besondere Aufmerksamkeit richten

Sie auch hier auf das Vorhandensein klinischer Warnzeichen für ein drohendes respiratorisches Versagen. Akut auftretende Luftnot wird von den Patienten häufig als äußerst bedrohlich wahrgenommen. Viele von ihnen sind ängstlich, panisch, schwitzen stark (Diaphorese), sitzen aufrecht (Orthopnoe) und setzen ihre Atemhilfsmuskulatur ein, was als Prodrom für die Ermüdung der Atemmuskulatur gewertet werden kann. Oft lässt die Luftnot nur eine fragmentierte, einsilbige Sprache zu (Sprechdyspnoe) und es können stridoröse Atemgeräusche hörbar sein. Suprasternale, interkostale oder subkostale Einziehungen sind Anzeichen für eine extreme Atemnot und treten bei Obstruktion der Atemwege wie z. B. Asthma, COPD oder Fremdkörperaspiration auf. Starkes Schwitzen ist häufig Ausdruck einer starken sympathischen Stimulation bei schwerwiegenden Krankheitsbildern wie Myokardinfarkt oder schwerem Asthmaanfall. Ein reduzierter Bewusstseinszustand wie Agitation oder Somnolenz bei Dyspnoepatienten sind Anzeichen einer schwerwiegenden Hypoxämie oder Hyperkapnie wie z. B. bei Hypoglykämie oder Sepsis. Beurteilen Sie im Rahmen der körperlichen Untersuchung auch die Atemmechanik. Die Atemexkursionen und eventuelle Thoraxasymmetrien können wichtige Hinweise auf einen vorhandenen Pneumothorax oder sogar Spannungspneumothorax sein. Die Blickdiagnostik kann Ihnen helfen, anhand äußerlicher Zeichen von Krankheiten differenzialdiagnostische Erwägungen zu ziehen. Nutzen Sie diese unbedingt und trainieren Sie den klinischen Blick in Ihrem Arbeitsalltag! Achten Sie bei der körperlichen Inspektion u. a. auf Ernährungszustand, Hautverfärbungen und anatomische Auffälligkeiten. Hypertropher Ernährungszustand, zyanotisches Hautkolorit (➤ Abb. 15.2) und Trommelschlägelfinger (➤ Abb. 15.6) gehören zu den visuellen Leitsymptomen einer COPD.

Chronische Unterschenkelödeme, Gesichtszyanose und Teleangiektasien können Hinweise auf eine bestehende Herzinsuffizienz sein (➤ Abb. 15.3 und ➤ Abb. 15.4).

Eine Halsvenenstauung durch erhöhten Jugularvenendruck kann Ausdruck einer akuten Rechtsherzbelastung im Rahmen einer Lungenarterienembolie, dekompensierten Herzinsuffizienz oder Perikardtamponade sein (➤ Abb. 15.5).

Der auskultatorische Nachweis pathologischer Atemnebengeräusche kann typische Befunde und weitere differenzialdiagnostische Hinweise ergeben. Die Zuordnung pathologischer Atemgeräusche zur entsprechenden Atemphase (In-/Exspiration) verweist dabei auf den Ort des Problems. Ein inspiratorischer Stridor deutet auf eine Obstruktion der oberen Atemwege (oberhalb der Stimmbänder) hin, z. B. durch Fremdkörperaspiration, Epiglottitis oder Angioödem bei schwerer anaphylaktischer Reaktion. Ein exspiratorischer Stridor kann auf eine Obstruktion der unteren Atemwege (unterhalb der Stimmbänder) hinweisen wie z. B. Asthma bronchiale, Krupp-Syndrom oder bakterielle Tracheitis. Knister- oder Rasselgeräusche deuten auf das Vorhandensein von intraalveolärer Flüssigkeit hin und sind typisch bei Pneumonie, Lungenfibrose oder dekompensierter Herzinsuffizienz. Abgeschwächte Atemgeräusche finden sich hingegen bei schwerem Asthma, Hämatothorax oder (Spannungs-)Pneumothorax. Abgeschwächte oder entfernt hörbare Herztöne gehören zum möglichen Auskultationsbefund einer Perikardtamponade.

15.3.9 Diagnose und Differenzialdiagnosen

Dyspnoe weist eine hohe differenzialdiagnostische Breite auf und nicht selten erschweren Komorbiditäten dem medizinischen Fachpersonal eine Diagnosestellung. In der Mehrzahl der Fälle sind pulmonale (Asthma bronchiale, Lungenembolie) und kardiale Erkrankungen (chronische Herzinsuffizienz) für die Entstehung von Luftnot verantwortlich. Seltener kommen auch andere Ursachen (Angststörung, neuromuskuläre Erkrankungen) infrage. In Abhängigkeit medizinischer Institutionen unterscheiden sich die der Dyspnoe zugrunde liegenden Ursachen dabei in ihrer Häufigkeit (➤ Tab. 15.7). Auf die im Rettungsdienst häufigsten Ursachen für Dyspnoe soll im Folgenden als Erstes eingegangen werden

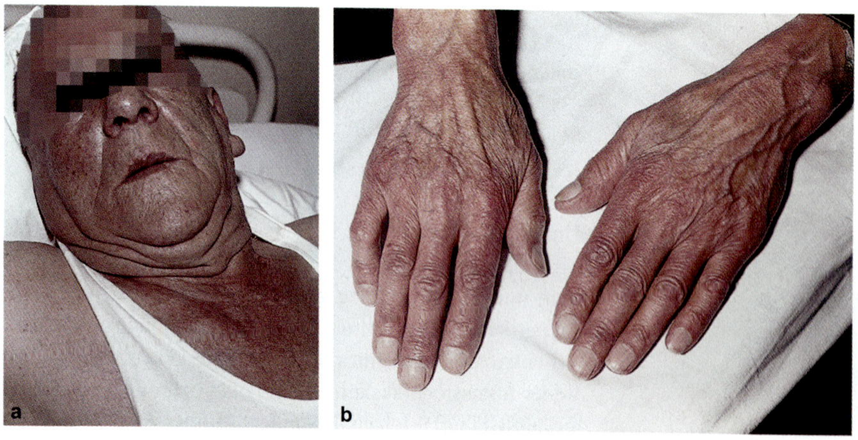

Abb. 15.2 Symptome bei adipösem Patienten: [M537]
a) Tiefrot-zyanotische Hautfarbe und zyanotische Lippen
b) Homogene, zyanotische Verfärbung der Haut an beiden Händen

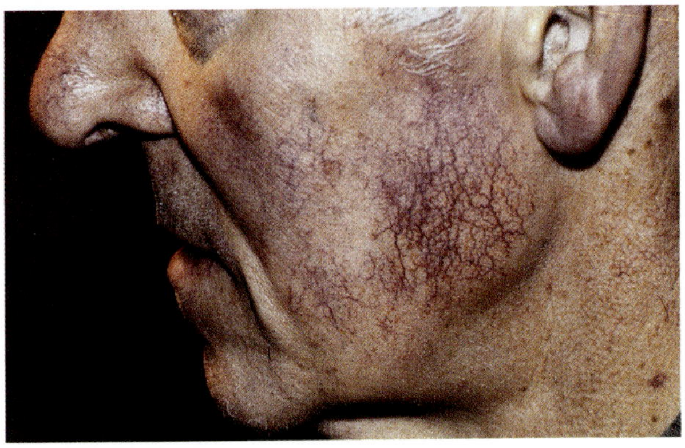

Abb. 15.3 Chronisch ischämische Herzkrankheit [M537]

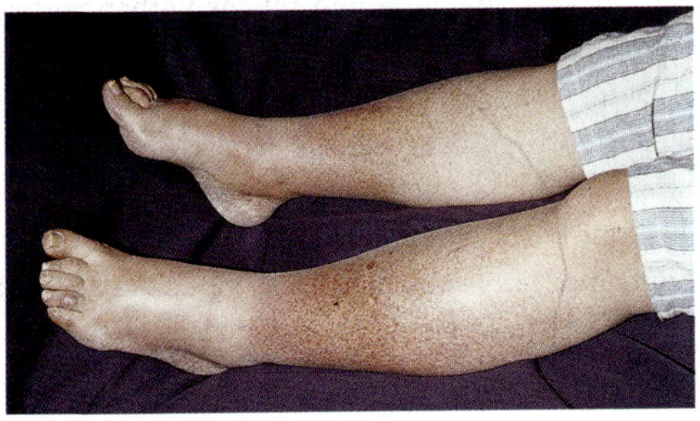

Abb. 15.4 Herzinsuffizienz mit chronischen Unterschenkel- und Fußrückenödemen und sog. Stauungshämosiderose bei chronischer (Rechts-)Herzinsuffizienz [M537]

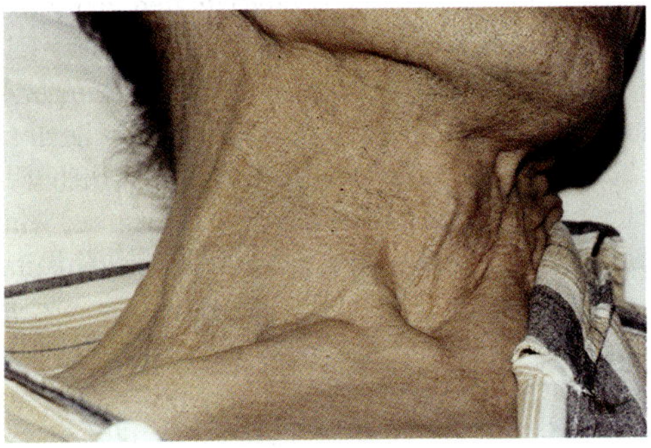

Abb. 15.5 Herzinsuffizienz mit ausgeprägter Halsvenenstauung bis zum Kieferwinkel in sitzender Position bei chronischer Rechtsherzdekompensation [M537]

Herzinsuffizienz

Der Begriff Herzinsuffizienz umfasst alle Zustände, die dazu führen, dass die Pumpleistung des Herzens nicht ausreicht, um das vom Organismus benötigte Herzzeitvolumen aufrechtzuerhalten. Herzinsuffizienz ist die häufigste Ursache für Dyspnoe. Akute Dyspnoe kann durch eine akute oder akut dekompensierte Herzinsuffizienz verursacht werden. Die akut dekompensierte Herzinsuffizienz gehört dabei zu den häufigsten Ursachen von akutem Lungenversagen bei Patienten > 65 Jahre. Die häufigsten Ursachen der Herzinsuffizienz bestehen in fortgeschrittener koronarer Herzkrankheit (KHK), Kardiomyopathien, arterieller Hypertonie, Klappendysfunktionen oder Herzrhythmusstörungen.

Tab. 15.7 Die häufigsten Ursachen von Dyspnoe im Rettungsdienst, der Notaufnahme und der hausärztlichen Praxis

Rettungsdienst	Notaufnahme	Hausarztpraxis
Herzinsuffizienz (15–16 %)	COPD (16,5 %)	Akute Bronchitis (24,7 %)
Pneumonie (10–18 %)	Herzinsuffizienz (16,1 %)	Akute Infektionen des oberen Respirationstraktes (9,7 %)
COPD (13 %)	Pneumonie (8,8 %)	Sonstiger Atemwegsinfekt (6,5 %)
Asthma bronchiale (5–6 %)	Myokardinfarkt (5,3 %)	Asthma bronchiale (5,4 %)
Akutes Koronarsyndrom (3–4 %)	Vorhofflimmern/-flattern (4,9 %)	COPD (5,4 %)
Lungenembolie (2 %)	Maligne Tumorerkrankung (3,3 %)	Herzinsuffizienz 85,4 %)
Bronchialkarzinom (1–2 %)	Lungenembolie (3,3 %)	Hypertonie (4,3 %)

MERKE

Bei der Herzinsuffizienz handelt es sich nicht um eine eigenständige Erkrankung, sondern um eine Vielzahl von Erkrankungen, die zu einer verminderten Pumpleistung des Herzens führen.

Gemeinsame Ursache der „kardialen" Dyspnoe bei Herzerkrankungen ist die resultierende Linksherzinsuffizienz mit konsekutivem Lungenödem. Beim Lungenödem werden die Rasselgeräusche brodelnd, grobblasig und können je nach Schweregrad bereits aus der Entfernung gehört werden (Distanzrasseln). Die kardiale Dyspnoe äußert sich am häufigsten als Belastungsdyspnoe im Rahmen einer oberflächlichen schnellen Atmung (Tachypnoe). Patienten beschreiben die Atemnot häufig als Lufthunger und Erstickungsgefühl. Die kardiale Dyspnoe verstärkt sich v. a. im Liegen (Orthopnoe), tritt häufig nachts in Form von anfallsartigen Dyspnoeattacken mit begleitendem Bronchospasmus auf (Asthma cardiale) und gilt als sehr spezifisch für Patienten mit chronischer schwerer Herzinsuffizienz. Die vom Patienten gewählte Anzahl zusätzlicher Kissen für eine nächtliche Oberkörperhochlagerung gilt als guter Hinweis für den Schweregrad seiner Herzinsuffizienz.

MERKE

Orthopnoe und anfallsartige nächtliche Dyspnoeattacken sind typisch für eine kardiale Ursache der Dyspnoe!

In der Anamnese finden sich Hinweise für eine kardiale Ursache der Dyspnoe unter Angabe von arterieller Hypertonie,

Hypercholesterinämie, Angina pectoris, Z. n. Myokardinfarkt oder Diabetes mellitus. Weitere Hinweise auf eine kardiale Ursache sind Angaben über eine vor oder mit der Luftnot einhergehenden körperlichen Leistungsminderung, Völlegefühl, Gewichtszunahme und nächtlichen Harndrang. Im Rahmen der körperlichen Untersuchung finden sich als Auskultationsbefund häufig feuchte Rasselgeräusche, beginnend über der rechten Lungenbasis, nachfolgend über der gesamten Lungenbasis und im fortgeschrittenen Stadium über der gesamten Lunge verteilt. Zudem zeigt sich ein endexspiratorisches Giemen („Pfeifen") v. a. im Rahmen nächtlicher Dyspnoeattacken. Feuchte Rasselgeräusche über den Lungenfeldern als Zeichen der Linksherzinsuffizienz und gestaute Halsvenen, periphere Ödeme (z. B. Beine, Handrücken, Augenlider) sowie ein positiver hepatojugulärer Reflux (➢ Kap. 10) als Zeichen der Rechtsherzinsuffizienz weisen auf eine kardiale Ursache der Dsypnoe hin, ebenso wie Hypotonie und eine kalte Peripherie. Die Rechtsherzinsuffizienz verursacht einen Blutrückstau in das venöse System und damit in die Leber. Die damit verbundene Spannung der Leberkapsel führt zu Oberbauchschmerzen, begleitet von Übelkeit und Inappetenz. Das herabgesetzte Herzzeitvolumen kann besonders bei vorerkrankten älteren Patienten zu einer Abnahme der zerebralen Perfusion führen und sich in einer herabgesetzten mentalen Leistungsfähigkeit äußern. Des Weiteren können die Patienten unter Konzentrationsschwierigkeiten, Zephalgien, Verwirrung, Gedächtnisverlust und Angst leiden.

Pneumonie

Bronchopulmonale Infektionen wie eine Pneumonie können ebenfalls akute Luftnot auslösen. Circa 80 % der über 65-Jährigen mit Pneumonie äußern Luftnot als führendes Leitsymptom. Bei der Pneumonie handelt es sich um eine akute oder chronische Entzündung der Alveolen, des Interstitiums und/oder der zuführenden terminalen Bronchien mit nachfolgender Flüssigkeitsansammlung. Eine Pneumonie kann durch Viren, Bakterien, Pilze, Aspiration sauren Mageninhalts oder physikalische Schädigung (z. B. Strahlentherapie) verursacht werden. Trotz breiter Anwendung von Antibiotika gehören bakterielle Pneumonien noch immer zu den häufigsten zum Tode führenden Infektionskrankheiten in den Industrieländern. Bakterielle Erreger wie Pneumokokken, Haemophilus influenzae, Staphylokokken und Mykoplasmen verursachen die meisten Pneumonien. Sie sind zusammen mit den respiratorischen Viren (Grippeviren, Coronaviren etc.) die häufigsten Erreger von Pneumonien, die außerhalb des Krankenhauses auftreten **(CAP)**. Weltweit stehen Pneumonien in der Todesursachenstatistik auf Platz 4. In Deutschland treten pro Jahr ungefähr 500.000 Fälle der CAP auf, die Hospitalisierungsrate beträgt ca. 50 %. Pro Jahr sind in Deutschland ungefähr 20.000 Todesopfer zu verzeichnen.

Die Einteilung der Pneumonie erfolgt nach Erkrankungsort und Immunitätslage des Patienten. Diese Unterscheidung ist v. a. für die innerklinische Notfallmedizin besonders relevant, weil sie das diagnostische und therapeutische Vorgehen, inklusive empirischer Wahl der antibiotischen Therapie beeinflusst. In ➢ Tab. 15.8 sind die Formen der Pneumonie dargestellt.

Das klinische Erscheinungsbild richtet sich in erster Linie nach Art des Erregers (Bakterien, Viren, Parasiten) und Abwehrlage des Patienten. Der Verdacht einer Pneumonie liegt nahe, wenn bei einer akut auftretenden Erkrankung mit Leitsymptom Husten zusätzlich lokalisierte Beschwerden im Brustkorb bestehen und Fieber für mindestens 4 Tage, Dyspnoe bzw. Tachypnoe auftreten, für die es keine anderweitige Erklärung gibt. Typische Beschwerden einer bakteriellen Pneumonie sind plötzlich auftretendes, hohes Fieber um 39–40 °C, Schüttelfrost, Husten, Pleuraschmerzen (atemabhängiger Brustschmerz), oft begleitender Herpes labialis und schweres Krankheitsgefühl (Malaise). Der Beginn einer begleitenden Dyspnoe ist bei diesen Patienten meistens nicht akut, außer es liegt eine chronische Lungenerkrankung zugrunde. Tachypnoe, fein- bis mittelblasige Rasselgeräusche, eitriges/rostbraunes Sputum sowie ein verstärkter Stimmfremitus (➢ Kap. 10) sind möglich. Der Verlauf der atypischen Pneumonie gestaltet sich zumeist langsam und die klinischen Symptome sind weniger ausgeprägt. Patienten klagen häufig über Kopf-/und Gliederschmerzen, leichtes Fieber ohne Schüttelfrost und einen trockenen Reizhusten mit wenig oder fehlendem Expektorat. Müdigkeit und Schwäche stehen hier oft im Vordergrund. Besonders ältere Patienten zeigen häufig eine atypische und monosymptomatische Klinik. Der Verdacht auf eine Aspirationspneumonie besteht besonders bei Patienten mit bekannter Dysphagie, Alkoholismus, Schlaganfall oder kürzlicher Bewusstlosigkeit. Bei Patienten mit einem

Tab. 15.8 Pneumonietriade und ihre Kriterien

Pneumonie	Ort des Erwerbs	Immunstatus
Ambulant erworben („community-acquired pneumonia", **CAP**)	Außerhalb des Krankenhauses	Immunkompetent
Nosokomial erworben („hospital-acquired pneumonia", > 48 h nach Aufnahme, **HAP**)	Im Krankenhaus	Immunkompetent
Unter Immunsuppression („pneumonia in the immunosuppressed host")	Außerhalb des Krankenhauses oder im Krankenhaus erworben	Schwere Immunsuppression*

* z. B. medikamentöse Immunsuppression (syst. Steroide etc.), HIV/AIDS, angeborene Immundefekte, Neutropenie, Organtransplantation

geschwächten oder beeinträchtigten Immunsystem kann eine Pneumonie beispielsweise im Rahmen eines Bronchialkarzinoms auftreten. Fahnden Sie innerhalb Ihrer Anamnese deshalb nach Hinweisen auf prädisponierende Faktoren wie Immunschwäche (z. B. AIDS, Diabetes mellitus, Zirrhose), Medikamente (Zytostatika, Glukokortikoide etc.) oder vorausgegangene Virusinfektionen.

MERKE

Anhaltendes Fieber (Status febrilis), Husten und Thoraxschmerz gilt als typische Symptomentrias der Pneumonie.

Die Schweregradabschätzung und Entscheidungsfindung einer notwendigen Hospitalisierung kann unter Zuhilfenahme des CURB-65-Scores (➤ Kap. 13.1.3)erfolgen.

Patienten mit einem CURB-65-Score = 0, ohne relevante Komorbiditäten und einer $SpO_2 > 90$ % können i. d. R. ambulant behandelt werden. Bei CURB > 0, bei Hypoxämie und Komorbiditäten sollte eine stationäre Einweisung erwogen werden, bei CURB ≥ 2 eine stationäre Therapie in jedem Fall erfolgen. CURB 3–4 (schwere CAP), intensivmedizinische Überwachung bei schwerer akuter respiratorischer Insuffizienz, Notwendigkeit zur maschinellen Beatmung oder Schocktherapie. ➤ Tab. 15.9 zeigt das Mortalitätsrisiko in Abhängigkeit vom erreichten Gesamtscore.

Eine der bedrohlichsten Komplikationen der Pneumonie ist die Sepsis. Diese geht ebenfalls mit einer hohen Letalität (30–50 %) einher und ist häufig mit einer Pneumonie vergesellschaftet. Zwischen 40–60 % aller Sepsisfälle gehen von einer Pneumonie aus. Um Patienten im Rettungsdienst, Notfallambulanzen und auf Normalstation mit Verdacht auf eine Infektion und Sepsisrisiko schnellstmöglich zu identifizieren, sollten alle Patienten mit Verdacht auf Pneumonie auf eine mögliche infektassoziierte Organdysfunktion evaluiert werden. Zur Risikostratifizierung hat sich hierzu der quick (**q**) **S**equential **O**rgan **F**ailure **A**ssessment Score bewährt (➤ Kap. 13.1.3).

Bei einem qSOFA-Score von ≥ 2 Punkten spricht man per Definition von Sepsis, wenn der Organdysfunktion eine Infektion zugrunde liegt. Die Letalität ist in diesem Fall 3- bis 14-mal erhöht.

Tab. 15.9 Mortalitätsrisiko in Abhängigkeit vom Gesamtscore (CURB-65-Score) [F776-066]

Gesamtscore	30-Tage-Mortalitätsrisiko
0	0,6 %
1	3,2 %
2	13,0 %
3	17,0 %
4	41,5 %
5	57,0 %

Chronisch obstruktive Lungenerkrankung

Die chronisch obstruktive Lungenerkrankung (COPD) ist eine verhinderbare Erkrankung mit chronischer und nicht vollständig reversibler Obstruktion der Atemwege. Der COPD geht meist eine mehrjährige chronische Bronchitis voraus. Nach Definition der **WHO** aus dem Jahr 1961 liegt eine chronische Bronchitis vor, wenn Husten und Auswurf über mindestens drei Monate in mindestens zwei aufeinanderfolgenden Jahren bestehen. Die chronische Entzündung führt zur Zerstörung des Lungenparenchyms mit nachfolgender Entwicklung eines Lungenemphysems und Abnahme von elastischen Rückstellkräften. Die COPD ist hinter der koronaren Herzkrankheit (KHK) und dem Schlaganfall die weltweit dritthäufigste Todesursache. Ungefähr 13 % der deutschen Bevölkerung sind von einer COPD betroffen – die Dunkelziffer ist hoch. Männer erkranken häufiger als Frauen. Die Patienten sind i. d. R. über 40 Jahre alt.

PRAXISTIPP

Raucher über 40 Jahre sollten im Rahmen der Anamnese gezielt nach den **AHA-Symptomen** befragt werden:

- **A**temnot
- **H**usten
- **A**uswurf

Beantwortet ein Patient alle Fragen mit „Ja", liegt die Wahrscheinlichkeit einer COPD bei 50 %.

Die Erkrankung ist charakterisiert durch Husten und einer signifikanten Zunahme von eitrigem (grüngelbem) Sputum. Dyspnoe tritt häufig im Rahmen einer akuten Exazerbation (AECOPD) auf und verschlimmert durch eine virale oder bakterielle Infektion der Atemwege die Grunderkrankung des Patienten erheblich. Die akute Exazerbation einer bestehenden COPD wird durch die drei **Anthonisen-Kriterien** charakterisiert:

- Vermehrte Dyspnoe bzw. Husten
- Vermehrte Sputumproduktion
- Vermehrte Sputumpurulenz (eitrig)

Rauchen ist mit beinahe 90 % die häufigste Ursache für die Entstehung einer COPD. In der Anamnese besteht daher nahezu immer ein Nikotinabusus. Etwa 20 % der Raucher entwickeln im Laufe ihres Lebens eine COPD. Laut epidemiologischen Studien ist das Tabakrauchen zwar die wichtigste, jedoch nicht die einzige Ursache der chronischen Bronchitis. Die Exposition gegenüber Rauch beim Verbrennen organischer Substanzen, Abgasen von Biomasse, Luftverschmutzung, niedriges Geburtsgewicht, rezidivierende virale oder bakterielle Infekte können das Risiko für eine spätere COPD erhöhen. Besonders bei chronischer Bronchitis sind rezidivierende Verschlechterungen des Patientenzustands typisch und verschlechtern die Lebensqualität des Betroffenen erheblich. Typische Symptome sind Tachypnoe, Belastungsluftnot, zum Teil auch schon bei geringster Belastung sowie Einsatz der Atemhilfsmuskulatur. Auskultatorisch dominieren häufig kontinuierliche exspiratorische Nebengeräusche mit verlängertem Exspirium. Bei Überblähung der Lunge können die Atemgeräusche stark abgeschwächt sein („silent chest"). Bei starker Verschleimung bzw. Infiltrationen im Rahmen einer Pneumonie sind feuchte Rasselgeräusche möglich.

MERKE

Lungenarterienembolien kommen bei Patienten mit COPD gehäuft vor und können in bis zu 25 % der Fälle für scheinbare Exazerbationen verantwortlich sein. Differenzialdiagnostisch sollte dies besonders immer dann Berücksichtigung finden, wenn sich der Patientenzustand unter der eingeleiteten Therapie nicht verbessert.

Als visuelle Leitsymptome einer chronischen Lungenkrankheit können periorale Blässe, ausgeprägte tiefrot-zyanotische Verfärbungen im Gesicht oder an den Händen sowie konjunktivale Gefäßinjektionen imponieren. Achten Sie im Rahmen der körperlichen Untersuchung auf anatomische Besonderheiten wie Trommelschlägelfinger (➤ Abb. 15.6), Uhrglasnägel oder Fassthorax. Symmetrische Vorwölbung der Supraclaviculargruben und vorhandener Sahli-Venenkranz können weitere Anzeichen für eine chronische Lungenerkrankung sein (➤ Abb. 15.7).

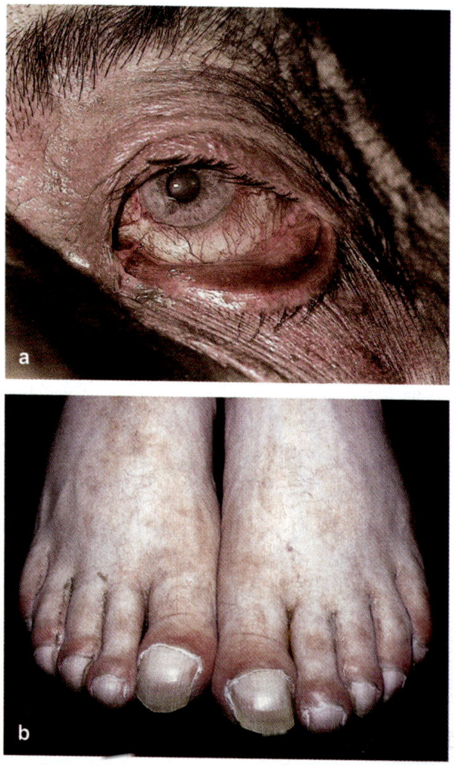

Abb. 15.6 Visuelle Leitsymptome einer COPD [M537]
a) Zyanotisches Hautkolorit
b) Trommelschlägelzehen und Uhrglasnägel

Jede akute Exazerbation erfordert vom medizinischen Fachpersonal erhöhte Aufmerksamkeit. Die ohnehin bereits eingeschränkte Lungenfunktion des Patienten kann aufgrund von zunehmender Hypoxämie und Erschöpfung der muskulären Atempumpe innerhalb kürzester Zeit versagen und stellt damit eine potenzielle Lebensbedrohung dar. Ein gutes Instrument zur Erfassung von Symptomen und Beurteilung des Risikos von Exazerbationen ist der COPD-Assessment-Test (CAT). Der Test besteht aus 8 Fragen zu Symptomen und Auswirkungen der Erkrankung auf den Alltag des Patienten. Analog zur Stärke werden pro Frage 1–5 Punkte vergeben, maximal 40 Punkte. Das Ergebnis hilft anschließend bei der Auswahl und Festlegung entsprechender Therapieverfahren. Für die klinische Beurteilung kann ebenso die modifizierte Dyspnoe-Skala des Medical Research Council (➤ Tab. 15.5) herangezogen werden.

Asthma bronchiale

Asthma bronchiale ist eine chronisch-entzündliche Erkrankung der Atemwege, die eine variable exspiratorische Atemflusslimitation zur Folge hat. Etwa 5 % der Erwachsenen und ca. 10 % der Kinder in Deutschland sind von der Krankheit betroffen (Frauen häufiger als Männer). Die Kombination aus genetischer Disposition und exogenen Auslösern (Allergene, Infekte) führt zur chronischen Entzündung der Bronchien mit konsekutiver bronchialer Hyperreagibilität und Manifestation eines Asthma bronchiale. Die atopische (erbliche Veranlagung) Prävalenz des Asthma bronchiale liegt bei über 30 %. Erkranken beide Elternteile an allergischem Asthma, beträgt das Erkrankungsrisiko für die Nachkommen 60–80 %. Die Pathogenese weist folgende **Charakteristika** auf:

- Bronchiale Entzündung (ausgelöst durch Allergene oder Infekte)
- Bronchiale Hyperreaktivität (Überempfindlichkeit der Atemwege).
- Endobronchiale Obstruktion (Limitierung des Atemflusses) verursacht durch:
  - Bronchospasmus
  - Bronchialschleimhautödem
  - Hypersekretion (zäher Schleim)
  - Umbauvorgänge der Atemwegswände (Remodeling)

Es lassen sich folgende **Phänotypen** des Asthma bronchiale unterscheiden:

- Allergisches (extrinsisches) Asthma– ausgelöst durch Allergene wie z. B. Hausstaubmilben, Tierhaare, Gräserpollen, Schimmelpilze usw. (beginnend vorwiegend im Kindesalter, häufig familiäre Atopie)
- Nichtallergisches (intrinsisches) Asthma) – ausgelöst durch respiratorische Infekte, pseudoallergische Reaktionen (ASS, NSAR), körperliche Belastung usw. (beginnend vorwiegend im Erwachsenenalter)
- Mischformen aus extrinsischer und intrinsischer Variante

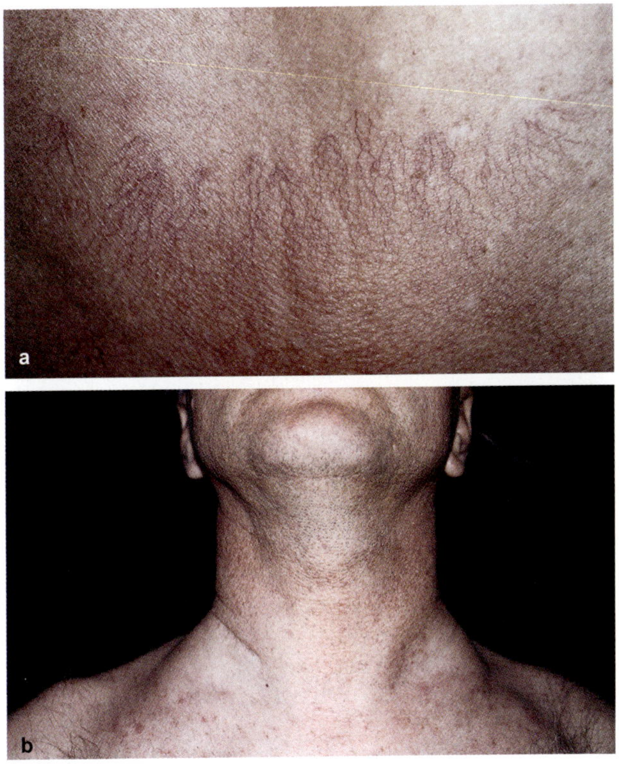

Abb. 15.7 Anzeichen für eine chronische COPD [M537]
a) Vorhandener Sahli-Venenkranz
b) Symmetrische Vorwölbung der Supraclaviculargruben

- Late-Onset-Asthma (Erstmanifestation im Erwachsenenalter)
- Cough-Variant-Asthma (chronischer, trockener Husten unbekannter Genese in Verbindung mit bronchialer Hyperreaktivität, jedoch Fehlen typischer Asthmasymptome)
- Asthma mit Adipositas (Adipositas ist Risikofaktor für u. a. Entwicklung, schwere Verlaufsformen und mangelndes therapeutisches Ansprechen des Asthmas)

Folgende **auslösende Faktoren** sind häufig für einen akuten Asthmaanfall verantwortlich:
- Allergenexposition
- Respiratorische Virusinfekte
- Medikamente (z. B. ASS, NSAR, Betablocker)
- Körperliche Belastung
- Kalte Luft
- Inadäquate Therapie

Leitsymptom ist die anfallsartig häufig auch nachts auftretende Luftnot mit exspiratorischem Stridor. Die Patienten sitzen häufig in aufrechter Körperposition unter Inanspruchnahme ihrer Atemhilfsmuskulatur. Bedingt durch die Hypoxie kommt es zu allgemeiner Blässe und Zyanose der Lippen, Finger und Zehen. Auskultatorisch dominieren zumeist trockene Rasselgeräusche in Form von Giemen, pulmonalem Pfeifen oder Brummen. Wie bei der COPD können bei hochgradiger Spastik mit Lungenüberblähung evtl. kaum Atemgeräusche vernehmbar sein („silent chest“). Dies basiert u. a. auch auf einer Obstruktion durch Schleim. Bei der Perkussion des Brustkorbs zeigt sich mitunter ein hypersonorer Klopfschall. Das Expektorat ist häufig zäh, glasig und kann im Rahmen einer Infektion gelblich grün verfärbt sein. Die EKG-Auswertung kann Anzeichen einer akuten Rechtsherzbelastung in Form eines Rechtsschenkelblockes, P-pulmonale, SI/QIII- oder SI/SII/SIII-Typs liefern. Anzeichen für einen schweren Asthmaanfall sind kurze, fragmentierte Sprache (Sprechdyspnoe), Tachypnoe, Unruhe, Kaltschweißigkeit, Atemfrequenz ≥ 25/min, Herzfrequenz ≥ 100/min sowie ausbleibende Zustandsverbesserung unter eingeleiteter Standardtherapie. Als Lebensbedrohung mit Indikation zur intensivmedizinischen Behandlung gelten ausgeprägte Zyanose, frustrane Atemarbeit, Bradykardie, Hypotonie und Bewusstseinsstörungen (Verwirrtheit, Somnolenz, Koma).

Die klinischen Symptome der Lungenerkrankungen COPD und Asthma bronchiale sind teilweise überlappend, weshalb es bei der Diagnosestellung nicht selten zu Verwechslungen kommt. Für eine zielgerichtete Therapie ist eine eindeutige Diagnose jedoch essenziell. ➤ Tab. 15.10 fasst Gemeinsamkeiten und Unterschiede noch einmal zusammen und hilft somit bei der Zuordnung.

Belastungsabhängiges Engegefühl im Brustkorb als mögliches Symptom von COPD und Asthma erschwert oft die klinische Abgrenzung zur Angina pectoris. Legen Sie im Rahmen Ihrer Anamnese deshalb besondere Aufmerksamkeit auf hilfreiche diagnoseweisende Befunde wie bekannten Husten, episodische Variationen der Symptome (z. B. saisonal auftretend), bekannte Atopie und fehlende Risikofaktoren für eine KHK.

Tab. 15.10 Differenzialdiagnose COPD vs. Asthma bronchiale

Merkmal	COPD	Asthma bronchiale
Erstmanifestation	Häufig > 40 Jahre	Häufig Kindheit, Jugend
Anamnese	Häufig Nikotinabusus	Erbliche Veranlagung
Beginn	Schleichend	Häufig akut
Husten	Produktiv	Trocken
Luftnot	Bei Belastung	Anfallsartig auftretend
Allergie	Selten	Häufig
Reversibilität	Nicht voll reversibel	Voll reversibel
Verlauf	Progredient	Variabel, episodisch
Therapeutische Grundbausteine	Bronchodilatation	Entzündungshemmung

ACHTUNG

Bei entsprechender Disposition des Bronchialsystems kann eine Bronchokonstriktion auch im Rahmen einer Lungenarterienembolie auftreten. Eine antiasthmatische Therapie kann in diesem Fall zur Beschwerdelinderung und Fehldiagnose „akuter Asthmaanfall" führen.

Bronchialkarzinom

Bei Patienten mit Lungenkrebs ist Dyspnoe ein häufiges Symptom und tritt ungefähr in 25 % der Fälle auf. Das Bronchialkarzinom ist die häufigste Haupttodesursache bei Männern und nach dem Brustkrebs die zweithäufigste bei Frauen. Männer sind dreimal häufiger betroffen als Frauen. In Deutschland erkrankten im Jahr 2014 rund 35.000 Männer und ungefähr 19.000 Frauen an Lungenkrebs. Das mittlere Erkrankungsalter der Betroffenen lag bei 69 (Frauen) bzw. 70 (Männer) Jahren. Die Inzidenz liegt in Europa bei 52/100.000 Einwohner pro Jahr. Ungefähr 85 % der Bronchialkarzinome sind Folge des Inhalierens von Zigarettenrauch. 90 % der an einem Bronchialkarzinom verstorbenen Männer sind Raucher. Die Kombination aus Zigarettenrauchen und Exposition gegenüber beruflichen Karzinogenen (z. B. Nickelverbindungen, Chrom, Asbest) potenziert das Risiko für Lungenkrebs erheblich. In über 90 % der Fälle ist Asbest für die Entwicklung eines beruflich bedingten Bronchialkarzinoms verantwortlich. Entscheidender Faktor für die Höhe des Krebsrisikos sind die „Packungsjahre" (py = pack year). Packungsjahre ist die Einheit, mit der die Rauchdosis von Rauchern beschrieben wird. Per Definition handelt es sich hierbei um die Anzahl der täglich gerauchten Zigarettenpackungen, multipliziert mit der Zahl der Raucherjahre. Hat ein Patient beispielsweise in 10 Jahren 1 Packung Zigaretten pro Tag geraucht, entspricht dies 10 Packungsjahren. Bei 30 Zigaretten am Tag für 10 Jahre sind es 15 Packungsjahre (= 1,5 Pckg. × 10). Da die Packungsgrößen heutzutage variieren, rechnet man im Durchschnitt mit 20 Zigaretten pro Packung. Auch das „Passivrauchen" birgt die Gefahr, an Lungenkrebs zu erkranken, und erhöht das Risiko um den Faktor 1,3–2,0.

MERKE

Rauchen verursacht ungefähr 30 % aller Krebserkrankungen und mehrere Millionen Todesfälle jährlich. Mit Rückgang des Zigarettenkonsums sinkt auch die Inzidenz des Bronchialkarzinoms.

Bei Patienten mit Bronchialkarzinom beträgt die 5-Jahres-Überlebensrate ungefähr 10–15 %. In geringeren Fällen sind genetische Dispositionen für die Entwicklung eines Lungenkarzinoms verantwortlich, weshalb zum Teil auch Personen erkranken, die weder aktiv geraucht haben noch wesentlichem Passivrauch ausgesetzt waren. Wie bei allen Krebsarten kommt es zum unkontrollierten Zellwachstum aufgrund eines gestörten Kontrollmechanismus, der die Zellteilung im Falle von DNA-Beschädigungen limitiert. Hierdurch können sich auch Zellen mit Gendefekten ungehindert teilen und es kommt zur Tumorbildung. Eine zentrale Rolle wird in diesem Fall dem Signalprotein p53 zugeschrieben. Werden im Verlauf der Zellteilung (Mitose) Schäden an der DNA registriert, ist p53 in der Lage, den Zellzyklus anzuhalten und DNA-Reparaturmechanismen zu aktivieren, bevor die Zelle sich erneut teilt. Können die Schäden nicht repariert werden, induziert p53 schließlich den Zelltod (Apoptose), verhindert somit die Entartung von Zellen und wirkt daher als Tumorsuppressor. Aufgrund dieser Eigenschaft wird das Protein auch als „Wächter des Genoms" bezeichnet. In ungefähr 50 % der Fälle liegt menschlichen Tumoren eine Mutation und eine damit verbundene Funktionslosigkeit von p53 zugrunde.

Die Symptomatik des Bronchialkarzinoms ist eher unspezifisch und tritt erst spät im Krankheitsverlauf auf. Im Frühstadium gibt es keine typischen Symptome, weshalb die Erkrankung häufig (zu) spät diagnostiziert wird. Husten (oder sich verändernder Hustencharakter bei COPD-Patienten mit bekanntem chronischem Husten) ist das am häufigsten beobachtete Symptom, gefolgt von Dyspnoe und Brustschmerzen (➤ Tab. 15.11). Beim Husten ist die Unterscheidung zwischen akutem und chronischem Husten (≥ 8 Wochen) wichtig. Der akute Husten tritt zumeist im Rahmen einer Viruserkrankung auf, ist selbstlimitierend und bedarf i. d. R. keiner weiteren Abklärung. Neu aufgetretener, chronischer Husten hingegen kann als Symptom vieler Erkrankungen auftreten und muss zwingend abgeklärt werden.

MERKE

Chronischer Husten, Brustschmerzen, Dyspnoe, Leistungsminderung bei Rauchern > 40 Jahre sollte besonders beachtet und definitiv abgeklärt werden.

Tab. 15.11 Häufigkeit von Initialsymptomen bei Bronchialkarzinom (modifiziert nach Spiro et al. 2007) [F759-008]

Symptom	Häufigkeit
Husten	8–75 %
Gewichtsverlust	0–68 %
Luftnot	3–60 %
Brustschmerzen	20–49 %
Hämoptyse	6–35 %
Knochenschmerzen	6–25 %
Fingerendteilveränderung (Trommelschlägelfinger)	0–20 %
Fieber	0–20 %
Schwächegefühl	0–10 %

Häufig zeigen sich Hämoptysen, die allerdings oft erst als Spätsymptom in Erscheinung treten. Massive Hämoptysen können bei Erosion des Tumors mit Rupturierung eines großen Gefäßes auftreten. Bei Rauchern ist eine Hämoptoe, das Aushusten von hellrotem Blut, stets verdächtig und muss ebenfalls notfallmäßig abgeklärt werden. Bis zum Beweis des Gegenteils gilt dieses Anzeichen als verdächtig auf das Vorliegen eines Bronchialkarzinoms. Weitere Symptome sind neu auftretende, für wenige Wochen andauernde respiratorische Infekte. Rezidivierende Pneumonien und therapieresistente Erkältungskrankheiten bei Patienten über 40 Jahre gelten differenzialdiagnostisch stets als karzinomverdächtig. Bei Rauchern mit chronischer Bronchitis können Zunahme des Hustens, Verfärbung des Sputums mit geringen Blutbeimengungen, blutig tingiertes Sputum für mindestens zwei Wochen und neu auftretende Luftnot weitere verdächtige Anzeichen sein. Die lokale Ausbreitung des Tumors in die Pleura oder Brustwand kann Strukturen komprimieren oder Gewebe zerstören und Symptome wie Thorax- oder Brustwandschmerzen verursachen, die bei ca. 50 % der Patienten im Krankheitsverlauf auftreten. Bei ungefähr 30 % der Patienten zeigen sich Symptome als unmittelbare Folge extrathorakaler Metastasen. Hierzu gehören u. a. ungewollter Gewichtsverlust (Kachexie ➤ Abb. 15.8), Anorexie, allgemeine Kraft- und Antriebslosigkeit, Ikterus, Kopfschmerzen und Übelkeit.

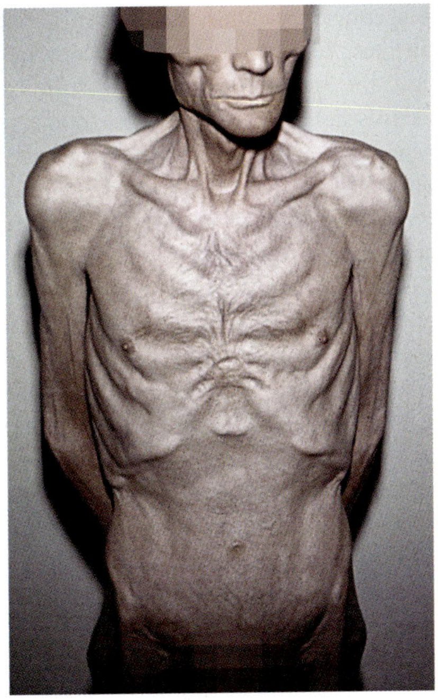

Abb. 15.8 Tumorkachexie bei Bronchialkarzinom [M537]

Akutes Koronarsyndrom

Das akute Koronarsyndrom (ACS) zählt weltweit noch immer zu den häufigsten Todesursaschen in den Industrienationen und gilt als Sammelbegriff für die Akutmanifestation von drei Formen der koronaren Herzkrankheit mit festgelegten klinischen Syndromen einer Myokardischämie:

- ST-Strecken-Hebungsinfarkt (STEMI)
- Myokardinfarkt ohne ST-Strecken-Hebung (NSTEMI)
- Instabile Angina pectoris (IAP/UAP)

Auslöser für das akute Koronarsyndrom ist zumeist eine akute Thrombusbildung in einer rupturierten atheromatösen Plaque in den Koronararterien mit nachfolgender Mangeldurchblutung des Herzmuskels auf dem Boden einer koronaren Herzerkrankung. Der STEMI tritt relativ häufiger bei jüngeren Patienten als bei älteren auf. In der Altersgruppe unter 60 Jahren tritt das ACS drei- bis viermal häufiger bei Männern als bei Frauen auf. In der Altersstufe über 75 Jahre sind wiederum Frauen in der Mehrheit betroffen. Der komplette Verschluss eines großen Koronargefäßes führt zur Sauerstoffunterversorgung des zugehörigen Myokardsegments und nachfolgendem akuten ST-Streckenhebungs-Myokardinfarkt (STEMI, ST-Streckenveränderungen im EKG und positive Enzymdiagnostik: Troponin-T hochsensitiv; TnThs). Die relative Häufigkeit der ST-Hebungsinfarkte ist innerhalb der letzten Jahre zwar rückläufig, die bei den Nicht-ST-Hebungsinfarkten jedoch zunehmend. Bei unvollständiger Okklusion oder ausreichender Kollateraldurchblutung sind die Folgen der Ischämie geringer und verursachen zumeist eine Kardiomyozytennekrose (Non-ST-Streckenhebungs-Myokardinfarkt, keine ST-Streckenveränderungen, TnThs positiv). Bei der instabilen Angina pectoris kommt es zu Myokardischämie ohne Zelluntergang (keine ST-Streckenveränderungen, TnThs negativ).

Bestimmte Risikofaktoren erhöhen die Wahrscheinlichkeit, ein ACS zu entwickeln. Je mehr Risikofaktoren der Patient aufweist, desto größer das ACS-Risiko. Man unterscheidet zwischen beeinflussbaren und nicht beeinflussbaren Risikofaktoren. Zu den nicht beeinflussbaren gehören Alter, Geschlecht und Atopie. Die beeinflussbaren Risikofaktoren sind nicht selten das Ergebnis eines bestimmten Lebensstils. Hierzu zählen arterielle Hypertonie, Nikotinabusus, Hypercholesterinämie, Diabetes mellitus, Adipositas (BMI > 30), Stress sowie Bewegungsmangel. Die Symptomatik des ACS ist durchaus vielfältig. Als klassisches Symptom gilt der als dumpf oder auch brennend empfundene retrosternale Brustschmerz, häufig in Kombination mit Luftnot in Form von Kurzatmigkeit. Das Gefühl der Kurzatmigkeit wird oft als „Gewicht" beschrieben, das auf dem Brustkorb lastet und hierdurch das Durchatmen erschwert. Die empfundenen Schmerzen können in den Hals, Unterkiefer bzw. Zähne, Schulter, den linken Arm oder auch in das Epigastrium ausstrahlen. Es können damit verbundene Symptome wie Blässe, kühle Haut, allgemeine Schwäche oder Vigilanzminderung auftreten. Übelkeit, Erbrechen und Todesangst sind weitere häufige Begleiterscheinungen. Neben dem Auskultationsbefund von Knister- und Rasselgeräuschen können prominente Jugularvenen im Rahmen eines schweren Infarktgeschehens auftreten und auf eine resultierende Lungenstauung hindeuten. Auch wenn Dyspnoe nicht das „klassische" Symptom eines ACS darstellt, kann sie auch Ausdruck einer koronaren Herzerkrankung sein.

Eine große Herausforderung für das medizinische Fachpersonal stellt die Tatsache dar, dass sich durchschnittlich ungefähr 25 % der Patienten mit einem ST-Hebungsinfarkt ohne eine eindeutige klinische Symptomatik präsentieren. Der Anteil der Patienten mit unspezifischer Symptomatik steigt mit zunehmendem Alter an und beträgt bei den über 80-Jährigen bis zu 50 %. Die Luftnot kann in Zusammenhang mit Angina pectoris auftreten oder sich infolge autonomer diabetischer Neuropathie als einziges Leitsymptom bei Patienten mit Diabetes mellitus und manifestierter KHK zeigen. Ist die Luftnot das Hauptsymptom, wird ein zugrunde liegender Myokardinfarkt häufig nicht erkannt. Da laut Studien die Sterblichkeit bei Patienten mit atypischer Symptomatik im Vergleich zu jenen mit klassischer Symptomatik deutlich erhöht ist, kommt der EKG-Befundung für das differenzialdiagnostische Vorgehen in diesem Fall eine zentrale Bedeutung zu. Um Hinweise und Anzeichen für ein ACS (STEMI) frühzeitig erkennen zu können, sollte bei allen Patienten mit Luftnot, kardiovaskulärem Risikoprofil und entsprechender Verdachtsdiagnose innerhalb von 10 Minuten nach medizinischem Erstkontakt ein 12-Kanal-EKG registriert und auf spezifische EKG-Veränderungen überprüft werden. Die aktuelle Definition des STEMI der European Society of Cardiology (ESC) lautet wie folgt:

ST-Streckenhebungen (➤ Abb. 15.9) in mindestens zwei zusammenhängenden Ableitungen (gemessen am J-Punkt – Übergang S-Zacke zur ST-Strecke):

- In Ableitung V2–V3:
  - ≥ 2,5 mm bei Männern < 40 Jahre
  - ≥ 2mm bei Männern ≥ 40 Jahre
  - ≥ 1,5 mm bei Frauen
- ST-Streckenhebungen ≥ 1 mm in zwei benachbarten Ableitungen in allen anderen Ableitungsabschnitten (Extremitäten- und Brustwandableitungen außer V2 und V3)

Die Ursachen von Dyspnoe sind mannigfaltig (u. a. Infektionen, neuromuskuläre und psychische Erkrankungen) und nicht bei jedem Patienten muss zwangsläufig ein 12-Kanal-EKG angefertigt werden. Ziel des medizinischen Fachpersonals ist eine Abschätzung, welche Patienten mit hoher Wahrscheinlichkeit von dieser diagnostischen Maßnahme profitieren. Glickman et al. entwickelten 2012 hierzu einen Triage-Algorithmus für Notaufnahmen, der ebenso in der Präklinik genutzt werden kann. Der in ➤ Abb. 15.10 dargestellte Algorithmus besitzt eine Sensitivität von 91,9 % und eine Spezifität von 76,2 %. Der positive Vorhersagewert beträgt 0,67 %, der negative liegt bei 99,98 %.

In Verbindung mit Luftnot auftretender Brustschmerz ist ein häufiges Symptom in der Notfallmedizin und kann Ausdruck vieler schwerwiegender Erkrankungen sein. Die lebensbedrohlichen Ursachen wurden als die „Big Five" zusammengefasst:

- Akutes Koronarsyndrom (ACS)
- Lungenarterienembolie (LAE)
- Spannungspneumothorax
- Boerhaave-Syndrom (Ösophagusruptur)
- Aortendissektion

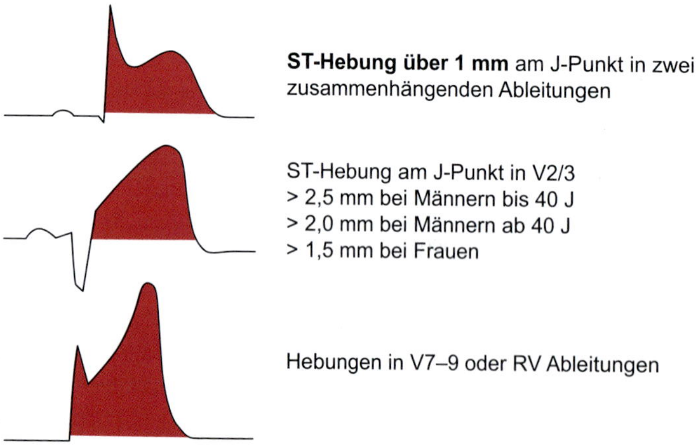

Abb. 15.9 Beispiele für ST-Hebungen [L143]

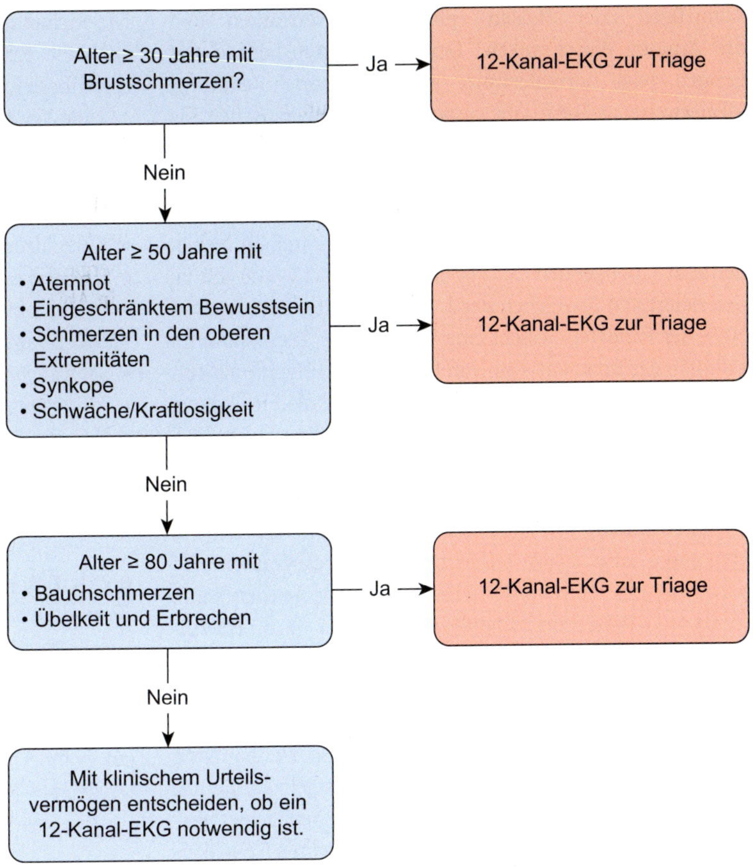

Abb. 15.10 Regel zur Priorisierung der Anfertigung eines frühzeitigen 12-Kanal-EKGs in der Notaufnahme [L231]

Erkundigen Sie sich im Rahmen Ihrer Anamnese unbedingt nach auslösenden Manövern des Thoraxschmerzes. Fragen Sie gezielt nach Atem- oder Bewegungsabhängigkeit. Vergessen Sie nicht, bei atem- oder bewegungsabhängigen Brustschmerzen ein stattgehabtes Trauma zu erfragen. Beachten Sie, dass Patienten mit ACS oder Lungenarterienembolie nicht selten ausschließlich über Luftnot klagen.

ACHTUNG

Mit zunehmendem Alter steigt der Anteil der STEMI-Patienten mit unspezifischer Symptomatik deutlich an. Bei den über 80-Jährigen trifft dies statistisch ungefähr auf jeden zweiten Patienten zu. Luftnot kann bei diesen Patienten u. U. das einzige Leitsymptom sein.

Neben akut lebensbedrohlichen Ursachen für Thoraxschmerz existieren jedoch auch viele eher harmlose Erkrankungen (z. B. Rippenprellung, BWS-Syndrom, Herpes zoster) die mit Brustschmerz einhergehen können. Um Low-Risk-Patienten schnellstmöglich und zuverlässig identifizieren und weitere aufwendige Diagnostikverfahren einsparen zu können, wird zur Risikostratifizierung bei nicht traumatischem Brustschmerz in Notaufnahmen der weltweit verbreitete HEART Score herangezogen.

Lungenarterienembolie

Bei der Lungenarterienembolie (LAE) kommt es zum Verschluss einer Lungenstrombahn durch einen eingeschwemmten venösen Embolus (abgelöster Thrombus) mit plötzlichem Anstieg des Lungengefäßwiderstands, Abfall des Herzzeitvolumens und Hypotonie im arteriellen Schenkel des Kreislaufsystems. Die durch den Blutrückstau verursachte Hypertonie im Lungenkreislauf hat eine rechtsventrikuläre Druckbelastung zur Folge und kann je nach Schweregrad zur akuten Rechtsherzdekompensation führen. Der verursachende Embolus entstammt in über 90 % der Fälle aus dem Einzugsgebiet der V. cava inferior, das heißt aus einer tiefen Bein- oder Beckenvenenthrombose (TVT). Bei bis zu 50 % aller Patienten mit proximaler TVT wird szintigrafisch eine LAE nachgewiesen. In den Industrieländern ist die LAE die häufigste Ursache der Letalität von schwangeren Frauen. Schätzungen zufolge werden ca. 50 % der LAE klinisch nicht erkannt und lediglich 25 % vor dem Tod diagnostiziert. Die Inzidenz liegt bei ungefähr 70/100.000 Einwohner pro Jahr.

Bei jedem Patienten mit akut einsetzender Luftnot muss eine LAE als Ursache in Betracht gezogen werden. Die akut aufgetretene Dyspnoe (ca.80 %) prägt das klinische Bild der LAE. Häufig berichten Patienten über scharfe, lokalisierbare Thoraxschmerzen (ca. 60 %), die sich bei forcierten

Atemzügen oder Husten (pleuritisch) verstärken und die Atmung einschränken. Der Auskultationsbefund der Lungen zeigt normalerweise eine ungestörte Belüftung, idealerweise in Form von vesikulären Atemgeräuschen, da Lungenabschnitte in der Perfusion, jedoch nicht in der Ventilation gestört sind. Hierin liegt das abnorme Ventilations-Perfusions-Verhältnis der LAE begründet. In einigen wenigen Fällen zeigt sich bei der Auskultation ein Pleurareiben. Neben der akut einsetzenden Luftnot gehört die Tachypnoe mit zu den häufigsten Anzeichen der LAE (ca. 70 %). Bei ungefähr 30 % der Patienten besteht eine Tachykardie. Diese kann im Rahmen der Kompensation von Hypoxie und Hypotonie aufgrund der stark verminderten linksventrikulären Füllung entstehen. Weitere Elemente der Anamnese, die auf eine LAE hindeuten können, sind rezidivierende Synkopen, trockener Husten (ca. 20 %) oder auch Hämoptysen (Bluthusten, ca. 10 %). Ungefähr 15 % der Patienten präsentieren sich mit Hypotonie bzw. einer ausgeprägten Schocksymptomatik, was mit einer schlechten Prognose assoziiert werden kann. Zum Ausschluss von Differenzialdiagnosen (z. B. Herzinfarkt) sollte frühzeitig ein 12-Kanal-EKG abgeleitet werden. Die EKG-Zeichen, die auf eine Lungenembolie hindeuten können, sind sehr unspezifisch. Nur in ungefähr 25 % der Fälle zeigen sich typische EKG-Veränderungen. Der häufigste EKG-Befund bei LAE-Patienten ist die Sinustachykardie (ca. 90 %). Ein weiterer Befund, der eher seltener beobachtet werden kann, beruht auf einer Dilatation des rechten Ventrikels mit konsekutiver Rotation des Herzens um die Längsachse nach rechts. Eine tiefe S-Zacke in Ableitung I sowie eine tiefe, häufig verbreiterte Q-Zacke in Ableitung III, der sog. SI/QIII-Typ bzw. das McGinn-White-Syndrom (ca. 10 %). In den Brustwandableitungen können ein Rechtsschenkelblock und bei schwerer Rechtsherzbelastung terminale T-Negativierungen in V1–V3 beobachtet werden.

Häufig lassen sich in der Anamnese oder körperlichen Untersuchung Hinweise für eine tiefe Beinvenenthrombose finden. Im Rahmen der körperlichen Untersuchung lässt sich eine tiefe Venenthrombose relativ leicht anhand folgender Zeichen erkennen: deutliche Unterschenkelumfangsdifferenz (≥ 3 cm), Unterschenkelödem, einseitig livide Verfärbung des Fußes bei Beobachtung im Stehen, vermehrte epifasziale Venenzeichnung und Druckschmerzhaftigkeit bei vergleichender Palpation der Wadenmuskelloge. Fragen Sie gezielt nach früheren Venenthrombosen und Immobilisation wie z. B. vielstündige Flug- und Busreisen oder Gipsimmobilisation. Subfebrile Temperaturen sind ebenfalls möglich.

MERKE

Fehlende Nachweise einer TVT schließen ein Emboliegeschehen nicht aus. Bei bettlägerigen Patienten können die klinischen Zeichen einer TVT häufig fehlen. Lediglich 25 % der TVT zeigen klinische Symptome vor der Manifestation einer Lungenarterienembolie.

Die Risikofaktoren für die Lungenembolie sind letztendlich auch die Risikofaktoren, die die Entstehung einer Venenthrombose fördern. Zu den häufigsten zählen:

- Tiefe Venenthrombose oder LAE in der Patientengeschichte
- Längere Immobilisation (z. B. Bettlägerigkeit, Flugreisen, Gipsverbände)
- Kurz zurückliegende Traumata oder Operationen
- Krebserkrankungen oder -behandlungen
- Orale Kontrazeptiva
- Nikotinabusus
- Schwangerschaft und Wochenbett
- Adipositas
- Höheres Lebensalter
- Bekannte persönliche oder familiäre Gerinnungsstörung (Hyperkoagulabilität)

ACHTUNG

Eine große Anzahl betroffener Patienten weist zum Zeitpunkt der Diagnose keine bekannten Risikofaktoren auf.

Das generelle Risiko für eine LAE kann strukturiert anhand gut evaluierter Scores, wie z. B. dem Wells-Score, errechnet werden (➤ Kap. 13.1.3).

15.4 Extremitäten-/Gelenkschmerz

Gunnar Jähnichen

Bei der Beschäftigung mit Extremitätenschmerzen macht es aus vielen Gründen Sinn, die obere und untere Extremität gesondert zu betrachten. Einerseits natürlich, weil diese beiden Körperregionen anatomisch sehr offensichtlich deutlich voneinander getrennt sind, andererseits aber auch wegen der unterschiedlichen Funktion von Armen und Beinen sowie Einflussfaktoren jeweils benachbarter Körperregionen. In Bezug auf Gelenkschmerzen befinden sich wichtige Gelenke, insbesondere die großen Körpergelenke, im Bereich der oberen und unteren Extremität, jedoch nicht alle Gelenke. Entsprechend soll in diesem Kapitel nur auf die Gelenke jeweils der oberen und unteren Extremität eingegangen werden. Andere Gelenke, z. B. die Gelenke mit Bezug zur Wirbelsäule, werden in den jeweils entsprechenden Kapiteln bearbeitet.

Grundsätzlich muss man auch bei der Betrachtung von Extremitätenschmerzen primär auf Alarmzeichen **(Red Flags)** achten und gefährliche Ursachen ausschließen. Anschließend empfehlen sich im Rahmen der Diagnostik die bewährten **OPQRST**- und **SAMPLER**-Schemata zur Basisanamnese.

15.4.1 Schmerzen der oberen Extremität

Hauptgründe für Vorstellungen mit Schmerzen der oberen Extremität im Bereich der Notfallversorgung sind entweder schmerzhafte Bewegungseinschränkungen, auch im Zusammenhang mit akuten Traumata, oder die Angst vor einer bedrohlichen Erkrankung, insbesondere mit einer Ursache außerhalb der Extremität.

Ursachen

Schmerzereignisse im Bereich der oberen Extremität haben vielschichtige Ursachen, auch aus Arealen außerhalb der Extremität, die im Zusammenhang mit unterschiedlichen Körperstrukturen wie Knochen, Gelenken, Muskulatur, Gefäßen oder Nerven stehen und durch unterschiedliche Pathologien ausgelöst werden (➤ Tab. 15.12).

Grundsätzlich stehen Armschmerzen eher selten im Zusammenhang mit lebensbedrohlichen Erkrankungen, jedoch müssen diese primär ausgeschlossen werden. Hier ist insbesondere an Gefäßpathologien im Thorax mit Ausstrahlung in die obere Extremität bei Myokardinfarkt oder einer Dissektion der thorakalen Aorta zu denken. Bei dieser kann es auch zu Schmerzen im Schulterbereich und bis in den Oberarm, neben einem Pulsdefizit und einer im Bereich der Arme messbaren Blutdruckdifferenz > 20 mmHg, kommen.

Tab. 15.12 Unterschiedliche Ursachen von Armschmerzen

Körperstruktur/ Ursache	Pathologien
Haut	• Entzündung (z. B. Erysipel, Phlegmone, Vaskulitis)
Nerven	• Muskuloskelettale Zervikalsyndrome • Wurzelkompressionssyndrom bei Diskusprolaps • Periphere Nervenläsion, z. B. als Folge von Druckschäden oder Trauma
Gefäße	• Akute Gefäßverschlüsse (arteriell oder venös) • Venenthrombose • Thrombophlebitis
Muskel-Skelett-System	• Impingement-Syndrom • Rotatorenmanschettenruptur • Trauma (Fraktur, Distorsion, Luxation) • Spontanfrakturen • Osteomyelitis • Tendinitis, Tendomyalgien • Bursitis • Polymyositis • Akute Arthritis (infektiös und nichtinfektiös) • Aktivierte Arthrose • Komplexes regionales Schmerzsyndrom • Myogelosen • Funktionell bei Überbeanspruchung/Muskelfaserriss
Schmerzausstrahlung	• Aortendissektion • Akute myokardiale Ischämie

MERKE

Bei Schmerzen im Bereich der Arme müssen primär die lebensbedrohlichen Notfälle Myokardinfarkt und Dissektion der thorakalen Aorta ausgeschlossen oder zügig einer entsprechenden weiteren Diagnostik und Behandlung zugeführt werden.

Zusätzlich kann es in der oberen Extremität selbst zu einer Armvenenthrombose kommen, z. B. ausgelöst durch entzündliche Veränderungen, Abflussbehinderungen durch Lymphome oder kathetersystemassoziierte (Port, Dialyse) Thrombosen. Typisch sind plötzlich auftretende Schmerzen, Kältegefühl, Blässe, Pulslosigkeit sowie Parästhesien und Kraftminderung.

Parästhesien und Kraftminderung sowie andere neurologische Symptome wiederum, auch in Verbindung mit häufig ebenfalls neuropathischen Schmerzen, können im Zusammenhang mit einer Nervenschädigung im Bereich der HWS oder des Plexus brachialis stehen. Diese muss nicht unbedingt im Zusammenhang mit einem offensichtlichen Trauma stehen und bedarf ebenfalls einer zügigen weiteren Diagnostik und entsprechenden Behandlung.

Die häufigsten Ursachen von Schmerzen der oberen Extremität sind lokale, meist muskuloskelettale Pathologien. Ist ein akutes Trauma Auslöser der Symptomatik, ist das Problem i. d. R. offensichtlich, insbesondere bei offenen Verletzungen oder knöchernen Fehlstellungen sowie Gelenkfehlstellungen, z. B. bei einer Schulterluxation. Bei vielen anderen Pathologien ist das jedoch nicht der Fall, sodass eine genauere Anamnese und Diagnostik notwendig sind. Hierzu zählen z. B.:

- Reizungen und unspezifische Entzündungsreaktionen von Sehnen, Muskeln, Bursae
- Tendopathien (z. B. Bizepssehnenabriss, Rotatorenmanschettenruptur)
- Aktivierte Arthrose
- Infektiöse oder nichtinfektiöse Arthritiden
- Osteomyelitis
- CRPS (komplexes regionales Schmerzsyndrom)

Grundsätzlich können Schmerzen im Bereich der oberen Extremität eine rein akute Ursache haben, oftmals jedoch entstehen sie aufgrund chronischer, teilweise lange vorhandener Pathologien.

MERKE

- Akut verletzungsbedingt treten Pathologien nach entsprechenden Traumata zumeist bei jüngeren Patienten auf.
- Bei älteren Patienten (> 45 Jahre) ist primär an einen degenerativen Vorschaden zu denken. Bei Frakturzeichen ohne adäquates Trauma muss insbesondere an eine pathologische Fraktur, z. B. bei Knochenmetastasen, gedacht werden.

Diagnostisches Vorgehen

Beim diagnostischen Vorgehen in der Notfallbehandlung gilt es primär, lebensbedrohliche Pathologien, insbesondere auch Allgemeinerkrankungen, auszuschließen. Zur raschen Diagnosestellung ist wiederum die gezielte Anamnese das wegweisende Instrument, die Differenzialdiagnosen einzugrenzen. In Abhängigkeit von der Pathologie sowie dem Patientenzustand erfolgt eine körperliche Untersuchung entweder **fokussiert** (auskunftsfähig) oder **orientierend** (nicht auskunftsfähig). Folgende Faktoren sollten dabei beachtet werden:

- Persönliche Anamnese v. a. in Bezug auf Risikofaktoren und Vorerkrankungen sowohl an der betroffenen Extremität als auch Allgemeinerkrankungen
- Exakte Schilderung der Schmerzsymptomatik in Bezug auf Schmerzstärke, Schmerzqualität, Schmerzausbreitung, zeitlichen Verlauf sowie Einflussfaktoren auf den Schmerz
- Gezielte Untersuchung der betroffenen und bei Bedarf auch der kontralateralen, komplett entkleideten Extremität, die Inspektion, Palpation, grobe Funktionsprüfung und neurologische Untersuchung umfasst
- Erhebung der Vitalparameter – in üblicher Weise – und des kardiopulmonalen Status

Erschwerend für das diagnostische Vorgehen, mit einem damit einhergehenden höheren Risiko, sind höheres Lebensalter und kardiovaskuläre Begleiterkrankungen, immunkompromittierende Zustände (z. B. Tumorerkrankung, Diabetes mellitus) sowie Demenz oder Vigilanzminderung. Leichter diagnostizierbar sind dagegen insbesondere akute, klar erkennbare Traumata sowie bekannte, einfache Erkrankungen wie z. B. eine aktivierte Arthrose.

Zur weitergehenden Diagnostik kommen neben dem Blutlabor insbesondere apparative Untersuchungen zum Einsatz. Hier hat die Sonografie – v. a. auch in der Notfallbehandlung – einen immer höheren Stellenwert erlangt. Mit diesem Verfahren können größere Gefäße, Flüssigkeitsansammlungen im Gewebe und in Gelenken, aber auch Nerven gut beurteilt werden. Je nach Pathologie kommen ansonsten CT, MRT oder Angiografie zum Einsatz.

15.4.2 Schmerzen der unteren Extremität

Ursachen für Schmerzen in der unteren Extremität kommen v. a. aus dem orthopädischen Bereich, wobei hier die viel belasteten und teilweise komplex aufgebauten Gelenke eine Hauptrolle spielen. So ist z. B. das Hüftgelenk als größtes Körpergelenk des Menschen mit knöcherner, ligamentärer und muskulärer Führung mit zunehmendem Lebensalter aufgrund der regelmäßigen axialen Belastung häufig von degenerativen Prozessen betroffen. Das sehr komplex aufgebaute Kniegelenk ist bereits bei jungen Menschen anfällig für diverse Pathologien, die teilweise akuter Interventionen bedürfen (z. B. Patellaluxation). Aber auch Gefäßerkrankungen und Entzündungen spielen eine größere Rolle als an der oberen Extremität. Bei fehlender Nähe zum Thorax entfallen wichtige bedrohliche Erkrankungen mit Ursache außerhalb des Beines im Sinne eines Myokardinfarkts oder einer Aortendissektion, dafür ist auf gefährliche Pathologien mit Nervenschädigungen insbesondere im Bereich der Wirbelsäule mit Ausstrahlung in die untere Extremität zu achten.

MERKE

Im Bereich der oberen Extremität können sich lebensbedrohliche Pathologien aus anderen Körperregionen (Myokardinfarkt, Aortendissektion) im Bereich des Arms manifestieren. In der unteren Extremität dagegen können lebensbedrohliche Erkrankungen in anderen Organen (Lungenembolie) ihren Ursprung im Bein haben (proximale tiefe Venenthrombose).

Ursachen

Auch Schmerzereignisse im Bereich der unteren Extremität können vielschichtige Ursachen haben, im Zusammenhang mit unterschiedlichen Körperstrukturen stehen und durch unterschiedliche Pathologien ausgelöst werden (➤ Tab. 15.13).

ACHTUNG

Patienten mit einem Poplitealaneurysma haben ein hohes Risiko von weiteren Aneurysmen der kontralateralen Poplitealarterie (50 %), der Femoralarterien und der Bauchaorta. Diesbezügliches Screening ist obligat!

Es empfiehlt sich in Hinblick auf das diagnostische und therapeutische Vorgehen eine Unterteilung in gefährliche Diagnosen und häufige andere Diagnosen. Grundsätzlich stehen Beinschmerzen eher selten im Zusammenhang mit lebensbedrohlichen Erkrankungen, müssen jedoch primär ausgeschlossen und im Zweifelsfall einer zügigen adäquaten zusätzlichen Diagnostik und Behandlung zugeführt werden.

Gefährliche Ursachen von Schmerzen der unteren Extremität:

- Tiefe Beinvenenthrombose (Auslösung Lungenembolie)
- Beinarterienverschluss mit akutem Ischämiesyndrom
- Neuropathie mit Muskelschwäche und Sensibilitätsstörungen im Rahmen einer Schädigung von Rückenmark oder Nervenwurzeln
- Nekrotisierende Fasziitis
- Bakterielle Arthritis
- Muskuläres Kompartmentsyndrom
- Gasbrand (Infektion mit *Clostridium perfringens*)

Häufige Ursachen von Schmerzen der unteren Extremität:

- Unspezifische Beinschmerzen
- Neuropathische Schmerzsyndrome in Bezug auf die Wirbelsäule

Tab. 15.13 Unterschiedliche Ursachen von Beinschmerzen

Körperstruktur/ Ursachen	Pathologien
Kardiovaskuläre Ursachen	• **Ischämiesyndrom** infolge eines akuten arteriellen Verschlusses – Lokal-thrombotisch: – Periphere Arterielle Verschlusskrankheit – Thrombosiertes Poplitealaneurysma – Großgefäßvaskulitis (Riesenzellarteritis, Takayasu), Hauptbefall: Aorta und Äste, selten Extremitätenarterien – Thromboembolisch: – Kardiale Thromben: bei Vorhofflimmern, Myokardinfarkt, paradoxen venösen Embolien durch ein offenes Foramen ovale – Arterielle Thromboembolien aus Aneurysmen der abdominalen Aorta, der Becken- oder Poplitealarterien • **Tiefe Venenthrombose (TVT):** ohne/mit Lungenembolien • **Oberflächliche Thrombophlebitis:** meist V. saphena
Infekte	• **Erysipel und Zelluitis** • **Erythema chronicum migrans (ECM)** • **Gasbrand (Chlostridien-induzierte Myonekrose):** seltene, durch Chlostridien (C. perfringens, C. septicum) verursachte Infekte; meist in traumatischen Wunden (Penetrationstraumata, Stich-, Schussverletzungen), bei i.v. Drogenabusus, selten spontan
Neurologische Ursachen	• **Lumboradikuläres Syndrom:** diskogen (degenerativ, traumatisch, infektiös), spondylarthrotisch, bei Wirbelkörperfraktur, Tumoren, Metastasen • **Periphere Neuropathie:** Kompression des N. cutaneus femoris lateralis oder des N. peroneus, Mononeuritis (multiplex) bei Diabetes oder Vaskulitis
Traumata und Gelenke	• **Frakturen:** traumatisch, spontan, pathologisch • **Akute Arthritis** – Infektiös: viral, bakteriell – Nichtinfektiös: Kristallarthropathie (Gicht, L Kalziumpyrophosphat), rheumatoide Arthritis, Vaskulitis (z. B. SLE), Arthritiden bei entzündlichen Darmkrankheiten (Morbus Crohn, Colitis ulcerosa) und Psoriasis • **Aktivierte Gonarthrose** • **Baker-Zyste:** ohne/mit Ruptur • **Hämarthros:** traumatisch, spontan (v. a. bei Hämophilie, oraler Antikoagulation) • **Komplexes regionales Schmerzsyndrom:** CRPS Typ I und II (alte Nomenklatur für CRPS Typ I: Morbus Sudeck) • **Osteomyelitis:** nichthämatogen (lokaler Infekt), hämatogen
Muskuloskelettale Ursachen	• **Nekrotisierende Fasziitis:** Fournier-Gangrän als Sonderform • **Kompartmentsyndrom:** meist nach Trauma, seltener nichttraumatisch (Ischämie/Reperfusion, Blutung, Infekt) • **Muskelhämatom:** traumatisch, spontan (v. a. bei oraler Antikoagulation) • **Tendopathie/Tendinitis** • **Bursitis:** nichtinfektiös (mechanisch, Kristalle) oder infektiös • **Tendomyalgien:** mechanische Überbeanspruchung • **Muskelkrämpfe:** normo-/hypokalzämische Tetanie, Restless-legs-Syndrom, Tetanus
Autoimmunbedingte Hautaffektionen	• **Erythema nodosum:** assoziiert mit Infekten, Medikamenten, chronischen Darmerkrankungen, Malignomen, Sarkoidose • **Purpura Schönlein-Henoch:** IgA-Vaskulitis; meist bei Kindern • **Pyoderma gangraenosum:** bei chronisch-entzündlichen Darmerkrankungen, hämatologischen Erkrankungen • **Sweet-Syndrom:** akute febrile neutrophile Dermatose; meist bei Patienten mit hämatologischen Erkrankungen

- Erysipel und Zellulitis
- Gicht und andere seltenere Kristallarthropathien
- Trauma
- Baker-Zyste

Sind die gefährlichen Ursachen von Schmerzen der unteren Extremität sorgfältig und mit genügender Sicherheit ausgeschlossen, sollte man sich zügig, aber mit genügender Sorgsamkeit der strukturierten Diagnostik widmen.

Diagnostisches Vorgehen

Häufig ergeben sich bereits bei der primären Anamneseerhebung und Erstinspektion wegweisende differenzialdiagnostische Hinweise auf die zugrunde liegende Ursache. Achten Sie bei Ihrer Ersteinschätzung besonders auf sichtbare Alarmzeichen **(Red Flags).** Eine kurze Blickinspektion reicht hierfür i. d. R. bereits aus.

Anamnese

Die gezielte Anamnese ist wiederum ein wegweisendes Instrument, die Differenzialdiagnosen zumindest einzugrenzen. Zur Orientierung und als Basis sollte man hierzu auf die bewährten Schemata **OPQRST** und **SAMPLER** zurückgreifen. Wie im Bereich der oberen Extremität ist oftmals eine Mituntersuchung der kontralateralen Extremität hilfreich, da einige Diagnosen v. a. im Seitenvergleich deutlich werden. Ebenfalls sollten allgemeine Symptome wie Tachykardie, Fieber und Schüttelfrost in die Anamnese einbezogen werden, da sie in Bezug auf entzündliche Pathologien und Gefäßstörungen, insbesondere auch eine tiefe Venenthrombose, wichtige Hinweise geben.

Eine sorgfältig durchgeführte Anamnese kann oft bereits zu einer fundierten Verdachtsdiagnose führen, die dann gezielt einer entsprechenden weiteren Diagnostik und Behandlung zugeführt werden kann. Das Fehlen klassischer Befunde darf jedoch nicht zum Ausschluss einer Diagnose führen.

Körperliche Untersuchung

Bei Pathologien der unteren Extremität spielt neben der Anamnese eine strukturierte körperliche Untersuchung eine herausragende Rolle. In Abhängigkeit vom Patientenzustand wird eine **fokussierte** (auskunftsfähige) körperliche Untersuchung angestrebt. Je nach Pathologie ist der Hauptfokus der Untersuchung sehr unterschiedlich. Bei einer mutmaßlichen oder offensichtlichen Fraktur z. B. sind ganz andere Untersuchungen wichtig als bei einem Verdacht auf eine Gefäßstörung. Grundsätzlich jedoch sollten beide Beine entkleidet werden, um einen Seitenvergleich vornehmen zu können. In einigen Fällen gehört die Beurteilung der Bewegung, z. B. in Bezug auf das Gangbild und Bewegungseinschränkungen, zu einer adäquaten Untersuchung. In der Dokumentation der Untersuchung der unteren Extremität sollte i. d. R. eine Aussage zu Durchblutung, Motorik und Sensibilität (DMS) nicht fehlen.

Weitergehende Diagnostik

Da Erkrankungen und Schmerzen im Bereich der Beine auch durch Entzündungen und Gefäßpathologien verursacht werden, sind bei der Laboruntersuchung v. a. Entzündungsparameter (Leukozyten, CRP, Blutsenkungsgeschwindigkeit) und Gerinnungsparameter von Interesse. Zusätzlich spielen mikrobiologische Untersuchungen eine größere Rolle, besonders bei Wunden im Sinne von Abstrichen, in schwereren Fällen aber auch Blutkulturen.

Bei der Bildgebung ist die Sonografie bereits in der primären notfallmedizinischen Diagnostik von Bedeutung. Unterschiedlichste Befunde wie Gelenkergüsse, Flüssigkeit in Weichteilen und zystische Strukturen können dargestellt werden. Bei gefäßbezogenen Pathologien spielt die farbkodierte Duplexsonografie die Hauptrolle, wobei die Gefäße umfassend auf entsprechende Pathologien untersucht werden können. Konventionelles Röntgen ist insbesondere indiziert zur Darstellung von Gelenk- und Knochenveränderungen. Bei bestimmten Pathologien und als Zusatzuntersuchung kommen CT, MRT und bei Gefäßpathologien angiografische Verfahren zum Einsatz.

Wichtige schmerzauslösende Erkrankungen

Wichtige schmerzauslösende Erkrankungen oder Verletzungen im Bereich der unteren Extremität können in den unterschiedlichsten Strukturen und Geweben liegen, oftmals sind dabei mehrere Strukturen und Gewebe zusammen beteiligt. Die wichtigsten Pathologien sollen hier kurz geschildert werden.

Thrombosen

An das Vorliegen einer gefährlichen und mit hoher Behandlungsdringlichkeit verknüpften tiefen Venenthrombose (TVT) mit dem Risiko der Auslösung einer Lungenembolie muss beim Vorhandensein einer oberflächlichen Thrombophlebitis gedacht werden. Bei dieser zeigt sich in der klinischen Diagnostik führend ein oberflächlicher geröteter, druckdolenter und indurierter Venenstrang i. d. R. im Bereich des Unterschenkels. Wadenschmerzen sowie Schwellung, Rötung und Überwärmung im betroffenen Bereich sind zwar hinweisend, aber nicht beweisend für eine TVT.

In der weiterführenden Diagnostik steht die Duplexsonografie an erster Stelle und sollte schnellstmöglich angestrebt werden, in der Labordiagnostik muss die Untersuchung der D-Dimere eingeschlossen sein.

Bei nicht vorhandener Thrombophlebitis und negativen D-Dimeren kann zur Abklärung, ob weitere Diagnostik notwendig ist, als zusätzliches Hilfsmittel ein Risikoscore wie der Wells-Score zum Einsatz kommen. Bei mittlerer oder hoher Vortestwahrscheinlichkeit ist immer eine Duplexsonografie indiziert.

Eine seltene Sonderform einer ausgeprägten tiefen Becken-/Beinvenenthrombose ist die **Phlegmasia coerulea dolens.** Diese imponiert durch plötzlich auftretende starke Beinschmerzen mit massiver Schwellung sowie Zyanose und oftmals Ausbildung eines Kompartmentsyndroms mit arterieller Kompression aufgrund des Gewebedrucks. Die Erkrankung bedarf einer sofortigen Behandlung, bei verzögerter Diagnose und Therapie besteht das Risiko der Entwicklung einer venösen Gangrän (40–60 %) mit hohem Risiko für den Verlust der Extremität. Die Letalität infolge eines Kreislaufschocks liegt bei immerhin 25–40 %!

MERKE

Wells-Score zur Diagnostik einer tiefen Beinvenenthrombose:
- Lähmung, Parese, kürzlich erfolgte Immobilisation der unteren Extremität mittels Gipsverband oder anderem Cast (1 Punkt)
- Kürzliche Bettlägerigkeit (> 3 Tage), größerer chirurgischer Eingriff in den letzten 4 Wochen (1 Punkt)
- Schwellung des gesamten Beines (1 Punkt)
- Unterschenkelschwellung > 3 cm des betroffenen Beins im Vergleich zur Gegenseite (Messung 10 m distal der Tuberositas tibiae) (1 Punkt)
- Eindrückbares Ödem am betroffenen Bein (1 Punkt)
- Nichtvariköse Kollateralvenen (1 Punkt)
- Noch vorhandenes oder in den letzten 6 Monaten behandeltes Karzinom (1 Punkt)
- Alternative Diagnose wahrscheinlicher als TVT (minus 2 Punkte)

Vortestwahrscheinlichkeit einer TVT:
- 3–8 Punkte: hohe Wahrscheinlichkeit
- 1–2 Punkte: mittlere Wahrscheinlichkeit
- Minus 2–0 Punkte: geringe Wahrscheinlichkeit

Ischämien

Bei Verdacht auf eine Ischämie ist erneut der Seitenvergleich wichtig, um bereits bei der Inspektion (Hautfarbe, Schwellungen, Gefäßzeichnungen) und Palpation (Hauttemperatur, Gewebsveränderungen, Pulse) einen Eindruck in Hinblick auf eine mögliche Pathologie zu bekommen. Bei der weiteren Diagnostik kommt der Auskultation der Gefäße zur Untersuchung der Pulse und zum Feststellen von Strömungsgeräuschen eine entscheidende Rolle zu. Auch Zusatzdiagnostik bezieht sich insbesondere auf die Gefäße, wobei erneut die Ultraschalluntersuchung (Dopplersonogafie) an erster Stelle zu nennen ist. Zusätzlich hilfreich kann die Messung des transkutanen Sauerstoffpartialdruckes ($tcpO_2$) im Ischämiebereich sein.

MERKE

Für das Vorhandensein einer signifikanten Ischämie spricht das Vorliegen der „Six P": Pallor, Pain, Paresthesia, Pulselessness, Paralysis, Poikilothermia.

Ein akuter arterieller Verschluss ist mit einer Mortalität von etwa 16 % assoziiert und hat daher eine hohe Behandlungsdringlichkeit.

Frakturen und Gelenkpathologien

Bei akuten Frakturen ist die Diagnosestellung i. d. R. klar und häufig einfach, besonders bei vorhandenen Fehlstellungen. Aber Frakturen im Bereich der kleinen Knochen der Füße und bei Kindern (Grünholzfraktur) können auch leicht übersehen oder erst verspätet diagnostiziert werden. Bei älteren Patienten kann die Diagnose schwierig sein, hier muss auch ohne Sturzanamnese bei entsprechenden Schwellungen oder Schmerzen an spontane (z. B. Osteoporose) oder pathologische (z. B. Metastasen) Frakturen gedacht werden.

Viele Pathologien im Bereich der Gelenke sind in der Notfallversorgung/Notfalldiagnostik schwer zu beurteilen und bedürfen einer entsprechenden fachärztlichen Abklärung und häufig zusätzlicher bildgebender Diagnostik. Zumindest kann die Diagnostik zur Weiterleitung in entsprechende Behandlung führen. Bei speziellen Pathologien (z. B. Patellaluxation) kann bereits am Einsatzort eine entscheidende Diagnostik und anschließende Behandlung erfolgen.

Neurogene Symptomatik

Nicht selten manifestieren sich Pathologien im Bereich der Wirbelsäule in der unteren Extremität, oft genug sind signifikante Schmerzen auch ausschließlich im Bereich der Beine vorhanden. Eine vollständige Diagnostik der unteren Extremität ist daher bei vermuteten Pathologien im Bereich der Wirbelsäule obligat. Genauso sollte andersherum bei neuropathischen Schmerzen und neurologischer Symptomatik im Bereich der unteren Extremität immer eine Untersuchung der Wirbelsäule erfolgen (➤ Kap. 15.7).

15.5 Fieber, Husten

Frank Löwe

Im heutigen modernen Zeitalter ist das technische Monitoring nicht mehr aus der Notfallmedizin wegzudenken. Im Zuge der stetig fortschreitenden Innovation von Chips und Sensoren hat sich dabei ein Parameter still und leise als Standard durchgesetzt – die Erhebung der Körpertemperatur. Ein einzelnes Unterkapitel kann das Symptom **Fieber** selbstverständlich nicht allumfassend abhandeln. Die möglichen Ursachen sind hierfür zu zahlreich. Eine allgemeine Vorgehensweise und die häufigsten Ätiologien rücken deshalb an dieser Stelle in den Fokus der Darstellungen.

Fieber kann unterschiedlichste Ursachen haben. Dabei weist die Höhe der Temperatur selten auf die Ursache des Fiebers hin und sagt auch nichts über die jeweilige Krankheitsschwere des Patienten aus. Entscheidend für das Vorgehen sind die Begleitsymptome und der Allgemeinzustand. Die normale Körpertemperatur beträgt im Durchschnitt zwischen 35,7 und 37,3 °C. Sie unterliegt gewissen Schwankungen in Abhängigkeit vom Tagesrhythmus. Am frühen Morgen ist die Körpertemperatur am niedrigsten, da hier die Stoffwechselaktivität gering ist. Das Temperaturmaximum liegt am frühen Abend (zwischen 17 und 18 Uhr) zum Zeitpunkt der höchsten Stoffwechselaktivität vor. Die Temperaturschwankungen können im Laufe des Tages bis zu 1 °C betragen. Fieber ist eine Überschreitung der Körperkerntemperatur (KKT) von 38 °C und liegt in einer Zytokin-vermittelten Veränderung des

Sollwerts im hypothalamischen Wärmeregulationszentrum begründet. Fieber ist ein Symptom, das zum physiologischen Abwehrmechanismus des Organismus gehört.

MERKE

Bei Fieber handelt es sich nicht um eine zu behandelnde Krankheit, sondern um ein Symptom, das einen Hinweis auf eine Erkrankung gibt.

Die Temperaturerhöhung führt zu einer Beschleunigung von Entzündungs- und Abwehrprozessen, weshalb Fieber häufig das erste Symptom einer Erkrankung ist. Fieber wird in verschiedene Schweregrade unterteilt (➢ Tab. 15.14).

Forschungsergebnisse aus Studien zur Messung der Körpertemperatur haben bisher keine eindeutigen Empfehlungen für bestimmte **Messtechniken** ergeben. Die rektale Temperaturmessung gilt noch immer als Goldstandard, ist aus Pietätsgründen jedoch nicht in allen Altersgruppen anwendbar. Die Messung via Ohrthermometer ist demnach die geeignetste Methode zur Temperaturerhebung im Rettungsdienst, obgleich die Genauigkeit des Infrarot-Ohrthermometers nicht vollständig belegt ist (➢ Abb. 15.11).

15.5.1 Mögliche Ursachen

Die Ursachen von Fieber sind vielfältig (➢ Tab. 15.15). Etwa die Hälfte sind auf Infektionskrankheiten, Abszesse, Pyelonephritis, bakterielle Endokarditis oder Tuberkulose zurückzuführen. Autoimmunerkrankungen wie z. B. Vaskulitiden oder Kollagenosen stellen mit ca. 15 % die zweithäufigste Ursache dar. Auch die Einnahme von Arzneimitteln kann eine medikamentös bedingte Hyperthermie auslösen. Das durch verschiedenste Wirkstoffe hervorgerufene **„Drug Fever"** kann dabei unmittelbar nach Einnahme oder erst nach Wochen, Monaten oder sogar Jahren auftreten. Neben einigen Präparaten gelten insbesondere Antiepileptika oder Allopurinol als auslösende Substanzen. Durch Absetzen des Arzneimittels stellt sich bei den meisten Patienten innerhalb von 72 Stunden eine Verbesserung ihres Zustands ein. Begleitsymptome in Form von Urtikaria, Exanthem, mukosale Läsionen sind möglich.

Tab. 15.14 Schweregrade von Fieber

Schweregrad	Körperkerntemperatur
Subfebrile Temperatur	37,5–38,0 °C
Leichtes Fieber	38,1–38,5 °C
Mäßiges Fieber	38,6–39,0 °C
Hohes Fieber	39,1–39,9 °C
Sehr hohes Fieber	40,0–42,0 °C

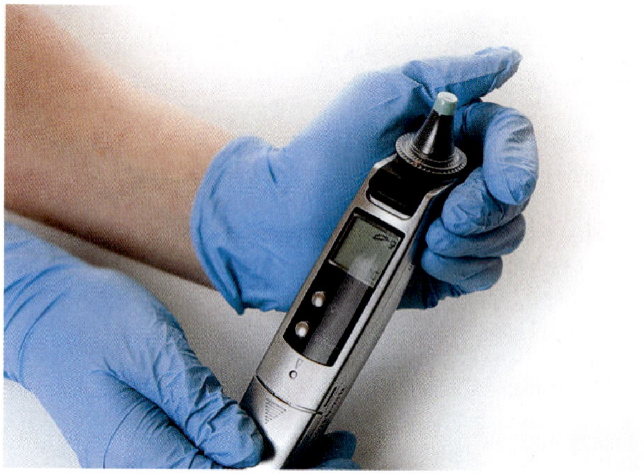

Abb. 15.11 Professionelles Infrarot-Ohrthermometer [J747]

Tab. 15.15 Differenzialdiagnosen von Fieber

Häufige Ursachen	Seltenere Ursachen
• Infektionen (ca. 50 %): bakteriell, viral, fungal (Pilze), parasitär • Autoimmunerkrankungen (bis 15 %) • Erkrankungen des ZNS inklusive Traumata • Malignome (7 %, z. B. Hodgkin-/Non-Hodgkin-Lymphome, Nierenzellkarzinom)	• Kardiovaskuläre Erkrankungen (z. B. Myokardinfarkt, Lungenarterienembolie) • Gastrointestinale Erkrankungen (z. B. Morbus Crohn) • Medikamenteninduziertes Fieber, Weichteilverletzungen, Sarkoidose, familiäres Mittelmeerfieber • Alkoholhepatitis und granulomatöse Hepatitis

15.5.2 Diagnostisches Vorgehen

Für gewöhnlich sollte zunächst eine **Ersteinschätzung nach ABCDE** durchgeführt werden. Handelt es sich um einen **kritischen (?)** Patientenzustand, der unverzüglich stabilisierende Maßnahmen erfordert? Das Auszählen der Atemfrequenz (B) sowie die Einschätzung der Bewusstseinslage (D) unter Erhebung des GCS-Scores als Bestandteil der ABCDE-Herangehensweise ermöglichen die rasche Erfassung zweier **qSOFA-Kriterien** innerhalb kürzester Zeit. Die einst aufgestellte Faustregel, dass der systolische Blutdruck über die Tastbarkeit von Pulsen (C) einzuschätzen sei, gilt mittlerweile als obsolet und widerlegt. Untersuchungen haben gezeigt, dass derartige Rückschlüsse zu „ungenau" seien und der tatsächlich vorliegende Blutdruck hierdurch „oft gefährlich" überschätzt werde. Zur sicheren Ermittlung des dritten qSOFA-Kriteriums sollte deshalb im Verlauf die Erhebung des Blutdrucks durch auskultatorische Messung erfolgen. Die Überprüfung der Kreislaufsituation durch Tasten peripherer Pulse sollte unbedingt die Beurteilung des **Hautstatus** beinhalten. Eine überwärmte oder gar heiße Haut legt den Verdacht auf ein Infektionsgeschehen nahe. Sobald sich Hinweise für eine leicht übertragbare Erkrankung ergeben, leiten Sie unmittelbar notwendige **Isolations- bzw.**

Schutzmaßnahmen ein, sofern diese bisher noch nicht bzw. nicht ausreichend erfolgt sind.

Anamnese

Ziel der Anamnese muss es sein, die Ursache des Fiebers weiter zu spezifizieren. Neben der herkömmlichen Anamnese (Vorerkrankungen, Allergien etc.) sollten Sie deshalb folgende weitere Fragen berücksichtigen:

- Beginn und Dauer des Fiebers?
- Medikamenteneinnahmen, Immunsuppression, Alkoholkonsum?
- Vorangegangene Krankheiten (z. B. Klappenvitien, Tuberkulose usw.)?
- Auslandsreisen? (Malaria, Typhus, Denguefieber u. a.)
  - Wohin, Länge des Aufenthalts, Zweck der Reise (beruflich, privat, Expedition usw.)?
  - Tagesroute (Durchquerung von Risikogebieten – z. B. FSME)?
  - Notwendige bzw. empfohlene Reiseimpfungen durchgeführt?
  - Etwaiges Risikoverhalten (z. B. ungeschützter Geschlechtsverkehr)?
- Umgang mit (erkrankten) Tieren?
- Kontakt zu Patienten mit Infektionskrankheiten?

Körperliche Untersuchung

Fieber kann im Rahmen einer harmlosen Erkältung auftreten aber auch ein Anzeichen für eine schwere Erkrankung sein. Um die in Frage kommenden Differenzialdiagnosen weiter eingrenzen zu können, ist es von Vorteil, im Rahmen der Anamnese und körperlichen Untersuchung aktiv etwaigen Hinweisen auf weitere **Begleitsymptome („Fieber + ...")** nachzugehen. Hierbei sollte der Fokus stets auf Herz, Lunge, Abdomen sowie den Urogenitaltrakt gerichtet sein. Besonders bei Patienten mit Fieber sollte zudem eine Inspektion des gesamten Integuments (z. B. Exanthem, Eschar) erfolgen. Es folgt eine Übersicht organspezifischer Leitsymptome, die häufig in Kombination mit Fieber auftreten:

- **Fieber** + Husten, Dyspnoe, Brustschmerz, positiver pulmonaler Auskultationsbefund.
  Mögliche Verdachtsdiagnosen:
  - Pneumonie
  - Pleuritis
  - Bronchitis
  - Pleuraempyem (Eiter im Pleuraspalt)

  Hinweis: Zur Ermittlung der Krankheitsschwere sollte u. a. auch unbedingt eine Evaluierung der Atemfrequenz sowie der peripheren Sauerstoffsättigung erfolgen. Die Entscheidung zur ambulanten Versorgung einer Pneumonie kann mithilfe des **CRB-65-Scores** abgewogen werden.
- **Fieber** + Dysurie, Oligurie, Pollakisurie, Unterbauch- und/oder Flankenschmerz.
  Mögliche Verdachtsdiagnosen:
  - Harnwegsinfekt
  - Zystitis
  - Pyelonephritis
  - Harnaufstau
  - Urethritis
  - Nephritis

  Hinweis: Falls präklinisch möglich, ggf. einen **Urintest** (z. B. Combur-Test®) zum Nachweis eines Harnwegsinfekts durchführen.
- **Fieber** + Bauchschmerz, Nausea, Emesis, Diarrhö, Ikterus, Blut im Stuhl.
  Mögliche Verdachtsdiagnosen:
  - Cholezystitis, Choledocholithiasis
  - Divertikulitis
  - Pankreatitis
  - Appendizitis
  - Peritonitis
  - Bauchaortenaneurysma (BAA)
  - Mesenterialinfarkt
  - Enterokolitis

  Hinweis: Beim **Leitsymptom Bauchschmerz** immer eine beidseitige Kontrolle der Leistenpulse durchführen (**cave:** BAA). Beim BAA nur selten Abdominal-/Flankenschmerzen; evtl. „pulsatiler Abdominaltumor". Zur Eingrenzung möglicher Verdachtsdiagnosen weitere Differenzierung des Bauchschmerzes und der Schmerzcharakteristik sowie Lokalisation zwingend notwendig **(OPQRST-Schema).**
- **Fieber** + Hals-, Ohrenschmerz, bifrontaler Kopfschmerz, Schnupfen.
  Mögliche Verdachtsdiagnosen:
  - Tonsilitis
  - Otitis
  - Sinusitis
  - Mastoiditis

  Hinweis: Zur Diagnosestellung bei der körperlichen Untersuchung eine gründliche **Inspektion** des **Mund- und Rachenraumes** sowie der **Ohren** (Otoskop) durchführen.

MERKE

Bei der Suche nach einer Fieberursache kann das Akronym **„LUCCAASS"** hilfreich sein:

- **L**unge
- **U**rogenitaltrakt (z. B. HWI, Pyelonephritis)
- **C**entral Nervous System: z. B. Meningitis
- **C**ardiac (z. B. Endokarditis)
- **A**bdomen
- **A**rthritis
- **S**kin
- **S**pine (z. B. Diszitis)

15.6 Palpitationen

Frank Löwe

Ein häufiger Grund, weshalb Patienten den Rettungsdienst alarmieren oder eine Notfallambulanz aufsuchen, sind Palpitationen. Hierunter versteht man das bewusste (zum Teil unangenehme) Wahrnehmen des eigenen Herzschlags. In der Häufigkeit sind Palpitationen als benigne einzustufen und müssen nicht zwangsweise einen Krankheitscharakter besitzen wie z. B. bei Entspannungsübungen im Rahmen des autogenen Training, nach sportlicher Betätigung oder vor dem Einschlafen. Jedoch gerade beim Vorliegen in Kombination mit pathophysiologischen Begleitsymptomen wie z. B. Synkopen, Kurzatmigkeit, thorakalem Druck- oder Engegefühl sollte eine weitere diagnostische Abklärung erfolgen.

MERKE

Palpitationen, die mit Begleitsymptomen wie Schwindel, Brustbeschwerden oder Synkopen einhergehen, sind grundsätzlich als schwerwiegender einzustufen.

Palpitationen werden von Betroffenen häufig als rasend, klopfend, springend oder flatternd beschrieben. Einige von ihnen empfinden das „Herzklopfen" lediglich als unangenehm, für andere wiederum stellt das Symptom eine beängstigende, gravierende Einschränkung im Alltag dar. Die Ursachen für Palpitationen sind vielfältig, weshalb bei der ätiologischen Abklärung ein breites Spektrum differenzialdiagnostischen Handelns erfolgen sollte.

In einer prospektiven Kohortenstudie wurden 190 Patienten mit Palpitationen 1 Jahr lang nachbeobachtet. In 84 % der Fälle ist es gelungen, eine Ursache zu finden. Hiervon hatten 43 % einen kardialen (40 % Arrythmien) und 31 % einen psychosomatischen Ursprung. 6 % der Fälle entfielen auf die Einnahme von Medikamenten, 4 % wurden auf systemische Ursachen (arterielle Hypertonie, Schwangerschaft etc.) zurückgeführt. Da Arrhythmien und psychosomatische Erkrankungen zusammen beinahe drei Viertel aller Ursachen ausmachen, wird nachfolgend auf diese beiden häufigsten Gruppen eingegangen.

15.6.1 Herzrhythmusstörungen

Herzrhythmusstörungen gelten als die häufigsten Ursachen für Palpitationen. Hierzu zählen alle Abweichungen von einem normalen Sinusrhythmus. Nicht selten sind beschriebene Symptome und Beschwerden bereits rückläufig, wenn der Rettungsdienst eintrifft. Eine Dokumentation ist hierdurch häufig erschwert oder gar unmöglich und macht die Hauptproblematik in der Diagnostik von Palpitationen deutlich. Im Idealfall zeigt der Patient noch während Ihrer Anwesenheit entsprechende Symptome, sodass die parallele Aufzeichnung eines EKGs gelingt. Es ist der wichtigste diagnostische Schritt, um eine Arrhythmie als Ursache der Palpitation zu verifizieren oder bei dokumentiertem Sinusrhythmus während einer Episode auszuschließen.

PRAXISTIPP

Grundsätzlich ist bei allen Patienten mit Palpitationen ein 12-Kanal-EKG zu schreiben!

Eine **Sinustachykardie** kann durch eine Vielzahl unterschiedlicher Erkrankungen verursacht werden:

- Hyperthyreose
- Angst, Stress
- Anämie
- Fieber
- Phäochromozytom
- Medikamente (Anticholinergika, β_2-Agonisten etc.)
- Drogen (Cannabinoide, Kokain, [Met-]Amphetamine etc.)
- Hypovolämie
- Dehydratation

Die Sinustachykardie stellt im eigentlichen Sinne keine Herzrhythmusstörung dar. Sie ist vielmehr Ausdruck einer physiologischen Reaktion des Körpers. Am häufigsten tritt die Sinustachykardie in Verbindung mit Angststörungen auf. Die Patienten beschreiben ein anfallsartig auftretendes und regelmäßiges, schnelles Herzklopfen, das nach wenigen Minuten spontan sistiert. Im Rahmen einer Aortenklappeninsuffizienz können das kompensatorisch gesteigerte Schlagvolumen sowie die Einnahme von Vasodilatatoren (z. B. Dihydralazin, Nitroprussidnatrium) zu Palpitationen ohne Tachykardie führen.

Extrasystolen werden von manchen Patienten als verstärkter, unregelmäßiger Herzschlag, häufig verbunden mit kurzen „Herzaussetzern", wahrgenommen. Nur selten werden weitere Symptome wie Übelkeit, Schwindel oder Herzstechen angegeben. Extrasystolen können von den Vorhöfen (supraventrikulär) oder den Kammern (ventrikulär) ausgehen und sich als Einzelschläge, Doppelschläge oder Salven präsentieren. Vereinzelte Extrasystolen treten auch beim Herzgesunden auf und sind meistens harmlos. Die Anzahl liegt dabei aber meistens unter 100 pro Tag. Als mögliche Ursachen kommen u. a. Schlafmangel, Stress oder Genussgifte wie Alkohol, Nikotin oder Koffein in Betracht. Ein massiver Anstieg der Extrasystolen kann andererseits ein Hinweis auf ernsthafte Erkrankungen wie z. B. eine KHK, Kardiomyopathien, Klappenvitien, Elektrolytstörungen, Schilddrüsenerkrankungen, Intoxikationen und vieles mehr sein.

Supraventrikuläre Tachykardien können zu vielerlei Beschwerden führen. Klinisch bestehen meist anfallsartig einsetzendes Herzrasen, Angstgefühle, Schwindel, Luftnot, Brustschmerz, aber auch Palpitationen. In seltenen Fällen kann es zu einer Synkope kommen. Der Fachbegriff für plötzlich auftretende und selbstlimitierende Tachykardien ist **paroxysmal** (aus dem Griechischen = anfallsartig). Zu den regelmäßigen Schmalkomplextachykardien gehören die AV-Knoten-Reentry-Tachykardie (AVNRT) und die AV-Reentry-Tachykardie (AVRT).

Die **AV-Knoten-Reentry-Tachykardie** stellt beim Erwachsenen mit über 50 % die häufigste Form der regelmäßigen Schmalkomplex-Tachykardien dar (➤ Tab. 15.16). Frauen sind doppelt so häufig betroffen wie Männer. Die Erstmanifestation erfolgt zumeist zwischen dem 20. und 40. Lebensjahr. Man vermutet, dass die Zellen des AV-Knotens betroffener Personen mit fortschreitendem Lebensalter ungleiche Leitungsgeschwindigkeiten entwickeln und somit zwei unterschiedliche, funktionelle Leitungsbahnen ausbilden. Es gibt eine langsam leitende Bahn mit kurzer Refraktärzeit („slow pathway") und eine schnell leitende Bahn mit langer Refraktärzeit („fast pathway"). Auslöser der AVNRT ist meistens eine supraventrikuläre Extrasystole, die in den beiden unterschiedlich schnell leitenden Bahnen eine kreisende Erregung erzeugt und nachfolgend in eine regelmäßige Tachykardie mündet (➤ Abb. 15.12).

Tab. 15.16 Merkmale der AV-Knoten-Reentry-Tachykardie

Fragestellung	Befundung
Herzfrequenz	140–150/min
QRS-Dauer	≤0,12 s
Rhythmus	Regelmäßig
P-Welle	Invertiert oder verdeckt
Verhältnis P : QRS	1 : 1, wenn P-Wellen vorhanden
PQ-Zeit	Keine, sondern RP-Intervall

Unter der **AV-Reentry-Tachykardie** (AVRT) bzw. dem **Wolff-Parkinson-White-Syndrom** versteht man einen Reentry-Mechanismus, der neben dem AV-Knoten eine Erregung über angeborene akzessorische Leitungsbündel vom Vorhof auf die Kammern überträgt (➤ Abb. 15.13). Da die Erregungswelle, wenn sie über das akzessorische Bündel geleitet wird, anders als im AV-Knoten keine Verzögerung erfährt, kommt es im Vergleich zum normalen Erregungsverlauf zu einer vorzeitigen Teilerregung der Herzkammern. Diese vorzeitige Erregung wird „Präexzitation" genannt und führt im EKG zu einer δ-Welle zu Beginn des QRS-Komplexes, die einen rampenartigen Aufstrich zwischen dem eigentlichen QRS-Komplex und der P-Welle darstellt.

15

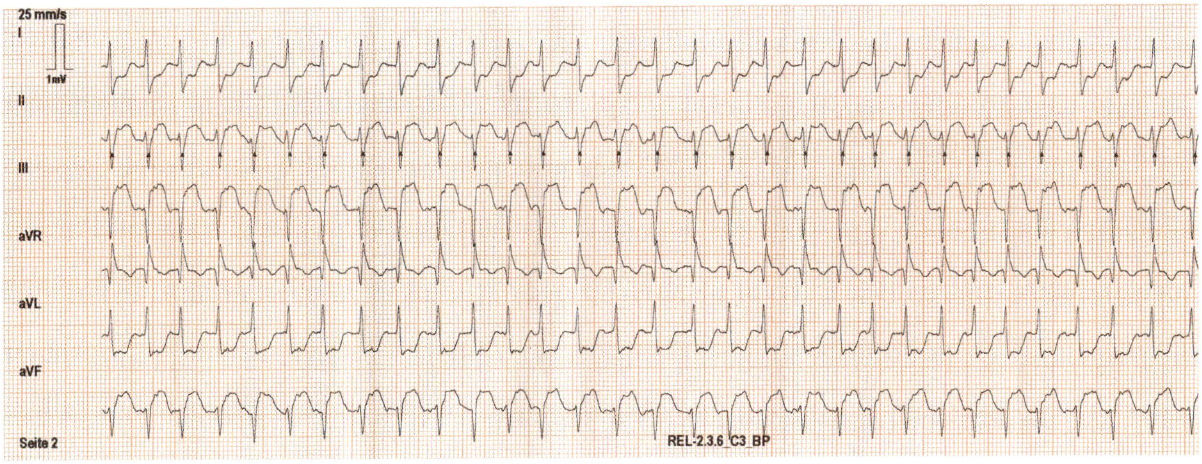

Abb. 15.12 AVNRT [O1090]

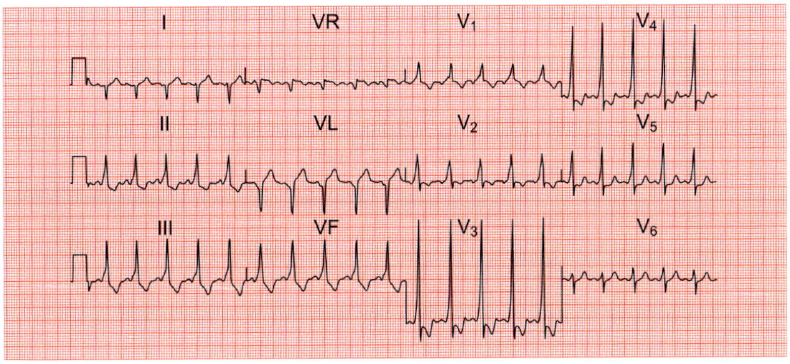

Abb. 15.13 Präexzitation: Sinusrhythmus bei Wolff-Parkinson-White-Syndrom [E292-007]

Präexzitationssyndrome werden vorwiegend bei jungen Männern diagnostiziert (➢ Tab. 15.17).

Supraventrikuläre Arrhythmien sind Herzrhythmusstörungen, deren Ursprung in den Vorhöfen oder dem AV-Knoten liegt. Das **Vorhofflattern** wird durch einen Reentry-Mechanismus auf Vorhofebene verursacht, der klassischerweise im rechten Vorhof kreist und eine regelmäßige supraventrikuläre Frequenz von ca. 300/min erzeugt. Häufig besteht zeitgleich ein AV-Block, sodass es zu langsameren Kammerfrequenzen kommt, die typischerweise Teilen der Reentry-Frequenz entspricht:

- 2 : 1-Überleitung : Kammerfrequenz von 150/min
- 3 : 1-Überleitung : Kammerfrequenz von 100/min
- 4 : 1-Überleitung : Kammerfrequenz von 75/min (➢ Abb. 15.14)

Das EKG zeigt eine regelmäßige Tachykardie mit schmalen Kammerkomplexen und den typischen sägezahnartigen Flatterwellen (➢ Tab. 15.18). Bei einem 2 : 1-Block werden die typischen Flatterwellen der Vorhofaktion oftmals durch die Kammerkomplexe überlagert und hierdurch maskiert. Somit ist im EKG häufig nur die erste Flatterwelle direkt vor dem Kammerkomplex gut zu erkennen, was dazu führen kann, dass das Vorhofflattern leicht mit einer Sinustachykardie verwechselt wird.

PRAXISTIPP

Zur Differenzierung zwischen Vorhofflattern mit 2 : 1-Überleitung und einer Sinustachykardie kann mithilfe eines Vagus-Manövers die Refraktärzeit des AV-Knotens verlängert werden. Dies kann zu einer Veränderung der Überleitung zu 3 : 1 oder 4 : 1 führen, sodass die Flatterwellen dann deutlich zu erkennen sind.

Beim **Vorhofflimmern** (➢ Abb. 15.15) handelt es sich um eine unregelmäßige Schmalkomplextachykardie. Vorhofflimmern ist weit verbreitet und neben den Extrasystolen die häufigste Rhythmusstörung beim Erwachsenen. Die Wahrscheinlichkeit des Auftretens von Vorhofflimmern steigt mit zunehmendem Alter. Vorhofflimmern kann als idiopathisches Vorhofflimmern ohne erkennbare Ursache auftreten. Führende Ursache des Vorhofflimmerns ist die fibrotische Veränderung der Vorhofmuskulatur. Aber auch andere Erkrankungen, die mit einer Überlastung des linken Vorhofes einhergehen, wie Bluthochdruck, Herzklappenerkrankungen (v. a. Mitralstenose) oder Kardiomyopathie können die Entstehung von Vorhofflimmern begünstigen (➢ Tab. 15.19). Die Veränderung der Vorhofmuskulatur führt zur Ausbildung kleiner, lokaler Reizbildungszentren und Reentry-Mechanismen. Als Folge wird der AV-Knoten nun andauernd von chaotischen Erregungen erreicht, die aus

Tab. 15.17 Merkmale der AV-Reentry-Tachykardie

Fragestellung	Befundung
Herzfrequenz	130–160/min
QRS-Dauer	Orthodrom = < 0,12 s Antidrom = ≥ 0,12 s
Rhythmus	Regelmäßig
P-Welle	Invertiert Unterschiedliche Morphologie
Verhältnis P : QRS	1 : 1 oder nicht vorhanden
PQ-Zeit	Keine, RP-Zeit ist verlängert

Tab. 15.18 Merkmale des Vorhofflatterns

Fragestellung	Befundung
Herzfrequenz	140–150/min
QRS-Dauer	Schmal, ≤ 0,12 s, wenn keine Schenkelblockierungen vorliegen
Rhythmus	Regelmäßig
P-Welle	Als F-Wellen vorhanden Frequenz 280–300/min
Verhältnis P : QRS	Meist 2 : 1, aber auch 3 : 1 und 4 : 1 möglich
PQ-Zeit	Nicht beurteilbar

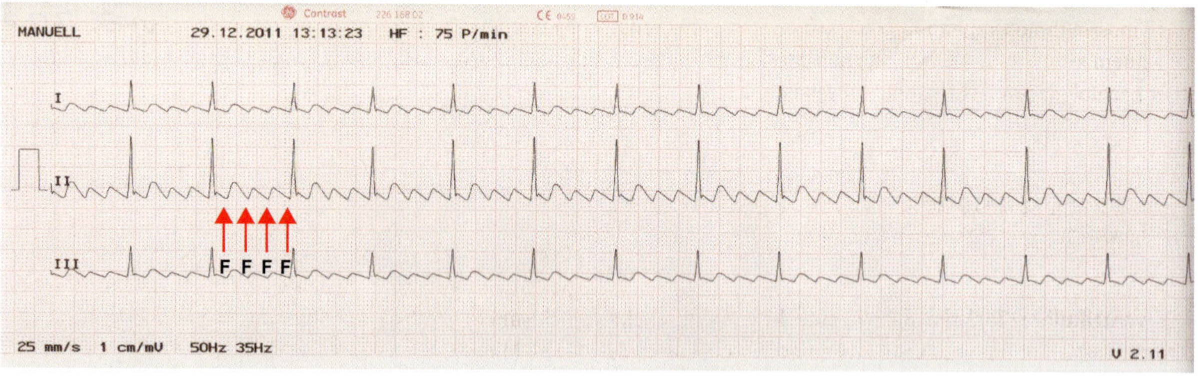

Abb. 15.14 Vorhofflattern mit 4 : 1-Überleitung [O1090]

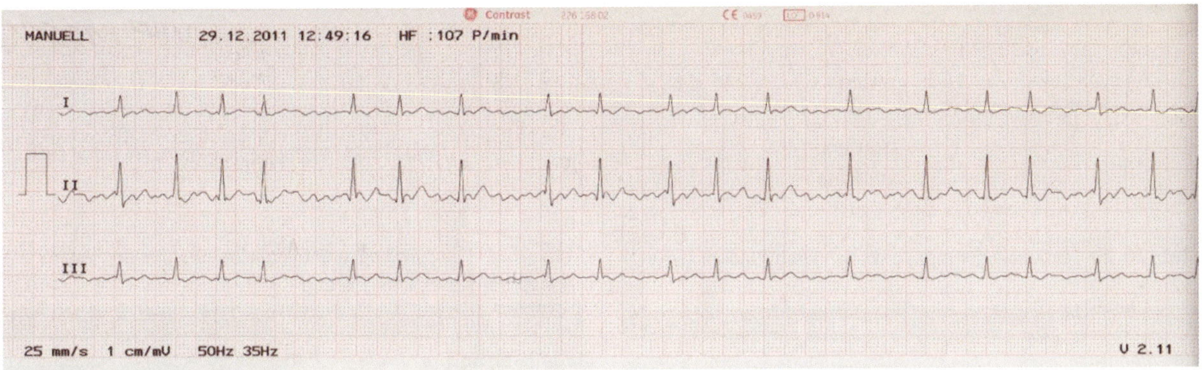

Abb. 15.15 Vorhofflimmern [O1090]

Tab. 15.19 Merkmale des Vorhofflimmerns

Fragestellung	Befundung
Herzfrequenz	Absolut variabel
QRS-Dauer	≤ 0,12 s, wenn keine Schenkelblockierungen vorliegen
Rhythmus	Absolut unregelmäßig
P-Welle	Nicht vorhanden Dafür F-Wellen, mit unterschiedlicher Frequenz (300–500/min) und Amplitude
Verhältnis P:QRS	Nicht beurteilbar
PQ-Zeit	Nicht beurteilbar

unterschiedlichen Gebieten der Vorhöfe zu unterschiedlichen Zeiten ankommen. In Abhängigkeit der Refraktärzeit des AV-Knotens werden die ankommenden Erregungen übergeleitet oder blockiert. Es resultiert eine zufällige und absolut unregelmäßige Kammeraktion. Das EKG zeigt eine unregelmäßige Tachykardie mit schmalen Kammerkomplexen ohne P-Wellen. Bei paroxysmalem Vorhofflimmern beschreiben die Patienten häufig einen unregelmäßigen, beschleunigten Herzschlag. Häufig treten zeitgleich Symptome wie Luftnot, Schwindel oder eine reduzierte körperliche Belastbarkeit auf. Bei länger anhaltendem Vorhofflimmern können in den flimmernden Vorhöfen Thromben entstehen, die bei Wechsel in den Sinusrhythmus systemisch ausgeschwemmt werden und zu akutem arteriellem Verschluss, einer Mesenterialischämie oder nachfolgendem Schlaganfall führen können.

MERKE

Vorhofflimmern ist für 20–30 % der ischämischen Schlaganfälle verantwortlich.

Die **ventrikuläre Tachykardie** ist eine lebensbedrohliche Rhythmusstörung, die in Kammerflimmern und damit in einen Herzkreislaufstillstand übergehen kann. Unter einer ventrikulären Tachykardie versteht man drei oder mehr aufeinanderfolgende Herzschläge, die ihren Ursprung in der Kammer haben und deren Frequenz mehr als 100/min beträgt. Die Frequenz liegt zumeist zwischen 140–220/min. Ventrikuläre Tachykardien stellen mit über 80 % die häufigste Ursache von regelmäßigen Breitkomplextachykardien dar. Schrittmacher ist in diesem Fall ein ektopes Zentrum mit einer kreisenden Erregung (Reentry-Kreis). Aufgrund dieser kreisenden Erregung kommt es zu einer regelmäßigen und schnellen Aneinanderreihung von ventrikulären Extrasystolen. Das EKG zeigt eine regelmäßige Tachykardie mit deformierten und verbreiterten QRS-Komplexen (➤ Abb. 15.16, ➤ Tab. 15.20). Klinisch imponieren häufig schnelle Palpitationen, die von Präsynkopen, Synkopen, Luftnot oder Brustschmerzen begleitet werden.

MERKE

Regelmäßige Breitkomplextachykardien sind in über 80 % der Fälle ventrikuläre Tachykardien.

Neben tachykarden Herzrhythmusstörungen können auch **Bradyarrhythmien** aufgrund der unzureichenden Förderleistung des Herzens zu Symptomen wie Schwindel, Luftnot, Synkopen oder Angstgefühlen führen. Patienten berichten zudem über Begleitsymptome wie intermittierende Episoden mit langsamem und kräftigem Herzklopfen. Auslösende EKG-Befunde können u. a. Sinusarrest (Sick-Sinus-Syndrom), AV-Knoten-Bradykardie und intermittierender AV-Block II. und III. Grades sein.

15.6.2 Psychosomatische Ursachen

Die Prävalenz psychosomatischer Erkrankungen ist hoch und hat in den vergangenen Jahren stetig zugenommen. Jährlich sind in Deutschland ungefähr 27,8 % der Erwachsenen (17,8 Mio.) von einer psychischen Erkrankung betroffen. Mit einem Anteil von 15,4 % zählen Angststörungen (9,9 Mio., z. B. Agoraphobie) sowie affektive Störungen mit 9,8 %

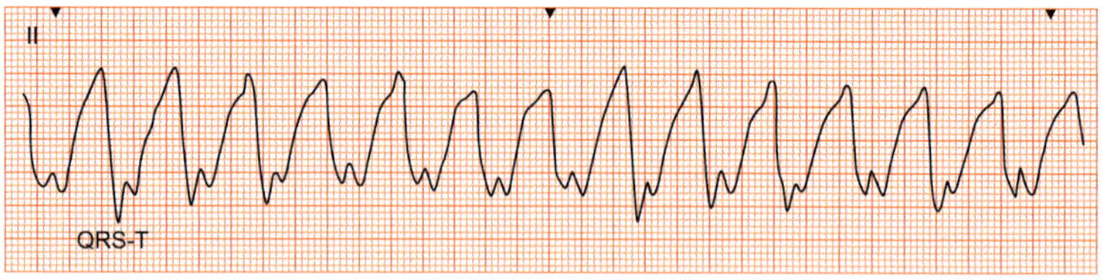

Abb. 15.16 Monomorphe ventrikuläre Tachykardie [L231]

Tab. 15.20 Merkmale der monomorphen ventrikulären Tachykardie

Fragestellung	Befundung
Herzfrequenz	100–250/min
QRS-Dauer	≥ 0,12 s
Rhythmus	Regelmäßig, zu Beginn evtl. leicht unregelmäßig
P-Welle	AV-Dissoziation oder retrograde P-Wellen
Verhältnis P : QRS	Keines
PQ-Zeit	Wenn vorhanden, variabel

(6,3 Mio., z. B. Depressionen) zu den häufigsten psychischen Erkrankungen. Bei ungefähr jeder 3. Frau (33,5 %) und jedem 4. Bis 5. Mann (22,1 %) lässt sich im Zeitraum eines Jahres die Diagnose einer psychischen Erkrankung stellen. Jüngere Menschen zwischen 18 und 34 Jahren sind besonders häufig betroffen. Psychosomatische Erkrankungen werden häufig nicht erkannt und eine endgültige Diagnose nicht selten erst nach Jahren somatisch intensiver und aufwendiger Abklärung gestellt, da die Betroffenen in erster Linie über somatische Beschwerden wie beispielsweise Schmerzen oder Schlafstörungen als über Angst als Leitsymptom klagen.

Die abnorme Steigerung des Sympathikotonus bei Patienten mit psychosomatischen Grunderkrankungen kann in entsprechenden Situationen zu Sinustachykardien führen, die dann als schnelle Palpitationen wahrgenommen werden. Dies macht eine Differenzierung von Panikattacken und echten Herzrhythmusstörungen in manchen Fällen schwierig. Bei einer retrospektiven Analyse von 107 Patienten mit diagnostizierter supraventrikulärer Tachykardie wurde bei 30 % im Vorfeld die Fehldiagnose einer mit Panik, Angst oder Stress assoziierten Sinustachykardie gestellt. Panikstörungen und echte Arrhythmien schließen sich also nicht aus. Dies macht den hohen Stellenwert einer sorgfältigen Anamneseerhebung und klinischen Untersuchung an dieser Stelle umso mehr deutlich. Angst und depressive Verstimmungen können bei Patienten unspezifische körperliche Beschwerden hervorrufen, weshalb es ratsam ist, im Rahmen der Anamnese und klinischen Untersuchung gezielt hiernach zu suchen. Um Patienten mit einer Angst-/Panikstörung zu identifizieren, erscheint es bereits im Rahmen der Primärversorgung deshalb hilfreich, hierzu kurze Fragen zu stellen (➤ Tab. 15.21). Es existieren unterschiedliche wissenschaftlich validierte Fragebogen zum Screening von Depressionen, Angststörungen oder psychischen Syndromen (z. B. Mini-International Neuropsychiatric Interview, Generalised Anxiety Disorder Assessment, PHQ-Panikmodul – Patient Health Questionnaire for Depression and Anxiety).

Tab. 15.21 Beispielfragen bei Verdacht auf Vorliegen einer Angst- oder affektiven Störung

Angststörung	Fragen
Panikstörung Bei „Ja" auf erste Frage: • Sensitivität: 93 % • Spezifität: 78 %	• Hatten Sie im letzten Monat einen Angstanfall, d. h. plötzlich auftretende Furcht oder Panik? • Haben Sie plötzliche Anfälle, bei denen Sie in Angst und Schrecken versetzt werden und bei denen Sie unter Symptomen wie u. a. Herzrasen, Zittern, Schwitzen, Luftnot, Todesangst leiden?
Generalisierte Angststörung • Sensitivität: 86 % • Spezifität: 83 %	• Fühlen Sie sich nervös, ängstlich oder angespannt? Machen Sie sich häufig mehr Sorgen über Dinge als andere Menschen? • Haben Sie das Gefühl, ständig besorgt zu sein und dies nicht unter Kontrolle zu haben? • Befürchten Sie oft, dass ein Unglück passieren könnte?
Soziale Phobie	Haben Sie Angst in Situationen, in denen Sie befürchten, dass andere Leute negativ über Sie urteilen könnten, Ihr Aussehen kritisieren könnten oder Ihr Verhalten als dumm, peinlich oder ungeschickt ansehen könnten?
Depressive Störung Bei 2-mal „Ja": • Sensitivität: 96 % • Spezifität: 57 %	• Hatten Sie innerhalb des letzten Monats wenig Interesse oder Freude an Ihren Tätigkeiten? • Verspürten Sie Niedergeschlagenheit, Schwermut oder Hoffnungslosigkeit?

MERKE

Die Sensitivität gezielter Fragen zur Identifikation von Angst- oder depressiven Störungen beträgt ca. 90 %.

Goldstandard zur Diagnosestellung einer psychiatrischen Erkrankung bleibt das standardisierte psychiatrische Interview (z. B. **SKID,** strukturiertes klinisches Interview für DSM-IV), das für den Bereich der Notfallmedizin aber zu zeitaufwendig ist und zudem Klinikern oder geschultem

Personal aus dem Fachgebiet der psychischen Gesundheit vorbehalten bleiben sollte.

Noch einfacher kann es sein, dem Patienten eine einzige Frage zu stellen: Haben Sie in der Vergangenheit schon einmal kurze Episoden erlebt, in denen Sie Angst oder Panik verspürten, die von Herzrasen, Kurzatmigkeit oder Schwindel begleitet wurde? Häufig fällt vielen Patienten die hilfreiche Unterscheidung schwer, ob die Palpitationen die Panikreaktion auslösten oder umgekehrt die Panikattacke zu Palpitationen führte. Mangelnde Differenzierungsfähigkeit seitens des Patienten und die damit verbundene Wahrnehmung des Affekts Panik als katastrophisierenden (Angst-) „Schmerz", erschweren dem Untersucher in diesen Fällen die differenzialdiagnostische Beurteilung. Die Koinzidenz psychiatrischer und somatischer Erkrankungen ist immer möglich. Die psychiatrische bzw. psychosomatische Genese ist von daher eine Ausschlussdiagnose. Deshalb sollte man bei Patienten mit Verdacht auf eine Panikstörung auf eine kardiale Abklärung dennoch nicht verzichten.

15.7 Rückenschmerzen

Gunnar Jähnichen

Wie bereits in der Einleitung zu diesem Kapitel erwähnt, stellt die „Diagnosefindung" eine große Herausforderung dar, insbesondere unter den Bedingungen in der Perakutphase und der Notfallmedizin mit dort vorhandenem Zeitdruck, teilweise schwierigen Umgebungsbedingungen und fehlenden Diagnostikinstrumenten. Dieses gilt v. a. auch für Rückenschmerzen, insbesondere weil die Ursachen für die Beschwerden vielseitig sind und Pathologien aus unterschiedlichsten Körperregionen beteiligt sein können. Dazu kommt, dass die Therapie dramatisch variiert zwischen der Notwendigkeit dringlicher weiterer Diagnostik und Behandlung und der Notwendigkeit keiner weiteren diagnostischen und (invasiven) therapeutischen Maßnahmen, sondern einer Beruhigung und edukativen Betreuung der Patienten. Unbestritten ist, dass durch unnötige diagnostische und therapeutische Maßnahmen beim Vorliegen unspezifischer Rückenschmerzen Zehntausende Menschen in Deutschland jedes Jahr chronische Rückenschmerzen und damit ein langjähriges, häufig stark beeinträchtigendes und für das Gesundheitssystem teures Leiden entwickeln. Nicht selten werden im Verlauf operative Maßnahmen durchgeführt, wobei Studien zeigen, dass bis zu 93 % der Eingriffe nicht indiziert sind.

Rückenschmerzen sind grundsätzlich als Volkskrankheit anzusehen, nach Angaben des RKI leidet hierzulande ein Großteil der Bevölkerung unter Rücken- und Nackenschmerzen. Die Ergebnisse der 2020 veröffentlichten BURDEN-Studie zeigen, dass knapp zwei Drittel der Deutschen innerhalb eines Jahres von Rückenschmerzen betroffen sind, ein beträchtlicher Teil, nämlich 15,5 % leidet an chronischen Rückenschmerzen mit all den damit verbundenen Konsequenzen. Die Häufigkeit und Intensität der Schmerzen nimmt dabei mit zunehmendem Alter zu, Frauen sind deutlich häufiger betroffen als Männer. Menschen mit akuten und chronischen Rückenbeschwerden machen einen großen Anteil von Patienten aus, die in Arztpraxen und in Krankenhausambulanzen versorgt werden, und sind auch im Bereich der Notfallmedizin nicht selten anzutreffen. Hierbei ist ein hoher Anteil von „banalen" Erkrankungen vorhanden, jedoch auch ein Anteil von potenziell schwerwiegenden oder sogar lebensbedrohlichen Pathologien, die einer zügigen weiteren Diagnostik und Behandlung zugeführt werden müssen.

15.7.1 Ursachen

Schmerzereignisse im Bereich des Rückens haben vielschichtige Ursachen, die vom Rücken selbst ausgehen, aber auch im Zusammenhang mit unterschiedlichen Körperstrukturen stehen und durch unterschiedliche Pathologien ausgelöst werden. Dieses wird anhand der insbesondere für die Notfallsituation wichtigsten Pathologien aufgezeigt. Zusätzlich werden spezifische Besonderheiten in Bezug auf Pathologien der drei Wirbelsäulenabschnitte Lendenwirbelsäule (LWS), Brustwirbelsäule (BWS) und Halswirbelsäule (HWS) dargestellt. Eine grobe Übersicht der wichtigsten Ursachen für Rückenschmerzen ist in ➢ Tab. 15.22 dargestellt.

Traumata im Bereich der Wirbelsäule

Traumata mit Wirbelfrakturen machen nur etwa 5 % der Ursachen für akute Rückenschmerzen aus, sind also relativ selten. Traumata durch Unfälle sind mit 1 % noch deutlich seltener. Etwa 4 % der Fälle werden durch osteoporotische Frakturen, insbesondere bei älteren Patienten, i. d. R. ohne einen Unfall oder andere Einwirkungen von außen verursacht. Bei unfallbedingten Traumata sollte im Notfall bis zum Abschluss der Röntgenuntersuchung mit Ausschluss einer Instabilität eine Immobilisierung der Wirbelsäule mit entsprechenden Hilfsmitteln erfolgen. Primär erfolgt bei Verdacht auf Frakturen eine konventionelle Röntgenuntersuchung der Wirbelsäule. Zur genaueren Abklärung der Stabilität, zum Ausschluss retropulsierter Knochenzeichen und bei neurologischen Zeichen kann eine CT oder MRT sinnvoll bzw. notwendig sein.

Tumoren und Metastasen im Bereich der Wirbelsäule

Tumoren im Bereich der Wirbelsäule sind sehr selten, können aber in allen Strukturen (Rückenmark, Epiduralraum, Knochen) auftreten. Spinale Metastasen machen auch nur

Tab. 15.22 Mögliche Ursachen von Rückenschmerzen

Ursachen	Erkrankungen
Muskuloskelettal	• Wirbelfraktur • Wirbelkörpermetastasen • Epiduraler Abszess • Cauda-equina-Syndrom • Spondylodiszitis • Osteomyelitis • Spinalkanalstenose • Bandscheibenvorfall • Nervenwurzelkompression • Muskulär • Ligamentös • Morbus Paget
Vaskulär	• Aortenaneurysma • Aortendissektion • Myokardinfarkt • Perikarditis
Gastrointestinal	• Pankreatitis • Biliäre Kolik • Cholezystitis • Magenulkus • Gastroösophagealer Reflux
Renal	• Nierenkolik • Pyelonephritis • Hydronephrose • Nierenabszess • Prostatitis
Gynäkologisch	• Endometriose • Adnexitis
Rheumatologisch	• Spondylitis ankylosans
Sonstiges	• Trauma • Tumoren • Herpes Zoster

etwa 0,7 % der Ursachen akuter Rückenschmerzen aus, sind aber häufiger als Tumoren der Wirbelsäule. Bei onkologischen Patienten mit neu aufgetretenen Rückenschmerzen sind jedoch etwa 10 % der Fälle durch Metastasen bedingt, die am häufigsten im Bereich der Brustwirbelsäule lokalisiert sind.

MERKE

Bei Patienten mit bekanntem Tumor in der Vorgeschichte sollte bei neu auftretenden akuten Rückenschmerzen immer an das Vorliegen von spinalen Metastasen gedacht werden.

Anamnestisch sollte nach Gewichtsverlust und Nachtschweiß sowie insbesondere nach nächtlichen Schmerzen und Ruheschmerz gefragt werden. Am häufigsten in die Wirbelsäule metastasierende Tumoren sind das Mamma-, Lungen- und Prostatakarzinom. Bei entsprechendem Verdacht ist die Durchführung einer MRT obligatorisch.

Infektionen und Blutungen im Bereich der Wirbelsäule

Spinale Infektionen werden bei einer Kombination von Rückenschmerzen und erhöhten Entzündungsparametern im Labor und/oder Fieber vermutet. Eine **Spondylodiszitis** ist eine meist bakterielle Entzündung primär der Bandscheiben, die sich im Verlauf auf die angrenzenden Wirbelkörper ausbreitet. Die Symptome sind häufig unspezifisch mit Rückenschmerzen ohne ersichtliche Ursache, körperlicher Schwäche und Gewichtsverlust. Hohes Fieber kommt nur in etwa einem Drittel der Fälle vor.

MERKE

Rückenschmerzen in Verbindung mit unspezifischen Entzündungszeichen und Fieber können auf das Vorliegen einer spinalen Infektion hinweisen und sollten entsprechend abgeklärt werden.

Epidurale Abszesse sind selten, jedoch mit einer Mortalitätsrate von 15 % und signifikanter Gefahr bleibender neurologischer Schäden verbunden. Sie kommen vermehrt bei älteren Menschen und Kindern vor und sind häufig verknüpft mit bakteriellen Infektionen, intravenösem Drogenmissbrauch, Diabetes mellitus, Immunsuppression und insbesondere auch vorangegangenen invasiven Maßnahmen an der Wirbelsäule. Schmerzen sind im Verlauf häufig vorhanden, auch belastungsunabhängiger Ruheschmerz ist typisch. Hohes Fieber zeigt sich nur bei etwa 50 % der Fälle, ansonsten gibt es auch unspezifische Entzündungssymptome. Neben einer Laboruntersuchung des Blutes und Messung der Blutsenkungsgeschwindigkeit sollte zügig eine MRT-Untersuchung oder ein Kontrast-CT erfolgen, um die Diagnose zu stellen.

Spinale Blutungen treten zu 75 % im Epiduralraum auf. Sie können jedoch auch seltener subarachnoidal, subdural oder sehr selten intrathekal vorkommen. Symptome einer Blutung sind von Beginn an i. d. R. zunehmende Schmerzen lokal oder radikulär mit einer Klopfempfindlichkeit im Bereich über der Blutung. Im Verlauf kann es zu einer Parese der unteren Extremität kommen. Der Verlauf ist variabel und kann sich in wenigen Minuten oder Stunden verstärken. Spinale Blutungen können spontan entstehen, sind ansonsten natürlich mit Traumata verknüpft sowie mit Operationen und invasiven Maßnahmen im Bereich der Wirbelsäule. Insbesondere bei einem progredienten Verlauf mit Parese im Bereich der unteren Extremität ist nach Diagnosestellung durch MRT oder Kontrast-CT eine umgehende chirurgische Versorgung essenziell.

Erkrankungen mit Ursachen außerhalb der Wirbelsäule

Letztendlich können diverse extraspinale Erkrankungen und Pathologien Ursache für akute und auch chronische Rückenschmerzen sein. Sowohl beim Myokardinfarkt als auch bei Pathologien im Bereich der Lunge und des Abdomens (Pankreaskarzinom, Endometriose) können Schmerzen im Bereich des Rückens vorkommen. Selten jedoch sind die Schmerzen in diesen Fällen ausschließlich oder führend im Bereich des Rückens vorhanden, sodass bei ausführlicher und korrekter Anamneseerhebung i. d. R. eine Ursache außerhalb des Rückens diagnostiziert werden kann. Bei Aortenaneurysmen, Aortendissektionen sowie bei Urolithiasis können Schmerzen ausschließlich oder dominant im Bereich des Rückens vorkommen.

Aortendissektionen und rupturierte **Aortenaneurysmen** sind akut lebensbedrohliche Erkrankungen und mit einer hohen Mortalität verbunden. Bei einer Aortendissektion mit Ausdehnung in die abdominale Aorta zeigen sich häufig akut einsetzende Rückenschmerzen und teilweise auch für eine Pathologie im Bereich der Wirbelsäule typische neurologische Symptome im Bereich der unteren Extremität. Auch Patienten mit rupturiertem Aortenaneurysma geben häufig neben Abdominalschmerzen akut einsetzende LWS-Schmerzen an. An das Vorliegen einer entsprechenden Pathologie muss insbesondere gedacht werden bei:

- Männlichem Geschlecht
- Alter > 50 Jahre
- Rauchen
- Hypertonus
- Arteriosklerose
- Diabetes mellitus

Bei der Untersuchung sind neben der Schmerzsymptomatik je nach Ausmaß der Blutung eine Hypotonie und Tachykardie vorhanden, teilweise findet sich eine tastbare pulsierende Schwellung im Abdomen. Ein zügiges Handeln mit Aufrechterhaltung des Kreislaufs und sofortigem Transport in eine entsprechende Einrichtung oder Hinzuziehen von Gefäßchirurgen ist dringend erforderlich. Sollte noch Zeit sein, kann eine Aortendissektion oder ein rupturiertes Aneurysma durch Kontrast-CT diagnostiziert werden, mittels Sonografie ist eine Ruptur nicht sicher auszuschließen.

Bei akuter Obstruktion durch Nierensteine oder Harnleitersteine kommt es nicht selten zu Schmerz hauptsächlich im Bereich der LWS, sodass primär an das Vorliegen einer Symptomatik im Rücken gedacht werden kann. Auch die ansonsten häufig zusätzlich vorkommenden Schmerzen mit Ausstrahlung in die Flanke und in die Leiste passen zu spezifischen Pathologien im Bereich der LWS. An eine **Urolithiasis** muss insbesondere bei kolikartigen Schmerzen und bei bewegungsunabhängigen, andauernden Schmerzen gedacht werden. Zur Diagnosestellung sollte eine Sonografie durchgeführt werden, wobei meist ein Nierenaufstau erkennbar ist. Bei Schmerzlinderung unter initialem Einsatz von Spasmolytika (Butylscopolamin) vor einer weiterführenden Diagnostik ist das Vorliegen einer Urolithiasis wahrscheinlich.

Schmerzen im Bereich der Lendenwirbelsäule

Akute Schmerzen in der Lendenwirbelsäule sind einer der häufigsten Gründe für Arztbesuche und für Vorstellungen in Notfallambulanzen. Sie kommen etwa doppelt so häufig vor wie Schmerzen in den anderen Wirbelsäulenabschnitten. Mehr als jeder Dritte Patient gibt dabei eine Schmerzausstrahlung in die untere Extremität an, statistisch gesehen ist ein großer Anteil der Schmerzen unspezifisch und damit nicht bedrohlich (➢ Kap. 15.7.3). Wichtigste Aufgabe des Erstbehandlers in der Notfallsituation ist es daher, spezifische Ursachen der Symptomatik auszuschließen und eine entsprechende (analgetische) Behandlung der unspezifischen Beschwerden einzuleiten oder durch sorgfältige Anamnese und körperliche Untersuchung potenziell gefährliche, spezifische Ursachen herauszufinden und einer weiteren Diagnostik und ggf. Behandlung zuzuführen.

Grundsätzlich können LWS-Schmerzen aus den Strukturen der Wirbelsäule selbst oder extravertebral aus umliegenden Organen oder Geweben entstehen. In den vorangegangenen Kapiteln wurden die wichtigsten Ursachen sowohl aus dem Bereich der Wirbelsäule als auch außerhalb der Wirbelsäule bereits umfassend beschrieben. An dieser Stelle soll noch einmal auf die **radikuläre Schmerzsymptomatik** und das der LWS zuzuordnende **Cauda-equina-Syndrom** eingegangen werden.

Behandler, die regelmäßig Patienten mit LWS-Beschwerden betreuen, stellen fest, dass insbesondere Schmerzen in der LWS mit Ausstrahlung in die untere Extremität als Bandscheibenpathologie angesehen werden („Ich habe Bandscheibe"). Tatsächlich sind Bandscheibenschäden jedoch nur für etwa 5 % der LWS-Schmerzen mit Radikulation in die untere Extremität verantwortlich, in der Mehrzahl der Fälle sind andere Pathologien ursächlich. **Radikuläre Schmerzen** entstehen durch Kompression einer oder mehrerer Nervenwurzeln und bedeuten neben möglichen Schmerzen in der LWS eine Ausstrahlung in die untere Extremität, meistens einseitig, mit teilweise begleitenden Sensibilitätsstörungen und eventueller motorischer Schwäche. Die Symptomatik ist nicht immer deutlich, sondern teilweise unspezifisch (pseudoradikulär), sodass eine genaue Anamnese und körperliche Untersuchung hier unabdingbar sind. Insbesondere muss ein Befundstatus der Reflexe der unteren Extremität erfolgen, um die Symptomatik den entsprechenden Wurzeln zuzuordnen. Der klassische Reflextest, der zusätzlich positiv ausfallen sollte, ist der Lasègue-Test. Zusätzlich sollten die Sensibilität und die Kraft zumindest grob untersucht werden, Husten, Niesen und ein Valsalva-Manöver können den Schmerz verstärken.

Das **Cauda-equina-Syndrom** ist letztendlich eine Sonderform radikulärer LWS-Schmerzen. Es wird verursacht durch die mediale Kompression der lumbosakralen Nervenwurzeln durch raumfordernde infektiöse, maligne oder hämorrhagische Prozesse sowie mediale Bandscheibenvorfälle. Es stellt in jedem Fall einen akuten dringlichen Notfall dar, der sofortiger zusätzlicher Diagnostik (MRT) und ggf. entsprechender Behandlung (operative Rückenmarksdekompression) bedarf. Typische Symptome sind:

- Harninkontinenz (Überlaufinkontinenz)
- Sattelanästhesie
- Bilaterale Beinschmerzen
- Motorische Beinschwäche mit Hyperreflexie
- Stuhlinkontinenz mit vermindertem Sphinktertonus

Schmerzen im Bereich der Brustwirbelsäule

Die Brustwirbelsäule ist deutlich geringeren mechanischen Belastungen ausgesetzt als die Halswirbelsäule und die Lendenwirbelsäule, insbesondere auch durch die Verbindung mit den Rippen und der hierdurch erfolgenden Stabilisierung. Schmerzereignisse insgesamt im Bereich der BWS sind daher deutlich seltener als im Bereich der HWS und LWS. Noch seltener sind Schmerzereignisse mit Ursache im Bereich der Wirbelsäule, insbesondere muskuloskelettale Schmerzen im Vergleich zur HWS und LWS. An das Vorliegen spinaler Metastasen sollte aber in Verbindung mit einer entsprechenden Anamnese gedacht werden. Ansonsten sollten Schmerzen im Bereich der BWS in der Notfallsituation und speziell mit akutem Schmerzbeginn und ausgeprägten Schmerzen immer an eine Ursache außerhalb der Wirbelsäule denken lassen. Mit hoher Wahrscheinlichkeit können entsprechende Schmerzen ihre Ursache im Inneren des Thorax haben und nur in die BWS ausstrahlen. An das Vorliegen eines Myokardinfarktes, einer Aortendissektion oder einer Lungenembolie mit entsprechender hoher Morbidität und Mortalität muss initial gedacht werden und eine entsprechende sorgfältige und weiterführende Diagnostik zügig angestrebt werden. Anamnestisch bereits lange vorhandene und unspezifische Beschwerden im Bereich der BWS werden bei erneuter Präsentation in der Notfallsituation entsprechend der Leitlinie für unspezifischen Rückenschmerz behandelt, wenn es weder eine Veränderung der Symptomatik im Vergleich zur Vorgeschichte gibt noch andere Risikofaktoren.

Schmerzen im Bereich der Halswirbelsäule

Schmerzen im Bereich der Halswirbelsäule und weiter gefasst im HWS-Nackenbereich treten häufig auf, wenn es um leichte Beschwerden geht, statistisch gesehen sogar häufiger als Schmerzen im Bereich der LWS. Sie sind jedoch durchschnittlich weniger beeinträchtigend, v. a. in Bezug auf die Mobilität. Sie haben noch häufiger unspezifischen Charakter, oftmals im Sinne von Verspannungen der umgebenden Muskulatur mit entsprechenden begleitenden Schmerzen.

In vielerlei Hinsicht gelten bei HWS-Beschwerden dieselben Grundlagen wie im Bereich der LWS. Eine Unterscheidung zwischen unspezifischen Schmerzen mit Zurückhaltung weiterer Maßnahmen und spezifischer Symptomatik mit potenziell gefährlicher Ursache und Notwendigkeit weiterer Abklärung ist vordringlich. Auch hier sollten besonders die Gefahrenzeichen (Red Flags) beachtet werden, um Ursachen für spezifische Beschwerden zu ermitteln bzw. auszuschließen.

Anders als im Bereich der Brustwirbelsäule kommen Beschwerden der HWS sehr häufig auch direkt aus der Wirbelsäule und nicht von extravertebral, wobei der untere Bereich der HWS zumindest für den weniger erfahrenen Behandler nicht einfach von der oberen BWS abzugrenzen ist. Eine zwar eher seltene, aber dafür extrem gefährliche Ursache für HWS-Schmerzen in Bezug auf Morbidität und Mortalität muss dabei aber im Auge behalten werden.

ACHTUNG

Die Subarachnoidalblutung ist eine seltene, dafür aber mit einer hohen Mortalität verbundene Ursache von HWS-Schmerzen und bedarf einer dringlichen weiteren Abklärung und Behandlung.

Bei der **Subarachnoidalblutung (SAB)** kommt es typischerweise zu plötzlich auftretenden ausgeprägten Schmerzen in der oberen HWS mit schneller Verschlechterung innerhalb weniger Minuten und einem Schmerzmaximum innerhalb einer Stunde. Teilweise strahlen die Schmerzen in den Kopf aus (wie allerdings auch bei vielen anderen Schmerzen im Bereich von HWS/Nacken), nicht immer sind neurologische Ausfälle und eine begleitende Nackensteife vorhanden. Aufgrund dieser unterschiedlichen Symptome sollte diese Differenzialdiagnose im Zweifelsfall großzügig erwogen werden und einer entsprechenden weiteren Abklärung in einer neurochirurgischen Klinik zugeführt werden.

Ansonsten ist im Bereich der spezifischen HWS-Beschwerden die Unterscheidung zwischen einer **Radikulopathie** und einer **Myelopathie** bedeutsam. Bei einer **Radikulopathie** ist eine entsprechende Nervenwurzelsymptomatik mit Schmerzausstrahlung in die Schultern oder Arme (meistens einseitig) vordergründig. Sie ist teilweise mit entsprechenden neuropathischen Schmerzen und Beeinträchtigung der Motorik und Sensibilität in der entsprechenden oberen Extremität verbunden. Die **Myelopathie** dagegen imponiert durch neurologische Ausfälle, Dysästhesien und Parästhesien distal der HWS, also mit Pathologien im Bereich der unteren HWS und besonders auch der Beine. Zusätzlich können vegetative Symptome wie z. B. eine Blasenentleerungsstörung vorhanden sein. Bei entsprechender neu aufgetretener Symptomatik in der Notfallsituation, insbesondere im Sinne einer Myelopathie, ist eine zügige weitere neurochirurgische oder orthopädische Abklärung mit entsprechender spezifischer Untersuchung und Bildgebung notwendig.

15.7.2 Diagnostisches Vorgehen

Der erste Blick auf den Patienten und die Situation kann bereits wertvolle Hinweise in Bezug auf die mögliche Erkrankung liefern, muss aber dann durch tiefgreifendere Maßnahmen vervollständigt werden. Achten Sie bei Ihrer Ersteinschätzung bereits besonders auf sichtbare Alarmzeichen. Eine kurze Blickinspektion ergänzt durch wenige standardisierte Fragen, wenn dieses möglich ist, reicht hierfür meist aus.

Die Diagnostik bei Rückenschmerzen dient mehreren Zielen:

- Erkennen von Notfällen, die einer dringlichen Behandlung bedürfen
- Erkennen von Ursachen der Beschwerden, die eine spezifische Therapie erfordern
- Erkennen von „extravertebragenen" Ursachen der Beschwerden
- Gezielte Steuerung weiterführender Untersuchungen und Vermeiden unnötiger und belastender Untersuchungen, die keine therapeutische Konsequenz haben
- Erkennen von Faktoren, die ein Risiko für die Chronifizierung der Schmerzen sind

Erschwert wird die Diagnostik durch die komplexen biomechanischen Funktionszusammenhänge im Bereich der Wirbelsäule und die mangelnde Möglichkeit, schmerzverursachende dynamische Veränderungen auch mit modernen Röntgenverfahren darzustellen. Ziel ist es, die Schmerzen mit der (mechanischen) Läsion und den Diagnoseverfahren in Einklang zu bringen.

Anamnese

Die gründliche Anamneseerhebung ist der wichtigste Faktor und die Basis in der Diagnostik. Dabei kommt der sorgfältigen Betrachtung von Risikofaktoren und Alarmzeichen **(Red Flags)** und zusätzlich der Betrachtung von psychischen und sozialen Alarmzeichen **(Yellow Flags)** bei Rückenschmerzen eine besondere Bedeutung zu. Primäres Ziel der Erstanamnese ist wiederum, gefährliche Ursachen auszuschließen und dann entsprechend weitere Maßnahmen zu planen. Es empfehlen sich grundsätzlich die bewährten **OPQRST**- und **SAMPLER**-Schemata zur Basisanamnese. In der erweiterten Anamneseerhebung sollten insbesondere vertieft psychische und soziale Aspekte beleuchtet werden sowie längerfristige Rückenschmerzen oder andere chronische Schmerzen in der Vergangenheit.

Einige Faktoren können Hinweise für das Vorliegen ernsthafter Ursachen der Schmerzen geben und sollten daher besondere Beachtung finden.

Warnzeichen bei der Anamneseerhebung:

- Schmerzdauer < 18 oder > 50 Lebensalter
- Schmerzdauer > 6 Wochen
- Vorliegen eines Traumas
- Onkologische Anamnese
- Intravenöser Drogengebrauch
- Ruheschmerzen und nächtliche Schmerzen
- Analgetikaresistente Schmerzen
- Fieber, Schüttelfrost, Nachtschweiß, Gewichtsverlust
- Neurologische Symptome (motorische Schwäche, Parästhesien)
- Ischiassymptomatik
- Harn- oder Stuhlinkontinenz

Körperliche Untersuchung

Auch bei Pathologien und Schmerzen im Bereich des Rückens spielt neben der Anamnese eine strukturierte körperliche Untersuchung eine wichtige Rolle. Natürlich in Abhängigkeit vom Patientenzustand sollte eine **fokussierte** (auskunftsfähige) körperliche Untersuchung angestrebt werden.

Warnzeichen bei der körperlichen Untersuchung:

- Abnorme Vitalzeichen
- Punktschmerz an der Wirbelsäule
- Neurologische Defizite (Motorik, Sensibilität)
- Positives Lasègue-Zeichen
- Verminderter Sphinktertonus
- Unruhe durch starke Schmerzen
- Pulsdefizite
- Pulsierender abdominaler Tumor

Weitergehende Diagnostik

Das Vorgehen bei unspezifischen Rückenschmerzen ist im nachfolgenden Kapitel ausführlich beschrieben. Bei Anhalt für eine ernsthafte Pathologie sind bildgebende Verfahren in der weitergehenden Diagnostik von Bedeutung. Anders als bei Abdominalbeschwerden oder auch Extremitätenschmerzen spielt die Sonografie hierbei nur eine untergeordnete Rolle. Konventionelles Röntgen ist nur bei Verdacht auf Frakturen ausreichend, sollte hier aber ggf. durch eine CT-Untersuchung ergänzt werden, damit mögliche Pathologien wie Berstungsfrakturen und Fragmente mit Kompression des Rückenmarks nicht übersehen werden. Ein hochauflösendes CT stellt knöcherne Strukturen besser dar als ein MRT. Trotzdem ist das wichtigste bildgebende Verfahren bei Verdacht auf die meisten ernsthaften Pathologien das MRT. Hierdurch werden insbesondere Strukturen im Rückenmark und in den Nervenwurzeln am deutlichsten dargestellt. Auch bei Schmerzen nur in einem Wirbelsäulenabschnitt sollte im Zweifelsfall die gesamte Wirbelsäule geröntgt werden, um keine pathologischen Veränderungen zu übersehen.

In Hinblick auf die Laboruntersuchungen sind v. a. Entzündungsparameter (Leukozyten, CRP, BSG) und ggf. eine Urinanalyse von Interesse. Dabei ist die Blutsenkungsgeschwindigkeit (BSG) besonders wichtig zur Diagnostik und zum Ausschluss von Metastasen, Infektionen und rheumatologischen Erkrankungen. Bei Anhalt für eine spinale Infektion oder Metastasen sollte zusätzlich eine Urinanalyse durchgeführt werden, genauso zur Diagnose einer Pyelonephritis und einer Aortendissektion als extraspinale Ursache für Rückenschmerzen. Mikrobiologische Untersuchungen spielen eine untergeordnete Rolle, kommen bei Infektionen im Bereich des Rückens jedoch teilweise zur Keimdifferenzierung zum Einsatz.

15.7.3 Unspezifische Rückenschmerzen

Epidemiologie

Unspezifische Rückenschmerzen, speziell im Bereich der unteren LWS (Kreuzschmerzen), gehören zu den häufigsten Gesundheitsstörungen in westlichen Gesellschaften. Für Deutschland ergaben Studien, dass 85 % der Bevölkerung mindestens einmal im Leben Kreuzschmerzen hatten, 25 % der Frauen und 17 % der Männer litten innerhalb eines Jahres an Kreuzschmerzen, die für mindestens drei Monate anhielten. Die Häufigkeit steigt mit zunehmendem Lebensalter und ist u. a. abhängig von sozioökonomischen Faktoren (vermehrt bei niedrigem Sozialstatus). Unspezifische Rückenschmerzen sind seit Jahren der häufigste Grund für Krankschreibungen am Arbeitsplatz und für medizinische Rehabilitation. Die Kosten für medizinische Behandlungen sind immens. Bei Berentungen stehen Erkrankungen des Muskel-Skelett-Systems in den letzten Jahren an zweiter Stelle nach psychischen Erkrankungen.

MERKE

Unspezifische Rückenschmerzen sind eine Volkskrankheit. Sie sind für einen großen Teil der Beanspruchung des Gesundheitssystems verantwortlich und erzeugen viel Leid sowie hohe Kosten für die Gesellschaft.

Diagnostik

Bereits bei für wenige Wochen anhaltenden Rückenschmerzen besteht ein hohes Risiko für eine dauerhafte Arbeitsunfähigkeit und für eine Chronifizierung der Schmerzsymptomatik. Daher kommt bereits der Erstdiagnostik und primären Behandlung ein hoher Stellenwert zu, um durch adäquate Maßnahmen das Risiko für den Beginn einer Chronifizierung zu verringern. Aufgrund der hohen Bedeutung dieser Problematik beschäftigt sich eine Nationale Versorgungsleitlinie mit der Thematik der unspezifischen Rückenschmerzen **(NVL Nicht-spezifischer Kreuzschmerz)**, die aktuell in ihrer zweiten Fassung vorliegt.

MERKE

Durch adäquate Diagnostik und Erstbehandlung auch in der Notfallmedizin ließe sich der Beginn einer Chronifizierung von Rückenschmerzen deutlich reduzieren. Hierbei spielt das Erkennen von unspezifischen Rückenschmerzen und das Vermeiden von unnötiger Röntgendiagnostik und invasiven Maßnahmen eine herausragende Rolle.

Um in den Algorithmus zur Behandlung von unspezifischen Rückenschmerzen zu kommen, müssen primär Erkrankungen mit dringlichem Behandlungsbedarf (Red Flags) ausgeschlossen werden. Die Liste ist sehr umfangreich und bedeutet primär leider oft doch die Notwendigkeit einer umfassenden Abklärung (➤ Tab. 15.23). Umso wichtiger ist, dass nach abgeschlossener Diagnostik und fortbestehenden Beschwerden, die jetzt sicher als unspezifisch angesehen werden können, im weiteren Verlauf weitere Diagnostik und invasive sowie passive Behandlungen und Maßnahmen vermieden werden. Dies kann im Zweifelsfall bereits damit beginnen, dass der Patient zu Hause bleibt und kein Transport ins Krankenhaus erfolgt. Hierzu gehört die adäquate Edukation bereits am Unfallort.

Wenn durch die sorgfältige Anamnese und klinische Untersuchung keine Hinweise auf akut behandlungsbedürftige (spezifische) Rückenschmerzen vorliegen, sind zunächst keine weiteren diagnostischen Maßnahmen indiziert. Diese verbessern i. d. R. nicht die Therapieentscheidung und den Behandlungserfolg und können sogar zu einer Chronifizierung der Beschwerden beitragen. Zusätzlich können durch die Beschränkung auf die Basisdiagnostik unnötige Belastungen für die Patienten und Kosten für das Gesundheitssystem reduziert werden.

Anamnese

Der wichtigste Faktor in der Anamneseerhebung unspezifischer Rückenschmerzen ist der Ausschluss spezifischer Ursachen mit dringlichem Behandlungsbedarf. Trotz der Vielzahl an Red Flags sind diese grundsätzlich in der Notfallversorgung relativ selten.

Neben der Durchführung einer körperlichen Untersuchung sollten insbesondere psychosoziale und arbeitsplatzbezogene Risikofaktoren von Beginn an berücksichtigt und abgefragt werden. Im klinischen Setting und im weiteren Verlauf sollte frühzeitig ein multidisziplinäres Assessment für weitere Therapieempfehlungen erfolgen. Sowohl auf bildgebende Verfahren als auch auf Laboruntersuchungen sollte verzichtet werden. Dabei sind insbesondere bildgebende Verfahren nicht nur überflüssig, sondern können auch die Schmerzchronifizierung fördern, wie in Studien nachgewiesen werden konnte.

Tab. 15.23 Anhaltspunkte für das Vorliegen spezifischer Ursachen von Rückenschmerzen

	Ursachen
Fraktur/Osteoporose	• Schwerwiegendes Trauma • Bagatelltrauma (z. B. Husten, Niesen oder schweres Heben) bei älteren oder potenziellen Osteoporosepatienten • Systemische Steroidtherapie
Infektion	• Allgemeine Symptome wie kürzlich aufgetretenes Fieber oder Schüttelfrost, Appetitlosigkeit, rasche Ermüdbarkeit • Durchgemachte bakterielle Infektion • i. v. Drogenabusus • Immunsuppression • Konsumierende Grunderkrankungen • Kürzlich zurückliegende Infiltrationsbehandlung an der Wirbelsäule • Starker nächtlicher Schmerz
Radikulopathien/Neuropathien	• Bei jüngerem Lebensalter eher Bandscheibenvorfall als Ursache der Wurzelkompression • Im Dermatom in ein oder beide Beine ausstrahlende Schmerzen, ggf. verbunden mit Gefühlsstörungen wie Taubheitsgefühlen oder Kribbelparästhesien im Schmerzausbreitungsgebiet oder Schwächegefühl • Kaudasyndrom: plötzlich einsetzende Blasen-/Mastdarmstörung, z. B. Urinverhalt, vermehrtes Wasserlassen, Inkontinenz • Gefühlsstörung perianal/perineal • Ausgeprägtes oder zunehmendes neurologisches Defizit (Lähmung, Sensibilitätsverlust) der unteren Extremität • Nachlassen des Schmerzes und zunehmende Lähmung bis zum kompletten Funktionsverlust des Kennmuskels (Nervenwurzeltod)
Tumor/Metastasen	• Höheres Alter • Tumorleiden in der Vorgeschichte: allgemeine Symptome wie Gewichtsverlust, Appetitlosigkeit, Ermüdbarkeit • Schmerz, der in Rückenlage zunimmt • Starker nächtlicher Schmerz
Axiale Spondyloarthritis	• Länger anhaltende Kreuz-/Rückenschmerzen (> 12 Wochen) und Beginn vor dem 45. Lebensjahr • Schleichender Beginn der Schmerzen • Morgensteifigkeit (> 30 min) • Verbesserung der Schmerzen durch Bewegung, nicht in Ruhe • Schmerzbedingtes frühmorgendliches/nächtliches Erwachen • Alternierender Gesäßschmerz • Zunehmende Steifheit der Wirbelsäule • Begleitende periphere Arthritis, Enthesitis, Uveitis • Bekannte Psoriasis, entzündliche Darmerkrankungen

Grundsätze der Therapie

Beim Erstkontakt von Patienten mit unspezifischen Rückenschmerzen ist nach der Basisdiagnostik und der Anamneseerhebung eine intensive Beratung durch den Behandler wichtig. Hier wird erklärt, dass unspezifische Rückenschmerzen häufig sind, die Aussicht auf zügige Genesung gut ist und die Schmerzen i. d. R. keine signifikanten Organschäden bedeuten. Der Patient soll dazu motiviert werden, körperliche Aktivität beizubehalten oder wiederaufzunehmen, sobald der Schmerz dies zulässt, und eine gesundheitsbewusste Lebensführung anstreben. Dazu gehört die Erklärung, warum auf bildgebende Diagnostik und invasive Maßnahmen verzichtet werden kann.

Die **medikamentöse Therapie** unspezifischer Rückenschmerzen stellt eine rein symptomatische Behandlung dar, dies sollte ausdrücklich deutlich gemacht werden. Die Behandlung dient dem Zweck, so früh wie möglich wieder aktivierende Maßnahmen aufzunehmen und am privaten und beruflichen Leben teilzunehmen. Es muss klar sein, dass die Wirksamkeit medikamentöser Maßnahmen für akute und noch mehr für chronische unspezifische Rückenschmerzen nur mäßig ist. NSAR kommen zum Einsatz, wenn keine Kontraindikationen vorliegen, der am häufigsten eingesetzte Wirkstoff ist Ibuprofen. Alternativ können bei Kontraindikationen Metamizol oder Cox-II-Hemmer eingesetzt werden. Die Gabe von Paracetamol wird **eher nicht** empfohlen, die Gabe von Muskelrelaxanzien wird **nicht** empfohlen. Bei starken Schmerzen oder Kontraindikationen für NSAR kann der Einsatz von retardierten Opioiden erwogen werden. Grundsätzlich sollte die medikamentöse Therapie so kurz wie möglich und in der am niedrigsten möglichen Dosis erfolgen.

MERKE

Eine **medikamentöse Therapie** stellt eine rein symptomatische Behandlung dar, wenn möglich sollten primär NSAR (Ibuprofen, Naproxen) zum Einsatz kommen.

Im Bereich der **nichtmedikamentösen Therapie** steht Bewegungstherapie kombiniert mit edukativen, verhaltenstherapeutischen Maßnahmen an erster Stelle, an die unterstützende Verordnung von Rehabilitationssport und Funktionstraining kann gedacht werden. Bei Vorliegen psychosozialer Risikofaktoren soll die Durchführung kognitiver Verhaltenstherapie angeboten werden. Die Durchführung von Akupunktur kann erwogen werden, andere insbesondere auch technische passive Behandlungsmaßnahmen werden explizit nicht empfohlen (z. B. TENS, therapeutischer Ultraschall, Lasertherapie, Kinesio-Taping).

MERKE

Die **nichtmedikamentöse Therapie** unspezifischer Rückenschmerzen sollte insbesondere aktivierende, bewegungstherapeutische Maßnahmen beinhalten. Passive Behandlungen und Bettruhe sollten nicht angewendet werden.

15.8 Schmerzen im Bereich des Kopfes

Gunnar Jähnichen

Kopfschmerzen sind grundsätzlich als Volkskrankheit anzusehen und neben Schmerzen im Bereich der Wirbelsäule der häufigste Grund der Inanspruchnahme ärztlicher Versorgung, in Bezug auf eine Schmerzsymptomatik auch im Bereich der Notfallversorgung. Etwa 4,5 % aller Vorstellungen in einer Notaufnahme erfolgen aufgrund von Kopfschmerzen, wobei hiervon nur etwa 1 % eine gefährliche Diagnose haben! Für die Versorgung insgesamt, besonders auch in der Notfallversorgung, im Rettungsdienst oder der Notaufnahme, ist die Frage entscheidend, ob es sich um einen **primären** oder **sekundären Kopfschmerz** handelt. In Bezug auf primäre Kopfschmerzen (Migräne, Spannungskopfschmerz, Clusterkopfschmerz), die etwa 90 % aller Kopfschmerzen ausmachen und grundsätzlich keine vitale Bedrohung darstellen, sei auf ➤ Kap. 8 verwiesen, in dem diese Erkrankungen ausführlich beschrieben werden.

Primäre Kopfschmerzen stellen eine eigenständige Erkrankung dar. Sekundäre Kopfschmerzen sind immer Symptome einer anderen Erkrankung von ZNS oder Viszerokranium. Es besteht eine signifikante Gefahr für eine akute vitale Bedrohung oder für langfristige Schäden. Bei erstmalig auftretenden Kopfschmerzen muss das Vorliegen von sekundärem Kopfschmerz ausgeschlossen werden, zusätzlich gibt es weitere **Red Flags:**

- Akute heftige, erstmals aufgetretene Kopfschmerzen
- Progredienz von Kopfschmerzen
- Zusätzliche fokal-neurologische Zeichen
- Hirndruckzeichen
- Meningismus
- Fieber
- Zerebrale Krampfanfälle

15.8.1 Diagnostisches Vorgehen

Der erste Blick auf den Patienten und die Situation kann bereits wertvolle Hinweise auf die mögliche Erkrankung liefern, bei im Bewusstsein beeinträchtigten Patienten gehört dazu bereits initial ein orientierender Blick auf die Pupillen. Zusätzlich ist bei der Ersteinschätzung bereits auf typische Symptome von primären Kopfschmerzen und auf sichtbare Alarmzeichen **(Red Flags)** zu achten. Einen Überblick über das diagnostische Vorgehen bei im Vordergrund stehenden Kopfschmerzen gibt ➤ Tab. 15.24.

Anamnese

Zur Orientierung und als Basis greift man auch bei Kopfschmerzen auf das bewährte **OPQRST-Schema** zurück, ergänzend auf das **SAMPLER-Schema**. Da bei schweren Erkrankungen auch eine Atem- und Kreislaufstörung vorliegen kann, wäre in diesen Fällen das **ABCDE-Basisschema** voranzustellen. Und da es insbesondere bei schweren sekundären Kopfschmerzen zu Beeinträchtigungen des Bewusstseins kommen kann, ist auf Bewusstseinsstörungen anamnestisch ein besonderes Augenmerk zu legen. Dazu gehört die Anwendung der **Glasgow Coma Scala (GCS)** in der Erstanamnese und in Verlaufskontrollen.

Zum Ausschluss der deutlich häufigeren primären Kopfschmerzen ist die Frage von Bedeutung, ob ein Erstauftreten der Kopfschmerzen vorliegt. Zudem muss an die typischen Symptome der primären Kopfschmerzen Migräne, Spannungskopfschmerz und Clusterkopfschmerz gedacht werden, um ggf. sekundäre Kopfschmerzen ausschließen zu können.

Weitergehende Untersuchung

Eine neurologische Basisuntersuchung sollte beim Vorliegen von Kopfschmerzen in der Notfallversorgung erfolgen.

Hierbei spielt die Pupillendiagnostik eine wichtige Rolle, da pathologische Befunde (v. a. eine Pupillendifferenz) ein Hinweis für eine schwere Erkrankung mit sofortigem Handlungsbedarf in Bezug auf mögliche Intubation sowie weitere klinische Diagnostik und entsprechende Behandlung sein können. Da es schnell zu einer Veränderung der Pupillen im

Tab. 15.24 Diagnostisches Vorgehen bei Kopfschmerzen

Anamnese – Vorgeschichte der Kopfschmerzen	
Seit wann? Schon einmal in letzter Zeit?	Warnblutungen bei SAB
Erstmals?	Erstmaliges Auftreten ist immer verdächtig auf gefährliche Ursache (SAB/Infektion/Sinusvenenthrombose
Oder bekannt?	Viele primäre Kopfschmerzen (Migräne/Spannungskopfschmerz, Cluster usw.) sind dem Patienten bekannt
Auslöser erkennbar?	Migräne oft durch Trigger ausgelöst (Entlastung; Nahrungsmittel)
Lokalisation	Einseitigkeit bei Migräne, Cluster, Hemicrania continua die Regel, aber nicht beweisend
Intensität	Visuelle Analogskala benutzen
Qualität	Pochend? Drückend? Lageabhängig?
Begleiterscheinungen	Augentränen? Übelkeit? Sensibilitätsstörungen? Flimmerskotome?
Familienanamnese	Ähnliche Beschwerden bei Verwandten 1. Grades?
Klinische Untersuchung	
Kallottenkopfschmerz, Hirnnervenfunktion, Meningismus, Paresen, Sensibilität	Relativ häufig: „Migränemarge", sich in den Arm ausbreitende und wieder zurückgehende Sensibilitätsstörungen Sehr selten: familiär hemiplegische Migräne
Körpertemperatur	Fieber immer gefährlich (Meningitis/Enzephalitis)
Labor	
Blutbild	Leukozytose? Hinweis auf Systemerkrankung?
Blutkörperchensenkungsgeschwindigkeit	Kaum mehr genutztes Verfahren; bei der Riesenzellarteriitis jedoch diagnostisch hinweisend!
CRP/PCT	Infekt
Blutkultur	Obligat bei jedem Verdacht auf zentrale Infektion. Danach sofortige Antibiotikagabe. Niemals Zeitverzögerung durch Bildgebung und Liquorpunktion zulassen
D-Dimer	Liquorstatus; Liquorkultur: Messung Liquordruck (bei Sinusvenenthrombose und Meningitis erhöht), PCR auf Bakterien/Pilz/Herpes simplex, HTLV, HIV auch nach Therapiebeginn noch verwertbar Nachweis von Blut bei SAB; Siderophagen nach Tagen erst positiv, dann Hinweis auf vorausgegangene „Warnblutungen"
Bildgebung	
cCT	Raumforderung? Blutung? Herniation?
CTA	Gefäßmalformation? Sinusvenenthrombose (späte Phase erforderlich)?
MRT	Sinusvenenthrombose, Tumor, Malformation; Enzephalitis (temporale Veränderungen) Deutlich aufwendiger als cCT
Duplexsonografie	Der Stellenwert der Duplexsonografie in der Akutdiagnostik des Kopfschmerzes ist sehr gering

Verlauf kommen kann, sind regelmäßige Kontrollen nötig. Eine Ersterhebung erfolgt vor Medikamentengabe, da es z. B. durch Opiate zu iatrogenen Veränderungen der Pupillen kommen kann. Bei pathologischen Befunden wird der Patient – wenn möglich –nach bekannten Anomalien oder Augenerkrankungen gefragt. Oft liegen vorbestehende Pupillenveränderungen vor, die möglicherweise zu einer falschen Verdachtsdiagnose führen.

Zudem kann ein Abtasten des Kopfes zur Feststellung von Schwellungen, Wunden oder Unregelmäßigkeiten erfolgen, die unter den Haaren sonst übersehen werden können. Die Beweglichkeit der HWS sollte möglichst überprüft werden (Nackensteifigkeit) und ggf. die Beweglichkeit des Kiefergelenks. Eine ausführliche neurologische Diagnostik setzt spezifische Kenntnisse voraus, die wünschenswert wären, da einige Tests schnell durchführbar sind und wichtige diagnostische Bedeutung haben können. In der Notfallversorgung kann man entsprechende Kenntnisse jedoch sicherlich nicht grundsätzlich voraussetzen.

Bildgebende Diagnostik

Bei neu aufgetretenen Kopfschmerzen mit bisher nicht bekannter Qualität, Intensität und Schmerzorten ist eine entsprechende Bildgebung erforderlich. Bei bereits bekannten Kopfschmerzen mit einem diagnostizierten primären Kopfschmerz sollte dagegen weitere Bildgebung nur sehr zurückhaltend erfolgen, da kein weiterer Aufschluss zu erwarten ist und auch, um eine weitere Chronifizierung zu verhindern.

Bei der Bildgebung steht in der akuten Notfallsituation die cCT im Vordergrund, da die Untersuchung einfach und schnell durchführbar ist. Frakturen, Blutungen und andere Raumforderungen können hier gut beurteilt werden. Das MRT kommt bei bestimmten Fragestellungen initial oder ergänzend zur Anwendung, besonders zur Gefäßdarstellung und bei Entzündungen sowie zur Tumordiagnostik. Im Notfall ist die Anwendung schwieriger und langwieriger, sodass der Einsatz eher sekundär erfolgt.

MERKE
Die kraniale Computertomografie (cCT) stellt das wichtigste bildgebende Verfahren in der Notfalldiagnostik sekundärer Kopfschmerzen dar.

Die Sonografie spielt nur eine untergeordnete Rolle. Bei gefäßbezogenen Pathologien v. a. im Halsbereich ist jedoch die farbkodierte Duplexsonografie von Bedeutung, wobei die hier verlaufenden Gefäße auf entsprechende Pathologien untersucht werden können. Konventionelles Röntgen ist indiziert zur Darstellung von Frakturen und Knochenveränderungen, hat aufgrund der immer größeren Verfügbarkeit der cCT-Untersuchung jedoch im Verlauf der letzten Jahre deutlich an Bedeutung verloren.

15.8.2 Wichtige sekundäre Schmerzen

Anders als bei der insgesamt sehr übersichtlichen Gruppe der primären Kopfschmerzen handelt es sich bei den sekundären Kopfschmerzen um eine sehr große Gruppe mit unterschiedlichen Ursachen, Verläufen, Symptomen und sehr verschiedener Bedrohlichkeit. Entsprechend der Diagnose ist eine dringliche oder weniger dringliche Versorgung und weitere Abklärung in unterschiedlichen Fachbereichen der Medizin (Neurochirurgie, Neurologie, Innere Medizin, HNO, Augenheilkunde, Zahn-Mund-Kiefer-Heilkunde) notwendig. In der präklinischen Notfallversorgung ist eine qualitativ hochwertige Anamneseerhebung und Diagnosestellung wichtig, um eine entsprechende Zuweisung in eine geeignete Klinik zur weiteren fachgerechten Versorgung zu ermöglichen. Im Folgenden sollen die vermeintlich wichtigsten und häufigsten sekundären Kopfschmerzen näher beleuchtet werden, wobei eine vollständige Abhandlung aller Erkrankungen an dieser Stelle nicht möglich ist.

Hirntumor

Kopfschmerzen sind selten das erste und noch seltener (auch im Anfangsstadium) das einzige Symptom von Hirntumoren. Grundsätzlich sind Hirntumoren in weniger als 1 % der Fälle Ursache von neu aufgetretenen Kopfschmerzen, sodass die häufig vorhandene Angst vor einem Hirntumor bei neu auftretenden Kopfschmerzen oftmals unbegründet ist. Folgende Symptome sind allein und in Kombination verdächtig für einen Hirntumor und erfordern eine zügige Bildgebung:

- Hirndruckzeichen (Übelkeit/Erbrechen)
- Epileptische Anfälle
- Kognitive Störungen
- Zurückliegende Tumordiagnose (ggf. Hirnmetastase)
- Fokale Zeichen (Paresen, Sensibilitätsstörungen, Visusveränderungen)

Intrazerebrale Blutung und Schlaganfall

Intrazerebrale Blutungen (ICB) gehen oft mit leichten bis mittelschweren Kopfschmerzen einher, starke Kopfschmerzen wie bei einer Subarachnoidalblutung sind eher selten. Es gibt keinen typischen und somit wegweisenden Schmerzort und Schmerzcharakter, teilweise können Schmerzen auch fehlen oder völlig im Hintergrund stehen. Vor allem wenn andere Symptome wie Paresen, Visusminderung, Sensibilitätsstörung und Ataxien auffällig sind. Man unterscheidet die **primäre (spontane) ICB**, die statistisch am häufigsten durch einen arteriellen Hypertonus verursacht wird, von der **sekundären ICB.** Diese wird insbesondere durch Gefäßschäden, -zerreißungen in Verbindung mit Aneurysmen, AV-Fisteln, Gerinnungsstörungen und Einnahme von Antikoagulantien verursacht. Die Behandlung der Schmerzen, wenn vorhanden, steht nicht im Vordergrund, sondern die notwendige Notfallbehandlung und zügige Diagnostik, insbesondere bildgebende Diagnostik mittels cCT. Sollte eine Schmerztherapie notwendig und in der gegebenen Konstellation sinnvoll sein, wäre am ehesten an die Gabe von Metamizol 1 g i. v. oder Paracetamol 1 g i. v. zu denken, bei starken Schmerzen kann eine i. v. Opiatgabe in üblicher Dosis erfolgen. Analgetika mit Beeinflussung der Gerinnung (NSAR) sollten nicht appliziert werden.

Ischämische Schlaganfälle (Apoplex) sind gewöhnlich nicht mit signifikanten Schmerzen verbunden, führend ist die zumeist typische neurologische Symptomatik. Eine schmerztherapeutische Behandlung ist daher i. d. R. nicht notwendig. Ist eine Dissektion der A. vertebralis für den Schlaganfall verantwortlich, kann es jedoch zu Nackenschmerzen kommen, auch hier steht eine schmerztherapeutische Behandlung im Hintergrund.

Subarachnoidalblutung

Subarachnoidalblutungen (SAB) werden als die gefährlichste und wahrscheinlich wichtigste Form sekundärer Kopfschmerzen angesehen. Anders als bei der ICB oder dem Schlaganfall steht meist initial eine ausgeprägte Schmerzsymptomatik im Vordergrund. Typisch ist ein plötzlich einsetzender, sehr starker Kopfschmerz (Vernichtungskopfschmerz), der scharfen und teilweise wellenförmigen Charakter hat und oft von einer sich progredient verschlechternden Bewusstseinstrübung begleitet wird.

In seltenen Fällen fehlen Kopfschmerzen und lediglich Bewusstseinsstörungen, Paresen oder vegetative Zeichen liegen vor, was die Diagnosestellung natürlich erschwert. Die Behandlung unterscheidet sich nicht von der einer klassischen SAB.

Die häufigste und typischste Ursache der SAB ist die Ruptur eines Gefäßaneurysmas, die Blutungen werden nach der World Federation of Neurological Surgeons (WFNS) in unterschiedliche Schweregrade eingeteilt.

Schweregradeinteilung SAB nach WFNS:

- Grad 1: symptomarm, leichte Kopfschmerzen, leichter Meningismus
- Grad 2: starke Kopfschmerzen, Meningismus, Hirnnervenausfälle möglich
- Grad 3: wie Grad 2, zusätzlich fokale Zeichen und Bewusstseinsstörung
- Grad 4: schwere Vigilanzstörung, vegetative Zeichen
- Grad 5: Koma, Mydriasis, Strecksynergismen

Bei Verdacht auf eine SAB muss präklinisch nach entsprechender Notfallbehandlung ein sofortiger und zügiger Transport in eine geeignete Klinik mit neurochirurgischer Abteilung erfolgen. Dort wird sofort eine cCT-Untersuchung mit CT-Angiografie zur Diagnosesicherung durchgeführt. Bei hier negativem Befund und fortbestehendem Verdacht auf eine SAB folgt eine Liquorpunktion mit anschließender spezieller Liquoruntersuchung (3-Gläser-Probe).

MERKE

Eine Subarachnoidalblutung kann einen schnellen progredienten Verlauf mit dann hoher Morbidität und Mortalität nehmen und muss daher einer zügigen Diagnostik (cCT-Untersuchung) und anschließender Behandlung zugeführt werden.

Auch bei der SAB steht eine Schmerztherapie der Kopfschmerzen nicht im Vordergrund. Bei einer leichten Symptomatik (Grad 1) kommt am ehesten die Gabe von Metamizol 1 g i. v. oder Paracetamol 1 g i. v. infrage, bei starken Schmerzen eine i. v. Opiatgabe in üblicher Dosis. Diese würde i. d. R. sowieso Teil der Einleitung zur Intubationsnarkose sein, die bei schwerer SAB großzügig durchgeführt werden sollte. Analgetika mit Einfluss auf den Gerinnungsstatus (NSAR) sollten nicht appliziert werden.

Sinusvenenthrombose

Die **Sinusvenenthrombose** geht neben Visusstörungen, Paresen, konjunktivaler Injektion sowie epileptischen Anfällen auch mit zum Teil kräftigen, meist unspezifischen Kopfschmerzen einher. Die Kopfschmerzen sind das häufigste Frühsymptom und kommen insgesamt in 80–90 % der Fälle vor. Frauen sind häufiger betroffen als Männer, auch weil Schwangerschaften einen Risikofaktor darstellen. Auch hier ist die Bildgebung in der Diagnosestellung führend, wobei die MRT-Angiografie der CT-Angiografie überlegen ist und bei schwangeren Patientinnen aufgrund der fehlenden Strahlenbelastung bevorzugt werden sollte. Therapeutisch steht die Gabe von niedermolekularem Heparin im Vordergrund, durch die Behandlung der Thrombose kommt es nicht sofort, aber i. d. R. im Verlauf eines Monats auch zu einer Besserung der Kopfschmerzsymptomatik.

Riesenzellarteriitis

Die **Riesenzellarteriitis** ist eine entzündliche Erkrankung der Arterien (Großgefäßvaskulitis), die auch die Temporalarterien betreffen kann und im Zuge dessen als Leitsymptom pulsartige, bohrende Schmerzen im Bereich der Schläfe verursacht. Diese Art der Kopfschmerzen wird von den betroffenen Patienten häufig als neu oder in neuartiger Form beschrieben.

Typisch sind anfangs schwache Schmerzen, die sich im Verlauf steigern und verbunden sind mit einer Einschränkung der Kieferöffnung und Problemen beim Kauen. Zusätzlich kann es zu Attacken einer Amaurosis fugax kommen, im Verlauf ist Erblindung in Folge einer ischämischen Optikusneuropathie möglich. Die Erkrankung tritt besonders bei älteren Menschen auf (mittleres Erkrankungsalter 70 Jahre, Frauen 3-mal häufiger betroffen als Männer), sodass jeder neu aufgetretene Kopfschmerz bei Patienten über 60 Jahre an das Vorliegen der Erkrankung denken lassen sollte.

Die Diagnose stellt sich primär durch die Anamnese, bei körperlicher Untersuchung findet man zusätzlich meistens geschwollene und schmerzempfindliche Kopfhautarterien, klassischerweise im Schläfenbereich (A. temporalis). Laborchemisch ist eine erhöhte BSG wegweisend, i. d. R. sind weitere Entzündungsparameter erhöht. Röntgenverfahren spielen hier keine wesentliche Rolle, eine sonografische Untersuchung der Gefäße zeigt typische Befunde, beweisend ist am Ende eine Biopsie mit Nachweis von Riesenzellen. Therapeutisch steht eine primär hoch dosierte Kortisontherapie im Vordergrund, die nach einigen Wochen nach Normalisierung der BSG unter regelmäßigen Laborkontrollen reduziert werden kann. Ein Sistieren der Kopfschmerzen tritt meist nach Beginn der Kortisontherapie bereits nach wenigen Tagen ein.

Infektiöse Ursachen (Meningitis/Enzephalitis)

Es gibt verschiedene Infektionen im Bereich des Kopfes, die mit einer Schmerzsymptomatik einhergehen. Hierzu gehören auch Infektionen aus dem Bereich der Fachdisziplinen

Augenheilkunde, HNO und Zahn-Mund-Kiefer-Heilkunde. Letztendlich können diverse virale und bakterielle Infektionen z. B. im Nasen-Rachen-Raum mit teilweise belastenden Kopfschmerzen einhergehen. Die wichtigsten gefährlichen, teils lebensbedrohlichen Infektionen dürften **Meningitis** und **Enzephalitis** sein.

Bei Vorliegen von zwei der aufgeführten vier Red Flags muss mit einer **Meningitis** gerechnet werden:

- Kopfschmerz
- Meningismus
- Fieber
- Mentale Veränderung

Kopfschmerzen, teilweise sehr starke Kopfschmerzen, treten dabei häufig auf, sind aber nicht immer vorhanden. Oftmals besteht ein nackenbetonter Kopfschmerz, teilweise auch holozephaler Kopfschmerz, der sich bei Bewegung verstärkt. Bei Verdacht auf Meningitis ist zügiges Handeln unbedingt erforderlich, da es schnell zur Entwicklung einer Sepsis kommen kann.

MERKE

Bei der bakteriellen Meningitis handelt es sich um einen sehr ernsten und zeitkritischen Notfall, der schnelles Handeln erfordert und einer zügigen Therapie bedarf, um einen septischen Verlauf mit entsprechender Prognose zu verhindern.

Diagnostisch steht die Durchführung einer cCT-Untersuchung im Vordergrund. Sobald es möglich ist, sollten Blutkulturen abgenommen werden und anschließend eine antibiotische Behandlung sowie die Gabe von Dexamethason erfolgen. Bei fehlenden Kontraindikationen wird anschließend eine Lumbalpunktion mit entsprechenden Liquoruntersuchungen durchgeführt. Im weiteren Verlauf nach Stabilisierung erfolgt i. d. R. eine Vorstellung beim MKG-Chirurgen und HNO-Arzt in Bezug auf möglicherweise nach intrakranial fortgeleitete Infektionen und nach dem Infektfokus.

Bei der **Enzephalitis** handelt es sich um eine virale Entzündung, die am häufigsten durch Herpes-simplex-Viren ausgelöst wird. Andere verursachende Viren sind z. B. Varizella-Zoster- und Zytomegalieviren. Im Rahmen einer Enzephalitis kommt es sehr häufig zu Kopfschmerzen. Weitere Symptome sind Fieber sowie Wesensveränderungen und epileptische Anfälle. Diagnostisch erfolgt eine Lumbalpunktion mit Liqouruntersuchung auch zum PCR-Nachweis der entsprechenden auslösenden Viren, ggf. wird zusätzlich eine MRT-Untersuchung des Schädels durchgeführt. Nach Diagnosesicherung erfolgt die antivirale Therapie i. d. R. mit Aciclovir, eine Linderung der Kopfschmerzen kann mittels Paracetamol 1 g i. v./oral oder Metamizol 1 g i.v./oral erfolgen.

Toxische und medikamentöse Ursachen

Diverse Stoffe und Medikamente können Kopfschmerzen auslösen oder verstärken. Hier ist oftmals nicht nur der Stoff (das Toxin), sondern auch die Dosis entscheidend. Neben Alkohol kommen auch Kokain, Cannabis und Glutamat sowie Koffeinentzug für die Auslösung von Kopfschmerzen infrage.

Manche Medikamente können im Rahmen von Nebenwirkungen Kopfschmerzen unterschiedlichster Art und Ausprägung verursachen. Hier steht natürlich die genaue Medikamentenanamnese an erster Stelle und im Zweifelsfall das Absetzen der als Auslöser vermuteten Medikation. Ein Beispiel für Medikamente, die regelhaft Kopfschmerzen auslösen, sind Nitrate in der Akuttherapie von kardialen Erkrankungen. Verschiedene andere Medikamente können mehr oder weniger häufig für die Auslösung von Kopfschmerzen verantwortlich sein, darunter auch Schmerzmedikamente, die eigentlich Kopfschmerzen lindern sollen.

Trigeminusneuralgie

Die **Trigeminusneuralgie** ist die mit Abstand häufigste kraniale Neuralgie, jedoch kommen auch Neuralgien im Bereich anderer Nerven vor:

- Glossopharyngeusneuralgie
- N. intermedius Neuralgie
- Neuralgie des N. laryngeus superior
- Neuralgie des N. occipitalis major

Die Trigeminusneuralgie ist, wie die anderen Neuralgien auch, charakterisiert durch attackenartig einschießende Schmerzen mit einer hohen Intensität und einer Attackendauer von Sekunden bis zu einigen Minuten. In der Regel herrscht zwischen den Attacken Beschwerdefreiheit, jedoch kann v. a. bei längeren Krankheitsverläufen ein dumpfer Dauerschmerz bestehen. Die Schmerzen können aufgrund der hohen Intensität ähnlich belastend sein wie beim Clusterkopfschmerz. Meist sind die Symptome einseitig und oftmals durch Stimuli (Kauen, kalte Getränke, Sprechen) auslösbar. Betroffen sind üblicherweise der 2. und der 3. Ast des N. trigeminus mit Schmerzen im Bereich der Wange und des Kinns, in weniger als 5 % der Fälle ist der 1. Ast beteiligt.

Im Vordergrund steht erst einmal die medikamentöse Behandlung der äußerst belastenden Schmerzen. Hier kommt primär Carbamazepin (initial 100-400 mg oral) zum Einsatz, ansonsten kann alternativ Pregabalin oder Gabapentin in üblichen Dosierungen eingesetzt werden. In schweren Fällen mit äußerst intensiven Schmerzen oder Dauerattacken kann unter stationären Bedingungen und Monitorkontrolle Phenytoin 250–750 mg i. v. verabreicht werden, um den Schmerz zu durchbrechen.

Bei fortgesetzter Symptomatik ist eine MRT-Untersuchung sinnvoll, einerseits zum Ausschluss von Tumoren oder anderen Auslösern, insbesondere jedoch mit Fragestellung eines Gefäß-Nerven-Kontakt zwischen dem N. Trigeminus und einem Hirngefäß. Am häufigsten beteiligt ist mit etwa 80 % die A. cerebelli posterior. Bei Vorliegen eines Kontakts kann durch operative Maßnahmen (OP nach Jannetta) oft eine Linderung der Symptomatik erzielt werden. Zusätzlich werden andere interventionelle Verfahren mittels Neurostimulation und ablative Verfahren eingesetzt.

Post-Zoster-Neuralgie

Eine Post-Zoster-Neuralgie nach Herpes-zoster-Infektion, ausgelöst durch das Varizella-zoster-Virus, kann grundsätzlich im Bereich des gesamten Körpers auftreten. Nach Abheilen des typischen, im Bereich einer Körperhälfte auftretenden, bläschenförmigen Hautausschlags kommt es zu teilweise ausgeprägten neuropathischen Schmerzen mit einschießender Symptomatik, Brennparästhesien und häufig zu einer ausgeprägten Hautempfindlichkeit (Hyperalgesie, Allodynie). Im Bereich des Kopfes sind zwei Sonderformen von Bedeutung. Der im Bereich des Ohres auftretende **Zoster oticus** und der mit dem Auge in Verbindung stehende **Zoster ophthalmicus.**

Beim **Zoster oticus** kommt es zu einem Herpesviren-Befall des 8. Hirnnervs (N. Vestibulochochlearis) sowie des 7. Hirnnervs (N. facialis), der den äußeren Gehörgang versorgt. Zum Beschwerdebild gehören neben einseitigen heftigen Ohrenschmerzen oftmals auch ein Hörverlust und Schwindel, bei begleitender Fazialisparese auch eine Lähmung der mimischen Muskulatur. Im Rahmen der Post-Zoster-Neuralgie kann es zu lang anhaltenden neuropathischen Schmerzen sowie andauerndem Schwindel und weiteren Ohrbeschwerden kommen. Primär sollte natürlich eine HNO-ärztliche Abklärung und ggf. Behandlung inklusive systemischer virostatischer Medikation (Aciclovir, Brivudin, Famciclovir) erfolgen. Eine schmerztherapeutische Versorgung erfolgt mit den üblichen Medikamenten zur Behandlung neuropathischer Schmerzen (Pregabalin, Gabapentin, Amitriptylin), die Hautempfindlichkeiten (Hyperalgesie, Allodynie) können teilweise erfolgreich mit Capsaicinpflastern behandelt werden.

Beim **Zoster opthalmicus** ist der N. ophthalmicus, der für die sensible Versorgung der Augengegend zuständig ist, betroffen. Typische Symptome sind einseitige starke Schmerzen im Bereich des Auges und um das Auge, häufig mit Brennparästhesien und Hautempfindlichkeit. Nach Abheilen des obligaten Hauterythems mit den üblichen Bläschen können langfristige Schmerzen bleiben, durch Vernarbungen an der Hornhaut kann es zu Sehstörungen bis zur Erblindung kommen. Bei einem zusätzlichen Befall des Gesichtsnervs kann es zusätzlich zu Gesichtslähmungen kommen. Im Vordergrund steht nach der Diagnosestellung die augenärztliche Behandlung. Im Bereich des Auges kommen lokale virostatische Salben zum Einsatz. Neben der systemischen virostatischen Behandlung erfolgt die schmerztherapeutische Behandlung mit den üblichen Medikamenten (s. Zoster oticus).

Augenerkrankungen

Mehrere Erkrankungen im Bereich der Augen können im Verlauf mit Kopfschmerzen einhergehen. Teilweise können die Kopfschmerzen sogar ein führendes oder wegweisendes Symptom sein.

Beim **Glaukom** kann es zu starken Kopfschmerzen im Bereich um das betroffene Auge kommen, die in Verbindung mit einer Rötung des Auges sogar an einen Clusterkopfschmerz (➤ Kap. 8) denken lassen. Bei augenärztlicher Untersuchung sind dann jedoch ein harter Bulbus und eine Visuseinschränkung wegweisend.

Das **Tolosa-Hunt-Syndrom** ist eine seltene Erkrankung im Bereich der Orbita. Schmerzen mit teilweise hoher Ausprägung im Bereich der Orbita sind regelhaft vorhanden, zusätzlich Paresen der äußeren Augenmuskeln. Unter Behandlung mit Kortikoiden kommt es i. d. R. zu einer schnellen Symptomlinderung auch der Schmerzsymptomatik im Verlauf weniger Tage.

Optikusneuritis, Uveitis, Iritis sind entzündliche Erkrankungen im Bereich des Auges und können auch zu Kopfschmerzen führen oder mit diesen einhergehen. Führend ist natürlich eine augenärztliche Diagnostik und entsprechende Behandlung. Eine Behandlung der Kopfschmerzen kann mit den üblichen Medikamenten erfolgen (NSAR, Paracetamol, Metamizol).

HNO-Erkrankungen

Verschiedene Erkrankungen aus allen drei Bereichen der HNO-Heilkunde können mit zum Teil starken Schmerzen einhergehen. Nicht selten kommt es bereits bei banalen viralen oder bakteriellen Infektionen (Erkältungen) zu oft unspezifischen Kopfschmerzen oder Schmerzen in Hals und Rachen. Traumatische Ereignisse im Bereich der Nase, auch in Verbindung mit Epistaxis (Nasenbluten) und/oder Fraktur des Nasenbeins können sehr schmerzhaft sein. Exemplarisch für Schmerzsyndrome aus diesem Gebiet seien die teilweise mit starken Schmerzen einhergehende **Otitis media** und **Sinusitiden** genannt:

Eine akute **Otitis media** (virale oder bakterielle Mittelohrentzündung) ist oft eine Begleiterscheinung von Infektionen der oberen Atemwege. Es kommt zu teilweise ausgeprägten stechenden Ohrenschmerzen, Ohrklopfen und einer Hörbeeinträchtigung, zudem oft zu begleitenden Allgemeinsymptomen wie Fieber, Übelkeit und Schwindel. Als Komplikation tritt eine Mastoiditis mit hohem Fieber und Bewusstseinsstörungen auf, die Therapie erfolgt mit oralen Antibiotika.

Bei **Sinusitiden** handelt es sich um Entzündungen der Nasennebenhöhlen. Sie führen neben einer erschwerten Nasenatmung und einem eingeschränkten Geruchssinn auch zu unterschiedlich starken und v. a. drückenden Schmerzen im Bereich des betroffenen Sinus. Nach einem akuten Beginn kann sich eine chronische Sinusitis entwickeln, die sich nicht mehr mit Antibiotika und Spülungen, den Therapien der Wahl, behandeln lässt. Im schlimmsten Fall nimmt eine Sinusitis einen septischen Verlauf und kann lebensbedrohlich sein.

15.9 Schwindel

Matthias Jahn

Wahrscheinlich kennt jeder das Gefühl, dass sich nach einer wilden Karussellfahrt auf dem Jahrmarkt alles „dreht im Kopf". In der Notfallmedizin ist das Leitsymptom Schwindel (Vertigo) ein häufiges Notfallbild und ist das zweithäufigste Leitsymptom nach Kopfschmerzen. In der Notaufnahme stellt Schwindel 3,5 % aller Notfallaufnahmekontakte dar. Schwindel wird vom Patienten als unangenehm und bedrohlich empfunden. Als interdisziplinäres Leitsymptom umfasst der Schwindel ein breites Spektrum an Differenzialdiagnosen. Fast jedes Organ kann betroffen sein und Schwindel auslösen. Bei ungefähr 5 % aller Patienten sind gefährliche Erkrankungen wie z. B. der Schlaganfall mit dem Begleitsymptom Schwindel vergesellschaftet. Das Risiko für schwerwiegende neurologische Erkrankungen steigt ab dem 60. Lebensjahr deutlich an. Dies macht deutlich, dass die Ursache von Schwindel der Aufmerksamkeit bedarf und nicht bagatellisiert werden sollte. Im Folgenden soll deshalb auf die wichtigsten Differenzialdiagnosen (subakut und akut) eingegangen werden.

15.9.1 Definition

Schwindel ist eine Störung des Gleichgewichtssinns mit Verlust der Orientierung des Körpers im Raum („Unsicherheit im Raum") oder auch ganz einfach: „Schwindel ist das, was der Patient als Schwindel empfindet." Unter Schwindel werden als neurologisches Symptom alle subjektiven oder objektiven Scheinbewegungen verstanden. Typischerweise sind mit diesem Leitsymptom Nystagmus, Ataxie und Nausea verbunden. Unterteilt wird der Schwindel in zwei große Hauptgruppen:

- **Peripherer Schwindel** (ausgelöst durch ein Problem im Innenohr)
- **Zentraler Schwindel** (ausgelöst durch ein Problem im zentralen Nervensystem)

MERKE

Schwindel ist ein unspezifisches Symptom und keine Krankheit im Sinne einer Definition.

15.9.2 Epidemiologie

Eine Vielzahl von Erkrankungen verursachen Schwindel. Frauen (36 %) sind hierbei häufiger betroffen als Männer (22 %). Die Häufigkeit steigt mit zunehmendem Alter. Die Infektion, der Migränekopfschmerz, länger anhaltende Drehbewegungen, Durchblutungsstörungen des Gehirns (z. B. Schlaganfall), der psychogen ausgelöste Schwindel oder die Exsikkose können mögliche Ursachen sein.

Unterteilt werden kann das Zustandekommen von Schwindel in folgende Organsysteme:

1. Vestibuläres System
2. ZNS (einschließlich Medikamenten-UWA)
3. Peripheres Nervensystem (einschließlich HWS-bedingter Irritationen)
4. Herz-Kreislauf-System
5. Ohren/Hören
6. Augen

MERKE

Die häufigsten Ursachen von Schwindel:

- Vasovagale Synkopen und orthostatische Hypotension
- Vestibuläre Ursachen (~50 %)
- Störungen des Elektrolyt- und Flüssigkeitshaushalts
- Kardiopulmonale Erkrankungen verbunden mit Präsynkopen (~9 %)
- Zentralvaskuläre Ursachen (~10 %)

15.9.3 Symptome

Schwindel äußert sich in der Begleitsymptomatik oft mit Übelkeit, Erbrechen, Gangunsicherheit, Fallneigung, Lichtempfindlichkeit, Nystagmus (horizontal, vertikal, rotatorisch) bis hin zu Tinnitus. Fast **alle** Erkrankungen, die ursächlich für Schwindel sein können, sind mit Begleitsymptomen assoziiert (➤ Tab. 15.25).

Tab. 15.25 Einteilung nach Art des Schwindels

Systematischer Schwindel	Unsystematischer Schwindel
• **Drehschwindel:** Scheinbewegungen der Umwelt und des eigenen Körpers; mögliche Ursachen: zumeist Gleichgewichtsorgan oder ZNS	• **Sekundenschwindel:** Gefühl zu synkopieren; mögliche Ursachen: Herzrhythmusstörungen, Orthostase etc.
• **Liftschwindel:** Gefühl, angehoben zu werden oder abzusinken • **Schwankschwindel:** Gefühl des schwankenden Bodens unter den Füßen	• **Raumunsicherheit:** schwankendes Gefühl, nur durch Kopfbewegungen auslösbar; mögliche Ursachen: Medikamente, ZNS, psychische Erkrankungen etc.

15.9.4 Initiale Beurteilung

In der initialen Beurteilung und Untersuchung (Primary Survey) des Patienten ist die Suche nach der zugrunde liegenden Ursache das Hauptziel und obligat. Im Rahmen der ABCDE-Untersuchung gilt es, primär z. B. nach Herzrhythmusstörungen und Blutdruckentgleisungen (Hypotonie, Hypertonie) als mögliche Ursachen für Schwindel als Begleitsymptom zu suchen. Eine leicht vertiefende neurologische Untersuchung sollte auf jeden Fall frühzeitig erfolgen. Das Hauptziel ist es, eine vitale Bedrohung (ABC-Probleme) zu erkennen und zu behandeln. Innerklinisch sollte möglichst schnell ein Blutbild bestimmt werden (POCT), um Differenzialdiagnosen auszuschließen. Zusammenfassend ist es also bei Schwindel zunächst wichtig, im ersten Schritt ein akutes ABC-Problem zu erfassen. Im zweiten Schritt ist ein schweres vordergründiges Co-Symptom wie z. B. Kopfschmerz oder eine Bewusstseinsänderung zu identifizieren und ob ein Leitorgansystem mit typischen Befunden/Symptomen zuzuordnen ist. Folgende Organsysteme gilt es im weiteren Verlauf der Untersuchung zuzuordnen:

- Visuelles System
- Vestibuläres System
- Zentrales Nervensystem (ZNS)
- Psyche
- Peripheres Nervensystem (PNS)
- Kardiovaskuläres System

15.9.5 Anamnese

Die Anamnese stellt bei Schwindel einen Eckfeiler der Diagnostik und der Ursachenforschung dar. Primäres Ziel in der ersten Beurteilung und Anamnese ist es, eine schwere Erkrankung zu identifizieren und der Schwindel nur ein „Co-Symptom" ist (➤ Tab. 15.26).

Eine primäre Einordnung der Schwindelart erfolgt in:

1. Drehschwindel
2. Gangunsicherheit (ohne bemerkte Sensationen „im Kopf")
3. Schwankschwindel
4. Benommenheit und Synkopengefühl (drohende Ohnmacht, „schwarz vor Augen")

Im Rahmen der Anamnese sind folgende Fragestellungen wichtig, um die Richtung der Diagnostik festzulegen:

- Art des Schwindels (z. B. Drehschwindel, Schwankschwindel)?
- Dauer (Sekunden, Minuten, Stunden, Wochen)?
- Auslösbarkeit (z. B. in Ruhe, beim Gehen, Kopfdrehung, Husten)?
- Begleitsymptome (z. B. Emesis, Hörminderung)?
- Noxen (z. B. Nikotin, Farben, Kraftstoffe)
- Kardiovaskuläre Risikofaktoren
- Vorhofflimmern
- Stattgehabte kardiovaskuläre Erkrankungen (z. B. Schlaganfall, Karotisstenose)
- Medikamente (z. B. Antihyper-/Antihypotonika): Hinweise auf Fehldosierung?

Wurde in der initialen Beurteilung und Untersuchung noch kein Anhalt für die Ursache des Schwindels gefunden, ist die Frage nach dem zeitlichen Auftreten von Schwindel und seinen Auslösern (**Trigger und Timing**, ➤ Tab. 15.27) zu suchen. Hier kann bereits die Einteilung in ein „Quadrat" zur Differenzierung bzw. der Einteilung von Schwindel erfolgen (➤ Abb. 15.17).

Timing Trigger	**E**pisodisch	**A**kut **A**nhaltend
Spontan	**sE**VS	**sA**VS
Triggerbar	**tE**VS	**tA**VS

VS = vestibuläres Syndrom

Abb. 15.17 Quadrat zur Schwindelzuordnung [L143]

Tab. 15.26 Schwindel – Anamnese

Schwindel plus ...	Ursachen
Kopfschmerz	Stroke, Dissektion, Migräne
Nackenschmerz	Vertebraldissektion
Brustschmerz	ACS, LAE
Dyspnoe	LAE, Anämie, Pneumonie
Volumenmangel	Anämie
Neue Medikation	Nebenwirkung
Palpitation	HRST
Fieber	Infektion
Bewusstseinsänderung bzw. GCS-Minderung	Stroke, Intoxikation
Synkope	Krampfanfall, ACS, LAE ...

Tab. 15.27 Einteilung nach Timing und Trigger bei Schwindel

Timing	Trigger
S-EVS: spontanes **e**pisodisches **v**estibuläres **S**yndrom	TIA, Morbus Meniere, Migräne
T-EVS: triggerbares episodisches **v**estibuläres **S**yndrom	BPLS, Orthostase
S-AVS: spontanes **a**kut-anhaltendes **v**estibuläres **S**yndrom	Neuronitis vestibularis, Schlaganfall (Kleinhirninfarkt)
T-AVS: triggerbares **a**kut-anhaltendes **v**estibuläres **S**yndrom	Knalltrauma, Toxin, (neue) Medikation?

Fokussierte Untersuchung

Verschiedene Untersuchungstechniken, die relativ unkompliziert auch in der Präklinik durchzuführen sind, können bei der Suche nach Differenzialdiagnosen hilfreich sein. Hierzu sollte systematisch vorgegangen werden. Im notfallmedizinischem Setting sollte das **ATTEST**-Konzept (**A**ssociated Symptoms, **T**iming & **T**riggers, Focused bedside **e**xamination **s**igns, additional **t**esting as needed) integriert werden. Zur Untersuchung gehören u. a. der allgemeine Status (z. B. blasse Konjunktiven, Angst/Beunruhigung, die Bewegung des Patienten), der Kreislaufstatus (z. B. Herzauskultation, Pulsstatus bei Armheben für die Differenzialdiagnose Subclavian-Steal-Syndrom) und die HWS (Myogelosen, zervikaler Schwindel). Der Schwerpunkt der fokussierten Untersuchung bei Schwindel liegt hierbei bei der neurologischen- und der HNO-Untersuchung.

HINTS-Untersuchung (Halmagyi-Manöver):

Um zwischen einem **akuten vestibulären Syndrom (AVS)** und **zentral-vestibulärer Störung** (z. B. ZNS-Läsion durch Ischämie, ICB, Inflammation usw.) unterscheiden zu können kann der Drei-Stufen-Test mittels „HINTS“ hilfreich sein. In ➤ Abb. 15.18, ➤ Abb. 15.19 und ➤ Abb. 15.20 ist der Head-Impuls-Test zur Unterscheidung, ob eine periphere oder zentrale Schwindelgenese, vorliegt dargestellt.

Koordinationsprüfungen (Störungen des Vestibularapparats):

- Romberg Stehversuch
- Unterberger-Tretversuch

Zu den weiteren neurologischen Untersuchungen gehören beispielsweise:

- Prüfung des Reflexstatus und der Sensibilität an den Beinen
- Armvorhalteversuch (integriert in BE-FAST)
- Dysmetrie (Finger-Nase- und Knie-Hacken-Versuch)
- Ataxie (Gang-, Stand-, Rumpf- oder Zeigeataxie)

Begleitneuropathologien wie Hemiataxie, Verlust von Temperatur- und Schmerzempfinden in Gesicht (ipsilateral), Rumpf und Extremitäten (kontralateral) können bei bestimmten seltenen Erkrankungen (Wallenberg-Syndrom) ebenfalls auftreten. Auch daran sollte im Rahmen der fokussierten Untersuchung gedacht werden.

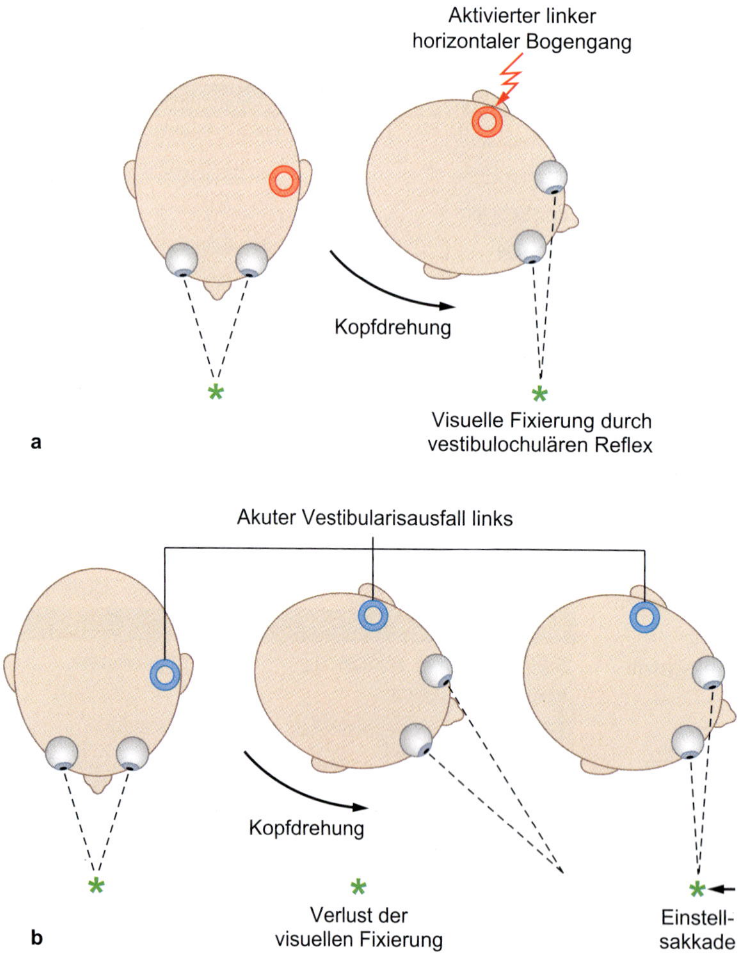

Abb. 15.18 Schematische Darstellung des HEAD-Impuls-Tests: [P670, L231]
a) Normalbefund
b) Pathophysiologischer Befund bei Vestibularisausfall links, positiver Halmagyi

MERKE
Diagnostische Hinweise für Schwindel:
- Sehr heftiger Schwindel meist mit Erbrechen: eher vestibulär als zentral
- Wackeln (wie kamerageführt): vestibulär
- Schwarzwerden vor Augen: Synkopen, Orthostase
- Bei Anstrengung: obstruktive Herzerkrankungen
- Armheben als Auslöser für Schwarzwerden vor Augen: Subclavian-Steal-Syndrom
- Kopfdrehung als Auslöser: Carotis-Sinus-Syndrom, zervikogener Schwindel
- Blumenreiche, ängstliche Schilderung und/oder schlecht einordbar: eher psychogen

PRAXISTIPP
Red Flags bei Schwindel:
- Neurologische Ausfälle
- Bewusstseinsveränderungen
- Bradykardie, Tachykardie
- Hypotonie, Hpertonie

15.9.6 Differenzialdiagnosen

Das Spektrum der Differenzialdiagnosen ist breit gefächert. Zusammenfassend sind hier die wichtigsten Differenzialdiagnosen bei Schwindel vorgestellt.

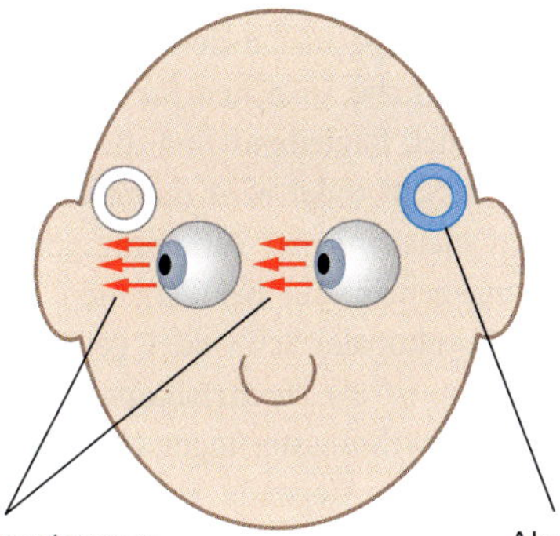

Abb. 15.19 Unidirektionaler Horizontalnystagmus nach kontralateral bei akutem Ausfall eines Vestibularorgans [P670, L231]

Zentrale Ursachen

Eine der häufigsten gefährlichen Ursachen bei akut anhaltendem Schwindel sind Schlaganfall und Hirntumoren (im Bereich des Hirnstamms und des Kleinhirns). Diese Patienten weisen eher eine spontane und **ungetriggerte** milde Schwindelsymptomatik auf. Der Schwindel kann von Tinnitus begleitet sein und tritt in der Prodromalphase eher allein auf, danach kommt es zu neurologischen Ausfällen je nach Ort des Verschlusses. Diese können sein: Drop Attacks, Sehstörungen, Ataxie, Dysmetrie bis hin zur Vigilanzminderung als Zeichen der Hirnstammschädigung.

Differenzialdiagnostisch ist bei episodischem Schwindel an die transitorisch ischämische Attacke (TIA) im Bereich des Hirnstamms und des Kleinhirns zu denken. Präklinisch ist diese schlecht vom akuten Schlaganfall zu unterscheiden und eher eine innerklinische Diagnose. Der Schwindel tritt typischerweise spontan **ohne** Trigger auf und kann in der Notaufnahme bereits sistiert sein.

ACHTUNG
Gefährliche Ursachen von Schwindel zeigen oft nur eine geringe Symptomausprägung!

Anhaltender Schwindel, der bis zu Monaten andauern kann, ist als häufiges Symptom nach einem **Schädel-Hirn-Trauma** zu beobachten. Eine seltene spontane Ursache für Schwindel in Verbindung mit okzipitalem Kopfschmerz, insbesondere nach Trauma, kann auch das sog. **Ehlers-Danlos-Syndrom**, das **Marfan-Syndrom** oder die **fibromuskuläre Dysplasie** sein. Ursächlich hierfür kann eine Dissektion der A. vertebralis sein.
Weitere mögliche zentrale Ursachen für Schwindel sind:
- Vertebrobasiläre Migräne
- Multiple Sklerose (ca. 10 % der Fälle, Symptom bei erstmaligem Schub)
- Entzündliche Erkrankungen des ZNS
- Wallenberg-Syndrom (selten, Verschluss der A. cerebelli inferior posterior).

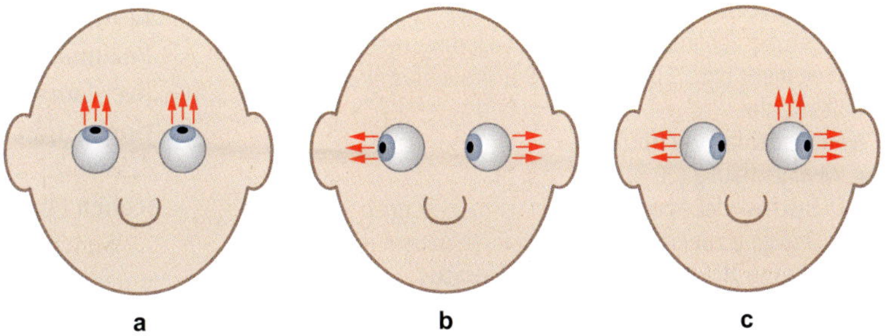

Abb. 15.20 Nystagmen bei zentralen Schwindelursachen: [P670, L231]
a) Vertikaler Nystagmus
b) Bidirektionaler Nystagmus
c) Alternierender Nystagmus

Periphere Ursachen

Die häufigste periphere Schwindelursache ist der **benigne paroxysmale Lagerungsschwindel (BPLS).** Der Lagerungsschwindel, getriggert z. B. durch Aufrichten im Bett aus liegender Position oder der Kopfdrehung, ist hier das typische Symptom. In der Regel halten diese episodisch auftretenden Schwindelattacken zwischen 15–60 Sekunden an und sind nicht selten mit Übelkeit und Erbrechen assoziiert. Ausgelöst wird der BPLS meist durch eine ideopathische Ablösung von Otolithenfragmenten. Diagnostisch und therapeutisch können hier verschiedene Lagerungsmanöver durchgeführt werden. Hierzu zählen z. B. das **Dix-Hallpike-Manöver** als Einschlussmanöver für BPLS oder das **Semont-Manöver** zur Diagnostik und Therapie.

Die zweithäufigste Ursache mit ausgeprägten Schwindelsymptomen ist die **Neuritis vestibularis.** Die Patienten äußern ein starkes Krankheitsgefühl mit Übelkeit und Erbrechen **ohne** Höhrverlust. Aufgrund der typischerweise anhaltenden Symptomatik werden die Patienten zumeist stationär aufgenommen und therapiert. Ursache kann hier eine durch Viren verursachte Inflammation des N. vestibularis und der daraus resultierende Funktionsausfall des Gleichgewichtsorgans sein. Oft gehen hier Infekte der oberen Atemwege voran.

Morbus Menière ist eine weitere, aber eher selten anzutreffende Ursache für Schwindel und tritt mit einer klassischen Symptomtrias aus Hörverlust des betroffenen Ohrs, Schwindel und Tinnitus auf. Die Symptome können mehrere Stunden andauern und sind mit einem erheblichen Krankheitsgefühl inklusive Übelkeit und Erbrechen vergesellschaftet.

Die **Labyrinthitis** als Folge einer Otitis media ist eine weitere seltene und wichtige differenzialdiagnostische Ursache für Schwindel. Die akute bakterielle Labyrinthitis ist hierbei die gefährlichste. Geprägt ist dieses Krankheitsbild mit schwerem Krankheitsgefühl und anhaltendem Schwindel. Ein Hörverlust, Übelkeit und Erbrechen sind auch hier typische Begleiter. Das schwere Krankheitsgefühl ist durch den septischen Krankheitsverlauf begründet.

MERKE

Key Points peripher Schwindel

Benigner paroxysmaler Lagerungsschwindel (BPLS):
- Häufigste Ursache für Schwindel (50 %)
- Lagerungsabhängiger Schwindel, Lagerungsnystagmus, Attacken meist unter 60 Sekunden, Besserung nach Ruhigstellung des Kopfes

Neuropathias vestibularis:
- Weniger häufig (20 %)
- Drehschwindel, Spontannystagmus zur gesunden Seite und Fallneigung zur kranken Seite, Attacken dauern mehrere Tage an, **keine Hörminderung, kein Tinnitus**

Morbus Menière:
- Weniger häufig (10 %)
- Symptomtrias:
  - Drehschwindel mit Übelkeit und Erbrechen
  - Tinnitus eher einseitig und tieffrequent
  - Hörminderung auf dem betreffenden Ohr, wiederkehrende Attacken von 20 Minuten bis hin zu 12 Stunden, ggf. Spontannystagmus mit wechselnder Richtung

Vestibuläre Migräne:
- Schwindel eher diffus, nicht genau abgrenzbar (drehend oder schwankend), Kopfschmerzen, Attacken von 5 bis 72 Stunden anhaltend, **keine Hörminderung, jedoch Geräuschempfindlichkeit und Photophobie, selten Tinnitus**

Internistische Ursachen

Internistische Ursachen sollten primär mit in die erste Untersuchung (Primary Survey) als Differenzialdiagnosen einbezogen werden und sind nicht selten der Auslöser für Schwindel. Im Rahmen einer strukturierten Untersuchung inklusive Vitalparameter sind diese meist schnell herauszufiltern. Einige Ursachen wie z. B. Stoffwechselstörungen lassen sich erst innerklinisch feststellen.

Kardiovaskuläre Ursachen

Herzrhythmusstörungen, Volumenmangel oder strukturelle Herzerkrankungen (niedrige Ejektionsfraktion) mit daraus resultierender Minderperfusion des ZNS sind wichtige kardiovaskuläre gefährliche Ursachen für möglichen intermittierenden Schwindel. Begleitend sind diese Patienten häufig präsynkopal. Der Schwindel wird durch die Patienten eher „ungenau“ und meist mit der Äußerung von „schwarz vor den Augen“ angegeben. Ein bei Patienten intermittierend auftretender präsynkopaler Schwindel, getriggert durch körperliche Belastung, ist als **Hochrisikopatient** einzuordnen. Hier können Herzrhythmusstörungen (Bradykardien, Tachykardien) die zugrunde liegende Ursache sein, die bereits während der initialen ABCDE-Untersuchung erkannt werden sollten.

Hypoxien

Schwindel begleitet mit Dyspnoe, Präsynkope oder Thoraxschmerz kann ein Hinweis einer gefährlichen **respiratorischen Hypoxie** sein. Ursachen können hierbei ein Pneumothorax, eine Lungenfibrose, eine LAE oder obstruktive Lungenerkrankungen sein. Bei **Inhalationsintoxikationen** durch z. B. Kohlenmonoxid oder Zyaniden können Schwindel und Kopfschmerzen aufgrund von Hypoxie in der frühen Phase vorkommen.

Weitere Auslöser für Schwindel können auch **Anämien** unterschiedlicher Genese sein. Hier kommt es durch das erniedrigte Sauerstoffangebot im Körperkreislauf zu einer Hypoxie.

Stoffwechselstörungen

Periphere Neuropathien, verursacht durch **Vitaminmangelzustände**, insbesondere Vitamin B_6, Vitamin B_{12}, Eisen und Folsäure, können die Ursache für chronischen Schwindel sein.

Die Hypoglykämie als wohl bekannteste Stoffwechselstörung kann in der primären Phase ebenfalls Schwindel auslösen und muss frühzeitig differenzialdiagnostisch erkannt werden und wird nicht selten übersehen.

Drogen und Medikamente

Die akute Alkoholintoxikation oder der „Alkoholrausch" als häufig anzutreffendes passageres „Krankheitsbild" beeinträchtigt die ZNS-Funktion in unterschiedlicher Stärke. Schwindel ist hier eher ein Begleitsymptom. Bei der **chronischen Alkoholabhängigkeit** ist die daraus resultierende irreversible Kleinhirnatrophie und periphere Neuropathie ursächlich für einen häufigen persistierenden **multifaktoriellen** Schwindel.

Bei den Drogen kann der **Cannabiskonsum** für Schwindel verantwortlich sein und ist bei anderen Drogen eher seltener anzutreffen.

Unerwünschte Arzneimittelwirkungen sind bei einer Vielzahl von Medikamenten eine weitere Ursache für Schwindel. Hier ist in der Anamnese besonders nach einer neuen Medikation zu fragen. Analgetika, Sedativa, Antihypertensiva und Antikonvulsiva sind hierbei die häufigsten Auslöser.

MERKE

Schleifendiuretika und Aminoglykoside können bei längerer Anwendung das Labyrinth schädigen und zu einer toxischen Labyrinthitis führen, die dann die Ursache für Schwindel sein kann.

Psychiatrische Ursachen

Eine somatoforme Erkrankung ist der **phobische Schwankschwindel.** Diese häufige Differenzialdiagnose wird typischerweise durch psychische Belastungsreaktionen getriggert und hat einen episodischen Verlauf. Auch **Depressionen** sollten bei der Differenzialdiagnostik der psychiatrischen Ursachen für unspezifische Schwindelsymptome in Betracht gezogen werden.

Besonderheit: geriatrische Patienten

Bezüglich der Anamnese und klinischen Untersuchung stellt uns der geriatrische Patient vor einige Herausforderungen. Schwindel ist bei dieser Patientenklientel häufig multifaktoriell bedingt und nicht selten benigner Natur. Häufige Ursachen für benignen Schwindel bei geriatrischen Patienten sind:

- BPLS
- Polyneuropathie
- Gangunsicherheit im höheren Alter
- Medikamente: Neben- und Wechselwirkungen
- Schlechter Visus mit schwächerer Fixierungskomponente
- Exsikkose begleitend mit Orthostase
- Angstzustände

Die Herausforderung ist es, aufgrund nicht seltener Multimorbidität bei dieser Patientenklientel, die Ursache des Schwindels und hier besonders die „High-Risk"-Ursachen herauszufinden.

15.10 Thoraxschmerz

Frank Löwe

Anamnese

Der **Ausschluss von Hochrisikoerkrankungen** ist das vorrangige Ziel bei der Behandlung von Thoraxschmerzen. Alle Patienten sollten zunächst nach dem **ABCDE-Schema** behandelt werden. Zur Beurteilung eines unklaren Brustschmerzes gehört zwingend die Aufzeichnung eines **12-Kanal-EKGs.** Dieses soll laut momentan gültigen Empfehlungen vom medizinischen Fachpersonal innerhalb von 10 Minuten aufgezeichnet und qualifiziert interpretiert werden. Die Ableitung eines EKGs ermöglicht oft die Diagnose oder den Ausschluss einer myokardialen Ischämie (> Tab. 15.28). Suchen Sie nach Anzeichen für einen ST-Hebungsinfarkt bzw. behandlungsbedürftige Herzrhythmusstörungen.

Die typischen Symptome von Hochrisikoerkrankungen (Big Five) müssen Mitarbeitern des Rettungsdienstes und der Notfallaufnahmen bekannt sein. Bei einer großen Anzahl der Brustschmerzpatienten sind die Beschwerden allerdings atypisch. Vor allem die Schmerzart, Lokalisation und die Schmerzstärke präsentieren sich oftmals variabel.

Tab. 15.28 Häufigste und seltene Ursachen von Thoraxschmerzen

Häufigste Ursachen	Seltenere (folgenreiche!) Ursachen
• Muskuloskelettal (vertebragen, kostal) • Gastrointestinal (Refluxösophagitis) • Kardial (ACS, stabile Angina pectoris) • Funktioneller Thoraxschmerz • Lungenarterienembolie • Pleuritis/Pleuropneumonie	• Aortendissektion • Ösophagusruptur • Perikarditis • Pneumothorax

MERKE

Die Letalität des Brustschmerzes mit atypischer Symptomatik ist höher als die mit typischer Präsentation.

Für das medizinische Fachpersonal ist wichtig zu wissen, dass **atypische Beschwerden** häufig sind. Somit zeigen ungefähr 60 % der Lungenarterienembolien, ca. 50 % der Herzinfarkte und 40 % der Aortendissektionen einen atypischen Verlauf. Patienten mit einer Lungenarterienembolie zeigen in ungefähr 30 % der Fälle keine Brustschmerzen. 80 % klagen über Luftnot. Bei atypischer Präsentation der Hochrisikoerkrankungen wie LAE, Aortendissektion, ACS, Spannungspneumothorax oder Ösophagusruptur kann der Brustschmerz nur schwach ausgeprägt sein oder mitunter gänzlich fehlen. In diesem Fall müssen derartige Erkrankungsbilder anhand anderer Symptomkonstellationen identifiziert werden.

MERKE

Die Myokardischämie manifestiert sich besonders bei älteren Patienten oft atypisch mit Unwohlsein und Bauchschmerzen.

Die Lokalisation des vom Patienten empfundenen **Schmerzortes** zeigt eine große Variabilität. Herzinfarkte können Schmerzen vom Kiefer bis zum Bauchnabel verursachen. Bei der Aortendissektion kann sich das Schmerzempfinden vom Kopf bis zu den Füßen erstrecken. Schmerzen, die an der Thoraxwand oder an der Wirbelsäule empfunden werden, können ihre Ursache trotzdem im Inneren des Brustkorbs haben. Die **Schmerzart** ist ein unzuverlässiger Indikator zum Ausschluss von Hochrisikoerkrankungen. Vielen Patienten fällt es schwer, die Art des Brustschmerzes zu beschreiben. Selbst wenn die Patienten in der Lage sind, zwischen Schmerzarten zu unterscheiden, sollte dies nicht zum Ausschluss gefährlicher Ursachen führen. Ebenso ist die **Schmerzstärke** kein zuverlässiger Indikator, um zwischen gefährlichen und ungefährlichen Ursachen zu differenzieren. Ungefähr 30 % der Herzinfarkte und Lungenarterienembolien verlaufen ohne Schmerzen. Bei ca. 6 % der Aortendissektionen treten keinerlei Schmerzen auf. Dies zeigt eindrucksvoll, dass die Schmerzstärke kein repräsentativer Indikator für die vorliegende Gefahr ist. Auch wenn der Brustschmerz druck -und bewegungsabhängig ist, sollte dieser Befund nicht dazu genutzt werden, um Hochrisikoerkrankungen auszuschließen. Eine Ausnahme ist das sog. **Tietze-Syndrom** bzw. die Chondroosteopathia costalis (➤ Abb. 15.21). Beim Tietze-Syndrom handelt es sich um eine benigne, schmerzhafte, lokalisierte Schwellung von kostosternalen, sternoklavikulären oder kostochondralen Gelenken und manifestiert sich häufig im Gebiet der 2. oder 3. Rippe. Typisch für dieses Syndrom ist die diffuse Verdickung der Rippenknorpel, die oft einseitig, aber auch doppelseitig vorkommt. Die Erkrankung tritt am häufigsten bei jungen Erwachsenen auf.

Eine Studie in den USA zeigte, dass 2,8 % der Patienten mit Noncardiac Chest Pain innerhalb der folgenden 30 Tage eine Koronarischämie, ein interventionsbedürftiges Ereignis erlitten oder sogar verstarben.

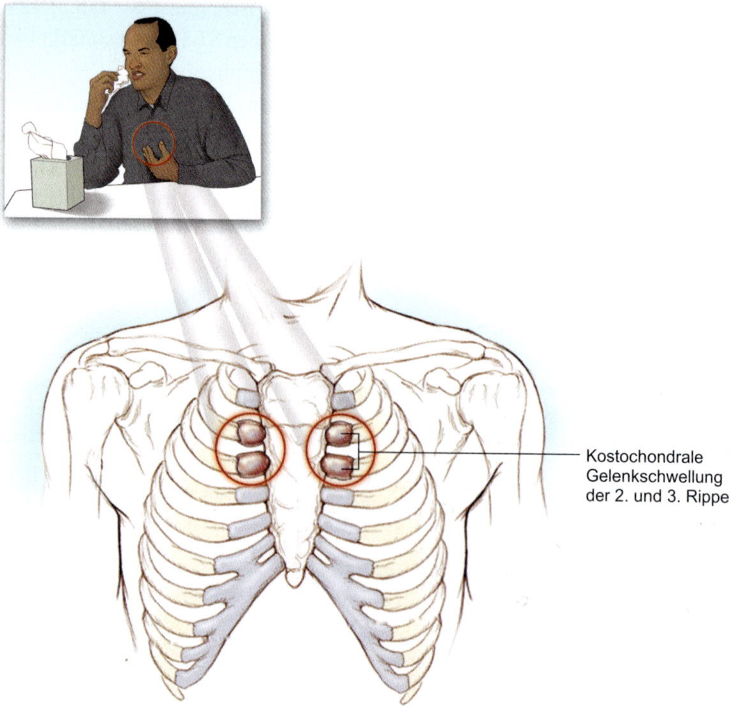

Abb. 15.21 Tietze-Syndrom [E1136]

Thoraxschmerzen sind ein häufiges Symptom in der Notfallmedizin. Patienten mit Brustschmerzen stellen immer wieder eine diagnostische Herausforderung dar, weil hier ein breites Spektrum unterschiedlichster Differenzialdiagnosen infrage kommt. Im Mittelpunkt der klinischen Untersuchung und Diagnostik muss deshalb die schnelle Abgrenzung akut **lebensbedrohlicher Ursachen** von **nicht unmittelbar-lebensbedrohlichen Ursachen** stehen. Thoraxschmerz ist das Leitsymptom lebensbedrohlicher Notfälle, die unter dem Sammelbegriff **„Big Five"** zusammengefasst werden. Ein zügiges Vorgehen im Rahmen der klinischen Untersuchung ist somit unabdingbar.

Zu den gefährlichsten Ursachen des Brustschmerzes zählen:

- Akutes Koronarsyndrom
- Aortendissektion
- Lungenarterienembolie
- Spannungspneumothorax
- Ösophagusruptur (Boerhaave-Syndrom)

MERKE

Beim Leitsymptom „Brustschmerz" immer erst lebensbedrohliche Erkrankungen (Big Five) ausschließen!

Schwerwiegende kardiovaskuläre Erkrankungen wie das ACS oder die Aortendissektion präsentieren sich mit dem Leitsymptom Thoraxschmerz. Im Rahmen von Krankheitsprozessen können jedoch grundsätzlich alle Organe des Brustkorbs Thoraxschmerzen verursachen. Pulmonale Erkrankungen wie Lungenarterienembolie oder Spannungspneumothorax gehen ebenso mit Brustschmerz einher. Sogar Organe, die außerhalb des eigentlichen Brustkorbs liegen, z. B. Organe des Gastrointestinaltrakts oder des Muskel-Skelett-Apparats können Thoraxschmerzen hervorrufen. Prognostisch günstige Erkrankungen und unkomplizierte Verläufe sind bei Patienten mit Brustschmerzen häufig. Als häufigste Ursachen gelten bei nahezu jedem zweiten Patienten muskuloskelettale Beschwerden. ➤ Tab. 15.29 zeigt häufige und seltenere, jedoch folgenschwere Ursachen des Thoraxschmerzes, deren Ausschluss das vorrangige Ziel der Behandlung sein muss.

Körperliche Untersuchung

Bei der Mehrzahl der Patienten führen die körperlichen Befunde nicht zu einer eindeutigen Diagnose. Häufige Symptome, die die Diagnose eines **akuten Koronarsyndroms** wahrscheinlicher machen, sind:

- Brustschmerzen mit Ausstrahlung in den rechten Arm oder rechte Schulter
- Brustschmerzen mit Ausstrahlung in den linken Arm
- Brustschmerzen mit Ausstrahlung in beide Arme oder beide Schultern
- Druckgefühl in der Brust
- Kaltschweißigkeit

Tab. 15.29 Differenzialdiagnostische Abgrenzung des ischämischen Thoraxschmerzes

Kriterien	Thoraxschmerz bei Myokardischämie	Nichtkardialer Thoraxschmerz
Charakter	• Luftnot, Brennen, Druckgefühl, Engegefühl	• Scharf, stechend, schneidend
Lokalisation	• Ringförmig, retrosternal	• Klar begrenzt, linksthorakal
Ausstrahlung	• Schulter, Arm (links > rechts), Oberbauch, Hals, Unterkiefer, selten Rücken	• Meist keine Ausstrahlung
Auslösende Faktoren	• Emotionen • Körperliche Anstrengung • Starke Kälte, starker Wind • Ausgiebige Mahlzeit	• Bewegungen wie Strecken, Bücken, Drehen • Husten
Lindernde Faktoren	• Körperliche Ruhe • Nitropräparate	• Keine Besserung in Ruhe • Langsame oder keine Besserung nach Nitropräparaten

- Übelkeit und Erbrechen
- Verstärkung der Beschwerden bei körperlicher Belastung

Jedem Mitarbeiter muss bewusst sein, dass dies lediglich Hinweise sind, die nicht dazu dienen, eine Ischämie zu beweisen oder auszuschließen.

Das klinische Bild großer **Lungenarterienembolien** ähnelt dem eines Herzinfarkts. Thoraxschmerz und Vernichtungsgefühl sind auch Leitsymptome der LAE. Die Brustschmerzen sind abhängig von der Größe und Lokalisation der Embolie. Eine Tachypnoe ist häufig zusammen mit gestauten Halsvenen und einer Zyanose vorhanden. Im EKG kann sich ein sog. S1/Q3-Typ zeigen, der auf einer Rotation der Herzachse nach rechts basiert. Die meisten Patienten zeigen Dyspnoe, Thoraxschmerz und/oder Tachykardie. Als weitere Anzeichen können Zeichen einer Beinvenenthrombose, Hypotonie, Hämoptysen oder Synkopen vorliegen. Diese sind aber eher unspezifisch und viele der Patienten mit diesen Symptomen haben keine LAE.

Gastroösophageale Erkrankungen können ebenso mit Brustschmerz einhergehen. Sodbrennen, Hitzegefühl oder Brennen hinter dem Brustbein, das nach oben zieht, kann auf eine gastroösophageale Refluxkrankheit (GERD) hinweisen. Die Symptome treten häufig nach Mahlzeiten auf, werden in Rückenlage oder beim Vorbeugen verstärkt. Die Ösophagusruptur zeigt eine hohe Letalität. Bis auf eine Hämatemesis zeigt sie zu Beginn meist keine eindeutigen Symptome und wird deshalb oft erst spät diagnostiziert. Bei allen Patienten mit Brustschmerz nach Erbrechen sollte die Ösophagusruptur als Verdachtsdiagnose in Betracht gezogen werden. Ein **Pneumothorax** kann plötzlich einsetzende unilaterale Thoraxschmerzen verursachen. Die Atemgeräusche können einseitig abgeschwächt sein und bei der Perkussion kann eine Hyperresonanz vorliegen. Diese Anzeichen können aber schwach sein oder ganz fehlen.

MERKE

Die führenden Symptome eines Spontanpneumothorax sind plötzlich auftretender einseitiger Brustschmerz und Luftnot.

Die **Perikarditis** führt oft zu konstanten retrosternalen Schmerzen. Der Schmerzcharakter ist häufig stechend scharf, mit Ausstrahlung in beide Schultern, einen Arm oder den Trapeziusrand. Auskultatorisch kann mitunter ein Reibegeräusch vernommen werden, dies stellt allerdings eher eine Rarität dar. Häufig wird der Schmerz durch Inspiration, Hinlegen, Bewegungen oder Schlucken verstärkt. Sitzen mit vorgeneigtem Oberkörper lindert die Schmerzen häufig. Nicht selten bleibt die Perikarditis jedoch auch ohne feststellbaren körperlichen Befund. Bei der Perikarditis zeigen sich in ungefähr 90 % der Fälle EKG-Veränderungen. Diese treten vorwiegend in der Frühphase auf. In nahezu allen Ableitungen zeigt sich eine ST-Streckenhebung, die zumeist konkavbogig verläuft. Bei der **Aortendissektion** klagen die Patienten häufig über einen Zerreißungsschmerz im Thorax, der retrosternal liegt und in den Rücken ausstrahlt oder vom Rücken selbst ausgeht. Der Thoraxschmerz setzt häufig abrupt ein, ist therapierefraktär und verbunden mit einem Kollaps.

15.11 Übelkeit, Erbrechen

Frank Löwe

Übelkeit (Nausea) und Erbrechen (Emesis) sind in der Notfallmedizin vorkommende Symptome mit vielfältigen Ursachen. **Nausea** ist definiert als ein unangenehmes subjektives Empfinden mit dem Bedürfnis nach Erbrechen. Dabei geht für gewöhnlich Übelkeit dem Erbrechen voraus oder begleitet den Brechvorgang. Unter **Erbrechen** wird das kraftvolle Aufstoßen von Mageninhalt in den Mund durch Kontraktion der Bauchwand und der Zwerchfellmuskulatur verstanden. Pathophysiologisch ist die Ursache des Erbrechens ein komplexer Prozess und wenig untersucht. Aus diesem Grund und aufgrund der untergeordneten Relevanz für dieses Kapitel soll an dieser Stelle hierauf nicht näher eingegangen werden. Entwicklungsgeschichtlich betrachtet handelt es sich bei Nausea und Erbrechen um zwei wichtige Reflexe, schließlich schützen sie den menschlichen Organismus vor der Aufnahme giftiger Substanzen. Nausea verhindert die Aufnahme toxischer Stoffe. Erbrechen sorgt für eine schnelle Ausscheidung bereits aufgenommener Toxine. Beinahe jeder Mensch leidet mindestens einmal im Leben unter Übelkeit und Erbrechen. Beide können Ausdruck einer harmlosen Erkrankung (z. B. Gastroenteritis) oder eines lebensbedrohlichen Ereignisses (z. B. ACS) sein.

15.11.1 Ursachen

➤ Tab. 15.30 zeigt die möglichen Differenzialdiagnosen von Nausea und Erbrechen. Es wird unterschieden in häufigere und seltenere Ursachen. Neben Medikamenten sind gastrointestinale Erkrankungen die häufigste Ursache für Nausea und Erbrechen.

MERKE

Die Schwangerschaft stellt die häufigste endokrine Ursache des Erbrechens dar. Ungefähr 70 % aller Frauen im 1.Trimenon sind hiervon betroffen.

15.11.2 Diagnostisches Vorgehen

Nach kurzer Abklärung hinsichtlich der Hauptbeschwerden sollte der Ausschluss einer vitalen Gefährdung des Patienten auch hier im Vordergrund der Vorgehensweise stehen **(ABCDE-Herangehensweise).** Falls erforderlich, können im Anschluss therapeutische Maßnahmen zur Symptomlinderung erfolgen. Die Ursache von Nausea und Erbrechen kann in vielen Fällen bereits durch die Anamnese und körperliche Untersuchung richtig vermutet werden.

Anamnese

Entscheidende Hinweise können **Art und Zeitpunkt des Erbrechens** liefern. Erbricht der Patient **unverdaute Nahrung,** können Divertikel oder Stenosen im oberen Gastrointestinaltrakt eine mögliche Ursache sein. Ebenso kommt eine akute Gastroenteritis in Betracht. Hierbei kommt es häufig begleitend zu Diarrhö. Erkundigen Sie sich beim Verdacht auf Gastroenteritis auch unbedingt nach dem **Umfeld** des Patienten – nicht selten sind mehrere Personen mit der gleichen Symptomatik erkrankt. Fragen Sie gezielt nach Reisen, Restaurantbesuchen und „verdächtigen" Nahrungsmitteln.

MERKE

Die Gastroenteritis ist mit Abstand die häufigste Ursache von akuter Übelkeit und Erbrechen. Besonders häufig sind hiervon Kinder sowie junge und ältere Erwachsene betroffen.

Tab. 15.30 Differenzialdiagnosen von Nausea und Erbrechen

	Häufige Ursachen	Seltene Ursachen
Gastrointestinal	• Appendizitis • Cholezystitis, Cholelithiasis • Gastritis • Peptische Ulzera • Gastroösophagealer Reflux • Gastroparese • Reizdarmsyndrom • Morbus Crohn • Leber- und Pankreaserkrankungen (z. B. akute Pankreatitis) • Magenoperationen	• Pankreatitis • Peritonitis • Motilitätsstörungen Ösophagus • Pylorusstenose (Neugeborene) • Adhäsionen • Inkarzerierte Hernien • Intestinale Obstruktionen (Tumor, Mesenterialinfarkt) • Mesenteriale Ischämien • Malignome
Infektionen	• Lebensmittelinfektionen • Bakterielle/virale Gastroenteritis • Pyelonephritis	• Pneumonie • Meningitis • Enzephalitis • Hirnabszess
Metabolisch/ endokrin	• Schwangerschaft (insbes. 1. Trimenon) • Diabetische Ketoazidose • Urämie	• Hyperthyreose, thyreotoxische Krise • Morbus Addison • Hyperparathyreoidismus
ZNS	• Migräne • Reisekrankheit • Benigner Lagerungsschwindel	• Zerebrovaskulärer Insult • Morbus Menière • Commotio cerebri • Meningitis • Massenläsion • Hydrozephalus • Pseudotumor cerebri • Epilepsie
Medikamente, Noxen, Strahlen	• Antiarrhythmika, Digoxin, Aspirin, NSAID, Antihypertensiva, Betablocker, Antiasthmatika, Antibiotika, Antidiabetika, Anti-Parkinson-Medikamente, Antikonvulsiva, Kontrazeptiva, Östrogene, Sulfasalazin, Azathioprin, Opiate, Chemotherapie • Überdosierungen und Entzüge • Toxine (Alkohol, Leberversagen) • Nikotin, Drogen (z. B. Cannabinoide), Arsen, Organophosphate, Pestizide, Rizin • Strahlentherapie	• Schwermetallvergiftung
Kardial	• Akuter Myokardinfarkt, v. a. Hinterwand • Biventrikuläre Herzinsuffizienz	
Weitere	• Schmerzen • Nephrolithiasis • Postoperatives Erbrechen (PONV) • Psychiatrische Ursachen (z. B. Essstörungen, Angst)	• Nahrungsmittelunverträglichkeiten oder Allergie • Akutes Glaukom • Porphyrie • Zyklisches Erbrechen

Besonders bei viralen oder bakteriellen Gastroenteritiden haben die Betroffenen gewöhnlich **Fieber.** Ulkuskrankheiten, Mallory-Weiss-Syndrom oder Malignome im oberen Gastrointestinaltrakt können **Bluterbrechen** (Hämatemesis) auslösen. Tritt Erbrechen morgens bereits vor dem Frühstück auf, muss an alkoholische Gastritis oder chronische Niereninsuffizienz gedacht werden. Auch im Rahmen der Schwangerschaft ist **morgendliches Erbrechen** typisch (Emesis gravidarum). Im Rahmen von **Nahrungsmittelallergien** kommt es klassischerweise zum gleichzeitigen Auftreten gastrointestinaler (Erbrechen, Bauchkrämpfe, Diarrhö), respiratorischer (asthmoide Beschwerden) und kutaner (Urtikaria, Ekzeme) Symptome. Als häufigste Nahrungsmittelallergene gelten:

- Obst und Gemüse
- Nüsse
- Schokolade
- Fisch
- Kuhmilch
- Eiklar

Körperliche Untersuchung

Die Suche nach einem weiteren **Begleitsymptom** hilft häufig dabei, weitere Differenzialdiagnosen einzugrenzen.

Denken Sie bei begleitenden **Vigilanzminderungen** und/oder **respiratorischen Störungen** immer an eine metabolische Ursache und erhöhten Hirndruck. Prüfen Sie im Rahmen Ihrer körperlichen Untersuchung u. a. auf vorhandene Nackensteifigkeit (Meningitis) und Lichtempfindlichkeit (Migräne). Rezidivierendes Erbrechen kann insbesondere bei Kindern und älteren Patienten zu einem signifikanten Volumenverlust führen. Richten Sie Ihre Aufmerksamkeit deshalb v. a. bei dieser Klientel auf Anzeichen für einen Volumenmangel und kontrollieren Sie die oralen Schleimhäute sowie den Hautturgor. Bedrohliche **Elektrolytentgleisungen** und metabolische Alkalose können als Folge eines massiven und länger andauernden Erbrechens entstehen. Sorgen Sie für ein ausreichendes Monitoring und suchen Sie im EKG-Ausdruck nach Herzrhythmusstörungen. Hypertensive Entgleisungen gehen nicht selten mit Übelkeit und Erbrechen einher. Die Durchführung einer **Blutdruckmessung** kann zum Ausschluss führen. Achten Sie bei der **Untersuchung des Abdomens** auf Druckschmerz, Abwehrspannung sowie Resistenzen und Peristaltik. Vorhandene Druckschmerzen und Ergebnisse der Anamnese können zur entscheidenden Verdachtsdiagnose (z. B. Appendizitis) führen.

Alarmsymptome

Unzweifelhaft bedarf nicht jede Episode von Nausea und Erbrechen einer medizinischen Intervention. Manche (Alarm-)Symptome sollten jedoch dazu veranlassen, den Patienten einer weiterführenden Diagnostik zuzuführen. Zu den **Alarmsymptomen** zählen:

- Fortgeschrittenes Alter des Patienten (> 50 Jahre)
- Kontinuierliche Abdominalschmerzen
- Persistierendes Erbrechen
- Veränderte Wesenszüge
- Ungewollter Gewichtsverlust
- Fäkales Erbrechen
- Hämatochezie
- Meläna
- Progressive Dysphagie
- Nachweis einer GI-Blutung
- Positive Familienanamnese für Magenkarzinome
- Fokale neurologische Ausfälle

LITERATUR

Aujesky D et al. Prospective comparison of three validated prediction rules for prognosis in community-acquired pneumonia. In: Am J Med, 2005; 118: 384–392

AWMF-S3-Leitlinie. Behandlung von Angststörungen. AWMF-Registernummer 051-028, Stand 06.04.2021

AWMF-S2k-Leitlinie. Diagnose und nicht interventionelle Therapie neuropathischer Schmerzen. AWMF-Registernummer 030-114, Stand 01.05.2019

AWMF-S3-Leitlinie. Nationale VersorgungsLeitlinie Kreuzschmerz. AWMF-Registernummer nvl-007, Stand 31.12.2016

AWMF-S3-Leitlinie. Polytrauma/Schwerverletzten-Behandlung. AWMF-Registernummer 187-023, Stand 01.07.2016

AWMF-S2k-Leitlinie. Spezifischer Kreuzschmerz. AWMF-Registernummer 187-059, Stand 06.12.2017

Battegay E. Differenzialdiagnose innerer Krankheiten. 21. A. Stuttgart: Thieme, 2017

Berliner D. The Differential Diagnosis of Dyspnoea. In: Dtsch Arztebl Int, 2016; 113: 834–845

Brunkhorst R, Schölmerich J. Differenzialdiagnostik und Differenzialtherapie. 3. A. München: Elsevier Urban & Fischer, 2021

DBRD. Stellungnahme des Deutschen Berufsverbandes Rettungsdienst e.V. (DBRD) zur Sauerstoffgabe bei Notfallpatienten in der Akutversorgung. 2017. Aus: www.dbrd.de/index.php/aktivitaeten/stellungnahmen/365-stellungnahme-zur-sauerstoffgabe-bei-notfallpatienten-in-der-akutversorgung

DEGAM-S3-Leitlinie. Schwindel akut in der Hausarztpraxis. Deutsche Gesellschaft für Allgemeinmedizin und Familienmedizin e.V. (Hrsg.), red. überarb. 4/2018

Deutsche Gesellschaft für Psychiatrie und Psychotherapie, Psychosomatik und Nervenheilkunde (dgppn). Basisdaten psychische Erkrankungen, Stand 01/22

Edlow JA. Diagnosing Dizziness: We Are Teaching the Wrong Paradigm! In: Acad Emerg Med, 2013; 20(10): 1064–1066

Fleischmann C. Hospital Incidence and Mortality Rates of Sepsis: An Analysis of Hospital Episode (DRG) Statistics in Germany From 2007 to 2013. In: Dtsch Arztebl Int, 2016; 113: 159–166

Fleischmann T, Hohenstein C. FAQ – Klinische Notfallmedizin. München: Elsevier Urban & Fischer, 2016

Fleischmann T, Hohenstein C. Klinische Notfallmedizin – Band 1 Wissen. München: Elsevier Urban & Fischer, 2020

Gotthardt P. Schwindel – was nun? Aus: https://nerdfallmedizin.blog/2018/06/02/schwindel/ (letzter Zugriff: 1. September 2022)

Gruber G, Hansch A. Blickdiagnosen Innere Medizin. München: Elsevier Urban & Fischer, 2018

Herold G. Innere Medizin 2021. Berlin, Boston: De Gruyter, 2021

Hüfner A, Dodt C. Primary examination and differential diagnostics in acute dyspnea. In: Med Klin Intensivmed Notfmed, 2015; 110(6): 465–480

Jahn M, Löwe F. EKG für Rettungsdienst und Notfallmedizin. München: Elsevier Urban & Fischer, 2019

Japp AG, Robertson C. Macleods klinische Diagnose. München: Elsevier Urban & Fischer, 2018

Leitlinienprogramm Onkologie (Deutsche Krebsgesellschaft, Deutsche Krebshilfe, AWMF). Prävention, Diagnostik, Therapie und Nachsorge des Lungenkarzinoms, Langversion 1.0, 2018, AWMF-Registernummer: 020-007OL

Lim WS et al. Defining community acquired pneumonia severity on presentation to hospital: an international derivation and validation study. In: Thorax, 2003; 58: 377–382

Markovchick VJ. Emergency Medicine Secrets. 6th ed. München: Elsevier Urban & Fischer, 2016

Möckel M et al. Chief complaints in medical emergencies: do they relate to underlying disease or outcome? The Charité Emergency Medicine Study (CHARITEM). In: Eur J Emerg Med, 2013; 20(2): 103–108

NAEMT (Hrsg.). Advanced Medical Life Support. Präklinisches und klinisches Notfallmanagement. München: Elsevier Urban & Fischer, 2013

Pickham D. Prognostic Value of BEFAST vs. FAST to Identify Stroke in a Prehospital Setting. In: Prehosp Emerg Care, 2019: 23(2): 195–200

Simel DL, Rennie D. The Rational Clinical Examination: Evidence Based Clinical Diagnosis, JAMA and Archives Journals. New York: Mc Graw-Hill Professionals, 2009

Sefrin P. Akutversorgung des Patienten mit Schlaganfall. In: Anaesthesist, 2007; 56(4): 345–352

Spies C et al. Pocket Guide Pain Management. Berlin Heidelberg: Springer, 2008

Wieden T, Sittig HB (Hrsg.). Leitfaden Schmerztherapie. München: Elsevier Urban & Fischer, 2005

Steinkellner C, Schlömmer C, Dünser M. Anamnese und klinische Untersuchung in der Notfall- und Intensivmedizin. In: Med Klin Intensivmed Notfmed, 2020; 115(7) 530–538

Steppuhn H, Kuhnert R, Scheidt-Nave C. 12-Monats-Prävalenz von Asthma bronchiale beim Erwachsenen in Deutschland. In: Journal of Health Monitoring, 2017; 2(3)

Terborg C. Unklare Bewusstseinsstörungen. In: Notfallmedizin up2date, 2017; 12(01): 79–91

The International Classification of Headache Disorders, 3rd edition (beta version). In: Cephalalgia, 2013; 33(9): 629–808

Register